医学教育改革系列教材

外 科 疾 病 学

WAIKE JIBINGXUE

主　　编：宋茂民　王　磊
副 主 编：袁辉生　江　涛　张　勇
编　　委：（以姓氏拼音为序）

白日星（首都医科大学附属北京天坛医院）
曹　勇（首都医科大学附属北京天坛医院）
程　石（首都医科大学附属北京天坛医院）
韩如泉（首都医科大学附属北京天坛医院）
韩正学（首都医科大学附属北京口腔医院）
贾玉龙（首都医科大学附属北京天坛医院）
江　涛（首都医科大学附属北京天坛医院）
李家谋（首都医科大学附属北京天坛医院）
刘宝戈（首都医科大学附属北京天坛医院）
刘志东（首都医科大学附属北京胸科医院）
麻　松（首都医科大学附属北京天坛医院）
宋　磊（首都医科大学附属北京天坛医院）
宋茂民（首都医科大学附属北京天坛医院）
王　浩（首都医科大学附属北京天坛医院）
王　磊（首都医科大学附属北京天坛医院）
王江飞（首都医科大学附属北京天坛医院）
王丕琳（首都医科大学附属北京天坛医院）
闫家智（首都医科大学附属北京天坛医院）
袁辉生（首都医科大学附属北京天坛医院）
曾　峥（首都医科大学附属北京天坛医院）
张　勇（首都医科大学附属北京天坛医院）
赵业志（首都医科大学附属北京天坛医院）
郑建伟（首都医科大学附属北京天坛医院）
郑斯宏（首都医科大学附属北京安贞医院）
周永健（首都医科大学附属北京天坛医院）

高等教育出版社·北京

内容简介

　　《外科疾病学》是医学教育改革系列教材之一,专门为临床药学专业的外科学临床课程授课编写。本教材分为五十八章,内容包括外科学的基本理论和基础知识,以及外科常见病和多发病,阐述疾病的发病机制、病理生理变化、临床表现、主要诊断方法及治疗原则,较详细地介绍了药物治疗在临床上的应用,旨在帮助外科药师及临床医师正确、合理地使用外科专科用药。

　　本教材适用于全国高等医药院校临床药学和非临床的医学专业使用。

图书在版编目（CIP）数据

　　外科疾病学 / 宋茂民，王磊主编 . -- 北京：高等教育出版社，2017.4

　　医学教育改革系列教材 . 临床药学专业用

　　ISBN 978-7-04-046135-0

　　Ⅰ . ①外… Ⅱ . ①宋…②王… Ⅲ . ①外科 – 疾病 – 诊疗 – 医学院校 – 教材 Ⅳ . ① R6

　　中国版本图书馆 CIP 数据核字（2016）第 198656 号

策划编辑　瞿德竑　　　责任编辑　瞿德竑　　　封面设计　张　楠　　　责任印制　尤　静

出版发行	高等教育出版社	网　　址	http://www.hep.edu.cn
社　　址	北京市西城区德外大街4号		http://www.hep.com.cn
邮政编码	100120	网上订购	http://www.hepmall.com.cn
印　　刷	涿州市星河印刷有限公司		http://www.hepmall.com
开　　本	850mm×1168mm　1/16		http://www.hepmall.cn
印　　张	36.75		
字　　数	980 千字	版　　次	2017 年 4 月第 1 版
购书热线	010-58581118	印　　次	2017 年 4 月第 1 次印刷
咨询电话	400-810-0598	定　　价	69.80 元

本书如有缺页、倒页、脱页等质量问题，请到所购图书销售部门联系调换

医学教育改革系列教材编委会

这是一套专门为临床药学专业五年制本科学生临床培养阶段编写的教科书。为了准确描述我组织众多专家编写这套教科书的初衷，有必要提到我国古代四部医学名著，它们是《伤寒杂病论》《金匮要略》《黄帝内经》和《温病条辨》。从著作质量的角度应当提到它们，因为这四部经典著作一直是我国医学和药学书籍的开拓性的典范、特色性的典范和严谨性的典范；从历史沿革的角度应当提到它们，因为这四部经典著作一直潜移默化地影响着我国医学和药学教育；从专业渊源的角度应当提到它们，因为这四部经典著作在医药融合、六经辨证和名方加减中孕育了临床药学。正是这四部经典著作让我有足够的理由相信，传统临床药学在传统医学中发展了不止一千年。

为了区别于刚刚说到的四部经典著作反映的传统临床药学，我把下面要讨论的临床药学称为现代临床药学。从表面上看，现代临床药学似乎起因于药品不良反应。例如，20世纪50年代，美国发展现代临床药学是因氯霉素事件而起。又例如，20世纪60年代，英国、法国和瑞典等欧洲国家发展现代临床药学是因反应停事件而起。20世纪70年代，现代临床药学逐渐在日本、新加坡、中国台湾和香港等亚洲国家和地区传播。20世纪80年代初，我国北京、上海、南京、长沙、广州、武汉、成都和哈尔滨的12家教学医院也曾探索过临床药学。即使从20世纪50年代算起，现代临床药学比传统临床药学也不止晚了一千年。

很难说，在这一千多年现代临床药学没有从传统临床药学那里学到点什么。不过，现代临床药学有它自己的基本目标。那就是以患者为中心，制订合理的给药方案、谋取最佳的治疗效果、使药物不良反应趋零、改善患者生活质量。可以肯定，即使在这一千多年间从传统临床药学学到很多，现代临床药学自身的特色也无法掩盖。我想强调，西方人创建现代临床药学时充分考虑了他们的国情，根本没有照搬传统临床药学模式。同样，我国建设现代临床药学也不能照搬西方模式。

目前，教育部批准了不到10所医药院校设置临床药学专业，招收大学本科学生。因为其各自的办学条件不同，所以各自的办学方略也不同。首都医科大学在临床药学专业招收五年制本科生之前，就确立了要培养懂得临床医学的临床药师的基本目标。要实现这个目标，既不能走药学加生物学的道路，也不能走生物学加药学的道路，更不能走化学加生物学的道路。我想，只能走药学、生物学和临床医学高度融合的道路。显然，贯通这条道路需要一套全新的教材。我校的临床药学五年制本科采取了"3＋2"的培养模式。前三年在校本部接受大药学式的基础教育，后两年在医院接受临床医学支撑的医院药学教育。学生接受后两年医院药学教育时，将使用这套全新教材。

在药学、生物学和临床医学高度融合培养合乎国情的临床药师的道路上，充满挑战和探索。为贯通这条道路，撰写一套全新教材同样充满挑战和探索。正是这种挑战和探索，使得目前出版的这套教材不会很完美，修改和完善的空间肯定存在。不过，这种境况丝毫不会影响它们的价值，更不会影响它们攀登我国古代四部医学名著代表的高峰的决心。作为这套全新教材的总主编，我知道作者们贡献的智慧和付出的艰辛；作为这套全新教材的总主编，我欣赏作者们付出所形成的智慧财产的价值；作为这套全新教材的总主编，我相信学生们会喜欢这套全新教材并从中得益。

吕兆丰

2013 年 2 月

于首都医科大学

前　言

随着我国医院药学部门的转型和药师职责的强化，迫切需要培养大量合格的临床药师。临床药师需要走向临床，走进医疗过程，与患者面对面，与临床医师一起讨论患者的病情，研究治疗方案，直接参与临床的药物治疗过程，为医师、护士及患者提供药学技术服务。但是目前大多数医药院校对药师的临床能力培养缺乏有效的手段，直接导致绝大部分药师在医院仅局限于实验室或提供信息资料工作，没有让临床药师真正进入临床。因此，培训临床药师的当务之急便是加强临床基本理论、基本知识和基本技能的培训，改变临床药师的工作模式。编写一套为临床药师在新的工作模式下履行临床药师职责服务的全新的教材是当务之急。首都医科大学组织编写的这套医学教育改革系列教材就是为了满足临床药师的需要，《外科疾病学》是该系列教材之一。

为了便于临床药师系统地学习，本书仍然按照传统编排模式对外科总论及各专科的常见病、多发病进行归类介绍，但与临床医生不同，临床药师更多侧重于药物治疗，编写过程中既要写入外科临床的"三基"内容，又要重点体现符合临床药学专业所需要的临床用药思路。因此，本教材对临床药师需要掌握和熟悉的内容，包括疾病的基本概念、主要病因、重要的发病机制和病理学分型、临床表现特点、诊断方法、治疗原则及药物治疗目的、选择思路、注意事项等进行了重点描述；而对相对次要、仅需了解的内容，如疾病流行病学、某些辅助检查、非药物治疗等内容叙述相对简明扼要；对于临床药师关心的疾病诊断和治疗最新进展，本书也有所涉及。

为达到上述目的，本书编者是具有丰富临床经验的临床医师，对于外科各专科疾病有深刻的见解。同时作为研究生导师拥有多年的临床教学经验，多数编者有编写医学教材的经历。但是，临床医师和临床药师毕竟所擅长的领域不同，如何更好地发挥临床药师的专业优势，使本书内容更适合药学专业学生学习和使用，更好地满足专业需要且容易被接受，成为一本经典教材，本书也做出了百益的尝试。

按照系列教材的统一要求，在本书的每章前列出了学习目标、核心概念、引言，在每章后配有本章小结、思考题和参考文献等内容，使学生在学习过程中既能明确目标、抓住纲要，又便于总结复习，通过查阅参考书和相关文献来加深认识。希望读者能充分利用这些资源，更好地提升学习效果。

　　本书在编写过程中得到了首都医科大学及其临床医学院各级领导的关注和临床药学系的大力支持，得到了高等教育出版社的支持，在此一并致谢！

　　由于编者认识和精力所限，本书的编写难免存在错误、疏漏之处，望请读者谅解并给予批评指正。

宋茂民　王　磊

2016 年 6 月 10 日

目　录

第一章 | 外科营养

| 学习目标 |

1. 掌握肠内营养和肠外营养的适应证及并发症。
2. 熟悉机体能量需求及营养状况的评价。
3. 了解人体三大营养物质的代谢特点和饥饿、应激状况下机体代谢的变化。

| 核心概念 |

【基础能量消耗】是指机体维持正常生理功能和内环境稳定及交感神经系统活动所消耗的能量。

【静息能量消耗】是指机体禁食 2 h 以上，在合适温度下平卧休息 30 min 后的能量消耗，主要用于维持机体细胞、器官的正常功能和人体的觉醒状态。

【必需氨基酸】是人体自身不能合成或合成速度不能满足人体需要，必须从食物中摄取的氨基酸。人体必需氨基酸共有 8 种：苏氨酸、色氨酸、缬氨酸、甲硫氨酸、苯丙氨酸、异亮氨酸、亮氨酸、赖氨酸。

【非必需氨基酸】人体可以自身合成或由其他氨基酸转化得到，不一定非从食物中直接摄取。这类氨基酸包括谷氨酸、丙氨酸、甘氨酸、天冬氨酸、胱氨酸、脯氨酸、丝氨酸和酪氨酸等。

【肠内营养】采用口服或管饲等方法经胃肠道提供代谢需要的能量及营养物质的营养治疗方式。

【肠外营养】是指通过静脉途径供应患者所需营养要素的营养治疗方式，包括热量（糖类、脂肪乳剂）、必需氨基酸和非必需氨基酸、维生素、电解质及微量元素。

| 引　言 |

临床上外科危重症患者普遍存在着蛋白质－热量缺乏性营养不良，主要是摄入量减少、手术创伤应激和术后禁食等原因所致。临床表现为体重下降、机体瘦组织群消耗、负氮平衡、体脂动员、机体抵抗力下降、伤口愈合延迟等。充分了解机体在饥饿、感染和创伤等应激情况下代谢的变化，制定合理有效的营养治疗计划，已成为外科危重症患者治疗中不可缺少的内容。根据提供营养的途径，营养支持分为肠内营养（enteral nutrition，EN）和肠外营养（parenteral nutrition，PN）两种。

第一节　人体的基本营养代谢

人体在正常的生命活动过程中需要不断摄取各种营养物质，通过转化和利用以维持机体的新陈代谢。其中，三大营养物质——糖类（又称碳水化合物）、蛋白质和脂肪的代谢最为重要。

一、三大营养物质的代谢

（一）糖类代谢

营养专家普遍认为，人体每天摄入的 50% ~60% 热量应来自糖类。食物中的糖类分成两类：人体可以吸收利用的有效糖类（如单糖、双糖、多糖）和人体不能消化的无效糖类（如纤维素）。有效糖类经口摄入，于胃肠道经淀粉酶和双糖酶水解后，以单糖（葡萄糖、果糖、半乳糖）形式被小肠吸收。单糖（主要是葡萄糖）被吸收后经门静脉进入肝，部分在肝内进行合成代谢，另一部分经肝静脉进入体循环，随血液循环输送到各组织器官，被机体细胞摄取利用。葡萄糖最符合人体生理需求，在酶和内分泌激素（如胰岛素）的作用下，代谢成二氧化碳和水，并释放出能量，剩余的葡萄糖以糖原的形式储存于肝（肝糖原）和肌肉组织（肌糖原）内，或转变成脂肪和参与合成某些氨基酸。细胞内葡萄糖的分解代谢受供氧情况影响。在氧供充足时，葡萄糖进行有氧氧化；在缺氧情况下，葡萄糖则进行糖酵解，产生乳酸。正常成人每日葡萄糖需求量为 100~150 g，如外源补充不足，机体则动员体内以糖原形式（肝糖原和肌糖原）存在的葡萄糖。肝糖原是血糖的重要来源，肌糖原只能在肌肉活动增加时被直接利用。由于人体内糖原储备量仅为 300~400 g，当糖原被耗竭时，机体还可启动将某些非糖物质（如氨基酸、乳酸和甘油）转变为糖的糖异生作用，继续为机体提供能量。

（二）蛋白质代谢

蛋白质是机体的重要组成成分，约占人体体重的 16%。蛋白质的主要生理功能为参与构成组织细胞，维持组织细胞的生长、更新和修复，参与多种重要的生理功能及氧化供能。

氨基酸是蛋白质的基本单位，其重要的生理功能之一是作为合成蛋白质的原料。而蛋白质在体内首先分解成氨基酸后进一步代谢，故氨基酸代谢是蛋白质代谢的核心内容。人体内 20 种氨基酸可分为不能在体内合成的必需氨基酸（essential amino acids，EAA）和可以在体内合成的非必需氨基酸（non-essential amino acids，NEAA）两类。NEAA 中的一些氨基酸在体内的合成率很低，当机体需要量增加时则需体外补充，称为条件必需氨基酸，例如精氨酸、谷氨酰胺、组氨酸、酪氨酸及半胱氨酸等。所谓必需氨基酸和非必需氨基酸不是从营养价值来说的，而是从体内是否能合成而言的。就体内代谢而论，所有的氨基酸都是必需的。非必需氨基酸对机体的重要性并不亚于必需氨基酸。

谷氨酰胺（glutamine，Gln）在组织中含量丰富，它是肠黏膜细胞和各种快速生长、分化的细胞（如淋巴细胞）的主要能源，为合成代谢提供底物，促进细胞增殖，促进肌肉蛋白质的合成。机体缺乏 Gln 可导致小肠、胰腺萎缩，肠屏障功能减退及细菌移位等。骨骼肌中缺乏 Gln 可使蛋白质合成率下降。创伤、感染等应激状态下，机体分解代谢增强，细胞内谷氨酰胺很快耗竭，其降低的程度与创伤、感染的严重程度一致。及时地补充谷氨酰胺有利于改善机体的负氮平衡。

支链氨基酸（branched-chain amino acids，BCAA）属 EAA 范围，包括亮氨酸、异亮氨酸及缬氨酸三种。它们均可在肌肉和脂肪组织中代谢，是人体内可不经肝代谢的 EAA。BCAA 可以与芳香氨基酸竞争通过血脑屏障，在肝性脑病时有利于对脑内氨基酸谱失衡的纠正。机体在应激状态下，BCAA 可抑制蛋白质分解，刺激肝蛋白质的合成。

正常机体每日蛋白质的生理需要量为 $0.8 \sim 1.0$ g/（kg·d），相当于氮量 0.15 g/（kg·d）。创伤应激时蛋白质需要量则增加，可达 $1.2 \sim 1.5$ g/（kg·d）［氮 $0.2 \sim 0.25$ g/（kg·d）］。

（三）脂肪代谢

脂肪约占体重的 15%，是人体能量的主要储存形式。脂肪组织中 90% 是三酰甘油。三酰甘油可分解成甘油和脂肪酸，部分甘油经糖异生作用转化为葡萄糖，游离脂肪酸则氧化产生乙酰辅酶 A，经三羧酸循环释放出能量。1 g 脂肪能够提供 37.6 kJ（9.0 kcal）的能量。脂肪酸是人体的主要能源物质，除脑组织外，大多数组织均能氧化脂肪酸，尤以肝和肌肉明显。但脑组织可利用脂肪酸被肝氧化后的产物——酮体，当糖供给不足时，酮体可以替代葡萄糖成为脑组织及肌肉的主要能源。

脂肪酸因碳链的长度不同而存在差异。长链脂肪酸（LCT）进入线粒体氧化需要有肉毒碱作辅助因子，但在高代谢状态时，肉毒碱内源合成不足，导致 LCT 代谢和利用障碍。中链脂肪酸（MCT）进入线粒体无需肉毒碱，易于被组织摄取和利用。但 MCT 不含必需脂肪酸（亚油酸、亚麻酸、花生四烯酸），且伴有神经毒性反应（如呕吐、眩晕），故新一代脂肪乳剂多以 1∶1 的 LCT/MCT 混合而成。

二、能量的储备和需要

食物是人体唯一的能量来源，当人类消化利用糖类、蛋白质和脂肪时可产生能量，或以可能的能量形式储存。能量的主要储存形式是脂肪，正常体重为 70 kg 的男性，约有脂肪 10.5 kg，完全氧化可产生 395 000 kJ（94 500 kcal）热量。而人体内无备用于氧化供能的储存蛋白。长期饥饿时，大约有 5 kg 蛋白质（主要来自肌肉）被动员。这种蛋白质的消耗往往伴随着组织器官功能的丧失，对机体十分有害，且产生的供能远少于脂肪。除脂肪和蛋白质外，机体还有少量储存在肝和肌肉中的肝糖原和肌糖原，氧化时可提供 4 180 kJ（1 000 kcal）和 12 540 kJ（3 000 kcal）左右能量，在饥饿和活动时很快被消耗利用。

机体对能量的需求随年龄、性别、体重、环境及所处状态（静止或运动）不同而异。不论机体每日能量消耗多少，都必须产生相应的能量予以补充，以保持机体的能量平衡。

基础能量消耗（basal energy expenditure，BEE）是指禁食条件下维持基础代谢所需的能量。可根据 Harris-Benedict 公式计算：

男性 BEE（kcal）= 66.5 + 13.17 × 体重（kg）+ 5.0 × 身高（cm）- 6.8 × 年龄（岁）

女性 BEE（kcal）= 65.5 + 9.56 × 体重（kg）+ 1.85 × 身高（cm）- 4.68 × 年龄（岁）

静息能量消耗（rest energy expenditure，REE）代表进食后休息状态下的能量消耗，可用代谢仪测出，REE 应该是 BEE 的 110%。代谢仪检测的结果提示，REE 值比 H-B 公式的 BEE 值高 10% 左右。为此，在应用 H-B 公式时应作相应校正，即计算所得的 BEE 值增加 10%，就是患者实际的 REE 值。通常正常机体每天所需热量为 105 ~ 125 kJ/kg（25 ~ 30 kcal/kg），蛋白质 1.0 ~ 1.5 g/kg，热氮比（522 ~ 627 kJ）∶1 g ［（125 ~ 150 kcal）∶1 g］。机体的热量 15% 来自氨基酸，85% 来自糖类及脂肪。

三、营养状况的评价

对患者营养状态的评定，既可判别其营养不良的程度，又是营养支持治疗效果的客观指标。

（一）人体测量学指标

1. 体重　体重变化可反映营养状态，但应排除脱水或水肿等影响因素。若实际体重为 80% ~ 90% 标准体重，为轻度营养不良；若实际体重为 70% ~ 80% 标准体重，为中度营养不良；若低于 70% 标准体重则为重度营养不良。

2. 皮褶厚度　是人体脂肪或能量储备的指标，常用肱三头肌皮褶厚度测定。方法是取肩峰至尺骨鹰嘴之间的中点处，用特制卡钳夹住皮褶 3 s 后读数。

3. 上臂周径　是反映人体肌肉储备的指标。测定部位与上述肱三头肌皮褶厚度相同，以软尺测量臂围径。臂肌围（cm）= 臂围径(cm) - 肱三头肌皮褶厚度(cm) ×3.14。

（二）实验室检测指标

1. 内脏蛋白测定　是机体主要的营养监测和评价指标，包括血清清蛋白（白蛋白）、转铁蛋白及前清蛋白（前白蛋白）浓度测定。营养不良时该测定值均有不同程度下降。血清清蛋白的半寿期较长（20 天），转铁蛋白及前清蛋白的半寿期均较短，分别为 8 天及 2 天，后者常能反映短期内的营养状态变化。

2. 免疫功能测定　免疫功能不全是内脏蛋白质不足的指标之一，常通过淋巴细胞计数和皮肤迟发超敏反应进行评价。周围血液总淋巴细胞计数，正常值为 1 500/mm³，营养不良时指标下降。皮肤迟发超敏反应是以链激酶 - 链脱氢酶、结核菌素、毛发菌素、念珠菌素和腮腺炎病毒等抗原作皮内注射，观察反应。正常人对两种以上抗原出现 >5 mm 的反应。对 5 种抗原全无反应或部分反应说明有营养不良所致的免疫功能低下。

3. 氮平衡试验　由于体内蛋白质分解后，大部分以尿素形式经尿排出，故在无消化道及其他额外的体液丢失（如消化道瘘或大面积烧伤等）的情况下，计算患者 24 h 氮的摄入量与氮的排出量之差，即可判断患者的氮平衡状态。如果结果为负数，则表示患者处于入不敷出的负氮平衡中。对于完全禁食的患者，氮摄入量是静脉输入氨基酸液的含氮量（6.25 g 氨基酸 = 1 g 氮）。氮的排出量（g）= 尿中尿素氮（g）+3 g，这 3 g 为经皮肤丢失 0.5 g，经粪便丢失 0.5 g，尿中未测定的蛋白分解终产物 2 g。

4. 尿三甲基组氨酸测定　三甲基组氨酸是肌纤蛋白和肌球蛋白的最终分解产物，不再被合成代谢所利用，接近 100% 经尿排出。因此，尿中三甲基组氨酸的排出量增加表示肌肉蛋白仍处于分解状态。当应激状态减轻，或机体已进入合成代谢，尿中三甲基组氨酸的排出量减少。

第二节 应激和饥饿状态下的代谢变化

在应激和饥饿情况下，机体受到神经－内分泌的调节，能够发生一系列病理生理变化，包括物质代谢及能量代谢的变化，以维持机体内环境的稳定。

一、应激时的代谢变化

应激是机体受到内外因素（如创伤、感染、休克）强烈刺激时发生的一系列全身性反应。严重应激时机体代谢率明显增高，出现一系列代谢紊乱，机体营养状况迅速下降。

（一）神经－内分泌调节

应激时交感神经系统兴奋性增强，去甲肾上腺素及肾上腺素等儿茶酚胺类激素大量释放，糖皮质激素、抗利尿激素、胰高血糖素及甲状腺素水平明显增加，而合成代谢激素（胰岛素、生长激素等）相对减少。

（二）细胞因子生成增加

应激时细胞因子生成量明显增加，包括肿瘤坏死因子（TNF）、白细胞介素（IL）、前列腺素 E2（PGE2）、一氧化氮（NO）等。其中 TNF、IL-1、IL-6 能够增加急性相蛋白质的合成，使氨基酸从骨骼肌丢失增多，肌蛋白降解增加。

（三）营养物质及能量代谢

应激状态下，机体的代谢反应主要表现为蛋白质分解增加、糖代谢紊乱和脂肪分解增加。应激时蛋白质分解代谢较正常机体增加 40%～50%，尤其是骨骼肌蛋白质的分解明显增加。分解后的氨基酸部分经糖异生作用后供给能量，部分供肝合成急性相蛋白质（如 C 反应蛋白、α－抗胰蛋白酶等）。糖代谢紊乱则表现为糖异生增加、血糖浓度升高、糖氧化利用下降、糖无效循环增加、胰岛素抵抗等。由于肾上腺素、去甲肾上腺素、胰高血糖素等脂解激素增多，脂肪的动员和分解加强，因而血中游离脂肪酸和酮体增加，组织对脂肪酸利用增加。严重创伤后，机体能耗 75%～95% 来自脂肪氧化。

交感神经兴奋导致的高代谢状态，使机体的静息能量消耗（REE）增加。正常成人的 REE 约为 104.6 kJ（25 kcal）/（kg·d），应激情况下 REE 可增加 20%～40%，大面积烧伤时 REE 甚至增加 50%～100%。此时适当的营养支持虽然不能完全阻止和逆转分解代谢，却可以提供必要的能量和营养底物，减轻机体代谢紊乱，减少蛋白质分解，改善负氮平衡，促进机体恢复。

二、饥饿时的代谢变化

一切生物体都需要消耗能量以维持生命活动，在外源性营养物质缺乏的情况下，机体的生存有赖于利用自身的能量储备来供能。因此，饥饿时机体代谢将发生变化，其趋势是尽可能节省能量消耗、减少机体组织分解，以维持生命。

（一）神经－内分泌调节

饥饿时机体神经－内分泌系统发生改变以适应一系列代谢改变。几乎所有激素均参与饥饿反应，主要有胰岛素、胰高血糖素、生长激素、甲状腺素、儿茶酚胺类激素、糖皮质激素及抗利尿激素等。

饥饿早期，血糖水平下降导致胰岛素分泌下降，而胰高血糖素、生长激素、甲状腺素、糖皮质激素等升高，促进糖原的分解和糖异生，维持血糖稳定。饥饿后期，随着血糖的进一步下降，血清胰岛素浓度也随之进一步下降，而胰高血糖素、生长激素、甲状腺素等亦下降明显，以保存机体蛋白质，平衡有限的能源代谢，使机体的能量需求降低。

（二）营养物质的代谢

饥饿开始时机体的能量供应主要为肝糖原分解的葡萄糖，而机体肝糖原储备非常有限（70～100 g），饥饿 24 h 即耗尽。在胰岛素和胰高血糖素等激素的调节下，肌肉蛋白分解增加，糖异生作用增强，以满足大脑与红细胞对糖的需求。脂肪的动员和分解加速，组织氧化和利用脂肪酸及酮体加强。组织利用葡萄糖减少，糖异生和脂肪动员的增加有利于维持血糖水平，从而维护大脑、中枢神经的功能。

饥饿后期，脂肪动员进一步加强，机体主要依靠脂肪酸和酮体供能。蛋白质分解减少，乳酸和丙酮酸取代氨基酸成为糖异生的主要来源，负氮平衡有所改善。充分利用脂肪能源，尽量减少糖异生，是饥饿后期机体的自身保护措施。

第三节　外科患者的营养支持

现代外科营养支持的目的已经从简单的维持氨基酸平衡、保持瘦肉体，发展为提供细胞所需的营养底物进行正常代谢，改善组织、器官的结构与功能，促进患者康复。临床研究表明，营养不良与术后并发症发生率及死亡率有着密切关系。围术期合理的营养支持可以改善临床结局，而不恰当的营养支持也会产生负面影响。因此，对于外科患者，是否需要营养支持、何时开始营养支持、采用何种途径进行营养支持等，是外科医生需要关注的问题。

根据给予途径的不同，营养支持可分为肠外营养和肠内营养。

一、肠外营养

肠外营养（PN）支持是指通过消化道以外的途径为患者提供全面的、充足的机体所需的各种营养物质，以达到预防和纠正营养不良的目的，增强患者对严重创伤的耐受力，促进患者康复。

（一）肠外营养的适应证和禁忌证

1. 肠外营养的强适应证

（1）胃肠道吸收功能障碍：如胃肠道梗阻、短肠综合征、小肠疾病、放射性肠炎、严重腹泻及顽固性呕吐等。

（2）重症胰腺炎。

（3）高分解代谢状态：大面积烧伤、严重复合伤、感染等。

（4）严重营养不良：蛋白质 – 热量缺乏型营养不良常伴胃肠功能障碍，无法耐受肠内营养。

（5）大剂量放化疗或接受骨髓移植。

2. 肠外营养支持有效的适应证

（1）大手术、创伤的围术期。

（2）肠外瘘。

（3）炎性肠道疾病：Crohn 病、溃疡性结肠炎、肠结核等患者处于病变活动期。

（4）伴有明显营养不良的恶性肿瘤患者：是否进行营养支持治疗应根据具体病情、营养状况及治疗方案等综合考虑。

（5）重要脏器功能不全：肝功能不全、肾功能不全、心肺功能不全。

3. 肠外营养的禁忌证

（1）胃肠功能正常、适应肠内营养或 5 天内可恢复胃肠功能者。

（2）不可治愈、无存活希望、临终或不可逆昏迷病人。

（3）需急诊手术、术前不可能实施营养支持者。

（4）心血管功能障碍或严重代谢紊乱需要控制者。

（二）肠外营养的时机

严重的应激后机体代谢率明显增加，出现一系列代谢紊乱，延迟的营养支持可导致重症患者迅速出现营养不良，直接影响其预后。目前比较一致的观点是，创伤和应激的早期，治疗主要是以维持水、电解质代谢与酸碱平衡，补充血容量，维持生命体征稳定。可根据不同的原发病和不同的代谢改变，适当给予能量和蛋白质，目的是防止机体过度消耗。待病情稳定，维持水、电解质代谢与酸碱平衡 48 ~ 72 h 后，根据营养评定的结果，按患者的营养需要量进行系统的营养治疗。

（三）肠外营养的输入途径

PN 的输入途径分为中心静脉、外周静脉和门静脉。中心静脉系指上腔静脉和下腔静脉。因中心静脉管径粗、血流速度快、血流量大，输入的液体很快被稀释，不易产生静脉炎和静脉血栓，对输入液体的浓度和 pH 的限制小。因此，对于需要长期 PN 治疗及营养物质需求量较大患者宜采用中心静脉途径。目前临床上比较常用的通路有锁骨下静脉、颈内静脉、颈外静脉、股静脉等穿刺置管，而静脉切开置管（如头静脉、贵要静脉、大隐静脉等）临床上已应用较少。外周静脉适宜于用量小、PN 支持不超过 2 周的患者。全营养混合液的渗透压不高，故经周围静脉输注并无困难。1959 年，Gonga-leg 发现成年人脐静脉能被扩张再通，并直接进入门静脉左支，提出经脐静脉的门静脉置管。经门静脉输入营养在代谢方面有着优越性，血糖无明显升高，氨基酸能更好地被利用。但因为操作较复杂，临床上较少应用。

（四）肠外营养制剂

1. 葡萄糖　最符合人体生理要求，能被所有器官利用，有些组织器官（如大脑、神经组织、肾髓质、红细胞）只能以葡萄糖为能源物质。人体每日至少需要 150 g 葡萄糖，如不能从外源获得，则体内 300 ~ 400 g 糖原很快被分解耗尽，此时机体所需的葡萄糖只能通过成糖氨基酸的糖异生提供，导致氨基酸利用率下降，也加重了机体负担。

葡萄糖可提供氨基酸再合成所需要的能量，并能抑制糖异生，因而有利于输入氨基酸的利用，补充 100 g/24 h 就有显著的省蛋白质作用。但葡萄糖在体内的充分利用必须依赖适量的胰岛素。但在严重创伤、感染等应激状态时，机体出现一系列内分泌变化和代谢紊乱，主要表现为胰岛素分泌受抑制；胰岛素在周围肌肉组织中出现"胰岛素抵抗现象"，使其作用减弱；儿茶酚胺类激素、皮质激素、生长激素、胰高血糖素及甲状腺素的分泌或活性增强，使机体对输入葡萄糖的耐受性和利用率下降。因此，对于应激状态的患者和糖尿病患者在输注葡萄糖液的同时必须严密监测血糖变化，并加适当比例的胰岛素。而对于严重应激状态，尤其合并多器官功能不全的患者，以大量高渗葡萄糖作为机体的单一能源亦可产生不良反应，如静息能耗增加、脂肪肝综合征、高血糖及高渗综合征等，故输注速度不宜过快 [<4 mg/（kg · min）]。

2. 脂肪　脂肪的营养价值是提供能量、合成碳原子及必需脂肪酸。由于其不能直接输入静脉，因此必须将其制成直径小于 0.6 μm 微细颗粒的乳剂后才可供静脉输入。脂肪乳剂有以下优点：①供能值高。每克脂肪代谢后可供能 37.6 kJ，对液体摄入量受限的 PN 患者尤为适用。②渗透效应小。经外周静脉输注，极少发生血栓性静脉炎和高渗综合征，减少了需作中心静脉置管的机会。③供给人体不能合成的必需脂肪酸（亚油酸和亚麻酸）。预防和治疗单独应用糖类所引起的必需脂肪酸缺乏。④无利尿作用。输入后不会从尿和粪便中排出，全部被机体利用。⑤有足够的胆碱含量，供机体日常需求。⑥代谢后呼吸商（0.7）低于糖类（1.0）和蛋白质（0.8），产生的 CO_2 较少，减轻呼吸负担。⑦应激情况下，脂肪水解和利用加强，葡萄糖利用率下降。

PN 时作为提供能量的糖类和脂肪的理想比例尚未完全确定。一般主张脂肪乳剂的供热量不要多于总热量的 50%，2:1 的糖脂热量比例往往可获得最佳的氮平衡且不影响肝功能。我国成年人脂肪乳剂的常用量为每天 1~2 g/kg，高代谢状态下可适当增加。输注速度不宜过快，输入 500 mL 脂肪乳剂应在 4 h 以上，输入过快可引起胸闷、心悸、畏寒、发热等不适。

3. 氨基酸　氨基酸的营养价值在于提供机体合成蛋白质及其他生物活性物质的氮源。与全血、血浆及清蛋白等完整蛋白质氮源相比，复方氨基酸溶液是目前较理想的供氮物质。但如果输入的氨基酸溶液中氨基酸的配比不合理，或缺少某些氨基酸，则蛋白质的合成会受到限制，输入的氨基酸就不能被充分利用。因此，以 PN 为目的的氨基酸制剂应符合机体代谢需要、种类全面、配比合理；溶液中必须含有 8 种必需氨基酸和 2 种半必需氨基酸（精氨酸、组氨酸），以及多种非必需氨基酸。作为 PN 的唯一氮源，为使输入的氨基酸能在体内获得充分利用而不消耗于产热供能，输入氨基酸液的同时还应提供足量的非蛋白热量，即葡萄糖和脂肪乳剂。

支链氨基酸（BCAA）是唯一能在肌肉代谢的氨基酸，故在严重创伤应激情况下，输注富含 BCAA 的营养液能够提高血中 BCAA 浓度，促进氮潴留，减少蛋白质的分解，增加肝蛋白质的合成，纠正负氮平衡。

在应激状态下，机体对谷氨酰胺（Gln）的需求量明显增加，但 Gln 在水溶液中很不稳定，故一般的氨基酸制剂中均不含 Gln。而谷氨酰胺二肽（甘氨酸 - 谷氨酰胺、丙胺酰 - 谷酰胺）在水溶液中很稳定，输入体内后可迅速分解出 Gln，目前临床上较为常用。

PN 时还需要补充电解质（如钾、钠、钙、氯、镁、磷等）、维生素（水溶性、脂溶性）和微量元素。

（五）肠外营养的并发症

1. 与导管相关的并发症　这一系列并发症与中心静脉导管的放置、管理及拔出有关，包括：气胸、血胸、液胸、动脉损伤、神经损伤、胸导管损伤、空气栓塞、导管栓塞、静脉血栓、导管性败血症、中心静脉导管拔除意外综合征（CVC removal distress syndrome）等。

2. 代谢并发症

（1）糖代谢紊乱：应激状态下患者的糖利用率明显下降，胰岛素作用明显减弱，随着大量葡萄糖的输入，很容易发生糖代谢紊乱，包括高血糖、高渗透压、非酮性昏迷。由于 PN 时体内胰岛素分泌增加，若突然终止 PN 液的输入，则又极易发生低血糖反应。

（2）氨基酸代谢紊乱：如输注的 PN 液内氨基酸含量过高，则可能发生高氨血症或氮质血症。

（3）脂肪代谢紊乱：长期 PN 治疗时如果不补充脂肪乳剂，则可发生必需脂肪酸缺乏症。每周补充 1~2 次脂肪乳剂，即可预防必需脂肪酸的缺乏。

（4）电解质紊乱：危重患者机体的消耗及丢失增加，可致电解质缺乏，而 PN 时机体对电解质需求量增加，故如补充不足，极易发生电解质紊乱。

（5）微量元素缺乏症：禁食超过 1 个月者，可出现微量元素缺乏，最常见的是锌缺乏，其次为铜缺乏和铬缺乏。故对于长期 PN 治疗的患者应常规补充微量元素。

3. 肝胆系统并发症　PN 治疗患者因消化道缺乏食物刺激，胆囊收缩素等肠激素分泌减少，容易形成胆囊结石。长期过多热量的输入（尤其是葡萄糖）可引起肝脂肪变性。以脂肪乳剂替代部分葡萄糖能源可减少脂肪肝的发生。

4. 消化道并发症　长期禁食及 PN 治疗可破坏肠道黏膜的正常结构和功能，肠道黏膜屏障受损，进而导致肠道菌群易位和肠源性感染。在 PN 营养液中加入谷氨酰胺能够保护小肠黏膜，减少肠源性感染的发生率。

二、肠内营养

肠内营养（EN）符合人体生理，营养物质经肠道和门静脉吸收，能很好地被机体利用。食物的刺激有利于防止肠黏膜萎缩，保护肠道黏膜屏障。消化液和胃肠道激素的分泌，能促进胆囊收缩、胃肠蠕动，增加内脏血流，减少肝胆并发症的发生。因此，凡是胃肠道功能正常，或存在部分功能者，营养支持时均应首选肠内营养。

（一）肠内营养的适应证和禁忌证

1. 肠内营养的适应证

（1）营养不良患者的术前、术后支持。

（2）严重的创伤、烧伤等高分解代谢的患者。

（3）肿瘤导致的营养不良。

（4）胃肠道消化吸收功能不良。

（5）老年营养不良、畏食症。

（6）卒中、昏迷等管饲治疗的患者。

（7）长期或严重的腹泻患者。

（8）口腔科、耳鼻喉科手术后需流质饮食的患者。

2. 肠内营养的禁忌证

（1）完全性机械性肠梗阻、持续麻痹性肠梗阻、胃肠道出血、严重腹腔感染患者。

（2）严重应激状态早期及休克状态。

（3）短肠综合征早期，宜采用 PN 治疗 4～6 周，以后再逐渐过渡至 EN。

（4）高流量空肠瘘患者，缺乏足够的小肠吸收面积，不能贸然进行管饲，以免加重病情。

（5）持续严重呕吐、顽固性腹泻患者，严重小肠炎、结肠炎者。

（6）胃肠道功能障碍或某些要求肠道休息的情况。

（7）急性胰腺炎患者的急性期不宜过早进行肠内营养。

（8）3 个月内婴儿、糖尿病及糖代谢异常者、氨基酸代谢异常者，不宜应用要素膳。

（二）肠内营养的时机

"只要胃肠道功能存在就利用胃肠营养，有部分功能就利用部分功能"已成为共识。早期 EN 的重要意义在于在维持营养代谢的同时，其重要的药理作用维护、支持了肠黏膜屏障与消化功能，改善了组织灌注，明显降低了感染性疾病与多器官功能障碍综合征（MODS）的发病率等。早期 EN 的安全性和可行性已被大量研究证实。危重症患者往往病情较重，受累器官多，大多患者存在不同程度的胃肠运动、消化、吸收功能障碍，EN 特别是早期 EN 难以理想实现；腹胀、腹泻、胃液潴留及反流、误吸等并发症较多。这类患者 EN 的药理作用大于其营养作用，故应根据具体病情选择营养支持方式。

（三）肠内营养的输入途径与方式

EN 的输入途径有口服、鼻胃管、鼻十二指肠管、鼻空肠管、胃造口、空肠造口等，具体投给途径的选择取决于疾病情况、喂养时间长短、患者精神状态及胃肠道功能。不同途径的适应证、禁忌证及可能出现的并发症均不同，因此，临床上应根据具体情况进行选择。

EN 的输注方式有一次性投给、间隙性重力滴注和连续性营养泵输注三种方式。具体常用哪种方法取决于营养液的性质、喂养管的类型与大小、管端的位置及营养素的需求量。

（四）肠内营养制剂

1. 要素型肠内营养制剂　又称为化学组成明确型肠内营养制剂，是以水解蛋白或氨基酸为氮源的要素膳，由单体物质 - 氨基酸（或水解蛋白）、葡萄糖、脂肪、矿物质和维生素组成的混合物。其主要特点为成分明确、营养全面、不含残渣（或极少）、无须消化即可直接吸收等。

2. 非要素型肠内营养制剂　以整蛋白质或蛋白质游离物为氮源，渗透压接近等渗（300～450 mmol/L），口感较好，口服、鼻饲均可，使用方便，适用于胃肠功能较好的患者，如匀浆膳。

3. 组件型肠内营养制剂　是仅以某种或某类营养素为主的 EN 制剂。它可以对完全型 EN 制剂进行补充或强化；亦可采用两种或两种以上的组件构成组件配方，以适合患者的特殊需要。组件型 EN 制剂包括蛋白质组件、脂肪组件、糖类组件、维生素组件和矿物质组件。

4. 特殊应用型肠内营养制剂　针对不同疾病的患者而专门配制的 EN 制剂，如婴儿用制剂、肝衰竭用制剂、肾衰竭用制剂、创伤用制剂等。

（五）肠内营养的并发症

EN 是一种简便、安全、有效的营养治疗方法，与 PN 相比，并发症相对较少，且宜处理。但如果使用不当，也会发生一些严重并发症。

1. 机械性并发症　EN 的机械性并发症与喂养管的质地、粗细以及置管方法和部位有关。包括鼻咽部黏膜糜烂和坏死、鼻咽部脓肿、鼻窦炎、中耳炎、声音嘶哑、食管炎、气管食管瘘、十二指肠穿孔、肠套叠、胃造口并发症、空肠造口并发症、食管静脉曲张破裂等。

2. 胃肠道并发症　胃肠道并发症是 EN 治疗过程中最常见的并发症，包括恶心、呕吐、腹泻、腹胀、肠痉挛、便秘等。这些症状大多能够通过合理的操作来预防和处理。

3. 代谢性并发症　代谢性并发症的发生常与营养液的质量、管理、监测是否完善有关，主要有：水电解质代谢异常、糖代谢异常、微量元素代谢异常、维生素及脂肪酸的缺乏等。

4. 感染性并发症　造成感染性并发症的因素和环节是多方面的，主要与营养液的误吸和营养液污染有关。误吸是较严重的并发症，严重者可出现呼吸困难或呼吸功能衰竭，较常见于昏迷、年老体弱和存在胃潴留的患者。将患者取 30°半卧位，用重力滴注法或通过输液泵输入营养液，可防止营养液在胃内潴留。输注营养液后停 30 min，如果回抽液量大于 150 mL，提示有胃潴留存在，应停用鼻胃管改用鼻肠管输入。

（白日星　钟志强）

本 章 小 结

本章主要介绍外科患者代谢特点和营养支持的相关问题，其中简要叙述了机体三大营养物质的代谢、能量的储备和需求，以及营养状况的评价；简单介绍了饥饿和应激状态下机体代谢的变化；详细介绍了肠外营养与肠内营养的营养制剂、给予途径、适应证、禁忌证、并发症及其防治。

思 考 题

1. 简述应激状态下机体代谢变化的特点。
2. 简述饥饿状态下机体代谢变化的特点。
3. 简述肠内营养制剂分类。
4. 简述肠内营养的适应证和禁忌证。
5. 简述肠外营养的适应证和禁忌证。
6. 简述肠内营养和肠外营养的并发症及其防治。

参 考 文 献

［1］吴肇汉. 实用临床营养治疗学. 上海：上海科学技术出版社，2001.
［2］吴孟超. 黄家驷外科学. 7 版. 北京：人民卫生出版社，2008.
［3］陈孝平. 外科学. 北京：人民卫生出版社，2010.
［4］王宇，姜洪池. 外科学. 北京：北京大学医学出版社，2009.

第二章 麻醉

学习目标

1. 掌握麻醉的基本概念及分类，熟悉麻醉前准备的意义和内容，了解麻醉前对患者评估的基本内容、麻醉前用药的原则及其目的。

2. 掌握全身麻醉的概念、基本要素，熟悉气管插管、辅助和控制呼吸的方法，以及常用吸入麻醉药、静脉麻醉药和肌松药的药理及其在麻醉中的应用，了解全身麻醉的并发症及其处理。

3. 掌握局麻药的基本分类及临床应用的范围，熟悉局麻药的毒性反应、常用局麻药的使用及局麻常用方法，了解臂丛神经阻滞的常用方法、适应证和并发症。

4. 掌握椎管内解剖和生理，熟悉椎管内阻滞的管理特点及常见并发症的防治，了解药物作用部位、神经纤维阻滞顺序及椎管内麻醉方法，重点为蛛网膜下腔阻滞。

5. 掌握麻醉期间的监测项目，熟悉呼吸机管理的参数，了解苏醒延迟的原因和处理。

6. 掌握控制性降压的安全界限，熟悉控制性降压的适应证、禁忌证和并发症，了解控制性降压和低温的常用方法。

核心概念

【麻醉学】是一门研究麻醉、镇痛、急救复苏及重症医学的综合性学科，工作范畴包括临床麻醉学、急救复苏医学、重症监测治疗学、疼痛诊疗学和其他相关医学及其机制的研究与应用。

【全身麻醉的要素】简称全麻，是应用多种药物形成的"平衡麻醉"或"复合麻醉"。意识丧失、无痛（反射消失）和肌肉松弛这三个全麻要素对全麻的实施、维持、全麻药及其用量的选择至关重要。

【局部麻醉】简称局麻，是患者神志清醒，身体某一区域感觉神经传导功能被暂时性可逆性阻断，运动神经可能被部分阻断或保持完好。

【椎管内麻醉】是一种将药物（局麻药、阿片类）注入椎管内某一腔隙，可逆性阻断脊神经传导功能或减弱其兴奋性的麻醉方法，包括蛛网膜下腔阻滞和硬脊膜外腔阻滞。

| 引 言 |

现代麻醉学是伴随着外科学的发展而诞生的一门新兴学科，它的出现大大提高了外科手术患者的安全性和治愈率，是外科学发展史上的一个里程碑。本章主要介绍了麻醉的基本概念、麻醉前准备及全身麻醉、局部麻醉、椎管内麻醉的常用药物及实施、麻醉期间及麻醉恢复期的监测项目和管理、控制性降压和低温的适应证、禁忌证等内容，为了解麻醉学提供了较为全面的视野。

第一节 概 述

一、麻醉的基本概念

麻醉是用药物或其他方法使患者全身或局部暂时失去感觉，以达到手术时无痛的目的。麻醉的过程可大致分为三个阶段：患者从清醒状态进入意识消失或虽存在意识但对疼痛无感知状态的过程，称为麻醉诱导；使患者处于无知晓或虽然意识存在，但对手术、诊断和治疗操作的痛觉无感知的状态，称为麻醉维持；患者从麻醉状态恢复到意识正常，机体各部位痛觉恢复，各种反射均恢复正常状态的过程称为麻醉苏醒。

麻醉学是一门研究麻醉、镇痛、急救复苏及重症医学的综合性学科，工作范畴包括临床麻醉学、急救复苏医学、重症监测治疗学、疼痛诊疗学和其他相关医学及其机制的研究与应用。

二、临床麻醉方法的分类

根据麻醉药物及其作用部位的差异和给药途径的不同，临床上一般将麻醉分为两大类：全身麻醉和局部麻醉。各种麻醉都有其优缺点，临床上常复合使用，如局麻与复合全麻、静吸复合全麻等，以取长补短，使麻醉更完善。

三、麻醉前病情评估

麻醉前麻醉医师必须访视患者，了解其病史、既往史、用药史、药物过敏史及重要脏器的功能状态，评估患者对手术和麻醉的耐受能力。

美国麻醉医师协会（American Society of Anesthesiologist，ASA）将手术前患者病情分为五级。

Ⅰ级：患者无全身性疾病，仅有局部的病理改变。

Ⅱ级：患者有轻度到中度脏器病变，但功能代偿良好。

Ⅲ级：患者有严重脏器（心、肺、肝、肾和中枢神经系统）病变，但其功能尚能代偿。

Ⅳ级：患者有危及生命的全身性疾病。

Ⅴ级：濒死患者，无论手术与否生命难以维持 24 h，麻醉和手术异常危险，不宜行择期手术。

急症手术患者的分级在上述分级后加"E（emergency）"，危险性增加。

一般说来，ASA Ⅰ～Ⅱ级患者对麻醉和手术的耐受良好，风险较小。Ⅲ级患者器官功能在代偿范围之内，对麻醉和手术的耐受力减弱，风险较大，如术前准备充分，尚能耐受麻醉。Ⅳ级患者器官功能代偿不全，实施麻醉和手术均有生命危险，耐受差，即使术前准备充分，围术期死亡率仍很高。

四、麻醉前准备事项

麻醉前准备包括患者准备，如精神状态、营养状况、胃肠道、膀胱、口腔及输血输液的准备等，麻醉医师的准备，药物和器械的准备等。麻醉前准备要依患者病情、麻醉及手术情况区别对待。

五、麻醉前用药

麻醉前用药是麻醉前准备的一部分，在一定程度上可增强麻醉效果，保障麻醉和手术安全。

（一）常用麻醉前用药的分类

1. 安定镇静药　使患者镇静、安定、记忆消失和肌肉松弛，并可预防局部麻醉药中毒。目前较常用的是咪达唑仑。

2. 催眠药　可缓解和解除患者的紧张心理，安定情绪，并减少局部麻醉药的毒性反应，适用于各种麻醉。

3. 镇痛药　可增强麻醉效果，减少麻醉药用量。

4. 抗胆碱药　能减少呼吸道分泌，保持呼吸道通畅，且可防止迷走神经反射亢进，目前较常用阿托品、盐酸戊乙奎醚等。

5. 组胺 H_2 受体拮抗药及抑酸药　可减少胃液分泌，降低恶心、呕吐的发生，从而防止误吸造成的窒息、缺氧。

（二）特殊麻醉前用药及注意事项

麻醉前，某些患者需用的特定药物，如高血压、冠心病患者服用的 β 受体拮抗剂、钙通道阻滞剂等可以继续服用至手术当日。糖尿病患者术前应停用口服降糖药改用胰岛素。

对于一般状况差、年老、体弱等患者应不用或酌情减量使用麻醉前用药。产妇应禁用阿片类药物。心动过速、甲状腺功能亢进症患者不宜使用阿托品，可适量给予东莨菪碱、盐酸戊乙奎醚。小儿腺体分泌旺盛，可适当加大抗胆碱药物用量。

第二节　全　身　麻　醉

麻醉药经呼吸道吸入、静脉注射、肌内注射或直肠灌注入体内，产生中枢神经系统抑制，表现为神志消失、全身痛觉丧失、遗忘、反射抑制和骨骼肌松弛的麻醉方式称为全身麻醉（general anesthesia），简称全麻。

一、全身麻醉的组成要素

全身麻醉是应用多种药物形成的"平衡麻醉"或"复合麻醉",包括以下三个要素。

1. 意识丧失　指全麻期间的意识消失,但机体对疼痛和损害性刺激的躯体反射和自主神经反射仍然存在。

2. 无痛（反射消失）　躯体遇疼痛能引起肢体活动或躲避等躯体反射,以及血压上升、心率增快及出汗等自主神经反射。全麻抑制以上反射。

3. 肌肉松弛　一般而言,体表及四肢手术仅需较浅肌内松弛即可,而体内操作则需肌肉松弛方可圆满完成。

全麻三要素对全麻的实施、维持及麻醉药及其用量的选择至关重要。

二、全身麻醉药物

（一）吸入麻醉药

吸入麻醉药（inhaled anesthetics）指经呼吸道吸入（包括气体如氧化亚氮和挥发性吸入麻醉药）进入人体内产生全麻作用的药物。目前临床常用氧化亚氮、恩氟烷、异氟烷、七氟烷及地氟烷。

吸入麻醉药的理化性质决定其麻醉强度、给药方法、摄取速率、分布与排除。通常使用吸入麻醉药的肺泡最低有效浓度（minimum alveolar concentration,MAC）来比较各种药物的麻醉强度。MAC值越小,麻醉效能越强。MAC是指吸入麻醉药在一个大气压下,使50%患者对疼痛刺激无体动的肺泡内药物浓度。老年、低体温、妊娠、合并使用静脉麻醉药、镇静药、阿片类药物、α_2受体激动剂及其他降低中枢儿茶酚胺的药物等降低MAC;婴幼儿、体温升高、使中枢儿茶酚胺增加的药物、脑脊液Na^+浓度增加和长期饮酒等增加MAC。

临床几种常用吸入麻醉药37℃时的分配系数和MAC见表2-1。

表2-1　几种常用吸入麻醉药37℃时的分配系数和MAC

吸入麻醉药	血/气	油/气	脂肪/血	MAC（vol%）	诱导
氟烷	0.45	18.7	27	7.25	快
氧化亚氮	0.47	1.4	2.3	105	非常快
七氟烷	0.65	55	48	1.71	快
异氟烷	1.4	98	45	1.15	快
恩氟烷	1.8	98	36	1.68	快
氙	0.115	1.85	—		快

1. 氧化亚氮（nitrous oxide）　又称为笑气,为无色、味甜、无刺激性液态气体,性质稳定,不燃不爆。笑气麻醉对呼吸和肝、肾功能无不良影响,但其麻醉效能很低,需与其他麻醉药配伍方可达满意的麻醉效果。笑气须与氧同时使用,且氧浓度应大于30%。由于笑气的血/气分配系数低（0.47）,吸入后易弥散至含有空气的体腔（如胸腔或腹腔）或可能发生气栓的气泡内,使其成倍增大,对体

内重要脏器造成危害。长时间高浓度吸入笑气影响红细胞生成时对维生素的利用，导致骨髓抑制，出现巨幼细胞贫血，甚至引起恶性贫血和神经系统毒性。因此，麻醉时吸入笑气超过 6 h 者应补充维生素 B_{12}。麻醉终止时，应先停止吸入笑气并吸入高流量纯氧数十分钟，才可避免"弥散性缺氧"的发生。

2. 恩氟烷（enflurane）及异氟烷（isoflurane） 是同分异构物，为目前较常用的吸入性麻醉药，MAC 值分别约为 1.68% 和 1.15%。麻醉诱导平稳、迅速和舒适，苏醒快，肌肉松弛良好，不增加心肌对儿茶酚胺的敏感性。反复使用无明显副作用。恩氟烷因深麻醉可诱发癫痫性脑电波，故不适用于神经外科手术，尤其是癫痫手术的麻醉；而异氟烷相对安全。

3. 七氟烷（sevoflurane） 是目前最常用的吸入性麻醉药，MAC 值约 1.71%。麻醉诱导比恩氟烷、异氟烷快，苏醒时间、镇痛、肌肉松弛效应三者相当。七氟烷可降低心肌收缩力和外周血管阻力，但作用轻微，对心率影响小，也不增加心肌对儿茶酚胺的敏感性；对呼吸有抑制；没有确定的肝、肾毒性作用，但可与呼吸回路中二氧化碳吸收罐内碱石灰反应，生成氟甲基二氟乙烯醚和少量的氟甲基甲氧二氟乙醚，前者浓度异常增高可对肾功能有损害。

4. 地氟烷（desflurane） 地氟烷的麻醉性能较弱，不明显抑制心肌，且不增加心肌对外源性儿茶酚胺的敏感性，对心率和血压影响较小，但吸入浓度迅速增加时可兴奋交感神经，引起血压升高和心率增快；对呼吸有抑制作用；与非去极化肌松药有明确的协同作用；几乎全部由肺排除，对肝肾无毒性作用。地氟烷呼吸道刺激作用较强，不适合全麻诱导。因地氟烷血/气分配系数低、溶解度低、用后患者苏醒快，且恶心、呕吐发生率较低，故非常适合短小手术和门诊手术。

（二）静脉麻醉药

静脉麻醉药（intravenous anesthetics）包括丙泊酚、硫喷妥钠、依托咪酯、氯胺酮等。除氯胺酮外，几乎所有的静脉麻醉药都是通过激活 γ - 氨基丁酸 A 受体（$GABA_A$），引起 $GABA_A$ 依赖型氯离子通道开放，促使氯离子内流，导致细胞膜超极化，抑制神经电活动。除氯胺酮外的静脉麻醉药均引起全脑血流及脑代谢率下降，减慢脑电活动，抑制 EEG。

1. 丙泊酚（propofol） 是超短效静脉麻醉药，30 s 起效，作用可维持 7 min 左右。静脉注射丙泊酚 1.5 ~ 2.0 mg/kg，并以 6 ~ 12 mg/（kg·h）或血浆 3 ~ 3.5 μg/mL 靶浓度持续输注，可用于麻醉诱导和维持。因丙泊酚无镇痛作用，故应与麻醉性镇痛药合用来维持麻醉。丙泊酚会引起剂量相关的心血管系统和呼吸系统抑制，注药速度过快，心血管系统的抑制更明显。此外，丙泊酚静脉注射可引起注射部位疼痛，小剂量利多卡因可以预防。

2. 氯胺酮（ketamine） 是中枢神经系统非特异性 N - 甲基 - D - 天门冬氨酸（NMDA）受体拮抗剂，能选择性地抑制大脑联络径路和丘脑 - 新皮质系统，但对中枢神经的某些部位，如脑干网状结构影响轻微。注射氯胺酮后，患者对周围环境的变化不敏感，表情淡漠，眼睑或张或闭，泪水增多；对手术刺激有深度镇痛作用，表现出与传统全身麻醉不同的意识与感觉分离现象，故称之为"分离麻醉"。氯胺酮麻醉时患者能保留一部分保护性反射，但唾液分泌显著增多。该药能缓解支气管痉挛，特别适用于哮喘患者；由于氯胺酮兴奋交感神经系统，同时对心肌有直接抑制作用，所以不宜用于冠心病、高血压、肺动脉高压患者。氯胺酮可增加颅内压和眼压，故不宜用于颅内压增高症患者和青光眼患者。氯胺酮静脉注射 1 ~ 2 mg/kg，可维持麻醉 10 ~ 15 min，必要时追加半量。肌内注射 5 mg/kg，可维持 30 min 左右。

3. 依托咪酯（etomidate） 是一种人工合成的非巴比妥类静脉麻醉药，起效迅速，静脉注射 0.3 mg/kg 后，数秒内患者便入睡，作用可维持 3 ~ 5 min。依托咪酯 90% 在肝内代谢，代谢产物经肾排除。依托咪酯几乎不影响循环系统，且无明显的呼吸抑制，故适用于重症心脏病及危重老年患者的麻醉诱导。该药无镇痛作用，注射后部分患者可出现肌震颤和注射部位疼痛。因依托咪酯可直接抑制肾上腺皮质线粒体内皮质醇的某些合成酶，从而抑制肾上腺皮质功能，故不宜长时间大剂量应用。

4. 苯二氮䓬类（benzodiazepine）　包括地西泮（diazepam）和咪达唑仑（midazolam）等，通过加强中枢神经系统 GABA 与其受体的作用，增加受体中 Cl^- 通道开放的频率和时间，促进 Cl^- 内流，增强神经细胞膜的超极化，从而产生抗焦虑、抗惊厥、抗癫痫、镇静、催眠、肌肉松弛和失去知觉等中枢神经系统抑制效应。小剂量使用对血流动力学和呼吸影响小，能降低脑血流量和脑氧耗；但剂量较大时，可引起血压下降、心率变慢和呼吸抑制。咪达唑仑与地西泮相比，起效快，半衰期短，安全性大，常用于麻醉诱导和静脉复合麻醉。诱导用量：地西泮 0.4 mg/kg，咪达唑仑 0.2 mg/kg。

（三）骨骼肌松弛药

骨骼肌松弛药简称肌松药，是指可选择性作用于神经肌肉接头，暂时干扰正常神经肌肉的兴奋传递，从而使肌肉松弛的药物。

1. 分类

（1）根据化学结构，肌松药可分为甾类和苄基异喹啉类，或者胆碱酯类和非胆碱酯类。维库溴铵、罗库溴铵、瑞库溴铵、泮库溴铵和哌库溴铵均属甾类，阿曲库铵、顺式阿曲库铵、米库氯铵和杜什氯铵均属苄基异喹啉类。分子结构中含胆碱酯结构的有琥珀胆碱、氨酰胆碱、杜什氯铵和米库氯铵等。

（2）根据肌松药对神经肌肉接头神经冲动的干扰方式不同，可将其分为去极化肌松药和非去极化肌松药。琥珀胆碱是前者的典型代表，其特点为：①使突触后膜呈持续去极化状态。②首次注药在肌松出现前，有肌纤维成串收缩，是肌纤维不协调收缩的结果。③胆碱酯酶抑制药不仅不能拮抗，反而可增强其肌松作用。维库溴铵、阿曲库铵等均属于非去极化肌松药，其特点为：①阻滞部位在神经肌肉接头处，占据突触后膜上的乙酰胆碱受体。②神经兴奋时突触前膜释放乙酰胆碱的量并未减少，但不能发挥作用。③出现肌松前没有肌纤维成束收缩。④能被胆碱酯酶抑制药所拮抗。

2. 常用肌松药

（1）琥珀胆碱（司可林，succinylcholine）：为去极化肌松药，起效快，肌松完全且短暂。静脉注射 15 ~ 20 s 后即出现肌纤维震颤，在 1 min 内肌松作用达高峰。如在给药前静脉注射小剂量非去极化肌松药，可减轻或消除肌颤。静脉注射 1 mg/kg 后，可使呼吸暂停 4 ~ 5 min，肌张力完全恢复需 10 ~ 12 min。该药在体内可被血浆胆碱酯酶迅速水解，代谢产物随尿排出，以原型排出不超过 2%。临床上琥珀胆碱主要用于全麻气管内插管，用量为 1 ~ 2 mg/kg。该药对血流动力学的影响不明显，不引起组胺释放及支气管痉挛，但可引起血清钾一过性升高、心动过缓等心律失常。广泛骨骼肌去极化可引起血清钾升高。肌肉强直收缩引起眼压、颅内压及胃内压升高，部分患者术后主诉肌痛。

（2）维库溴铵（万可松，vecuronium）：是单季铵甾类肌松药，为中时效非去极化肌松药。2 ~ 3 min 起效，临床作用时间为 25 ~ 30 min，其肌松作用容易被胆碱酯酶抑制剂拮抗。静脉注射 0.07 ~ 0.15 mg/kg，2 ~ 3 min 后可行气管内插管。术中可间断静脉注射 0.02 ~ 0.03 mg/kg 维持肌松。在临床用量范围内，不释放组胺，无抗迷走神经作用，因而适用于缺血性心脏病患者。该药主要在肝内代谢，代谢产物三羟基维库溴胺也有肌松作用；30% 以原型经肾排出，其余以代谢产物或原型经胆道排泄。严重肝肾功能障碍者，作用时效可延长，并可发生蓄积作用。

（3）罗库溴铵（爱可松，rocuronium）：是目前临床上起效最快的甾类非去极化肌松药。临床应用剂量不影响心率和血压，不释放组胺。药动学与维库溴铵相似，消除主要依靠肝，其次是肾。肾衰竭虽然血浆清除减少但并不明显影响其时效与药动学，而肝功能障碍可延长时效达 2～3 倍，这可能与分布容积增加有关。老年人用药量应略减。ED_{95} 为 0.3 mg/kg，3～4 min 起效，时效 10～15 min。气管插管前用量 0.6 mg/kg，注药 90 s 后可作气管插管，临床肌松维持 45 min。

（4）阿曲库铵（卡肌宁，atracurium）：为非去极化肌松药，肌松作用为维库溴铵的 1/5～1/4，作用时间较短。3～5 min 起效，临床作用时间为 15～35 min。该药无神经节阻断作用，但可引起组胺释放且与用量有关，表现为皮疹、心动过速及低血压，重者可发生支气管痉挛，过敏体质及哮喘患者忌用。阿曲库铵主要通过霍夫曼（Hofmann）降解和血浆酯酶水解，代谢产物由肾和胆道排泄，无明显蓄积作用。静脉注射 0.5～0.6 mg/kg，2～3 min 后可行气管内插管，术中间断静脉注射 0.1～0.2 mg/kg，或以 5～10 μg/（kg·min）的速度静脉输注维持肌松。

（5）顺式阿曲库铵（cis-atracurium）：是阿曲库铵的一个异构物，强度是阿曲库铵的 4 倍。该药与阿曲库铵一样，是中时效肌松药，ED_{95} 为 0.05 mg/kg，完全阻滞的起效时间为 7.5 min，时效 45 min。当用量增至 0.2 mg/kg，起效时间缩短为 2.7 min。顺式阿曲库铵的恢复指数不受给药总量及给药方式的影响。该药主要通过 Hofman 降解消除，主要代谢产物 N–甲四氢罂粟碱经肾排泄，清除率约为 5 mL/（kg·min），消除半衰期约为 24 min。顺式阿曲库铵的药效与药动学和阿曲库铵相似，在肝功能不全时其起效时间缩短。顺式阿曲库铵不释放组胺，心血管反应小，尤其适用于肝肾功能障碍和心血管手术患者。

三、气管内插管术

气管内插管术是指将特制的气管导管，通过口腔或鼻腔（特殊情况也可以经过气管造口处）插入患者气管内，是一种麻醉和抢救技术，也是保持上呼吸道通畅的最可靠手段。

（一）经口腔明视气管内插管方法

借助喉镜在直视下暴露声门后，将导管经口腔插入气管内。

（1）将患者头后仰，双手将下颌向前、向上托起，以使口张开，或以右手拇指对着下牙列、示指对着上牙列，借旋转力量使口腔张开。

（2）左手持喉镜柄将喉镜片由右口角放入口腔，将舌体推向侧后缓慢推进，可见到腭垂。将镜片垂直提起前进，直到会厌显露。挑起会厌以显露声门。

（3）如采用弯镜片插管则将镜片置于会厌与舌根交界处（会厌谷），用力向前上方提起，使舌骨会厌韧带紧张，会厌翘起紧贴喉镜片，即显露声门。

（4）右手持笔式持住导管的中、上段，由右口角进入口腔，导管接近喉头时将管端移至喉镜片处，同时双目监视导管前进方向，准确轻巧地将导管尖端插入声门。借助管芯插管时，在导管尖端入声门后，应拔出管芯再将导管插入气管内。导管插入气管内的深度成年人为 4～5 cm，导管尖端至切牙的距离为 18～24 cm。

（5）插管完成后，确认导管进入气管内之后再行固定。确认方法有：①听诊双肺呼吸音对称。②人工呼吸时，双侧胸廓对称起伏；如患者有自主呼吸，可见呼吸囊随呼吸而张缩。③如监测呼气末 CO_2，$ETCO_2$ 图形有显示则可确认无误。

（二）经鼻腔盲探气管内插管方法

将气管导管经鼻腔在非明视条件下，插入气管内。

（1）插管时必须保留自主呼吸，可根据呼出气流的强弱来判断导管前进的方向。

（2）用1%丁卡因作鼻腔内表面麻醉，3%麻黄碱收缩鼻黏膜血管，以增加鼻腔容积和减少出血。

（3）选用合适管径的气管导管插入鼻腔，边前进边听呼出气流，寻找呼出气流最强的位置。

（4）在声门张开时将导管迅速推进。

四、全身麻醉的实施

1. 吸入麻醉的实施　吸入麻醉药全麻诱导目前主要用于小儿。因氧化亚氮、七氟烷对呼吸道无刺激性，故常作为吸入麻醉诱导的首选药物。诱导时将面罩置于患者口鼻部，开启氧气和麻醉药挥发器并逐渐增大药物的吸入浓度，待患者意识消失后再开放静脉通路，给予麻醉性镇痛药和肌松药后实施气管插管。

吸入麻醉药主要用于麻醉维持，氧化亚氮因麻醉性能弱而难以单独用于麻醉维持。挥发性吸入麻醉药具有一定的镇痛和肌松作用，可单独用于全麻维持。临床上常将吸入麻醉药与肌松药、麻醉性镇痛药复合使用，在维持麻醉平稳的同时，手术后容易苏醒。

2. 静脉全麻的实施　目前临床多数情况下采用静脉诱导。静脉给予静脉麻醉药待患者意识消失后，面罩通气去氮给氧的同时，静脉注射麻醉性镇痛药和肌松药，在患者肌肉松弛后实施气管插管。因静脉麻醉药无肌松和镇痛作用，麻醉维持需复合使用镇痛药和肌松药。

五、麻醉深度的判断

麻醉深度（depth of anesthesia）是指全麻药的控制作用与手术刺激反作用相平衡时所表现的中枢神经系统功能状态。临床上主要根据患者血压、心率、呼吸幅度和节律、眼征、肌肉松弛程度等临床症状，并在麻醉监测技术的指导下综合判断麻醉深度。目前较为常用和公认的是脑电双频指数分析（BIS），属数字化脑电图的一种。通过傅里叶变换来获得脑电信号，经过较为复杂的处理产生一个0~100的数值。BIS值为100代表完全清醒或基本清醒，BIS值为30代表深麻醉状态。一般认为术中合适的BIS值为40~60，麻醉医师应根据BIS值的变化加深或减浅麻醉。

六、全身麻醉的并发症及处理

（一）呼吸系统并发症

1. 反流与误吸　各种原因引起的胃排空时间延长，使胃内存积大量胃液或空气，容易引起反流（regurgitation）。全麻诱导时患者意识及咽喉部反射消失；苏醒期患者尚未完全清醒，吞咽呛咳反射未恢复时，均易发生反流及误吸（aspiration），引起急性呼吸道梗阻。完全性梗阻可立即导致窒息、缺氧，如不及时解除，则危及患者生命。误吸胃液可引起肺损伤、支气管痉挛和毛细血管通透性增加，导致肺水肿和肺不张。麻醉期间预防反流和误吸的措施包括：减少胃内容物的滞留、促进胃排空、提高胃液pH、降低胃内压和加强对呼吸道的保护。麻醉前应严格禁饮禁食。肠梗阻或肠功能未恢复者，应持续胃肠减压。H₂ 受体阻滞剂如雷尼替丁（ranitidine）等可提高胃液 pH，减轻误吸引起的肺损害。饱胃患者全麻时，应首选清醒气管内插管。估计无插管困难者，也可选择快速序贯诱导，但必须同时压迫环状软骨，以防发生反流。

2. 呼吸道梗阻　以声门为界，分为上呼吸道梗阻和下呼吸道梗阻。

（1）上呼吸道梗阻：常见原因为机械性梗阻，如舌后坠（图 2-1）、口腔内分泌物及异物阻塞、喉头水肿等。不全梗阻表现为呼吸困难并有鼾声。完全梗阻者有鼻翼扇动和三凹征，虽有强烈的呼吸动作而无气体交换。

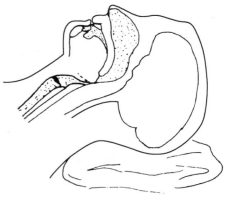

舌后坠时可将头后仰、托起下颌、置入口咽或鼻咽通气道（图 2-2，图 2-3），同时清除咽喉部的分泌物及异物。喉头水肿多发生于婴幼儿及插管困难者，也可因手术牵拉或刺激喉头引起。轻者可静脉注射皮质激素或雾化吸入肾上腺素，重者应紧急气管内插管或气管切开。

梗阻的另一常见原因是喉痉挛，常在浅麻醉下或缺氧时刺激喉头而诱发，表现为呼吸困难、发绀、吸气时有鸡鸣声。

图 2-1　舌后坠引起呼吸道梗阻

轻者经加压给氧即可解除，重者可经环甲膜穿刺置管行加压给氧，多数均可缓解。对上述处理无效或严重喉痉挛者，可静脉注射琥珀胆碱 25~50 mg 后行气管内插管。

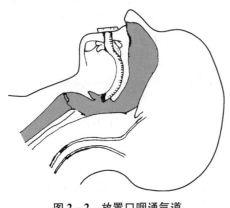

图 2-2　放置口咽通气道

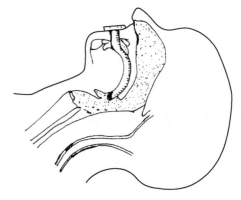

图 2-3　放置鼻咽通气道

（2）下呼吸道梗阻：常见原因为气管导管扭折、导管斜面紧贴在气管壁上、分泌物或呕吐物误吸。重者可出现呼吸困难、潮气量降低、气道阻力高、缺氧发绀、心率增快和血压降低，如不及时处理可危及生命。下呼吸道梗阻也可因支气管痉挛引起，多见于既往有哮喘或慢性支气管炎的患者。浅麻醉时支气管内异物或炎症刺激及肌松药的组胺释放，均可诱发支气管痉挛。因此，维持适当的麻醉深度和良好的氧合是缓解支气管痉挛的重要措施，必要时可静脉注射氨茶碱 0.25 mg 或氢化可的松 100 mg。

（3）通气量不足：麻醉期间主要表现为二氧化碳潴留，而恢复期还可伴有低氧血症。颅脑损伤以及麻醉药、麻醉性镇痛药和镇静药的残余作用，是引起中枢性呼吸抑制的主要原因，应机械通气维持呼吸直到完全恢复，必要时用拮抗药逆转。肝肾功能不全、电解质紊乱及应用抗生素等，可减慢肌松药的代谢速度，加重术后残余而导致通气不足，此时应辅助或控制呼吸直至肌力完全恢复，必要时给予拮抗。胸、腹部手术后，疼痛刺激、腹胀、胸腹带过紧及过度肥胖等可限制胸廓膨胀而导致通气不足，应加强术后镇痛，鼓励和帮助患者深吸气和咳嗽。

（4）低氧血症：吸空气时，$SpO_2 < 90\%$，$PaO_2 < 60$ mmHg 或吸纯氧时 $PaO_2 < 90$ mmHg 即可诊断低氧血症（hypoxemia）。临床表现为呼吸急促、发绀、躁动不安、心动过速、心律失常、血压升高等。常见原因和处理原则为：①麻醉机故障、氧气供应不足引起吸入氧浓度过低，气管内导管插入一侧支气管或脱出气管外，以及呼吸道梗阻均可引起低氧血症，应及时纠正。②弥散性缺氧：多见于 N_2O 吸入麻醉，停止吸入 N_2O 后应吸纯氧 $5 \sim 10$ min。③肺不张：因分泌物过多或通气不足等因素引起肺容量降低所致。X 线胸片可见肺萎陷，应以纤维支气管镜吸痰，严重者应以 PEEP 治疗。④肺误吸：轻者对氧治疗有效，严重者应行机械通气。⑤肺水肿：可发生于急性左心衰竭或肺毛细血管通透性增加。治疗包括强心、利尿、扩血管、吸氧及机械通气治疗。

（二）循环系统并发症

1. 低血压（hypotension）　是指麻醉期间收缩压下降超过基础值的 30% 或绝对值低于 80 mmHg。临床表现为少尿或代谢性酸中毒，重者可出现器官灌注不足。低血压发生时，应分析原因，及时处理。麻醉过深引起的，应在减浅麻醉的同时补充血容量；失血过多引起的，应监测尿量、血红蛋白及血细胞比容（HCT），必要时监测 CVP 或 PCWP 以指导输液、输血；过敏反应、肾上腺皮质功能低下及复温时的低血压，应在补充血容量，恢复血管张力（应用血管收缩药）的同时进行病因治疗；牵拉内脏引起的，应及时解除刺激，必要时给予阿托品。

2. 高血压（hypertension）　是指麻醉期间舒张压高于 100 mmHg 或收缩压高于基础值的 30%。常见原因：与并存疾病有关，如原发性高血压、甲状腺功能亢进症（简称甲亢）等；与操作有关，如探查、压迫腹主动脉、气管插管等；通气不足引起 CO_2 蓄积；药物引起的血压升高。

处理原则：有高血压病史者，在全麻诱导前可静脉注射芬太尼 $3 \sim 5$ μg/kg，以减轻气管插管时的心血管反应；根据手术刺激的程度调节麻醉深度；对于顽固性高血压者，可行控制性降压以维持循环稳定。常用药物有：乌拉地尔（urapidil）、硝普钠、硝酸甘油和酚妥拉明。

3. 心律失常（arrhythmia）　窦性心动过速与高血压同时出现，常提示麻醉过浅，应加深麻醉；低血容量、贫血及缺氧时，心率也可增快，应进行病因治疗；手术牵拉内脏（如胆囊）或心眼反射时，可出现心动过缓，重者心搏骤停，应请外科医师立即停止操作，必要时静脉注射阿托品。发生期前收缩时，应先明确其性质并观察血流动力学的改变。房性期前收缩（简称房早）多与并存的心、肺疾病有关，偶发房早无需特殊处理，频发房早可能发生心房颤动，应给予毛花苷 C 治疗。麻醉下发生的偶发室性期前收缩（简称室早）无需特殊治疗；因浅麻醉或 CO_2 蓄积所致的室早，适当加深麻醉或排出 CO_2 后多可缓解。如室早为多源性、频发或伴有 R-on-T 现象，应积极治疗。如发生心室颤动，应立即电除颤，并按心肺复苏处理。

第三节　局部麻醉

局部麻醉（local anesthesia）简称局麻，广义上也称区域麻醉（regional anesthesia），是指患者神志清醒，身体某一区域感觉神经传导功能被暂时性可逆性阻断，运动神经可能被部分阻断或保持完好。局麻一般用于较为表浅的小手术。临床常用的方法有局部浸润麻醉、表面麻醉、神经或神经丛阻滞等。椎管内麻醉属于广义上的局麻，将于下一节详细论述。

一、局部麻醉药物药理学

（一）化学结构和分类

常用局麻药分子的化学结构由芳香族环、胺基团和中间链三部分组成。

根据中间链的不同可分为两类：酯类局麻药（如普鲁卡因、丁卡因等）和酰胺类局麻药（如利多卡因、布比卡因和罗哌卡因等）。两类局麻药除了起效时间和时效有明显不同外，代谢途径也不同。酯类是在血浆内被水解或被胆碱酯酶分解，酰胺类则在肝内被酰胺酶分解。一般认为，酯类局麻药可形成半抗原，引起变态反应；酰胺类则不能形成半抗原，故引起变态反应者极为罕见。

依据作用时效的长短和效能的强弱可分为以下三类：低效能短时效局麻药，如普鲁卡因和氯普鲁卡因；中效能中时效局麻药，如利多卡因、甲哌卡因和丙胺卡因；高效能长时效局麻药，如布比卡因、丁卡因、罗哌卡因和依替卡因。

（二）理化性质和麻醉性能

局麻药的理化性质影响其麻醉性能，较为重要的是离解常数、脂溶性和血浆蛋白结合率。

1. 解离常数（pKa） 是指局麻药分子解离成带有正电荷的无药理活性部分和不带电荷的具有药理活性自由碱基的比值为 1（即各占 50%）时的 pH。每种局麻药有其固定的 pKa。局麻药的 pKa 能影响：①起效时间：pKa 越大，起效时间越长。②弥散性能：pKa 越大，弥散性能越差。

2. 脂溶性 脂溶性越高，麻醉效能越强。

3. 蛋白结合率 局麻药注入体内后，一部分呈游离状态，起麻醉作用；另一部分与局部组织的蛋白结合，或吸收入血与血浆蛋白结合，暂时失去药理活性。局麻药的血浆蛋白结合率与作用时间有密切关系。结合率越高，作用时间越长。

（三）局麻药的药代动力学

局麻药进入中央室的速率与给药方式有关。部位麻醉时的吸收速率主要取决于该部位的血流状态，通常需 15 ~ 30 min 血内才达到峰值；而静脉注射即刻血内就达到峰值。局麻药的分布形式大体相似，但人体对不同药物的处置速率并不相同，这与药物的理化性质相关（表 2 - 2）。

表 2 - 2　酰胺类局麻药的药代动力学特性

局麻药	分布容积（L）	$t_{1/2}$（min）	$t_{1/2}$（min）	$t_{1/2}$（h）	消除率（L/min）
利多卡因	91	1.0	9.6	1.6	0.95
甲哌卡因	84	0.7	7.2	1.9	0.78
布比卡因	72	2.7	28.0	3.5	0.47
罗哌卡因	59			1.8	0.72

还应该指出，患者年龄影响其对局麻药的处置，如 22 ~ 26 岁健康人静脉注射利多卡因的半衰期平均为 80 min，而 61 ~ 71 岁健康人的半衰期可延长至 138 min。此外，肝功能也会影响酰胺类局麻药的降解速率，肝血流下降或肝功能差的患者，血内局麻药的浓度较高。

（四）局麻药的不良反应

1. 毒性反应　局麻药吸收入血后，血药浓度超过一定阈值，就会发生全身毒性反应，严重者可致死。中毒程度和血药浓度相关。引起毒性反应的常见原因有：①一次用量超过极量。②误入血管。③注药部位血供丰富，未酌情减量，或局麻药药液内未加肾上腺素。④患者因体质衰弱等原因导致耐受力降低。用小量局麻药即出现毒性反应者，称为高敏反应（hypersusceptibility）。

局麻药中毒主要表现在中枢神经系统和心血管系统，轻者出现嗜睡、眩晕、耳鸣、多语、寒战、惊恐不安和定向障碍等症状，重者出现意识丧失、面肌和四肢震颤等惊厥的前驱症状。局麻药对心血管系统的作用主要表现心肌收缩力减弱、心排血量减少和血压下降。当血药浓度极高时可引起外周血管扩张、房室传导阻滞、心率缓慢，甚至心搏骤停。

治疗：一旦发生，应立即停止用药，吸氧。程度较轻者可静脉注射地西泮 0.1 mg/kg 以预防和控制抽搐。如出现抽搐或惊厥，可静脉注射硫喷妥钠 1～2 mg/kg。惊厥反复发作者也可静脉注射琥珀胆碱 1 mg/kg，行气管插管及人工呼吸。如出现低血压，可用麻黄碱或间羟胺等维持血压，心率缓慢则静脉注射阿托品。一旦呼吸心搏停止，应立即进行心肺复苏。

2. 过敏反应　即变态反应，是指使用很少量局麻药后，出现荨麻疹、咽喉水肿、支气管痉挛、低血压和血管神经性水肿，甚至危及患者生命。临床上酯类局麻药过敏者较多，酰胺类极罕见。一旦发生过敏反应应首先停药；保持呼吸道通畅并进行氧治疗；扩容或选用适当的血管活性药，维持循环稳定；同时应用皮质激素和抗组胺药。

（五）常用的局部麻醉药

1. 利多卡因（赛罗卡因，lidocaine，xylocaine）　是中效能中时效局麻药，组织弥散性能和黏膜穿透力都很好，可用于各种局麻方法，尤其是神经阻滞和硬膜外阻滞。成年人一次限量：表面麻醉 100 mg，局部浸润麻醉和神经阻滞 400 mg。反复用药可产生快速耐药性。

2. 丁卡因（地卡因，tetracaine，pantocaine）　是一种高效能长时效局麻药，黏膜穿透力强，适用于表面麻醉、神经阻滞、腰麻及硬膜外阻滞。成年人一次限量：表面麻醉 40 mg、神经阻滞为 60 mg。

3. 布比卡因（丁吡卡因，bupivacaine，marcaine）　是一种高效能长时效局麻药。常用于神经阻滞、腰麻及硬膜外阻滞。它与血浆蛋白结合率高，故透过胎盘的量少，较适用于产科的分娩镇痛，浓度为 0.125% 以下。作用时间为 4～6 h。成年人一次限量为 150 mg。使用时应注意其心脏毒性。

4. 罗哌卡因（ropivacaine）　是一种新的酰胺类局麻药，其作用强度和药代动力学与布比卡因类似，但心脏毒性较低。高浓度、较大剂量使用时，可阻滞感觉和运动神经；而低浓度、小剂量使用时几乎只阻滞感觉神经；同时该药的血浆蛋白结合率高，故非常适用于硬膜外镇痛，如分娩镇痛。硬膜外阻滞的浓度为 0.5%，而浓度为 0.75%～1% 者可产生较好的运动神经阻滞。成人一次限量为 200 mg。

二、局部麻醉方法

根据局麻药使用部位和方法的不同，可分为表面麻醉、局部浸润麻醉、神经和神经丛阻滞及椎管内麻醉。

（一）表面麻醉

表面麻醉（topical anesthesia、surface anesthesia）是将局麻药涂敷或滴注、喷洒于黏膜、滑膜囊等表面，而产生的局部麻醉。

（二）局部浸润麻醉

局部浸润麻醉（local infiltration anesthesia）是将局麻药注入皮内、皮下、肌膜等各层次组织，以达到局部麻醉效果，适用于身体许多部位的浅表肿瘤、异物取出术等。

（三）区域阻滞麻醉

区域阻滞麻醉是围绕手术区四周和底部注射局麻药，以阻滞进入手术区的神经干和神经末梢。它较适用于一些肿块切除术，特别是乳房良性肿瘤的切除术及头皮手术。

（四）神经和神经丛阻滞

神经和神经丛阻滞（peripheral nerve and nerve plexus block）是将局麻药注入某一神经或神经丛的周围组织，以达到这些神经所支配区域的麻醉效果。

1. 臂丛神经阻滞　$C_{5\sim8}$ 脊神经和 T_1 脊神经前支从椎间孔穿出，经前、中斜角肌之间的肌间沟形成臂神经丛，横过肩胛舌骨肌后方集中成束，在斜角肌间隙与锁骨下动脉并列于第 1 肋骨面上，经锁骨中点下行进入腋窝顶，并转向腋下与腋动脉包在共同的血管神经鞘内。将局部麻醉药注入臂丛神经干周围使其所支配的区域产生神经传导阻滞的麻醉方法称为臂丛神经阻滞，适用于手、前臂、上臂及肩部各种手术。

（1）根据穿刺部位不同可分为以下三种方法。

1）肌间沟法：是肩部和上臂手术的首选。患者去枕平卧，头偏向对侧，患侧肩下垫薄枕，上肢紧贴身旁。在锁骨上方胸锁乳突肌后缘触及前、中斜角肌与肩胛舌骨肌形成的一个三角形间隙，穿刺点即相当于环状软骨边缘第 6 颈椎水平。常规消毒铺巾。左手示指固定皮肤，右手持 7G 注射针头，垂直皮肤刺入此沟，略向下后方（约 C_5 横突）推进，穿过浅筋膜后有脱空感。若患者有异感则为较可靠的标志；若无异感，亦可缓慢进针，直达 C_6 横突，稍稍退针，接局麻药液注射器，回抽无血液、脑脊液或大量气体，即可注入局麻药 15～25 mL（成年人）。不宜同时进行两侧阻滞。

2）腋路法：适用于上臂下 1/3 以下的手术或骨折手术复位，尤以手、腕和前臂尺侧部手术为首选。患者平卧去枕，患肢外展、屈曲各 90°，手背贴床且靠近头部行军礼状，完全显露腋窝，摸到腋动脉搏动，取搏动最高点为穿刺点。常规消毒铺巾，左手固定腋动脉，右手持 7G 注射针头，垂直刺入皮肤，斜向腋窝方向，针与动脉夹角 20°，缓慢进针，直到有筋膜脱空感，针头随动脉搏动摆动或出现异感，左手固定针头，右手接预先备好的局麻药液注射器，回抽无血，注入局麻药 20～40 mL。注射完毕腋部可出现一梭状包块，证明局麻药注入腋鞘内，按摩局部，帮助药物扩散。

3）锁骨上法：患者仰卧，患侧肩下垫一薄枕，头转向对侧，皮肤常规消毒铺巾。在锁骨中点上约 1 cm 处用局麻药做皮丘，用 $6\frac{1}{2}$ 号 3.5 cm 注射针头向内、后、下方向进针寻找第 1 肋骨，进针 1～3 cm 可刺中该肋，沿肋骨找到异感。无异感出现可沿肋骨扇形注药。

（2）臂丛神经阻滞的并发症

1）局麻药中毒反应：常见于腋路法穿刺针误入腋动脉或肌间沟法误入椎动脉。

2）肌间沟法可出现霍纳综合征、喉返神经和膈神经阻滞。

3）气胸：肌间沟法、锁骨上法阻滞后患者出现胸闷，有发生气胸可能。听诊患侧呼吸音明显减弱，伴呼吸困难即可确定气胸，X线检查可确诊。

4）肌间沟法误入蛛网膜下腔和硬膜外间隙的可能。

5）需做双侧臂丛阻滞麻醉，应一侧用肌间沟法，另一侧为腋路法或锁骨上法，并严格控制单位时间用药剂量。

2. 颈丛神经阻滞 颈神经丛由 $C_{1\sim4}$ 脊神经组成，分为浅丛和深丛，分别支配颈部相应区域的皮肤和肌肉组织。

第四节 椎管内麻醉

椎管内麻醉是一种将药物（局麻药、阿片类）注入椎管内某一腔隙，可逆性阻断脊神经传导功能或减弱其兴奋性的麻醉方法，包括蛛网膜下腔阻滞（又称腰麻，subarachnoid block）和硬脊膜外腔阻滞（又称硬膜外麻醉，epidural block）。

一、解 剖 基 础

1. 椎管 由33块脊椎的椎孔上下相连而成的管状结构。位于骶骨内的椎管称为骶管。

2. 韧带 连接椎弓的韧带自外向内有棘上韧带、棘间韧带和黄韧带。

3. 脊膜 脊髓自内向外分别有三层被膜：软膜、蛛网膜和硬脊膜。

4. 硬脊膜外腔 为硬脊膜和椎管内壁（即黄韧带和骨膜）之间的潜在腔隙。

5. 蛛网膜下腔 为蛛网膜与软膜间的腔隙，其内充满脑脊液。

6. 脊髓和脊神经 脊髓上与延髓相连，下端成年人止于第1、2腰椎之间，儿童终止位置较低，新生儿在第3腰椎下缘。与临床麻醉有关的脊神经在体表分布范围的解剖标志（图2-4）：锁骨下由 T_2 支配，乳头连线由 T_4 支配，剑突由 T_6 支配，肋缘连线由 T_8 支配，脐部由 T_{10} 支配，耻骨联合由 T_{12} 支配，大腿前面由 $L_{1\sim3}$ 腰神经支配。

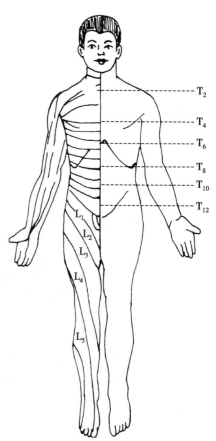

图2-4 脊神经体表节段分布

二、椎管内麻醉对生理功能的影响

1. 椎管内麻醉的作用部位　主要是脊神经根。脊神经阻滞后，相应的支配区域出现感觉和痛感消失、肌肉松弛和内脏牵拉反应减轻。

2. 心血管系统　椎管内麻醉时，交感神经被阻滞，使阻滞区域的小动脉扩张引起外周血管阻力降低；静脉扩张引起回心血量减少、心排血量下降导致血压降低。低血压的发生和血压下降的幅度则与阻滞范围的大小、患者的全身状况和机体的代偿能力密切相关。

3. 呼吸系统　主要取决于支配肋间肌和膈肌运动功能的脊神经被阻滞的范围和程度。若肋间肌大部分或全部麻痹，肺通气功能则有不同程度的影响。一旦膈神经（$C_{3\sim5}$脊神经）也被阻滞，则可能导致严重通气不足或呼吸停止。

4. 消化系统　椎管内麻醉时交感神经被阻滞，迷走神经的功能相对亢进，胃肠蠕动增强，可引起恶心、呕吐。手术牵拉腹腔内脏或血压下降迅速且下降幅度较大时，中枢缺血缺氧，可兴奋呕吐中枢，亦会引起恶心、呕吐。

5. 泌尿系统　腰骶段的交感神经阻滞后，尿道括约肌收缩，而逼尿肌松弛，可产生尿潴留。

三、蛛网膜下腔阻滞

将局麻药注入蛛网膜下腔阻滞脊神经，使其支配的相应区域产生麻醉作用的方法称为蛛网膜下腔阻滞，简称腰麻。根据所给局麻药液的比重与脑脊液比重的关系，可分为重比重、轻比重和等比重腰麻。

（一）穿刺技术

通常采用侧卧位或坐位。首选穿刺点为 $L_{3\sim4}$ 间隙，其次为 $L_{4\sim5}$，$L_{2\sim3}$ 间隙（图 2-5，图 2-6）。

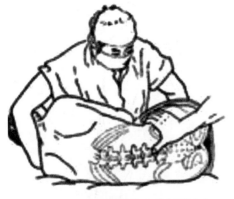

图 2-5　脊椎穿刺时体位及间隙确定

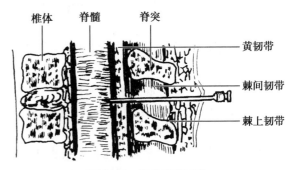

图 2-6　脊椎穿刺层次

（二）常用局麻药

1. 丁卡因　1% 丁卡因溶液、10% 葡萄糖溶液和 3% 麻黄碱溶液各 1 mL，配制成丁卡因重比重溶液，临床上简称 1∶1∶1 重比重液。1% 丁卡因溶液 1 mL，加注射用水 9 mL 成为 0.1% 的轻比重溶液。

成人一次用量为 8 ~ 10 mg，最多不超过 15 mg。起效时间为 5 ~ 10 min，作用时间为 2 ~ 3 h。

2. 布比卡因 应用 10% 葡萄糖配备成重比重溶液或用注射用水配备成轻比重溶液。成年人一次用量为 10 ~ 15 mg，最多不超过 20 mg。其起效时间为 5 ~ 10 min，作用时间为 1.5 ~ 3 h。

3. 罗哌卡因 溶液配制同布比卡因。成年人一次用量为 10 ~ 25 mg。

（三）影响阻滞范围的因素

1. 局麻药剂量 是影响蛛网膜下腔神经阻滞范围最重要的因素。
2. 药液的比重 重比重药液在脑脊液中易向低处扩散，轻比重药液在脑脊液中易向高处扩散。
3. 患者体位 根据所用药物的比重不同，通过调整患者体位，如头高或头低位，使局麻药在脑脊液中向不同方向扩散。
4. 其他因素 包括穿刺间隙、腹腔压力和注药速度。

（四）适应证和禁忌证

腰麻适用于 3 h 内下腹部、盆腔、下肢和肛门、会阴部手术。中枢神经系统疾病、脊柱畸形、外伤或结核、休克和败血症、靠近穿刺部位皮肤感染等，都为腰麻禁忌证。

（五）并发症

1. 广泛脊神经阻滞 可表现为血压下降、心动过缓和呼吸障碍。如果发生"全脊麻"，则可引起严重低血压，甚至心搏骤停和呼吸停止。
2. 腰麻后头痛 一般在腰麻后 72 h 内发生。特点是抬头和坐起时头痛较剧，平卧时减轻或消失。主要与脑脊液由穿刺针针眼漏出而造成颅内压降低有关。预防措施包括术中应积极补液，术后嘱患者去枕平卧 6 h。治疗包括对症镇痛，如无效可采用原穿刺部位硬膜外注入中分子右旋糖酐或自体血填充。
3. 尿潴留 当 $S_{2~4}$ 发出支配膀胱的副交感神经被阻滞后，抑制膀胱逼尿肌的收缩和膀胱内括约肌的松弛，产生排尿困难。通常阻滞作用消除后排尿功能会立即恢复。必要时可予以导尿。
4. 神经损伤 穿刺操作不当时可损伤脊神经根或脊髓，引起下肢感觉异常、腱反射失常或大小便失禁。
5. 罕见并发症 包括中枢神经系统感染和脑神经麻痹。

四、硬脊膜外腔阻滞

将局麻药注入硬脊膜外腔产生节段性脊神经阻滞，使其支配的相应区域产生麻醉作用的方法，称为硬脊膜外腔阻滞，简称硬膜外阻滞或硬膜外麻醉。

穿刺间隙取支配手术区范围中央的脊神经相应的棘突间隙。穿刺体位同腰麻。常采用阻力消失法和毛细管负压法确定是否到达硬膜外腔（图 2-7，图 2-8）。

（一）常用局麻药

1. 利多卡因 常用浓度 1.5% ~ 2%，显效时间 5 ~ 8 min，作用时间 30 ~ 60 min。
2. 布比卡因 常用浓度 0.5% ~ 0.75%，显效时间 7 ~ 10 min，作用时间 1 ~ 2.5 h。
3. 罗哌卡因 常用浓度 0.5% ~ 1%，显效时间和作用时间与布比卡因相似。

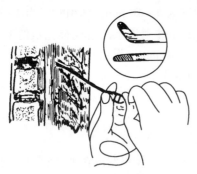
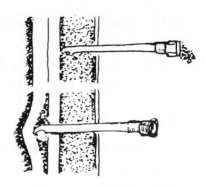

图 2-7　硬膜外腔置管　　　　　　图 2-8　硬膜外腔负压测定

（二）影响麻醉平面调节的因素

1. 穿刺点和置管长度　如果穿刺点远离手术区域相对应的脊间隙或导管置入硬膜外腔过长，导管管端可能卷曲或偏于一侧，从而严重影响局麻药液扩散，使阻滞平面狭小。

2. 药物剂量　剂量越大，阻滞范围越广。

3. 注药部位　颈段注药，其扩散范围较胸段广，而胸段又比腰段广。

4. 患者年龄和一般状况　相等剂量局麻药，老年、妊娠妇女阻滞范围较广。

（三）并发症

1. 全脊髓麻醉　如局麻药全部或部分注入蛛网膜下腔，即可导致全部脊神经被阻滞。患者可在数分钟内出现呼吸停止、血压下降，甚至意识丧失，若发现不及时或处理不当可导致心搏骤停。全脊髓麻醉是硬膜外麻醉最严重的并发症。一旦发生，应立即施行人工呼吸，加快输液并静注血管收缩药以维持血压正常。若发生心搏骤停，应立即心肺复苏。预防措施包括注药前应回抽，无脑脊液回流后方可注药；先给试验剂量 3~5 mL，观察 5~10 min，如无局麻药误注入蛛网膜下腔表现，再继续注药。

2. 局麻药的毒性反应　大量药物经硬膜外腔丰富的静脉丛吸收；硬膜外导管误入血管丛；血管损伤，局麻药吸收过快等，均可引起轻重不等的局麻药毒性反应。

3. 硬脊膜穿破后头痛　穿刺不慎或硬膜外腔有粘连时，可能会出现硬脊膜和蛛网膜刺破，脑脊液外漏，造成术后头痛。症状和治疗同腰麻后头痛。

4. 神经损伤　因穿刺困难或不慎，或导管质地过硬可损伤脊神经根。麻醉作用完全消退后出现该神经根支配区域感觉异常、缺失或运动障碍。

5. 硬膜外血肿　如患者有凝血障碍或接受抗凝治疗，则可形成硬膜外血肿，压迫脊髓而致截瘫。麻醉作用持久不消退，或消退后又复出现，同时腰背部剧痛，都是血肿形成的征兆。

6. 硬膜外脓肿　多由于患者麻醉前合并全身脓毒血症或全身严重感染，或器械被污染造成。

（四）骶管阻滞

骶管阻滞是硬膜外阻滞的一种，经骶管裂孔将局麻药注入骶管腔内，阻滞骶部脊神经（图 2-9）。常用于肛门、会阴部手术。由于骶管内有丰富的静脉丛，因此局麻药毒性反

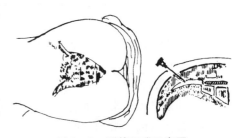

图 2-9　骶管阻滞示意图

应发生率略高于硬膜外阻滞。

五、腰麻硬脊膜外联合麻醉

将腰麻和硬脊膜外技术结合，既有起效快、肌肉松弛及镇痛效果确切等腰麻的优点，又有硬膜外麻醉可满足长时间手术需要的长处。方法包括一点穿刺法和两点穿刺法。一点穿刺法即腰麻和硬脊膜外麻醉均在同一脊间隙穿刺。两点穿刺法指腰麻和硬脊膜外麻醉分别在不同脊间隙穿刺。

第五节　麻醉期间及麻醉恢复期的监测与管理

一、麻醉期间的监测和管理

手术过程中，外科操作和麻醉药物常可影响重要器官的功能，若未能及时发现和正确处理，可引起器官功能的暂时性或永久性损害。所以麻醉期间应严密监测患者的生命体征和早期的生理变化，力求及早发现和及时纠正，以免发生严重并发症。

（一）麻醉深度监测

参见第二节全身麻醉。

（二）心血管功能监测及管理

1. 心血管功能监测　常规监测包括心率或脉搏、血压（必要时监测有创动脉压）、心电图，必要时可监测中心静脉压、肺动脉压、肺毛细血管嵌入压、心排血量、混合静脉血氧饱和度等。此外还应观察微循环改变。

2. 循环功能紊乱的原因及处理　麻醉中发生循环功能紊乱的原因很复杂，表现形式多种多样，最常见为低血压、高血压、心律失常及心肌缺血等。

（1）低血压的原因及处理：血压低于麻醉前20%或低于10.7/8.0 kPa（80/60 mmHg），即可诊断为低血压。发生原因可从病情、手术和麻醉三方面分析：①患者病情：术前水、电解质失衡，休克、心血管疾病、肾上腺皮质功能不全或儿茶酚胺不足等。②麻醉：大多数麻醉药、麻醉控制呼吸或辅助呼吸时过度通气使胸内压增高，造成静脉回心血量减少。③手术：失血、手术牵拉、体位、药物过敏、术中输血输液反应等。

处理措施：①减浅麻醉。②扩容。③如为反射性低血压，应暂停手术，局部封闭。④适当应用血管活性药物。⑤纠正机械因素：解除腔静脉梗阻（如将孕妇右臀部垫高使子宫向左移位）。

（2）高血压的原因及处理：血压高于基础值20%或超过22.7/13.3 kPa（170/100 mmHg），即可诊断高血压。常见原因：①麻醉过浅或镇痛不全。②麻醉操作：气管插管、气管拔管等。③血管收缩药物全身吸收：如局麻药中加入肾上腺素。④缺氧和二氧化碳蓄积。⑤儿茶酚胺大量分泌：如嗜铬细胞瘤手术在麻醉诱导、气管插管、切皮、分离肿瘤等阶段。⑥颅内压升高（如颅脑外伤等）可致血压升高、心率减慢。⑦并存疾病，如原发性高血压、妊娠期高血压等。

处理：①去除病因：如缺血、缺氧、二氧化碳蓄积、麻醉过浅等。②应用血管扩张药物：如排除诱因，适当加深麻醉后仍不能达到满意的血压，可在严密监视下应用降压药物。

（3）心肌缺血的原因及防治：常见原因：①应激反应：如麻醉过浅、镇痛不全、紧张、恐惧、气管插管反应、缺氧等。②术中血压剧烈波动：持续长时间低血压可使冠状动脉灌注血流明显减少，长时间高血压使心脏做功、耗氧量增加。③心律失常。④围术期通气功能障碍。

防治：①防止心肌氧供减少：积极纠正低血压；维持接近正常的血容量和适度的通气，防止缺氧；防止麻醉药对循环功能的过度抑制。②避免心肌氧耗增加：如避免心率增快、血压升高等。③尽量减轻围术期的应激反应，如维持适宜的麻醉深度、减轻插管反应等。

（4）心律失常的原因及处理：原因：①麻醉药：与剂量、浓度有关。②麻醉或手术操作：支气管插管和拔管，牵拉肺门等操作都可能引起心动过缓、窦性心律不齐，甚至房室传导阻滞或心搏停止。③气管插管可发生窦性心动过速，如有缺氧和二氧化碳蓄积更易发生。④缺氧和二氧化碳蓄积。⑤术前原有心律失常的影响。⑥电解质紊乱：大量利尿后出现急性低钾血症，使心肌兴奋性增高，易出现期前收缩、室速、室颤；而高钾血症可导致窦房传导阻滞、房室传导阻滞甚至心脏停搏。⑦低温麻醉或低体温。

处理：①查明和消除诱因，重点治疗原发病。②适当应用抗心律失常药物。③室颤、恶性室速立即实行直流电转复；伴有症状的缓慢性心律失常，如三度房室传导阻滞，应安装心脏起搏器；因先天异常传导旁路引起的室上性心动过速（如预激综合征），应进行射频消融手术。

（三）围术期呼吸监测及管理

1. 呼吸监测 包括以下内容：呼吸运动的方式、频率、节律和幅度等临床症状和体征，潮气量、分钟通气量、气道压力及峰值压、呼吸频率、吸呼比值、呼气末正压通气（PEEP）、氧浓度等呼吸功能监测，脉搏血氧饱和度（SpO_2），必要时监测血气分析及呼气末二氧化碳分压（$PETCO_2$）。

2. 异常表现及处理

（1）屏气：多发生于麻醉诱导、浅麻醉、手术刺激骨膜或牵拉内脏神经等。手术中应暂停手术，加深麻醉。

（2）呼吸过速：有自主呼吸时，呼吸频率40次/min，常见于缺氧和二氧化碳蓄积。应立即查明原因，进行处理。

（3）支气管痉挛：表现为呼气性呼吸困难、喘鸣、两肺广泛干啰音。机械通气者，气道阻力增大，同时出现心率增快，甚至心律失常。应选用能扩张支气管且无组胺释放的麻醉药物，如异氟烷、氯胺酮及维库溴铵等，同时防止误吸，及时清除气道分泌物，麻醉不宜过浅。一旦发生支气管痉挛，除解除诱因和充分给氧外，应给予糖皮质激素、β_2受体激动药等解痉平喘。

（4）呼吸暂停：麻醉药、肌松药、手术刺激、人工或机械通气都可引起，停止用药、刺激，大多可自行恢复。

（5）喉痉挛：药物、浅麻醉、低氧、分泌物、喉镜致咽喉部应激性增高均可诱发喉痉挛。轻者仅在吸气时出现喉鸣，解除局部刺激即可缓解；中度者吸气和呼气均有喉鸣，应立即面罩加压吸氧，并解除病因；严重者呼吸道完全梗阻，有强烈的呼吸动作而无喉鸣，正压呼吸无法进行，必须立即静脉注射琥珀胆碱，行气管插管，人工控制呼吸等，紧急情况下行环甲膜穿刺、气管切开等。总之，应在尽短的时间内建立人工通气道，缓解缺氧等症状。

（四）体温监测及管理

体温分为中心或核心体温及外周体温。中心体温指内脏温度，以直肠或食管温度为代表，恒定在 37℃ ±0.4℃ ，而皮肤温度仅 30～32℃ 。围术期中心体温低于 36℃ 称低体温。34～36℃ 时为轻度低温，低于 34℃ 为中度低温。有条件应连续监测体温。

1. 体温监测及部位 目前术中主要使用热敏电阻温度计和温差电偶温度计。体温测量可选用腋窝、鼻咽部、口腔、食管、直肠、鼓膜、膀胱、血液、气管、肌肉、皮肤等部位。

2. 麻醉和手术中控制体温的方法

（1）调节手术室温度。

（2）麻醉机上安装气体加温加湿器，减少机体部分热量的损失。

（3）体外循环时使用变温水箱直接调节血液温度。

（4）辐射加热器用于术后 ICU 保温和防止患者寒战。

（5）加温装置：充气加温毯，血液或液体加温器。

二、麻醉后恢复期的监测及管理

麻醉复苏是指患者从麻醉状态平稳苏醒的过程，这一过程至关重要，部分患者可能发生致命危险。设置麻醉恢复室（recovery room）就是为患者提供麻醉后平顺恢复，以及危急情况下进行抢救的场所。

（一）监测

至少每 15 min 观察一次生命指标，包括血压、心率、呼吸频率、气道阻力及清醒程度，有时还须监测脉搏、血氧饱和度、心电图、体温等。对于苏醒延迟、呼吸功能尚未完全恢复而需呼吸器辅助通气者，应定期测定潮气量和自主呼吸频率，必要时行动脉血气分析。

（二）管理

1. 呼吸系统管理 防止低氧血症。麻醉恢复室发生低氧血症的主要原因是气道阻塞、呼吸抑制和肺部病变。气道阻塞者，可用通气道或调整头的位置；呼吸抑制者，解除病因的同时辅以呼吸支持；肺部病变者，除使用较大潮气量呼吸机治疗外，尽可能用 0.49 kPa（5 cmH$_2$O）的呼气末正压通气。

2. 循环系统管理 最常见低血压和高血压。①低血压的常见原因是血容量的相对或绝对不足。此外，手术后体腔内继续出血、心源性休克、张力性气胸、严重低血糖等均可引起低血压，可针对原因予以处理。②高血压：常见原因有疼痛、缺氧、气管导管的刺激、膀胱膨胀、高碳酸血症或颅内压升高等；术前已有高血压或高血压的易患因素者，术后血压升高也不少见。治疗原则：在解除原因的基础上对症治疗。

3. 恶心、呕吐 常见于全麻后患者，尤其是妇女与儿童，多是麻醉药物刺激化学感受器的结果。目前尚无公认的良好的预防治疗方法，但仍可考虑以下措施，如术中应用抗吐药物，如组胺受体拮抗剂、5 – 羟色胺受体拮抗剂。

4. 清醒延迟 麻醉药的残余作用，呼吸功能不全，术中大出血、心肌缺血或心肌梗死、颅内动脉瘤破裂引起颅内压升高，体温异常等都可影响麻醉苏醒。应在维持循环稳定、正常通气、充分供氧的基础上再进行病因治疗。

第六节　控制性降血压与全身低温

一、控制性降血压

控制性降血压（controlled hypotension）是指采用多种方法和药物使血管扩张，主动降低手术区域血管压力，以减少手术出血的方法。

（一）控制性降血压药物

硝普钠、艾司洛尔复合尼卡地平、地氟烷或异氟烷复合丙泊酚等均已成功用于术中控制性降血压。酚妥拉明多用于嗜铬细胞瘤手术。

（二）适应证

（1）复杂大手术、术中出血可能较多、止血困难的手术，如全髋关节成形术、动脉瘤切除术、巨大肿瘤、头颈或神经外科手术等。

（2）显微外科手术、要求术野清晰的手术，如中耳、整形外科手术。

（3）宗教信仰而拒绝输血的患者。

（4）大量输血有困难或有输血禁忌证的患者。

（5）麻醉期间血压、颅内压和眼内压过度升高，可能引致严重不良后果者。

（三）禁忌证

（1）麻醉医师不熟悉控制性降压的理论和技术。

（2）心、脑、肝、肾等重要脏器实质性病变者。

（3）间歇性跛行等血管病变、器官灌注不良、低血容量或严重贫血的患者。

（四）控制性降血压的管理

根据术前基础血压、重要器官功能状况、手术创面出血渗血状况来确定患者最适低血压水平及降压时间。一般说来，主动脉平均压力（MAP）不应低于 50 mmHg 或低于原血压的 2/3；临床上年轻患者桡动脉压不低于 60~70 mmHg，老年患者不低于 80 mmHg。

（1）控制性降压时，必须实时监测动脉血压、心电图、呼气末二氧化碳、脉搏、血氧饱和度和尿量。出血量较多的患者还应测定中心静脉压、血电解质、血细胞比容等。

（2）应尽可能采用扩张血管方法，而避免抑制心肌功能、降低心排血量。

二、低　温

临床上将体温低于 35℃ 称为低温。体温每降低 1℃，脑耗氧量降低 5%，同时脑血流量减少，脑容积缩小和颅内压下降。低温还降低脑细胞通透性，从而减轻脑水肿，进而可以降低颅压，改善脑灌注。

（一）低温技术的实施方法

颅脑损伤患者应在伤后 6 h 内即开始低温疗法，超过 6 h，低温治疗基本无效。手术患者降温时应保持适宜的麻醉深度，否则可导致室颤等严重并发症。

1. 全身体表降温　是临床应用最广泛的亚低温实施方法。20 世纪 90 年代以来，应用冰毯机实施亚低温治疗，将患者体温降低并维持在设定温度，设定时间结束撤机后，患者体温自主恢复。冰毯机存在达到治疗温度所需时间长、易导致寒战、复温速度难以控制和复温中的病情反跳等缺点。近年来，新体表降温产品已经逐渐弥补了冰毯机的上述不足，成为目前神经外科较为常用的降温方法。

2. 体外循环降温　最早应用于心脏外科手术，近年来也应用于颅脑创伤救治。它是将血液引到体外进行降温或复温，具有降温迅速，效果确切的优点，同时可通过血滤技术清除血液内一些有害物质，维持内环境稳定，更好地治疗脑水肿，避免体表降温带来的外周组织灌注不足、降温效率不理想等问题，但其有需要复杂的设备和准备等缺点。

3. 血管内降温　是采用介入方法将温度控制导管插入人体动脉血管内，直接对血液进行降温或复温。该方法降温迅速可靠，创伤较体外循环小，临床经验标明该系统降温速度平均达到 5.0 ~ 6.0℃/h，温度控制精确度为 0.1℃，平均复温速度为 2.0 ~ 3.0℃/h。

4. 局部降温　选择性头部降温应用于临床已很长时间，但由于设备限制引起的临床疗效较差。近来选择性头部降温设备的发展，引发人们对其疗效重新评价。

（二）低温麻醉的适应证

低温麻醉的目的是在保证重要脏器（尤其是颅脑）功能不受影响的情况下为手术尽量争取时间，主要适用于影响脑部血供的心脏和血管手术，若手术时间长，可考虑体外循环复合深低温麻醉。另外，高代谢或中毒性疾病，如甲亢危象、恶性高热、病毒性脑炎等也可以考虑低温麻醉。

（岳红丽　韩如泉）

本 章 小 结

本章介绍了麻醉学的基本概念、麻醉前准备、麻醉监测和管理项目及控制性降血压、全身低温等技术的相关内容，重点讲述全身麻醉、局部麻醉、椎管内麻醉等麻醉方法的实施、相关药物及并发症的防治，为全面深入地了解现代麻醉学奠定了基础。

思 考 题

1. 简述麻醉前评估的内容。
2. 简述全身麻醉的三要素。
3. 简述气管插管的适应证、禁忌证和并发症。
4. 简述麻醉中保持呼吸道通畅的方法。
5. 简述局麻药的常用浓度。

6. 简述椎管内穿刺经过的层次。

7. 简述麻醉期间的监测项目。

参 考 文 献

［1］Miller R D，Eriksson L I，Fleisher L A. et al. Miller's Anesthesia. 7th ed. Sigapore：Elsevier Pte Ltd，2011.

［2］庄心良，曾因明，陈伯銮. 现代麻醉学. 北京：人民卫生出版社，2003.

［3］吴阶平. 黄家驷外科学. 6 版. 北京：人民卫生出版社，2005.

第三章 | 疼痛治疗

| 学习目标 |

1. 掌握疼痛对机体各系统的影响。
2. 熟悉疼痛的评估方法。
3. 了解急慢性疼痛的治疗方法。

| 核心概念 |

【疼痛】是与实际的或潜在的组织损伤相关联的不愉快的感觉和情绪体验，或用这类组织损伤的词汇来描述的自觉症状。

【癌症三级止痛阶梯疗法指导原则】包括五个基本原则：首选无创途径给药、按阶梯用药、按时用药、个体化给药、注意具体细节。

| 引　言 |

国际疼痛研究协会将疼痛定义为：疼痛是与实际的或潜在的组织损伤相关联的不愉快的感觉和情绪体验，或用这类组织损伤的词汇来描述的自觉症状。近年来，术后疼痛作为"第五生命体征"，与血压、心率、呼吸、体温等生命体征同等对待，并给予及时治疗。

一、疼痛的临床分类

1. 按神经生理机制分类

（1）伤害感受性疼痛：包括由各种伤害性刺激导致的躯体痛和内脏痛。

（2）非伤害感受性疼痛：包括神经性疼痛（neuropathic pain）和精神性或心理性疼痛（psychogenic pain）。神经性疼痛指神经系统本身病变所导致的疼痛，其中疼痛发源于脊髓或脑时，称之为中枢性疼痛（central pain）；发源于末梢神经时，则称之为末梢性疼痛（peripheral pain）。精神性疼痛指无明确的伤害性刺激及神经性原因的疼痛。

2. 按持续时间分类

（1）急性疼痛（acute pain）：如发生于创伤、胃肠道穿孔和手术后的疼痛等。

（2）慢性疼痛（chronic pain）：如慢性腰腿痛、晚期癌症痛等。

3. 按解剖部位分类 头痛，颌面痛，颈项痛，肩、上肢痛，胸痛，腹痛，腰背痛，盆腔痛，下肢痛，肛门、会阴痛。

4. 按发生深浅部位分类 ①浅表痛：位于体表皮肤或黏膜。②深部痛：内脏、关节、胸膜、腹膜等部位的疼痛。

5. 按表现形式分类 ①局部痛。②放射痛。③牵涉痛等。

6. 按性质分类 ①刺痛。②灼痛。③酸痛。④胀痛。⑤绞痛等。

二、疼痛对机体各系统的影响

1. 精神情绪变化 急性疼痛可引起精神兴奋、焦虑烦躁，甚至哭闹不安。长期慢性疼痛可导致精神抑郁、表情淡漠。

2. 内分泌系统 疼痛可引起应激反应，促使体内释放儿茶酚胺、皮质激素、血管紧张素Ⅱ等多种激素，抑制胰岛素分泌、促进胰高血糖素分泌，促进糖原异生和肝糖原分解，引起血糖升高和负氮平衡。

3. 循环系统 剧痛可兴奋交感神经，使患者血压升高、心动过速和心律失常，对伴有高血压、冠状动脉供血不足的患者极为不利。同时醛固酮、皮质激素和抗利尿激素分泌增多，导致水钠潴留，进一步加重心脏负荷。剧烈的深部疼痛有时可引起副交感神经兴奋，使血压下降，脉率减慢，甚至发生虚脱、休克。

4. 呼吸系统 胸、腹部手术后的急性疼痛对呼吸系统影响很大。疼痛引起肌张力增加，总顺应性下降；呼吸浅快，肺活量、潮气量和功能残气量均降低，肺泡通气/血流比值下降，易产生低氧血症。同时疼痛使患者不敢深呼吸和用力咳嗽，分泌物不能很好地咳出，易引起肺炎或肺不张，尤其老年患者更易发生。

5. 消化系统 慢性疼痛常引起食欲减退，消化功能障碍。较强的深部疼痛可引起恶心、呕吐。

6. 凝血机制 术后急性疼痛等应激反应可改变血液黏稠度，使血小板黏附功能增强，纤溶降低，导致机体处于一种高凝状态，促进血栓形成，甚至可酿成致命的并发症。

7. 其他 疼痛可引起免疫功能下降，不利于防治感染和控制肿瘤扩散。

三、疼痛的评估方法

1. 视觉模拟评分法（visual analogue scale，VAS） 是在白纸上画一条粗直线，通常为 10 cm，有可滑动的游标，在线的两端分别附注词汇，一端为"无痛"，另一端为"最剧烈的疼痛"，患者可根据自己所感受的疼痛程度，在直线上某一点作一记号，以表示疼痛的强度及心理上的感受程度。

2. 词语等级量表（verbal rating scale，VRS） 是患者自述评价疼痛强度和变化的一种工具。临床上最常用的是 5 级和 6 级评分法，分为无痛、轻度痛、中度痛、重度痛和剧烈痛 5 级或无痛、轻度痛、中度痛、重度痛、剧烈痛和难以忍受的痛 6 级。

3. 数字评价量表（numerical rating scale，NRS）　是将疼痛程度用 0 到 10 这 11 个数字表示。0 表示无痛，10 表示最痛。被测者根据个人疼痛感受在其中一个数字记号。

四、术 后 镇 痛

（一）术后镇痛的方法

1. 非药物治疗　主要有音乐治疗、解除焦虑治疗、电刺激疗法及放松、按摩治疗等，适当的非药物治疗可以减轻患者的紧张情绪，改善睡眠，减轻焦虑，减轻术后疼痛。

2. 药物治疗　包括芬太尼、吗啡、哌替啶等阿片类药及曲马朵、非甾体类消炎药（NSAIDs）等非阿片类药物。此外也可将局麻药用于神经阻滞或硬膜外镇痛。

（二）术后镇痛用药的途径

1. 口服或外用　口服用药包括（NSAIDs）及吗啡缓释胶囊等。皮肤或口腔黏膜用药方便，如芬太尼贴剂可用于轻、中度疼痛的治疗。

2. 肌内注射　是传统的术后镇痛方法，存在以下缺点：①不能及时止痛。②血药浓度波动大。③不能个体化用药。④重复注射造成注射部位疼痛。

3. 患者自控镇痛（patient-controlled analgesia，PCA）　指患者根据自身的疼痛情况，自我控制给药。通常 PCA 装置包括三部分：储药泵、按压装置和连接导管。参数包括单次剂量（demand dose）、锁定时间（lockout time）、单位时间最大限量（maximum dose）和药物浓度，较复杂的 PCA 装置还可以有负荷量（loading dose）、背景输注（background infusion）、注药速率等。

4. 区域阻滞　包括局部浸润、外周单支神经或神经丛阻滞等。一般首选长效、毒性低、对运动神经影响小的局麻药，如罗哌卡因、布比卡因等。

5. 椎管内镇痛　在硬脊膜外腔或蛛网膜下腔使用局麻药、阿片类药或其他镇痛药物，减轻或阻止伤害性刺激的传入，以达到镇痛的目的。该方法具有与区域阻滞相同的优点，而且镇痛更完善，但需要特殊器械和操作，阻滞范围相对较大，对血流动力学有一定影响，并发症发生率较高且危险，对镇痛管理及监测要求也高。

五、慢性疼痛治疗

慢性疼痛是指疼痛持续超过一种急性疾病的一般病程或超过损伤愈合所需的一般时间，或疼痛复发持续超过 1 个月。

（一）慢性疼痛诊治范围

1. 头痛　偏头痛、紧张性头痛。

2. 颈肩痛和腰腿痛　颈椎病、颈肌筋膜炎、肩周炎、腰椎间盘突出症、腰椎骨质增生症、腰背肌筋膜炎、腰肌劳损。

3. 四肢慢性损伤性疾病　滑囊炎、狭窄性腱鞘炎（如弹响指）、腱鞘囊肿、肱骨外上髁炎（网球肘）。

4. 神经痛　三叉神经痛、肋间神经痛、灼性神经痛、幻肢痛、带状疱疹和带状疱疹后遗神经痛。

5. 周围血管疾病　血栓闭塞性脉管炎、雷诺综合征。

6. 癌症疼痛。

7. 心理性疼痛。

(二) 常用治疗方法

1. 药物治疗　是最基本、最常用的方法。慢性疼痛一般需较长时间用药，应定时定量用药。

(1) 解热消炎镇痛药：常用的有阿司匹林、对乙酰氨基酚、保泰松、羟布宗（羟保泰松）、吲哚美辛、萘普生、布洛芬、酮洛芬、双氯芬酸等。它们通过抑制体内前列腺素的生物合成，降低前列腺素，使末梢感受器对缓激肽等致痛因子增敏，以及降低它本身具有的致痛作用。这些药物对头痛、牙痛、神经痛、肌肉痛或关节痛的效果较好，对创伤性剧痛和内脏痛无效。

(2) 麻醉性镇痛药：仅用于急性剧痛和晚期癌症疼痛。常用的有吗啡、哌替啶、芬太尼、美沙酮、可待因和喷他佐辛等。

(3) 催眠镇静药：以苯二氮䓬类最常用，如地西泮、硝西泮、艾司唑仑、咪达唑仑等，也可用巴比妥类药物。但应注意反复使用后，可引起药物依赖性和耐药性。

(4) 抗癫痫药：苯妥英钠和卡马西平治疗三叉神经痛有效。

(5) 抗抑郁药：因长期受到疼痛的折磨，患者可出现精神忧郁、情绪低落、言语减少、行动迟缓等，需用抗忧郁药。常用的有丙米嗪、阿米替林、多塞平（多虑平）和马普替林等。

2. 神经阻滞　是慢性疼痛的主要治疗手段。一般选用长效局麻药，对癌症疼痛、顽固性头痛（如三叉神经痛）可以采用无水乙醇或 5% ~10% 苯酚，以达到长期止痛目的。

(1) 星状神经节阻滞（stellate ganglion block）：星状神经节由下颈交感神经节和第 1 胸交感神经节融合而成，位于第 7 颈椎和第 1 胸椎之间前外侧，支配头、颈和上肢。阻滞时于患者肩下垫一薄枕，取颈极度后仰卧位。在环状软骨平面摸清第 6 颈椎横突。术者用两手指将胸锁乳突肌拨向外侧，使附着于胸锁乳突肌后鞘的颈内动脉和静脉被一起推向外侧。用 3.5 ~4 cm 长的 7 号针，在环状软骨外侧垂直进针，触及第 6 颈椎横突（图 3 - 1），将针后退 0.3 ~0.5 cm，回抽无血，注入 0.25% 布比卡因或 1% 利多卡因（均含肾上腺素）10 mL，注药后同侧出现霍纳综合征和手指温度增高，即示阻滞有效。适用于偏头痛、灼性神经痛、患肢痛、雷诺综合征、血栓闭塞性脉管炎、带状疱疹等。

(2) 腰交感神经阻滞（lumbar sympathetic ganglion block）：腰交感神经节位于腰椎椎体的前侧面，左右有 4 ~5 对神经节，支配下肢，其中 L_2 交感神经节尤为重要。侧卧位操作时，阻滞侧在上，而俯卧位时在下腹部垫一枕头，使背部突出。在 L_3 棘突上缘旁开 4 cm 处作皮丘，取 22G 10 cm 长的穿刺针，经皮丘垂直进针直至针尖触及 L_3 横突，测得皮肤至横突的距离。将针退至皮下，使针向内、向头侧均呈 30°倾斜，再刺入而触及椎体。然后调整针的方向，沿椎体旁滑过再进入 1 ~2 cm，抵达椎体前外侧缘，深度离横突不超过 4 cm（图 3 - 2），回抽无血无脑脊液，注入 0.25% 布比卡因或 1% 利多卡因（均含肾上腺素）10 mL，即可阻滞 L_2 交感神经节。

3. 椎管内注药

(1) 蛛网膜下腔注药：用无水乙醇或 5% ~10% 苯酚甘油注入以治疗晚期癌痛。

(2) 硬脊膜外间隙注药：①糖皮质激素：主要治疗颈椎病和腰椎间盘突出症。可减轻或消除因脊神经根受机械性压迫引起的炎症，或消除髓核突出后释放出糖蛋白和组胺等物质引起神经根的化学性炎症，从而缓解症状。②阿片类药物：常用吗啡，因其成瘾问题，多限于癌症疼痛治疗。③局麻药：可单独使用，但常与糖皮质激素或阿片类药物合用。

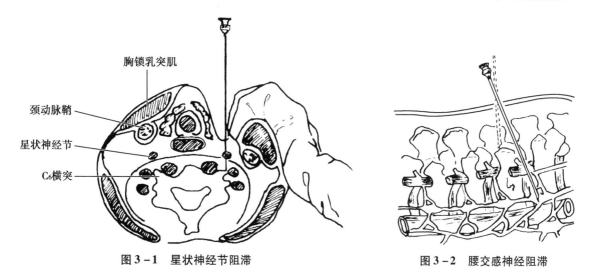

图 3 - 1　星状神经节阻滞　　　　　　　图 3 - 2　腰交感神经阻滞

4. 痛点注射　主要用于慢性疼痛疾病，如腱鞘炎、肩周炎、肱骨外上髁炎、紧张性头痛及腰肌劳损等。

5. 针灸疗法　适用于各种急、慢性疼痛治疗。

六、癌性疼痛三阶梯疗法

疼痛是中晚期癌症患者面临的主要痛苦之一，中晚期癌症患者中发生率高达 70% ~ 80%，严重影响患者的治疗和生活质量。

1993 年 5 月 14 日我国卫生部发布《癌症三级止痛阶梯疗法指导原则》，包括以下五个基本原则：

1. 首选无创途径给药　包括口服给药和透皮贴剂、直肠栓剂、经口鼻黏膜给药等无创性途径给药。

2. 按阶梯用药　WHO 推荐按疼痛强度选择相应的药物，呈阶梯状，简称癌性疼痛三阶梯疗法。①轻度疼痛：首选非甾体类消炎药（NSAIDs，以阿司匹林为代表、第一阶梯）；②中度疼痛：首选弱阿片类药物（以可待因为代表、第二阶梯）±NSAIDs±辅助药物；③重度疼痛：首选强阿片类药物（以吗啡为代表、第三阶梯）±NSAIDs±辅助药物。

3. 按时用药　是指根据时间药理学原理，维持平稳有效的血药浓度，有利于持续有效地镇痛，减少药物的不良反应。

4. 个体化给药　由于癌痛个体对麻醉止痛药的剂量、疗效、不良反应差异明显，故要个体化选择药物，个体化滴定药物剂量。

5. 注意具体细节　强调癌痛治疗前应对患者及家属进行癌痛治疗知识的宣教，内容包括有癌痛应及时止痛，阿片类药用于癌痛不会"成瘾"，如何进行疼痛程度评估、止痛药物的作用与不良反应，如何提高用药依从性等。其目的主要是监测用药效果及不良反应，及时调整药物剂量，提高止痛治疗效果，减少不良反应发生。

（岳红丽　韩如泉）

本 章 小 结

本章介绍了疼痛的概念、分类、对机体的不良影响、评估方法和急慢性疼痛的治疗方法，简单陈述了癌痛治疗的原则，显示了疼痛治疗的必要性和重要性。

思 考 题

1. 简述疼痛对机体的影响。
2. 简述癌痛治疗的基本原则。

参考文献

［1］ Miller R D，Eriksson L I，Fleisher L A，et al. Miller's Anesthesia. 7th ed. Sigapore：Elsevier Pte Ltd，2011.
［2］ 庄心良，曾因明，陈伯銮. 现代麻醉学. 北京：人民卫生出版社，2003.
［3］ 吴阶平. 黄家驷外科学.6 版. 北京：人民卫生出版社，2005.

第四章　颅内压增高和脑疝

学习目标

1. 掌握脑疝的分类及临床表现。
2. 了解引起颅内压增高和脑疝的机制和病因。
3. 了解颅内压增高的分期和临床表现。
4. 了解颅内压增高及脑疝的诊断和治疗原则。

核心概念

【颅内压增高】当颅内压监护仪测得的压力或腰椎穿刺测得的脑脊液压超过 200 mmH$_2$O（15 mmHg，2 kPa）时，即为颅内压增高（increased intracranial pressure）。颅内压增高时患者可出现头痛、恶心、呕吐、意识状态改变等症状。

【脑疝】颅内病变所致的颅内压增高达到一定程度时，可使一部分脑组织移位，通过一些孔隙，被挤至压力较低的部位，即为脑疝（brain hernia）。脑疝是颅脑伤、疾病发展过程中的一种紧急而严重的情况，疝出的脑组织压迫脑的重要结构或生命中枢，可危及生命。

引　言

颅内压增高是神经外科常见的临床现象，有多种发病原因和较为典型的临床表现。颅内压持续升高可引起脑疝，严重者导致患者死亡。需及时诊断并采取措施降低颅内压。

第一节　颅内压增高

一、定　义

颅内压（intracranial pressure，ICP）是指颅腔内容物对颅腔壁所产生的压力，临床上通常以侧卧位时腰段脊髓蛛网膜下腔穿刺所测得的脑脊液压为代表，也可通过颅内压监护仪测得。正常情况下，成年人为 80 ~ 180 mmH₂O（相当于 6 ~ 13.5 mmHg，或 0.8 ~ 1.8 kPa），儿童较低，为 50 ~ 100 mmH₂O（3.7 ~ 7.4 mmHg，0.5 ~ 1.0 kPa）。在病理情况下，当颅内压监护仪测得的压力或腰椎穿刺测得的脑脊液压超过 200 mmH₂O（15 mmHg，2 kPa）时，即为颅内压增高（increased intracranial pressure）。

二、病因和发病机制

在成年人，当颅缝闭合后，颅腔的容积即固定不变，为 1 400 ~ 1 500 mL。颅腔的内容物主要为脑、血液和脑脊液（cerebrospinal fluid，CSF）三种成分，由于颅腔容积不变，当颅内某种内容物的体积或容量增加时，其他内容物的体积或容量即缩减或置换，以维持正常的颅内压。如果颅腔内容物体积或容量的增加超过颅腔容积的 8%，就会导致颅内压增高，具体原因见表 4 - 1。

表 4 - 1　颅内压增高的病因

分类	形成原因
1. 脑体积增加	各种因素引起的脑水肿
2. 颅内血容量增加	各种原因（呼吸道梗阻、呼吸中枢衰竭引起二氧化碳蓄积，丘脑下部、脑干部位自主神经中枢和血管运动中枢遭受刺激等）引起脑血管扩张，脑血流量增加
3. 颅内脑脊液量增加	脑脊液分泌过多，脑脊液吸收障碍，脑脊液循环障碍
4. 颅内占位病变	颅内肿瘤、血肿、脓肿等
5. 颅腔容积过小	颅缝早闭，颅腔狭小等

三、分期和临床表现

颅内压增高可分为以下四期。

1. 代偿期　颅腔内容虽有增加，但并未超过代偿容积，颅内压可保持正常，临床上也不会出现颅内压增高的症状。

2. 早期　病变继续发展，颅内容增加超过颅腔代偿容积，逐渐出现颅压增高的表现，如头痛、呕吐等。此期颅内压不超过动脉压的 1/3，在 2 ~ 4.7 kPa（15 ~ 35 mmHg）或 200 ~ 480 mmH₂O 范围内，脑组织轻度缺血、缺氧。但由于脑血管自动调节功能良好，仍能保持足够的脑血流量，因此，如能及时解除病因，脑功能容易恢复，预后良好。

3. 高峰期　病变进一步发展，脑组织有较严重的缺血缺氧。患者出现明显的颅内压增高"三联症"——头痛、呕吐、视神经乳头水肿。较长时间的颅内压增高可引起视神经乳头水肿，表现为视神经乳头充血，边缘模糊，中央凹消失，静脉怒张，严重者可见出血。若颅内压增高长期不缓解，则出现继发性视神经萎缩，表现为视神经乳头苍白，视力减退，甚至失明。除此以外，患者可出现不同程度的意识障碍。病情急剧发展时，常出现血压上升、脉搏缓慢有力、呼吸深慢等生命体征改变。

4. 衰竭期　病情已至晚期，患者深昏迷，一切反应和生理反射均消失，双侧瞳孔散大，去大脑强直，血压下降，心率快，脉弱，呼吸不规则甚至停止。

四、诊 断

对有头痛主诉者，应想到颅内压增高的可能。头痛伴有呕吐者，则应高度警惕颅内压增高的存在。引起颅内压增高的病因很多。所以，对一个具体患者而言，不仅要判断其有无颅内压增高，还要鉴别颅内压增高的原因。为此，应该仔细追询、分析病史，认真查体，观察视神经乳头是否存在水肿或视神经萎缩，并作必要的影像学检查，包括计算机断层扫描术（computer tomography，CT）、磁共振成像（magnetic resonance imaging，MRI）、数字减影血管造影（digital subtraction angiography，DSA）、CT 血管造影（CT angiography，CTA）和磁共振血管造影（magnectic resonance angiography，MRA）等。对一部分患者，还可以通过颅内压监护仪动态观察颅内压变化，以随时了解颅内压变化，指导治疗，估计预后。

五、治 疗

1. 病因治疗　是最根本和最有效的治疗方法，如切除颅内肿瘤、清除颅内血肿、穿刺引流或切除脑脓肿、控制颅内感染等。病因一旦解除，颅内压即可望恢复正常。

2. 对症治疗——降低颅内压

（1）脱水：①限制液体入量：颅内压增高较明显者，摄入量应限制在每日 1 500～2 000 mL，输液速度不可过快。②渗透性脱水：静脉输注或口服高渗液体，提高血液渗透压，造成血液与脑组织和脑脊液间的渗透压差，使脑组织内的水分向血液循环转移，从而使脑水肿减轻，脑体积缩小，颅内压降低。常用的渗透性脱水药有：20% 甘露醇溶液，125～250 mL，静脉快速滴注，紧急情况下可加压推注，每 6～12 h 一次。甘露醇溶液性质稳定，脱水作用强，反跳现象轻，是当前应用最广泛的渗透性脱水药。但大剂量应用可能对肾有损害。甘油果糖，250 mL，静脉滴注，每 8～12 h 一次。甘油果糖既有脱水作用，又能通过血脑屏障进入脑组织，被氧化成磷酸化基质，改善微循环，且不引起肾损害。③利尿性脱水：能抑制肾小管对钠和氯离子的再吸收而产生利尿脱水作用，但脱水作用较弱，且易引起电解质紊乱，故很少单独使用。如与渗透性脱水药合用，则可加强其降压效果。呋塞米（速尿），20～40 mg，每 8～12 h 一次，静脉或肌内注射。

应用脱水疗法需注意：根据患者的具体情况选用脱水剂；渗透性脱水药应快速滴注或加压推注；长期脱水需警惕水和电解质紊乱；严重休克，心、肾功能障碍，或颅内有活动性出血而无立即手术条件者，禁用脱水药。

（2）激素：肾上腺皮质激素能改善血脑屏障通透性，减轻氧自由基介导的脂质过氧化反应，减少脑脊液生成，因此长期以来用于重型颅脑损伤等颅压增高患者的治疗。但近年来的研究对皮质激素的疗效提出质疑。皮质激素的使用方法分常规剂量和短期大剂量冲击疗法两种。在治疗中应注意防止并发高血糖、应激性溃疡和感染。

第二节 脑 疝

根据发生部位和所疝出的组织的不同，常见的脑疝（brain hernia）可分为小脑幕切迹疝（颞叶钩回疝)、枕骨大孔疝（小脑扁桃体疝）和大脑镰下疝（扣带回疝）等（图 4-1）。这几种脑疝可以单独发生，也可同时或相继出现。

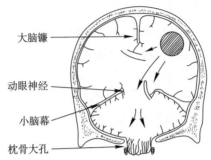

图 4-1 大脑镰下疝（上）、小脑幕切迹疝（中）和枕骨大孔疝（下）

一、小脑幕切迹疝

（一）病理生理

当幕上一侧占位病变不断增长引起颅内压增高时，脑干和患侧大脑半球向对侧移位。半球底部近中线结构（如颞叶的钩回等）可疝入脚间池，形成小脑幕切迹疝，使患侧的动眼神经、脑干、后交通动脉及大脑后动脉受到挤压和牵拉。脑干可发生变形和移位，继而出现缺血、水肿。中脑导水管梗阻可导致脑脊液循环障碍，形成脑积水，使颅内压进一步增高。疝出脑组织可因血液回流障碍而发生充血、水肿以致嵌顿，更严重地压迫脑干。后交通动脉或大脑后动脉直接受压、牵张，可引起枕叶梗死。

（二）临床表现

1. 颅内压增高　表现为头痛加重，呕吐频繁，躁动不安，提示病情加重。

2. 意识障碍　患者逐渐出现意识障碍，由嗜睡、朦胧到浅昏迷、昏迷，对外界的刺激反应迟钝或消失，系脑干网状结构上行激活系统受累的结果。

3. 瞳孔变化　最初可有时间短暂的患侧瞳孔缩小，但多不易被发现；以后该侧瞳孔逐渐散大，对光发射迟钝、消失；晚期则双侧瞳孔散大，对光反射消失，眼球固定不动。

4. 锥体束征　由于患侧大脑脚受压，出现对侧肢体力弱或瘫痪，肌张力增高，腱反射亢进，病理反射阳性。

5. 生命体征改变　早期表现为血压升高，脉缓有力，呼吸深慢，体温上升。晚期因生命中枢逐渐衰竭，出现潮式或叹息样呼吸，脉速而微弱，血压和体温下降。最后呼吸停止，继而心搏亦停止。

（三）治疗

对颅内压增高的患者，应抓紧时间明确诊断，力争在脑疝未形成前或脑疝早期进行处理。一旦出现典型的脑疝征象，应按具体情况，作如下紧急处理：①维持呼吸道通畅。②立即经静脉推注 20% 甘露醇溶液 250~500 mL。③病变性质和部位明确者，立即手术切除病变；尚不明确者，尽快检查确诊后手术或作姑息性减压术（颞肌下减压术、部分脑叶切除减压术）。④对有脑积水的患者，立即穿刺侧脑室作外引流，待病情缓解后再开颅切除病变或行脑室－腹腔分流术。

二、枕骨大孔疝

颅内压增高时，小脑扁桃体经枕骨大孔疝出到颈椎管内，称为枕骨大孔疝或小脑扁桃体疝。多发生于颅后窝占位病变，也见于小脑幕切迹疝晚期。根据病程可分为急性枕骨大孔疝和慢性枕骨大孔疝。

（一）病理生理

颅后窝容积小，因此其代偿缓冲容积也小，较小的占位病变即可使小脑扁桃体经枕骨大孔疝入颈椎管上端，造成以下病理变化：①延髓受压，慢性枕骨大孔疝患者可无明显症状或症状轻微；急性延髓受压常很快引起生命中枢衰竭，危及生命。②脑脊液循环障碍，由于第四脑室中孔梗阻引起的脑积水和小脑延髓池阻塞所致的脑脊液循环障碍，均可使颅内压进一步升高，脑疝程度加重。③疝出脑组织的改变，疝出的小脑扁桃体发生充血、水肿或出血，使延髓和颈髓上段受压加重。

（二）临床表现

1. 枕下疼痛、项强或强迫头位　疝出组织压迫颈上部神经根，或因枕骨大孔区脑膜或血管壁的敏感神经末梢受牵拉，可引起枕下疼痛。

2. 颅内压增高　表现为头痛剧烈，呕吐频繁，慢性脑疝患者多有视神经乳头水肿。

3. 后组脑神经受累　由于脑干下移，后组脑神经受牵拉，或因脑干受压，出现眩晕、听力减退等症状。

4. 生命体征改变　慢性疝出者生命体征变化不明显；急性疝出者生命体征改变显著，迅速发生呼吸和循环障碍，先呼吸减慢，脉搏细速，血压下降，很快出现潮式呼吸和呼吸停止，如不采取措施，不久心搏也停止。

与小脑幕切迹疝相比，枕骨大孔疝的特点是生命体征变化出现较早，瞳孔改变和意识障碍出现较晚。

（三）治疗

治疗原则与小脑幕切迹疝基本相同。凡有枕骨大孔疝症状而诊断已明确者，宜尽早手术切除病变；症状明显且有脑积水者，应及时作脑室穿刺并给予脱水药，然后手术处理病变；对呼吸骤停的患者，立即做气管插管辅助呼吸，同时行脑室穿刺引流，静脉内推注脱水药，并紧急开颅清除原发病变。术中将枕骨大孔后缘和寰椎后弓切除，硬膜敞开或扩大修补，解除小脑扁桃体疝的压迫。

三、大脑镰下疝

大脑镰下疝（又称扣带回疝）是指当一侧大脑半球有占位病变，除出现上文所述的小脑幕切迹疝入外，病变侧的大脑内侧面扣带回也可能在大脑镰下前2/3部位向对侧疝入。一般扣带回疝不引起特殊症状，但有时由于扣带回疝可使大脑前动脉绞窄，使本侧额叶内侧面或旁中央小叶出现血液循环障碍甚至软化，因此出现对侧下肢运动和深感觉障碍以及排尿障碍等。此种并发症并不常见。

治疗原则与小脑幕切迹疝基本相同。

（王江飞　江　涛）

本 章 小 结

颅内压增高是神经外科常见的临床现象，有多种发病原因和较为典型的临床表现。颅内压增高可分为四期：代偿期、早期、高峰期和衰竭期。颅内压持续升高可引起脑疝，脑疝可分为小脑幕切迹疝（颞叶钩回疝）、枕骨大孔疝（小脑扁桃体疝）、大脑镰下疝（扣带回疝）。严重者导致患者死亡。需及时诊断并采取措施降低颅内压。治疗措施包括病因治疗和对症治疗。对症治疗的常用药物是甘露醇和呋塞米。

思 考 题

一位车祸致头部外伤的患者，行头 CT 检查发现右侧脑挫伤，硬膜下血肿。入院时神志清楚，四肢活动正常。3 h 后出现意识状态变差，呕吐，查体发现患者血压上升、脉搏缓慢有力、呼吸深慢，右侧瞳孔变大。思考：患者发生了怎样的病情变化？该如何处理？

（参考答案：可能因血肿增大、脑水肿等原因造成颅内压升高，导致发生了小脑幕切迹疝，需紧急输入甘露醇降低颅内压，并尽快急诊手术，去除血肿，降低颅内压。）

参 考 文 献

[1] 赵继宗. 神经外科学. 北京：人民卫生出版社，2007.
[2] 王忠诚. 王忠诚神经外科学. 武汉：湖北科学技术出版社，2005.
[3] 陈孝平. 外科学. 北京：人民卫生出版社，2002.

第五章 | 颅脑外伤

| 学习目标 |

1. 掌握原发性颅脑损伤的分类，受伤机制与脑损伤的关系，以及其临床表现、诊断和治疗原则。

2. 熟悉颅内血肿（特别是硬膜外血肿）的临床表现、鉴别诊断和诊断方法。颅骨骨折的临床表现、诊断和治疗原则。

3. 了解颅内血肿的治疗原则。

| 核心概念 |

【颅脑损伤方式】颅脑损伤一般有两种方式：一种是暴力直接作用于头部引起的损伤，称为直接损伤；另一种是暴力作用于身体其他部位，然后传导至头部所造成的损伤，称为间接损伤。

【格拉斯哥昏迷评分（Glasgow coma score，GCS）】伤情分类法。GCS 由英国格拉斯哥颅脑损伤研究所的 Teasdale 和 Jennet 提出（1974），分别对伤员的运动、言语、睁眼反应评分，再累计得分，作为判断伤情的依据。轻型：13~15 分，伤后昏迷时间 <20 min；中型：9~12 分，伤后昏迷 20 min 至 6 h；重型：3~8 分，伤后昏迷 >6 h，或在伤后 24 h 内意识恶化并昏迷 >6 h。

【脑震荡】是最轻的脑损伤，其特点为伤后即刻发生短暂的意识障碍和近事遗忘。

【脑弥散性轴索损伤】是头部遭受加速性旋转外力作用时，因剪应力而造成的以脑内神经轴索肿胀断裂为主要特征的损伤，在重型颅脑损伤中占 28%~50%，诊断、治疗困难，预后差。

| 引　言 |

颅脑损伤（craniocerebral injury）主要因交通事故、坠落、跌倒等所致，战时则多因火器伤造成。发生率仅次于四肢伤。颅脑外伤死亡率和致残率居身体各部位损伤之首。本章将对颅脑外伤的种类、机制及诊断、治疗原则进行讨论。

第一节　概　　述

外界暴力造成颅脑损伤一般有两种方式：一种是暴力直接作用于头部引起的损伤，称为直接损伤；另一种是暴力作用于身体其他部位，然后传导至头部所造成的损伤，称为间接损伤。

一、直接损伤

1. 加速性损伤　相对静止的头部突然遭受外力打击，头部沿外力作用方向呈加速运动而造成的损伤，称为加速性损伤，如钝器击伤即属此类。这种方式造成的损伤主要发生在着力部位，即着力伤（coup injury）。

2. 减速性损伤　运动着的头部突然撞于静止的物体所引起的损伤，称为减速性损伤，例如坠落或跌倒时头部着地即属此类损伤。这种方式所致的损伤不仅发生于着力部位，也常发生于着力部位的对侧，即对冲伤（contrecoup injury）。

3. 挤压性损伤　两个不同方向的外力同时作用于头部，颅骨发生严重变形而造成的损伤，称为挤压性损伤，如车轮压轧伤和新生儿产伤等。

二、间接损伤

1. 损伤机制

（1）坠落时双足或臀部着地，外力经脊柱传导至颅底引起颅底骨折和脑损伤。

（2）外力作用于躯干，引起躯干突然加速运动时，头颅由于惯性，其运动落后于躯干，于是在颅颈之间发生强烈的过伸或过屈，或先伸后又回跳性地过屈，有如挥鞭样动作，造成颅颈交界处延髓与脊髓连接部的损伤，即挥鞭伤（whiplash injury）。

（3）胸部突然遭受挤压时，胸腔压力升高，经上腔静脉逆行传递，使该静脉所属的上胸、肩颈、头面皮肤和黏膜及脑组织发生弥散点状出血，称为创伤性窒息（traumatic asphyxia）。

临床实际工作中所见的颅脑损伤，因单一方式所致者固然较多，但几种不同损伤相继发生者也并不少见。如车辆从伤员后方撞击其背部，可造成挥鞭伤，继而伤员倒地，头部撞于地面，又发生减速性损伤，然后又被碾压于车轮之下，形成挤压性损伤。因此，必须对每个伤员的受伤方式进行认真分析，方能做出正确判断。

2. 颅脑损伤分类　颅脑损伤的伤情轻重不一，病理变化和伤后演变过程不同，治疗措施有异，因而临床上需要有与之相适应的分类方法，以指导医疗实践。目前，国际上较通用的一种方法是根据格拉斯哥昏迷评分（Glasgow coma score，GCS）所作的伤情分类法。GCS 由英国格拉斯哥颅脑损伤研究所的 Teasdale 和 Jennet 提出（1974），分别对伤员的运动、言语、睁眼反应评分（表 5-1），再累计得分，作为判断伤情的依据。轻型：13~15 分，伤后昏迷时间 <20 min；中型：9~12 分，伤后昏迷 20 min~6 h；重型：3~8 分，伤后昏迷 >6 h，或在伤后 24 h 内意识恶化并昏迷 >6 h。

表 5-1 格拉斯哥昏迷评分（GCS）

运动反应	计分	言语反应	计分	睁眼反应	计分
按吩咐动作	6	正确	5	自动睁眼	4
定位反应	5	不当	4	呼唤睁眼	3
屈曲反应	4	错乱	3	刺痛睁眼	2
过屈反应（去皮质强直）	3	难辨	2	不睁眼	1
伸展反应（去大脑强直）	2	不语	1		
无反应	1				

第二节 头皮损伤

头皮损伤均由直接外力造成，损伤类型与致伤物种类密切相关。钝器常造成头皮挫伤、不规则裂伤或血肿，锐器大多造成整齐的裂伤，发辫卷入机器则可引起撕脱伤。单纯头皮损伤一般不会引起严重后果，但在颅脑损伤的诊治中不可忽视，因为：①根据头皮损伤的情况可推测外力的性质和大小，而且头皮损伤的部位常是着力部位，而着力部位对判断脑损伤的位置十分重要。②头皮血供丰富，伤后极易失血，部分伤员尤其是小儿可因此导致休克。③虽然头皮抗感染和愈合能力较强，但若处理不当，一旦感染，则有向深部蔓延引起颅骨骨髓炎和颅内感染的可能。

一、头皮血肿

头皮富含血管，遭受钝性打击或碰撞后，可使血管破裂，而头皮仍保持完整，形成血肿。

皮下血肿（subcutaneus hematoma）比较局限，无波动，周边较中心区为硬，易被误认为凹陷骨折，必要时可摄 X 线片进行鉴别。此种血肿一般无须处理，数日后可自行吸收。帽状腱膜下血肿（subgaleal hematoma）较大，甚至可延及全头，不受颅缝限制，触之较软，有明显波动。婴幼儿巨大腱膜下血肿可引起贫血甚至休克。血肿较小者可加压包扎，待其自行吸收；若血肿较大，则应在严格皮肤准备和消毒下穿刺抽吸，然后再加压包扎。经反复穿刺加压包扎血肿仍不能缩小者，需注意是否有凝血障碍或其他原因。对已有感染的血肿，需切开引流。骨膜下血肿（subperiosteal hematoma）也较大，但不超越颅缝，张力较高，可有波动。诊断时应注意是否伴有颅骨骨折。处理原则与帽状腱膜下血肿相仿，但对伴有颅骨骨折者不宜强力加压包扎，以防血液经骨折缝流入颅内，引起硬脑膜外血肿。

二、头皮裂伤

因锐器所致的头皮裂伤（scalp laceration）较平直，创缘整齐，除少数锐器可进入颅内造成开放性脑损伤外，大多数裂伤仅限于头皮，虽可深达骨膜，但颅骨常完整。因钝器或头部碰撞造成的头皮裂伤多不规则，创缘有挫伤痕迹，常伴颅骨骨折或脑损伤。

头皮裂伤系头皮的开放伤，处理原则是尽早施行清创缝合，即使伤后已达 24 h，只要无明显感染征象，仍可彻底清创一期缝合。术中应将裂口内的头发、泥沙等异物彻底清除；明显污染的创缘应切除，但不可切除过多，以免缝合时产生张力；注意有无颅骨骨折或碎骨片，如发现脑脊液或脑组织外溢，应按开放性脑损伤处理。术后给予抗生素。

三、头皮撕脱伤

头皮撕脱伤（scalp avulsion）是最严重的头皮损伤，几乎均因发辫卷入转动的机器所致。由于皮肤、皮下组织和帽状腱膜三层紧密连接，所以在强烈的牵扯下，往往将头皮自帽状腱膜下间隙全层撕脱，有时还连同部分骨膜。撕脱范围与受到牵扯的头发面积相关，严重者整个头皮甚至连前部的额肌一起撕脱。伤后失血多，易发生休克，应及时处理。

头皮撕脱伤应根据伤后时间、撕脱是否完全、撕脱头皮的条件、颅骨是否裸露、创面有无感染征象等情况采用不同的方法处理：①若皮瓣尚未完全脱离且血供尚好，可在细致清创后原位缝合。②如皮瓣已完全脱落，但完整，无明显污染，血管断端整齐，且伤后未超过 6 h，可在清创后试行头皮血管（颞浅动、静脉或枕动、静脉）吻合，再全层缝合撕脱的头皮；如因条件所限，不能采用此法，则需将撕脱的头皮瓣切薄成类似的中厚皮片，置于骨膜上，再缝合包扎。③如撕脱的皮瓣挫伤或污染较重已不能利用，而骨膜尚未撕脱，又不能作转移皮瓣时，可取腹部或大腿中厚皮片作游离植皮；若骨膜已遭破坏，颅骨外露，可先作局部筋膜转移，再植皮。④伤后已久，创面已有感染或经上述处理失败者，只能行创面清洁和更换敷料，待肉芽组织生长后再行邮票状植皮。如颅骨裸露，还需作多处颅骨钻孔至板障层，等钻孔处长出肉芽后再植皮。

第三节 颅 骨 骨 折

闭合性颅脑损伤中有颅骨骨折者占 15% ~ 20%。颅骨骨折（fracture of skull）的重要性常常并不在于骨折本身，而在于可能同时并发的脑膜、脑、颅内血管和脑神经的损伤。

一、概 述

（一）发生机制

颅骨遭受外力时是否造成骨折，主要取决于外力大小、作用方向和致伤物与颅骨接触的面积及颅骨的解剖结构特点。外力作用于头部瞬间，颅骨产生弯曲变形；外力作用消失后，颅骨又立即弹回。如外力较大，使颅骨的变形超过其弹性限度，即发生骨折。

颅骨骨折的性质和范围主要取决于致伤物的大小和速度：致伤物体积大，速度慢，多引起线性骨折；体积大，速度快，易造成凹陷骨折；体积小，速度快，则可导致圆锥样凹陷骨折或穿入性骨折。外力作用于头部的方向与骨折的性质和部位也有很大关系：垂直打击于颅盖部的外力常引起着力点处的凹陷或粉碎骨折；斜向外力打击于颅盖部，常引起线形骨折。此外，伤者年龄、着力点的部位、着力时头部固定与否与骨折的关系也很密切。

（二）分类

1. 按骨折形态分类 线形骨折、凹陷骨折、粉碎骨折、洞形（穿入）骨折。粉碎骨折多呈凹陷性，一般列入凹陷骨折内。洞形骨折多见于火器伤。

2. 按骨折部位分类 颅盖骨折、颅底骨折。

3. 按创伤性质分类 闭合性骨折、开放性骨折，依骨折部位是否与外界相通区别。颅底骨折虽不与外界直接沟通，但如伴有硬脑膜破损引起脑脊液漏或颅内积气，一般视为内开放性骨折。

二、颅盖骨折

颅盖骨折按形态可分为线形骨折（linear fracture）和凹陷骨折（depressed fracture）两种。前者包括颅缝分离，较多见，后者包括粉碎骨折。线形骨折几乎均为颅骨全层骨折，个别仅为内板断裂。骨折线多为单发，也可多发，呈线条状或放射状，宽度一般为数毫米，偶尔可达 1 cm 以上。凹陷骨折绝大多数为颅骨全层凹陷，个别仅为内板内陷。陷入骨折片周边的骨折线呈环状或放射状。婴幼儿颅骨质软，着力部位可产生看不到骨折线的乒乓球样凹陷。

（一）临床表现和诊断

线形骨折除可能伴有的头皮损伤（挫裂伤、头皮血肿）外，骨折本身仅靠触诊很难发现，常需依赖 X 线摄片或 CT 骨窗相。但纤细的骨折线有时仍可被遗漏。

范围较大和明显的凹陷骨折，软组织出血不多时，触诊多可确定。但小的凹陷骨折易与边缘较硬的头皮下血肿混淆，需经 X 线摄片方能鉴别。凹陷骨折因骨片陷入颅内，使局部脑组织受压或产生挫裂伤，临床上可出现相应的病灶症状和局限性癫痫。如并发颅内血肿，可产生颅内压增高症状。凹陷骨折刺破静脉窦可引起致命的大出血。

（二）治疗

线形骨折本身无需处理。但如骨折线通过脑膜血管沟或静脉窦时，应警惕发生硬膜外血肿的可能。

对凹陷骨折是否需要手术，意见尚不一致。目前一般认为，凡①凹陷深度 >1 cm，②位于重要功能区，③骨折片刺入脑内，④骨折引起瘫痪、失语等功能障碍或局限性癫痫者，应手术治疗，将陷入的骨折片撬起复位，或摘除碎骨片后作颅骨成形。非功能区的轻度凹陷，或无脑受压症状的静脉窦处凹陷骨折，不应手术。

三、颅底骨折

颅底骨折（fracture of skull base）大多由颅盖骨折延伸而来，少数可因头部挤压伤或着力部位于颅底水平的外伤所造成。颅底骨折绝大多数为线形骨折。由于颅底结构上的特点，横行骨折线在颅前窝可由眶顶达到筛板甚至伸延至对侧，在颅中窝常沿岩骨前缘走行，甚至将蝶鞍横断。纵行骨折线邻近中线，常在筛板、视神经孔、破裂孔、岩骨内侧和岩枕裂枕大孔上。靠外侧者常在眶顶、圆孔和卵圆孔的线上，甚至将岩骨横断（图 5 - 1）。

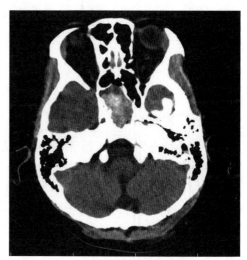

图 5 - 1 CT 多发颅底骨折

（一）临床表现和诊断

主要临床表现：①耳、鼻出血或脑脊液漏。②脑神经损伤。③皮下或黏膜下瘀斑。

1. 颅前窝骨折　骨折多累及额骨水平部（眶顶）和筛骨。骨折出血可经鼻流出，或进入眶内在眼睑和球结膜下形成瘀斑，俗称"熊猫眼"或"眼镜征"。脑膜撕裂者，脑脊液可沿额窦或筛窦再经鼻流出形成脑脊液鼻漏。气体经额窦或筛窦进入颅内可引起颅内积气。常伴嗅神经损伤。

2. 颅中窝骨折　骨折可累及蝶骨和颞骨。血液和脑脊液经蝶窦流入上鼻道，再经鼻孔流出形成鼻漏。若骨折线累及颞骨岩部，血液和脑脊液可经中耳和破裂的鼓膜由外耳道流出，形成耳漏；如鼓膜未破，则可沿耳咽管入鼻腔形成鼻漏。颞骨岩部骨折常发生面神经和听神经损伤。如骨折线居内侧，亦可累及视神经、动眼神经、滑车神经、三叉神经和展神经。靠外侧的颅中窝骨折可引起颞部肿胀。

3. 颅后窝骨折　骨折常累及岩骨和枕骨基底部。在乳突和枕下部可见皮下淤血，或在咽后壁发现黏膜下淤血。骨折线居内侧者可出现舌咽神经、迷走神经、副神经和舌下神经损伤。

颅底骨折偶尔可伤及颈内动脉，造成颈动脉－海绵窦瘘或大量鼻出血。

与颅盖骨折不同，颅底骨折的诊断主要依靠临床表现，头颅 X 线摄片的价值有限。但 CT 对颅底骨折有诊断意义，通过对窗宽和窗距的调节常能显示骨折部位，还能发现颅内积气。

（二）治疗

颅底骨折如为闭合性，骨折本身无特殊处理。若脑膜同时撕裂产生脑脊液漏、颅内积气或伴有脑神经损伤、血管损伤，则应按具体情况分别处理。

第四节　脑　损　伤

颅脑损伤中最为重要的当属脑损伤。脑损伤分为原发性损伤和继发性损伤两大类。本节介绍原发性脑损伤，包括脑震荡（concussion of cerebral）、脑挫伤（contusion of brain）和弥散性轴索损伤（diffuse axonal injury，DAI）。脑干和丘脑下部等特殊部位的脑损伤有其一定的临床特点，亦作专题叙述。继发性脑损伤包括脑水肿、脑肿胀和颅内血肿等。

一、概　　述

（一）发生机制

了解颅脑损伤的方式和发生机制，结合外力作用的部位和方向，常能推测脑损伤的部位和性质，在临床诊治中有十分重要的意义。

脑损伤的发生机制比较复杂。一般认为，造成脑损伤的基本因素有二：①外力作用于头部，由于颅骨内陷和迅速回弹或骨折引起的脑损伤，这种损伤常发生在着力部位。②头部遭受外力后的瞬间，脑与颅骨之间的相对运动造成的损伤，这种损伤既可发生在着力部位，也可发生在着力部位的对侧，即对冲伤。这两种因素在加速性损伤和减速性损伤中所起的作用不尽相同。在加速性损伤中，主要是第一种因素起作用。在减速性损伤中，上述两种因素则均有重要意义，而且事实上，因脑与颅骨之间的相对运动所造成的脑损伤可能更多见、更严重。由于枕骨内面和小脑幕表面比较平滑，而颅前窝和颅中窝底凹凸不平，因此，在减速伤中，无论着力部位在枕部抑或额部，脑损伤均多见于额、颞叶前部和底面（图5-2）。

（二）分类

1. 按脑损伤发生的时间和机制分类　分为原发性脑损伤和继发性脑损伤。前者是指外力作用于头部时立即发生的损伤，后者是指受伤一定时间后出现的脑损害。

2. 按脑与外界是否相通分类　分为闭合性脑损伤和开放性脑损伤。凡硬脑膜完整的脑损伤均属闭合伤；硬脑膜破裂，脑与外界相通者则为开放伤。

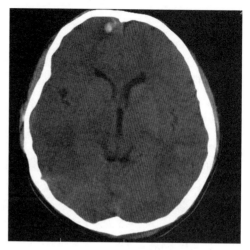

图5-2　CT右侧额叶损伤伴血肿

二、脑 震 荡

脑震荡是最轻的脑损伤，其特点为伤后即刻发生短暂的意识障碍和近事遗忘。

（一）发生机制和病理

关于脑震荡的发生机制，至今尚有争议。一般认为脑震荡引起的意识障碍主要是脑干网状结构受损的结果。这种损害与颅脑损伤时脑脊液的冲击（脑室液经脑室系统骤然移动）、外力打击瞬间产生的颅内压力变化、脑血管功能紊乱、脑干的机械性牵拉或扭曲等因素有一定关系。

传统观念认为，脑震荡仅是中枢神经系统暂时的功能障碍，并无可见的器质性损害。但近年来的研究发现，受力部位的神经元出现线粒体、轴突肿胀，间质水肿；脑脊液中乙酰胆碱和钾离子浓度升高，影响轴突传导或脑组织代谢的酶系统紊乱。临床资料也证实，有半数脑震荡患者的脑干听觉诱发电位检查提示有器质性损害。有学者指出，脑震荡可能是一种最轻的弥散性轴索损伤。

（二）临床表现和诊断

伤后立即出现短暂的意识丧失，持续数分钟至十余分钟，一般不超过30 min。有的仅表现为瞬间意识混乱或恍惚，并无昏迷。同时伴有面色苍白、瞳孔改变、出冷汗、血压下降、脉弱、呼吸浅慢等自主神经和脑干功能紊乱的表现。意识恢复后，对受伤当时和伤前近期的情况不能记忆，即逆行性遗忘。多有头痛、头晕、疲乏无力、失眠、耳鸣、心悸、畏光、情绪不稳、记忆力减退等症状，一般持续数日、数周，少数持续时间较长。

神经系统检查多无明显阳性体征。如作腰椎穿刺，颅内压力和脑脊液在正常范围。CT检查颅内无异常。

（三）治疗

脑震荡无需特殊治疗，一般卧床休息5~7天，酌用镇静、镇痛药物，做好解释工作，消除患者的畏惧心理，多数患者在2周内恢复正常，预后良好。

三、脑 挫 伤

脑挫伤是外力造成的原发性脑器质性损伤，既可发生于着力部位，也可在对冲部位。

（一）病理

脑挫伤轻者仅见局部软膜下皮质散在点片状出血。较重者损伤范围较广泛，常有软膜撕裂，深部白质亦受累。严重者脑皮质及其深部的白质广泛挫碎、破裂、坏死，局部出血、水肿，甚至形成血肿。显微镜下可见脑组织出血，皮质分层不清或消失；神经元胞质空泡形成，尼氏体消失，核固缩、碎裂、溶解，轴突肿胀、断裂，髓鞘崩解；胶质细胞变性肿胀；毛细血管充血，细胞外间隙水肿。

（二）临床表现

脑挫伤患者的临床表现可因损伤部位、范围、程度不同而相差悬殊。轻者仅有轻微症状，重者深昏迷，甚至迅即死亡。

1. 意识障碍　是脑挫伤最突出的症状之一。伤后立即发生，持续时间长短不一，由数分钟至数小时、数日、数月乃至迁延性昏迷，与脑损伤轻重相关。

2. 头痛、恶心、呕吐　也是脑挫伤最常见的症状。疼痛可局限于某一部位（多为着力部位），亦可为全头性疼痛，间歇或持续，在伤后 1～2 周最明显，以后逐渐减轻，可能与蛛网膜下腔出血、颅内压增高或脑血管运动功能障碍相关。伤后早期的恶心、呕吐可因受伤时第四脑室底的呕吐中枢受到脑脊液冲击、蛛网膜下腔出血对脑膜的刺激或前庭系统受刺激引起，较晚发生的呕吐大多由于颅内压变化而造成。

3. 生命体征　轻度和中度脑挫伤患者的血压、脉搏、呼吸多无明显改变。严重脑挫伤，由于出血和水肿引起颅内压增高，可出现血压上升，脉搏徐缓，呼吸深慢，危重者出现病理呼吸。

4. 局灶症状和体征　伤后立即出现与脑挫伤部位相应的神经功能障碍或体征，如运动区损伤出现对侧瘫痪，语言中枢损伤出现失语等。但额叶和颞叶前端等"哑区"损伤后，可无明显局灶症状或体征。

（三）诊断

根据伤后立即出现的意识障碍、局灶症状和体征及较明显的头痛、恶心、呕吐等，脑挫伤的诊断多可成立。但由于此类患者往往因意识障碍而给神经系统检查带来困难，加之脑挫伤最容易发生在额极、颞极及其底面等"哑区"，患者可无局灶症状和体征，因而确诊常需依靠必要的辅助检查。

CT 能清楚地显示脑挫伤的部位、范围和程度，是目前最常应用、最有价值的检查手段。脑挫伤的典型 CT 表现为局部脑组织内有高低密度混杂影，点片状高密度影为出血灶，低密度影则为水肿区（图 5-3）。此外，根据 CT 扫描，还可了解脑室受压、中线结构移位等情况。MRI 检

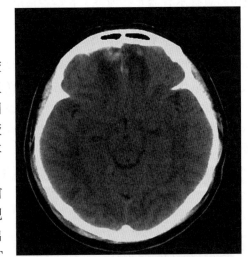

图 5-3　CT 双侧额叶挫伤伴周围脑组织水肿

查时间较长，一般很少用于急性颅脑损伤的诊断。但对较轻的脑挫伤灶的显示，MRI 优于 CT。X 线摄片虽然不能显示脑挫伤，但可了解有无骨折，对着力部位、致伤机制、伤情判断有意义。

腰椎穿刺检查脑脊液是否含血，可与脑震荡鉴别。同时可测定颅内压或引流血性脑脊液以减轻症状。但对颅内压明显增高的患者，腰椎穿刺应谨慎或禁忌。

（四）治疗和预后

1. 严密观察病情　脑挫伤患者早期病情变化较大，应由专人护理，有条件者应送入加强监护病室（intensive care unit，ICU），密切观察其意识、瞳孔、生命体征和肢体活动变化，必要时应作颅内压监护或及时复查 CT。

2. 一般处理

（1）体位：如患者意识清楚，可抬高床头 15°～30°，以利颅内静脉血回流。但对昏迷患者，宜取侧卧位或侧俯卧位，以免涎液或呕吐物误吸。

（2）保持呼吸道通畅：是脑挫伤处理中的一项重要措施。呼吸道梗阻可加重脑水肿，使颅内压进一步升高，导致病情恶化。因此，对昏迷患者必须及时清除呼吸道分泌物。短期不能清醒者，应早作气管切开。呼吸减弱潮气量不足的患者，宜用呼吸机辅助呼吸。定期做呼吸道分泌物细菌培养和药敏试验，选择有效抗生素，防治呼吸道感染。

（3）营养支持：营养障碍将降低机体的免疫力和修复功能，容易发生并发症。早期可采用肠道外营养，经静脉输入 5% 或 10% 葡萄糖液、10% 或 20% 脂肪乳剂、复方氨基酸液、维生素等。一般经 3～4 日，肠蠕动恢复后，即可经鼻胃管补充营养。少数患者由于呕吐、腹泻或消化道出血，长时间处于营养不良状态，可经大静脉输入高浓度高营养液体。个别长期昏迷者，可考虑行胃造口术。

（4）躁动和癫痫的处理：对躁动不安者应查明原因，如疼痛、尿潴留、颅内压增高、体位不适、缺氧、休克等，并作相应处理。应特别警惕躁动可能为脑疝发生前的表现。脑挫伤后癫痫发作可进一步加重脑缺氧，癫痫呈连续状态者如控制不力可危及生命，应视为紧急情况，联合应用多种抗癫痫药物控制。

（5）高热的处理：高热可使代谢率增高，加重脑缺氧和脑水肿，必须及时处理。中枢性高热，可取冬眠低温治疗。其他原因（如感染）所致的高热，应按原因不同分别处理。

（6）脑保护，促苏醒和功能恢复治疗：巴比妥类药物（戊巴比妥或硫喷妥钠）有清除自由基、降低脑代谢率的作用，可改善脑缺血缺氧，有益于重型脑损伤的治疗。神经节苷脂（GM_1）、纳洛酮、胞二磷胆碱、乙酰谷酰胺、吡硫醇和能量合剂等药物及高压氧治疗，对部分患者的苏醒和功能恢复可能有助。

3. 防止脑水肿或脑肿胀　除原发性脑损伤特别严重者伤后立即或迅速死亡外，继发性脑水肿或脑肿胀和颅内血肿是导致脑挫伤患者早期死亡的主要原因。因此，控制脑水肿或脑肿胀是治疗脑挫伤最为重要的环节之一。具体方法见第四章颅内压增高的治疗部分。

4. 手术治疗　下列情况下应考虑手术：①继发性脑水肿严重，脱水治疗无效，病情日趋恶化。②颅内血肿清除后，颅内压无明显缓解，脑挫伤区继续膨出，而又除外了颅内其他部位血肿。③脑挫伤灶或血肿清除后，伤情一度好转，以后又恶化出现脑疝。手术方法包括脑挫伤灶清除、额极或颞极切除、颞肌下减压或骨瓣切除减压等。

5. 脑挫伤患者的预后　与下列因素相关：①脑损伤部位、程度和范围。②有无脑干或丘脑下部损伤。③是否合并其他脏器损伤。④年龄。⑤诊治是否及时恰当。

四、弥散性轴索损伤

脑弥散性轴索损伤是头部遭受加速性旋转外力作用时，因剪应力而造成的以脑内神经轴索肿胀断裂为主要特征的损伤，在重型颅脑损伤中占28%～50%，诊断、治疗困难，预后差。

（一）病理

脑弥散性轴索损伤好发于神经轴索聚集区，如胼胝体、脑干、灰白质交界处、小脑、内囊和基底节。肉眼可见损伤区组织间裂隙和血管撕裂性出血灶，一般不伴明显脑挫伤和颅内血肿。显微镜下发现轴缩球（axonal retraction ball）是确认弥散性轴索损伤的主要依据。轴缩球是轴索断裂后，近断端轴质溢出膨大的结果，为圆形或卵圆形小体，直径5～20 μm，一般在伤后12 h出现，2周内逐渐增多，持续约2个月。

根据病理所见，弥散性轴索损伤可分为三级：Ⅰ级——显微镜下发现轴缩球，分布于轴索聚集区，以胼胝体和矢状窦旁白质区为主；Ⅱ级——除具Ⅰ级特点外，肉眼可见胼胝体有撕裂出血灶；Ⅲ级——除具Ⅱ级特点外，尚可见脑干上端背外侧组织撕裂出血灶。

（二）临床表现

1. 意识障碍　伤后即刻发生的长时间的严重意识障碍是弥散性轴索损伤的典型临床表现。损伤级别越高，意识障碍越重，特别严重者数小时内即死亡，即使幸存下来，也多呈严重失能或植物状态。一般认为，弥散性轴索损伤患者无伤后清醒期。但近年来的研究发现，轻型损伤者伤后可有清醒期，甚至能言语。

2. 瞳孔和眼球运动改变　部分患者可有单侧或双侧瞳孔散大，广泛损伤者可有双眼向损伤对侧和向下凝视。但此种改变缺乏特异性。

（三）诊断

虽然伤后即刻发生的意识障碍是弥散性轴索损伤的典型表现，但仅据意识障碍，难以确诊，必须依靠影像学检查。然而，无论CT抑或MRI，均不能直接显示受损的轴索，只能以弥散性轴索损伤中的组织撕裂出血作为诊断的间接依据。组织撕裂出血在高分辨率CT上表现为胼胝体、脑干上端、内囊和底节区、白质等部位的小灶状高密度影，一般不伴周围水肿或其他损害。但无出血的组织撕裂，CT不能显示，因此CT正常不能除外弥散性轴索损伤。MRI优于CT。在弥散性轴索损伤急性期，组织撕裂出血灶在T_1加权像中呈高信号，在T_2加权像中呈低信号；非出血性组织撕裂在T_1加权像中呈低信号，T_2加权像中呈高信号。

目前较为公认的诊断标准为：①伤后持续昏迷（＞6 h）。②CT示脑组织撕裂出血或正常。③颅内压正常但临床状况差。④无明确脑结构异常的伤后持续植物状态。⑤创伤后期弥漫性脑萎缩。⑥尸检见特征性病理改变。

关于弥散性轴索损伤与原发性脑干损伤和脑震荡的关系，近年来有一些新的见解。不少人认为，原发性脑干损伤实际上就是最重的（Ⅲ级）弥散性轴索损伤，而脑震荡则是最轻的一类。

（四）治疗和预后

尽管弥散性轴索损伤的基础研究取得不少进展，但在治疗方面仍无突破，还是采用传统的方法，包括呼吸道管理、过度换气和吸氧、低温、钙拮抗剂、激素、脱水、巴比妥类药物等。治疗过程中若病情恶化，应及时复查 CT，如发现颅内血肿或严重脑水肿，需立即手术，清除血肿或作减压术。

弥散性轴索损伤的致死率和致残率很高。据报告，几乎所有植物状态生存的脑外伤患者及 1/3 的脑外伤死亡病例，都由弥散性轴索损伤所引起。国内资料显示，弥散性轴索损伤的死亡率高达 64%。究其原因，除因脑干受损引起中枢性功能衰竭外，还与严重持久的意识障碍所致的多系统并发症相关。

五、原发性脑干损伤

脑干损伤分原发性与继发性两类，前者是指受伤当时直接发生的脑干损害，后者是由于颅内血肿或脑水肿引起的脑疝对脑干压迫造成的损害。这里仅介绍原发性脑干损伤。

原发性脑干损伤在颅脑损伤中约占 2%，在重型颅脑伤中占 5%~7%。可在下列情况下发生：①头部侧方着力，脑干为同侧小脑幕游离缘挫伤；前额部着力，与斜坡冲撞致伤；枕后着力，与枕骨大孔缘撞击受伤。②旋转性损伤中，脑干遭受牵拉和扭转而受伤。③在挥鞭伤中，延髓与颈髓交界处受伤。④双足或臀部着地引起延髓损伤。

（一）病理

脑干损伤的病理变化轻重不一。轻者仅有显微镜下可见的点状出血和局限性水肿。重者可见脑干内神经结构断裂，局灶性或大片出血、水肿和软化。

（二）临床表现

1. 意识障碍　伤后立即出现，多较严重，持续时间长。损伤严重者呈深昏迷，所有反射消失，四肢软瘫。较轻者对疼痛刺激可有反应，角膜和吞咽发射尚存在，躁动不安。

2. 瞳孔变化　较常见。表现为双瞳不等、大小多变，或双瞳极度缩小，或双瞳散大。

3. 眼球位置和运动异常　脑干损伤累及动眼、滑车或展神经核，可导致斜视、复视和相应的眼球运动障碍。若眼球协同运动中枢受损，可出现双眼协同运动障碍。

4. 锥体束征和去大脑强直　脑干损伤早期多表现为软瘫，反射消失，以后出现腱反射亢进和病理反射。严重者可有去大脑强直，此为脑干损伤的特征性表现。强直可为阵发性，也可呈持续性，或由阵发转为持续。

5. 生命体征变化　伤后立即出现呼吸功能紊乱是脑干严重损伤的重要征象之一，表现为呼吸节律不整，抽泣样呼吸或呼吸停止。同时，循环功能亦趋于衰竭，血压下降，脉搏细弱。常伴高热。

6. 内脏症状　常见的有消化道出血和顽固性呃逆。

（三）诊断

单纯的原发性脑干损伤少见，常常与脑挫伤或颅内血肿同时存在，症状交错，给诊断带来困难，就诊较晚者更难鉴别究竟是原发损害抑或继发损害。因此，除少数早期就诊，且伤后随即出现典型脑干症状者外，多数患者的诊断还需借助 CT、MRI 和脑干听觉诱发电位（brain-stem auditory evoked potentials，BAEP）。

CT 可以发现脑干内灶状出血，表现为点片状高密度影，周围脑池狭窄或消失。MRI 在显示脑干内小出血灶和组织撕裂方面优于 CT。由于听觉传导路在脑干中分布广泛，所以 BAEP 检查不仅能了解听功能，还能了解脑干功能。脑干损伤后，受损平面以上的各波显示异常或消失。

（四）治疗和预后

原发脑干损伤的死亡率和致残率均较高，但有些患者经积极治疗，仍可获得较好恢复。治疗方法与脑挫伤相似。

第五节 颅 内 血 肿

颅内血肿是颅脑损伤中最常见、最严重的继发病变，发生率占闭合性颅脑损伤的 10% 和重型颅脑损伤的 40% ~ 50%。如不能及时诊断处理，多因进行性颅内压增高，形成脑疝而危及生命。

颅内血肿按症状出现时间分为急性血肿（3 日内）、亚急性血肿（4 ~ 21 日）和慢性血肿（22 日以上）。按部位则分为硬脑膜外血肿、硬脑膜下血肿和脑内血肿。

一、硬脑膜外血肿

硬脑膜外血肿（epidural hematoma）约占外伤性颅内血肿的 30%，大多属于急性型。可发生于任何年龄，但小儿少见。

（一）发生机制

硬脑膜外血肿的主要来源是脑膜中动脉。该动脉经颅中窝底的棘孔入颅后，沿脑膜中动脉沟走行，在近翼点处分为前后两支，主干及分支均可因骨折而撕破，于硬脑膜外形成血肿。除此之外，颅内静脉窦（上矢状窦、横窦）、脑膜中静脉、板障静脉或导血管损伤也可酿成硬脑膜外血肿。少数患者并无骨折，其血肿可能与外力造成硬脑膜与颅骨分离，硬膜表面的小血管被撕裂有关。

硬脑膜外血肿最多见于颞部、额顶部和颞顶部。因脑膜中动脉主干撕裂所致的血肿，多在颞部，可向额部或顶部扩展；前支出血，血肿多在额顶部；后支出血，多在颞顶部。由上矢状窦破裂形成的血肿在其一侧或两侧。横窦出血形成的血肿多在颅后窝或骑跨于颅后窝和枕部。

（二）临床表现

1. 意识障碍 进行性意识障碍为颅内血肿的主要症状，其变化过程与原发性脑损伤的轻重和血肿形成的速度密切相关。临床上常见三种情况：①原发性脑损伤轻，伤后无原发昏迷，待血肿形成后始出现意识障碍（清醒→昏迷）。②原发性脑损伤略重，伤后一度昏迷，随后完全清醒或好转，但不久又陷入昏迷（昏迷→中间清醒或好转→昏迷）。③原发性脑损伤较重，伤后昏迷进行性加重或持续昏迷。因为硬膜外血肿患者的原发脑性损伤一般较轻，所以大多表现为①②两种情况。

2. 颅内压增高 患者在昏迷前或中间清醒（好转）期常有头痛、恶心、呕吐等颅压增高症状，伴有血压升高、呼吸和脉搏缓慢等生命体征改变。

3. 瞳孔改变 颅内血肿所致的颅内压增高达到一定程度，便可形成脑疝。幕上血肿大多先形成小脑幕切迹疝，除意识障碍外，出现瞳孔改变：早期因动眼神经受到刺激，患侧瞳孔缩小，但时间短暂，往往不被察觉；随即由于动眼神经受压，患侧瞳孔散大；若脑疝继续发展，脑干严重受压，中脑动眼神经核受损，则双侧瞳孔散大。与幕上血肿相比，幕下血肿较少出现瞳孔改变，而容易出现呼吸紊乱甚至骤停。

4. 神经系统体征　伤后立即出现的局灶症状和体征，系原发性脑损伤的表现。单纯硬膜外血肿，除非压迫脑功能区，早期较少出现体征。但当血肿增大引起小脑幕切迹疝时，则可出现对侧锥体束征。脑疝发展，脑干受压严重时导致去大脑强直。

（三）诊断

根据头部受伤史，伤后当时清醒，以后昏迷，或出现有中间清醒（好转）期的意识障碍过程，结合 X 线摄片显示骨折线经过脑膜中动脉或静脉窦沟，一般可以早期诊断。CT 扫描不仅可以直接显示硬膜外血肿，表现为颅骨内板与硬脑膜之间的双凸镜形或弓形高密度影（图 5 - 4），还可了解脑室受压和中线结构移位的程度及并存的脑挫伤、脑水肿等情况，应及早应用于疑有颅内血肿患者的检查。

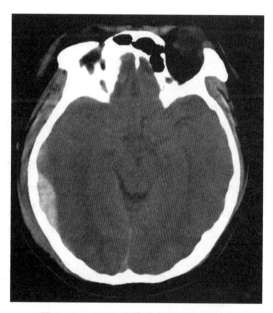

图 5 - 4　CT 硬脑膜外血肿（右颞）

（四）治疗和预后

1. 手术治疗　急性硬脑膜外血肿原则上一经确诊即应手术，可根据 CT 扫描所见采用骨瓣或骨窗开颅，清除血肿，妥善止血。血肿清除后，如硬脑膜张力高或疑有硬膜下血肿时，应切开硬膜探查。对少数病情危急、来不及作 CT 扫描等检查者，应直接手术钻孔探查，再扩大成骨窗清除血肿。钻孔顺序可根据损伤方式和机制、瞳孔散大侧别、头部着力点、颅骨骨折部位等来确定。一般先在瞳孔散大侧颞部骨折线处钻孔，可发现 60% ~70% 的硬膜外血肿。

2. 非手术治疗　凡伤后无明显意识障碍，病情稳定，CT 扫描所示血肿量 <30 mL，中线结构移位 <1.0 cm 者，可在密切观察病情的前提下，采用非手术治疗。

3. 预后　硬脑膜外血肿在颅内血肿中疗效最好，目前死亡率已降至 10% 左右。导致死亡的主要原因有：①诊治延误，脑疝已久，脑干发生不可逆损害。②血肿清除不彻底或止血不善，术后再度形成血肿。③遗漏其他部位血肿。④并发严重脑损伤或其他合并伤。

二、硬脑膜下血肿

硬脑膜下血肿（subdural hematoma）约占外伤性颅内血肿的 40%，多属急性或亚急性型。慢性硬脑膜下血肿有其特殊性，在此一并介绍。

（一）发生机制

急性和亚急性硬脑膜下血肿的出血来源主要是脑皮质血管，大多由对冲性脑挫伤所致，好发于额极、颞极及其底面，可视为脑挫伤的一种并发症，称为复合型硬脑膜下血肿。另一种较少见的血肿是由于大脑表面回流到静脉窦的桥静脉或静脉窦本身撕裂所致，范围较广，可不伴有脑挫伤，称为单纯性硬脑膜下血肿。

慢性硬脑膜下血肿的出血来源和发病机制尚不完全清楚。好发于老年人，多有轻微头部外伤史。部分患者无外伤，可能与营养不良、维生素 C 缺乏、硬脑膜出血性或血管性疾病等相关。此类血肿常有厚薄不一的包膜。

（二）临床表现

急性和亚急性硬膜下血肿主要表现如下。

1. 意识障碍　伴有脑挫伤的急性复合型血肿患者多表现为持续昏迷或昏迷进行性加重，亚急性或单纯型血肿则多有中间清醒期。

2. 颅内压增高　血肿及脑挫伤继发的脑水肿均可造成颅内压增高，导致头痛、恶心、呕吐及生命体征改变。

3. 瞳孔改变　复合型血肿病情进展迅速，容易引起脑疝而出现瞳孔改变，单纯型或亚急性血肿瞳孔变化出现较晚。

4. 神经系统体征　伤后立即出现的偏瘫等征象，因脑挫伤所致。逐渐出现的体征，则是血肿压迫功能区或脑疝的表现。

慢性硬脑膜下血肿进展缓慢，病程较长，可为数月甚至数年。临床表现差异很大，大致可归纳为三种类型：①以颅内压增高症状为主，缺乏定位症状。②以病灶症状为主，如偏瘫、失语、局限性癫痫等。③以智力和精神症状为主，表现为头晕、耳鸣、记忆力减退、精神迟钝或失常。①②两种类型易与颅内肿瘤混淆，类型③易误诊为神经症或精神病。

（三）诊断

根据有较重的头部外伤史，伤后即有意识障碍并逐渐加重，或出现中间清醒期，伴有颅内压增高症状，多表明有急性或亚急性硬脑膜下血肿。CT 扫描可以确诊，急性或亚急性硬脑膜下血肿表现为脑表面新月形高密度、混杂密度或等密度影（图 5-5），多伴有脑挫伤和脑受压。

慢性硬脑膜下血肿容易误诊、漏诊，应引起注意。凡老年人出现慢性颅内压增高症状、智力和精神异常，或病灶症状，特别是曾经有过轻度头部受伤史者，应想到慢性硬脑膜下血肿的可能，及时施行 CT 或 MRI 检查，当可确诊。CT 显示脑表面新月形或半月形低密度或等密度影（图 5-6），MRI 则为短 T_1、长 T_2 信号影。

（四）治疗和预后

急性和亚急性硬脑膜下血肿的治疗原则与硬脑膜外血肿相仿。需要强调的是，硬脑膜外血肿多见于着力部位，而硬脑膜下血肿既可见于着力部位，也可见于对冲部位。所以，如果因病情危急或条件所限，术前未做 CT 确定血肿部位而只能施行探查时，着力部位和对冲部位均应钻孔，尤其是额、颞极及其底部，是硬膜下血肿的最常见部位。此外，此类血肿大多伴有脑挫伤，术后应加强相应的处理。

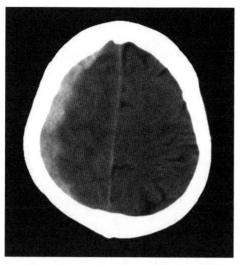

图 5-5 CT 急性硬脑膜下血肿（右额顶）

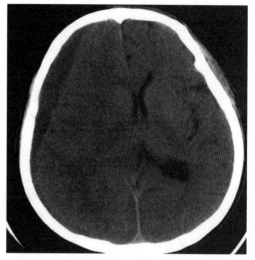

图 5-6 CT 慢性硬脑膜下血肿（右额颞）

慢性硬脑膜下血肿患者凡有明显症状者，即应手术治疗，且首选钻孔置管引流术：血肿较小者顶结节处钻一孔即可，较大者在额部再钻一孔，切开硬脑膜和血肿的壁层包膜，经骨孔于血肿腔内置入导管，用生理盐水反复冲洗直至流出液清亮为止。保留顶结节钻孔处的导管，引流 2～3 天，多可治愈。

急性和亚急性硬脑膜下血肿患者的预后差于硬脑膜外血肿，因为前者大多伴有较严重的脑损伤。慢性硬脑膜下血肿患者虽较年长，但经引流后多可获得满意效果。

三、脑内血肿

脑内血肿（intracerebral hematoma）比较少见，在闭合性颅脑损伤中，发生率为 0.5%～1.0%。常与枕部着力时的额、颞对冲性脑挫伤同时存在，少数位于着力部位。

（一）发生机制

脑内血肿有两种类型：浅部血肿多由于挫裂的脑皮质血管破裂所致，常与硬脑膜下血肿同时存在，多位于额极、颞极及其底面；深部血肿系脑深部血管破裂所引起，脑表面无明显挫伤，很少见。

（二）临床表现与诊断

脑内血肿与伴有脑挫伤的复合性硬脑膜下血肿的症状很相似，而且事实上两者常同时存在。及时施行 CT 扫描可证实脑内血肿的存在，表现为脑挫伤区附近或脑深部白质内类圆形或不规则高密度影（图 5-7）。

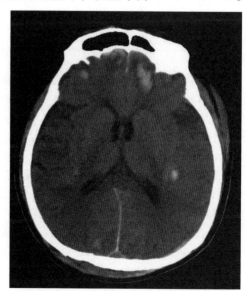

图 5-7 CT 脑内血肿（双额叶、左颞叶）

（三）治疗和预后

脑内血肿的治疗与硬脑膜下血肿相同，多采用骨瓣或骨窗开颅，在清除硬脑膜下血肿和明显挫碎糜烂的脑组织后，大多数脑内血肿即已显露，将之一并清除。对少数脑深部血肿，如颅内压增高显著，病情进行性加重，也应考虑手术，根据具体情况选用开颅血肿清除或钻孔引流术。

脑内血肿患者的预后较差，病情发展较急者病死率高达50%左右。

（曹　勇）

本 章 小 结

颅脑损伤主要因交通事故、坠落、跌倒等所致，战时则多因火器伤造成。发生率仅次于四肢伤，其死亡率和致残率居身体各部位损伤之首。明确的外伤史为诊断颅脑外伤的重要依据，辅助检查包括X线片、CT和MRI也在明确颅脑外伤诊断中不可或缺。颅脑外伤治疗方式包括内科治疗、手术治疗，其具体治疗方式选择应根据患者实际情况确定。

思 考 题

1. 简述原发性颅脑损伤的分类、受伤机制。
2. 简述格拉斯哥昏迷评分。
3. 简述急性硬脑膜外血肿的临床表现、影像特点及治疗原则。
4. 简述急性硬脑膜下血肿的临床表现、影像特点及治疗原则。
5. 简述慢性硬脑膜下血肿的临床表现、影像特点和治疗原则。
6. 简述颅骨骨折的分类和治疗原则。

参 考 文 献

［1］王忠诚. 王忠诚神经外科学. 武汉：湖北科学技术出版社，2005.
［2］王正国. 实用创伤外科学. 福州：福建科学技术出版社，2009.
［3］马廉亭. 实用神经外科手册. 北京：科学出版社，2009.
［4］江基尧. 现代颅脑损伤学. 3版. 上海：第二军医大学出版社，2010.
［5］Greenberg M S. 神经外科手册. 7版. 赵继宗主译. 南京：江苏科学技术出版社，2013.
［6］陈孝平. 外科学. 北京：人民卫生出版社，2010.
［7］Valadka A B, Narayan R K. Emergency room management of the head-injured patient. In Neurotrauma. Narayan R K, Wilherger J E, Povlishock J T. New York：McGraw-Hill, 1996：119 – 135.
［8］Kelly J P, Rosenberg J H. Diagnosis and management of concussion in sports. Neurology, 1997,（48）：575 – 580.
［9］Alexander M P. Mild traumatic brain injury：Pathophysiology, natural history, and clinical management. Neurology 1995,（45）：1253 – 1260.

第六章　颅脑和脊髓先天性畸形

| 学习目标 |

　　了解几种常见的脑和脊髓先天性畸形的临床表现和治疗原则。

| 核心概念 |

　　【先天性脑积水】系指脑脊液在颅内增多，引起的以脑室和（或）蛛网膜下腔异常扩大为特征的病理状态。

　　【枕大孔区畸形】系指颅颈结合部包括枕骨大孔、上颈椎及此区域脑和脊髓先天性或后天获得性畸形。

　　【颅裂和脊柱裂】为先天性颅骨和椎管闭合不全畸形。按闭合不全程度可分为完全性和部分性，前者临床意义不大；后者根据外观又分为隐性和显性两种，前者仅表现颅骨或椎板缺损，后者则常有神经组织和（或）脑（脊）膜从颅腔或椎管内膨出。

　　【狭颅症】又称颅缝早闭（craniosynostosis），系因颅缝过早闭合引起头颅畸形、颅内压增高、大脑发育障碍和眼部症状等。

| 引　言 |

　　先天性脑积水、枕大孔区畸形、颅裂和脊柱裂、狭颅症是常见的几类颅脑和脊髓先天性畸形，了解其临床表现有助于早期发现问题，及时就诊，改善患儿的生活质量。

第一节　先天性脑积水

　　先天性脑积水（congenital hydrocephalus）又称婴幼儿脑积水，系指脑脊液在颅内增多，引起的以脑室和（或）蛛网膜下腔异常扩大为特征的病理状态。其发生率为3‰~5‰。

　　脑积水根据发病时间可分为先天性脑积水和获得性脑积水。

根据脑脊液循环通路分类，脑积水有交通性和非交通性之分：前者的病变在蛛网膜下腔，脑脊液产生过剩，存在吸收障碍，但脑室和蛛网膜下腔之间仍保持通畅；后者的病变在脑室系统内或附近，造成脑室系统受压，脑脊液循环受阻。

（一）病因

引起非交通性脑积水的常见病因有室间孔闭塞、导水管狭窄或闭锁、小脑扁桃体下疝畸形（Arnold-Chiari畸形）、第四脑室正中孔和侧孔发育不良（Dandy-Walker畸形）、先天性蛛网膜囊肿、肿瘤（如颅咽管瘤、畸胎瘤、髓母细胞瘤等）和血管病变（如动静脉畸形、动脉瘤、大脑大静脉瘤样扩张）、脑脓肿、血肿、炎症、寄生虫、肉芽肿等。

交通性脑积水常继发于脑膜炎、蛛网膜下腔出血或颅内手术后、脑瘤和脑膜转移瘤及少见的脉络膜丛分泌异常、颅内静脉窦狭窄或阻塞等。

（二）病理

脑积水可引起脑皮质萎缩、脑回变小、脑沟变宽。阻塞部位以上的脑室和（或）脑池扩大。在扩大的侧室中，前角和下角扩大尤为明显。患儿头颅增大、颅缝和颅囟不闭且增宽，颅骨骨板变薄、指压迹增多，蝶鞍扩大或破坏等。显微镜下见神经细胞退行性变、白质脱髓鞘变和胶质细胞增生等。

（三）临床表现

①进行性头围增大，超过正常范围，致使前额前突、头皮变薄、静脉怒张；②前囟和后囟增宽、隆起且张力增高，颅缝裂开；③颅骨叩诊呈破罐声（Macewen征），双眼下视，称落日（sunset）征，可伴眼颤；④早期或病情轻时除上述表现外伴生长发育迟缓，少有神经系统异常。晚期或病情重时，则出现生长发育严重障碍、智力差、视力减退、癫痫、肢体瘫痪，意识障碍而逐渐衰竭死亡。

（四）诊断与鉴别诊断

根据病史和典型临床表现，本病诊断并不困难。头颅CT和MRI检查是本病诊断和鉴别诊断的主要方法。透光试验方法简单，先天性脑积水的脑实质厚度小于1 cm者，表现为全头颅透光，硬脑膜下积液则为病灶透光，硬脑膜下血肿则不透光。

（五）治疗

主要采用外科手术治疗，药物为辅助措施。可是，对于早期、发展缓慢或不适合手术治疗的先天性脑积水，则以药物治疗为主，可选用脱水或利尿药。手术的方法有：

1. 去除病因的手术 如切除颅内肿瘤、清除脓肿等，恢复脑脊液循环通路。
2. 脑脊液分流手术 脑脊液循环通路改道，使脑脊液易于吸收，如侧脑室-腹腔分流术、脑室-心房分流术、第三脑室底造瘘术等。
3. 减少脑脊液分泌的手术 如切除或电凝脑室内脉络膜丛。

第二节 枕大孔区畸形

枕大孔区畸形系指颅颈结合部包括枕骨大孔、上颈椎及此区域脑和脊髓先天性或后天获得性畸形。主要包括颅底凹陷、寰椎－枢椎脱位、寰椎枕化、颈椎融合和小脑扁桃体下疝畸形等。这些畸形可单独发生，但多见几种同时存在。

1. 颅底凹陷（basilar invagination，BI） 表现为枕骨大孔向颅内陷入，齿状突向上方移位并进入枕骨大孔内，枕骨大孔前后径变短，后颅窝变小。常伴有寰椎枕化、颈椎融合、枕骨髁发育不良、小脑扁桃体下疝畸形、脊髓空洞症等。

2. 寰椎－枢椎脱位（atlantoaxial dislocation） 寰椎和枢椎齿状突之间的固定韧带松弛或齿状突发育不全、齿状突与枢椎椎体愈合不全等原因引起寰椎—枢椎脱位现象。如果齿状突向后脱位，使寰—齿关节间隙 >3 mm（成年人）或 >4 mm（儿童），就会产生此症状。

3. 寰椎枕化（occipitalization of atlas） 枕骨和寰椎的前结节、后结节或侧突发生骨性融合，以前结节多见。可完全或不完全性融合。常伴有颈2～3椎体融合。

4. 颈椎融合征（又称 Klippel-Feil syndrome） 指两个以上颈椎先天性融合，多与枕大孔区其他畸形并存。

5. 小脑扁桃体下疝畸形（Arnold-Chiari malformation） 小脑扁桃体和小脑蚓部下端呈舌状向下移位，嵌入枕大孔，达颈1～2水平，称小脑扁桃体下疝畸形。严重者可见桥延脑形态变长，位置低下，甚至延髓和第4脑室下方疝入椎管内。可合并颅底凹陷等畸形、中脑导水管或第4脑室中间孔闭锁、脊髓空洞症等（图6－1）。

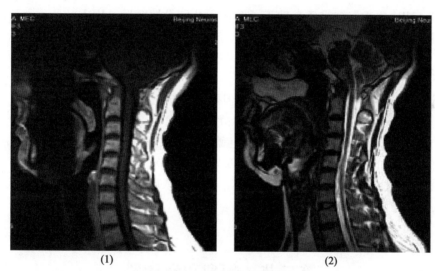

(1)　　　　　　　　(2)

图6－1　小脑扁桃体下疝畸形

（1）小脑扁桃体下疝畸形 T_1 像；（2）小脑扁桃体下疝畸形 T_2 像

图中可见小脑扁桃体已疝至 C_1 水平

（一）临床表现

临床表现隐匿、多样和多变，可不引起症状，也可压迫脑、脊髓、神经和血管引起相应症状和体征。

1. 外观 短颈、发际低和颈部活动受限三联征常见于颈椎融合。由于颈和肩部肌萎缩可出现蹼状颈。面部不对称、脊柱侧弯、身体矮小。

2. 疼痛 多位于颈部、枕后。

3. 脑和脑神经功能障碍 眼颤、吞咽困难、眩晕、共济失调、睡眠时呼吸暂停、发作性意识障碍和一过性视力丧失等。可出现听力丧失、核性眼球活动障碍。

4. 颈髓症状　可出现单瘫、偏瘫、截瘫和四肢瘫。可上、下运动神经元瘫痪并存，如肌萎缩（多为上肢）和病理征（多为下肢）。脊髓中央灰质损害可导致节段性痛温觉丧失，触觉存在的感觉分离现象。

5. 椎动脉症状　如眩晕、晕厥、间隙性意识障碍、发作性轻瘫、暂时视力丧失等。

6. 诱发或加重因素　上述症状可因头颈活动（过伸、过屈或旋转）或轻微外伤、推拿等外力而诱发出现或加重。

（二）诊断

可酌情选择下列检查辅助诊断。

1. X 线平片　以齿状突为中心摄正侧位体层片。

侧位片：自硬腭后极至枕大孔下缘的连线，称 Chamberlain 线。正常人齿状突顶点在此线上方 4 mm 内，超过此值为异常，见于颅底凹陷。自硬腭后极至枕大孔鳞部的最低点的连线，称 McGregor 线，常人齿状突顶点在此线上方 6 mm 内，颅底凹陷症超过此值。

正位片：双侧乳突尖连线，正常人齿状突顶点在此线上 2 mm 内或此线下方，超过此线上方 2 mm 以上见于颅底凹陷症。

2. 头颈 CT、MRI　CT 三维重建有助于了解枕大孔区骨性畸形。MRI 可显示小脑扁桃体下疝程度、脑干和颈髓形态、受压情况、合并下疝畸形、空洞及脑积水等，更有助于与肿瘤等作鉴别诊断。

（三）治疗和预后

无明显症状和体征者，一般不需特殊处理，但要注意防止颈部过度活动和外伤。

1. 手术适应证　有神经系统症状和体征，病情进行性发展。

2. 手术目的　后颅窝（主要是枕大孔）和上颈椎椎管减压，解除神经组织受压和脑脊液通路受阻；去除压迫神经组织的异常骨质，如齿状突；稳定颅颈关节。

3. 手术方法　可酌情选用经枕下入路减压术、经口腔入路或经枕髁入路切除齿状突，后一种入路可同时植骨，稳定颅颈关节。

第三节　颅裂和脊柱裂

颅裂（cranioschisis）和脊柱裂（rachischisis）为先天性颅骨和椎管闭合不全畸形。按闭合不全程度可分为完全性和部分性，前者多伴严重脑畸形，如露脑畸形、无脑畸形或脊髓外翻，且多为死胎，临床意义不大；后者根据外观又分为隐性和显性两种，前者仅表现颅骨或椎板缺损，无软组织膨出，后者则常有神经组织和（或）脑（脊）膜从颅腔或椎管内膨出，故它又分为脑（脊）膜膨出（meningocele）、脑膜脑膨出（meningoencephalocele）和脊髓脊膜膨出（meningomyelocele）。

一、颅　裂

颅裂好发于颅骨中线区域，少数偏侧。按部位可分为：①后颅裂，包括枕外粗隆上或下脑膨出。

②前颅裂，包括额、额颜面（鼻额、鼻筛窦、鼻眶）和颅底（经筛窦、经额窦）脑膨出。

（一）临床表现

囊性脑膨出，膨出可大可小，哭闹时张力增高。表面皮肤正常或退性变，局部可多毛。膨出囊的基底可宽或呈蒂状，触之软，有波动感。小而能回纳的膨出可摸到骨裂边缘。后颅裂在枕外粗隆上下可发现脑膨出，前颅裂可在额骨至鼻根部见到膨出，颅底脑膨出则可突入眼眶、鼻腔、口腔或咽部（图6-2）。

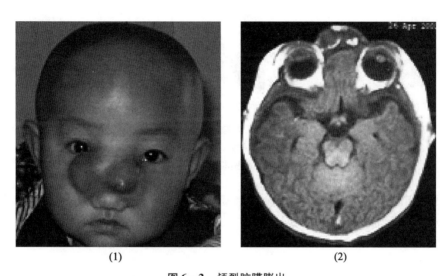

图6-2 颅裂脑膜膨出
（1）患儿鼻根部脑膜膨出；（2）MRI可见鼻根部囊性膨出

行透光试验，阳性为脑膜膨出，阴性为脑膜脑膨出。

隐性颅裂仅在局部皮肤有藏毛窦（脐样内凹，有皮脂样分泌物），其周色素沉着或毛细血管痣等。因有潜行通道与颅内沟通，易反复发生脑膜炎。

多无神经障碍，少数可伴智力障碍、癫痫、脑瘫、视力障碍、脑积水、脊柱裂和颜面畸形等。

（二）诊断

根据典型临床表现，诊断常无困难。鉴别诊断包括皮下血肿、脓肿、血管瘤、上皮样囊肿等。这些肿块不常位于中线，患儿哭闹时不增大。CT和MRI有助确诊和鉴别诊断。

（三）治疗和预后

条件许可应在1岁前手术。因故不能早期手术时应注意保护膨出部位的皮肤，防止感染和破溃。手术目的在于切除膨出的囊壁，保存神经功能。伴脑积水者，应先作脑脊液分流术。伴严重脑畸形、膨出物有脑干组织者为手术禁忌证。

二、脊柱裂

脊柱裂有以下几种类型：

1. 隐性脊柱裂（spina bifida occulta） 较常见，发生率约占人口 1‰。多发于腰骶部，1 个至数个椎板闭合不全，但无椎管内容物膨出。表面皮肤可正常，少数局部皮肤色素沉着、多毛，或皮下脂肪瘤或呈脐样凹陷，后者可有纤维索或潜在通道经椎板裂隙与硬脊膜、神经根或脊髓相连，引起脊髓被栓住、活动受限或易受感染。

2. 脊膜膨出 多见于腰或腰骶部，也可见于其他部位。硬脊膜经椎板缺损向外膨出达皮下，形成中线上囊性肿块，囊内充满脑脊液。脊髓和神经根的位置可正常或与椎管粘连，神经根也可进入膨出囊内（图 6 - 3）。

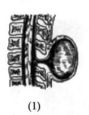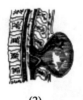

(1) (2) (3)

图 6 - 3 脊柱裂脊膜膨出

(1) 脊柱裂、脊膜膨出模式图；(2) 脊柱裂、脊膜膨出，膨出囊内有神经组织及神经根；
(3) 脊柱裂、脊膜膨出，脊髓末端突入膨出囊，又折返椎管内

3. 脊膜脊髓膨出 比脊膜膨出少见。除脑脊膜外，膨出囊内有脊髓组织。如膨出脊髓的中央管扩大（脊髓积水），称脊膜脊髓囊肿膨出。

4. 脊柱前裂（anterior spinal bifida） 少见，脊膜向前膨出进入体腔。

（一）临床表现

隐性脊柱裂大多数终身无症状，仅在 X 线平片或 CT 上发现。少数患者因有低位脊髓（又称脊髓拴系综合征），可有遗尿、腰痛等表现。

显性脊柱裂除上述脊膜膨出或脊膜脊髓膨出的表现外，还可有神经障碍，腰骶部畸形可有小腿和足部肌下运动神经元瘫痪，足部、会阴和下肢后侧皮肤感觉缺失，以痛、温觉障碍为主；尿失禁；下肢自主神经障碍表现，如皮肤青紫、怕冷、水肿、溃烂等。颈段者产生上肢下运动神经元瘫痪，下肢上运动神经元瘫痪。

（二）治疗

无症状的隐性脊柱裂不需手术。下列为手术适应证：①有症状和伴有脊髓拴系综合征的隐性脊柱裂。②脊膜膨出。③脊膜脊髓膨出。应在神经症状不太严重时尽早手术，如因故推迟手术，对囊壁应慎加保护，防止破溃和污染。手术原则是解除脊髓拴系，分离和回纳脊髓和神经根，重建硬脊膜，切除膨出的囊。伴发脑积水或术后脑积水进行性加重者，应做脑脊液分流术。

第四节 狭 颅 症

狭颅症（craniostenosis） 又称颅缝早闭（craniosynostosis），系因颅缝过早闭合引起头颅畸形、颅内压增高、大脑发育障碍和眼部症状等。多为先天性、常染色体隐性遗传疾病，多见于男孩，可能与

胚胎发育时中胚叶某种发育缺陷有关，也可能与骨缝膜性组织中有异常的骨化中心有关。

（一）病理

正常新生儿的颅缝，仅额缝在出生时或稍晚闭合，其他颅缝在 1 岁后逐渐融合，形成锯齿状，12 岁或以后颅缝才紧闭。X 线平片显示颅缝在中年以后才消失。颅缝早闭者，闭合处有骨质隆起，形成骨嵴，锯齿状缝痕完全消失。正常婴幼儿头颅是沿颅缝呈垂直方向不断生长新骨而逐渐扩大。如颅缝过早闭合，则颅骨在其他方向代偿性生长，导致头部畸形。同时因颅腔生长速度不能适应儿童期脑的发育和生长，可引起颅内压增高，颅骨变薄和脑组织与脑神经受压。本症可伴其他部位的先天性畸形，如并指（趾）、腭裂、唇裂、脊柱裂、外生殖器异常等。

（二）临床表现

1. 头颅畸形　由于受累的颅缝早闭，未受累的颅缝仍按规律发育，结果形成下列常见头颅畸形：①尖头畸形（oxycephaly）：又称塔块头。由于所有颅缝均早闭合，特别是冠状缝、矢状缝都受累，头颅的增长仅能向上方发展，形成尖塔状头。②短头畸形（brachycephaly）：或称扁头，系双侧冠状缝、人字缝过早闭合，颅骨前后径生长受限，只能向两侧作垂直于矢状缝生长，形成短头。头型高而宽，前额和鼻根宽广，眼眶受压变浅。③舟状头畸形（scaphocephaly）：又称长头，系矢状缝过早闭合，颅骨横径生长受限，只能作垂直于冠状缝的生长，使头颅前后径增大，形成长头，前额和枕部凸出。④斜头畸形（plagiocephaly）。⑤三角头畸形（trigonocephaly）。

2. 眼部畸形　由于眼眶发育受影响，变浅和变窄，引起突眼和向外侧移位，成为分离性斜眼。由于合并颅内压增高，可引起视神经乳头水肿、视神经萎缩和视力减退，甚至失明。

3. 脑发育不全和颅内压增高　由于颅腔狭小，限制脑正常发育，引起患儿智力低下、精神反应异常、癫痫和其他神经症状。颅内压增高在婴幼儿表现躁动不安、呕吐，仅在年龄较大者能表述头痛。眼底常有视神经乳头水肿。

4. 合并其他畸形　除上述的合并畸形外，狭颅症与这些合并畸形可组合成下列常见综合征：①Crouzon综合征：尖头畸形合并面颅畸形，后者为鼻根扁平，鼻弯曲如喙，眼睛大而阔，上腭短小，下腭前突，常有家族史，常染色体显性遗传。②Apert 综合征：尖头畸形合并对称性双侧并指（趾）畸形，常伴智力障碍。

（三）诊断

典型临床表现加上头部 CT 和（或）MRI，诊断常无困难。须与小头畸形（脑发育不全）和脑积水鉴别。前者不伴颅内压增高征象，有明显智力障碍；后者则头大，无颅缝闭合引起骨嵴隆起。

（四）治疗

以外科手术为主，目的在于扩大颅腔、缓解颅内压增高，使受压脑和神经组织得到正常生长和发育。只要患儿全身情况允许，应早期（出生后 1～3 个月）手术治疗。按颅缝闭合情况做颅缝再造术或颅骨切除术。

一般认为 1 岁以前手术者，智力恢复良好，≥2 岁手术效果差。各型狭颅症中，以矢状缝早闭（长头畸形）手术效果最好。

（王江飞　江　涛）

本 章 小 结

　　先天性脑积水、枕大孔区畸形、颅裂和脊柱裂、狭颅症是常见的几类颅脑和脊髓先天性畸形，本章介绍了上述几类先天畸形的病因、临床表现、诊断及治疗原则。了解其临床表现有助于早期发现问题，及时就诊，改善患儿的生活质量。

思 考 题

　　交通性脑积水和非交通性脑积水有何不同？

参 考 文 献

［1］赵继宗．神经外科学．北京：人民卫生出版社，2007.
［2］王忠诚．王忠诚神经外科学．武汉：湖北科学技术出版社，2005.
［3］陈孝平．外科学．北京：人民卫生出版社，2002.

第七章 | 颅内和椎管内肿瘤

| 学习目标 |

1. 了解颅内肿瘤的来源与分类，常见的临床表现及诊断、治疗原则。

2. 了解椎管内肿瘤的分类和治疗原则。

| 核心概念 |

【颅内肿瘤】系起源于脑及其邻近组织的肿瘤，发病率在 $7 \sim 10/(10$ 万·年)，其中半数为恶性肿瘤，约占全身恶性肿瘤的 1.5%。目前大多数颅内肿瘤的治疗以手术切除为主，部分颅内肿瘤需辅以放疗及化疗。

【椎管内肿瘤】系发生于脊髓、脊神经根、脊膜和椎管壁组织的原发和继发性肿瘤，约占原发性中枢神经系统肿瘤的 15%。根据肿瘤与脊髓、硬脊膜的关系可分为髓内肿瘤、髓外（硬脊膜下）肿瘤和硬脊膜外肿瘤三大类。

| 引　言 |

神经上皮组织肿瘤、听神经瘤、脑膜瘤、垂体腺瘤、颅咽管瘤等是常见的几类颅内肿瘤，而神经鞘瘤、脊膜瘤、室管膜瘤及星形细胞瘤是常见的几类椎管内肿瘤。了解这些疾病的临床表现有助于及时发现肿瘤，采取相应的治疗措施，延长患者生命，改善生活质量。

第一节　颅内肿瘤概述

颅内肿瘤（intracranial tumors）起源于脑及其邻近组织，发病率在 $7 \sim 10/(10$ 万·年)，其中半数为恶性肿瘤，约占全身恶性肿瘤的 1.5%，可发生在任何年龄，但以 20 ~ 50 岁常见。

（一）病因

总体上说，神经系统肿瘤发病原因并不明确。有关病因学调查归纳起来分为环境因素和宿主因素两类。

环境致病原包括物理因素，如离子射线与非离子射线；化学因素，如亚硝胺化合物、杀虫剂、石油产品、橡胶、多环芳香烃等化学物质；感染因素，如致瘤病毒和其他感染。

电离辐射是唯一明确的胶质瘤和脑膜瘤发病的危险因素。颅脑放射（即使是小剂量）可使脑膜瘤发生率增加 10%，胶质瘤发病率增加 3%～7%，潜伏期可达放射治疗后 10～20 年。

有关化学因素同脑肿瘤发病的流行病学调查结果很不一致，更难确定各种化学制剂同人类脑肿瘤发病的量效关系。但一些化学致癌物无论是向脑组织还是向脑室内直接注射，确实可以诱发易感动物的脑肿瘤，尤其是亚硝基脲类烷化剂。

宿主的患病史、个人史、家族史同颅内肿瘤发生发展的关系，有些已经肯定，有些并未受到广泛的认可，而有些已基本排除。有报道头部外伤史者患脑膜瘤的危险性提高，原发性癫痫患者继发脑肿瘤的危险性增加，乳腺癌患者中脑膜瘤的发病率高于普通妇女。女性孕期体内激素的变化也可能促进脑膜瘤与泌乳素细胞腺瘤的生长。

某些脑肿瘤的发生具有家族背景或遗传因素。可以伴发脑肿瘤的遗传性神经肿瘤综合征包括神经纤维瘤病 I 型及 II 型、结节性硬化、Li-Fraumeni 综合征、多发性错构瘤综合征（Cowden syndrome）、von Hippel-Lindau 病、Turcot 综合征、痣样基底细胞癌综合征。估计有 5% 的脑肿瘤具有遗传背景。

（二）临床表现

脑肿瘤可引起全身性症状和（或）神经系统局灶性症状。全身性症状由颅内压增高引起，约一半的脑肿瘤患者表现为头痛。典型的头痛为弥散性，能提示肿瘤侧别，一般发生在清晨睡醒后，数小时后自行缓解。也可以表现为单侧跳痛，类似偏头痛。严重头痛时，伴有恶心、呕吐和展神经麻痹等症状。

神经系统局灶性症状，如视力、听力障碍，偏瘫和失语，吞咽发呛，走路不稳等，可以反映病变的部位，详见表 7-1。

表 7-1　颅内不同部位肿瘤的常见局灶性症状

肿瘤部位	临床表现
大脑半球	癫痫，发作类型与肿瘤部位有关，额叶肿瘤多为癫痫大发作，中央区或顶叶多为局灶性发作；颞叶肿瘤表现为伴有幻嗅的精神运动性发作，额叶肿瘤常有精神症状；枕叶肿瘤可引起视野障碍；顶叶下部角回和缘上回肿瘤可导致失算、失读、失用及命名性失语；语言中枢受损产生运动性失语；中央前后回肿瘤出现对侧肢体运动和感觉障碍；位于额、颞叶前部非优势大脑半球"哑区"的肿瘤可无定位体征
鞍区、丘脑下部	内分泌障碍，视力、视野改变
小脑	小脑蚓部受累时发生肌张力减退及躯干和下肢共济运动失调，小脑半球肿瘤可引起同侧肢体共济失调
四叠体	瞳孔不等大，眼球上视障碍等
脑干	交叉性麻痹
海绵窦	压迫第 III、IV、V、VI 对脑神经而出现眼睑下垂、眼球运动障碍、面部感觉减退等称为海绵窦综合征

约半数脑肿瘤可以发生抽搐，与肿瘤性质有关。脑肿瘤引起抽搐的典型表现为局灶性发作，也可以发展为全身发作和意识丧失。

（三）术前评价

现代神经外科学要求医师根据患者年龄、职业、神经功能缺损情况、影像学检查结果、肿瘤生物学特性、患者对所患肿瘤的理解程度以及对治疗结果的期盼综合考虑，充分利用现有的治疗手段，设计出一套完整的、个体化、合理的治疗方案。

对有视力、视野障碍，单侧失聪、肢体运动障碍、癫痫、停经泌乳的患者，应行影像学检查及早确诊。MRI 扫描并强化检查是诊断颅脑肿瘤的首选，CT 可能漏诊，特别是后颅窝肿瘤或无强化表现的肿瘤。正电子发射层描记术（positron emission tomography，PET）是利用能发射正电子的 ^{11}C、^{13}N、^{15}O 等同位素，测量组织的代谢活性蛋白质的合成率，以及受体的密度和分布等，反映人体代谢和功能的图像，帮助诊断肿瘤和心脑血管疾病。对早期发现肿瘤，研究脑肿瘤的恶性程度，判断原发、转移或复发肿瘤及脑功能有一定价值。

（四）治疗

1. 内科治疗　包括：①降低颅内压（见第四章第一节）。②抗癫痫治疗：幕上脑膜瘤、转移瘤等，开颅术后发生癫痫的概率较高。对易发生术后癫痫的幕上肿瘤患者，术前需维持抗癫痫药的有效血药浓度。术前有癫痫史或术后出现癫痫者，应连续服用抗癫痫药，癫痫停止发作 6 个月后可以逐步缓慢停药。

2. 外科治疗　是治疗颅内肿瘤的主要方法，目的是降低颅内压和解除肿瘤对脑神经的压迫。充分利用神经导航（neuronavigation），术中实时 MR 等微创神经外科（minimally invasive neurosurgery）技术，利用正常脑沟、脑裂切除肿瘤，最小限度干扰正常脑神经，是现代神经外科手术的发展方向。良性肿瘤尽可能全切，恶性肿瘤切除须获得充分脑减压，为放射治疗和化学治疗创造机会。合并脑积水时，可行分流术缓解颅内高压。

3. 放射治疗

（1）常规放射治疗：颅内肿瘤主要的辅助治疗措施。生殖细胞瘤和淋巴瘤对放射线高度敏感，经活检证实后可列为首选。中度敏感肿瘤有髓母细胞瘤、室管膜瘤、多形性胶质母细胞瘤、生长激素型垂体腺瘤和转移瘤，其他类型垂体腺瘤、颅咽管瘤、脊索瘤、星形细胞瘤和少突神经胶质瘤对放射线低度敏感。

（2）瘤内放射治疗：将放射范围小的液体同位素（如 ^{32}P、^{198}Au 等）注入瘤腔内，或将颗粒状同位素植入瘤体内，依靠 γ 或 β 射线的电离辐射作用杀伤肿瘤细胞，适用囊性颅咽管瘤、胶样囊肿和星形细胞瘤等。

（3）立体定向放射（γ 刀、X 刀）：立体定向放射治疗持续作用时间可长达 2 年。一般讲，边界清楚，直径≤2.5 cm 的肿瘤效果较好。

4. 化学药物治疗　术后应及早进行，如患者体质好，也可与放射治疗同时进行。应选择毒性低、小分子、高脂溶性和易通过血脑屏障的化疗药物，目前仍以亚硝基脲类为主，如卡氮芥（BCNU）和环己亚硝脲（CCNU）；其他类有 VP26，VP16 及顺铂等。这类药物大多作用于肿瘤细胞的脱氧核糖核酸聚合酶，抑制核糖核酸或脱氧核糖核酸的合成，对增殖细胞的各期都有作用。对生殖细胞瘤和髓母细胞瘤效果较好，胶质瘤则较差。

替莫唑胺是一种新型烷化剂，能使 DNA 中鸟嘌呤的 N7（70%）、腺嘌呤的 N3 和鸟嘌呤的 O6 烷化，脂溶性非常高，能迅速通过血脑屏障在肿瘤部位富集。目前替莫唑胺被 FDA 批准应用于多形性胶质母细胞瘤（GBM）成年患者，而有实验证实，MGMT（一种甲基转移酶）高甲基化的患者用替莫唑胺治疗获益很显著。

值得一提的是近年来对各种细胞通路的研究催生出许多分子靶向药物，这些药物特异地作用于各个细胞通路上的重要分子，从而阻断致瘤作用的信号通路，例如表皮生长因子受体和血小板源生长因子受体，这些分子的特异抑制剂（伊马替尼和吉非替尼）已经进入临床试验阶段，用特异性抑制剂作用于血管内皮生长因子（VEGF）及其受体（VEGFR）通路，可以抑制肿瘤细胞的血管生成，导致营养物质供给的中断而起到抗肿瘤作用。

5. 其他 应用免疫、基因、光疗及中药等方法，综合治疗颅内肿瘤，均在进一步探索中。

第二节 常见颅内肿瘤

一、神经上皮组织肿瘤

神经上皮组织肿瘤是颅内最常见恶性肿瘤，占颅内肿瘤的 40% ~ 50%。而源自神经胶质细胞的胶质瘤（glioma）是最常见的神经上皮组织来源肿瘤之一。高级别胶质瘤（恶性）可以是原发性（原发胶质母细胞瘤），或由低级别胶质瘤（low-grade gliomas）变化而来（继发性胶质母细胞瘤）。对于继发性胶质母细胞瘤，低级别胶质瘤可能紧邻恶性肿瘤，当仅取部分小标本活检时，不能反应整个肿瘤病理特征，可能造成诊断错误。

1. 星形细胞瘤（astrocytoma） 好发于年轻的成年人，高峰年龄为 30 ~ 40 岁。典型的首发症状为抽搐，可以合并其他神经系统症状。星形细胞瘤 MRI 特征为 T_1 像低信号，无强化的弥散病变，T_2 像或 Flair 像显示较明显，表现为较脑组织明亮的高信号。肿瘤有占位征象和皮质受侵犯现象，异常信号可达脑表面。病灶边界明确，周边无水肿（图 7-1）。

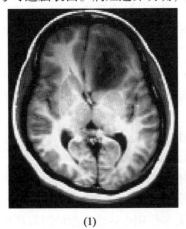 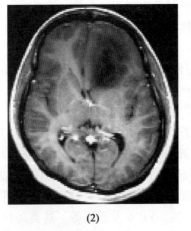 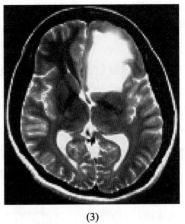

(1) (2) (3)

图 7-1 左额星形细胞瘤 MRI 表现

（1）左额病变，T_1 低信号；（2）左额病变，注药无强化；（3）左额病变，T_2 高信号

图中左额可见长 T_1、长 T_2 信号病变，注药后增强不明显，中线及脑室结构受压向对侧移位

如果病变可能全切除，应手术治疗。对于分级较低的肿瘤，手术切除可以改善预后。但也有人认为，对无症状和药物控制抽搐效果好者，推迟手术是安全的。

手术后进行放射治疗，可延缓病变进展时间。患者应进行随访，如出现神经系统症状，或 MRI、PET 证实肿瘤生长后，可再次手术或行放射治疗。

低级别星形细胞瘤患者平均生存期是 5 年，多数患者死于病变转变成高级别恶性胶质瘤。生存期范围较宽，难以预见，有些患者早期死亡，而有些患者可生存 10 年或更长。

2. 间变性星形细胞瘤（anaplastic astrocytoma） 恶性星形细胞瘤包括间变性星形细胞瘤和胶质母细胞瘤。胶质母细胞瘤可发生于脑的任何部位，但大脑半球最常见。男女比例为 3∶2。间变性星形细胞瘤高发年龄为 40～50 岁，而胶质母细胞瘤常发生于 60～70 岁。多数恶性星形细胞瘤是单发的，但有时合并于遗传综合征，如 I 型、II 型神经纤维瘤病、Li-Fraumeni 综合征和 Turcot 征。

典型 MRI 表现为肿瘤不均匀强化，通常为环状强化。病灶周边有水肿，占位征象明显，并可能存在脑疝。肿瘤累及白质，并可能通过胼胝体累及双侧大脑半球，肿瘤为广泛浸润生长。某些病例中可见整个大脑半球或几乎全脑被肿瘤浸润，如脑胶质瘤病。

间变性星形细胞瘤和多形性胶质母细胞瘤治疗相同，首选手术切除。全切除肿瘤可以延长生存期，并可改善神经功能，因此，手术中要尽可能多地切除肿瘤。

手术后局部放射治疗可明显延长生存期。以替莫唑胺为化疗药物的同步放化疗是目前国际上治疗恶性胶质瘤的推荐治疗方案，可以延长病变进展时间，提高 5 年生存率。

尽管积极治疗，间变性星形细胞瘤患者的平均生存期为 3 年，胶质母细胞瘤患者的平均生存期为 1 年。少数健康状况良好、病变能够全切除、术后行放射治疗和化疗、年纪较轻的胶质母细胞瘤患者可以长期生存。

3. 少突神经胶质瘤（oligodendroglioma）和间变性少突神经胶质瘤（anaplastic oligodendroglioma） 起源于少突胶质细胞或少突胶质细胞前体，约占胶质瘤总数的 20%，分为两类：低级别和高级别（间变性）少突神经胶质瘤，这一分类有助于估计预后和选择治疗方案。最近研究显示，存在染色体 1p 和 19q 杂合性缺失的少突神经胶质瘤对化疗非常敏感。

低级别少突神经胶质瘤的诊断和治疗，与低级别星形细胞瘤相同。有报道，少突神经胶质瘤患者平均生存期为 4～10 年。间变性少突神经胶质瘤和恶性星形细胞瘤一样，确诊后需立即治疗。如果可能，需行病变切除术。术后需进行放疗和化疗。

4. 胶质母细胞瘤（glioblastoma，GBM） 是颅内常见的恶性肿瘤之一，为恶性程度最高的星形细胞瘤，属 WHO IV 级。在所有脑胶质瘤中约占 50%。胶质母细胞瘤可为原发或继发于低度恶性的星形细胞瘤的恶变。

临床表现：患者多以头痛起病，且伴有恶心、呕吐，视神经乳头水肿。部分患者可呈癫痫发作、偏瘫失语起病，并可伴有不同程度意识及智力障碍。病程长者，可引起继发性视神经萎缩而视力下降。患者预后很差，在确诊后，大多患者生存时间大约 1 年。

主要检查：胶质母细胞瘤的 CT 主要表现为：额、顶、颞叶范围较大的混杂密度肿块，病灶内可见囊变区，少数病灶内出血者可见高密度病灶，较少出现钙化。绝大多数有明显的占位效应，中线结构向对侧移位，周围可见明显的脑水肿低密度区，实性部分有明显增强反应，呈厚薄不一的不规则环状强化。

胶质母细胞瘤的 MRI 主要表现为长 T_1、长 T_2 信号，注药后病变呈不规则增强，囊变区表现为更长 T_1、长 T_2 信号（图 7-2）。胶质母细胞瘤应注意与脑脓肿、转移瘤、星形细胞瘤 III 级等可出现典型环状增强的病灶相鉴别，瘤内卒中的病变需与单纯颅内血肿鉴别。

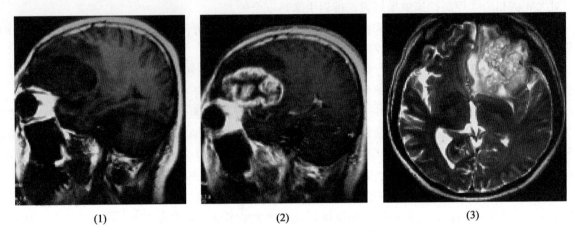

图 7 – 2 左额胶质母细胞瘤 MRI 表现

（1）左额胶质母细胞瘤 T_1 像；（2）左额胶质母细胞瘤 T_1 增强像；（3）左额胶质母细胞瘤 T_2 像

图中左额可见长 T_1、长 T_2 混杂信号病变，形态不规则，注药后病变增强不均匀。与周边脑组织边界不清

治疗方法是以手术为主，放射治疗、化学药物治疗、分子靶向治疗、免疫治疗和基因治疗为辅的综合治疗。目前标准胶质母细胞瘤治疗方法为最大安全切除，辅以放疗联合替莫唑胺化疗。

二、听神经瘤

听神经瘤（acoustic neurinoma）的正式名称为前庭神经鞘瘤，为良性肿瘤，多为单侧，占颅内肿瘤的 8% ~ 10%，40 岁以下患听神经瘤应进一步检查是否存在 II 型神经纤维瘤病（NF II）。

（一）临床表现

多以单侧高频耳鸣隐匿起病，缓慢进展，逐渐听力丧失。肿瘤压迫第 V 或 VII 对脑神经，患者面部麻木，面肌运动障碍和味觉改变。后组脑神经受压会有声音嘶哑，吞咽困难。大型听神经瘤压迫脑干和小脑，构成脑脊液循环梗阻时出现颅内压增高，可伴有复视、共济失调和锥体束征阳性。

薄层轴位 MRI 为确诊听神经瘤的首选检查，可显示内听道圆形或卵圆形强化肿瘤，大肿瘤可有囊变。CT 表现为内听道扩大呈喇叭口状，伴骨质破坏，同时显示乳突气房发育情况，对选择迷路入路有帮助（图 7 –3）。

（二）治疗

根据患者年龄、肿瘤大小、术前听力和脑神经受损情况而定。

1. 随访 早期发现直径小于 3.0 cm 的听神经瘤，可密切观察听力变化，每 6 个月检查一次 MRI 或 CT，如肿瘤生长较快则应手术。

2. 手术 肿瘤大于 3.0 cm 应手术治疗，力争全切肿瘤，并注意保留面神经功能。枕下中线旁入路最常用，可显露脑神经和脑干，保留部分患者听力。

3. 患者全身状况差，瘤内部分切除后或直径小于 3.0 cm 肿瘤，可行立体定向放射治疗。

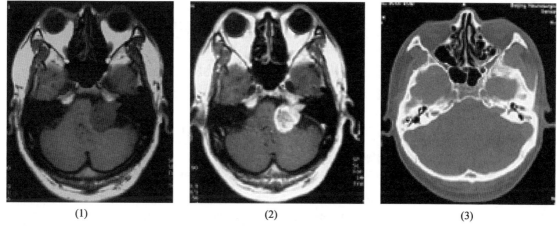

(1)   (2)   (3)

图 7-3 左 CPA 神经鞘瘤 MRI 及 CT 图像

（1）左 CPA 神经鞘瘤 T_1 像；（2）左 CPA 神经鞘瘤增强像；（3）左侧内听道扩大

左脑桥小脑角区可见长 T_1、长 T_2 信号病变，内有囊变，部分肿瘤侵入内听道。CT 骨窗可见病变侧内听道扩大

三、脑 膜 瘤

脑膜瘤（meningioma）占颅内肿瘤的 20%，好发于颅底、鞍旁区域和大脑半球凸面。因此，患者的症状和体征直接反应病变部位。多数脑膜瘤生长缓慢，不引起局部脑水肿，症状为肿瘤周边脑组织受压引起。大脑半球凸面脑膜瘤常以抽搐和进行性偏瘫为首要表现。颅底脑膜瘤典型表现为脑神经功能障碍，各部位脑膜瘤都可引起头痛。

脑膜瘤的 MRI 表现为肿瘤附近常有"脑膜尾征"，提示肿瘤附着于脑膜并沿脑膜生长。病变常有均匀强化。如果肿瘤周边有脑水肿，常可提示肿瘤分化不良或为分泌型脑膜瘤。多数脑膜瘤组织学上为良性。约 5% 的脑膜瘤为非典型性，2% 为恶性脑膜瘤（图 7-4，图 7-5）。

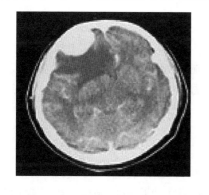

图 7-4 右额脑膜瘤 CT 增强像

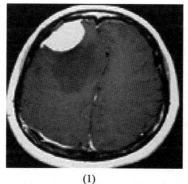

(1)   (2)

图 7-5 右额脑膜瘤 MRI 表现

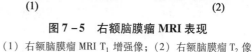

（1）右额脑膜瘤 MRI T_1 增强像；（2）右额脑膜瘤 T_2 像

外科手术有肯定疗效。但是，即使肿瘤全切除，其 10 年内复发率仍为 20%，部分切除者复发率达 80%。颅底脑膜瘤常因与重要结构相包绕而难以全切除。肿瘤直径小于 3 cm，且不与脑神经及其他重要结构毗邻时，可选择立体定向放射治疗。肿瘤复发后可行二次手术切除，手术后行外放射治疗，以减缓肿瘤生长速度。

四、原发性中枢神经系统淋巴瘤

原发性中枢神经系统淋巴瘤（primary CNS lymphoma，PCNSL）占原发性脑肿瘤的不足1%，近年来其发病率有增加趋势。先天性或获得性免疫抑制，特别是AIDS，使原发性中枢神经系统淋巴瘤发病危险性明显增加。

MRI典型表现：病变位于脑室周围，常有明显广泛均匀强化。脑淋巴瘤可沿脑脊液播散，约20%患者的脑脊液中可检测到瘤细胞。

与其他脑肿瘤不同，原发性中枢神经系统淋巴瘤手术切除无治疗作用，可通过立体定向活检确诊。化疗为淋巴瘤的首选治疗，大剂量甲氨蝶呤，可透过血脑屏障，完全缓解率达50%~80%。甲氨蝶呤化疗使平均生存期增加到40个月，25%的患者生存期达5年或更长。而化疗合并放射治疗，会引起更大的神经系统不良反应，特别是60岁以上的老年人。

五、生殖细胞肿瘤

2007年WHO分类法将生殖细胞肿瘤（germ cell tumors）分为生殖细胞瘤、胚胎瘤、卵黄囊癌、绒毛膜癌、畸胎瘤和混合性生殖细胞肿瘤六类。其中2/3为生殖细胞瘤，占颅内肿瘤的0.5%~5%，占儿童颅内肿瘤的0.3%~15%，男性明显多于女性，为（2~3.2）:1。多发生在间脑中线部位，松果体区和鞍上区分别占51%和30%，8.5%为多发。

肿瘤边界较清楚，一般无包膜。大多呈灰红色、质软、易碎，可见出血、囊性变和钙化。成熟型畸胎瘤内有分化成熟的三个胚层衍化的器官样组织结构，如表皮和皮肤组织、胃肠腺的黏膜组织、脂肪肌肉组织以及骨和软骨组织。

（一）临床表现

松果体区肿瘤压迫中脑顶盖，出现Parinaud综合征，即眼球上视不能，但不伴眼会聚功能障碍；导水管受压引起梗阻性脑积水、颅内压增高、锥体束征阳性和共济失调。青春期性早熟也较常见。肿瘤位于鞍上可出现视力视野障碍、尿崩和垂体腺功能减退，阻塞侧脑室Monro孔可发生脑积水。鞍上肿瘤患者的病史要比松果体区肿瘤长，前者可能为数年，后者多为数月。肿瘤位于基底节丘脑，患者可出现偏瘫、偏身感觉障碍等症状。

（二）诊断

1. 影像学特点　头颅X线片松果体区异常钙化是松果体区肿瘤的特征性表现。CT表现多为均匀等密度或高密度病灶，肿瘤本身钙化少见，钙化常源于松果体。MRI/CT注射对比剂后，病变常均匀一致明显强化，瘤周水肿带多不明显。基底节生殖细胞瘤形态不规则，瘤内钙化囊变多见，有的甚至表现为囊性病灶。畸胎瘤CT平扫为混杂密度病灶，常见钙化，MRI为混杂信号，有时可在T1、T2像均出现高信号，提示存在脂肪成分。

2. 脑脊液脱落细胞学检查及肿瘤标记物　除成熟畸胎瘤外，均易通过脑脊液转移，部分可以找到脱落的肿瘤细胞，对诊断有重要意义。与生殖细胞瘤相关的标记物有PLAP、tonin、褪黑素、促性腺激素、甲胎蛋白等。

（三）治疗

治疗为包括手术、化疗、放射治疗的综合治疗。手术目的为明确病理诊断和降低颅内压，解除神经压迫。特大鞍上或松果体区生殖细胞肿瘤最好切除，使术后辅助放射治疗和化疗效果更好。对于成熟畸胎瘤最好手术全切。合并脑积水颅内压增高的患者，可先行脑室引流或分流手术。放射治疗很敏感，全脑和脊髓照射对肿瘤播散有预防作用。

六、表皮样囊肿和皮样囊肿

表皮样囊肿和皮样囊肿均为先天性良性肿瘤。表皮样囊肿（epidermoid cyst）占颅脑肿瘤的0.5%~1.5%，由鳞状上皮层状排列，内含角蛋白、细胞碎片和胆固醇，好发于脑桥小脑角。皮样囊肿（dermoid cyst）占颅内肿瘤的0.3%，内含皮肤附属器官，如毛发和皮脂腺，有些可见成熟骨，多发生在儿童，肿瘤多位于中线，如囟门、第Ⅳ脑室、鞍上和椎管，产生相应临床表现。表皮样囊肿破裂会出现无菌性脑膜炎。

CT表现为肿瘤低密度，略高于脑脊液，不被强化，无脑水肿。MRI T_1 加权像为不均匀低信号，T_2 加权像为与脑脊液相似的高信号。

肿瘤全切可治愈，少数复发。表皮样囊肿刺激性强，会导致化学性脑膜炎，应尽量全切除，但不该勉强切除囊壁，而损伤脑神经和脑组织。术中应用生理盐水和地塞米松盐水（100 mg/L）反复冲洗术野，术后给予皮质激素静脉滴注，可减少脑膜炎和脑积水的发生。

七、垂 体 腺 瘤

垂体腺瘤（pituitary adenoma）主要起源于垂体前叶，为一种常见脑瘤，约占颅内肿瘤的10%，在常规尸检中发现率更高。起病年龄为30~40岁，男女发病率均等。根据腺瘤内分泌功能，可分为以下几类：①促肾上腺皮质激素腺瘤（ACTH瘤），可导致库欣病（Cushing disease）；②泌乳素腺瘤（PRL瘤），常出现女性乳溢-闭经综合征（galactorrhea-amenorrhea syndrome），男性阳痿及无生育功能；③生长激素腺瘤（GH瘤），成人肢端肥大症，儿童或青春期巨人症；④促甲状腺素腺瘤（TSH瘤）；⑤黄体生成素/卵泡刺激素腺瘤（FSH/LH瘤）；⑥混合性激素分泌瘤；⑦无功能性腺瘤。以上各型可依据特殊免疫组织化学染色方法鉴别。

（一）临床表现

功能性（分泌性）垂体腺瘤常因垂体或靶腺功能亢进或减退导致相应症状，如巨人症、肢端肥大；女性患者停经泌乳，男性患者垂体性肥胖、阳痿等。而无功能性垂体腺瘤体积较大时压迫视神经，引起视力下降甚至失明，以双颞侧偏盲常见的视野缺损，以及眼底视神经乳头原发萎缩等症状。

肿瘤内出血、坏死导致肿瘤卒中或垂体梗死时，患者可突然头痛，视力急剧下降，剧烈单眼或双眼疼痛，呈蛛网膜下腔出血症状。严重时嗜睡甚至昏迷。侵袭性垂体瘤会引起脑神经麻痹等海绵窦综合征。

垂体腺及其靶腺功能检查包括血 GH，T_3、T_4、TSH，PRL，FSH/LH 等；血浆 ACTH，24 h 尿皮质醇；性激素水平；空腹血糖等其他相关检查。

（二）影像学检查

1. 头颅 X 线侧位显示蝶鞍扩大，鞍底破坏，鞍背变薄、竖直，鞍底双边。冠状位 CT 扫描可显示蝶窦骨质破坏情况。

2. MRI 扫描可见环绕垂体周围脑脊液为长 T_1 信号，垂体信号与灰质信号相同，清晰可见。正常垂体腺的前后径在育龄女性（13～35 岁）≤11 mm，其他成年人≤9 mm。75% 微腺瘤 T_1 为低信号，T_2 为高信号，多可见垂体柄移位。MRI 还能显示肿瘤与海绵窦和颈内动脉的关系（图 7-6）。

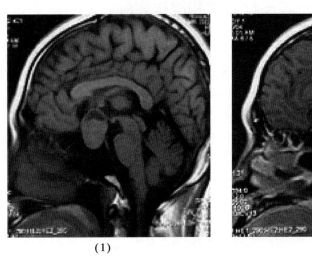 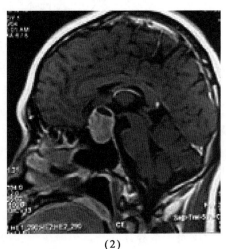

（1）　　　　　　　　　　　　　　　（2）

图 7-6　垂体瘤 MRI 表现

（1）垂体瘤 T_1 像；（2）垂体瘤 T_1 增强像

（三）治疗

1. 手术适应证　①非分泌性肿瘤体积较大引起视力视野障碍。②垂体腺瘤卒中。③经溴隐亭治疗不能控制的 PRL 瘤。④GH 瘤。⑤原发性库欣病（ACTH 瘤）。

2. 手术入路　①微腺瘤或向蝶窦生长肿瘤，以及向鞍上发展不严重的大腺瘤首选经蝶入路，或经单鼻孔入路；②蝶窦气化不良或甲介型蝶窦、哑铃形肿瘤或合并鼻腔急慢性炎症，则不宜选用经蝶入路；③瘤体大，向鞍旁、鞍后及前颅窝底发展，视力障碍明显者应选用经额或翼点入路切除肿瘤。

3. 围手术期治疗　①术前 3 天起口服泼尼松 5 mg～10 mg 或地塞米松 0.75 mg，每日 3 次；②术中地塞米松 10 mg 静脉滴注；③术后地塞米松 10 mg，每日 2 次静脉滴注，3 日后酌情减量或改为口服；④个别垂体功能低下，需长期应用激素治疗；⑤术后严密观察患者视力和电解质变化，有糖尿病者要注意血糖改变，如有紊乱及时给予调整。

4. 放射治疗　除 GH 瘤对放射线较敏感外，其他垂体腺瘤均不敏感。放射治疗适用于：视力、视野无明显改变，患者体弱、高龄；已有视力视野障碍者，应手术后再行放射治疗。立体放射治疗适用于垂体微腺瘤。

5. 药物治疗　垂体靶腺功能低下治疗原则是缺什么补什么，常用的有泼尼松、甲状腺素、睾酮类和女性激素等。围手术期和放射治疗期均应根据病情补充调整相应激素用量。

溴隐亭（bromocriptine）是目前治疗 PRL 瘤最有效的药物，可使 90% PRL 腺瘤体积缩小，女性患者泌乳消失，恢复月经甚至正常生育。但一旦停药，肿瘤又会长大，因此需终生服药。赛庚啶

（cyproheptadine）对抑制皮质醇增多症有一定疗效。奥曲肽（octreotide）对90%肢端肥大患者有效，约半数患者使用后肿瘤体积缩小。

八、颅 咽 管 瘤

颅咽管瘤（craniopharyngioma）为良性肿瘤，占颅脑肿瘤的2.5%～4%，一半发生在儿童，发病高峰为5～10岁。颅咽管瘤多发自垂体结节部的残余组织，即垂体茎部鳞状上皮细胞，多位于蝶鞍隔上，少数在鞍内，常与第Ⅲ脑室底粘连。瘤体较大时有囊变，囊液墨绿色含胆固醇结晶。肿瘤钙化率高达85%。

（一）临床表现

1. 颅内压增高　主要因肿瘤阻塞脑脊液通路所致，儿童多见。
2. 内分泌功能障碍　肿瘤影响垂体及丘脑下部功能，78%有不同程度内分泌功能紊乱，一半为首发症状。①性腺功能减退：毛发脱落，男性阳痿，女性停经。儿童和青少年生殖器不发育，第二性征不出现；②尿崩症：少数患者为首发症状，每日夜尿总量4 000 mL以上；③侏儒症：躯体生长发育迟缓，骨骼发育不全，血清生长激素降低，智力尚可；④下丘脑受损时呈肥胖及间脑综合征。
3. 视力视野障碍　因肿瘤部位而异，鞍上肿瘤多引起双颞偏盲。大部分患者视力障碍，儿童易忽略。视神经萎缩或水肿。

（二）诊断

头CT可显示肿瘤的大小、囊性变和钙化。囊液密度取决于所含脂类、蛋白和正铁血红蛋白含量。MRI可很好地显示肿瘤与下丘脑、终板、垂体和颈内动脉关系，注入Gd - DTPA肿瘤轮廓增强。实验室检查可参考垂体腺瘤的有关章节。若肾上腺皮质和甲状腺功能减退，手术死亡率升高。

（三）治疗

1. 围手术期　肾上腺皮质功能减退者，除给地塞米松外，还应调整水电解质平衡紊乱，激素减量时应缓慢。出现尿崩症使用DDAVP鼻腔喷雾、醋酸加压片或垂体后叶粉鼻吸入剂。
2. 手术　可采用经翼点，经蝶或额下入路，经胼胝体入路切除肿瘤。
3. 放射治疗　放射治疗可能抑制残余肿瘤生长。儿童最好推迟放射治疗，以免影响发育。不宜手术的囊性颅咽管瘤，可应用立体定向技术注入^{90}Y、^{32}P或^{198}Au等同位素。

九、颅内转移瘤

颅内转移瘤（intracranial metastatic tumor）为常见的脑肿瘤，颅内转移瘤入颅途径为血液，可单发或多发性。肺、乳腺和胃的腺癌易造成脑转移，肉瘤脑转移少见，常在晚期发生。15%以脑转移灶为首发症状，既往无癌症病史，其中43%～60%胸部X线片可见原发或转移灶。80%的脑转移瘤位于大脑中动脉分布区，灰、白质交界处。小脑转移瘤是成年人后颅窝常见肿瘤，转移途径包括硬脊膜外静脉丛和椎静脉。

颅内转移瘤多表现为脑实质功能损害或软脑膜的癌性脑膜炎。一半患者颅内压增高，表现为嗜睡、淡漠。肿瘤卒中时病情突然加重。因肿瘤压迫可出现肢体运动障碍。15% 患者可发生癫痫。

CT 显示肿瘤常为圆形，边界清楚，明显强化，脑白质水肿严重。MRI 对后颅窝转移灶定位更准确。脑脊液检查有助于诊断癌性脑膜炎。拍胸部和女性乳房 X 线片、胸腹部 CT，必要时 PET 检查有助发现原发病灶。

伴颅内压增高的单发病灶可手术切除。多发转移灶可采用全脑放射治疗或立体放射治疗。激素可减轻脑水肿。

十、血管网状细胞瘤

血管网状细胞瘤（angioreticuloma）又称成血管细胞瘤、血管母细胞瘤（hemangioblastoma），多见于后颅窝，占颅内肿瘤的 1.0% ~ 2.5%。肿瘤为良性，无包膜，边界清楚。70% 小脑病变为囊性合并瘤结节。结节富于血管，呈红色，可小至 2 mm。囊液黄色透明，蛋白含量高。囊壁为小脑，而非肿瘤组织。好发年龄为 40 ~ 50 岁，男性较多。本病有家族倾向，合并视网膜血管瘤，为 Von Hipple-Lindau 病的一部分，可伴红细胞增多症。表现为颅内压增高和小脑体征。合并红细胞增多症，应注意检查有无多囊肾、肝、胰腺囊肿和肾上腺嗜铬细胞瘤。

CT 表现为低密度囊性或实性占位病变，注药后肿瘤实质部分显著强化。MRI 可见瘤内实质部分流空，周围脑组织含铁血黄素形成的低信号区。脑血管造影可显示密集的血管团。

实性肿瘤手术切除困难，分离肿瘤与第Ⅳ脑室底时常会导致呼吸暂停。术中应沿肿瘤边界分离，阻断供血；电凝肿瘤表面，肿瘤缩小后切除。术前栓塞肿瘤血管有助于手术切除。囊性肿瘤切除结节即可，不必切除囊壁。不宜手术者放射治疗可延缓肿瘤生长。

第三节 椎管内肿瘤概述

椎管内肿瘤包括发生于脊髓、脊神经根、脊膜和椎管壁组织的原发和继发性肿瘤，约占原发性中枢神经系统肿瘤的 15%。

（一）分类和病理

根据肿瘤与脊髓、硬脊膜的关系分为髓内肿瘤（intramedullary spinal cord tumors）、髓外硬脊膜下肿瘤（intradural extramedullary spinal cord tumors）和硬脊膜外肿瘤（extradural spinal cord tumors）三大类（表 7 - 2）。

表 7 - 2　椎管内肿瘤部位分类

肿瘤部位	病理类型
髓内肿瘤	星形细胞瘤和室管膜瘤各占 1/3，其他包括血管网状细胞瘤、海绵状血管瘤、皮样和表皮样囊肿、脂肪瘤、畸胎瘤等
髓外硬脊膜下肿瘤	绝大部分为良性肿瘤，最常见的为来自硬脊膜的脊膜瘤，以及来自神经根的神经鞘瘤、神经纤维瘤。少数为皮样囊肿、表皮样囊肿、畸胎瘤和由髓外向髓内侵入的脂肪瘤
硬脊膜外肿瘤	多为恶性肿瘤，包括肉瘤、转移癌、侵入瘤、脂肪瘤。此外还有软骨瘤、神经纤维瘤、脊膜瘤、椎体血管瘤等

（二）临床表现

1. 根性痛　为最常见的早期症状，原因有脊神经后根或脊髓后角细胞受刺激，脊髓感觉传导束受刺激，硬脊膜受压或受牵张，体位改变牵拉脊髓等。疼痛部位与肿瘤所在平面的神经分布一致，对定位诊断有重要意义。

2. 感觉障碍　感觉纤维受压时表现为感觉不良和感觉错乱，被破坏后则产生感觉丧失。髓外肿瘤从一侧挤压脊髓移位，构成布朗-塞卡尔综合征（Brown-Sequard syndrome），表现为肿瘤平面以下同侧瘫痪和深感觉消失，对侧痛温觉缺失。

3. 运动障碍及反射异常　由于肿瘤压迫神经前根或脊髓前角，表现为支配区肌群下运动神经元瘫痪，即肌张力低，腱反射减弱或消失，肌萎缩，病理征阴性，尤以颈膨大及腰膨大病变表现更为明显。在肿瘤压迫平面以下，锥体束向下传导受阻，而表现为上运动神经元瘫痪，即肌张力高，腱反射亢进，无肌萎缩，病理征阳性。圆锥及马尾部肿瘤因只压迫神经根，故也为下运动神经元瘫痪。

4. 自主神经功能障碍　最常见膀胱和直肠功能障碍。肿瘤平面以下可以少汗或无汗，胸椎第2椎体以上肿瘤因睫状脊髓中枢受损还可引起同侧的霍纳综合征（Horner syndrome）、血管舒缩和立毛反射异常等。膀胱反射中枢位于腰骶节脊髓内，故腰骶节段以上肿瘤压迫脊髓时，膀胱反射中枢仍存在，膀胱充盈时可有反射性排尿；腰骶节段的肿瘤使反射中枢受损，从而失去排尿反射产生尿潴留，但当膀胱过度充盈后，则可产生尿失禁。骶节以上脊髓受压时产生便秘，骶节以下脊髓受压时肛门括约肌松弛，稀粪便无控制流出。

5. 其他表现　髓外硬脊膜下肿瘤出血导致脊髓蛛网膜下腔出血。高颈段或腰骶段以下肿瘤，阻碍脑脊液循环或腰段蛛网膜下腔对脑脊液的吸收，使颅内压增高。

（三）辅助检查

1. MRI　是诊断椎管内肿瘤的最佳检查手段，可清楚地显示肿瘤、脑脊液和神经组织，但对脊柱骨质的显影不如CT和X线平片。

2. CT　病变部位椎管扩大，椎体后缘受压破坏，椎管内软组织填充。

3. 脊柱X线平片　一半椎管内肿瘤可见骨质变化，如椎弓根变薄，椎弓根距离增宽，斜位片椎间孔扩大等。对发生于椎体的肿瘤，如血管瘤、巨细胞瘤、转移癌、脊索瘤有较高诊断价值。

4. 脊髓血管造影　可除外脊髓动静脉畸形。

（四）治疗

除患者全身状况差、不能耐受手术或已有广泛转移的转移瘤外，应及早手术治疗。髓外良性肿瘤全切除，常能获得满意的功能恢复；分界清晰的髓内肿瘤（如室管膜瘤、星形细胞瘤）也有可能全切肿瘤而保存脊髓功能；浸润性髓内肿瘤，难以彻底手术切除，宜采取脊髓背束切开及椎管减压，以改善脊髓受压症状。放射治疗对某些恶性肿瘤有一定的疗效，可作为术后的辅助治疗方法。

第四节 常见椎管内肿瘤

一、神 经 鞘 瘤

神经鞘瘤是最常见的椎管内良性肿瘤，约占其一半。起源于神经根的鞘膜，大部分位于髓外硬脊膜下间隙，少数位于硬脊膜外或跨居硬脊膜内外。神经鞘瘤在椎管各节段均有发生，以胸段最常见。大部分起源于脊神经后根，受累神经呈纺锤状。肿瘤呈实质性，质地软，包膜薄，瘤体体积悬殊，小者如米粒，大者呈腊肠状，可长达十余厘米。

本病发展缓慢，60% 以上的患者以明显的神经根疼痛为首发症状，从远端开始的肢体运动障碍，肿瘤水平附近有皮肤过敏区和括约肌功能障碍。CT 可显示瘤内钙化影，增强扫描瘤体强化。MRI 肿瘤呈长 T_1、长 T_2 信号，T_1 加权像肿瘤呈低信号，T_2 加权像肿瘤呈高信号，瘤体与脊髓分界清楚（图 7 - 7）。

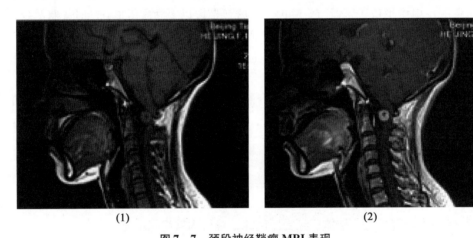

图 7 - 7 颈段神经鞘瘤 MRI 表现

（1）颈段神经鞘瘤 T_1 像；（2）颈段神经鞘瘤 T_1 增强像

一旦确诊均应手术治疗，手术效果好。肿瘤较大或位于脊髓腹侧时，先做瘤内分块切除，待瘤体缩小后再全部切除肿瘤。

二、脊 膜 瘤

脊膜瘤占椎管内肿瘤的 10% ~ 30%，起源于蛛网膜附近的蛛网膜内皮细胞，与硬脊膜紧密粘连。85% 的肿瘤位于髓外硬脊膜下，胸段好发。瘤体小而质地硬，具有完整的包膜，基底在硬脊膜，瘤体血运丰富，通常单发，良性，少数可多发或恶变，瘤内可有钙化。发病年龄 20 ~ 50 岁，女性多于男性。

临床表现与神经鞘瘤相似，根据明确的神经根痛或束性疼痛、从足部逐渐向上发展的肢体麻木及锥体束征阳性可作出初步诊断。脊椎 X 线平片可见局限性椎弓根变形和骨质变薄，椎体后缘凹陷，椎弓根距离增宽和椎间孔扩大。CT 扫描瘤体呈等或稍高密度，可被均匀增强。MRI 肿瘤为 T_1 加权像等信号，T_2 加权像高信号。

手术切除效果好，将肿瘤及其基底部的硬脊膜一并切除，缺损的硬脊膜需修补。

三、室管膜瘤

脊髓内室管膜瘤多见于 30~60 岁的成年人，男性多见。肿瘤在中央管内上下蔓延生长，可长达数个或十余个髓节。瘤体横径不一，肿瘤有假包膜，质地柔软，巨大肿瘤可突出生长至脊髓表面，约半数有囊变。瘤体上下两极的中央管常膨大形成囊肿或脊髓空洞。一半以上发生在圆锥和终丝，其次为颈髓。生长于终丝的肿瘤，体积常很大，可使椎管扩大。肿瘤常与马尾神经交织在一起，部分还可经椎间孔至椎旁肌肉内。

室管膜瘤生长缓慢，病史长，症状轻，患者就诊时肿瘤已较大。首发症状以单侧或双侧肢体疼痛最多见，可为灼痛、刺痛；以后出现感觉异常、运动障碍及括约肌功能障碍。MRI T_1 加权像肿瘤边界清楚，信号高于正常脊髓。

包膜完整的肿瘤可以手术全切。肿瘤位于圆锥、终丝，如马尾神经根被大量包裹，手术则难以全切，勉强切除可造成脊神经根损伤。术后可辅助放射治疗。

四、星形细胞瘤

星形细胞瘤的发病年龄在 30~60 岁，男女比例为 1.5:1。肿瘤可发生于脊髓各节段，胸段最多见，其次为颈段。75% 为恶性程度较低的星形细胞瘤。瘤体一般较小，无包膜，分界不清，38% 的肿瘤还可发生囊变，囊液蛋白含量高。MRI 可见肿瘤部位脊髓增粗，肿瘤信号可高于邻近脊髓，边界不清，病变头尾端也可合并囊肿。

由于肿瘤呈浸润性生长，一般手术难以全切，还可能造成神经功能障碍加重。对高颈段的广泛病变，手术应慎重。对高级别星形细胞瘤主张术后给予放射治疗。星形细胞瘤预后一般较室管膜瘤差，术后 4~5 年内约 1/2 患者肿瘤复发。

五、转　移　瘤

大多数椎管内转移瘤位于硬脊膜外，硬脊膜下和髓内少见。10% 的癌症患者可发生椎管内转移。原发灶多为肺、前列腺、乳腺和肾的癌肿。肉瘤和黑色素瘤亦可转移至椎管内。转移瘤可发生在脊髓任何节段，以胸段最多见，其次为腰段。转移途径为血管或淋巴系统；椎旁肿瘤可经椎间孔侵入椎管，也可直接转移至脊柱，继而突入椎管和硬脊膜腔。

95% 的患者以局部根痛或牵扯痛为首发症状。由于转移瘤绝大多数在硬脊膜外，并呈浸润性生长，所以疼痛程度较其他椎管内肿瘤剧烈，卧床时背痛是此类肿瘤的典型表现。病情进展迅速，患者就诊时脊髓受压症状已较明显，一旦出现截瘫，部分患者的疼痛反而减轻。

脊柱 X 线片显示椎弓破坏，椎间孔扩大。CT 检查可见硬脊膜外软组织低密度影向内压迫脊髓，向外累及椎管壁；邻近椎体溶骨性骨破坏和椎间孔狭窄。MRI 肿瘤为长 T_1，长 T_2 信号，T_1 加权像信号略低，T_2 加权像信号略高，肿瘤可侵犯椎体后部或椎间孔。同时应行胸腹部 CT 检查，寻找原发灶。

治疗目的是缓解疼痛，维持脊柱的稳定性，保护括约肌和行走功能。手术适应证：①疼痛剧烈且经各种非手术治疗无效。②原发灶切除后出现的脊髓转移病灶。③明确肿瘤病理诊断。④脊柱不稳定。手术方法包括肿瘤切除并充分地椎板切除减压术，顽固性疼痛者可作脊髓前外侧束切断术或前连合切开术，椎板切除后椎骨稳定术。经治疗，75%的患者神经功能改善，85%疼痛减轻。

放射治疗可单独应用或作为术后辅助治疗，照射范围应包括肿瘤上、下两个节段。根据肿瘤性质，还可选择有效的化学药物治疗。

六、脊 索 瘤

脊索瘤起源于胚胎残余的脊索组织，好发于骶尾部、颅底与斜坡交界部位，15%发生于椎管。发生于骶尾部的肿瘤将骶骨破坏后，可向前侵入盆腔、向后侵入椎管并压迫脊髓。瘤组织质地软脆，有时呈胶冻样，易出血或坏死。肿瘤一般为良性，少数呈恶性，并可穿破硬脊膜，经脑脊液循环种植于其他部位。

骶尾部脊索瘤表现为骶尾部疼痛，肿瘤生长较大时，可发生便秘；压迫骶神经时，可造成下肢及臀部麻木或疼痛。检查可见骶尾部饱满，肛诊可触及圆形光滑的病变。X线片显示骶骨局部膨胀，其中有骨质破坏及钙化斑块。MRI显示肿瘤呈长 T_1、长 T_2 信号。

治疗原则应采用手术治疗。由于肿瘤在椎管内呈浸润性生长，与正常椎骨边界不清，一般难以全切，应注意保留骶神经，以维持括约肌功能。切除不彻底者，术后可辅以放射治疗。

（王江飞　江　涛）

本 章 小 结

神经上皮组织肿瘤、听神经瘤、脑膜瘤、垂体腺瘤、颅咽管瘤等是常见的几类颅内肿瘤，而神经鞘瘤、脊膜瘤、室管膜瘤及星形细胞瘤是常见的几类椎管内肿瘤。本章介绍了常见神经系统肿瘤的病理生理、临床表现、诊断和治疗原则。了解这些疾病的临床表现有助于及时发现肿瘤，采取相应治疗措施，延长患者生命，改善生活质量。

思 考 题

如一位女性患者出现双眼视力下降，月经不调伴乳房溢乳，查体有双颞侧视野缺损。应考虑可能患了何种疾病？下一步如何检查？

参 考 文 献

[1] 赵继宗. 神经外科学. 北京：人民卫生出版社，2007.

[2] 王忠诚. 王忠诚神经外科学. 武汉：湖北科学技术出版社，2005.

[3] 陈孝平. 外科学. 北京：人民卫生出版社，2002.

第八章 颅内和椎管内血管性疾病

学习目标

了解常见颅内和椎管内血管性疾病的分类、临床表现和治疗原则。

核心概念

【蛛网膜下腔出血】是指某些疾病引起的脑血管破裂，血液流至蛛网膜下腔出现的一组症状，分为自发性和外伤性两类。

【颅内动脉瘤】系颅内动脉壁瘤样异常突起，尸检发现率为 0.2%~7.9%，因动脉瘤破裂所致 SAH 约占 70%，脑血管意外中，动脉瘤破裂出血仅次于脑血栓和高血压脑出血，居第三位。本病破裂出血的患者约 1/3 在就诊以前死亡，1/3 死于医院内，1/3 经过治疗得以生存。

【脑动静脉畸形】是一团发育异常的病理脑血管，由一支或几支动脉供血，不经毛细血管床，直接向静脉引流。畸形血管团小的直径不及 1 cm，大的可达 10 cm，内有脑组织，体积可随人体发育而增长，其周围脑组织可因缺血而萎缩，呈胶质增生带，有时伴陈旧性出血。畸形血管表面的蛛网膜色白且厚。颅内 AVM 可发生在大脑半球任何部位，呈楔形，其尖端指向侧脑室。本病男性稍多于女性，64% 在 40 岁以前发病。

【海绵状血管瘤】占中枢性神经系统血管畸形的 5%~13%，多位于幕上脑内，10%~23% 在后颅窝，常见于脑桥。本病有遗传性，多发者占 18.7%，有家族史者常见，占 6%，特别在美国西班牙后裔（Hispanic descent）。海绵状血管瘤直径 1~5 cm，圆形致密包块，边界清楚，内含钙化和血栓，良性，没有大的供血动脉和引流静脉，可反复小量出血。

【脑底异常血管网症】又称烟雾病，为颈内动脉颅内起始段闭塞，脑底出现纤细血管网，因脑血管造影形似烟雾而得名。

| 引　言 |

颅内和椎管内血管性疾病包括颅内和脊髓的动脉瘤、血管畸形、高血压脑出血等多种血管性疾病。颅内和椎管内血管性疾病成为威胁人类健康的重要疾病。本章将对颅内和椎管内血管性疾病的种类、临床表现、影像特征、诊断、治疗原则进行讨论。

第一节　蛛网膜下腔出血

蛛网膜下腔出血（subarachnoid hemorrhage，SAH）是指某些疾病引起的脑血管破裂，血液流至蛛网膜下腔出现的一组症状，分为自发性和外伤性两类，其中 70%~80% 疾病属于外科范畴，本节仅述自发性 SAH。SAH 的患者预后差，总死亡率 25%，幸存者的致残率也接近 50%。

（一）病因

颅内动脉瘤和脑（脊髓）血管畸形最常见，约占自发性 SAH 的 70%；其次为高血压动脉硬化、烟雾病、血液病、动脉闭塞、颅内肿瘤卒中；其他一些罕见疾病有：钩端螺旋体病、亚急性心内膜炎、纤维肌发育不良（fibromuscular dysplasia）、埃勒斯 - 当洛斯综合征（Ehlers-Danlos syndrome）、主动脉弓狭窄（coarctation of the aorta）等；以及个别原因不明的出血。近年也有口服抗凝血药物引发 SAH 的报道。

（二）临床表现

1. 出血症状　SAH 多起病急骤，多有（或无）先兆症状，发病突然，表现为剧烈头痛、畏光、恶心呕吐、面色苍白、全身冷汗。还可出现眩晕、项背痛或下肢疼痛。半数患者出现精神症状，如烦躁不安、意识模糊、定向力障碍等。以一过性意识障碍多见，严重者昏迷，甚至出现脑疝而死亡。20%~30% 出血后合并脑积水。SAH 后 1~2 天内出现脑膜刺激征。

2. 神经功能损害　以一侧动眼神经麻痹常见，占 6%~20%，提示同侧颈内动脉 - 后交通动脉瘤或大脑后动脉瘤。出血前后约 20% 出现偏瘫，由于病变或出血累及运动区皮质及传导束所致。

3. 癫痫　约 3% 患者出血急性期发生癫痫。5% 患者手术后近期出现癫痫，5 年内癫痫发生率占 10.5%，尤其是大脑中动脉瘤术后。

4. 脑血管痉挛征象　脑血管痉挛（cerebral vasospasm，CVS）在出血后第一周多见，出现暂时性局限性定位体征，进行性意识障碍，脑膜刺激征明显，脑血管造影示脑血管痉挛变细。出现脑血管痉挛后 2 周内的死亡率较没有血管痉挛者增加 1.5~3 倍。脑血管痉挛的发生机制迄今尚未完全明确。

5. 心律失常　1/2 患者有心电图改变，T 波增宽倒置，ST 段升高或降低，高大正 U 波与负 U 波，肢体或胸导联可出现 Q 波。机制尚不清楚，可能与下丘脑缺血、交感神经兴奋性提高、冠状动脉反射性缺血有关。

6. 其他　部分 SAH 患者数日内可有低热。

（三）诊断

1. CT　可见脑（室）内血肿、脑积水、脑梗死和脑水肿。增强 CT 可显示 AVM、海绵状血管瘤或脑肿瘤影像。可疑 SAH 时，应及时做头颅 CT 扫描（图 8-1）。1 周后出血逐渐吸收，CT 可能显示不清，可以进行脑脊液检查。为了明确 SAH 的原因，可以进行 MRA 和 CTA 检查，必要时行选择性脑血管造影术。

2. 头颅 MRI　急性 SAH 24～48 h 内，在 MRI 很难查出，可能由于血液被脑脊液稀释，去氧血红蛋白表现为等信号所致。MRI 对确定颅内或脊髓内 AVM、海绵状血管瘤和颅内肿瘤十分有帮助。磁共振血管成像（MR angiography，MRA）是一种无创脑血管成像方法，可用于筛查颈内动脉狭窄、颅内血管畸形和动脉瘤等疾病。

3. 脑血管造影（DSA）　是确定 SAH 病因的必需手段，应尽早实施。常规行双侧颈内动脉、双侧椎动脉 4 根血管全脑动脉造影。必要时加照斜位片。怀疑脊髓动静脉畸形者还应行脊髓动脉造影。

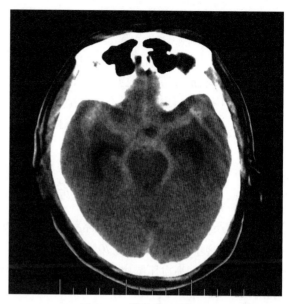

图 8-1　蛛网膜下腔出血

4. 腰椎穿刺　用于 CT 检查阴性，又怀疑 SAH 者。颅内压增高应慎用。常见 SAH 病因鉴别见表 8-1。

表 8-1　常见 SAH 病因鉴别

	动脉瘤	动静脉畸形	动脉硬化	烟雾病	脑瘤卒中
发病年龄	40～60 岁	35 岁以下	50 岁以上	青少年多见	30～60 岁
出血前症状	无症状，少数动眼神经麻痹	常见癫痫发作	高血压史	可见偏瘫	颅压高和病灶症状
血压	正常或增高	正常	增高	正常	正常
复发出血	常见且有规律	年出血率2%	可见	可见	少见
意识障碍	多严重	较重	较重	有轻有重	较重
脑神经麻痹	2～6 脑神经	无	少见	少见	见于颅底肿瘤
偏瘫	少见	较常见	多见	常见	常见
眼的改变	可见玻璃体出血	少见	眼底动脉硬化	少见	视神经乳头水肿
CT 检查	SAH	脑萎缩或 AVM 影	梗死灶	脑室出血铸型	增强可见瘤影
脑血管造影	动脉瘤和血管痉挛	动静脉畸形	动脉粗细不均	脑底动脉异常血管团	有时可见染色

（四）治疗

（1）出血急性期绝对卧床、严密观察生命体征，有明显意识障碍的患者（Hunt 和 Hess 分级法 Ⅲ～Ⅴ级），应当送往重症监护病房。预防深静脉血栓等。头痛剧烈者给予止痛剂、镇静剂，保持大便通畅等。

（2）伴颅内压增高时，应用甘露醇脱水治疗，给予地塞米松减轻脑水肿。合并脑室内出血或脑积水，可行脑室穿刺外引流。

（3）患者条件允许，尽早行脑血管造影，以明确出血原因，针对病因治疗，如开颅动脉瘤夹闭、动静脉畸形或脑肿瘤切除等。

（4）测量中心静脉压，维持电解质平衡。SAH 后可能发生低钠血症。

（5）虽然抗纤溶酶药物治疗可以降低再出血率，但会出现局灶性脑缺血。

（6）癫痫是再出血的潜在危险因素，出血早期可预防性应用抗惊厥药物。

（7）出血早期可应用尼莫地平抗血管痉挛。

第二节　颅内动脉瘤

颅内动脉瘤（intracranial aneurysm）系颅内动脉壁瘤样异常突起，尸检发现率为 0.2% ~ 7.9%，因动脉瘤破裂所致 SAH 约占 70%，年发生率为（6 ~ 35.3）/10 万。脑血管意外中，动脉瘤破裂出血仅次于脑血栓和高血压脑出血，居第 3 位。本病破裂出血的患者约 1/3 在就诊以前死亡，1/3 死于医院内，1/3 经过治疗得以生存。

本病高发年龄为 40 ~ 60 岁，约 2% 的动脉瘤在幼时发病，最小年龄仅 5 岁，最大年龄为 70 岁，男女差别不大。

（一）发病机制

脑动脉瘤发生的确切病理生理学机制目前存在争论。内弹力层退变、脑动脉分叉处中膜缺失，或中膜纤维结构异常和排列异常及血流动力学改变，这些因素共同促使脑动脉壁更为薄弱。内弹力层退变可能因动脉硬化、炎性反应和蛋白水解酶活性增加所致。动脉硬化常与囊性脑动脉瘤伴发，但动脉硬化在动脉瘤形成过程中的确切作用尚不清楚。高血压并非主要致病因素，但能促进囊性动脉瘤形成和发展。

（二）病理

囊性动脉瘤呈球形或浆果状，外观紫红色，瘤壁极薄，术中可见瘤内的血流旋涡。瘤顶部最为薄弱，98% 动脉瘤出血位于瘤顶。巨大动脉瘤内常有血栓形成，甚至钙化，血栓分层呈"洋葱"状。直径小的动脉瘤出血机会较多。颅内多发性动脉瘤约占 20%，以 2 个多见，亦有 3 个以上的动脉瘤。有的患者合并多囊肾、动静脉畸形和结缔组织疾病。

（三）动脉瘤的分类

1. 按其位置分类

（1）颈内动脉系统动脉瘤，约占颅内动脉瘤 90%。①颈内动脉瘤。②大脑前动脉瘤 – 前交通动脉瘤。③大脑中动脉瘤。

（2）椎基底动脉系统动脉瘤，约占 10%。①椎动脉瘤。②基底动脉干动脉瘤。③大脑后动脉瘤。④小脑上动脉瘤。⑤小脑前下动脉瘤。⑥小脑后下动脉瘤。⑦基底动脉瘤分叉部动脉瘤。

2. 按其大小分类　小型动脉瘤（≤0.5 cm），一般动脉瘤（0.5 ~ 1.5 cm），大型动脉瘤（1.5 ~ 2.5 cm），巨型动脉瘤（≥2.5 cm）。

3. 按其形态分类　囊状动脉瘤、梭形动脉瘤、夹层动脉瘤。

（四）临床表现

临床表现分为出血症状、局灶症状、缺血症状、癫痫和脑积水五组。

1. 出血症状 无症状未破动脉瘤年出血的概率为 1% ~ 2%，有症状未破的动脉瘤年出血的概率约为 6%。小而未破的动脉瘤无症状，出血倾向与动脉瘤的直径、大小、类型有关。直径 4 mm 以下的动脉瘤蒂和壁均较厚，不易出血。90% 的出血发生在动脉瘤直径大于 4 mm 的病例，巨型动脉瘤容易在腔内形成血栓，瘤壁增厚，出血倾向反而下降。

多数动脉瘤破口会被凝血封闭而出血停止，病情逐渐稳定。未治的破裂动脉瘤中，24 h 内再出血的概率是 4%，第一个月里再出血的概率是每天 1% ~ 2%；3 个月后，每年再出血的概率是 2%。死于再出血者约占本病的 1/3，多在 6 周内，也可发生在数月甚至数十年后。

部分患者 SAH 可沿视神经鞘延伸，引起玻璃体膜下和视网膜出血。出血量过大时，血液可浸入玻璃体内引起视力障碍，死亡率高。出血可在 6 ~ 12 个月吸收。10% ~ 20% 的患者还可见视神经乳头水肿。

2. 局灶症状 大于 7 mm 的动脉瘤可出现压迫症状。巨型动脉瘤有时容易与颅内肿瘤混淆，如将动脉瘤当作肿瘤手术则是相当危险的。动眼神经最常受累，其次为展神经和视神经，偶尔也有滑车、三叉和面神经受累。

动眼神经麻痹常见于颈内动脉 – 后交通动脉瘤和大脑后动脉瘤，动眼神经位于颈内动脉（C1 – C2）的外后方，颈内动脉 – 后交通动脉瘤中，30% ~ 53% 出现患侧动眼神经麻痹。动眼神经麻痹首先出现提睑无力，数小时到数天达到完全的地步，表现为单侧眼睑下垂、瞳孔散大、内收、上、下视不能，直接、间接光反应消失。海绵窦段和床突上动脉瘤可出现视力、视野障碍和三叉神经痛。

颈内动脉巨型动脉瘤有时被误诊为垂体瘤；中动脉瘤出血形成颞叶血肿；或因脑血管痉挛脑梗死，患者可出现偏瘫和语言功能障碍。前交通动脉瘤一般无定位症状，但如果累及下丘脑或边缘系统，可出现精神症状、高热、尿崩等情况。

基底动脉分叉部、小脑上动脉及大脑后动脉近端动脉瘤位于脚间窝前方，常出现第 Ⅲ、Ⅳ、Ⅵ 对脑神经麻痹及大脑脚、脑桥的压迫，如 Weber 综合征、两眼同向凝视麻痹和交叉性偏瘫等。基底动脉干和小脑前下动脉瘤表现为不同水平的脑桥压迫症状，如 Millard-Gubler 综合征（一侧展神经、面神经麻痹伴对侧锥体束征）和 Foville 综合征（除 Millard-Gubler 综合征外，还有同向偏视障碍）、凝视麻痹、眼球震颤等。罕见的内听动脉瘤可同时出现面瘫、味觉及听力障碍。椎动脉瘤、小脑后下动脉瘤、脊髓前后动脉瘤可引起典型或不完全的桥小脑角综合征、枕骨大孔综合征，以及小脑体征、后组脑神经损害体征、延髓上颈髓压迫体征。

巨型动脉瘤压迫第 Ⅲ 脑室后部和导水管，可出现梗阻性脑积水症状。

3. 缺血症状 迟发性缺血性障碍（delayed ischemic deficits，DID）又称症状性脑血管痉挛，发生率为 35%，致死率为 10% ~ 15%。脑血管造影或 TCD 显示有脑血管痉挛者不一定有临床症状，只有伴有脑血管侧支循环不良，rCBF 每分钟 < 20 mL/100 g 时才引起 DID。DID 多出现于动脉瘤出血后 3 ~ 6 天，7 ~ 10 天为高峰，表现为：①前驱症状：SAH 的症状经过治疗或休息而好转后，又出现或进行性加重，外周血白细胞持续升高、持续发热；②意识由清醒转为嗜睡或昏迷；③局灶神经体征出现。上述症状多发展缓慢，经过数小时或数日达到高峰，持续 1 ~ 2 周后逐渐缓解。

4. 癫痫 因 SAH 或脑软化，有的患者可发生抽搐，多为大发作。

5. 脑积水 动脉瘤出血后，因凝血块阻塞室间孔或大脑导水管，引起急性脑积水，导致意识障碍；合并急性脑积水者占15%，如有症状应行脑室引流术。由于基底池粘连也会引起慢性脑积水，需行侧脑室–腹腔分流术，可能对部分病例有效。

（五）手术前评价

1. 手术前分级　为便于判断动脉瘤病情，选择造影和手术时机，评价疗效，国际最常采用的动脉瘤分级方法是 Hunt 和 Hess 分级法（表8–2）。

表8–2　Hunt 和 Hess 分级法

分级	临床表现
Ⅰ级	无症状，或有轻微头痛和颈强直
Ⅱ级	头痛较重，颈强直，除脑神经麻痹无其他神经症状
Ⅲ级	嗜睡或有局灶性神经功能障碍
Ⅳ级	昏迷、偏瘫，早期去大脑强直和自主神经功能障碍
Ⅴ级	深昏迷、去大脑强直，濒危状态

根据 Hunt 五级分类法，病情在Ⅰ、Ⅱ级的患者应尽早进行造影和手术治疗。Ⅲ级以上提示出血严重，可能伴发血管痉挛和脑积水，手术危险较大，待数日病情好转后再行手术治疗。Ⅲ级以下患者，出血后3～4天内手术夹闭动脉瘤，可以防止动脉瘤再次出血，减少血管痉挛发生。椎–基底动脉或巨大动脉瘤，病情Ⅲ级以上，提示出血严重，或存在血管痉挛和脑积水，手术危险性较大，应待病情好转后手术。

2. 头颅 CT　可以确定 SAH、血肿部位大小、脑积水、脑梗死、多发动脉瘤中破裂出血的动脉瘤。如纵裂出血常提示前动脉或前交通动脉瘤，侧裂出血常提示后交通动脉或中动脉瘤，第Ⅳ脑室出血常提示椎动脉或小脑后下动脉瘤。巨大动脉瘤周围水肿呈低密度，瘤内层状血栓呈高密度，瘤腔中心的流动血液呈低密度。故而在 CT 上呈现特有的"靶环征"，即密度不同的同心环形图像。直径小于1.0 cm 的动脉瘤，CT 不易查出。直径大于1.0 cm 者，注射对比剂后，CT 扫描可检出。计算机断层扫描血管造影（CTA）可通过 3D–CT 从不同角度了解动脉瘤与载瘤动脉，尤其是与相邻骨性结构的关系，为手术决策提供更多资料（图8–2）。

3. 头颅 MRI　颅内动脉瘤多位于颅底 Willis 环。MRI 优于 CT，动脉瘤内可见流空影。MRA 和 CTA 可提示不同部位动脉瘤，常用于颅内动脉瘤筛查，有助于从不同角度了解动脉瘤与载瘤动脉的关系。磁共振血管成像（MRA）不需要注射造影剂，可显示不同部位的动脉瘤，旋转血管影像以观察动脉瘤蒂、动脉瘤内血流情况，还可以显示整个脑静脉系统，发现静脉和静脉窦的病变。

4. 数字减影血管造影（DSA）　是确诊颅内动脉瘤必需的金标准，对判明动脉瘤的位置、数目、形态、内径、瘤蒂宽窄、有无血管痉挛、痉挛的范围及程度和确定手术方案十分重要。经股动脉插管全脑血管造影，多方位投照，可避免遗漏多发动脉瘤。Ⅰ、Ⅱ级患者脑血管造影应及早进行；Ⅲ、Ⅳ级患者待病情稳定后，再行造影检查；Ⅴ级患者只行 CT 除外血肿和脑积水。首次造影阴性，合并脑动脉痉挛或高度怀疑动脉瘤者，1个月后应重复造影，如仍阴性，可能是小动脉瘤破裂后消失，或内有血栓形成。

5. 经颅多普勒超声（TCD）　为无创诊断。在血容量一定的情况下，血流速度与血管的横截面积成反比，故用 TCD 技术测量血管的血流速度可以间接地测定血管痉挛的程度。

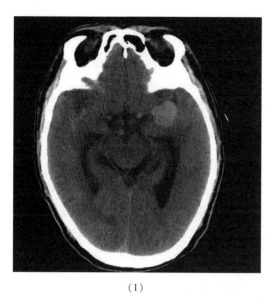
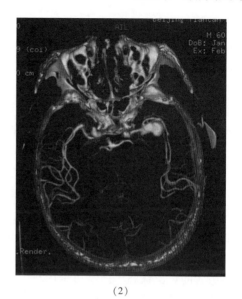

(1) (2)

图 8 - 2 颅内动脉瘤

(1) CT 表现; (2) 3D - CT 表现

（六）治疗

1. 非手术治疗 主要目的在于防止再出血和控制动脉痉挛，用于以下情况：①患者全身情况不能耐受开颅手术者。②诊断不明确、需进一步检查者。③患者拒绝手术或手术失败者。

（1）绝对卧床休息 14～21 天、适当抬高头部。镇痛、抗癫痫治疗。便秘者给缓泻剂。保持患者安静，尽量减少不良的声、光刺激，避免情绪激动。为预防动脉瘤再次出血，患者最好置于 ICU 监护。

（2）预防和治疗脑动脉痉挛，有条件者，TCD 监测脑血流变化，及时发现脑血管痉挛。早期可试用钙离子拮抗剂改善微循环。

（3）根据病情退热、防感染、加强营养、维持水电解质平衡、心电监测，严密观察生命体征及神经功能变化。

（4）降低血压是减少再出血的重要措施之一，但由于动脉瘤出血后多伴有动脉痉挛，脑供血已经减少，如血压降得过多可能引起脑供血不足，通常降低 10% 即可，密切观察病情，如有头晕、意识障碍等缺血症状，应预予适当的回升。

（5）降低颅内压能增加脑血流量、推迟血脑屏障的损害、减轻脑水肿，还能加强脑保护。

（6）扩血管治疗可选用 6 - 氨基己酸，抑制纤维蛋白溶解酶原形成，肾功能障碍者慎用，副作用是血栓形成。

2. 手术治疗 开颅夹闭动脉瘤蒂仍是首选治疗方法。目前，动脉瘤显微手术总的死亡率已降至 2% 以下。而保守治疗患者 70% 会迟早死于动脉瘤再出血。

（1）手术时机：早、晚期手术是有争论的问题。动脉瘤破裂出血后 48～96 h 内为早期手术，出血 10～14 天后的手术为晚期手术。

近年来趋向于对破裂动脉瘤实施早期手术，理由是：①动脉瘤再破裂出血的高峰期在初次出血后 1 周内，早期手术可减少动脉瘤再破裂危险；②术中可清除血凝块等引起血管痉挛的有害物质。但是出血早期，脑组织肿胀，生命体征不平稳，增加了手术难度，使手术死亡率和致残率升高。提倡晚期手术的理由：①早期手术牵拉脑组织，加重脑水肿；②术中动脉瘤破裂概率较高；③手术易造成血管损伤，可加重术后的血管痉挛。

（2）手术方法：手术的目的是阻断动脉瘤的血液供应、避免发生再出血，保持载瘤及供血动脉通畅，维持脑组织的正常血运。动脉瘤孤立术是在动脉瘤的两端夹闭载瘤动脉，但在未证实脑的侧支循环供应良好的情况下应慎用。动脉瘤壁加固术疗效不肯定，应尽量少用。临床不适宜手术，而导管可到达的动脉瘤，可选弹簧圈栓塞的介入治疗。

应根据脑动脉瘤的位置选择相应的手术入路。手术分离动脉瘤时先辨明各大血管、确定载瘤动脉、暴露瘤颈，分清动脉瘤的类型、与载瘤动脉的关系，并确定用何种类型的动脉瘤夹。分离困难时可借助内镜。处理动脉瘤前一般不需要降温、降血压。对于瘤体大、粘连紧或有破裂可能的动脉瘤应控制其血压，使收缩压短时间内降到 70 mmHg 左右。术后应该常规复查 DSA，了解动脉瘤夹闭情况。

3. 术后治疗　动脉瘤术后患者应该常规进 ICU 病房监护治疗，监测生命体征、氧饱和度等，并注意观察患者的意识状态、神经功能状态、肢体活动情况。术后可给予预防癫痫药物、抗脑血管痉挛药物、抗酸药物等，可根据术中情况适当程度应用脱水药物治疗。术前可临时使用一次抗生素，预防感染，术后则不需再常规使用抗生素。

4. 特殊类型动脉瘤的治疗

（1）巨大动脉瘤：颅内巨大动脉瘤（giant aneurysm）是指直径≥2.5 cm 的动脉瘤，约占 7.8%，多见于颈内动脉海绵窦段及其末端分叉部、大脑中动脉主干分叉部、基底动脉及椎–基底动脉连接部。临床表现为自发性 SAH 和占位效应。手术治疗除防止动脉瘤再破裂出血外，还应解除其占位效应。手术是巨大动脉瘤首选的治疗方法。巨大动脉瘤手术难点有：①暴露巨大动脉瘤蒂。②保持载瘤动脉通畅。③解除巨大动脉瘤的占位效应。

（2）多发性动脉瘤：好发于两侧对称的部位，特别是颈内动脉及大脑中动脉上，出血机会较单发者多。最好一次手术能夹闭全部动脉瘤，若无法做到可分期手术，但应首先处理出血的或者有出血倾向的动脉瘤。根据临床症状和影像学特征的综合分析，大多数情况下出血的动脉瘤能被分辨出来。

（3）未破裂过的动脉瘤：随着医疗水平的不断提高、新的检查技术的广泛应用，未破裂过和无症状的动脉瘤被发现的机会越来越多，其中 15%～50% 有继续变大和出血的可能性。部分学者主张保守治疗，定期检查。但多数人提倡尽早手术治疗。

5. 介入治疗动脉瘤　是将可脱卸的球囊或弹簧圈，置在动脉瘤内，闭塞动脉瘤，并保持载瘤动脉通畅。

目前多数学者认为，以下情况可考虑介入治疗：①对于动脉瘤的患者开颅手术失败或复发者。②没有能完全夹闭动脉者。③动脉瘤难以夹闭，或因全身情况不适合于开颅手术者，如风湿性心脏病，血小板减少症，肝、肾功能不全，头皮银屑病等。

少数患者在栓塞中或栓塞以后，由于瘤内血栓脱落出现短暂性脑缺血（TIA），甚至卒中。球囊位置不当，可能造成远端动脉的堵塞。微导管断裂于颅内。栓塞过程中动脉瘤破裂出血，需被迫急诊开颅手术。

（七）预后

影响动脉瘤预后的因素有患病年龄，动脉瘤的大小、部位、临床分级，术前有无其他疾病，就诊时间，手术时机的选择等，尤其是动脉瘤患者 SAH 后，是否伴有血管痉挛和颅内血肿对预后有重要影响。其他如手术者的经验、技巧，有无脑积水等均对预后有影响。

第三节　颅内血管畸形

颅内血管畸形（intracranial vascular malformations）属于先天性中枢神经系统血管发育异常，人口发生率为 0.1% ~4.0%，分四种：①动静脉畸形（arteriovenous malformations，AVM）。②海绵状血管瘤（cavernous hemangioma）。③毛细血管扩张（telangiectasia）。④静脉畸形（venous malformations）。其中以动静脉畸形最常见，分别占颅内幕上、下血管畸形的 62.7% 和 42.7%。

一、颅内动静脉畸形

颅内动静脉畸形（AVM）是一团发育异常的病理脑血管，由一支或几支动脉供血，不经毛细血管床，直接向静脉引流。畸形血管团小的直径不及 1 cm，大的可达 10 cm，内有脑组织，体积可随人体发育而增长，其周围脑组织可因缺血而萎缩，呈胶质增生带，有时伴陈旧性出血。畸形血管表面的蛛网膜色白且厚。颅内 AVM 可发生在大脑半球任何部位，呈楔形，其尖端指向侧脑室。本病男性稍多于女性，64% 在 40 岁以前发病。

（一）临床表现

1. 颅内出血　患者出现头痛、呕吐、意识障碍等症状，小的出血症状不明显。出血多发生在脑内，占 SAH 的 9%，仅次于颅内动脉瘤。文献报道 30% ~65% 的 AVM 首发症状是出血，高发年龄为 15 ~20 岁，年轻患者出血的危险高于老年患者，AVM 每年出血率为 2% ~4%，再出血率和出血后死亡率都低于颅内动脉瘤。这是由于其出血源多为病理循环的静脉，压力低于脑动脉。另外，出血较少发生在基底池，出血后脑血管痉挛也少见。影响 AVM 出血的因素尚不十分明确。一般认为，单支动脉供血、体积小、部位深在，以及后颅窝 AVM 易出血。出血与性别、头部外伤关系不大。妇女妊娠期，AVM 出血的危险性增大。癫痫对出血无直接影响。

2. 癫痫　年龄越小出现的概率越高，1/3 发生在 30 岁前，多见于额、颞部 AVM。体积大的脑皮质 AVM、较小而深在的 AVM 容易引起癫痫。额部 AVM 多伴癫痫大发作，顶部以局限性发作为主。发生癫痫与脑缺血、病变周围胶质增生，以及出血后的含铁血黄素刺激大脑皮质有关。14% ~22% 出过血的 AVM 会发生癫痫。癫痫发作并不意味着出血的危险性增加。早期癫痫可服药控制发作，但最终药物治疗无效。由于长期癫痫发作，脑组织缺氧不断加重，致使患者智力减退。

3. 头痛　一半患者有头痛史，为单侧局部或全头痛，间断性或迁移性。头痛可能与供血动脉、引流静脉以及窦的扩张有关，或因 AVM 小量出血、脑积水和颅内压增高引起。

4. 神经功能缺损　脑内血肿可致急性偏瘫、失语。4% ~12% 未出血 AVM 患者呈进行性神经功能缺损，出现运动、感觉、视野以及语言功能障碍，多因 AVM 盗血作用或合并脑积水。个别患者可有三叉神经痛或头颅杂音。

5. 儿童大脑大静脉动脉瘤样畸形（aneurysm malformation of vein of Galen）　可以导致心力衰竭和脑积水。

（二）手术前评价

1. CT　经加强扫描 AVM 表现为混杂密度区，大脑半球中线结构无移位。出血急性期，CT 可以确定出血部位及程度。

2. MRI　病变内高速血流在 T_1WI 和 T_2WI 出现流空现象（图 8-3（1）、（2））。对造影不显影的隐匿性动静脉畸形，MRI 还可明确诊断。另外，MRI 能显示 AVM 的脑解剖部位，为切除 AVM 选择手术入路提供依据。MRA 可用于 AVM 高危人群筛选。

3. 数字减影血管造影（DSA）　是确诊的必需手段。全脑血管造影并连续拍片，确定畸形血管团大小、范围、供血动脉、引流静脉以及血流速度（图 8-3（3）），有时还可见对侧颈内动脉或椎-基底动脉系统的盗血现象。

4. 脑电图检查　病变区及其周围可出现慢波或棘波。癫痫患者术中脑电图监测，切除癫痫病灶，可减少术后抽搐发作。

5. AVM 的 Spetzler 分级法　①AVM 直径 <3 cm 1 分，3~6 cm 2 分，>6 cm 3 分；②AVM 位于非功能区 0 分，位于功能区 1 分；③AVM 表浅静脉引流 0 分，深部静脉引流 1 分。根据 AVM 大小、是否在功能区、有无深部静脉引流 3 项得分相加，以其结果数值定级，级别越高手术难度越大，预后越差。完全位于功能区、巨大 AVM，或累及下丘脑和脑干的 AVM 视为 6 级，任何方法治疗危险性都极大。

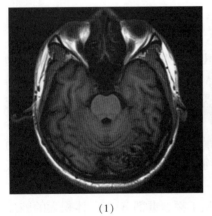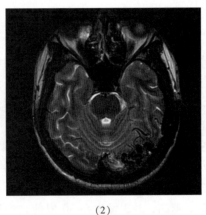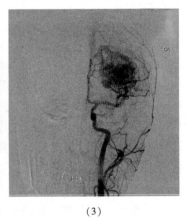

（1）　　　　　　　　　　　　（2）　　　　　　　　　　　　（3）

图 8-3　颅内动静脉畸形

（1）MRI T_1 像；（2）MRI T_2 像；（3）DSA 像

（三）治疗

1. 手术　手术切除为治疗颅内 AVM 的最彻底方法，不仅能杜绝病变出血，阻止畸形血管盗血，改善脑血供，还能控制癫痫发作。应用显微手术技术，颅内 AVM 手术切除效果令人满意。切除 AVM 时骨窗应充分包括病变和供应动脉，引流静脉，全切病灶后，应充分止血。

2. 放射治疗　直径小于 3 cm 的 AVM，可考虑立体定向放射治疗。治疗后，畸形血管内皮增生，血管壁增厚，形成血栓闭塞畸形血管，通常需 1~3 年后才能见效，治疗期间有出血可能。

3. 介入神经放射治疗（treatment of interventional neuroradiology）　术前 1~2 周应用氰基丙烯酸正丁酯（NBCA）或微弹簧圈等材料，栓塞巨大动静脉畸形令其体积缩小，便于手术切除。

4. 复查脑血管造影　各种治疗后都应择期复查脑血管造影，了解畸形血管是否消失。对残存的畸形血管团需辅以其他治疗，避免再出血。术中造影能随时了解 AVM 切除情况。

二、海绵状血管瘤

海绵状血管瘤（cavernous hemangiomas）也称海绵状血管畸形（cavernous malformations），占中枢性神经系统血管畸形的 5%～13%，多位于幕上脑内，10%～23% 在后颅窝，常见于脑桥。本病有遗传性，多发者占 18.7%；有家族史者常见，占 6%，特别在美国西班牙后裔（Hispanic descent）。海绵状血管瘤直径 1～5 cm，圆形致密包块，边界清楚，内含钙化和血栓，良性，没有大的供血动脉和引流静脉，可反复小量出血。

61% 的患者在 20～40 岁发病，男女相差不大，患者以癫痫为首发症状者占 31%～55%。其次为反复脑内出血，随访发现人年出血率为 0.7%，表现为头痛、呕吐、进行性神经功能障碍。部分患者为偶然发现。注射对比剂后 CT 可显示脑内高密度病变。MRI 典型表现为 T_2 像周边低信号，内为混合信号。伴有癫痫者，尤其是在多发病灶，应行脑电图检查，以确定肿瘤与癫痫灶是否一致。

造成癫痫、神经功能缺损和反复出血的病灶应手术切除，尤其是儿童和脑干内的海绵状血管瘤。使用神经导航（neuronavigation）微创手术效果满意。无症状的海绵状血管可定期观察。本病对放射治疗不敏感。

三、颅内静脉畸形

颅内静脉畸形（intracranial venous malformation）是无动脉成分的血管畸形，由一簇脑内静脉汇集到一个粗大的静脉干构成，静脉缺乏平滑肌和弹力纤维，在扩张的血管之间有正常脑组织，此点与海绵状血管瘤不同。本病占血管畸形的 2%～9%，无遗传性。MRI 的广泛应用，使本病的检出率有所增高。70% 以上发生在额叶和顶叶，或小脑深部白质。患者可有癫痫。病变内低血流量和低压力，出血少见。多属静止期。脑血管造影和 MRI 发现病变呈水母样为其典型表现（图 8-4）。

因病变在脑内分布广泛，手术切除对正常脑组织损伤严重，非证实为明确的癫痫灶或出血者，不宜采取手术。

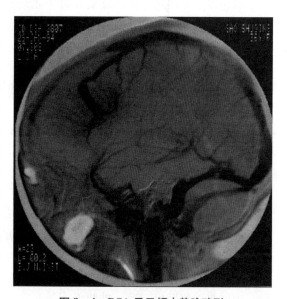

图 8-4　DSA 显示颅内静脉畸形

四、毛细血管扩张

本病罕见，尸检发现率为 0.04%～0.15%，为毛细血管发育异常，可发生在中枢神经任何部位，脑桥多见。本病通常无症状，在脑血管畸形中出血发生率最低。CT 无特殊表现，MRI T_1 像上表现为等信号或低信号，T_2 为等信号到轻度高信号，加强后 T_1WI 上轻度增强。本病无须治疗。造成脑桥出血预后差。

第四节 脊髓血管畸形

脊髓血管畸形少见，男性多于女性，80% 在 20～60 岁发病，主要为 AVM，其次为海绵状血管瘤。脊髓 AVM 系先天脊髓血管发育异常，由一团扩张迂曲的畸形血管构成，内含一根或几根增粗的供应动脉和扩张迂曲的引流静脉。本病可位于髓内和（或）髓外，亦可在硬脊膜外形成动静脉瘘。由于脊髓各节段供血来源不同，按 AVM 所在部位可分为三组：颈段、上胸段和下胸－腰－骶段，以后者最常见。

脊髓 AVM 因动脉血不经毛细血管直接进入静脉引起静脉压增高，远侧静脉血流淤滞，血管扩张迂曲，压迫脊髓或神经根。病情缓慢加重，或时轻时重，也可多年保持稳定。间歇性跛行，四肢力弱甚至瘫痪，括约肌障碍等症状临床也常见。病变血管破裂引起脊髓 SAH 或脊髓内血肿。一半以上以急性疼痛发病，疼痛部位与畸形所在脊髓节段相符合，反复发作，改变体位可诱发疼痛。

脊髓碘油造影可见迂曲扩张的蚓状充盈缺损或造影剂滞留。AVM 在 MRI 表现为流空的血管影，有时为异常条索状等 T_2 信号。合并出血时，病变中混有不规则点片状短 T1 高强度信号。脊髓血管造影可清楚地显示 AVM 的位置范围，为手术切除提供依据。

本病以手术切除为主。显微外科手术切除表浅局限的脊髓 AVM 和髓内海绵状血管瘤效果满意。对无临床症状的髓内血管畸形手术需慎重考虑。AVM 范围广泛，可血管内治疗后再手术切除。

第五节 脑底异常血管网症

脑底异常血管网症又称烟雾病（moyamoya disease），为颈内动脉颅内起始段闭塞，脑底出现纤细血管网，因脑血管造影形似烟雾而得名。

（一）病因和病理

本病可继发于钩端螺旋体脑动脉炎、脑动脉硬化、脑动脉炎，以及放射治疗后。但绝大部分病因尚不清楚，可能与脑动脉先天发育不良、免疫缺陷有关。有人报道本病有家族性，与 HLA 抗原和抗双链 DNA 抗体有关。

颅底颈内动脉段管腔闭塞，常累及双侧。增厚的内膜常有脂质物沉积，其管壁内弹力层断裂、曲折，中层平滑肌明显变薄，外膜无明显改变。椎－基底动脉很少受影响。颅底动脉及深穿支代偿性增生，形成丰富的侧支循环血管交织成网。同时颅内、外动脉广泛的异常沟通，异常血管网管壁菲薄，管腔扩张，甚至形成粟粒状囊性动脉瘤，可破裂出血。类似的血管改变同样可见于心、肾和其他器官，所以是一种全身性疾病。

（二）临床表现

本病有两个发病年龄高峰，儿童为 10 岁以下，平均 3 岁；成年人为 20～30 岁。性别无明显差异。可表现为缺血或出血性脑卒中，且反复发作。

1. 缺血 儿童和青少年多见，占81%。常有 TIA，反复发作，逐渐偏瘫，也可左右两侧肢体交替出现偏瘫，或伴失语，智力减退等。有些患者癫痫发作。10 岁前病灶进展活跃，以后逐渐稳定。

2. 出血 发作年龄晚于缺血组，成年患者出血发病占60%。由于异常血管网合并粟粒性囊状动脉瘤破裂，造成脑出血，发病急，患者头痛、呕吐，意识障碍或伴偏瘫。

（三）诊断

1. 脑血管造影可确诊，其特殊表现为颈内动脉床突上段狭窄或闭塞；在脑底部位纤细的异常血管网，呈烟雾状；广泛的血管吻合，如大脑后动脉与胼周动脉吻合网，颈外动脉与颞动脉吻合（图 8 – 5（1）、（2））。

2. 头部 CT 和 MRI 可显示脑梗死、脑萎缩或脑室内出血铸型（图 8 – 5（3））。MRA 可见烟雾状的脑底异常血管网征象。

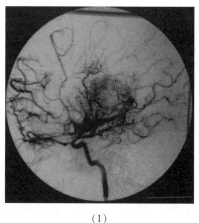
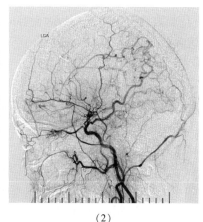
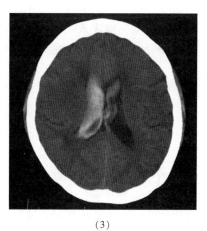

（1） （2） （3）

图 8 – 5 脑底异常血管网症

（1）DSA；（2）DSA 示颅内外血管广泛吻合；（3）脑室内出血铸型

（四）治疗

由于病因不清，本病尚无特殊治疗方法。继发性脑底异常血管网，针对病因治疗。脑缺血患者可给予扩张血管剂治疗。急性脑内出血造成脑压迫者，应紧急手术清除血肿。单纯脑室内出血铸型，可行侧脑室额角穿刺引流。血肿吸收后继发脑积水，需行侧脑室 – 腹腔分流术。

颞浅动脉 – 大脑中动脉吻合术、颞肌（或颞浅动脉）贴敷术等再建术，对改善血运和神经功能障碍有帮助。颈部交感神经节切除及颈动脉周围交感神经切除术，前额钻孔术，切开硬脑膜和蛛网膜可促使脑血流量增加。

第六节 脑 内 出 血

脑内出血（intracerebral hemorrhage）是指脑实质内和脑室内出血，我国和日本发病率较高，约占脑卒中的20%。半数因高血压病所致，其他原因包括动脉瘤、脑血管畸形、脑瘤卒中、败血症、动脉炎、血液病以及抗凝治疗并发症。

80% 出血位于幕上，20% 在幕下。壳核出血占 60%，丘脑、脑桥、小脑和大脑半球白质出血各占 10%，脑干出血占 1%~6%。出血少则几毫升，多可达数百毫升。急性发病，剧烈头痛，呕吐。脑干和小脑出血，以眩晕为主要症状。神经系统症状出现较早，如偏瘫、语言障碍，有的患者会发生癫痫。出血严重者伴意识障碍。头颅 CT 对脑内出血诊断准确率达 100%，确定出血的部位、范围，周围组织受压和脑水肿情况。估计血肿量 = 1/2 A×B×C（A，B 代表 CT 每层面血肿的长和宽，C 代表 CT 层面数）。

手术治疗必须根据患者年龄、血肿的大小和部位、患者或家属对患者术后状态的理解和意愿而定。手术适用于 GCS 6~12 分，血肿部位浅，脑水肿和中线移位明显，神经系功能损害进展，早期脑疝，小脑血肿≥15 mL 和大脑半球血肿≥30 mL 者。内侧型脑内血肿或出血破入脑室者，手术效果不佳；年龄过大，GCS≤5 分，心、肺、肝、肾功能严重不全，亦不宜外科治疗。手术目的是清除血肿，解除脑压迫，降低病死率，减少植物生存。多采用额颞开颅，清除血肿并彻底止血。立体定向或微骨孔血肿碎吸术简便易行、迅速有效，不易止血是其不足。

怀疑动脉瘤或 AVM 者，术前应行脑血管造影检查。清除血肿时，不要轻易切除 AVM，以防大出血。因肿瘤卒中，清除血肿后应再切除肿瘤并送病理检查。

（曹 勇）

本 章 小 结

颅内和椎管内血管性疾病包括颅内和脊髓的动脉瘤、血管畸形、高血压脑出血等多种血管性疾病，其临床表现多以出血、缺血、占位症状多见，重要辅助检查包括 CT、MRI 和 DSA 造影术。通过临床症状、体征及影像学表现可以明确定位诊断和定性诊断。颅内和椎管内血管性疾病的治疗包括内科保守治疗、手术治疗及血管内介入治疗，其具体治疗方式选择应根据患者实际情况确定。

思 考 题

1. 简述蛛网膜下腔出血的原因。
2. 简述 Hunt 和 Hess 分级法。
3. 简述颅内血管畸形的种类及影像特点。
4. 简述烟雾病的临床表现。
5. 简述高血压脑出血的治疗原则。

参 考 文 献

［1］ 王忠诚. 王忠诚神经外科学. 武汉：湖北科学技术出版社，2005.
［2］ 刘承基. 脑血管病的外科治疗. 南京：江苏科学技术出版社，1987.
［3］ 周良辅. 现代神经外科学. 上海：复旦大学出版社，2001.
［4］ Yasargil M G. 显微神经外科学. 凌锋主译. 北京：中国科学技术出版社，2002.

［5］赵继宗. 血管神经外科学. 北京：人民卫生出版社，2013.

［6］马廉亭. 实用神经外科手册. 北京：科学出版社，2009.

［7］Greenberg M S. 神经外科手册. 7 版. 赵继宗主译. 南京：江苏科学技术出版社，2013.

［8］陈孝平. 外科学. 北京：人民卫生出版社，2010.

［9］徐启武. 脊髓脊柱外科学. 上海：上海科学技术出版社，2009.

［10］Biller H, Godersky J C, Adams H P. Management of aneurysmal subarachnoid hemorrhage. Stroke, 1988, 19：1300 – 1305.

第九章　颜面部疾病

| 学习目标 |

1. 了解唇部、腭部胚胎发育的过程，唇裂、腭裂的修补方法。

2. 了解舌下腺囊肿的成因、临床表现和治疗。

| 核心概念 |

【唇腭裂的形成】在胎儿发育成形的前12周，若受到某种因素的影响而使各胚突的正常发育及融合受到阻扰时，就有可能使胎儿发生各种不同的相应畸形。如一侧上颌突未能在一侧与内侧鼻突融合，则在上唇一侧产生单侧唇裂；如在两侧发生，则形成双侧唇裂。腭突未能与鼻中隔和前腭突的一侧融合，则形成单侧腭裂；若与两侧均未融合，则形成腭裂。

【唇腭裂的病因】①遗传因素。②营养缺乏。③病毒感染。④药物因素。⑤内分泌失调。⑥放射线。⑦吸烟、酗酒。⑧父母年龄因素等。

【唇、腭裂的手术方法】①唇裂最常用的手术方法包括上三角瓣法和下三角瓣法两种，但目前多采用上三角瓣法。②腭裂的修复方法包括：一瓣法，主要用于修复软腭裂；两瓣法，用于修复各种类型的腭裂。

【舌下腺囊肿的成因】舌下腺囊肿可分为外渗性黏液囊肿和潴留性黏液囊肿两种类型。外渗性黏液囊肿系因导管破裂、黏液外漏入组织间隙所致。潴留性黏液囊肿发生的原因主要是导管系统的部分阻塞，可由微小涎石、分泌物浓缩或导管系统弯曲等原因所致。

| 引　言 |

颜面部疾病包括先天发育性疾病和后天获得性疾病，而颜面先天发育性疾病以唇腭裂最为常见。先天性唇腭裂的形成与胎儿发育成形的前12周，受到某种因素的影响，而使各胚突的正常发育及融合受阻有关。影响因素较复杂，包括遗传、营养和感染等因素。唇腭裂的治疗以手术修补为主，根据唇腭裂的类型可采用不同的手术修复方法，唇裂修复以上三角瓣法为主，腭裂的修复方法以两瓣法为主。舌下腺囊肿为后天获得性疾病，分为潴留性和外渗性囊肿，根据其病程和临床表现，比较容易诊断。其治疗方法根据囊肿的大小以及部位来决定，手术切除患侧舌下腺是主要的治疗方法。

第一节　先天性唇腭裂

一、胚胎发育

口腔颌面部发育始于胚胎发育的第 3 周，在前脑的下端及腹面膨大，形成一个圆形的突起，称为额鼻突；同时由第一对鳃弓分叉发育形成上、下颌突。上颌突位于下颌突的上方，它们均是从两侧向中线生长发育。上述突起之间的空隙即为口凹，以后发育为原始口腔，有口咽膜将其与前肠相隔。

第 5 周时，额鼻突的下缘两侧各出现一个由外胚层增厚下陷而形成的嗅窝，嗅窝的内外侧缘高起，称为内侧鼻突和外侧鼻突，嗅窝即为原始鼻腔。第 7 周时，嗅窝底破裂而形成鼻孔。左右侧上颌突与外侧鼻突相连形成鼻孔底及上唇，两侧内侧鼻突相连形成鼻小柱、人中及前颌。同时，两侧下颌突也向中线生长相连形成下颌。至此，由上下颌突围成的扁圆形口裂即告发育完成，口裂的腔隙也增大加深，形成原始口腔，但仍与原始鼻腔相通。

胚胎发育至第 8 周时，胎儿的面部初步形成。左右上颌突的内面（口裂面）生出一对板状突起称为继发腭突。两侧的继发腭突在中线融合，形成腭的大部，与形成前颌骨的原发腭相结合部为切牙孔。腭的形成使口腔和鼻腔分开。在已融合的组织内，其前端与鼻中隔相连部分骨化后形成硬腭；其后端不与鼻中隔相连部分无骨质发生，即为软腭，其中的中胚叶组织发育成为软腭的肌肉。额鼻突在左右原始鼻孔外侧之间的部分增高后，形成鼻梁和鼻尖，两原始鼻孔外侧之间的中胚层组织垂直向下生长形成板状称为鼻中隔，此隔的下缘与腭前部愈合后将鼻腔分割为左右两个鼻道。至此，胎儿的口和鼻即具备成年人的形态结构，此时的胚胎发育在第 12 周左右。

二、唇腭裂的形成

胎儿在发育过程中，特别是胎儿发育成形的前 12 周，若受到某种因素的影响而使各胚突的正常发育及融合受到阻扰时，就有可能使胎儿发生各种不同的相应畸形。例如：左右两侧下颌突未能在中线相互融合，则产生下唇正中裂或下颌裂；一侧上颌突未能在一侧与内侧鼻突融合，则在上唇一侧产生单侧唇裂，如在两侧发生，则形成双侧唇裂。上颌突与内侧鼻突有一部分或全部未融合，则发生各种不同程度的唇裂，以及不同程度的牙槽突裂，两个内侧鼻突未能正常融合则发生上唇正中裂。

腭裂的形成与唇裂相似，同样为胚突融合不全或完全不融合所致。如继发腭突未能与鼻中隔和前腭突的一侧融合，则形成单侧腭裂；若与两侧均未融合则形成腭裂；如与前颌部分未能融合，则形成牙槽突裂。由于腭突的融合过程是由前向后逐渐发生的，软腭裂与不完全腭裂都是在硬腭已经完全或部分融合后才发生的，因此，单纯的软腭裂只能在正中裂而无单侧和双侧之分。

三、唇腭裂的病因

唇腭裂畸形主要是在怀孕第 4 周到第 10 周期间，由于某些致病因素导致胎儿面部发育障碍所致，目前可能的致病因素包括：

1. 遗传因素　部分患儿直系或旁系亲属中有类似畸形发生，大约有 20% 唇腭裂患儿可有遗传史。

2. 营养缺乏　妇女怀孕期间的呕吐、厌食和偏食可影响营养摄入，造成维生素、叶酸以及钙、磷、铁等矿物质缺乏，成为唇腭裂患儿的致病因素。

3. 病毒感染　在孕妇妊娠早期（2 个月内），如患病毒性感冒或受风疹等病毒感染，可能成为唇裂患儿的原因。

4. 药物因素　目前已明确导致唇腭裂畸形的药物有肾上腺皮质激素、抗癫痫药、抗恶性肿瘤药物、抗过敏药物等。

5. 内分泌失调　在怀孕早期（8 周内），如孕妇情绪紧张，或生理性、精神性等原因，可以导致胚胎发生畸形。

6. 放射线　妊娠早期如果接触放射线，则有可能使胚胎细胞发生突变导致胎儿唇腭裂。

7. 吸烟、酗酒　孕妇吸烟、酗酒也可导致婴儿唇腭裂。

8. 父母年龄因素　唇腭裂的发生率与父母的生育年龄具有一定的相关性，生育年龄在 35 岁以上者，年龄越大，其子女唇腭裂发生风险性就越高。

四、唇　　裂

（一）唇裂的患病率与分类

唇裂（cleft lip）是口腔颌面部最常见的先天性畸形，常与腭裂伴发。根据以前的调查，新生儿唇腭裂的患病率大约为 1 : 1 000，但各地的资料并不完全一样。据统计，唇腭裂男女性别之比为 1.5 : 1，男性多于女性。

临床上，根据裂隙部位可将唇裂分为以下几类。

1. 国际上常用的分类法

（1）单侧唇裂

单侧不完全性唇裂：裂隙未裂至鼻底。

单侧完全性唇裂：整个上唇至鼻底完全裂开。

（2）双侧唇裂

双侧不完全性唇裂：双侧裂隙均未裂至鼻底。

双侧完全性唇裂：双侧上唇至鼻底完全裂开。

双侧混合性唇裂：一侧完全裂，另一侧不完全裂。

2. 国内常用的分类法

（1）单侧唇裂

Ⅰ度唇裂：仅限于红唇部分的裂开。

Ⅱ度唇裂：上唇部分裂开，但鼻底尚完整。

Ⅲ度唇裂：整个上唇至鼻底完全裂开。

（2）双侧唇裂：按单侧唇裂分类的方法对两侧分别进行分类，如双侧Ⅲ度唇裂，双侧Ⅱ度唇裂，左侧Ⅲ度、右侧Ⅱ度混合唇裂等。

此外，临床上还可见到隐性唇裂，即皮肤和黏膜无裂开，但其下方的肌层未能联合，致患侧出现浅沟状凹陷及唇峰分离等畸形。

（二）唇裂的手术治疗

外科手术是修复唇裂的重要手段。手术效果的优劣受多种因素的影响，故需对唇及唇裂的解剖学特点有充分的认识，并根据其畸形特点，采用多学科综合序列治疗的原则，制订出周密的治疗计划并妥善实施，方可取得满意的治疗效果。

1. 手术年龄的选择　一般认为，单侧唇裂整复术最适合的年龄为 3~6 个月，体重达 7 kg 以上。双侧唇裂整复术比单侧整复术复杂，手术时间较长，一般宜 6~12 个月时进行手术。随着医学的发展，唇裂手术的年龄有提前的趋势。此外，手术年龄还应依据患儿的全身状况和生长发育状况而定，如发育欠佳、营养不良或者胸腺肥大者均应推迟手术。

2. 手术方法　唇裂的整复方法包括单侧唇裂整复术和双侧唇裂整复术。单侧唇裂整复术的常用方法有下三角瓣法（Tennison-Randall 法）（图 9-1）和上三角瓣法（Millard 法）（图 9-2）。双侧唇裂整复术的常用方法包括保留前唇原长的整复术和前唇加长整复术，但后者目前临床上很少应用。

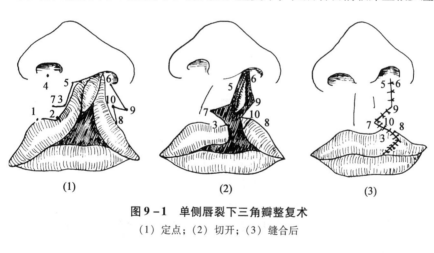

图 9-1　单侧唇裂下三角瓣整复术
（1）定点；（2）切开；（3）缝合后

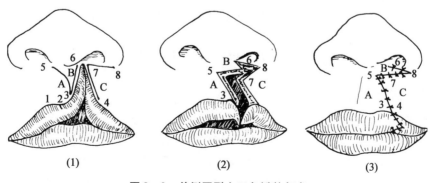

图 9-2　单侧唇裂上三角瓣整复术
（1）定点；（2）切开；（3）缝合后

3. 术后处理　唇裂手术结束后，当天伤口可用敷料覆盖，第 2 天开始暴露，可用生理盐水棉签轻擦伤口，保持局部清洁，并用唇弓减张。术后用汤匙或滴管喂饲，切忌吸吮。如伤口无感染，一般术后 6 ~ 7 天可拆除切口缝线；如个别缝线周围有感染迹象，应及时拆除该缝线。拆线时如婴儿躁动则易造成创伤，故必要时可在基础麻醉下进行拆线。如伤口张力高，则可在术后第 5 ~ 6 天时拆线，其余在第 7 ~ 8 天拆除。唇部及口腔内缝线可更迟些拆除或让其自然脱落。

五、腭　　裂

腭裂（cleft palate）可单独发生，也可与唇裂伴发。腭裂患者在吮吸、进食及语言等功能方面远比唇裂严重。腭裂畸形造成的多种生理功能障碍，特别是语言功能障碍和牙𬌗错乱对患者的生活、工作和学习均带来不利影响，也容易造成患者的心理障碍。因此腭裂患者的治疗除手术治疗外，更需要多学科合作的综合序列治疗（team-work），治疗的周期也比唇裂更长。

（一）腭裂的分类

根据硬腭和软腭部的骨质、黏膜、肌层的裂开程度和部位，多采用下列临床分类方法。

1. 软腭裂（cleft soft palate）　为软腭裂开，但有时只限于腭垂。不分左右，一般不伴唇裂，临床上以女性比较多见。

2. 不完全性腭裂（incomplete cleft palate）　亦称部分腭裂。软腭完全裂开伴有部分硬腭裂；有时伴发单侧不完全唇裂，但牙槽突常完整。本型也无左右之分。

3. 单侧完全性腭裂（unilateral complete cleft palate）　裂隙自腭垂至切牙孔完全裂开，并斜向外侧直抵牙槽突，与牙槽裂相连；健侧裂隙缘与鼻中隔相连；牙槽突裂有时裂隙消失仅存裂缝，有时裂隙很宽；常伴发同侧唇裂。

4. 双侧完全性腭裂（bilateral complete cleft palate）　在临床上常与双侧唇裂同时发生，裂隙在前颌骨部分，各向两侧斜裂，直达牙槽突；鼻中隔、前颌突及前唇部分孤立于中央。

除上述各类型外，还可以见到少数非典型的情况，如一侧完全、一侧不完全，腭垂缺失，腭黏膜下裂（隐裂）（submucous cleft palate），硬腭部分裂孔等。

除此之外，国内有些单位还有一种常见的腭裂分类方法，即将其分为三度：

Ⅰ度：限于腭垂裂。

Ⅱ度：部分腭裂，裂开未到切牙孔；根据裂开部位又分为浅Ⅱ度裂，仅限于软腭；深Ⅱ度裂，包括一部分硬腭裂开（不完全性腭裂）。

Ⅲ度：完全裂开，从腭垂到切牙区，包括牙槽突裂，常与唇裂伴发。

（二）腭裂的临床表现

1. 吸吮功能障碍　由于患儿腭部裂开，使口、鼻相通，口腔内不能或难以产生负压，因此患儿无力吸母乳，或乳汁从鼻孔溢出，从而影响患儿的正常母乳喂养，常常迫使有些家长改为人工喂养。

2. 腭裂语音　这种语音的特点是：发元音时气流进入鼻腔，产生鼻腔共鸣，发出的元音很不响亮而带有浓重的鼻音（过度鼻音）；发辅音时，气流从鼻腔漏出，口腔内无法或难以形成一定强度的气压，使发出的辅音很不清晰而且软弱（鼻漏气）。这样的语音当然听不清楚，不同程度地影响着患儿与他人的交流，从而可加重患者性格的改变，重者可出现身心障碍。

3. 口鼻腔自洁环境的改变　由于腭裂使口、鼻腔直接相通，鼻内分泌物可很自然地流入口腔，容易造成或加重口腔卫生不良。

4. 牙列错乱　完全性腭裂常常可伴发完全性或不完全性唇裂，牙槽突裂隙的宽窄不一，有的患者牙槽突裂端口可不在同一平面上。

5. 听力降低　腭裂造成腭帆张肌和腭帆提肌附着异常，其活动量降低，使咽鼓管开放能力较差，影响中耳气流平衡，易患分泌性中耳炎。部分患儿常有不同程度的听力障碍。

6. 颌骨发育障碍　有相当数量的腭裂患者常有上颌骨发育不良，随年龄增长而越来越明显，导致反𬌗或开𬌗，以及面中部凹陷畸形。

（三）腭裂的治疗

腭裂的治疗应有多学科的专业人员密切合作，取得家人的密切配合，才能获得理想的治疗效果。多学科的综合序列治疗包括恢复腭部解剖形态和生理功能，重建良好的腭咽闭合，获得正常语音；对面部畸形、牙列不齐予以纠正，对鼻耳疾患及时治疗；心理治疗使腭裂患者达到身心健康。为此，腭裂的治疗除了手术以外，还需要一些非手术的治疗，如正畸、语音、心理等治疗方法。

1. 手术年龄的选择　对于腭裂手术年龄的选择目前尚有争议，焦点集中在手术后的语音效果和手术本身对上颌骨发育的影响。主要有两种选择：一种主张早期手术，在 8～18 个月手术为宜，该年龄手术有助于患儿比较自然地学习说话，但手术对颌骨的发育有影响；另一种主张在 5～6 岁手术为好，该年龄手术对患儿的颌骨发育影响小，但对语音影响较大。在目前的实际工作中，手术年龄的选择，应根据患者的全身情况、麻醉和手术人员的技术水平、术后护理等多方面来考虑，确保手术安全和手术质量。

2. 手术方法　①单瓣术：适用于软腭裂。②两瓣术（图 9－3，图 9－4）：适用于各种类型的腭裂，特别适用于完全性腭裂及程度较严重的不完全性腭裂。修复完全性腭裂时，切口从翼下颌韧带内侧绕过上颌结节后方，向内侧沿牙龈缘 1～2 mm 处向前直达裂隙边缘并与其剖开的创面相连。修复不完全腭裂时可根据腭组织多少，切口到尖牙或侧切牙处即斜向裂隙顶端使呈 M 形切口，然后剥离黏骨膜组织瓣，剖开裂隙边缘，凿断翼钩，剪断腭腱膜，最后分层缝合，关闭裂隙。

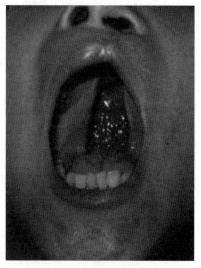
图 9－3　单侧完全性腭裂术前

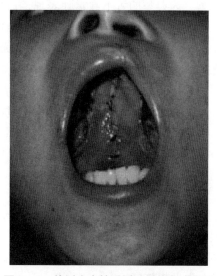
图 9－4　单侧完全性腭裂两瓣修复术术后

3. 术后处理　①术后 24～48 h 内注意早期出血，及其后的继发出血。如为渗血，可用含有肾上腺素溶液的纱布、止血粉、明胶海绵等压迫止血；如出血量较大，应手术结扎止血。②严重感染机会较少，多为局部感染。因此术后除全身应用抗生素外，术前要清洁口腔和鼻腔，术后早期漱口，不断清洁口腔、鼻腔等。③缝合后张力过大、感染、咳嗽、较早吃硬的食物等都可引起伤口裂开，因此术中要无张力缝合，术前、术后预防感染发生，进软食 1 个月。④术后较为合作的患儿可 10～12 日拆除缝线，小儿不合作者可不必拆线，待自行脱落。⑤术后 4 周开始语音训练非常必要，特别对发音不清楚和不确切的文字要下工夫加以纠正，直至说清楚为止。

第二节　舌下腺囊肿

舌下腺囊肿常见于青少年，囊肿多位于口底一侧黏膜下，呈淡蓝色肿物，囊壁薄，质地柔软。较大舌下腺囊肿可穿下颌舌骨肌进入颏下区，也可波及对侧口底。囊肿可因创伤而破溃，流出黏稠的蛋清样液体，囊肿暂时消失，数日后创口愈合囊肿长大如前。囊肿继发感染时，可出现口底部肿胀疼痛，影响进食。

（一）病因

舌下腺囊肿根据其病因和病理表现不同，可分为外渗性黏液囊肿和潴留性黏液囊肿两种类型。

1. 外渗性黏液囊肿（extravasation mucocele）　占黏液腺囊肿的 80% 以上，其发生系因导管破裂、黏液外漏入组织间隙所致。

2. 潴留性黏液囊肿（retention mucocele）　发生的原因主要是导管系统的部分阻塞，可由微小涎石、分泌物浓缩或导管系统弯曲等原因所致。

（二）临床表现

临床上可分为 3 种类型。

1. 单纯型　为典型的舌下腺囊肿表现，占舌下腺囊肿的大多数。囊肿位于下颌舌骨肌以上的舌下区，由于囊壁菲薄并紧贴口底黏膜，囊肿呈浅紫蓝色，扪之柔软有波动感。囊肿常位于口底的一侧，有时可扩展至对侧，较大的囊肿可将舌抬起，状似"重舌"。囊肿因创伤而破裂后，流出黏稠而略带黄色或蛋清样液体，囊肿暂时消失。数日后创口愈合，囊肿又长大如前。囊肿发展至很大时，可引起吞咽、言语及呼吸困难。

2. 口外型　囊肿主要表现为下颌下区肿物，而口底囊肿表现不明显。触诊柔软，与皮肤无粘连，不可压缩，低头时因重力关系，肿物稍有增大。穿刺可抽出蛋清样黏稠液体。

3. 哑铃型　为上述两种类型的混合，即在口内舌下区及口外下颌下区均可见囊性肿物。

（三）诊断与鉴别诊断

舌下腺囊肿需与口底皮样囊肿及下颌下区囊性水瘤相鉴别。

1. 口底皮样囊肿　位于口底正中，呈圆形或卵圆形，边界清楚，表面黏膜及囊壁厚，囊腔内含半固体状皮脂性分泌物，因此扪诊有面团样柔韧感，无波动感，可有压迫性凹陷。肿物表面颜色与口底黏膜相似而非浅紫蓝色。

2. 下颌下区囊性水瘤   常见于婴幼儿，穿刺检查见囊腔内容物稀薄，无黏液，淡黄清亮，涂片镜检可见淋巴细胞。

（四）治疗

舌下腺囊肿根治的方法为摘除舌下腺，残留的部分囊壁不致造成复发。对于外口型舌下腺囊肿，可切除全部舌下腺后，将囊腔内的囊液吸净，在下颌下区加压包扎，不必在下颌下区做切口来摘除囊肿。另外口内较大的颌下腺囊肿，可行袋形缝合术，即切除覆盖囊肿的部分黏膜和囊壁，将口底黏膜和囊壁对缝。袋形缝合术后，囊肿有一定的复发比例，对于不能耐受手术的患者和儿童是较好的选择。

（韩正学）

本 章 小 结

颜面疾病包括先天发育性疾病和后天获得性疾病，颜面先天发育性疾病以唇腭裂最为常见。其发生机制较为复杂，国内外的分类方法有所不同。治疗方法上，唇裂的治疗多采用上三角瓣法，腭裂手术多采用两瓣法。舌下腺囊肿可分为外渗性黏液囊肿和潴留性黏液囊肿两种常见类型，根据临床表现比较容易诊断，手术切除患侧的舌下腺是主要的治疗方法。

思 考 题

1. 简述唇腭裂的形成过程。
2. 简述唇腭裂的发病因素。
3. 唇腭裂常用的手术方法有哪些？
4. 简述舌下腺囊肿的分类。

参考文献

[1] 邱蔚六. 口腔颌面外科学. 7 版. 北京：人民卫生出版社，2010.

[2] Farronato G, Cannalire P, Martinelli G, et al. Cleft lip and/or palate: review. Minerva Stomatol, 2014, 63 (4): 111 – 126.

[3] Harrison H D. Sublingual gland is origin of cervical extravasation mucocele. Oral Surg Oral Med Oral Pathol Oral Radiol Endod, 2000, 90 (4): 404 – 405.

第十章 颈部疾病

| 学习目标 |

1. 掌握甲状腺手术的并发症。
2. 掌握甲状腺癌的分型、治疗和预后特点。
3. 熟悉甲状腺功能亢进症与结节性甲状腺肿的外科治疗原则。
4. 了解颈部不同部位肿块的性质，甲状腺的局部解剖。
5. 了解甲状腺炎、甲状腺旁腺功能亢进症的临床表现、诊断和治疗。

| 核心概念 |

【甲状腺功能亢进症】是由各种原因引起循环中甲状腺素异常增多而出现以全身代谢亢进为主要特征的疾病总称。

| 引　言 |

颈部疾病主要包括甲状腺疾病、甲状旁腺疾病及颈部肿块，其中甲状腺疾病最为常见，包括良性疾病（如结节性甲状腺肿、甲状腺腺瘤、甲状腺炎等）和甲状腺恶性肿瘤，以及甲状腺代谢性疾病（甲状腺功能亢进症）等。本章重点对上述甲状腺疾病的病因、临床特点、诊断手段和治疗方法进行探讨。同时简要讲述颈部肿块的鉴别诊断及原发性甲状腺旁腺功能亢进症的临床表现、诊断和治疗。

第一节　甲状腺疾病

一、解剖生理概要

甲状腺位于甲状软骨下方、气管的两旁，由中央的峡部和左、右两个侧叶构成，峡部有时向上伸出一锥体叶，可借纤维组织和甲状腺提肌与舌骨相连。甲状腺由两层被膜包裹：内层被膜叫甲状腺固有被膜，又称真被膜；外层被膜包绕并固定甲状腺于气管和环状软骨上，又叫甲状腺外科囊，两层膜间有疏松的结缔组织、甲状腺的动脉和静脉及淋巴、神经和甲状旁腺。成年人甲状腺约重 30 g。正常情况下，作颈部检查时，不容易看到或触摸到甲状腺。由于甲状腺借外层被膜固定于气管和环状软骨，借左、右两叶上极内侧的悬韧带悬吊于环状软骨上，故吞咽时，甲状腺亦随之上、下移动。临床上常以此鉴别颈部肿块是否与甲状腺有关。

甲状腺的血液供应十分丰富，主要由两侧的甲状腺上、下动脉供应。甲状腺有 3 条主要静脉，即甲状腺上、中、下静脉。甲状腺的淋巴液流入沿颈内静脉排列的颈深淋巴结。

声带的运动由来自迷走神经的喉返神经支配。喉返神经行走在气管、食管之间的沟内，多在甲状腺下动脉的分支间穿过。喉上神经亦来自迷走神经，分为内支（感觉支），分布在喉黏膜上；外支（运动支），与甲状腺上动脉贴近、伴行，支配环甲肌，使声带紧张。

甲状腺的主要功能是合成、贮存和分泌甲状腺素。甲状腺素分为四碘甲腺原氨酸（T_4）和三碘甲腺原氨酸（T_3）两种，与体内的甲状腺球蛋白结合，贮存在甲状腺的滤泡中。释放入血的甲状腺素与血清蛋白结合，其中 90% 为 T_4，10% 为 T_3。甲状腺素的主要作用包括：①增加全身组织细胞的氧消耗及热量产生。②促进蛋白质、碳水化合物和脂肪的分解。③促进人体的生长发育及组织分化。

二、单纯性甲状腺肿

（一）病因

单纯性甲状腺肿的病因可分为三类：①甲状腺素原料（碘）缺乏。②甲状腺素需要量增高。③甲状腺素的合成和分泌障碍。

环境缺碘是引起单纯性甲状腺肿（simple goiter）的主要因素。我国山区或高原省份的土壤中的碘盐被冲洗流失，以致饮水和食物中含碘量不足，故当地居民患此病较多，又称"地方性甲状腺肿"（endemic goiter）。由于碘的摄入不足，无法合成足够量的甲状腺素，便反馈性地引起垂体 TSH 分泌增高并刺激甲状腺增生和代偿性肿大。初期，因缺碘时间较短，增生、扩张的滤泡较为均匀地散布在腺体各部，形成弥漫性甲状腺肿；随着缺碘时间延长，病变继续发展，扩张的滤泡便聚集成多个大小不等的结节，形成结节性甲状腺肿（nodular goiter）。有的结节因血液供应不良发生退行性变时，还可引起囊肿或纤维化、钙化等改变。

有些青春发育期、妊娠期或绝经期的妇女，由于对甲状腺素的需要量暂时性增高，也可发生轻度弥漫性甲状腺肿，叫作生理性甲状腺肿。这种甲状腺肿大多在成年或妊娠以后自行缩小。

（二）临床表现

女性多见。除了结节性甲状腺肿继发甲状腺功能亢进外，甲状腺功能和基础代谢率大多正常。甲状腺不同程度的肿大和肿大的结节对周围器官引起的压迫症状是本病主要的临床表现。当发生囊肿样变的结节内并发囊内出血时，可引起结节迅速增大。单纯性甲状腺肿体积较大时可压迫气管、食管，出现气管弯曲、移位和气道狭窄而影响呼吸，受压过久还可使气管软骨变性、软化。

病程较长、体积巨大的甲状腺肿，可向胸骨后延伸生长形成胸骨后甲状腺肿，既压迫气管和食管，还可压迫颈深部大静脉，引起头颈部静脉回流障碍，出现面部青紫、肿胀及颈胸部表浅静脉扩张。

结节性甲状腺肿可继发甲状腺功能亢进，也可发生恶变。

（三）治疗原则

1. 生理性甲状腺肿，宜多食含碘丰富的食物，如海带、紫菜等。

2. 对 20 岁以下的弥漫性单纯甲状腺肿患者可给予小量甲状腺素，以抑制垂体前叶 TSH 分泌，缓解甲状腺的增生和肿大。常用剂量为 30～60 mg，每日 2 次，3～6 个月为一疗程。

3. 有以下情况时，应及时施行甲状腺大部切除术：①因气管、食管受压引起临床症状者。②胸骨后甲状腺肿。③巨大甲状腺肿影响生活和工作者。④结节性甲状腺肿继发功能亢进者。⑤结节性甲状腺肿疑有恶变者。

三、甲状腺功能亢进症的临床表现及外科治疗

甲状腺功能亢进症（简称甲亢，hyperthyroidism）是由各种原因引起循环中甲状腺素异常增多而出现以全身代谢亢进为主要特征的疾病总称。按引起甲亢的原因可分为原发性甲亢、继发性甲亢和高功能腺瘤三类。

甲亢的病因迄今尚未完全明了。

（一）临床表现

甲亢的临床表现包括甲状腺肿大、性情急躁、容易激动、失眠、两手颤动、怕热、多汗、皮肤潮湿、食欲亢进但却消瘦、体重减轻、心悸、脉快有力（脉率常在 100 次/min 以上，休息及睡眠时仍快）、脉压增大（主要由于收缩压升高）、内分泌紊乱（如月经失调）等。其中脉率增快及脉压增大尤为重要，常可作为判断病情程度和治疗效果的重要标志。

甲亢常用的特殊检查方法如下。

1. 基础代谢率测定　可根据脉压和脉率计算，或用基础代谢率测定器测定。后者较可靠，但前者简便。常用计算公式为：基础代谢率 ＝（脉率 ＋ 脉压）－ 111。测定基础代谢率要在完全安静、空腹时进行。正常值为 ±10%；增高至 +20%～30% 为轻度甲亢，+30%～60% 为中度甲亢，+60% 以上为重度甲亢。

2. 甲状腺摄^{131}I 率测定　正常甲状腺 24 h 内摄取的^{131}I 量为人体总量的 30%～40%。如果在 2 h 内甲状腺摄取^{131}I 量超过人体总量的 25%，或在 24 h 内超过人体总量的 50%，且吸^{131}I 高峰提前出现，均可诊断甲亢。

3. 血清中 T_3 和 T_4 测定　甲亢时，血清 T_3 可高于正常值 4 倍左右，而 T_4 仅为正常值的 2.5 倍，因此，T_3 测定对甲亢的诊断具有较高的敏感性。

（二）外科治疗

手术、抗甲状腺药物及放射性^{131}I 是治疗甲亢的主要方法。手术对中度以上的甲亢仍是目前最常用而有效的疗法，能使 95% 的患者获得痊愈，手术死亡率低于 1%。手术治疗的缺点是有一定的并发症和 4%～5% 的患者术后复发，也有少数患者术后发生甲状腺功能减退。

1. 手术指征　①继发性甲亢或高功能腺瘤；②中度以上的原发性甲亢；③腺体较大，伴有压迫症状，或胸骨后甲状腺肿等特殊类型甲亢；④抗甲状腺药物或^{131}I 治疗后复发或坚持长期用药有困难

者。此外，鉴于甲亢对妊娠可造成不良影响（流产、早产等），而妊娠又可能加重甲亢，因此，妊娠早、中期的甲亢患者凡具有上述指征者，仍应考虑手术治疗。

手术禁忌证为：①青少年患者。②症状较轻者。③老年患者或有严重器质性疾病不能耐受手术者。

2. 术前准备 为了避免甲亢患者在基础代谢率高亢的情况下进行手术的危险，术前应采取充分而完善的准备以保证手术顺利进行和预防术后并发症的发生。

（1）一般准备：对精神过度紧张或失眠者可适当应用镇静和安眠药以消除患者的恐惧心情。心率过快者，可口服普萘洛尔（心得安）10 mg，每日3次。发生心力衰竭者，应予以洋地黄制剂。

（2）术前检查：除全面体格检查和必要的化验检查外，还应包括：①颈部透视或摄片，了解有无气管受压或移位；②详细检查心脏有无扩大、杂音或心律不齐等，并作心电图检查；③喉镜检查，确定声带功能；④测定基础代谢率，了解甲亢程度，选择手术时机。

（3）药物准备：是术前用于降低基础代谢率的重要环节。有两种方法：①可先用硫氧嘧啶类药物，通过降低甲状腺素的合成，并抑制体内淋巴细胞产生自身抗体从而控制因甲状腺素升高引起的甲亢症状，待甲亢症状得到基本控制后，即改服2周碘剂，再进行手术。由于硫氧嘧啶类药物能使甲状腺肿大和动脉性充血，手术时极易发生出血，增加了手术的困难和危险，因此，服用硫氧嘧啶类药物后必须加用碘剂2周待甲状腺缩小变硬，动脉性充血减轻后手术。②开始即用碘剂，2~3周后甲亢症状得到基本控制（患者情绪稳定，睡眠良好，体重增加，脉率<90次/min，基础代谢率< +20%），便可进行手术。但少数患者，服用碘剂2周后，症状减轻不明显，此时，可在继续服用碘剂的同时，加用硫氧嘧啶类药物，直至症状基本控制，停用硫氧嘧啶类药物后，继续单独服用碘剂1~2周，再进行手术。碘剂的作用在于抑制蛋白水解酶，减少甲状腺球蛋白的分解，从而抑制甲状腺素的释放，碘剂还能减少甲状腺的血流量，使腺体充血减少，因而缩小变硬。常用的碘剂是复方碘化钾溶液，每日3次；第一日每次3滴，第二日每次4滴，以后逐日每次增加一滴，至每次16滴为止，然后维持此剂量。但由于碘剂只抑制甲状腺素释放，而不抑制其合成，因此一旦停服碘剂后，贮存于甲状腺滤泡内的甲状腺球蛋白大量分解，甲亢症状可重新出现，甚至比原来更为严重。因此，凡不准备施行手术者，不要服用碘剂。

对于常规应用碘剂或合并应用硫氧嘧啶类药物不能耐受或无效者，有主张单用普萘洛尔或与碘剂合用作术前准备。剂量为每6 h口服给药1次，每次20~60 mg，一般4~7日后脉率降至正常水平时，便可施行手术。由于普萘洛尔在体内的有效半衰期不到8 h，所以最末一次口服普萘洛尔要在术前1~2 h；术后继续口服普萘洛尔4~7日。此外，术前不用阿托品，以免引起心动过速。

3. 手术和手术后注意事项

（1）麻醉：通常应用气管插管全身麻醉。

（2）手术：应轻柔、细致，认真止血、注意保护甲状旁腺和喉返神经。切除腺体数量，应根据腺体大小或甲亢程度决定。通常需切除腺体的80%~90%。

（3）术后观察和护理：术后当日应密切注意患者呼吸、体温、脉搏、血压的变化，预防甲亢危象发生。患者术后要继续服用复方碘化钾溶液，每日3次，每次10滴，共1周左右；或由每日3次，每次16滴开始，逐日每次减少1滴。

4. 手术的主要并发症

（1）术后呼吸困难和窒息：多发生在术后48 h内，是术后最危急的并发症。临床表现为进行性呼吸困难、烦躁，甚至发生窒息。治疗上须立即行床旁抢救，剪开缝线，敞开切口，迅速除去血肿；

如患者呼吸仍无改善，则立即施行气管插管；情况好转后，再送手术室作进一步处理。术后应常规在患者床旁放置无菌的气管插管和手套，以备急用。

（2）喉返神经损伤：大多数是因手术处理甲状腺下极时，不慎将喉返神经切断、缝扎或挫夹、牵拉造成永久性或暂时性损伤所致。少数也可由血肿或瘢痕组织压迫或牵拉而导致。喉返神经含支配声带的运动神经纤维，一侧喉返神经损伤，大都引起声音嘶哑，术后虽可由健侧声带代偿性地向患侧过度内收而恢复发音，但不能恢复其原有的音色。双侧喉返神经损伤可导致失音或严重的呼吸困难，甚至窒息，需立即作气管切开。由于手术切断、缝扎、挫夹、牵拉等直接损伤喉返神经者，术中立即出现症状。而因血肿压迫、瘢痕组织牵拉等所致者，则可在术后数日才出现症状。切断、缝扎引起者属永久性损伤；挫夹、牵拉、血肿压迫所致则多为暂时性，经理疗等及时处理后，一般可在3~6个月内逐渐恢复。

（3）喉上神经损伤：多发生于处理甲状腺上极时，离腺体太远，分离不仔细和将神经与周围组织一同大束结扎所引起。喉上神经分内（感觉）、外（运动）两支。若损伤外支会使环甲肌瘫痪，引起声带松弛、音调降低。若内支损伤，则喉部黏膜感觉丧失，进食特别是饮水时，容易误咽发生呛咳。一般经理疗后可自行恢复。

（4）手足抽搐：因手术时误伤甲状旁腺或其血液供给受累所致，神经肌肉的应激性显著增高，多在术后1~3天出现手足抽搐。多数患者只有面部、唇部或手足部的针刺样麻木感或强直感。严重者可出现面肌和手足伴有疼痛的持续性痉挛，每天发作多次，严重者可发生喉和膈肌痉挛，引起窒息死亡。抽搐发作时，立即静脉注射10%葡萄糖酸钙10 mL。症状轻者可口服葡萄糖酸钙2~4 g，每日3次；症状较重或长期不能恢复者，可加服维生素D_2，每日5万~10万U，并定期监测血清钙浓度，以调节钙的用量。

5. 甲状腺危象　是甲亢的严重并发症。危象时患者主要表现为：高热（>39℃）、脉快（>120次/min），同时合并神经、循环及消化系统严重功能紊乱，如烦躁、谵妄、大汗、呕吐、水泻等。本病是因甲状腺素过量释放引起的暴发性肾上腺素能兴奋现象，若不及时处理，可迅速发展至昏迷、虚脱、休克甚至死亡。治疗包括：

（1）肾上腺素能阻滞剂：可选用利血平1~2 mg肌内注射。还可用普萘洛尔5 mg加入5%~10%葡萄糖溶液100 mL静脉滴注，以降低周围组织对肾上腺素的反应。

（2）碘剂：口服复方碘化钾溶液，首次为3~5 mL，或紧急时用10%碘化钠5~10 mL加入10%葡萄糖溶液500 mL静脉滴注，以降低血液中甲状腺素水平。

（3）氢化可的松：每日200~400 mg，分次静脉滴注拮抗过多甲状腺素的反应。

（4）镇静剂：常用苯巴比妥钠100 mg，或冬眠合剂Ⅱ号半量，肌内注射6~8 h 1次。

（5）降温：用退热剂、冬眠药物和物理降温等综合方法，保持患者体温在37℃左右。

（6）静脉输入大量葡萄糖溶液补充能量，吸氧，以减轻组织的缺氧。

（7）有心力衰竭者，加用洋地黄制剂。

四、甲状腺炎

（一）亚急性甲状腺炎

本病常发生于病毒性上呼吸道感染之后，是颈前肿块和甲状腺疼痛的常见原因。多见于30~40岁女性。

1. 临床表现　多数表现为甲状腺突然肿胀、发硬、吞咽困难及疼痛，并向患侧耳、颞枕部放射。常始于甲状腺的一侧，很快向腺体其他部位扩展。患者可有发热，血沉增快。病程约为 3 个月，愈后甲状腺功能多不减退。

2. 诊断　病前 1~2 周有上呼吸道感染史。病后 1 周内因部分滤泡破坏可表现基础代谢率略高，但甲状腺摄取^{131}I 量显著降低，这种分离现象的存在和泼尼松实验治疗有效二者有助于诊断。

3. 治疗　口服泼尼松每日 4 次，每次 5 mg，2 周后减量，全程 1~2 个月；同时加用甲状腺干制剂，效果较好。停药后如果复发，则给予放射治疗，效果较持久。抗生素治疗无效。

（二）慢性淋巴细胞性甲状腺炎

慢性淋巴细胞性甲状腺炎又称桥本甲状腺炎（Hashimoto thyroiditis），是一种自身免疫性疾病，也是甲状腺肿合并甲状腺功能减退最常见的原因。本病多发于 30~50 岁女性。

1. 临床表现　无痛性弥漫性甲状腺肿，对称，质硬，表面光滑，多伴甲状腺功能减退，较大腺肿可有压迫症状。

2. 诊断　甲状腺肿大、基础代谢率低，甲状腺摄 I^{131}量减少，结合血清中多种抗甲状腺抗体可帮助诊断。疑难时，可行穿刺活检以确诊。

3. 治疗　一般不宜手术切除。可长期用甲状腺素片治疗，多有疗效。有压迫症状者可行峡部切除，怀疑恶变时可行活组织病理检查。

五、甲状腺腺瘤

甲状腺腺瘤（thyroid adenoma）是最常见的甲状腺良性肿瘤。按形态学可分为滤泡状和乳头状囊性腺瘤两种。滤泡状腺瘤多见，周围有完整的包膜；乳头状囊性腺瘤少见，常不易与乳头状腺癌区分。本病多见于 40 岁以下的妇女。

（一）临床表现

颈部出现圆形或椭圆形结节，多为单发，稍硬，表面光滑，无压痛，随吞咽上下移动。大部分患者无任何症状。腺瘤生长缓慢。当乳头状囊性腺瘤发生囊内出血时，肿瘤可在短期内迅速增大，局部出现胀痛。甲状腺腺瘤与结节性甲状腺肿的单发结节在临床上较难区别。组织学上腺瘤有完整包膜，周围组织正常，分界明显，而结节性甲状腺肿的单发结节包膜常不完整。

（二）治疗

因甲状腺腺瘤有引起甲亢（发生率约为 20%）和恶变（发生率约为 10%）的可能，故应早期行包括腺瘤的患侧甲状腺大部或部分（腺瘤小）切除。切除标本必须立即行冷冻切片检查，以判定有无恶变。

六、甲　状　腺　癌

（一）概述

甲状腺癌（thyroid carcinoma）是最常见的甲状腺恶性肿瘤，约占全身恶性肿瘤的 1%。除髓样癌外，绝大部分甲状腺癌起源于滤泡上皮细胞。按肿瘤的病理类型可分为：

1. 乳头状腺癌 约占成年人甲状腺癌的70%和儿童甲状腺癌的全部。多见于30~45岁女性，恶性程度较低，约80%肿瘤为多中心性，约1/3累及双侧甲状腺。较早便出现颈淋巴结转移，但预后较好。

2. 滤泡状腺癌 约占15%，常见于50岁左右中年人，肿瘤生长较快，属中度恶性，且有侵犯血管倾向，33%可经血运转移到肺、肝和骨及中枢神经系统。颈淋巴结侵犯仅占10%，因此患者预后不如乳头状癌。

3. 未分化癌 占5%~10%，多见于70岁左右老年人。发展迅速，且约50%早期便有颈淋巴结转移，高度恶性。除侵犯气管和（或）喉返神经或食管外，还能经血运向肺、骨远处转移。预后很差。平均存活3~6个月，一年存活率仅5%~15%。

4. 髓样癌 少见。来源于滤泡旁降钙素分泌细胞（C细胞），细胞排列呈巢状或囊状，无乳头或滤泡结构，呈未分化状；瘤内有淀粉样物沉积。可兼有颈淋巴结侵犯和血行转移。预后不如乳头状癌，但较未分化癌好。

（二）临床表现

甲状腺内发现肿块，质硬而固定、表面不平是各型癌的共同特点。恶性肿瘤较大时，随吞咽上下移动性小。未分化癌可在短期内出现上述症状，除肿块增长明显外，还伴有侵犯周围组织的特性。晚期可产生声音嘶哑、呼吸困难、吞咽困难，交感神经受压引起Horner综合征，侵犯颈丛出现耳、枕、肩等处疼痛，局部淋巴结及远处器官转移等表现。颈淋巴结转移在未分化癌发生较早。有的患者甲状腺肿块不明显，因发现转移灶就医时，应想到甲状腺癌的可能。髓样癌患者应排除Ⅱ型多发性内分泌腺瘤综合征（MEN–Ⅱ）的可能，对有家族史和出现腹泻、颜面潮红、低血钙者注意不要漏诊。

（三）诊断

诊断主要根据临床表现，若甲状腺肿块质硬、固定，颈淋巴结肿大，或有压迫症状者，或存在多年的甲状腺肿块，在短期内迅速增大者，均应怀疑为甲状腺癌。应注意与慢性淋巴细胞性甲状腺炎鉴别，甲状腺活检可帮助诊断。此外，血清降钙素测定有助于髓样癌的诊断。

（四）治疗

手术是除未分化癌以外各型甲状腺癌的基本治疗方法，并辅助应用核素、甲状腺激素及放射外照射等治疗。

1. 手术治疗 甲状腺癌的手术治疗包括甲状腺本身的手术，以及颈淋巴结清扫。

甲状腺的切除范围目前仍有分歧，范围最小的为腺叶加峡部切除，最大至甲状腺全切除。目前多数不主张作预防性颈淋巴结清扫。如发现肿大淋巴结，应切除后作快速病理检查，证实为淋巴结转移者，可作中央区颈淋巴结清扫或改良颈淋巴结清扫。若病期较晚，颈淋巴结受侵范围广泛者，则应作传统颈淋巴结清扫。

2. 内分泌治疗 甲状腺癌作次全或全切除者应终身服用甲状腺素片，以预防甲状腺功能减退及抑制TSH。乳头状腺癌和滤泡状腺癌均有TSH受体，TSH通过其受体能影响甲状腺癌的生长。一般剂量掌握在保持TSH低水平，但不引起甲亢。可用甲状腺片，80~120 mg/d，也可用左甲状腺素，

100 μg/d，并定期测定血浆 T_4 和 TSH，以此调整用药剂量。

3. 放射性核素治疗　对乳头状腺癌、滤泡状腺癌，术后^{131}I 治疗适用于 45 岁以上患者、多发性癌、有肿瘤局部侵袭或颈淋巴结受侵范围广泛，以及远隔转移者。

4. 放射外照射治疗　主要用于未分化型甲状腺癌。

第二节　原发性甲状旁腺功能亢进症

原发性甲状旁腺功能亢进症（primary hyperparathyroidism）是一种可经手术治愈的疾病，国内并不常见，但欧美等国家并不少见。

（一）解剖及生理概要

甲状旁腺紧密附于甲状腺左右二叶背面，数目不定，一般为 4 枚。呈卵圆形或扁平形，外观呈黄、红或棕红色，平均质量每枚 35 ~ 40 mg。

甲状旁腺分泌甲状旁腺素，其主要靶器官为骨和肾，对肠道也有间接作用。甲状旁腺素的生理功能是调节体内钙的代谢并维持钙和磷的平衡，同时能抑制肾小管对磷的回收，使尿磷增加、血磷降低。

（二）病理

原发性甲状旁腺功能亢进症的病因包括腺瘤、增生及腺癌。甲状旁腺腺瘤中单发腺瘤约占 80%，多发性占 1% ~ 5%；甲状旁腺增生约占 12%，4 枚腺体均受累；腺癌仅占 1% ~ 2%。

（三）临床表现

原发性甲状旁腺功能亢进症分症状型和无症状型。无症状型患者可仅有骨质疏松等非特异性症状。我国目前以症状型原发性甲状旁腺功能亢进症多见。按其症状可分为三型：

Ⅰ型最为多见，以骨病为主，也称骨型。患者可诉骨痛，易于发生骨折。骨膜下骨质吸收是本病特点，最常见于中指桡侧或锁骨外 1/3 处。

Ⅱ型以肾结石为主，故称肾型。在尿路结石病患者中，甲状旁腺腺瘤者约为 3%，患者在长期高血钙后，逐渐发生氮质血症。

Ⅲ型兼有上述两型的临床特点，表现有骨骼改变及尿路结石。

其他症状可有消化性溃疡、腹痛、神经精神症状、虚弱及关节痛。

（四）诊断

主要根据临床表现，结合实验室检查、定位检查来确定诊断。

1. 实验室检查

（1）血钙测定：是发现甲状旁腺功能亢进的首要指标，正常人的血钙值一般为 2.1 ~ 2.5 mmol/L。

（2）血磷值 <0.65 mmol/L。

（3）甲状旁腺素测定值升高。

（4）尿中环腺苷酸（cAMP）测定：原发性甲状旁腺功能亢进患者尿中 cAMP 排出量明显增高，

可反映甲状旁腺活性，有助于诊断。

2. 定位检查　主要方法有 B 超检查和核素扫描。

（五）治疗

本病主要采用手术治疗。术中 B 超可帮助定位，术中冷冻切片检查有助于定性诊断。

手术原则：

（1）甲状旁腺腺瘤：原则是切除腺瘤。

（2）甲状旁腺增生：一是做甲状旁腺次全切除；或是切除所有甲状旁腺，同时做甲状旁腺自体移植，并冻存部分腺体，以备必要时应用。

（3）甲状旁腺癌：应做整块切除，且应包括一定范围的周围正常组织。

第三节　颈淋巴结结核

颈淋巴结结核多见于儿童和青年人。结核分枝杆菌大多经扁桃体、龋齿侵入，近 5% 继发于肺和支气管结核病变，并在人体抵抗力低下时发病。

（一）临床表现

颈部一侧或两侧有多个大小不等的肿大淋巴结，一般位于胸锁乳突肌的前、后缘。初期，肿大的淋巴结较硬，无痛，可推动。病变继续发展，发生淋巴结周围炎，使淋巴结与皮肤和周围组织发生粘连；各个淋巴结也可相互粘连，融合成团，形成不易推动的结节性肿块。晚期，淋巴结发生干酪样坏死、液化，可以形成寒性脓肿。脓肿破溃后形成经久不愈的窦道或慢性溃疡。上述不同阶段的病变，可同时出现于同一患者的不同的淋巴结。

少部分患者可有低热、盗汗、食欲下降、消瘦等全身症状。

（二）诊断

根据结核病接触史及局部体征，特别是已形成寒性脓肿，或已溃破形成经久不愈的窦道或溃疡时，多可作出明确诊断。

（三）治疗

1. 全身治疗　适当注意营养摄取和休息。口服异烟肼 6～12 个月；伴有全身症状或其他结核病变者，加服乙胺丁醇、利福平或阿米卡星肌内注射。

2. 局部治疗　①少数局限的、较大的、能推动的淋巴结，可考虑手术切除，手术时注意勿损伤副神经；②寒性脓肿尚未穿破者，可行穿刺抽吸治疗，应从脓肿周围的正常皮肤处进针，尽量抽尽脓液，然后向脓腔内注入 5% 异烟肼溶液做冲洗，并适量保留于脓腔内，每周 2 次；③对溃疡或窦道，如继发感染不明显，可行刮除术，伤口不加缝合，开放引流；④寒性脓肿继发化脓性感染者，需先行切开引流，待感染控制后，必要时再行刮除术。

第四节 颈 部 肿 块

颈部肿块可以是颈部或非颈部疾病的共同表现。据统计，恶性肿瘤、炎症和甲状腺疾病、先天性疾病和良性肿瘤各占颈部肿块的1/3。其中恶性肿瘤占有相当比例，所以颈部肿块的鉴别诊断非常重要。

（一）颈部肿块常见的疾病

1. 肿瘤

（1）原发性肿瘤：良性肿瘤有甲状腺瘤、舌下囊肿、血管瘤等。恶性肿瘤有甲状腺癌、恶性淋巴瘤（包括霍奇金病、非霍奇金淋巴瘤）、涎腺癌等。

（2）转移性肿瘤：原发病灶多在口腔、鼻咽部、甲状腺、肺、纵隔、乳房、胃肠道、胰腺等处。

2. 炎症　急性、慢性淋巴结炎，淋巴结结核，涎腺炎，软组织化脓性感染等。

3. 先天性畸形　甲状舌管囊肿或瘘、胸腺咽管囊肿或瘘、囊状淋巴管瘤（囊状水瘤）、颏下皮样囊肿等。

（二）诊断

根据肿块的部位，结合病史和检查发现，综合分析，才能明确诊断。选择适当的辅助检查，必要时可穿刺或切取活组织检查。

（程　石）

本 章 小 结

本章讲述了甲状腺上、下动静脉，喉返神经，喉上神经及甲状旁腺的解剖。颈部解剖非常重要，有助于对颈部疾病的诊治，应熟记。

本章详细叙述了甲状腺疾病的诊断、手术适应证、术前准备，特别是术前用药。术后并发症包括：呼吸困难和窒息、喉返神经损伤、喉上神经损伤、甲状旁腺功能减退、甲亢危象。甲状腺良性疾病主要包括结节性甲状腺肿、甲状腺腺瘤、桥本甲状腺炎。甲状腺恶性肿瘤主要包括乳头状癌、滤泡状癌、未分化癌及髓样癌。乳头状癌最常见，占70%～80%，预后好，以手术治疗为主，手术方式依据具体情况而定，术后可长期服用甲状腺片。原发性甲状旁腺功能亢进症主要特点为高钙血症和甲状旁腺素水平升高，治疗以手术为主。而颈部肿块应结合病史和检查发现，综合分析，才能明确诊断，必要时可穿刺或切取活组织检查。

思 考 题

1. 简述结节性甲状腺肿的手术适应证。
2. 甲状腺癌的病理类型有哪些？

3. 简述甲状腺功能亢进症的术前药物准备。

4. 甲状腺术后并发症有哪些？如何预防？

5. 原发性甲状旁腺功能亢进症的手术原则有哪些？

6. 为什么甲状腺腺瘤患者应早期手术？

参考文献

［1］程石. 外科临床实习攻略. 北京：清华大学出版社，2010.

［2］陈孝平. 外科学. 2版. 北京：人民卫生出版社，2010.

［3］吴孟超，吴在德. 黄家驷外科学. 7版. 北京：人民卫生出版社，2008.

第十一章　乳腺疾病

| 学习目标 |

1. 掌握乳房的解剖、淋巴引流途径。

2. 掌握乳房的正确检查方法。

3. 熟悉乳腺纤维囊性增生症、乳腺纤维腺瘤、乳管内乳头状瘤的临床表现、诊断和治疗。

4. 掌握急性乳腺炎的临床表现、诊断、预防和治疗。

5. 掌握乳腺癌的临床诊断、外科手术治疗原则和综合治疗（放疗、化疗和内分泌治疗）的适应证。

6. 熟悉乳房肿块的鉴别诊断。

| 核心概念 |

【乳腺纤维囊性增生症】是乳腺实质的良性增生，其病理形态复杂，增生可发生于腺管周围并伴有大小不等的囊肿形成，或腺管内表现为不同程度的乳头状增生，伴乳管囊性扩张，也有发生于小叶实质者，主要为乳管及腺泡上皮增生。

【乳腺淋巴输出的四个途径】乳房的淋巴网甚为丰富，其淋巴液输出有四个途径：①乳房大部分淋巴液经胸大肌外侧缘淋巴管流至腋窝淋巴结，再流向锁骨下淋巴结。部分乳房上部淋巴液可流向胸大、小肌间淋巴结，直接到达锁骨下淋巴结。通过锁骨下淋巴结后，淋巴液继续流向锁骨上淋巴结。②部分乳房内侧的淋巴液通过肋间淋巴管流向胸骨旁淋巴结。③两侧乳房间皮下有交通淋巴管，一侧乳房的淋巴液可流向另一侧。④乳房深部淋巴网可沿腹直肌前鞘和肝镰状韧带通向肝。

| 引　言 |

乳腺疾病为常见疾病，尤其是乳腺癌目前的发病率已上升为我国城市女性恶性肿瘤的首位。本章将对各乳腺疾病的定义、病因、发病机制、诊断、治疗、预后等内容进行阐述。

第一节 解剖生理概述

成年妇女乳房是两个半球形的性征器官，位于胸大肌浅面，约在第 2 和第 6 肋骨水平的浅筋膜浅、深层之间。外上方形成乳腺腋尾部伸向腋窝。乳头位于乳房的中心，周围的色素沉着区称为乳晕。

乳腺有 15 ~ 20 个腺叶，每一腺叶分成很多腺小叶，腺小叶由小乳管和腺泡组成，是乳腺的基本单位。每一腺叶有其单独的导管（乳管），腺叶和乳管均以乳头为中心呈放射状排列。小乳管汇至乳管，乳管开口于乳头，乳管靠近开口的 1/3 段略为膨大，是乳管内乳头状瘤的好发部位。腺叶、腺小叶和腺泡间有结缔组织间隔，腺叶间还有与皮肤垂直的纤维束，上连浅筋膜浅层，下连浅筋膜深层，称乳房悬韧带（Cooper 韧带）（图 11 – 1）。

乳腺是许多内分泌腺的靶器官，其生理活动受垂体前叶、卵巢及肾上腺皮质等激素影响。妊娠及哺乳时乳腺明显增生，腺管延长，腺泡分泌乳汁。哺乳期后，乳腺又处于相对静止状态。平时，育龄期妇女在月经周期的不同阶段，乳腺的生理状态在各激素影响下，呈周期性变化。绝经后腺体渐萎缩，为脂肪组织所代替。

乳房的淋巴网甚为丰富，其淋巴液输出有四个途径：①乳房大部分淋巴液经胸大肌外侧缘淋巴管流至腋窝淋巴结，再流向锁骨下淋巴结。部分乳房上部淋巴液可流向胸大、小肌间淋巴结，直接到达锁骨下淋巴结。通过锁骨下淋巴结后，淋巴液继续流向锁骨上淋巴结。②部分乳房内侧的淋巴液通过肋间淋巴管流向胸骨旁淋巴结。③两侧乳房间皮下有交通淋巴管，一侧乳房的淋巴液可流向另一侧。④乳房深部淋巴网可沿腹直肌鞘和肝镰状韧带通向肝（图 11 – 2）。

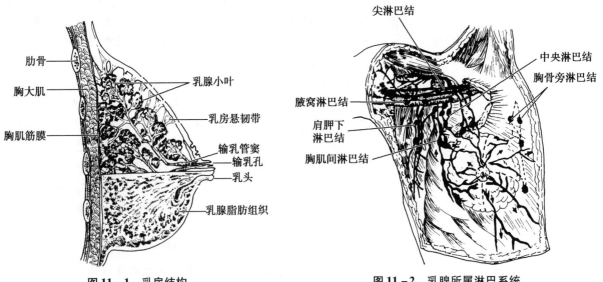

图 11 – 1 乳房结构

图 11 – 2 乳腺所属淋巴系统

第二节 乳房检查

一、乳房查体

(一) 检查条件

检查室应光线明亮，被检者采取坐位或仰卧位，双侧乳房充分暴露，以利对比。

(二) 查体步骤

1. 视诊　观察两侧乳房的形状、大小及位置是否对称，有无局限性隆起或凹陷，乳房皮肤的色泽，有无发红、水肿、皮疹、破溃、浅表静脉扩张及"橘皮样"改变。观察乳头有无畸形、抬高、回缩、凹陷、糜烂及脱屑，两侧乳头是否在同一水平线上。若乳头上方有癌肿，可牵拉乳头向上方，使两侧乳头高低不等。乳头发育不良或癌肿位于中央区，则可导致乳头内陷。观察乳晕颜色有否异常，有无湿疹样改变等。

2. 触诊　被检者端坐位，双臂自然下垂，检查者面对被检者，若乳房肥大下垂明显者，可采取平卧位。检查者的手指和手掌平置在乳房上，应用指腹轻施压力，以旋转及来回滑动进行触诊，检查左侧乳房时，由外上象限开始，顺时针进行由浅入深触诊四个象限。最后触诊乳头，轻拉乳头，感受是否有牵拉感；轻挤乳头，观察有无溢液，若有溢液，注意观察溢液的颜色及性状，并依次挤压乳晕四周，记录溢液来自哪一乳管。以同样方式检查右侧乳房，沿逆时针方向进行，最后触诊乳头。先查健侧，后查患侧。

乳腺肿块触诊：发现乳腺肿块后，需检查乳腺肿块的位置、形态、大小、数目、质地、界限、表面光滑度、活动度及有无触痛等。轻轻捻起肿块皮肤明确肿块是否与皮肤粘连。若有粘连而无炎症表现，宜警惕乳腺癌可能。肿块较大者，还需检查肿块与深部组织的关系。可让被检者双手叉腰，使胸肌保持紧张状态，若肿块活动受限，标示肿瘤侵及深部组织。

腋窝淋巴结触诊：检查者面对被检者，以右手扪其左腋窝，左手扪其右腋窝。先让被检者上肢外展，以手伸入其腋窝顶部，手指掌面压向被检者的胸壁，然后嘱患者放松上肢，搁置在检查者的前臂上，用轻柔的动作自腋窝顶部从上而下扪查中央组淋巴结，然后将手指掌面转向腋窝前壁，在胸大肌深面扪查胸肌组淋巴结。检查肩胛下组淋巴结时，检查者宜站在患者背后，扪摸背阔肌前内侧。最后检查锁骨下及锁骨上淋巴结。

二、辅助检查

(一) 超声显像检查

超声显像无损伤性，可反复使用，主要鉴别肿块系囊性还是实质性。可显示实性肿物形态，是否呈分叶状，边界是否清晰，有无包膜。良性肿瘤通常形态规则，包膜完整；恶性肿瘤通常边界不清，形态不规则，"蟹足征"为典型的恶性肿瘤声像特征。超声显像可判断囊性肿物，对乳腺囊肿及脓肿的范围等有重要的诊断意义。B型超声结合彩色多普勒检查进行血供情况观察，可提高其判断的敏感性，且对肿瘤的定性诊断可提供有价值的指标。良性病灶内血流一般较少，恶性病灶内部及周边的血流可以明显增多，且走向杂乱无序，部分病灶有由周边穿入的特征性血流。除对血流形态学的观察，还应对血流的各项多普勒参数进行测定，诊断意义除阻力指数（RI）外其他的参数多存在争议，一般恶性病变的 RI > 0.70。但超声显像对微小钙化不敏感，且超声诊断结果与设备、超声医师的业务水平和主观性有很大关系，客观性略不足。

（二）X线检查

乳腺 X 线检查对降低 40 岁以上妇女乳腺癌死亡率的作用已经得到了国内外大多数学者的认可。常用方法是钼靶 X 线摄片（radiography with molybdenum target tube）。钼靶 X 线摄片的射线剂量小，其致癌危险性接近自然发病率。乳腺癌的 X 线主要表现为密度增高的肿块影，结构不对称、沙砾样钙化或呈毛刺征。钼靶对微小钙化尤为敏感，有时可见钙化点颗粒细小、密集，有人提出每平方厘米超过 15 个钙化点时，则乳腺癌的可能性很大。40 岁以上亚洲妇女乳腺 X 线筛查准确性高。但乳腺 X 线对年轻患者的致密乳腺组织穿透力差，故一般不建议对 40 岁以下、无明确乳腺癌高危因素或临床体检未发现异常的妇女进行乳腺 X 线检查。由于钼靶摄片的特殊性，它仍然不能取代 B 超等其他检查手段。东方女性乳房偏小，年轻女性腺体较致密，乳腺钼靶摄片在年轻的东方女性中显示效果不如 B 超，此外钼靶摄片具有放射性损伤，不适合孕妇及短期内多次复查。

（三）乳腺磁共振扫描

乳腺磁共振扫描（MRI）是近年新兴的一种乳腺癌检查手段。乳腺 MRI 较钼靶检查有更高的特异性，在鉴别乳腺良、恶性肿块方面有相当高的准确性。由于 MRI 对浸润性乳腺癌的高敏感性，有助于发现其他影像学检查所不能发现的多灶病变和多中心病变，有助于显示和评价癌肿对胸肌筋膜、胸大肌、前锯肌以及肋间肌的浸润等。在制订外科手术计划之前，特别是当考虑保乳治疗时建议进行乳腺增强 MRI 检查。它的一个重要作用是评估乳腺癌的病变范围，并能够对病变进行三维定位，使得影像学的定位、定性更为精确。对于确诊乳腺癌进行新辅助化疗的患者，在化疗前、化疗中及化疗结束时 MRI 检查有助于对病变化疗反应性的评估、对化疗后残余病变的范围的判断。对于腋窝转移性淋巴结，临床检查、X 线摄影及超声都未能明确原发灶时，MRI 有助于发现乳房内隐匿的癌灶，确定位置和范围，以便进一步治疗，MRI 阴性检查结果可以帮助排除乳房内原发灶，避免不必要的全乳切除。乳腺 MRI 目前更多地用于高危人群的筛查。对于临床和 X 线难以发现的隐匿性乳腺癌或微小病灶，MRI 可以帮助寻找到原发病灶。但乳腺 MRI 的高灵敏度导致检查的假阳性率较高，以及昂贵的检查费用都是乳腺 MRI 检查的不足。

（四）其他检查

1. 组织病理检查　目前常用空芯针穿活检（包括超声、钼靶、MRI 引导下）、真空旋切活检，多数病例可获得较肯定的组织学诊断；亦可将肿块连同周围乳腺组织一并切除，作快速病理检查。

2. 细胞病理检查　细针穿刺活检为细胞学病理检测，具有一定的局限性，不可作为进行根治性手术或化疗等治疗的依据。乳头糜烂疑为湿疹样乳腺癌时，可做乳头糜烂部刮片或印片细胞学检查。

3. 乳腺导管内视镜　乳头溢液未扪及肿块者，可做乳腺导管内视镜检查、乳头溢液涂片细胞学检查。

第三节 乳腺纤维囊性增生症

本病常见于中年女性，是乳腺实质的良性增生，其病理形态复杂，增生可发生于腺管周围并伴有大小不等的囊肿形成，或腺管内表现为不同程度的乳头状增生，伴乳管囊性扩张；也有发生于小叶实质者，主要为乳管及腺泡上皮增生。

（一）病因

本病系体内女性激素代谢障碍，尤其是雌、孕激素比例失调，使乳腺实质增生过度和复旧不全。部分乳腺实质成分中女性激素受体的质和量异常，使乳房各部分的增生程度参差不齐。

（二）临床表现

本病突出的临床表现是乳房胀痛和肿块，特点是部分患者具有周期性。疼痛与月经周期有关，往往在月经前疼痛加重，月经来潮后减轻或消失，有时整个月经周期都有疼痛。体检发现一侧或双侧乳腺有弥漫性增厚，可局限于乳腺的一部分，也可分散于整个乳腺，肿块呈颗粒状、结节状或片状，大小不一，质韧而不硬，增厚区与周围乳腺组织分界不明显。少数患者可有乳头溢液。本病病程较长，发展缓慢。

（三）诊断

根据以上临床表现，本病的诊断并不困难。本病有无恶变尚有争论，但重要的是乳腺癌与本病有同时存在的可能，为了及早发现可能存在的乳腺癌，应嘱患者每隔2~3个月到医院复查。局限性乳腺增生病肿块明显时，要与乳腺癌相区别。后者肿块更明确，质地偏硬，与周围乳腺有较明显区别，有时有腋窝淋巴结肿大。

（四）治疗

本病的治疗主要是对症治疗，可用中药或中成药调理，包括疏肝理气、调和冲任及调整卵巢功能。对局限性乳腺囊性增生病，应在月经后1周至10天内复查，若肿块变软、缩小或消退，则可予以观察并继续中药治疗。若肿块无明显消退者，或在观察过程中，局部病灶有可疑恶性病变时，应予切除并作快速病理检查。如果有不典型上皮增生，则可结合其他因素决定手术范围，如有对侧乳腺癌或有乳腺癌家族史等高危因素者，以及年龄大，肿块周围乳腺组织增生也较明显者，可作单纯乳房切除术。

第四节 急性乳腺炎

急性乳腺炎（acute mastitis）一般指急性哺乳期乳腺炎，是乳腺的急性化脓性感染，患者多为哺乳期的女性，尤以初产妇更为多见，往往发生在产后3~4周。

（一）病因

急性乳腺炎的发病，有以下两方面原因：①乳汁淤积。乳汁是理想的培养基，乳汁淤积将有利于入侵细菌的生长繁殖。②细菌入侵。乳头破损或皲裂，使细菌沿淋巴管入侵是感染的主要途径。细菌也可直接侵入乳管，上行至腺小叶而致感染。多数发生于初产妇，缺乏哺乳的经验。也可发生于断奶时，6 个月以后的婴儿已长牙，易致乳头损伤。

（二）临床表现

本病主要表现为乳房疼痛、局部充血水肿、发热，随着炎症反应的进展，患者可有寒战、高热、脉搏加快，常有患侧腋窝淋巴结肿大、压痛，白细胞计数明显增高等。一般起病 1~3 天，呈蜂窝织炎样表现，5~7 天后可形成脓肿，脓肿可以是单房或多房性。乳房脓肿根据不同部位可分为：表浅脓肿、乳晕下脓肿、深部脓肿、乳房后脓肿。脓肿可向外溃破，深部脓肿还可穿至乳房与胸肌间的疏松组织中，形成乳房后脓肿，感染严重者，可并发脓毒症。

（三）治疗

1. 炎症早期　消除感染、排空乳汁。早期呈蜂窝织炎表现时不宜手术，应予静脉点滴抗生素治疗。呈蜂窝织炎表现而未形成脓肿之前，应用抗菌药可获得良好的结果。因主要病原菌为金黄色葡萄球菌，可不必等待细菌培养的结果，应用青霉素治疗，或用耐青霉素酶的苯唑西林钠（新青霉素Ⅱ），每次 1 g，每日 4 次肌注或静滴。若患者对青霉素过敏，则应用红霉素。

2. 脓肿形成后　仍仅以抗菌药治疗，则可致更多的乳腺组织受破坏。此时超声有助于诊断脓肿是否形成，亦可在波动感最明显区域进行穿刺，抽到脓液表示脓肿已形成，脓液应做细菌培养及药物敏感试验。以后可根据细菌培养结果指导选用抗菌药。抗菌药可被分泌至乳汁，因此如四环素、氨基糖苷类、磺胺药和甲硝唑等药物应避免使用，因其能影响婴儿，而以应用青霉素、头孢菌素和红霉素为安全。

脓肿形成后，主要治疗措施是及时作脓肿切开引流，治疗过程中应停止哺乳，并行退奶处理。手术时要有良好的麻醉。为避免损伤乳管而形成乳瘘，应做放射状切开，乳晕下脓肿应沿乳晕边缘做弧形切口，深部脓肿或乳房后脓肿可沿乳房下缘做弧形切口，经乳房后间隙引流之。切开后以手指轻轻分离脓肿的多房间隔，以利引流。脓腔较大时，可在脓腔的最低部位另加切口做对口引流。

（四）预防

急性哺乳期乳腺炎的预防关键在于避免乳汁淤积，防止乳头损伤，并保持其清洁。应加强孕期卫生宣教，指导产妇经常用温水、肥皂洗净两侧乳头。如有乳头内陷，可经常挤捏、提拉矫正之。要养成定时哺乳、婴儿不含乳头而睡等良好习惯。每次哺乳应将乳汁吸净，如有淤积，可按摩或用吸乳器排尽乳汁。哺乳后应清洗乳头。乳头有破损或皲裂要及时治疗。注意婴儿口腔卫生。

第五节　乳房良性肿瘤

一、乳腺纤维腺瘤

1. 病因　本病产生的原因是小叶内纤维细胞对雌激素的敏感性异常增高，可能与纤维细胞所含雌激素受体的量或质的异常有关。

2. 临床表现　本病是女性常见的乳房肿瘤，高发年龄是 20～25 岁，其次为 15～20 岁和 25～30 岁。好发于乳房外上象限，约 75% 为单发，少数属多发。除肿块外，患者常无明显自觉症状。肿块增大缓慢，质似硬橡皮球的弹性感，表面光滑，易于推动。月经周期对肿块的大小并无影响。

3. 治疗　手术切除是治疗纤维腺瘤唯一有效的方法。由于妊娠可使纤维腺瘤增大，所以在妊娠前或妊娠后发现的纤维腺瘤一般都应手术切除。应将肿瘤连同其包膜整块切除，以周围包裹少量正常乳腺组织为宜。肿块必须做常规病理检查。

二、乳管内乳头状瘤

乳管内乳头状瘤多见于经产妇，40～50 岁为多。75% 病例发生在大乳管近乳头的壶腹部，瘤体很小，带蒂而有绒毛，且有很多薄壁的血管，故易出血。发生于中小乳管的乳头状瘤常位于乳房周围区域。

1. 临床特点　一般无自觉症状，常因乳头溢液污染内衣而引起注意，溢液可为血性、暗棕色或黄色液体。肿瘤小，常不能触及，偶有较大的肿块。大乳管乳头状瘤，可在乳晕区扪及直径为数毫米的小结节，多呈圆形、质软、可推动，轻压此肿块，常可从乳头溢出血性液体。

2. 治疗　以手术为主，对单发的乳管内乳头状瘤应切除病变的乳管系统。术前需正确定位，用指压确定溢液的乳管口，插入钝头细针，也可注射亚甲蓝，沿针头或亚甲蓝显色部位做放射状切口，切除该乳管及周围的乳腺组织。进行常规病理检查，如有恶变应施行乳腺癌根治术。

第六节　乳　腺　癌

（一）流行病学

乳腺癌是女性最常见的恶性肿瘤之一。每年全世界约有 130 万人被诊断为乳腺癌，而有约 40 万人死于该病。近 20 年来，我国乳腺癌的发病率呈逐年上升趋势，尤其在北京、天津、上海等大城市，乳腺癌已经位居女性恶性肿瘤发病率之首，严重危害广大妇女的健康。

（二）病因

乳腺癌的病因尚不清楚。乳腺是多种内分泌激素的靶器官，如雌激素、孕激素及泌乳素等，其中雌酮及雌二醇与乳腺癌的发病有直接关系。20 岁前本病少见，20 岁以后发病率迅速上升，45～50 岁较高，绝经后发病率继续上升，可能与年老者雌酮含量提高相关。月经初潮年龄早、绝经年龄晚、不孕及初次足月产的年龄大与乳腺癌发病均有关。一级亲属中有乳腺癌病史者，发病危险性是普通人群的 2～3 倍。乳腺良性疾病与乳腺癌的关系尚有争论，多数认为乳腺小叶有上皮高度增生或不典型增生者可能与乳腺癌发病有关。另外，营养过剩、肥胖、脂肪饮食可加强或延长雌激素对乳腺上皮细胞的刺激，从而增加发病机会。北美、北欧地区乳腺癌发病率约为亚、非、拉美地区的 4 倍，而低发地区居民移居至高发地区后，第二、三代移民的乳腺癌发病率逐渐升高，提示环境因素及生活方式与乳腺癌的发病有一定关系。

（三）病理类型

乳腺癌按病理类型有多种分型方法，目前国内多采用以下病理分型。

1. **非浸润性癌** 包括导管内癌、小叶原位癌及乳头湿疹样乳腺癌（伴发浸润性癌者，不在此列）。此型属早期，预后较好。

2. **早期浸润性癌** 包括早期浸润性导管癌（癌细胞突破管壁基底膜，开始向间质浸润）、早期浸润性小叶癌（癌细胞突破末梢乳管或腺泡基底膜，开始向间质浸润，但仍局限于小叶内）。此型仍属早期，预后较好。

3. **浸润性特殊癌** 包括乳头状癌、髓样癌、小管癌（高分化腺癌）、腺样囊性癌、黏液腺癌、大汗腺样癌、鳞状细胞癌等。此型分化一般较高，预后尚好。

4. **浸润性非特殊癌** 包括浸润性小叶癌、浸润性导管癌、硬癌、单纯癌、腺癌等。此型一般分化低，预后较上述类型差，且是乳腺癌中最常见的类型，占 80%，但判断预后尚需结合疾病分期等因素。

5. **其他** 罕见癌。

（四）分期

现多数采用国际抗癌协会建议的 T（原发癌瘤）、N（区域淋巴结）、M（远处转移）分期法。内容如下：

T_x：原发肿瘤无法评估。

T_0：无原发肿瘤证据。

Tis：（DCIS）：导管原位癌。

Tis：（LCIS）：小叶原位癌。

Tis：（Paget's）乳头 Paget's 病，与乳腺实质内的浸润癌和（或）原位癌（DCIS 和（或）LCIS）无关。与 Paget's 病有关的乳腺实质内的癌应根据实质内的肿瘤大小和特征进行分类，尽管仍需注明存在 Paget's 病。

T_1：癌瘤最大直径≤2 cm。

T_2：癌瘤最大直径 >2 cm 且≤5 cm。

T_3：癌瘤长径 >5 cm。

T_4：癌瘤大小不计，但侵及皮肤（溃疡或皮肤结节）和（或）胸壁（肋骨、肋间肌、前锯肌），炎性乳腺癌亦属之。

N_x：区域淋巴结无法评估（例如既往已切除）。

N_0：无区域淋巴结转移。

N_1：同侧Ⅰ、Ⅱ级腋窝淋巴结转移，可活动。

N_2：同侧Ⅰ、Ⅱ级腋窝淋巴结转移，临床表现为固定或融合；或缺乏同侧腋窝淋巴结转移的临床证据，但临床发现有同侧内乳淋巴结转移。

N_3：同侧锁骨下淋巴结（Ⅲ级腋窝淋巴结）转移伴或不伴Ⅰ、Ⅱ级腋窝淋巴结转移，或临床上发现同侧内乳淋巴结转移伴Ⅰ、Ⅱ级腋窝淋巴结转移，或同侧锁骨上淋巴结转移伴或不伴腋窝或内乳淋巴结转移。

M_0：无远处转移。

M_1：有远处转移。

根据以上情况进行组合，可把乳腺癌分为以下各期：

0 期：$Tis\ N_0\ M_0$。

Ⅰ期：$T_1\ N_0\ M_0$。

Ⅱ期：$T_0 \sim T_1\ N_1\ M_0$，$T_2\ N_0 \sim N_1\ M_0$，$T_3\ N_0\ M_0$。

Ⅲ期：$T_0 \sim T_2\ N_2\ M_0$，$T_3\ N_1 \sim N_2\ M_0$，T_4 任何 $N\ M_0$，任何 $T\ N_3\ M_0$。

Ⅳ期：包括 M_1 的任何TN。

以上分期以临床检查为依据，实际并不精确，还应结合术后病理检查结果进行校正。

（五）转移途径

1. 局部扩展　癌细胞沿导管或筋膜间隙蔓延，继而侵及 Cooper 韧带和皮肤。

2. 淋巴转移　主要途径有：①癌细胞经胸大肌外侧缘淋巴管侵入同侧腋窝淋巴结，然后侵入锁骨下淋巴结以至锁骨上淋巴结，进而可经胸导管（左）或右淋巴管侵入静脉血流而向远处转移。②癌细胞向内侧淋巴管，沿着乳内血管的肋间穿支引流到胸骨旁淋巴结，继而达到锁骨上淋巴结，并可通过同样途径侵入血流。

3. 血运转移　以往认为血运转移多发生在晚期，这一概念已被否定。研究发现有些早期乳腺癌已有血运转移，乳腺癌是一全身性疾病已得到共识。癌细胞可经淋巴途径进入静脉，也可直接侵入血液循环而致远处转移。最常见的远处转移依次为肺、骨、肝。

（六）临床表现

早期表现是患侧乳房出现无痛、单发的小肿块，常是患者无意中发现而就医。肿块质硬，表面不光滑，与周围组织分界不很清楚，在乳房内不易被推动。随着肿瘤增大，可引起乳房局部隆起。若累及 Cooper 韧带，可使其缩短而致肿瘤表面皮肤凹陷，即所谓"酒窝征"。邻近乳头或乳晕的癌肿因侵入乳管使之缩短，可把乳头牵向癌肿一侧，进而可使乳头扁平、回缩、凹陷。癌块继续增大，如皮下淋巴管被癌细胞堵塞，引起淋巴回流障碍，出现真皮水肿，皮肤呈"橘皮样"改变。

乳腺癌发展至晚期，可侵入胸筋膜、胸肌，以至癌块固定于胸壁而不易推动。如癌细胞侵入大片皮肤，可出现多数小结节，甚至彼此融合。有时皮肤可破溃而形成溃疡，这种溃疡常有恶臭，容易出血。

乳腺癌淋巴转移最初多见于腋窝。肿大淋巴结质硬、无痛、可被推动；以后数目增多，并融合成团，甚至与皮肤或深部组织黏着。乳腺癌转移至肺、骨、肝时，可出现相应的症状。例如肺转移可出现胸痛、气急、咯血，骨转移可出现局部疼痛，肝转移可出现肝大、黄疸等，脑转移后可出现头疼、头晕、恶心、呕吐等。

有些类型乳腺癌的临床表现与一般乳腺癌不同。值得提出的是炎性乳腺癌（inflammatory breast carcinoma）和乳头乳晕湿疹样癌（Paget's disease）。炎性乳腺癌并不多见，特点是发展迅速、预后差。局部皮肤可呈炎症样表现，开始时比较局限，不久即扩展到乳房大部分皮肤，皮肤发红、水肿、增厚、粗糙、表面温度升高。

乳头乳晕湿疹样癌少见，恶性程度低，发展慢。乳头有瘙痒、烧灼感，以后出现乳头和乳晕的皮肤变粗糙、糜烂如湿疹样，进而形成溃疡，有时覆盖黄褐色鳞屑样痂皮。部分病例于乳晕区可扪及肿块。较晚发生腋窝淋巴结转移。

（七）诊断

详细询问病史及临床检查后，大多数乳房肿块可得出诊断。但乳腺组织在不同年龄及月经周期中可出现多种变化，因而应注意体格检查方法及检查时距月经期的时间。乳腺有明确的肿块时诊断一般不困难，但不能忽视一些早期乳腺癌的体征，如局部乳腺腺体增厚、乳头溢液、乳头糜烂、局部皮肤内陷等，以及对有高危因素的妇女，可应用一些辅助检查。

（八）鉴别诊断

1. 纤维腺瘤　常见于青年妇女，肿瘤大多为圆形或椭圆形，边界清楚，活动度大，发展缓慢，一般易于诊断。但40岁以后的妇女不要轻易诊断为纤维腺瘤，必须排除恶性肿瘤的可能。

2. 乳腺纤维囊性增生病　多见于中年妇女，特点是乳房胀痛，肿块可呈周期性，与月经周期有关。肿块或局部乳腺增厚与周围乳腺组织分界不明显。可观察1至数个月经周期，若月经来潮后肿块缩小、变软，则可继续观察；如无明显消退，可考虑作手术切除及活检。

3. 浆细胞性乳腺炎　是乳腺组织的无菌性炎症，炎性细胞中以浆细胞为主。临床上60%呈急性炎症表现，肿块大时皮肤可呈"橘皮样"改变。40%患者开始即为慢性炎症，表现为乳晕旁肿块，边界不清，可有皮肤粘连和乳头凹陷。急性期应予抗炎治疗，炎症消退后若肿块仍存在，则需手术切除，做包括周围部分正常乳腺组织的肿块切除术。

4. 乳腺结核　是由结核杆菌所致乳腺组织的慢性炎症。好发于中、青年女性。病程较长，发展较缓慢。局部表现为乳房内肿块，肿块质硬偏韧，部分区域可有囊性感。肿块境界有时不清楚，活动度可受限。可有疼痛，但无周期性。治疗包括全身抗结核治疗及局部治疗，可做包括周围正常乳腺组织在内的乳腺区段切除。

（九）乳腺癌的预防

乳腺癌病因尚不清楚，目前尚难以提出确切的病因学预防（一级预防）。但重视乳腺癌的早期发现（二级预防），经普查检出病例，将提高乳腺癌的生存率。不过乳腺癌普查是一项复杂的工作，要有周密的设计、实施计划及随访，才能收到效果。目前一般认为乳房钼靶摄片结合乳腺超声是最有效的检出方法。

（十）治疗

1. 手术治疗　是乳腺癌的主要治疗方法之一，还可辅助化学药物、内分泌治疗、放射治疗及生物治疗。自1894年Halsted提出乳腺癌根治术以来，一直是治疗乳腺癌的标准术式。该术式的根据是乳腺癌转移仍按照解剖学模式，即由原发灶转移至区域淋巴结，以后再发生血运转移。20世纪50年代进而有扩大根治术问世。但随着手术范围的扩大，发现术后生存率并无明显改善。这一事实促使不少学者采取缩小手术范围以治疗乳腺癌。近30余年来Fisher对乳腺癌的生物学行为做了大量研究，提出乳腺癌自发病开始即是一个全身性疾病，因而力主缩小手术范围，而加强术后综合辅助治疗。对病灶仍局限于局部及区域淋巴结的患者，手术治疗是首选。手术适应证为国际临床分期的Ⅰ、Ⅱ期及部分Ⅲ期的患者。已有远处转移、全身情况差、主要脏器有严重疾病、年老体弱不能耐受手术者属手术禁忌。目前应用的6种手术方式均属治疗性手术，而不是姑息性手术。

（1）乳腺癌根治术（radical mastectomy）：手术应包括整个乳房、胸大肌、胸小肌、腋窝及锁骨下淋巴结的整块切除。

（2）乳腺癌扩大根治术（extensive radical mastectomy）：即在上述清除腋下、腋中、腋上三组淋巴结的基础上，同时切除胸廓内动、静脉及其周围的淋巴结（即胸骨旁淋巴结）。

（3）乳腺癌改良根治术（modified radical mastectomy）：有两种术式，一是保留胸大肌，切除胸小肌；一是保留胸大、小肌。前者淋巴结清除范围与根治术相仿，后者不能清除腋上组淋巴结。根据大量病例观察，认为Ⅰ、Ⅱ期乳腺癌应用根治术及改良根治术的生存率无明显差异，且该术式保留了胸肌，术后外观效果较好，目前已成为常用的手术方式。

（4）全乳房切除术（total mastectomy）：手术范围必须切除整个乳腺，包括腋尾部及胸大肌筋膜。该术式适宜于原位癌、微小癌及年迈体弱不宜作根治者。

（5）保留乳房的乳腺癌切除术（lumpectomy and axillary dissection）：手术包括完整切除肿块及腋淋巴结清扫。适合于临床Ⅰ、Ⅱ期的乳腺癌患者，且乳房有适当体积，术后能保持外观效果者。多中心或多灶性病灶、肿瘤切除后切缘阳性，再次切除后切缘仍阳性者禁忌施行该手术。原发灶切除范围应包括肿瘤、肿瘤周围1～2 cm的组织及胸大肌筋膜。确保标本的边缘无肿瘤细胞浸润。术后必须辅以放疗、化疗等。

（6）前哨淋巴结活检术（sentinel lymph node biopsy）：前哨淋巴结指接受乳腺癌引流的第一枚淋巴结，可采用示踪剂显示后切除活检。根据前哨淋巴结的病理结果预测腋窝淋巴结是否有肿瘤转移，对腋窝淋巴结阴性的乳腺癌患者可不作腋窝淋巴结清扫。该项工作是20世纪90年代乳腺外科的一个重要进展。前哨淋巴结活检适用于临床腋窝淋巴结阴性的乳腺癌患者，对临床Ⅰ期的病例其准确性更高。

关于手术方式的选择目前尚有分歧，但没有一个手术方式能适合各种情况的乳腺癌。手术方式的选择还应根据病理分型、疾病分期及辅助治疗的条件而定。对可切除的乳腺癌患者，手术应达到局部及区域淋巴结能最大限度的清除，以提高生存率，然后再考虑外观及功能。对Ⅰ、Ⅱ期乳腺癌可采用乳腺癌改良根治术及保留乳房的乳腺癌切除术。

2. 化学药物治疗（chemotherapy） 根据大量病例观察，业已证明浸润性乳腺癌术后应用化学药物辅助治疗，可以改善生存率。乳腺癌是实体瘤中应用化疗最有效的肿瘤之一，化疗在整个治疗中占有重要地位。由于手术尽量去除了肿瘤负荷，残存的肿瘤细胞易被化学抗癌药物杀灭。一般认为辅助化疗应于术后早期应用，联合化疗的效果优于单药化疗，辅助化疗应达到一定剂量，治疗期不宜过长，以6个月左右为宜，能达到杀灭亚临床型转移灶的目的。

浸润性乳腺癌伴腋窝淋巴结转移者是应用辅助化疗的指征。对腋窝淋巴结阴性者是否应用辅助化疗尚有不同意见。有人认为除原位癌及微小癌（<1 cm）外均应用辅助化疗。一般认为腋窝淋巴结阴性而有高危复发因素者，诸如原发肿瘤直径>2 cm，组织学分类差，雌、孕激素受体阴性，癌基因

Her−2 有过度表达者，适宜应用术后辅助化疗。

常用的有 CMF 方案（环磷酰胺、甲氨蝶呤、氟尿嘧啶）。根据病情可在术后尽早（1 周内）开始用药。剂量为环磷酰胺（C）400 mg/m^2，甲氨蝶呤（M）20 mg/m^2，氟尿嘧啶（F）400 mg/m^2，均为静脉注射，在第 1 及第 8 天各用 1 次，为 1 疗程，每 4 周重复给药，6 个疗程结束。因单药应用阿霉素的效果优于其他抗癌药，所以对肿瘤分化差、分期晚的病例可应用 CAF 方案（环磷酰胺、阿霉素、氟尿嘧啶）。环磷酰胺（C）400 mg/m^2，静脉注射，第 1，8 天；阿霉素（A）40 mg/m^2，静脉注射，第 1 天；氟尿嘧啶（F）400 mg/m^2，静脉注射第 1、8 天，每 28 天重复给药，共 8 个疗程。化疗前患者应无明显骨髓抑制，白细胞 $>4 \times 10^9$/L，血红蛋白 >80 g/L，血小板 $>50 \times 10^9$/L。化疗期间应定期检查肝、肾功能，每次化疗前要查白细胞计数，如白细胞 $<3 \times 10^9$/L，应延长用药间隔时间。应用阿霉素者要注意心脏毒性。

术前化疗目前多用于Ⅲ期病例，可探测肿瘤对药物的敏感性，并使肿瘤缩小，减轻与周围组织的粘连。药物可采用 CMF 或 CAF 方案，一般用 2～3 个疗程。

表阿霉素的心脏毒性和骨髓抑制作用较阿霉素低，因而其应用更广泛。其他效果较好的有长春瑞滨、紫杉醇、多西紫杉醇等。

3. 内分泌治疗（endocrinotherapy） 早在 1896 年就有报道应用卵巢切除治疗晚期及复发性乳腺癌。20 世纪 70 年代发现了雌激素受体（ER），癌细胞中 ER 含量高者，称激素依赖性肿瘤，这些病例对内分泌治疗有效。而 ER 含量低者，称激素非依赖性肿瘤，这些病例对内分泌治疗效果差。因此，除对手术切除标本作病理检查外，还应测定雌激素受体和孕激素受体（PgR），可帮助选择辅助治疗方案，激素受体阳性的病例优先应用内分泌治疗，受体阴性者优先应用化疗，对判断预后也有一定作用。

近年来，内分泌治疗的一个重要进展就是三苯氧胺（tamoxifen）的应用。三苯氧胺系非甾体激素的抗雌激素药物，其结构式与雌激素相似，可在靶器官内与雌二醇争夺 ER，三苯氧胺、ER 复合物能影响 DNA 基因转录，从而抑制肿瘤细胞生长。临床应用表明，该药可降低乳腺癌术后复发及转移，对 ER、PgR 阳性的绝经后妇女效果尤为明显。同时可减少对侧乳腺癌的发生率。三苯氧胺的用量为每天 20 mg，至少服用 3 年，一般服用 5 年。服药超过 5 年，或剂量大于每天 20 mg，并未证明更有效。该药安全有效，不良反应有潮热、恶心、呕吐、静脉血栓形成、眼部副作用、阴道干燥或分泌物多。长期应用后少数病例可能发生子宫内膜癌，已引起关注，但后者发病率低，预后良好。故乳腺癌术后辅助应用三苯氧胺是利多弊少。

新近发展的芳香化酶抑制剂（如来曲唑等），有资料证明其效果优于三苯氧胺，这类药物能抑制肾上腺分泌的雄激素转变为雌激素过程中的芳香化环节，从而降低雌二醇，达到治疗乳腺癌的目的。

4. 放射治疗（radiotherapy） 是乳腺癌局部治疗的手段之一。在保留乳房的乳腺癌手术后，放射治疗是一重要组成部分，应于肿块局部广泛切除后给予较高剂量放射治疗。单纯乳房切除术后可根据患者年龄、疾病分期分类等情况，决定是否应用放疗。根治术后是否应用放疗，多数认为对Ⅰ期病例无益，对Ⅱ期以后病例可能降低局部复发率。

5. 生物治疗 近年临床上已逐渐推广使用的曲妥珠单抗注射液，系通过转基因技术制备，对 HER2 过度表达的乳腺癌患者有一定效果，资料显示用于辅助治疗可降低乳腺癌复发转移风险。

（王丕琳）

本 章 小 结

　　本章讲解了乳房的解剖、淋巴引流途径，对常见病乳腺纤维囊性增生症、乳腺纤维腺瘤、乳管内乳头状瘤的临床表现、专科检查、诊断和治疗进行了阐述，并对乳腺良性肿瘤的鉴别诊断进行了归纳。重点对乳腺癌的病因、临床表现、诊断及其综合治疗理念进行详尽的讲解，展现了最新的乳腺癌治疗理念。

思 考 题

　　1. 乳房的淋巴引流途径有哪些?

　　2. 简述乳腺纤维腺瘤与乳腺癌的鉴别。

　　3. 简述乳腺癌的手术治疗常见术式有哪些。

　　4. 乳腺癌的综合治疗方法有哪些?

参考文献

［1］刘君，方志沂，石松魁，等. 保乳手术治疗乳腺癌. 实用癌症杂志，2003，18（4）：403－405.

［2］胡夕春，王碧芸，邵志敏. 2011 年《St. Gallen 共识》与《中国抗癌协会乳腺癌专业委员会指南》比较. 中华乳腺病杂志（电子版），2011，5（4）：8－9.

［3］邵志敏，沈镇宙，徐兵河. 乳腺肿瘤学. 上海：复旦大学出版社，2013.

第十二章 胸部损伤

| 学习目标 |

1. 掌握胸部损伤的病理生理和急救处理原则。
2. 熟悉肋骨骨折、气胸、血胸的临床表现、诊断、急救和治疗。
3. 了解胸腔闭式引流术的适应证、装置和使用。

| 核心概念 |

【开放性胸部损伤】 在胸部损伤中，胸膜腔破损并与外界相通称为开放性胸部损伤，多由锐器、火器穿透胸壁所致，常合并肺、气管、支气管、心脏及大血管、膈肌、食管等脏器损伤。

【连枷胸】 如果发生相邻的多根、多处肋骨骨折，造成局部胸壁软化，出现反常呼吸，则形成连枷胸。

【气胸】 胸部损伤造成胸膜腔积气为气胸。

【进行性血胸】 胸内任何组织器官受损出血引起胸膜腔积血为血胸，持续、大量出血为进行性血胸。

| 引　言 |

　　胸部有心、肺、大血管、食管等重要器官，由肋骨和胸骨组成的骨性胸廓支撑保护胸内脏器。两侧胸膜腔为负压以使肺维持正常的呼吸功能，并使纵隔处于居中位置。膈肌将胸、腹腔分隔为两个压力不同的体腔，胸腔压力低于腹腔。胸部损伤后出现组织器官的病理变化与暴力的性质、大小、受力范围等因素密切相关。

第一节　概　述

　　在胸部创伤时，暴力作用可使胸骨或肋骨发生骨折而破坏骨性胸廓的完整性，并使胸腔内的心、肺发生碰撞、挤压、旋转和扭曲，造成组织广泛挫伤而引起组织水肿，最终可导致器官功能障碍或衰竭。

一、损 伤 分 类

根据损伤暴力性质不同，胸部损伤可分为钝性伤和穿透伤；根据损伤是否造成胸膜腔与外界沟通，可分为开放性胸部损伤和闭合性胸部损伤。钝性胸部损伤的损伤机制复杂，多由减速性、挤压性、撞击性或冲击性暴力所致。穿透性胸部损伤多由火器或锐器暴力致伤，早期诊断较容易。

二、胸部损伤的紧急处理

胸部损伤的紧急处理包括院前急救处理和入院后急诊处理两部分。

（一）院前急救处理

基本生命支持与严重胸部损伤的紧急处理是其基本原则。

1. 基本生命支持　清除呼吸道分泌物，保证呼吸通畅、给氧，控制外出血、补充血容量，镇痛、固定长骨骨折、保护脊柱（尤其是颈椎），并迅速转运。

2. 威胁生命的严重胸外伤需在现场施行特殊急救处理　如张力性气胸需放置具有单向活瓣作用的胸腔穿刺针或闭式胸腔引流。开放性气胸需迅速包扎和封闭胸部吸吮伤口，安置上述穿刺针或引流管。对大面积胸壁软化的连枷胸有呼吸困难者，予以气管插管，人工辅助呼吸。

（二）院内急诊处理

正确及时地认识最直接威胁患者生命的紧急情况与损伤部位至关重要。有下列情况时应行急诊开胸探查手术：胸膜腔内进行性出血，心脏大血管损伤，严重肺裂伤或气管、支气管损伤，食管破裂，膈肌损伤，胸壁大块缺损，胸内存留较大的异物。

由于在日常的临床工作中，肋骨骨折、气胸、血胸最为常见，本章予以重点描述。

第二节　肋 骨 骨 折

暴力直接作用于肋骨（撞击伤）可使肋骨向内弯曲折断，前后挤压暴力可使肋骨腋段向外弯曲折断（挤压伤）。相邻肋骨发生多根多处肋骨骨折，使几根折断的肋骨前后缘失去了骨性连接，伤处胸壁失去完整肋骨支撑而软化，出现反常呼吸运动，即吸气时软化区胸壁内陷，呼气时外突，又称为连枷胸。老年人肋骨骨质疏松，脆性较大，容易发生骨折。已有恶性肿瘤转移灶的肋骨也容易发生病理性骨折。

（一）临床表现与体征

肋骨骨折断端可刺激肋间神经产生局部疼痛，在深呼吸、咳嗽或转动体位时加剧。胸痛使呼吸变浅、咳嗽无力，呼吸道分泌物增多、潴留，易致肺不张和肺部感染，加重呼吸困难。胸壁可有畸形，局部明显压痛，可扪及骨摩擦感，挤压胸部正常部位，可使骨折处疼痛加重，即间接压痛阳性可与软组织挫伤相鉴别。骨折断端向内移位可刺破胸膜、肋间血管和肺组织，产生血胸、气胸、皮下气肿或咯血。伤后晚期骨折断端移位发生的损伤可能造成迟发性血胸或血气胸。连枷胸的反常呼吸运动（图12-1）可使伤侧肺受到塌陷胸壁的压迫，呼吸时两侧胸腔压力的不均衡造成纵隔扑动，影响回心血流，导致严重的循环功能障碍；同时连枷胸常伴有广泛肺挫伤、挫伤区域的肺间质或肺泡水肿导致氧弥散障碍，可以出现低氧血症和二氧化碳潴留，严重时可发生呼吸和循环衰竭。

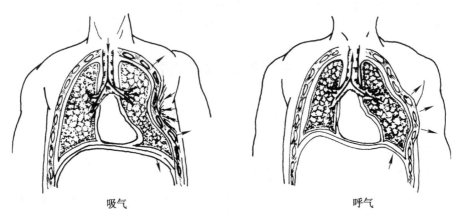

吸气 　　　　　　　　　 呼气

图 12-1　连枷胸胸壁软化区的反常呼吸运动

胸部 X 线照片可显示肋骨骨折断裂线和断端错位，并能了解胸腔内是否有积气、积液；胸部 CT 三维重建能清楚显示肋骨骨折，并进一步了解肺挫伤范围和积气、积液情况。

（二）治疗

处理的原则是有效镇痛、清理呼吸道分泌物、固定胸廓和防治并发症。

1. 镇痛　常用方法有口服非甾体类药物或注射镇痛剂、肋间神经阻滞和硬膜外置管镇痛。目前公认硬膜外置管镇痛能提供最佳可控的持续镇痛效果，能改善肺功能，减少机械通气，降低肺部并发症，而无抑制咳嗽、呼吸的副作用。为避免呼吸抑制，一般采用半衰期短的芬太尼类的镇痛剂。

2. 鼓励患者咳嗽排痰　咳痰无力者可辅助雾化吸入，稀释痰液，并人工吸痰；早期下床活动，可减少呼吸系统的并发症。

3. 胸廓固定　目的在于减少肋骨断端活动、减轻疼痛。闭合性单处肋骨骨折可采用弹性胸带、宽胶布固定，但因其限制深呼吸和咳嗽排痰，并刺激皮肤引起水疱，已放弃使用。可采用胸部护板塑型后固定。开胸手术行肋骨内固定术，是目前较为有效的治疗手段，可有效地缓解疼痛，有利于患者排痰、早期下地活动，防止肺部感染，尤其是对闭合性多根多处肋骨骨折、胸壁软化范围大、反常呼吸运动明显的连枷胸患者应尽早行肋骨内固定术，可纠正胸廓畸形，避免胸廓塌陷、反常呼吸而造成肺的进一步损伤。对咳嗽无力、呼吸困难并有呼吸衰竭者，需作气管插管或气管切开进行机械通气支持呼吸，正压机械通气能纠正低氧血症，还能控制反常呼吸。

开放性肋骨骨折胸壁伤口需彻底清创，固定肋骨断端。并发气胸时需做胸膜腔引流术，手术后应用抗生素，预防感染。

第三节 气 胸

胸膜腔内积气称为气胸。气胸可以分为闭合性气胸、开放性气胸和张力性气胸三类。

一、闭合性气胸

闭合性气胸的胸内压仍低于大气压，进入胸腔的气体压迫肺导致其萎陷，伤侧肺萎陷的程度由胸膜腔积气量决定。随着胸腔内积气与肺萎陷程度增加，肺表面裂口缩小，直至吸气时也不开放，气胸趋于稳定。

（一）症状与体征

患者症状的轻重决定于胸膜腔内积气的量与速度，轻者患者可无胸闷、憋气等症状，重者有明显呼吸困难。体检可能发现伤侧胸廓饱满，呼吸活动度降低，气管向健侧移位，伤侧胸部叩诊呈鼓音，呼吸音降低或消失。

胸部 X 线检查可显示不同程度的肺萎陷和胸膜腔积气征，如有胸腔积液时可见液平面。

（二）处理

闭合性气胸一旦确定，应行胸膜腔穿刺术或胸腔闭式引流术，排出积气，促使肺尽早复张。少量积气，胸部 X 线检查示伤侧胸腔积气仅占正常胸腔容积的 30% 以下、患者无明显症状时，可不做排气处置，胸腔内的积气可自行吸收。

二、开放性气胸

胸壁缺损与胸膜腔相通使空气随呼吸自由进出胸膜腔形成的气胸称为开放性气胸。

（一）病理生理

开放性气胸会引起患者呼吸困难，呼吸困难的严重程度与胸壁缺损大小密切相关，当缺损直径 > 3 cm 时，胸内压几乎等于大气压，伤侧肺将完全萎陷，丧失呼吸功能。同时伤侧胸内压显著高于健侧，纵隔向健侧移位，使健侧肺扩张受限，进一步加重了呼吸困难。呼、吸气时，两侧胸膜腔压力出现周期性不均衡变化，使纵隔在吸气时移向健侧，呼气时回到伤侧，称为纵隔扑动（图 12-2）。

（二）症状与体征

开放性气胸时，患者出现明显呼吸困难、鼻翼扇动、口唇发绀、颈静脉怒张。伤侧胸壁可见伤口并闻及随呼吸气体进出胸腔发出"吸吮样"声音，称为胸部吸吮伤口。气管向健侧移位，伤侧胸部叩诊呈鼓音，呼吸音消失，严重者伴有休克。

胸部 X 线检查可见伤侧胸腔大量积气，肺萎陷，纵隔向健侧移位。

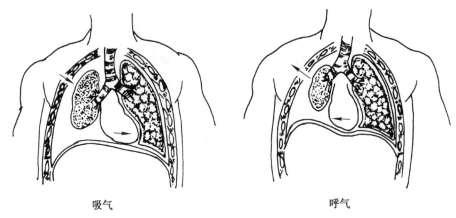

吸气　　　　　　　　　　　呼气

图 12 - 2　开放性气胸的纵隔扑动

（三）处理

开放性气胸急救处理要点为：将开放性气胸立即变为闭合性气胸，赢得时间，并迅速转送至医院。封闭胸壁伤口可用无菌敷料或现场可利用的其他清洁器材制作成不透气敷料和压迫物，在患者用力呼气末封盖吸吮伤口，并加压包扎，阻止气体进入胸腔。转运途中如患者呼吸困难加重，则应在患者呼气时打开封闭敷料，排出高压气体，再封闭伤口。

医院急诊处理为：给氧，补充血容量，纠正休克；清创、缝合胸壁伤口，并作闭式胸腔引流；给予抗生素，鼓励患者咳嗽排痰，预防感染；如疑有胸腔内脏器损伤或进行性出血，需行开胸探查。

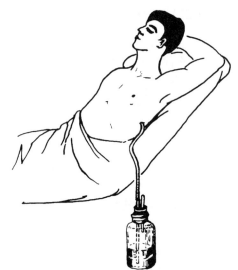

闭式胸腔引流术（图 12 - 3）的适应证为：中大量气胸、开放性气胸、张力性气胸，胸腔穿刺术治疗后肺无法复张者，需使用机械通气或人工通气的气胸或血气胸者，拔除胸腔引流管后气胸或血胸复发者，剖胸手术者。胸腔插管的部位：气胸引流一般在前胸壁锁骨中线第 2 肋间隙，血胸则在腋中线与腋后线间第 6 或第 7 肋间隙。插管完成后，引流管外接闭式引流装置，保证胸腔内气、液体克服 0.3 ~ 0.4 kPa（3 ~ 4 cmH$_2$O）的压力能通畅引流出胸腔，而外界空气、液体不会吸入胸腔。术后经常挤压引流管以保持管腔通畅，记录每小时或 24 h 引流液量。拔管指征：肺膨胀良好，无气体和液体排出，夹闭引流管 24 h 未出现气胸复发。在患者深吸气屏气时拔除引流管，并封闭伤口。

图 12 - 3　闭式胸腔引流术

三、张力性气胸

张力性气胸为气管、支气管或肺损伤处形成活瓣，气体随每次吸气进入胸膜腔，呼气时活瓣关闭，气体不能排出，导致胸膜腔内气体逐渐积累增多，胸膜腔压力明显高于大气压，又称为高压性气胸。

（一）病理生理

由于气体在胸腔内进多出少，使伤侧胸腔压力极度增高，肺严重萎陷，纵隔显著向健侧移位，健侧肺受压，腔静脉回流障碍。高于大气压的胸内压，驱使气体经支气管、气管周围疏松结缔组织或壁层胸膜裂伤处，进入纵隔或胸壁软组织，形成纵隔气肿或面、颈、胸部的皮下气肿。张力性气胸如不紧急处理，很快会导致呼吸、循环衰竭。

（二）症状与体征

张力性气胸患者表现为严重或极度呼吸困难、烦躁、意识障碍、大汗淋漓、发绀。气管明显移向健侧，颈静脉怒张，多有皮下气肿。伤侧胸部饱满，叩诊呈鼓音，呼吸音消失。不少患者有脉细快、血压降低等循环障碍表现。

胸部 X 线检查显示胸腔严重积气，肺完全萎陷、纵隔移位明显，并有纵隔和皮下气肿。用注射器行胸腔穿刺有高压气体外推针筒芯。

（三）处理

张力性气胸是可迅速致死的危急重症。急救首先用粗针头迅速穿刺胸膜腔减压，在紧急时可在针柄部外接剪有小口的柔软塑料袋、气球或避孕套等，使胸腔内气体只出不进，然后进一步安置闭式胸腔引流。持续漏气而肺难以膨胀时需考虑开胸手术探查或电视胸腔镜手术探查。

第四节 血 胸

胸膜腔积血称为血胸，血胸往往与气胸同时存在，称为血气胸。

（一）病理生理

胸腔内任何组织结构损伤出血均可导致血胸。血胸发生后不但因血容量丢失影响循环功能，还可压迫肺，减少呼吸面积。血胸推移纵隔，使健侧肺也受压，并影响腔静脉回流，加重呼吸循环功能障碍。当胸腔内迅速积聚大量血液，超过肺、心包和膈肌运动所起的去纤维蛋白作用时，胸腔内积血发生凝固，形成凝固性血胸。凝血块机化后形成纤维板，限制肺与胸廓活动，损害呼吸功能。血液是良好的培养基，经伤口或肺破裂口侵入的细菌，会在积血中迅速滋生繁殖，引起感染性血胸，最终导致脓血胸。来自心脏、体循环动脉和肺的大血管的损伤，易产生持续出血，导致胸膜腔大量积血称为进行性血胸。肋骨骨折患者在受伤一段时间后，因肋骨断端活动刺破肋间血管或血管破裂处血凝块脱落，发生延迟出现的胸腔内积血，称为迟发性血胸。

（二）临床表现

血胸的临床表现与出血量、速度和个人体质有关。一般而言，成年人血胸量≤0.5 L 为少量血胸，0.5~1.0 L 为中量血胸，>1.0 L 为大量血胸。患者会出现不同程度的面色苍白、脉搏细速、血压下降和末梢血管充盈不良等低血容量休克表现，并有呼吸急促、肋间隙饱满、气管向健侧移位、伤侧叩诊呈浊音和呼吸音减低等胸腔积液的临床表现。胸部 X 线片、CT、胸部 B 超有助于血胸的诊断。胸膜腔穿刺抽出不凝血液可明确诊断。

进行性血胸的诊断：持续脉搏加快、血压降低，或虽经补充血容量血压仍不稳定；闭式胸腔引流量每小时超过 200 mL，持续 3 h；血红蛋白量、红细胞计数和血细胞比容进行性降低，引流胸腔积血的血红蛋白量和红细胞计数与周围血相接近。

感染性血胸的诊断：有畏寒、高热等感染的全身表现；抽出胸腔积血 1 mL，加入 5 mL 蒸馏水，无感染呈淡红透明状，出现混浊或絮状物提示感染；胸腔积血无感染时红细胞、白细胞计数比例应与周围血相似，即 500∶1，感染时白细胞计数明显增加，比例达 100∶1 可确定为感染性血胸；积血涂片和细菌培养发现致病菌有助于诊断，并可依此选择有效的抗生素。

（三）治疗

在纠正循环功能障碍的同时，积极采用胸腔穿刺或闭式胸腔引流术治疗，及时排出积血，促使肺膨胀，改善呼吸功能。闭式胸腔引流术的指征应放宽，防止出现感染性血胸。进行性血胸应及时进行开胸探查手术。感染性血胸应及时改善胸腔引流，排尽感染性积血、积脓，若效果不佳或肺复张不良，应尽早手术清除感染性积血，剥离脓性纤维膜。近年电视胸腔镜已用于感染性血胸的处理，具有创伤小、疗效好、住院时间短、费用低等优点。

（赵业志）

本 章 小 结

本章讲述了肋骨骨折、气胸以及血胸的病因、分类、临床表现、诊断和治疗原则。本章中介绍的胸部损伤的伤情评估和紧急处理原则非常重要。在掌握这些通用的原则后，学生们还应该进一步掌握胸部损伤的特点。

思 考 题

1. 简述胸部损伤的伤情评估方法和紧急处理原则。
2. 气胸的分类、临床表现和治疗原则有哪些？

参 考 文 献

[1] 陈孝平. 外科学. 2 版. 北京：人民卫生出版社，2010.
[2] 吴孟超，吴在德. 黄家驷外科学. 7 版. 北京：人民卫生出版社，2008.

第十三章 | 胸壁疾病

| 学习目标 |

1. 掌握漏斗胸、胸壁结核、胸壁肿瘤的病因、临床表现和治疗原则。

2. 熟悉非特异性肋软骨炎的临床表现和治疗原则。

| 核心概念 |

【漏斗胸】是胸骨、肋软骨及部分肋骨向内凹陷畸形，又称胸骨凹陷。

【胸壁结核】是指胸壁软组织、肋骨或胸骨的结核病变。

【胸壁肿瘤】指发生在胸廓骨骼及软组织的肿瘤，不包括皮肤、皮下组织及乳腺肿瘤。胸壁肿瘤分为良性和恶性两大类。恶性肿瘤分为原发性、转移性两类。

| 引　言 |

由胸椎、胸骨、肋骨构成的支架，即骨性胸廓。肋与肋之间为肋间隙，其内有肋间组织（肋间肌和神经、血管、淋巴管）。胸廓外有连接上肢的肌肉和背部固有肌，前侧第3至第6肋之间有乳房，最外侧是皮肤。胸廓内有胸膜，这些结构共同构成胸壁。胸壁疾病的种类有畸形、感染、肿瘤等。

第一节　胸壁畸形

胸壁畸形可由先天性发育异常或继发于后天疾病所致。先天性胸壁畸形多见，可对呼吸、循环功能造成不同程度的影响。

一、漏　斗　胸

漏斗胸是胸骨、肋软骨及部分肋骨向内凹陷畸形，又称胸骨凹陷。病因尚不清楚，但与家族遗传有关，据统计有家族史者占 20% ~37% 。漏斗胸大多发生在出生时或一岁以内的婴幼儿，发病率男多于女为 4∶1，约 1/4 的患者伴有脊柱侧凸畸形。漏斗胸对肺功能有一定影响，患者对运动的耐受力降低。手术矫正后能明显改善心肺功能。

（一）临床表现

婴儿期漏斗胸畸形不明显且压迫症状较轻者常未被注意。随着年龄的增长，畸形和症状逐渐显现。患儿常体形瘦弱，不好动，易患上呼吸道感染，活动能力受到限制。用力呼气量和最大通气量明显减少。活动时出现心慌、气短和呼吸困难。体征常有轻度驼背、腹部凸出等特殊体型。心脏 X 线检查和心电图常有心脏向左移位和顺钟向旋转。X 线侧位胸片可见下段胸骨向后凹陷，与脊柱间的距离缩短。CT 图像凹陷更为确切清晰。

（二）治疗

有些症状不明显的患儿是因心理因素或美容因素而来就诊。除畸形较轻者外，应予手术治疗。早期手术效果较好，3 ~4 岁后即可手术矫治，此时胸廓柔顺性较好，术后能遵从医嘱进行姿态训练。同时在入学之前畸形得到矫正，可避免对心理行为产生不良影响。

二、鸡　　胸

鸡胸是胸骨向前方凸起的一种畸形，较漏斗胸更为少见，占所有胸壁畸形的 16.7% 。病因不十分清楚，可分为先天性和后天性，先天者因为家族中有胸壁畸形患者，鸡胸的发生率明显增加；后天者多为营养障碍所致，多见于幼儿期，系佝偻病的一种表现。鸡胸根据肋软骨、胸骨向前凸出畸形的形状分为三种：Ⅰ 型是对称型畸形，为最常见类型，占 90% ；Ⅱ 型是非对称性畸形，较少见，占 9% ；Ⅲ 型是软骨胸骨柄畸形，更少见，占 1% 。

（一）临床表现

大多数鸡胸的患儿出生后及婴幼儿期因腹大且较胖，不易被发现。随年龄增长，一般在学龄期腹部肌肉加强，腹大消失，而被发现。多数患儿在幼儿期常有不同程度的呼吸道症状，体质较同龄儿差。部分患者出现气促、乏力，甚至影响心肺功能。胸部 X 线显示胸骨下部和相邻肋软骨明显下陷，脊柱与胸骨间距增加。脊柱 X 线观察脊柱有无侧弯等。用 CT 扫描能更准确地评价鸡胸的突起程度、对称性、心肺影响的情况和合并其他问题。如合并肺囊性腺瘤样畸形、隔离肺、膈膨升等。

（二）治疗

畸形轻者对心肺功能无影响，亦无临床症状。重症者因胸廓前后径加长，导致呼吸幅度减弱，肺组织弹性减退，产生气促、乏力症状。轻者一般并不需要手术治疗。重者可将内陷的肋软骨作骨膜下切除，并将过长的骨膜纵向缩短缝合，使之收紧变直。有中下段胸骨体凹陷者，需切断弯陷的胸骨，抬起搁置在合适位置。

鸡胸过早手术由于骨质较软，有复发可能，而且后天性鸡胸在发育过程中偶有自行纠正的能力。因此对于 3 岁以下的鸡胸患儿，应积极给予抗佝偻病治疗，包括饮食疗法、维生素 D 疗法，必要时需同时补钙，一般轻度鸡胸随体格生长会逐渐消失。加强体格锻炼，如扩胸运动、俯卧撑等运动，可促进畸形的改善。而 3 岁后的患儿，多为佝偻病后遗症，使用钙剂和维生素 D 治疗效果不佳，加用特制的支具压迫凸起的胸部并维持一定的时间，同样可达到辅助矫正畸形的目的。到青少年时期，因骨质逐渐变硬，支具往往达不到矫形的目的。因此对大年龄的患者和对心肺有影响者，可以手术治疗。

三、胸廓出口综合征

胸廓出口综合征是指臂丛神经、锁骨下动静脉在肋锁间隙、斜角肌三角、胸小肌管等胸廓上口区域，由于各种不同的解剖变异因素，造成不同程度受压而产生的上肢和颈肩部疼痛、麻木、乏力、感觉异常等一系列症候群。临床上也称其为臂丛神经血管受压征、第 1 肋骨综合征、颈肋综合征、前斜角肌综合征、肋锁综合征、过度外展综合征。

（一）临床表现

1. 臂丛神经受压　臂丛神经以跨越第 1 肋骨的下干最易受压，上干受压的较少，主要表现为臂丛神经下干受压的症状。患者主要表现为患侧肩部及上肢疼痛、无力，发病早期疼痛为间歇性，可向前臂及手部尺侧放射，肩外展及内旋时疼痛加剧。严重者可出现前臂及手部尺侧的感觉异常，甚至肌肉瘫痪及萎缩，表现为爪形手畸形。

通过刺激锁骨上窝、上臂中部、肘部及手腕的尺神经行经部位，记录第一骨间肌或小鱼际肌的活动，测量尺神经传导速度，有助于诊断胸廓出口综合征。正常胸廓出口至小鱼际肌的传导速度平均为 75 m/s，胸廓出口综合征患者的传导平均速度降至 53 m/s 以下。

2. 血管受压　一般患者不出现严重的血运障碍，当病变刺激血管时，可出现上肢套状感觉异常，患肢上举时感发冷，颜色苍白，桡动脉搏动减弱；锁骨下静脉严重受压时，则出现患肢远端水肿、发绀。血管严重受压时可出现锁骨下血管血栓形成，肢体远端血运障碍。

下述检查可增加血管、神经的压迫使症状加重，有助于诊断。

（1）斜角肌试验：伸展颈部将头转向对侧同时深吸气，这样增加了前斜角肌、中斜角肌的张力，缩小了锁骨下动脉、臂丛神经穿过这两组肌肉之间的间隙，使压迫症状加重及患侧桡动脉脉搏变弱。

（2）肋锁试验：挺胸、肩部向后下方移，可使肋锁间隙变小，导致血管、神经压迫加重，桡动脉脉搏变弱。

（3）过度伸展试验：上肢过度伸展至 180°，使锁骨下血管、臂丛神经被牵拉，压至胸小肌肌腱、肩胛骨喙突和肱骨头附近。如桡动脉脉搏减弱，则提示血管受压。

（二）治疗

1. 非手术治疗　如患者自觉症状轻微、无神经损伤的表现，可采用非手术治疗的方法进行治疗，包括悬吊上肢、适当休息、局部理疗、前斜角肌局部封闭、口服止痛药及非甾体消炎药、减轻体重、加强肩部功能锻炼等方法。如治疗无效，则应采用手术方法加以治疗。

2. 手术治疗　如非手术治疗无效或患者症状严重，存在感觉减退、肌肉萎缩瘫痪等神经损伤的表现，应尽早手术，以解除臂丛神经及锁骨下动、静脉的压迫。术后约有 90% 患者得到改善，复发率仅为 1.6%。

第二节　非特异性肋软骨炎

非特异性肋软骨炎是指发生在肋软骨部位的慢性非特异性炎症，又称非化脓性肋软骨炎、肋软骨增生病。多数为中青年患者，女性发病略多。病因不明，一般认为与劳损或外伤有关，在人们搬运重物、急剧扭转或因胸部挤压等使胸肋关节软骨造成急性损伤，或因慢性劳损、伤风感冒引起的病毒感染等，导致胸肋关节面软骨水肿增厚的无菌性炎症反应。

（一）临床表现

局部肋软骨轻度肿大隆起，表面光滑，皮肤正常。局部有疼痛和压痛，轻重不等。咳嗽、上肢活动或转身时疼痛加剧。病程长短不一，数月至数年不等，时轻时重，反复发作，可见自行痊愈者。肋软骨肿大局部表现各异，有的逐渐缩小，有的可持续存在多年。一般预后良好。X线肋软骨不能显影，故对诊断无助。但可排除胸内病变、肋骨结核或骨髓炎等。

（二）治疗

一般采用对症治疗，如局部封闭或在肋软骨肿大处骨膜减压治疗。对局部理疗和抗生素疗效不明显。若长期应用各种治疗无效，且症状较重或不能排除肿瘤可能时，可将肋软骨切除作病理检查。

第三节　胸　壁　结　核

胸壁结核是指胸壁软组织、肋骨或胸骨的结核病变。多发生于 20～40 岁的青年及中年人，主要继发于肺或胸膜结核。原发于肺、胸膜的结核灶可直接扩散至胸壁或通过胸膜粘连部的淋巴管，累及胸骨旁、胸椎旁和肋间淋巴结，使之发生结核性干酪样病变，穿过肋间组织，在胸壁软组织中形成结核性脓肿。结核分枝杆菌也可经血液循环进入肋骨或胸骨髓腔，引起结核性骨髓炎，然后穿破骨皮质而形成胸壁结核，但这种情况比较少见。胸壁结核与原发结核病灶可同时存在。原发病灶可能已是陈旧性病灶改变，特别是继发于结核性胸膜炎者，胸膜炎可能已愈合或遗有胸膜增厚的改变。胸壁结核的脓肿来自胸壁的深处，穿透肋间肌到达胸壁浅层，往往在肋间肌的内外形成一个哑铃形的脓腔。有的脓腔可经数条窦道通向各方，有的窦道细小弯曲，在其远端又进入一个脓腔，有的窦道可在数条肋骨之下潜行很远。结核脓肿如继发化脓性感染，则可自行破溃，也可因穿刺或切开引流形成经久不愈的窦道。

（一）临床表现

多无明显的全身症状，若原发结核病变处于活动期，患者可有结核感染反应，如低热、盗汗、乏力及消瘦等。胸壁局部有缓慢增大的肿块，局部不红、不热、无痛，故称为寒性脓肿。胸部 X 线片可显示出脓肿的阴影，但一般看不到肋骨的破坏征象，病灶处肋骨的切线位片有时可发现骨皮质破坏改变。亦可见胸膜钙化、肋膈角变钝或肺内陈旧结核灶。病灶处呈半球形隆起，基底固定，肿块多有波动感。穿刺可抽出无臭稀薄黄白色脓汁或干酪样物。如继发混合感染，局部皮肤变薄伴红肿，可有不同程度的疼痛。当自行破溃常排出稀薄混浊脓液，无臭，伴有干酪样物质。可形成经久不愈的溃疡或窦道，皮肤边缘多呈悬空现象。

（二）治疗

由于胸壁结核是全身结核的一部分，故首先应注意全身治疗，如休息、营养及应用抗结核药物。有活动性结核时不可进行手术治疗。对胸壁结核性脓肿，在全身治疗的基础上，可试行穿刺排脓后注入抗结核药物，然后加压包扎，每2~3日重复一次。

对胸壁结核病变范围较大，组织破坏较广泛，或局部穿刺注入抗结核药物治疗无效，或结核脓肿已穿破形成溃疡窦道者，可在结核病变稳定后施行手术治疗。单纯的寒性脓肿不应切开引流。若合并化脓性感染，可先行切开引流，待感染完全控制后再行手术治疗。

第四节 胸 壁 肿 瘤

胸壁肿瘤指发生在胸廓骨骼及软组织的肿瘤，不包括皮肤、皮下组织及乳腺肿瘤。胸壁肿瘤分为良性和恶性两大类。恶性肿瘤分为原发性、转移性两类。转移性肿瘤占一半以上。

胸壁肿瘤病理类别相当繁杂。原发良性胸壁肿瘤以神经纤维瘤、神经鞘瘤、纤维瘤、脂肪瘤、骨纤维瘤、软骨瘤、骨软骨瘤、骨纤维结构不良等常见。原发恶性肿瘤以纤维肉瘤、神经纤维肉瘤、血管肉瘤、横纹肌肉瘤、平滑肌肉瘤、骨软骨肉瘤、软骨肉瘤、骨肉瘤、脂肪肉瘤、恶性骨巨细胞瘤为多见。临床症状取决于肿瘤大小、部位、性质及与周围组织的关系。常见的症状和体征为疼痛和局部肿块。

（一）临床表现

胸壁肿瘤早期可没有症状，在前胸壁或侧胸壁的肿瘤多可触及肿块，在后胸壁的肿瘤早期常不易发现。胸部 X 线片胸壁软组织肿块影，骨良性肿瘤一般为圆形、椭圆形，瘤区可有点状钙化，受累骨可有皮质变薄、局部膨大，但无骨质破坏；恶性肿瘤主要为侵蚀性骨破坏，可见溶骨或成骨性改变，边缘较毛糙，骨膜可出现层状增生或病理性骨折。除了胸壁转移性肿瘤之外，一般不主张行胸壁肿瘤活组织检查，因为有些肿瘤从组织形态学上难以判明属于良性或恶性，而且活检可能引起肿瘤细胞种植或播散。肿瘤切除手术中，有时为了明确肿瘤的性质、决定切除范围，需作活组织冷冻切片检查。60% 以上的患者有不同程度的局部疼痛，特别是胸壁恶性肿瘤或转移瘤。良性肿瘤生长速度缓慢，恶性肿瘤生长速度常较快，肿瘤坏死可出现局部溃破、感染或出血。晚期恶性肿瘤可出现胸腔积液、体重下降、贫血等。

（二）治疗

原发性胸壁肿瘤的治疗是手术切除，恶性肿瘤应广泛切除，用自体肌肉组织或生物、人工材料重建胸壁缺损。胸壁转移瘤如原发肿瘤已切除，或肿瘤发生坏死、溃疡也可手术切除，在一定程度上有利于改善生活质量和提高疗效。胸壁恶性肿瘤或转移瘤，术后应辅助放疗或化疗。

（李云松 刘志东）

本 章 小 结

本节主要介绍了胸壁常见疾病的定义、病因、分类、临床特点及治疗原则。胸壁常见疾病的种类有畸形、感染、肿瘤等。胸壁和胸腔器官在形态结构和功能上是一个完整的统一体。胸壁的形态改变可影响器官的正常功能，各器官的疾病也可影响胸廓的运动和形态。胸壁疾病与心肺功能关系较密切。

思 考 题

1. 简述漏斗胸的诊断及治疗。
2. 简述胸壁结核的诊断。
3. 简述常见胸壁肿瘤的分类及其治疗原则。

参 考 文 献

[1] 中华医学会. 临床诊疗指南胸外科分册. 北京：人民卫生出版社，2009.
[2] 吴孟超，吴在德. 黄家驷外科学. 7 版. 北京：人民卫生出版社，2008.
[3] 张志庸. 协和胸外科学. 2 版. 北京：科学出版社，2010.

第十四章 | 脓 胸

| 学习目标 |

熟悉脓胸的病因、临床表现、诊断和治疗原则。

| 核心概念 |

【脓胸】 是指胸膜腔内的化脓性感染。

【胸膜纤维板剥脱术】 手术的目的是剥除壁层和脏层胸膜增厚的纤维板，使肺组织从纤维板的束缚中解放出来，重新扩张，消灭脓腔。壁层纤维板剥除后，胸壁恢复呼吸运动，恢复通气功能，保持胸廓的正常形态。

【胸廓成形术】 是切除患部肋骨，使胸壁塌陷，压缩、消灭脓腔，也可使病理性肺组织被直接压缩而静息，以促进肺组织的纤维瘢痕化，是一种永久性的、不可复原的萎陷疗法。

| 引 言 |

随着抗生素的应用，脓胸的发病率越来越低，但一旦发生，会严重影响患者的健康及生活质量，因此熟悉脓胸的相关知识对医学生非常重要。本章将对急慢性脓胸的病因、临床表现、诊断和治疗原则等内容进行介绍。

脓胸（empyema）是指胸膜腔内的化脓性感染，根据致病菌的不同分为化脓性脓胸、结核性脓胸及特异病原性脓胸；根据病变范围分为全脓胸和局限性脓胸，后者亦称包裹性脓胸；根据病理发展过程分为急性脓胸和慢性脓胸。脓胸可发生于任何年龄，但以幼儿及年老体弱者多见。

现今多数脓胸为数种细菌混合感染，伴有厌氧菌感染者成为腐败性脓胸，结核分枝杆菌及真菌较少见。致病菌进入胸腔的途径有：肺部化脓性感染，特别是靠近胸膜的病变，直接扩散到胸膜腔；胸部开放伤、肺损伤、气管及食管伤；邻近感染灶扩散，如纵隔感染、膈下脓肿、化脓性心包炎等；败血症或脓毒血症患者，细菌经血液循环到达胸膜腔；胸腔手术污染，术后发生血胸感染、支气管胸膜瘘、食管吻合口瘘等。

脓胸的病理变化过程可分为三个时期：渗出期（Ⅰ期），胸膜明显肿胀，有大量渗出，脓液稀薄，胸膜表面有较薄的纤维蛋白沉积。此期若能排尽脓液，肺可完全膨胀。纤维化脓期（Ⅱ期），脓细胞及纤维蛋白增多，积液由浆液性转化为脓性，且易分隔为多个脓腔，成为多房性脓胸，脏层纤维胸膜蛋白沉积使肺活动度受限，但清除脓液及纤维蛋白后，肺仍可再膨胀。机化期（Ⅲ期），胸膜腔内增厚的纤维板形成，束缚肺的活动，如不进行纤维板剥脱术肺就无法膨胀。

一、急性脓胸

（一）症状

常见的症状有胸痛、高热、呼吸急促、食欲不振、周身不适、体重减轻等。肺炎后的脓胸多发生在症状缓解后 1~2 周，消散期肺表面小脓肿向胸膜腔破溃，引起突然胸痛，体温升高，持续不退，寒战、咳嗽，患者常不能平卧。肺手术后并发支气管胸膜瘘则多发生在术后 7~10 天，患者突然出现刺激性呛咳，痰中带陈旧性血或咳出胸水样痰。体位影响咳痰，体位有利于瘘管引流时，可咳出大量痰液。若患者改变体位，卧向患侧，则痰量大减。

（二）体征

患者常呈急性病容、呼吸浅快、心悸、发绀、患侧呼吸运动减弱、肋间隙饱满。叩诊患侧上胸部呈鼓音，下胸部呈浊音或实音，特别是脓气胸时更明显。纵隔向健侧移位，听诊患侧呼吸音减弱或消失，语颤减弱。局限性包裹性脓胸体征多不明显。包裹于叶间裂和纵隔面的局限性脓胸，查体时多无阳性发现。

（三）辅助检查

1. 实验室检查　血常规化验白细胞总数及中性粒细胞明显增高。查找引起脓胸的病原体对指导用药有意义。另外，还需注意厌氧菌、结核分枝杆菌、真菌和阿米巴等病原体引起的脓胸。

2. 胸部 X 线检查　直立位时少量积脓（100~200 mL）显示肋膈角模糊，中等量积脓（300~1 000 mL）显示外高内低的弧形致密阴影。侧位胸片上可出现横贯前后胸腔的弧形渗液曲线。大量胸腔积脓（>1 000 mL）液面内上缘超过肺门水平。纵隔向健侧移位，患侧肋间隙增宽，肋骨平举。

3. CT 扫描　在 CT 扫描片上能发现少量胸腔积液，少量积脓的影像是与胸膜平行的弧形带状低密度影。中等量积脓阴影呈新月形，弧形线向后内侧凹陷。大量积液肺组织明显受压，体积缩小，贴在肺门附近；纵隔向对侧移位。局限性包裹性脓胸，CT 更易与肺内肿块识别。叶间包裹可使阴影呈雪茄状、梭状或球状，与叶间裂的走行方向一致。

4. 超声检查　操作简便，可重复性强，容易显示与胸壁相连的脓腔，便于胸腔穿刺定位和安放胸腔闭式引流。

5. 磁共振成像　可以显示脓胸胸腔的位置、成分、范围和周围结构的关系。通过改变信号，大血管的流空现象清晰可见，为术式选择和手术设计提供有价值的资料。

（四）治疗

治疗原则是清除感染，引流胸腔积脓，促进肺膨胀，恢复肺功能。

1. 全身支持疗法 由于胸膜腔广泛渗出，损失大量蛋白，除选择有效抗生素之外，应该给予高热量、高蛋白质和富含维生素的食物，积极纠正水、电解质紊乱和维持酸碱平衡。必要时多次少量输血。

2. 胸腔穿刺

（1）穿刺的目的：细菌培养加药物敏感试验，选用敏感抗生素。减少脓液对肺的压迫和减轻中毒症状。每日胸腔穿刺 1 次，每次尽量将脓液抽尽。随着脓液的减少，穿刺可改为隔日或 3 日 1 次。

（2）穿刺注意事项：穿刺前通过 B 超或胸透选穿刺点，特别是局限性包裹性脓胸；选用最舒适又便于操作的体位，以免虚弱的患者不能坚持到底；穿刺过程中嘱患者不要用力咳嗽和憋气，宜平静呼吸，如剧烈病痛、呼吸困难、出冷汗、心悸及刺激性咳嗽，应立即停止穿刺；注意掌握进针深度，避免刺伤肺及大血管；准备必需的急救器械和药品。

3. 胸腔闭式引流

（1）适应证：全脓胸，脓液多，穿刺后脓液复积很快，必须充分引流才能控制病情；包裹性脓胸，脓液十分黏稠，穿刺不易抽出或因分隔太多等其他问题难以完成穿刺引流者；不需要手术或不能手术的脓胸，通过胸腔引流可以避免做胸膜剥脱或能终止病情发展者；以下情况应及早做胸腔闭式引流：肺脓肿或结核性空洞破裂所致的脓气胸、伴支气管胸膜瘘或食管胸膜瘘的脓气胸、免疫抑制患者的脓胸。

（2）禁忌证：已决定手术治疗的脓胸并不伴有危急情况时，必须手术才能治愈或非手术法不能治愈的单纯结核性脓胸。

4. 早期脓胸扩清术 经胸腔闭式引流不见好转，或脓腔分隔成多房性脓胸，可行早期脓胸扩清术。目前多采用胸腔镜手术，彻底清除脓腔中的脓块、坏死组织、纤维膜和异物等，打通分隔，擦去脏层胸膜表面的附着物，用抗生素盐水冲洗脓腔。术后在脓腔最低处放置闭式引流。

二、慢 性 脓 胸

急性脓胸与慢性脓胸之间是逐步演变的，并无明显分界。一般 3 个月以上的脓胸可以称为慢性脓胸。

（一）病因

形成慢性脓胸的原因有：急性脓胸未能及时发现、及时做胸腔穿刺抽脓或充分引流。有的虽做引流，但是引流管太细、位置太高、放置过深、过浅或有扭曲，以致引流不畅，经久不愈，脓液潴留，最后形成慢性脓胸。特殊的病原体感染有抗药性，不易杀灭。例如：结核分枝杆菌、放线菌、真菌、阿米巴、肿瘤合并混合感染以及胆固醇脓胸等。有些缺乏急性阶段，发现时已成慢性。胸膜内异物未能及时取出，如碎骨片、纱布、衣服碎屑等异物在胸腔内引起继发感染。胸膜腔周围毗邻器官疾病持续不断地向胸膜腔污染，致使胸膜腔反复感染，例如结核空洞、肺癌、肺脓肿和肺手术后形成的支气管胸膜瘘。

（二）发病机制

胸膜腔因长期积脓，脓液中的纤维素逐渐存积在壁层胸膜和脏层胸膜上，形成厚纤维板，逐渐被机化。壁层胸膜增厚可达 0.3～1.5 cm。增厚的纤维板限制肺的扩张，使脓腔容积不再缩小。脓腔内附有肉芽组织、脓痂，结核性脓胸存在干酪样物质。胸膜的增厚、钙化和瘢痕组织收缩使肋骨聚拢、肋间隙缩窄、胸壁收缩内陷，肋骨呈三角形改变，脊柱弯向对侧。脏层胸膜及肺被机化的纤维瘢痕包裹限制，影响肺的呼吸运动。膈肌也因增厚的纤维板而固定。因长期慢性缺氧，可发生杵状指（趾）。长期感染，使患者的肝、肾、脾等脏器发生淀粉样变，临床上出现肝脾大、肾功能障碍等一系列症状和体征。

（三）临床表现

1. 症状　持久存在的呼吸道症状，如咳嗽、脓痰、胸痛、胸闷和呼吸困难；逐渐加重的慢性全身中毒症状，如低热、盗汗、乏力、心悸、食欲下降、消瘦、头晕、目眩和耳鸣失眠等。

2. 体征　营养不良、贫血和低蛋白血症等；肋间隙变窄，胸廓下陷，呼吸动度降低或消失，叩诊患侧呈实音，听诊呼吸音减弱或消失，纵隔向患侧移位，脊柱侧弯，有杵状指（趾）。有胸壁慢性瘘管，时有脓液漏出；当窦道堵塞时，患者则感胸内胀痛、发热；瘘管再通，引流改善，则症状又缓解。有支气管胸膜瘘时，患者向健侧卧位痰量增多，咳嗽时可听到水泡音。个别慢性脓胸患者，多年后可因脓液由支气管咳出，胸腔广泛纤维化，脓腔封闭而自行愈合，遗留胸部畸形或肺功能减损。

（四）辅助检查

1. 实验室检查　常提示贫血、低蛋白血症、红细胞沉降率增快、脓腔液中可找到病原菌、结核菌或阿米巴滋养体等。肺功能常提示限制性通气功能障碍。

2. 活检　已做过胸腔闭式引流的患者，可经引流口向深部采取活检以明确脓胸的性质。

3. 怀疑有支气管胸膜瘘时，可将亚甲蓝或甲紫注入脓腔，很快从痰中咳出，证实有支气管胸膜瘘存在。无支气管胸膜瘘，可向脓腔注入生理盐水，以测量脓腔大小。怀疑有支气管扩张伴脓胸者可做支气管碘油造影。在支气管胸膜瘘的患者中做支气管碘油造影能证实并对支气管胸膜瘘定位。

4. X线胸片　胸膜增厚，肋间隙变窄，患侧呈毛玻璃样模糊阴影；患侧胸壁塌陷，膈肌升高，纵隔向患侧移位；干酪样物质和脓腔出血后机化，使大量钙盐沉积形成石灰渣样物质，胸片表现为钙化高密度阴影；感染波及肋骨，有骨膜炎存在时，肋骨上下缘有多层增密的条状阴影；有液气面存在时多提示有支气管胸膜瘘存在。

5. CT扫描　能为判断纤维板的厚度、积液量的多少、肺压缩情况、肺内病灶存在与否以及手术后肺复张的可能性提供有价值的资料，对手术有重要意义。

（五）治疗

1. 全身支持疗法　除给患者食用高蛋白、高能量、高维生素食物，定期多次输新鲜血液、血浆、白蛋白，用敏感抗生素之外，适当增加活动量，改善心、肺功能，增强机体抵抗力。

2. 改进脓腔引流　有一些经久不愈的慢性脓胸是因为引流管太细，脓腔中有异物存在，病原体特殊，致使脓腔长期存在。如改进脓腔引流，能为治愈脓胸创造条件和机会。常用的方法有两种。

（1）粗引流管引流：适用于肺内病变不广泛，病期不太长，肺纤维化不严重，患者一般情况差，暂时不宜进行大手术者。不伴有支气管胸膜瘘和混合感染的结核性脓胸，不宜引流。

（2）开窗引流

1）适应证：①全肺切除术后全脓胸；②由耐药菌和特殊病原体（如伊氏放线菌、烟曲霉、厌氧菌和大肠杆菌等）引起的脓胸；③脓胸伴有残余肿瘤和支气管胸膜瘘；④脓胸同时伴有脊椎骨骨髓炎；⑤患者不能耐受开胸大手术，利用引流管引流无效者。

2）禁忌证：①通过引流管引流能治愈的脓胸；②脏层胸膜和壁层胸膜未形成牢固粘连，纵隔未固定之前；③无混合感染，不伴有支气管胸膜瘘的单纯结核性脓胸。

3. 胸膜纤维板剥脱术　手术的目的是剥除壁层和脏层胸膜增厚的纤维板，使肺组织从纤维板的束缚中解放出来，重新扩张，消灭脓腔。壁层纤维板剥除后，胸壁恢复呼吸运动，恢复通气功能，保持胸廓的正常形态。

4. 胸廓成形术　是切除患部肋骨，使胸壁塌陷，压缩、消灭脓腔，也可使有病的肺组织被直接压缩而静息，以促进肺组织的纤维瘢痕化，是一种永久性的、不可复原的萎陷疗法。

胸廓成形术可分为胸膜外胸廓成形术和胸膜内胸廓成形术。只在骨膜下切除部分肋骨，保留壁层胸膜完整者称胸膜外胸廓成形术，适用于范围较小的脓胸患者。传统的胸膜内胸廓成形术，需将肋骨、肋间组织、壁层胸膜及增厚的纤维板一并切除，使胸壁剩留的软组织下陷，与脓腔的内壁靠合，消灭脓腔。此手术创伤大，畸形严重，并发症多，目前多用保留肋骨骨膜和肋间神经、血管的改良胸膜内胸廓成形术治疗慢性脓胸。

5. 胸膜肺切除术　慢性脓胸同时又有广泛而严重的同侧肺内病变，如张力性、厚壁、巨大空洞、支气管高度狭窄、支气管扩张、肺不张等，但对侧肺及胸腔正常，心肺储备功能好，年龄80岁以下预计胸膜肺切除能根治疾病者，可考虑做胸膜肺叶切除或胸膜全肺切除。

（肖　宁　刘志东）

本 章 小 结

本章主要讲述了脓胸的病因、临床表现、诊断和治疗原则。脓胸的病理过程分为：渗出期、纤维化脓期、机化期。急性脓胸常见的症状有胸痛、高热、呼吸急促、食欲下降、周身不适、体重减轻等。急性脓胸的治疗原则是：清除感染、引流胸腔积脓、促进肺膨胀、恢复肺功能。急性脓胸可演变成慢性脓胸。慢性脓胸患者需要改进脓腔引流，可用粗引流管引流或开窗引流。如改进引流仍不能治愈，则需行手术治疗，手术的方式有胸膜纤维板剥脱术、胸廓成形术、胸膜肺切除术等。

思 考 题

1. 简述脓胸的病理过程。
2. 简述形成慢性脓胸的原因。
3. 简述急性脓胸的治疗原则。
4. 简述慢性脓胸改进引流的方法。

参 考 文 献

[1] 吴孟超，吴在德. 黄家驷外科学. 7版. 北京：人民卫生出版社，2008.

[2] 中华医学会. 临床诊疗指南胸外科分册. 北京：人民卫生出版社，2009.

[3] 张志庸. 协和胸外科学. 2版. 北京：科学出版社，2010.

第十五章 肺部疾病及气管疾病

学习目标

1. 掌握肺部疾病的分类和诊疗程序。

2. 掌握肺癌的病因、病理、临床表现、TNM 分期、预防和治疗原则，支气管扩张的病因、临床表现和手术适应证、禁忌证、术前准备和术后处理。

3. 熟悉肺癌的早期诊断方法及重要意义，肺结核的常用外科治疗手段：肺切除的手术适应证、禁忌证、手术方式及并发症。

核心概念

【肺气肿】是常见的严重危害人类身体健康的慢性阻塞性肺疾病，其病理特征为终末细支气管远端气腔的永久性异常扩张，伴有气腔壁的破坏而无明显纤维化，病变肺组织回缩力降低，呼气时小气道塌陷造成阻塞。

【肺大疱】是肺泡壁破坏形成直径 >1 cm 的充气空腔，也称大疱性肺气肿。

【支气管扩张】是由于支气管及其周围肺组织慢性化脓性炎症和纤维化，使支气管壁的肌肉和弹性组织破坏，导致支气管变形及持久扩张。典型的症状有慢性咳嗽、咳大量脓痰和反复咯血。

【肺结核】是由于结核分枝杆菌引起的肺部慢性传染病，多发生在成年人，病程长，易反复。

【肺肿瘤】肺部肿瘤分良性肿瘤和恶性肿瘤。肺部的良性肿瘤是极少见的一组疾病。肺恶性肿瘤以肺癌为主，较为常见，其发病率和死亡率都位列肿瘤疾病之首。

引　言

肺是呼吸系统的主要器官。肺外科的手术方式包括：肺修补术、肺活检术、各式肺切除术、肺移植术以及各种微创肺手术。相应的适合手术治疗的常见肺部疾病有肺气肿和肺大疱、感染性肺部疾病、肺肿瘤等，对于上述疾病，应掌握其分类和诊疗程序，了解其外科治疗的意义与主要方式。本章将对上述疾病的病因、发病机制、治疗和预防等内容进行探讨。

第一节　肺气肿和肺大疱

一、肺　气　肿

肺气肿（emphysema）是指终末细支气管远端（呼吸细支气管、肺泡管、肺泡囊和肺泡）的气道弹性减退，过度膨胀、充气和肺容积增大或同时伴有气道壁破坏的病理状态、炎症细胞浸润，常有慢性支气管炎迁延不愈病史。

（一）临床表现

典型肺气肿者胸廓前后径增大，呈桶状胸，呼吸运动减弱，语音震颤减弱，叩诊过清音。

（二）辅助检查

X线检查：胸廓扩张，肋间隙增宽，肋骨平行，活动减弱，膈降低且变平，两肺野的透亮度增加。阻塞性肺气肿检测肺功能，残气量/肺总量 >40%，1 s用力呼气率显著降低、弥散功能减低。

（三）治疗

肺气肿炎症患者常在冬季因并发呼吸道感染而加重，应采取综合措施进行治疗，如使用敏感的抗生素、给予止咳祛痰药和支气管扩张剂、改善通气、吸氧等。外科治疗：肺移植、肺减容术（LVRS），即切除那些极度膨胀的已经气肿化的肺组织，以减轻病变肺组织对正常肺组织的压迫，恢复横膈的运动功能，从而改善呼吸功能，提高患者的生活质量。

二、肺　大　疱

肺大疱（bullae）是因肺泡内压力升高，肺泡壁破裂互相融合形成的巨大的囊泡状改变。

（一）临床表现

肺大疱以位于肺尖部及肺上叶边缘多见，体积大或多发性肺大疱可有胸闷、气短等症状。当肺大疱破裂形成自发性气胸，可突发气急咳嗽、呼吸困难、胸痛；体格检查：口唇发绀、气管向健侧移位、患侧叩诊呈鼓音，听诊呼吸音消失。主要并发症为自发性气胸或血气胸。

（二）辅助检查

胸部X线和CT检查是诊断肺大疱的主要方法。表现特点是：肺透亮度增强，有大小不等、数目不一的薄壁空腔，腔内肺纹理稀少或仅有条索状阴影。

（三）治疗

体积小的肺大疱治疗多采用非手术疗法，如禁烟、锻炼肺功能、控制呼吸道感染等；对体积大的肺大疱，特别对反复并发自发性气胸或继发感染等，应考虑外科治疗。肺大疱外科治疗的原则：既要解除大疱的压力，又要尽可能保存有功能的肺组织。目前主要采取胸腔镜下肺大疱切除手术。

第二节　感染性肺部疾病

一、支气管扩张

支气管扩张（bronchiectasis）是指一支或多支近端支气管和中等大小支气管管壁组织破坏造成不可逆性扩张。

（一）病因与病理

本病主要致病因素为支气管的感染、阻塞和牵拉，部分有先天遗传因素。随着人民生活的改善，麻疹、百日咳疫苗的预防接种，以及抗生素的应用等，本病已明显减少。由于解剖学因素，支气管扩张左侧多于右侧，下叶多于上叶，最常见于左下叶支气管，由于舌段支气管管口与下叶较近，故左下叶支气管扩张常与舌叶同时存在。支气管扩张最常发生于肺段以下的 3~4 级支气管，根据扩张的形态可分为柱状、囊状、混合型扩张。

（二）临床表现

1. 主要为咳嗽、脓痰、咯血、反复发作呼吸道和肺部感染。
2. 咯血　表现为反复或突然性。临床无症状而突然出现大咯血称为"干性支气管扩张"。
3. 病程久者可有贫血、营养不良、杵状指（趾）等征象。
4. 肺部听诊　可闻及局限性湿啰音和呼气性啰音。

（三）辅助检查

1. X 线　典型者可见病变区肺纹理增粗、紊乱、聚拢，可呈"双轨征""卷发征"或蜂窝状影。
2. 支气管碘油造影　可以确定支气管扩张的程度、范围，不过是一种有创检查。
3. 高分辨 CT　可以清楚显示支气管扩张的病变程度及范围。
4. 纤维支气管镜　可鉴别咯血来源，排除肿瘤及其他引起支气管阻塞的因素（异物等）。
5. 痰液检查　痰液细菌、真菌培养及药物敏感试验，指导临床用药。

（四）治疗

应采取综合治疗，包括去除原发病、抗生素控制感染、体位引流及支持治疗等，对经系统治疗后病情仍反复发作，影响工作及生活的患者或有大咯血者应考虑手术治疗。

1. 清除过多的分泌物　依病变区域不同进行体位引流，并配合雾化吸入。有条件的医院可通过纤维支气管镜行局部灌洗。

2. 抗感染 支气管扩张患者感染的病原菌多为革兰阴性杆菌，常见流感嗜血杆菌、肺炎克雷伯杆菌、铜绿假单胞菌等，可针对这些病原菌选用抗生素，应尽量做痰液细菌培养和药物敏感试验，以指导治疗。伴有基础疾病（如纤毛不动症）者，可根据病情长期使用抗生素治疗。

3. 提高免疫力 低丙种球蛋白血症、IgG 亚类缺乏者，可用丙种球蛋白治疗。

4. 手术治疗

（1）适应证：症状明显，病变局限于一叶、双叶或一侧肺，全身情况无手术禁忌；双肺病变，若一侧肺的肺段或肺叶病变显著，而另一侧病变轻微，估计咳痰或咯血主要来自病重的一侧，可做单侧肺段或肺叶切除术；双侧病变，若病变范围占总肺容量不超过 50%，切除后不致严重影响呼吸功能者，可根据情况对双侧病变行一期或分期手术；反复咯血诊断明确，或咯血不止，积极内科治疗无效，能明确出血部位，可考虑切除出血的病肺以抢救生命。

（2）禁忌证：患者一般情况差，合并心、肝、肾功能不全，不能耐受手术者；双侧广泛性支气管扩张，心肺功能明显损害者；合并肺气肿、哮喘或有肺心病的老年人；支气管扩张合并急性感染未得到控制者。

二、肺 结 核

（一）临床表现

1. 中毒症状 可有结核中毒症状，如午后低热、乏力、盗汗、消瘦、营养不良等。

2. 一般症状 有咳嗽、咳痰、咯血、胸痛、呼吸困难等症状。

3. 体格检查 可以无阳性体征，或有典型的双颊潮红、慢性病容、呼吸及脉搏增快。胸部检查叩诊异常及呼吸音改变、捻发音或大小水泡音。

（二）辅助检查

1. 胸片或 CT 可见不同类型的肺结核表现，如结核球、空洞、硬结等，好发于上叶尖后段或下叶背段。

2. 痰 可查到结核分枝杆菌。

3. 其他 可有血沉快、结核菌素试验阳性等。

（三）治疗

目前，外科治疗作为肺结核综合治疗的一个组成部分，术前及术后均应接受规范的抗结核化学药物治疗。手术方式有：

1. 肺切除术 能直接切除抗结核药物不能治愈的病肺组织，消灭传染源。另外，由于麻醉和外科技术的提高，尤其是有效抗结核药物的应用，使肺切除手术更加安全，所以肺切除术已经成为主要的手术方式。

（1）适应证：空洞型肺结核，有空洞形成的肺结核患者，常有咳嗽、痰菌阳性或咯血，经全身抗结核治疗 6 个月以上，空洞不闭合者，应选择手术治疗。另外，在厚壁空洞、张力性空洞、巨大空洞、下叶空洞等情况下，空洞不易闭合，均为手术适应证。肺结核引起的支气管扩张或狭窄；结核球，直径大于 3 cm 的结核球如正规化疗 3 个月无明显变化，即应手术切除。毁损肺，一侧毁损肺有广泛而不可逆的病灶，如支气管结核、支气管扩张、肺不张、肺纤维化、肺组织钙化、空洞及不同性质病变同时并存，肺功能损失殆尽，应在有效抗结核药物保护下及早手术治疗；耐多药肺结核（MDR-TB），治疗 4~6 个月后痰菌持续阳性和（或）耐药种类多，单纯化疗不可能治愈者可考虑手术治疗；肺结核合并大咯血（大于 600 mL/24 h），内科保守治疗效果不佳，病变局限，患者可耐受手术，应选择急诊手术治疗；与肺癌难以鉴别，当肺部病灶表现为团块状、空洞等不能与肺癌鉴别时，均应考虑外科手术探查。

（2）禁忌证：活动期肺结核，患者全身症状较重者属于手术禁忌证；年龄：儿童和 70 岁以上的肺结核患者，身体虚弱者，手术应慎重考虑；呼吸功能不全的患者，特别是有哮喘及重度肺气肿者、有其他重要脏器严重病变者应慎重选择手术治疗。

2. 胸廓成形术　是一种永久性的、不可复原的萎陷治疗方法。因病肺组织仍存在，有结核复发的可能，而且手术创伤大，可造成胸廓、脊柱的严重畸形，目前应用很少。

三、肺 脓 肿

肺脓肿（lung abscess）是由于各种病原菌感染导致的肺部化脓性病变。

（一）病因与病理

早期为化脓性肺炎，继之组织坏死、液化，形成脓肿。肺脓肿的好发部位是上叶后段和下叶的背段，右侧较左侧多，最常见于右下肺。临床上以高热、咳嗽、咳大量脓臭痰为特征。自抗生素广泛应用以来，肺脓肿多能在急性期治愈，但如果治疗不及时、不彻底，形成慢性肺脓肿，则需手术治疗。

（二）临床表现

1. 初始发病　多表现为高热、寒战、咳嗽、咳脓性痰。若为厌氧菌感染则痰有腐臭味。炎症波及胸膜时可有胸痛、呼吸困难。

2. 慢性肺脓肿　患者有慢性咳嗽、咳脓痰、反复咯血、不规则发热、贫血、消瘦等慢性消耗病态。

（三）辅助检查

1. 血常规　血液白细胞计数及中性粒细胞均显著增高。慢性肺脓肿患者白细胞可无明显改变，但可有轻度贫血改变。

2. 血培养及痰细菌培养　急性期血液细菌培养对病原菌诊断有帮助。

3. X 线或 CT　早期肺脓肿呈大片浓密模糊阴影，边缘不清。慢性肺脓肿以厚壁空洞为主要表现，空洞大小和形态不一。穿破胸膜时可出现液气胸。胸部 CT 可见类圆形的厚壁脓腔，并可见液平面，脓腔内壁常表现为不规则，周围有模糊性影。

（四）治疗

1. 抗生素治疗　急性期应用大剂量有效抗菌药物治疗，但开始治疗前应送血液、胸液等细菌培养及厌氧菌培养和药物敏感试验。在细菌培养及药物敏感试验结果报告前应尽早经验性应用抗生素。可采用广谱类抗生素联合第二代或第三代头孢菌素。抗生素总疗程 6~8 周，直至临床症状完全消失。

2. 体位引流及排液 按照脓肿的不同部位采用相应体位，3 次/d，每次 15~30 min，辅以雾化吸入治疗。

3. 手术治疗 包括脓肿引流术和肺切除术。

第三节 肺 肿 瘤

一、肺 癌

（一）病因

病因至今不完全明确。肺癌（lung cancer）的主要危险因素可分为外因和内因两大方面，外因主要包括吸烟和大气污染，内因则包括癌基因和抑癌基因表达的变化、免疫状态、肺部慢性感染等。其中主动吸烟和被动吸烟是肺癌的主要危险因素，吸烟指数 = 每日吸烟支数 × 吸烟年数，吸烟指数 >400 者，肺癌的发病率比不吸烟者高 4~10 倍。

（二）病理

肺癌起源于支气管黏膜上皮。起源于支气管、肺叶支气管的肺癌，位于肺野内 2/3 称中心型肺癌。起源于肺段支气管以下的肺癌，位于肺野的外 1/3，称周围型肺癌。

肺癌主要分为两大类：非小细胞肺癌（NSCLC）和小细胞肺癌（SCLC），其中 NSCLC 占所有肺癌病例的 85% 以上。

1. 非小细胞肺癌 主要包括两种类型：①鳞状细胞肺癌：男性占多数，大多起源于较大的支气管，常为中心型肺癌。生长速度较慢，对放疗和化疗较敏感。通常先经淋巴转移，血行转移发生较晚。②非鳞状细胞肺癌：包括腺癌、大细胞癌、其他细胞类型，其中腺癌为最常见的类型，女性相对多见。多数起源于较小的支气管上皮，多为周围型肺癌，一般生长比较慢，但有时在早期即发现血行转移，淋巴转移则较晚发生。

2. 小细胞肺癌 多见于男性，一般起源于大支气管，大多数为中心型肺癌。小细胞肺癌恶性程度高，生长快，较早出现淋巴和血行转移。对放化疗虽然敏感，但在各型肺癌中预后最差。

（三）临床表现

1. 早期表现 早期肺癌特别是周围型肺癌症状不典型，一般仅为呼吸系统疾病所共有的症状，如咳嗽、痰中带血、低热、胸痛、气闷等，大多数患者在胸部 X 线或低剂量 CT 检查时发现。

2. 局部晚期肺癌周围邻近器官的压迫和侵犯表现 压迫和侵犯膈神经，导致同侧膈肌麻痹；压迫、侵犯喉返神经，导致声带麻痹，声音嘶哑；压迫上腔静脉，引起上腔静脉梗阻，表现为面部、颈部、上肢及胸部静脉怒张、皮下水肿；侵犯胸膜，可导致胸腔积液，如癌肿进一步侵犯胸壁可引起持续性剧烈疼痛；肺上沟瘤，也称 Pancoast 瘤，指癌肿侵入纵隔并压迫位于胸廓入口的气管和组织，引起胸肩疼痛、上肢静脉怒张、水肿、上肢运动障碍，同时也导致同侧上眼睑下垂、瞳孔缩小、眼球内陷、面部无汗等交感神经综合征。

3. 远处转移表现 可因侵入的器官不同导致不同的症状，脑转移可引起头痛以及相关的神经系统体征，骨转移导致骨痛、骨折等，肝转移可导致右上腹疼痛等。

4. 副瘤综合征　少部分肺癌肿瘤可产生内分泌物质，引起非转移性的全身症状。

5. 肺癌的 TNM 分期　肺癌的分期对临床治疗方案具有重要的指导意义。

世界卫生组织参考国际抗癌联盟（Union for International Cancer Control，UICC）的肺癌分期标准按照肿瘤的大小（T）、淋巴结转移情况（N）和有无远处转移（M）将肺癌加以分期，为目前世界各国所采用，现介绍如下：

国际抗癌联盟（UICC）2009 年第七版肺癌的 TNM 分期标准：

（1）T 原发肿瘤

T_x：原发肿瘤不能评估，或痰、支气管冲洗液找到癌细胞但影像学或支气管镜没有可见的肿瘤。

T_0：没有原发肿瘤证据。

Tis：原位癌。

T_1：肿瘤最大直径≤3 cm，周围被肺或脏层胸膜所包裹，支气管镜下肿瘤侵犯没有超过叶支气管远端（即没有累及主支气管）。（任何大小的非常见的表浅播散的肿瘤，只要其浸润成分局限于支气管壁，即使临近主支气管，也定义为 T_1。）

T_1a：肿瘤最大直径≤2 cm。

T_1b：肿瘤最大直径 >2 cm 但≤3 cm。

T_2：肿瘤 >2 cm 但≤7 cm 或者肿瘤具有以下任一特征：累及主支气管，但距隆突≥2 cm；侵犯脏层胸膜；伴有扩展到肺门的肺不张或阻塞性肺炎，但未累及全肺。

T_2a：肿瘤最大直径 >3 cm 但≤5 cm。

T_2b：肿瘤最大直径 >5 cm 但≤7 cm。

T_3：肿瘤 >7 cm 或肿瘤已直接侵犯了下述结构之一者：胸壁（包括肺上沟瘤）、膈肌、膈神经、纵隔胸膜、心包壁层；或肿瘤位于距隆突 2 cm 以内的主支气管，但尚未侵及隆突；或伴有累及全肺的肺不张或阻塞性肺炎或原发肿瘤同一叶内出现分散的单个或多个瘤结节。

T_4：任何大小的肿瘤已直接侵犯了下述结构之一者：纵隔、心脏、大血管、气管、喉返神经、食管、椎体、隆突，同侧非原发肿瘤所在叶内的其他肺叶出现分散的单个或多个瘤结节。

（2）N 区域淋巴结

N_x：区域淋巴结不能评估。

N_0：无区域淋巴结转移。

N_1：转移至同侧气管旁淋巴结和（或）同侧肺门淋巴结和肺内淋巴结，包括直接侵犯。

N_2：转移至同侧纵隔和（或）隆突下淋巴结。

N_3：转移至对侧纵隔淋巴结、对侧肺门淋巴结、同侧或对侧斜角肌淋巴或锁骨上淋巴结。

（3）M 远处转移

M_x：远处转移不能评估。

M_0：无远处转移。

M_1：有远处转移。

M_1a：对侧肺叶出现分散的单个或多个瘤结节，胸膜结节或恶性胸腔（或心包）积液（大多数肺癌患者的胸腔积液（以及心包积液）由肿瘤引起。但是有极少数患者的胸腔积液（心包积液）多次细胞学病理检查肿瘤细胞均呈阴性，且积液为非血性液，亦非渗出液。如综合考虑这些因素并结合临床确定积液与肿瘤无关时，积液将不作为分期依据，患者仍按 T_1、T_2、T_3 和 T_4 分期。

M_1b：远处转移。

（四）辅助检查

1. 影像学检查

（1）X 线和 CT：大多数肺癌可以经胸部 X 线摄片和 CT 检查获得临床诊断。CT 检查可以发现一般 X 线检查隐藏区（如肺尖、后肋膈角、脊柱、心影后、纵隔等处）的早期肺癌病变。

① 中心型肺癌：早期 X 线胸片可无异常征象。当肿瘤阻塞支气管，排痰不畅，远端肺组织发生感染时，受累肺组织可出现肺炎征象，若支气管被肿瘤完全阻塞，可产生相应的肺叶不张或一侧全肺不张。当癌肿发展到一定大小，可出现肺门阴影。典型表现为由肺门阴影和肺不张构成的倒"S"形曲线。

② 周围型肺癌：常表现为肺野周围孤立圆形或椭圆形块影，轮廓不规则，可呈现分叶或切迹、边缘常显示细短的毛刺影，目前肺磨玻璃样影（图15－1）最后病理诊断为肺癌的病例也逐渐增多。肿瘤中心部分液化坏死，可显示厚壁偏心空洞，很少有明显的液平面。肿瘤内部的成纤维反应可使邻近胸膜皱缩，形成各种方向的胸膜凹陷征。

（2）PET 与 PET/CT：PET 全称正电子发射计算机断层显像，利用进入人体并参加体内生物活动的示踪剂发射的射线成像。目前 PET/CT 是肺癌定性诊断和分期的最好、最准确的无创检查。

（3）胸部 MRI：能通过脂肪间隙分辨癌肿是侵犯还是紧邻心脏大血管，为决定是否手术或选择手术方式提供重要信息。

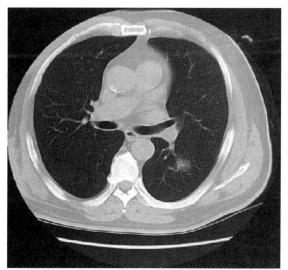

图 15－1　肺癌的磨玻璃样影表现

2. 病理学检查

（1）痰细胞学检查：肺癌表面脱落的癌细胞可以随痰液咳出。痰细胞学找到癌细胞，可以明确诊断。多数病例还可以判别肺癌的病理类型。

（2）支气管镜检查：对中心型肺癌诊断阳性率较高，可在支气管内直接看到肿瘤，并取小块组织做病理活检，也可经支气管刷取肿瘤表面组织或吸取支气管内分泌物进行细胞学检查。

（3）经胸壁穿刺活组织检查：对周围型肺癌诊断阳性率较高，但属于有创检查，可能产生气胸、胸膜腔出血或感染，应严格掌握适应证。

（4）胸腔积液检查：抽取胸腔积液经离心处理后，取其沉淀作涂片检查，以明确诊断。

（5）纵隔镜检查：可直接观察气管前隆突下及两侧支气管淋巴结情况，并可取组织做病理切片检查，是纵隔淋巴结转移诊断的金标准。

（6）转移病灶活组织检查：已有锁骨上、颈部、腋下等处淋巴结转移或出现皮下结节者，可切取转移病灶做病理切片检查，或穿刺抽取组织作涂片检查。

（7）超声引导下气管镜穿刺活检：是一项微创技术，可用于肺癌患者的纵隔分期、胸腔内病变的诊断、不明原因淋巴结肿大的诊断以及非小细胞肺癌新辅助化疗后的纵隔再分期。

（8）电视胸腔镜活组织检查：肺或胸膜病变，为了得到明确的病理诊断，可行电视胸腔镜活组织检查。

（9）开胸探查：肺部肿块经多种方法检查，仍未能明确病变性质，而肺癌的可能性又不能排除时，如患者全身状况许可，应做剖胸探查术。术时可根据病变情况或活检结果，给予相应治疗，以免延误病情。

3. 转移相关检查　肺癌患者术前需要行脑 MRI、PET/CT（如不能做 PET/CT 应做骨扫描和腹部 CT 或 B 超）明确肿瘤分期。

（五）鉴别诊断

胸部疾病种类繁多，肺癌的鉴别诊断总的来说可以分为四大类：肿瘤、感染、免疫性疾病及其他。

1. 肿瘤　包括恶性肿瘤和良性肿瘤。

（1）良性肿瘤：肺部良性肿瘤，如结构瘤、软骨瘤、纤维瘤等都较少见，但都须与周围型肺癌相鉴别，良性肿瘤病程较长，临床上大多无症状，X 线摄片上常呈圆形块状影，边缘整齐，没有毛刺，也不呈分叶状。支气管腺瘤是一种低度恶性的肿瘤，常发生在年轻妇女，因此临床上常有肺部感染和咯血等症状，经纤维支气管镜检查常能作出诊断。

（2）纵隔淋巴肉瘤：可与中心型肺癌混淆。纵隔淋巴肉瘤生长迅速。临床上常有发热和其他部位表浅淋巴结肿大。X 线片上表现为两侧气管旁和肺门淋巴结肿大。对放疗和化疗敏感。纵隔镜检查有助于明确诊断。

2. 感染　包括肺结核，真菌、革兰阴性菌、金黄色葡萄球菌、厌氧菌感染，非典型肺炎（支原体、衣原体、病毒）、肺孢子菌肺炎、Q 热（伯纳特立克次体感染）、奴卡菌病等。

3. 免疫性疾病　可分为结缔组织病、肉芽肿疾病（结节病）、特发性间质性肺炎及其他免疫性疾病。

4. 其他　医源性（药物、放疗）、尘肺（矽肺、石棉肺、煤矿工肺、铍中毒）、过敏性肺炎（有机粉尘）、先天性肺疾病（肺隔离征、肺动静脉瘘、支气管囊肿、先天性肺发育不全）、痰栓、创伤后改变、淀粉样变、异物、肺包虫病。

（六）治疗

肺癌是一种全身性疾病，需要包括肿瘤外科、肿瘤放疗科、肿瘤内科、病理科和诊断放射科医生在内的个体化的多学科综合治疗。首选治疗方法是外科手术。

1. 手术治疗　手术治疗的目的是彻底切除肺部原发癌肿并清扫区域纵隔淋巴结，尽可能保留健康的肺组织。

（1）手术适应证

1）临床分期 I 期、II 期肺癌。

2）临床分期 IIIA 期肺癌（$T_1 - T_3$、$N_0 - N_2$），部分 T_4 如肺癌侵犯隆突、上腔静脉的患者是否可以从手术中获益目前仍有争议。

3）IV 期（N_0，M_1a）：对侧肺（孤立性肺结节），如皆可治愈，按双原发肿瘤治疗。

4）IV 期（M_1b）：脑或肾上腺单个转移灶，肺部病灶 $T_1 - T_2$，$N_0 - N_1$；T_3N_0 可分别对肺部病灶和转移灶行手术切除立体定向体部放疗（SBRT）。

5）可切除的局部复发或严重咯血的患者。

（2）手术禁忌证

1）多发远处转移。

2）高龄或心肺等重要脏器功能差，不能耐受手术者。

3）严重侵犯周围器官或组织，如侵犯主动脉、心室等。

4）对侧纵隔淋巴结（N_3）转移。

2. 化学治疗　在肿瘤完全切除的Ⅰ、Ⅱ期 NSCLC 患者中，辅助化疗已被证实能够改善早期患者的生存质量，对于肿瘤不能切除或行姑息性切除术的Ⅲ、Ⅳ期患者采用含铂的方案将受益。对有些分化程度低的肿瘤，特别是小细胞肺癌，疗效较好。

目前常用药物有：铂类（包括顺铂、卡铂）、紫杉类（紫杉醇、多西他赛）、依托泊苷、培美曲塞、喜树碱类似物（伊立替康）和吉西他滨。

3. 放射治疗（放疗）　是肺癌的一种局部治疗手段。各种类型的肺癌中，小细胞肺癌对放疗最敏感，鳞癌次之，腺癌和细支气管肺泡癌最低。

4. 靶向治疗　以表皮生长因子受体（厄洛替尼、吉非替尼或西妥昔单抗）和肿瘤血管生成（贝伐珠单抗）为靶点的靶向药物为主，目前其治疗范围均用于晚期肺癌患者。

5. 免疫疗法

（1）特异性免疫疗法：用经过处理的自体肿瘤细胞或加佐剂后，做皮下接种进行治疗。

（2）非特异性免疫疗法：用胸腺肽、干扰素、香菇多糖等生物制品激发和增强人体免疫功能。

6. 中医中药疗法　按患者症状、脉象、舌苔等表现，应用辨证施治法则治疗肺癌，一部分患者的症状可得到改善，生存时间延长。

（七）预防

肺癌的预防可分为三级，一级预防是病因干预，二级预防是肺癌的筛查和早期诊断，三级预防为康复预防。

二、支气管腺体肿瘤

这类肿瘤起源于支气管或气管黏膜腺体，是一种低度恶性肿瘤。

（一）临床表现

常见的临床症状为咳嗽、咯血或支气管阻塞引起的哮鸣、呼吸困难、反复呼吸道感染或肺不张。

（二）辅助检查

1. X 线、CT、MRI 可显示肿瘤阴影，或肿瘤引起的支气管阻塞征象。

2. 支气管镜检查是重要的诊断方法，可直接观察到绝大多数支气管腺体肿瘤。由于肿瘤血管丰富，触之容易出血，进行气管镜检查时，应避免作活组织检查，以免导致大量咯血。

（三）治疗

支气管腺体肿瘤，如尚未发生远处转移，应在明确诊断后进行手术治疗，彻底切除肿瘤。发生于肺叶支气管的肿瘤，通常做肺叶切除。发生于主支气管或气管的肿瘤，为了尽量保留正常肺组织，可以做气管或支气管袖状切除术。全身情况禁忌手术或已有转移的患者，可行放射治疗或药物治疗。

三、肺或支气管良性肿瘤

肺或支气管良性肿瘤比较少见。临床上较常见的有错构瘤、软骨瘤、纤维瘤、平滑肌瘤、血管瘤和脂肪瘤等。

四、肺 转 移 瘤

原发于身体其他部位的恶性肿瘤，转移到肺的相当多见。据统计，死于恶性肿瘤的病例中20%～30%有肺转移。原发恶性肿瘤常来自胃肠道、泌尿生殖系统、肝、甲状腺、乳腺、骨等器官。多数病例为多发性、大小不一、密度均匀、轮廓清除的圆形转移病灶。

（一）临床表现

大多数没有明显的临床症状，一般在随访原发肿瘤的患者中，进行胸部 X 线检查时始被发现。少数病例可以有咳嗽、血痰、发热和呼吸困难等症状。

（二）治疗

肺转移瘤一般是恶性肿瘤的晚期表现。两侧肺出现广泛散在转移的患者，无外科手术的适应证。但对符合以下条件的患者，可以进行手术治疗，以延长患者的生存期：原发肿瘤已得到根治，局部无复发；身体其他部位没有转移；肺部只有单个转移；或虽有几个转移病变，但均局限在一个肺叶或一侧肺内；或肺转移瘤虽未达两侧和多个，但估计可以做局限性肺切除术治疗；患者的全身情况、心肺功能良好。

肺部单发转移瘤病例手术切除术后可有约30%生存达到5年以上，多发性转移瘤手术后5年生存率也可达20%左右。若原发肿瘤恶性度较低，发生肺转移时间较晚，手术治疗效果更好。

（李云松　刘志东）

本 章 小 结

本章介绍了肺气肿与肺大疱、支气管扩张、肺结核、肺肿瘤等疾病的发病机制、病因、临床表现、治疗方法和预防。上述疾病代表了常见的需要外科手段干预的肺部疾病，通过学习本章内容，使学生能够全面而深入地了解和掌握肺外科疾病。

思 考 题

1. 简述支气管扩张的治疗原则。
2. 简述肺结核的手术适应证。
3. 肺癌的临床表现有哪些？

4. 肺癌有哪些治疗手段?

参考文献

[1] 吴孟超, 吴在德. 黄家驷外科学. 7 版. 北京: 人民卫生出版社, 2008.

[2] 中国抗癌协会肺癌专业委员会. 2010 中国肺癌临床指南. 北京: 人民卫生出版社, 2010.

[3] 卫生部. 原发性肺癌诊疗规范 (2011 年版). 全科医学临床与教育, 2011, 9 (6): 605 – 608.

[4] 张志庸. 协和胸外科学. 2 版. 北京: 科学出版社, 2010.

第十六章 食管疾病

| 学习目标 |

1. 掌握食管癌的病理、临床表现、诊断方法和治疗原则。
2. 熟悉食管癌的早期诊断方法及重要意义。
3. 了解食管癌的手术术式。

| 核心概念 |

【食管的分段】颈段为自环状软骨到胸骨柄上缘。胸内分为三段：胸上段，从胸骨柄上缘至气管分叉，下界距上切牙约 24 cm；胸中段，为气管分叉至食管胃连接部全长二等分之上部，下界距上切牙约 32 cm；胸下段，为上述二等分之下部，下界距上切牙约 40 cm。

【食管癌的病理分型】鳞癌最常见，腺癌较少，未分化癌和癌肉瘤极罕见。

【食管癌的治疗原则】早期发现、早期诊断及早期治疗，其治疗原则是以手术为主的综合治疗。

| 引　言 |

食管是消化道的重要组成部分，食管本身可发生多种疾病，也可因外伤或其他疾病受累，这些都会影响食管的生理功能。本章将主要讲述食管的常见疾病，特别是对食管癌的病理、临床表现、诊断方法和治疗原则进行探讨。

第一节　概　述

食管（esophagus）是一个长管状的肌性器官，是消化道最狭窄的部位。上起于咽食管括约肌，下止于胃食管连接部，成人长 25～30 cm，切牙距食管入口约 15 cm。食管有 3 个生理狭窄，即咽部、食管与左主支气管交叉处、膈肌食管裂孔处。这 3 个狭窄是食管异物容易停留的部位，也是食管发生腐蚀伤最严重的部位。为便于食管病变的定位及手术切口和方式的选择，国际抗癌联盟将食管分为颈段和胸段。

（一）颈段

颈段自环状软骨到胸骨柄上缘。

（二）胸段

胸内分为三段。

1. 胸上段　从胸骨柄上缘至气管分叉，下界距上切牙约 24 cm。
2. 胸中段　为气管分叉至食管胃连接部全长二等分之上部，下界距上切牙约 32 cm。
3. 胸下段　为上述二等分之下部，下界距上切牙约 40 cm。

对跨段病变以病变中点归段，如上下相等，则归入上段病变。

食管壁全层厚约 4 mm，自管腔向外分为黏膜、黏膜下、肌层和外膜。食管肌层由横纹肌和平滑肌构成，食管上端 5% 为横纹肌，远端 54%～62% 为平滑肌，中间部分则为横纹肌和平滑肌混合构成，因而食管平滑肌瘤多见于下段。食管外膜仅为疏松结缔组织构成，这给食管吻合手术带来一定困难。食管血供呈节段性，颈段食管主要来源于甲状腺下动脉分支，胸上段由主动脉弓发出的支气管动脉的食管分支供给，胸中、下段接受胸主动脉起始部食管固有动脉及肋间动脉供给，胃食管连接部由胃后动脉及膈动脉分支供给。颈段及胸上段食管引流至颈淋巴结，胸中段食管注入气管旁、纵隔淋巴结，胸下段食管注入腹腔淋巴结。

食管主要功能是将食物迅速输送入胃，无吸收功能。食管存在两个括约肌：食管上括约肌，亦称咽括约肌，主要由环咽肌组成，长约 4 cm，相当于第 5 至第 6 颈椎之间，据切牙约 15 cm，静息压力为 35 mmHg（4.65 kPa）；食管末端括约肌为一功能性括约肌，并无解剖括约肌存在；食管胃连接部有一高压区，静息压力为 13～30 mmHg（1.7～4.0 kPa），明显高于食管腔和胃内压。静息状态下，括约肌一般处于关闭状态，既阻滞空气由咽进入食管，也避免胃内容物反流。

第二节　贲门失弛缓症

贲门失弛缓症是最常见的食管功能性疾病，是仅次于食管癌需要外科治疗的疾病。

（一）病因与病理

贲门失弛缓症的病因尚不清楚，一般认为与食管肌层内 Auerbach 神经节细胞变性、减少或缺乏以及副交感神经分布缺陷有关，食管壁蠕动和张力减弱，食管末端括约肌不能松弛，常存在 2～5 cm 的狭窄区域，食物滞留于食管腔内，逐渐导致食管扩张、伸长及屈曲。长期食物滞留可继发食管炎及溃疡，在此基础上可发生癌变。

（二）临床表现

1. 年龄　多见于 20～50 岁的青壮年，病程长。
2. 吞咽困难　常为间歇性，部分患者精神因素和进冷食可诱发或加重。

3. 呕吐　多在进食后 20～30 min 内发生，可将前一餐或隔夜潴留在食管内未消化的食物吐出。

4. 疼痛　少数患者可感胸骨后或季肋部疼痛。

5. 营养不良　严重吞咽困难可致营养不良。

6. 其他　因反流、误吸可引起肺炎、支气管炎、支气管扩张，甚至肺脓肿等。

（三）辅助检查

1. 食管钡餐 X 线造影　吞钡检查见食管扩张，食管蠕动减弱，食管末端狭窄呈鸟嘴状。Henderson 等将食管扩张分为三级：Ⅰ级（轻度），食管直径小于 4 cm；Ⅱ级（中度），直径 4～6 cm；Ⅲ级（重度），直径 >6 cm，甚至弯曲呈"S"形。

2. 食管动力学检测　食管下端括约肌高压区的压力常为正常人的 2 倍以上，吞咽时下段食管和括约肌压力不下降，中上段食管腔压力亦高于正常。食管蠕动波无规律、振幅小，皮下注射氯化乙酰甲胆碱 5～10 mg，有的病例食管收缩增强，中上段食管腔压力显著升高，并可引起胸骨后剧烈疼痛。

3. 胃镜检查　可排除器质性狭窄或肿瘤，应注意的是，有时检查镜身通过贲门感知阻力不甚明显时易忽视该病。

（四）治疗

贲门失弛缓症治疗的目的在于降低食管下括约肌压力，使食管下段松弛，从而解除功能性梗阻，使食物顺利进入胃内。

1. 药物治疗　对轻度患者可服用镇静解痉药物，试用钙抗拮剂硝苯地平等部分患者症状可缓解。

2. 内镜治疗　传统内镜主要包括内镜下球囊扩张和支架植入治疗、镜下注射 A 型肉毒杆菌毒素及内镜下微波切开及硬化剂注射治疗等。

目前经口内镜下肌切开术（peroral endoscopic myotomy，POEM）治疗贲门失弛缓症，取得了良好的效果。POEM 手术无皮肤切口，通过内镜下贲门环行肌层切开，最大限度地恢复食管的生理功能并减少手术的并发症，术后早期即可进食，95% 的患者术后吞咽困难得到缓解，且反流性食管炎发生率低。由于 POEM 手术时间短，创伤小，恢复特别快，疗效可靠，或许是目前治疗贲门失弛缓症的最佳选择。

3. 手术治疗　对中、重度及内镜下治疗效果不佳的患者应行手术治疗。贲门肌层切开术（Heller 手术）仍是目前最常用的术式。可经胸或经腹手术，也可在胸腔镜或者腹腔镜下完成。远期并发症主要是反流性食管炎，因而有不少人主张附加抗反流手术，如胃底包绕食管末端 360°（Nissen 手术）、270°（Belsey 手术）、180°（Hill 手术）或将胃底缝合在食管腹段和前壁（Dor 手术）。

第三节　食管腐蚀性损伤

（一）病因与病理

食管腐蚀性损伤临床常见，是由于吞服腐蚀剂引起的食管损伤和炎症。儿童及成年人均可发生，腐蚀剂一般为强酸或强碱，后者常是家庭清洁剂，如氢氧化钠、含氯漂白剂。吞服腐蚀剂的原因，在小儿多为误服，成年人则多为企图自杀而吞服。

食管镜检查可将食管烧伤分为三度。Ⅰ度：损伤局限于黏膜层和黏膜下层，黏膜充血、水肿，很少造成瘢痕性食管狭窄，经脱屑期以后7~8天而痊愈。Ⅱa度：穿透黏膜层和黏膜下层，累及肌层，未累及食管周围或胃组织。表现为黏膜充血，出现水疱。Ⅱb度：在Ⅱa度基础上有深度溃疡，可有假膜形成，大多3~6周内形成食管瘢痕狭窄。Ⅲ度：累及食管全层和食管周围或胃周围组织，甚至食管穿孔，可因大出血、败血症、休克而死亡。幸存者可产生重度狭窄。

（二）临床表现

1. 急性期 1~2周。

（1）疼痛：腐蚀剂吞入后，可立即出现口、咽、胸骨后或背部疼痛。

（2）吞咽困难：主要因惧怕疼痛不敢吞咽，常伴有唾液外溢、恶心等。

（3）声音嘶哑及呼吸困难：当腐蚀剂侵及喉部，出现喉水肿时，可表现声音嘶哑及喉梗阻症状。

（4）病情严重者：可出现全身中毒情况，表现有发热、脱水、昏睡或休克等症状。

2. 缓解期 发病1~2周后，全身症状好转，创面逐渐愈合，疼痛及吞咽困难缓解，饮食逐渐恢复正常，轻症者2~3周愈合。

3. 狭窄期 病变累及肌层者，经3~4周，或更长一些时间，缓解期过后，由于局部结缔组织增生，继之瘢痕收缩而致食管狭窄，再度出现吞咽困难，逐渐加重，轻者可进流食，重者滴水不进，出现脱水及营养不良等全身症状。

（三）治疗

1. 急诊处理

（1）放置胃管并温盐水洗胃，胃管同时可作为饲食用并起支撑作用。

（2）禁食，补充水、电解质及营养。

（3）应用抗生素防治感染。

（4）胃、食管坏死穿孔者，应行相应急诊手术处理。

2. 瘢痕狭窄的预防

（1）早期应用糖皮质激素对预防瘢痕狭窄具有一定效果。

（2）食管扩张：开始每周1次，逐渐延长至每月1次，至少半年以上。

3. 手术治疗 短而坚硬的局部狭窄或广泛性食管狭窄均应手术治疗。手术时机为半年后病情稳定后进行，为维持营养可作胃或空肠造口饲食。手术方式有狭窄段切除食管端端吻合术、食管胃吻合术、结肠代食管术、游离空肠段移植代食管术等。

第四节 食 管 癌

食管癌是发生于食管上皮的最常见恶性肿瘤，我国是世界上食管癌高发地区之一，地理流行病学以太行山地区、秦岭东部地区、大别山地区、四川北部地区、闽南和潮汕地区、苏北地区为高发区。其中河南省林州食管癌死亡率显著高于全国其他地区。近年来采取了一些预防措施，高发区食管癌的发病率有所下降。

（一）病因与发病机制

发病原因尚未完全明确，一般认为系综合因素造成。

1. 饮食因素   亚硝胺类化合物有高度的致癌性，在高发区的居民食物中亚硝胺的含量显著增高。真菌和霉变食物会产生亚硝胺化合物等致癌物。过去认为饮食习惯中粗食、快食、热食等易损伤食管上皮，增加致癌的敏感性。所进食物中营养物质缺乏，尤其是新鲜水果、蔬菜和动物蛋白不足，以及维生素 A、维生素 B_1、维生素 B_2、维生素 C 摄入甚低，均有一定影响。

2. 环境因素   饮用水因管理不善被污染而产生硝酸盐、亚硝酸盐，成为摄入致癌前身物的重要来源。在食管癌高发区的土壤中缺乏钼、锌、铁等微量元素，粮食中钼、镍、锰、铁含量较低，对食管癌的发生均有一定的影响。

3. 不良生活习惯   过量长期饮烈性酒及多量吸烟在欧美国家中可能是发生食管癌的危险因素。

4. 遗传因素和基因   食管癌具有较显著的家族聚集现象，河南林州食管癌有阳性家族史者占60%，食管癌的发生可能涉及多个癌基因（如 $C-myc$、$EGFR$、$Int-2$ 等）的激活和抑癌基因（如 $p53$）的失活。

5. 其他因素   慢性食管炎，不论伴有或不伴有食管反流，均可促使食管上皮重度增生。食管因经酸或强碱腐蚀发生继发性食管狭窄，产生瘢痕，或经食管扩张，均可促使发生癌变。其他如 Barrett 食管（其特征为食管下段正常的鳞状上皮被柱状上皮取代，是由于先天性或胃食管反流所引起）、贲门失弛缓症、巨食管症、食管裂孔疝、食管憩室等均是危险因素。

（二）病理

1. 组织学特性   食管癌大多数（约95%）为鳞癌，腺癌较少，未分化癌和癌肉瘤极罕见。食管癌的好发部位是胸中段，其次是胸下段及胸上段。食管癌有多点起源呈多发灶，是术后残余复发的重要原因。记住其多发灶的特点，在诊治时才不会遗留。早期食管癌肿瘤侵犯不超过食管壁黏膜下层，且无淋巴结转移，发生部位以食管中段为主，上段较少。大体上可分为 4 型：隐伏型、糜烂型、斑块型及乳头型。①隐伏型：肉眼较难辨认，只能根据细胞学及组织切片证实，多数为原位癌。②糜烂型：病变凹陷区内呈颗粒状，病变多数限于黏膜固有层。③斑块型：病变稍隆起，常为原位癌或早期浸润癌。④乳头型：有时呈息肉状，突向腔内，绝大多数为早期浸润癌。上述 4 型中以糜烂型与斑块型占大多数。

中、晚期食管癌均有明显临床症状，可分为 5 型。①髓质型：占60%，食管造影显示对称性偏心性充盈缺损，有时可见软组织阴影。本型手术切除率低，对放射治疗敏感性较差，预后欠佳。②蕈伞型：占15%左右，病史较长，食管造影钡剂通过缓慢，有碟形充盈缺损，边缘有唇状。本型手术切除率高，放疗敏感性较高，预后也较好。③溃疡型：占10%左右，患者常有胸背痛，易发生食管穿孔。食管造影钡剂通过较通畅，有不规则边缘或较深大的溃疡。手术切除率中等，放射治疗易发生穿孔。④缩窄型：约占10%，临床吞咽困难明显，食管造影钡剂通过困难，食管腔上方扩张，切除率较低，放射治疗效果欠佳。⑤腔内型：较少见，食管造影钡餐通过轻度受阻，有香肠样充盈缺损，手术切除率较高，放疗敏感。

2. 食管癌的扩散与转移

（1）直接扩散：食管的上皮细胞癌变后，首先侵犯黏膜下层，然后向上下左右扩散，超过 5 cm 的不少见。有时黏膜下扩散呈跳跃性发展。中、晚期癌灶穿透食管肌层、外膜后，向邻近脏器浸润，累及气管膜部、喉返神经、胸主动脉、胸膜、肺、奇静脉、胸导管、膈、心包等区域。

（2）淋巴转移：癌细胞首先侵入黏膜下淋巴管，穿过肌层，到达肿瘤相应部位的淋巴结，然后再达远隔淋巴结。肿瘤在上段者倾向流向头端，而中、下段向下。但各段均可流向头端和尾端。

（3）血行转移：最常见的部位为肝，其次是肺和胸膜及身体其他部位。在为患者体检时，应有意识地重点检查可能发生肿瘤转移部位的表浅淋巴结（如锁骨上淋巴结），尤其是位于胸锁乳头肌二头之间者及身体其他部位，有无可疑转移灶。

（三）临床表现

1. 早期食管癌　症状多不明显，在大口进食时有轻微的哽噎感，吞咽时食管内有异物感。

2. 中期食管癌　吞咽困难呈进行性，程度因肿瘤的类型不同而异。髓质型与缩窄型吞咽困难明显，而蕈伞型、溃疡型、腔内型则较前者为轻。吞咽困难的程度与肿瘤大小、手术切除率和生存率无正相关。有明显梗阻者，可吐出黏液样物，其内容为唾液及食管腺分泌物反流而来。若出现胸背疼痛，常提示肿瘤有外侵，下段肿瘤的外侵出现上腹部疼痛。

3. 晚期食管癌　症状多系压迫邻近器官及并发症所致。如咳嗽、呼吸困难，多由压迫气管或支气管树引起，声音嘶哑系侵犯喉返神经。远处脏器转移、恶病质已属晚期症状。中、晚期食管癌患者的主诉与症状均较明显，但早期患者首诊时，主诉仅有轻微发噎或偶发的进食不适，虽经一般检查无阳性发现，但要提醒定时随诊，或有与首发相同的症状呈持续状态时随时来诊。

（四）诊断

对于吞咽困难的患者，特别是 40 岁以上者，应定期复查，主要的检查方法如下。

1. 上消化道钡餐造影　观察食管蠕动状况，管壁舒张度，黏膜改变，充盈缺损及梗阻程度（图16 – 1）。对于早期食管癌，钡餐造影不能作为独立确诊的方法。用气钡双重对比造影有助于食管表浅癌的诊断。对中、晚期食管癌，造影有很高的确诊率。

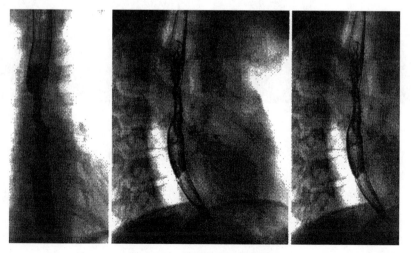

图 16 – 1　食管钡餐 X 线造影

2. 内镜及超声内镜检查　内镜可直接观察病变形态及病变部位，并可采取组织行病理检查，对于食管癌的定性定位诊断及手术方案的选择有重要的作用（图 16 – 2）。早期病变在内镜下肉眼难以辨别时，可采用甲苯胺蓝或 Lugol 碘液行食管黏膜染色。超声内镜可判断肿瘤侵犯深度、食管周围组织及结构有无受累，以及局部淋巴结转移情况。

3. 胸腹 CT   可显示食管与邻近纵隔器官的关系，肿瘤的大小、外侵范围及程度，食管旁淋巴结有无转移等。

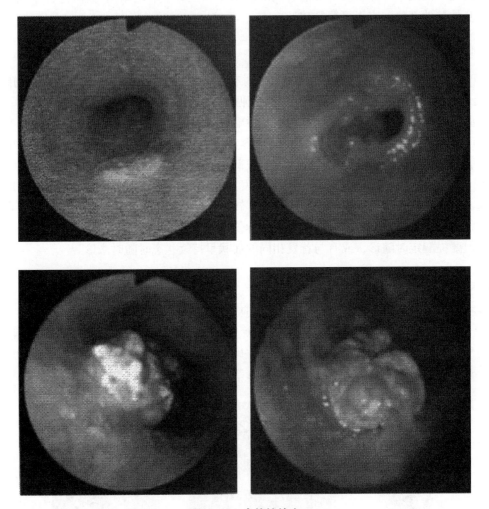

图 16 - 2   食管镜检查

4. 纤维支气管镜   对于癌变位于气管隆嵴以上食管癌拟行手术者，或可疑气管有侵犯者，应用纤维支气管镜检查。

5. 超声检查   可发现腹部重要器官及腹腔淋巴结有无转移，也用于颈深淋巴结的检查。

6. PET/CT   可用于评价食管癌远处转移、发现早期食管癌和评估放化疗的效果。

7. 实验室检查   目前尚无针对食管癌的特异化验检查。血清癌胚抗原（CEA）、鳞癌相关抗原（SCC）、组织多肽抗原（TPA）、细胞角质素片段 19 可用于食管癌的辅助诊断、疗效检测。

（五）鉴别诊断

1. 食管外压性梗阻   某些疾病如纵隔肿瘤、纵隔淋巴结炎症、转移性纵隔淋巴结肿大，尤其要与老年性主动脉硬化及纤曲延长相鉴别。

2. 食管裂孔疝并发反流性食管炎　有长期吞咽疼痛，反复食管反流造成瘢痕狭窄，出现吞咽困难。内镜可鉴别。

3. 贲门失弛缓症　多见于年轻人，X线吞钡可见"鸟嘴征"。

4. 食管良性肿瘤　多为食管平滑肌瘤，内镜下食管黏膜光滑完整。

5. 食管憩室　可有吞咽困难及胸痛，上消化道钡餐造影结合内镜可鉴别。

（六）临床分期

国际抗癌联盟（UICC）和美国癌症联合会（AJCC）共同制定的恶性肿瘤分期系统是目前应用最广泛的分期标准。2009年11月出版、2010年1月实行的食管癌TNM分期标准如下。

1. 食管癌的T（原发肿瘤）定义

T_x：原发肿瘤不能确定。

T_0：无原发肿瘤证据。

Tis：原位癌/重度不典型增生（HGD）。

T_1：肿瘤侵及黏膜固有层、黏膜肌层或黏膜下层：

　　T_1a：肿瘤侵及黏膜固有层、黏膜肌层。

　　T_1b：肿瘤侵及黏膜下层。

T_2：肿瘤侵犯食管肌层。

T_3：肿瘤侵犯食管纤维膜。

T_4：肿瘤侵犯食管周围结构：

　　T_4a：肿瘤侵犯胸膜、心包或膈肌（可手术切除）。

　　T_4b：肿瘤侵犯其他邻近结构，如主动脉、椎体、胸膜、气管等（不能手术切除）。

2. 食管癌的N（区域淋巴结）定义

N_x：区域淋巴结转移不能确定。

N_0：无区域淋巴结转移。

N_1：1~2枚区域淋巴结转移。

N_2：3~6枚区域淋巴结转移。

N_3：≥7枚区域淋巴结转移。

3. 食管癌的M（远处转移）定义

M_0：无远处转移。

M_1：有远处转移。

4. 食管癌的G（肿瘤分化程度）定义

G_x：分化程度不能确定，按G_1分期。

G_1：高分化癌。

G_2：中分化癌。

G_3：低分化癌。

G_4：未分化癌，按G_3分期。

5. 食管癌的H（肿瘤细胞类型）定义

H1：鳞状细胞癌（表16-1）。

H2：腺癌（表 16－2）。

表 16－1　食管癌 TNM 分期（鳞状细胞癌及其他非腺癌）

分期	T	N	M	G	部位
0	Tis/HGD	0	0	1，X	Any
ⅠA	1	0	0	1，X	Any
ⅠB	1	0	0	2～3	Any
	2～3	0	0	1，X	下段，X
ⅡA	2～3	0	0	1，X	中上段
	2～3	0	0	2～3	下段，X
ⅡB	2～3	0	0	2～3	中上段
	1～2	1	0	Any	Any
ⅢA	1～2	2	0	Any	Any
	3	1	0	Any	Any
	4a	0	0	Any	Any
ⅢB	3	2	0	Any	Any
ⅢC	4a	1～2	0	Any	Any
	4b	Any	0	Any	Any
	Any	3	0	Any	Any
Ⅳ	Any	Any	1	Any	Any

表 16－2　食管癌 TNM 分期（腺癌）

分期	T	N	M	G
0	Tis/HGD	0	0	1，X
ⅠA	1	0	0	1～2，X
ⅠB	1	0	0	3
	2	0	0	1～2，X
ⅡA	2	0	0	3
ⅡB	3	0	0	Any
	1～2	1	0	Any
ⅢA	1～2	2	0	Any
	3	1	0	Any
	4a	0	0	Any
ⅢB	3	2	0	Any
ⅢC	4a	1～2	0	Any
	4b	Any	0	Any
	Any	3	0	Any
Ⅳ	Any	Any	1	Any

6. 食管胃交界区癌定义 食管胃交界区指食管胃解剖交界线（esophagogastric junction，EGJ）上方 5 cm 的远端食管和 EGJ 下方 5 cm 的近端胃的解剖区域（注意：EGJ 不是鳞 – 柱状上皮的交界线即所谓的 Z 线，而是食管与胃的解剖交界线），凡肿瘤位于 EGJ 上方或侵犯 EGJ 的肿瘤均按食管下端腺癌进行 TNM 分期，而肿瘤发生于 EGJ 下方 5 cm 内的近端胃但未侵犯 EGJ 则称为贲门癌，需按胃癌进行 TNM 分期。

食管癌 T 分期及淋巴结转移见图 16 – 3。

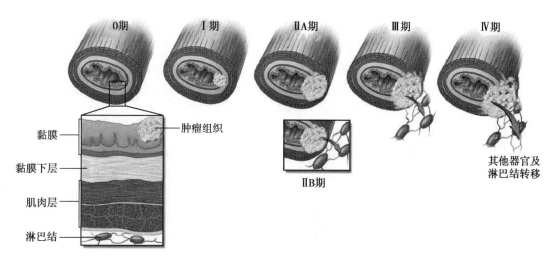

图 16 – 3 食管癌 T 分期及淋巴结转移示意图

（七）治疗

应强调早期发现、早期诊断及早期治疗，其治疗原则是以手术为主的综合治疗。主要治疗方法有内镜治疗、手术、放疗、化疗、免疫治疗及中医中药治疗。

1. 内镜治疗 随着内镜及超声内镜技术的发展，食管原位癌已可在内镜下行黏膜切除术，术后 5 年生存率可达 86% ~ 100%。

2. 手术治疗

（1）适应证：病变未侵及重要器官（$T_0 \sim T_4a$），淋巴结无转移或转移不多（$N_0 \sim N_2$）。身体其他器官无转移者，即 2009 版食管癌分期中的 0、Ⅰ、Ⅱ 及 Ⅲ 期（除 T_4b 和 N_3 的患者）；放射治疗未控制或复发病例，无局部明显外侵或远处转移征象；少数虽高龄（＞80 岁）但身体强健无伴随疾病者也可慎重考虑；无严重心脑肝肺肾等重要器官功能障碍，无严重伴随疾病，身体状况可耐受开胸手术者。

（2）禁忌证：一般情况和营养状况很差，呈恶病质样；病变严重外侵（T_4b），多野（两野以上）和多个淋巴结转移（N_3），全身其他器官转移（M_1），即 2009 版食管癌分期中的 ⅢC、Ⅳ 期；心脑肝肺肾等重要器官严重功能障碍。

（3）手术方式：左胸后外侧切口，适用于中下段食管癌；右胸前外侧切口，适用于中上段食管癌；若病变部位偏高，为保证食管足够的切除长度，可行颈部切口、胃送至颈部与食管吻合。近年来电视胸腔镜下或纵隔镜辅助下食管癌切除已用于临床。目前对中段以上的食管癌多主张采用三切口方法（右胸、上腹、颈部三切口），并同时行淋巴结清扫。

食管切除后替代以胃为首选。以往有过胃部手术史或胃部有病变者，需用结肠代替食管，或游离空肠移植，或带蒂空肠移植，但后者需有显微外科吻合微血管的技术。代食管的移植途径可经胸内、食管床、胸骨后隧道及胸骨前皮下等途径。其中以食管床距离最短，胸骨前皮下隧道最长。但后者一旦发生并发症，如吻合口瘘，处理较容易，不致造成胸内污染。在胸内吻合者，吻合口应避免紧贴主动脉弓或降主动脉。

姑息性手术：对有严重吞咽困难而肿瘤又不能切除的病例可选择以下姑息手术：食管或空肠造口术；食管腔内置管术，目前可采用带膜记忆合金支架管；食管分流术，开胸探查不能切除肿瘤时，在肿瘤上方行主动脉弓上或弓下食管胃吻合术。

（4）术后并发症

1）吻合口瘘：颈部吻合口瘘对患者生命不造成威胁，经引流多能愈合；胸内吻合口瘘对患者造成极大威胁，死亡率高，胸内吻合口瘘多发生在术后 5 ~ 10 天，患者出现呼吸困难及胸痛，X 线检查有液气胸征。胸腔引流液或穿刺抽出液浑浊，口服碘水食管造影可见造影剂外溢或口服亚甲蓝后胸腔引流液或穿刺液成蓝色，即可确诊，应立即放置胸腔闭式引流、禁食，使用有效抗生素及营养支持治疗。早期瘘的患者可试行手术修补，并用大网膜或肋间肌瓣覆盖加强。

2）术后出血：表现为胸腹腔引流管引流出较多血性液体，甚或有血块引出，患者表现为心率加快，血压下降，尿量减少，严重时出现失血性休克，血常规见血红蛋白下降，X 线胸片见肺部阴影逐渐增大。如引流液超过 200 mL/h，持续 3 ~ 5 h，或术后早期短时内引流量达 800 ~ 1 000 mL，或失血性休克经输血补液及止血后未见好转应紧急开胸。

3）肺部并发症：包括肺炎、肺不张、肺水肿和急性呼吸窘迫综合征等，以肺部感染较为多见，术后鼓励患者咳嗽、咳痰，加强呼吸道管理可减少术后肺部并发症的发生。

4）乳糜胸：为术中胸导管损伤所致，多发生于术后 2 ~ 10 天，引流液呈乳糜样，乳糜试验阳性可确诊。应给予胸腔闭式引流，低脂肪饮食，维持水电解质平衡，部分患者可愈合，乳糜引流量大，长时间非手术治疗未愈合者可剖胸结扎乳糜管。

5）其他并发症有胸腔感染、吻合口狭窄等，可根据病情相应处理。

（5）手术效果：我国食管癌手术治疗效果较好，手术切除率为 56.3% ~ 80%，5 年生存率为 30% 左右，早期食管癌切除率为 100%，5 年生存率为 90%。

3. 放射治疗　颈段及胸上段食管癌和不宜手术的中晚期食管癌可行放射治疗。采用体外放射治疗，放射量一般为每 6 ~ 7 周 60 ~ 70 Gy（6 000 ~ 7 000 rad），目前认为，放射剂量达 40 Gy 时，行 X 线食管造影或 CT 检查，如病灶基本消失，继续放射至根治剂量（60 ~ 70 Gy），如病灶残存，可配合伽马刀治疗。

4. 药物治疗　食管癌对于化疗药物敏感性差，可与其他方法联合应用，对提高疗效有一定作用。食管癌常用的化疗药物有顺铂（PDD）、博来霉素、紫杉醇等，化疗期间应定期检查血象，注意药物不良反应。免疫治疗及中药治疗等亦有一定作用。

第五节　食管良性肿瘤

食管良性肿瘤较少见，按组织学可分为上皮肿瘤和非上皮肿瘤，按肿瘤形态学可分为腔内型、黏膜下型及壁间型。

一、上　皮　肿　瘤

（一）食管息肉

食管息肉临床症状与息肉大小、息肉带蒂与否有关。息肉巨大或有炎症时，可致咽下困难和不同程度的上腹部或胸骨后疼痛，亦可因黏膜表面糜烂而出血；巨大息肉可压迫气管引起呼吸困难；息肉蒂长者可以吐出，吐出的息肉有时堵塞喉部，可引起窒息。本病诊断有赖于食管钡餐 X 线检查和食管镜检查。

（二）食管乳头状瘤

食管乳头状瘤是一种无蒂的良性肿瘤，从黏膜固有层向腔内突入，乳头中央为纤维血管组成的中心柱，表面覆盖增生的鳞形上皮。可呈疣状、结节状、菜花状及弥漫浸润状。瘤体小者可无症状，肿瘤较大时则出现咽下困难、疼痛及对周围器官的压迫症状。

（三）食管囊肿

食管囊肿可分为先天性和获得性两类。后者系食管壁腺管闭锁所致的潴留性囊肿。前者较多见，可为单发或多发，囊内含有黏稠性液体，有时呈血性。其症状与囊肿大小、对周围压迫的程度和有无继发感染而异，如囊肿很小，且无感染者，可无症状；囊肿巨大，压迫周围器官或与食管或支气管相通者，则可出现气促、咳嗽、胸痛和咽下困难等症状。

二、非上皮肿瘤

（一）食管平滑肌瘤

平滑肌瘤多位于食管下段和中段，绝大多数为单发。平滑肌瘤起源于食管壁肌层，向食管腔内外缓慢生长，黏膜仍保持完整，因而不引致呕血。肿瘤呈圆形、椭圆形或马蹄形，有完整的包膜，质坚韧，切面呈灰白色，有旋涡状结构瘤块，直径 2～5 cm，但有时可达 10 cm 以上，包绕长段食管。食管平滑肌瘤可长期不呈现临床症状，而在消化道钡餐 X 线检查时被偶然发现，平滑肌瘤长大后一般超过 5 cm，可呈现胸骨后饱胀、疼痛压迫感和轻度吞咽梗阻感。食管钡餐造影 X 线检查可显示边缘光滑整齐的圆形或椭圆形充盈缺损，其上下缘与正常食管壁交界处呈锐角，肿瘤区食管黏膜皱襞被肿瘤撑平而消失，但无破坏，吞咽动作可能见到平滑肌瘤随食管上下移动。临床上无症状，瘤体又很小的食管平滑肌瘤病例可定期随诊观察，瘤体较大临床上呈现症状或虽无症状但发现肿瘤后引致患者心情忧虑不安者，均宜施行食管平滑肌瘤摘除术。

（二）食管血管瘤

食管血管瘤甚为少见，常见于食管上、中段，局部黏膜呈蕈状隆起或为分叶状，呈鲜红或紫红色。内镜检查如疑为食管血管瘤应禁行活检，避免引起大出血。常见的症状为呕血及黑便，也可有咽下困难。肿瘤小者可定期观察，稍大者可行内镜下结扎等治疗，肿瘤较大可手术。

(三) 食管颗粒细胞瘤

食管颗粒细胞瘤甚为罕见，临床表现为吞咽困难，食管镜下可见黏膜下黄色肿瘤块，确诊依靠病理。可行内镜下肿瘤局部切除，或切开食管黏膜下摘除。

第六节 食 管 憩 室

食管憩室是指与食管腔相连的覆盖有上皮的盲袋。按发病机制可分为内压性和牵引性两类。按部位可分为咽食管憩室、食管中段憩室和膈上憩室。咽食管憩室、膈上憩室为内压性憩室，与食管功能紊乱有关；食管中段憩室多为牵引性憩室，常为炎症后瘢痕牵拉食管而成。

（肖　宁　刘志东）

本 章 小 结

本章主要讲述了常见食管疾病的诊断与治疗。贲门失弛缓症是最常见的食管功能性疾病，其治疗的目的在于降低食管下括约肌压力，使食管下段松弛，从而解除功能性梗阻，使食物顺利进入胃内，治疗手段包括药物治疗、内镜治疗和手术治疗。食管癌是发生于食管上皮最常见的恶性肿瘤，早期症状多不明显，在大口进食时有轻微的哽噎感，中期吞咽困难呈进行性，程度因肿瘤的类型不同而异，晚期可因压迫邻近器官出现咳嗽、呼吸困难、声音嘶哑等症状。食管癌应强调早期发现、早期诊断及早期治疗，其治疗是以手术为主的综合治疗。

思 考 题

1. 简述食管癌的主要检查方法。
2. 简述食管癌的好发部位及病理分型。
3. 简述食管癌的手术适应证。

参 考 文 献

[1] 赫捷. 食管癌规范化诊疗指南. 2版. 北京：中国协和医科大学出版社，2013.
[2] 张志庸. 协和胸外科学. 2版. 北京：科学出版社，2010.

第十七章 | 纵隔疾病

| 学习目标 |

掌握纵隔不同部位常见肿瘤的临床特征。

| 核心概念 |

【原发性纵隔肿瘤（primary mediastinal tumor）】是指纵隔内器官结构因胚胎发育过程中发生异常或后天原因而形成的肿物。纵隔内组织器官较多，其胎生结构来源复杂，故纵隔内可发生各种类型的肿物，可有良性与恶性、囊性与实性之分。

【纵隔囊肿】属纵隔肿物中的一类，是纵隔内的一种良性病变。可发生于纵隔内各个脏器，如心包、气管、支气管、胸导管、淋巴管、胸腺等。偶见有包虫囊肿、后天性胰腺囊肿、神经源性肠囊肿。

| 引　言 |

纵隔（mediastinum）是位于两侧纵隔胸膜之间的组织结构与器官的总称。纵隔前界为胸骨和肋软骨的一部分，后界为胸椎，两侧为胸膜，上界为胸廓上口，下界为膈肌。纵隔内有心脏、大血管、气管、食管、神经、胸腺、胸导管、淋巴组织和结缔脂肪组织。纵隔内含有多种组织和器官，胎生结构来源复杂，可发生多种不同组织类型的肿瘤。纵隔肿瘤可分为原发性和转移性两类，本章仅讨论常见的原发性纵隔肿瘤。

第一节 概　　述

为利于描述纵隔结构，明确纵隔病变部位及诊断，可将纵隔分为若干分区，目前临床常用三分区法（图 17-1）及四分区法。纵隔分区直接影响到纵隔疾病的诊断、治疗和研究。

纵隔肿瘤好发部位见图 17-2。

前纵隔：前为胸骨，后为心包、头臂血管和主动脉前缘，包括胸腺、乳胸内血管和淋巴结。前纵隔的主要肿瘤有畸胎瘤和囊肿、胸腺瘤、胸内甲状腺肿等。

中纵隔：前为心包、大血管前缘，后为椎体前缘。包括心包、心脏、升主动脉、主动脉弓、颈部血管分支、肺动静脉、上腔静脉、下腔静脉、气管、主支气管及其邻近的淋巴结。中纵隔以气管囊肿、食管囊肿、心包囊肿、囊状淋巴瘤、淋巴瘤及转移淋巴结常见。

后纵隔：前为心包后缘，后为胸壁（包括椎旁沟），为潜在间隙，位于椎体两侧及邻近的肋骨处。包括食管、奇静脉、半奇静脉、神经、脂肪、淋巴结。后纵隔以神经源性肿瘤最常见。

下面将讨论常见的原发性纵隔肿瘤及囊肿的临床表现与外科治疗原则。

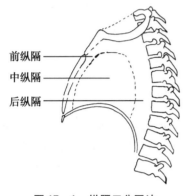

图 17 - 1　纵隔三分区法

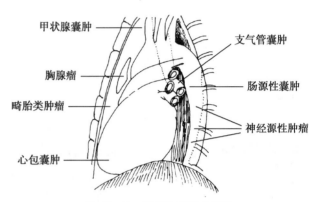

图 17 - 2　纵隔肿瘤好发部位

第二节　常见的原发性纵隔肿瘤

一、神经源性肿瘤

神经源性肿瘤（neurogeic tumor）是纵隔内最常见的原发性肿瘤之一，占纵隔肿瘤的 15% ~ 30%。绝大多数位于后纵隔。神经源性肿瘤发生于胸内周围神经、自主神经及副神经节系统。根据其组织学成分，纵隔神经源性肿瘤分为神经鞘瘤、自主神经肿瘤及副神经节瘤等亚型，每种亚型又分为良性及恶性两类。神经源性肿瘤以良性为主，约 10% 为恶性；儿童的神经源性肿瘤多为恶性，可高达 50%。良性神经源性肿瘤主要有神经鞘瘤、神经纤维瘤及神经节细胞瘤。恶性神经源性肿瘤主要是神经纤维肉瘤及神经母细胞瘤。

（一）临床表现及诊断

大多数神经源性肿瘤无症状。有症状者主要是胸痛和咳嗽，多为肿瘤压迫邻近的组织器官所致。少数患者有特殊的临床表现，如神经纤维瘤患者可伴发全身多发性神经纤维瘤病。副神经节瘤和神经母细胞瘤可导致严重发作性高血压，患者表现为头痛、出汗、心悸等。神经节细胞瘤和神经母细胞瘤可合并严重水样泻、腹胀。颈交感干受累，可出现 Horner 综合征。神经源性肿瘤的诊断主要靠胸部 X 线、胸部 CT 检查，表现为脊柱旁肿块影，与脊柱重叠，呈圆形、半圆形或轮廓边缘不清楚，可同时伴有相应的骨质改变。对于椎间孔扩大，疑有哑铃型肿瘤的患者，应做 MRI 或脊髓造影检查。

（二）治疗

纵隔神经源性肿瘤无论有无压迫症状、无论良恶性均应考虑手术治疗。良性纵隔神经源性肿瘤能够完全切除，当纵隔肿瘤与椎管内肿瘤形成"哑铃状"，应当先行椎板切开，切除椎管内肿瘤，然后再切除纵隔肿瘤，以免引起椎管内出血、椎管内遗留肿瘤组织及脑脊液漏等。神经源性肿瘤往往与神经纤维相延续，手术时要注意避免损伤相应的神经纤维。恶性神经母细胞瘤常不能经手术完全切除，术后需辅以化疗和放疗。9%～13%的神经纤维瘤会转化为恶性，其预后较差，5年生存率低于20%。

二、畸胎类肿瘤

畸胎瘤（teratoma）和畸胎皮样囊肿（teratodermoid）统称为畸胎类肿瘤，为遗留于纵隔内的残存胚芽和迷走的多种组织所发生的肿瘤，在纵隔肿瘤最为常见。畸胎瘤为来自3个胚层组织的实体瘤，肿瘤内可有皮肤、毛发、肌、骨和软骨、牙齿、各种腺体组织，有的甚至含有不完整的部分器官。畸胎皮样囊肿为囊性肿瘤，常以外胚层组织为主，亦可见中、内胚层组织。畸胎类肿瘤大多为良性，恶性只占10%左右。

（一）病理

良性畸胎瘤是最常见的良性生殖细胞肿瘤，大体上绝大多数为囊性，有包膜，可与周围组织粘连。切面上可见单腔和多腔，内有棕黄色液体、油腻性物质或毛发等。在囊壁可见到脂肪、软骨、牙齿等。组织学上，纵隔良性畸胎瘤绝大多数可见皮肤及其附属腺体、支气管组织、胃肠道黏膜、平滑肌等，此外，骨、软骨及胰腺组织亦不少见。

畸胎瘤中10%左右为恶性，常为实性，常有广泛的出血及坏死。组织学上恶性畸胎瘤中可有来自3个胚层分化程度不等的组织，如鳞状上皮、骨、软骨和肌肉等。

（二）临床表现

畸胎瘤可发生在任何年龄组患者，最常见于前纵隔，亦有少数位于后纵隔。肿瘤较小时多无明显症状。肿瘤增大时产生压迫及侵犯邻近组织的症状。常见有胸闷、胸痛、咳嗽、气促及发热等。若肿瘤穿入支气管或肺，可咳出皮脂样物和毛发；穿破胸腔，造成胸腔积液和脓胸；穿破心包导致心包积液。

（三）诊断

X线主要表现为前纵隔内圆形或椭圆形块影，多向一侧突出，肿瘤较大，可占据中纵隔和后纵隔，甚至突向胸腔。肿瘤的长轴多与身体长轴平行，阴影密度多不均匀，有的呈分叶状或结节状。可有钙化影，但对诊断帮助不大。若肿瘤内发现牙齿或成熟的骨组织影，可以确诊。CT检查可判断肿瘤是实质还是囊性，尚可发现肿瘤有无外侵及淋巴结肿大，有助于进一步诊断。

（四）治疗

以手术治疗为主。如果纵隔良性畸胎瘤且直径小于或等于6 cm，包膜完整，与周围组织粘连不严重，无感染及外穿入其他组织器官时，可行胸腔镜手术（VATS）。如为恶性畸胎瘤，术后应行放射治疗、化疗等综合治疗。

三、胸腺瘤

胸腺瘤（thymoma）是常见的纵隔肿瘤，发生率占纵隔肿瘤的 20%～26%，仅次于畸胎瘤。绝大多数胸腺瘤位于前上纵隔的胸腺部位，极少数可异位发生在后纵隔。目前尚不清楚胸腺瘤的病因。

（一）病理

胸腺瘤起源于胸腺上皮，上皮细胞被认为是肿瘤细胞，其特点是嗜酸性细胞质及较大的空泡状细胞核，但绝大多数胸腺瘤是上皮及淋巴细胞混合组成。胸腺瘤直径多在 5～15 cm，切面也常呈分叶状或多结节状，质软，呈"鱼肉"状，由灰白色纤维组织分隔成小叶，大部分肿瘤有包膜，可有微小囊变，以及退行性改变，如局灶性出血、钙化和纤维化等。胸腺瘤的分型目前存在多种方法，常用的为 WHO 于 1999 年制定、2004 年修订的新的胸腺瘤组织学分型方法。A 型：即髓质型或梭型细胞胸腺瘤。AB 型：即混合型胸腺瘤。B 型：被分为 3 个亚型，B1 型，即富含淋巴细胞的胸腺瘤、淋巴细胞型胸腺瘤、皮质为主型胸腺瘤或类器官胸腺瘤；B2 型，即皮质型胸腺瘤；B3 型，即上皮型、非典型、类鳞状上皮胸腺瘤或分化好的胸腺癌。C 型：即胸腺癌，组织学上此型较其他类型的胸腺瘤更具有恶性特征。

在分期方面，Masaoka 临床分期应用最为广泛。Ⅰ 期：肉眼见完整包膜，镜下肿瘤未侵及包膜。ⅡA 期：显微镜下见肿瘤侵犯包膜。ⅡB 期：肉眼见肿瘤侵及纵隔脂肪组织或纵隔胸膜，镜下肿瘤侵及包膜。Ⅲ 期：肉眼见肿瘤侵犯邻近器官（如心包、大血管或肺）。ⅣA 期：胸膜或心包播散。ⅣB 期：淋巴或血行转移。

（二）临床表现

胸腺瘤多发于 20～50 岁，20 岁以前甚少见，女性稍多见。50%～60% 患者无症状，在查体时偶然发现。胸腺瘤的症状可分为局部症状、转移症状和全身症状。

1. 局部症状 瘤体侵犯或压迫邻近纵隔结构所引起的胸部局部症状，包括咳嗽、胸痛、呼吸困难、吞咽困难、反复发作的呼吸道感染等。声音嘶哑、膈肌麻痹并不常见，但多提示恶性扩散可能。

2. 转移症状 胸腺瘤转移多局限在胸腔内，最多发生在胸膜腔，可伴胸腔积液，引起呼吸困难、胸痛、胸部不适等症状。恶性胸腺瘤仅约 3% 最终发生胸外远处转移，转移部位以骨最为常见。

3. 伴随症状 可能是一些患者的首发症状，其中重症肌无力是胸腺瘤最常见的并发症。胸腺瘤患者还可以合并其他神经肌肉的异常，如肌营养不良、Eaton-Lambert 综合征、肌炎等。

（三）诊断

胸腺瘤无特异性病史及症状，应注意重症肌无力或其他胸腺伴随症状。胸腺瘤的诊断主要依靠影像学检查。胸部 X 线：典型的胸腺瘤位于前纵隔气管前或胸骨后，与纵隔相连的一侧或双侧阴影，呈倒钟形或弧形，轮廓完整，有结节分叶状改变，可有不规则形或环形钙化，易与畸胎瘤混淆。胸部 CT 有助于判断胸腺瘤的部位、边界、密度等，增强 CT 和 MRI 有助于明确胸腺瘤与心脏、大血管的关系,对手术难易程度和胸腺瘤的侵袭性有所估计。因活检破坏胸腺包膜的完整性,对无症状者,术前多不必活检。对于不能手术的患者,也可选用细针穿刺诊断,纵隔镜可明确诊断。

(四)治疗

由于单从影像学检查很难判断胸腺瘤的良、恶性,而且在胸腺瘤手术切除后,一些临床伴随症状如重症肌无力、单纯红细胞再生障碍性贫血有可能得以恢复,故胸腺瘤一经诊断应当积极手术治疗。无论良、恶性胸腺瘤均应尽可能完整切除,并切除与肿瘤粘连的胸膜、肺、心包等,不能全部切除的恶性胸腺瘤亦应尽可能多地切除肿瘤组织,术后辅以放疗,有望取得较好预后,或者切取病理标本,以指导术后进一步治疗。放疗适用于Ⅱ期和Ⅲ期者。化疗适用于局部不能切除及有远处转移者。分子靶向治疗是胸腺瘤治疗的重要研究方向。

四、重症肌无力

重症肌无力(myasthenia gravis,MG)是一种累及神经肌接头处突触后膜乙酰胆碱受体,主要由乙酰胆碱受体抗体介导,细胞免疫依赖,补体参与的自身免疫病,其发病率为(0.5~5)/10万,男女比为2:3。各年龄均可发病。

(一)病因及发病机制

本病病因目前尚不完全清楚。多数学者认为胸腺在MG发病中起到重要的作用。主要证据有:观察发现80%以上MG患者伴有胸腺增生或胸腺瘤;在MG患者的胸腺中发现有乙酰胆碱受体的所有组成成分和其他横纹肌抗原成分,这些自身抗原存在于胸腺的肌样细胞中;胸腺切除有肯定的疗效。

(二)临床表现及分型

MG的主要临床特征是骨骼肌疲劳或无力,随着病程发展,受损肌肉可产生永久性无力。主要表现为变化不定的肌肉无力,一般晨起轻、活动后加重,可选择性地累及眼外肌及全身的骨骼肌。眼外肌受累表现为复视及上睑下垂,可表现为单侧或双侧,甚至可交替出现。咬肌受累可出现咀嚼无力、吞咽困难。呼吸肌受累可出现呼吸困难。

Osserman根据临床表现将重症肌无力分为四型:Ⅰ型,单纯眼肌型,症状主要局限于眼部;Ⅱa型,轻度全身型,有全身症状但呼吸肌未受累;Ⅱb型,中度全身型,除全身症状外,有呼吸肌轻度受累;Ⅲ型,急性暴发型,患者迅速出现全身肌无力,并有明显的呼吸系统症状;Ⅳ型,晚期严重型,患者从单纯眼肌型或轻度全身型发展至严重型至少需要2年以上,其常伴有胸腺瘤,对药物治疗反应差,疗效差。

(三)治疗

1. 药物治疗 常用的药物有抗胆碱酯酶药、激素、免疫抑制剂及中药等。抗胆碱酯酶药可改善肌无力症状,此类药物有溴吡斯的明、新斯的明。

2. 血浆置换疗法 对重症肌无力患者采用置换血浆,可以减少血浆中抗乙酰胆碱受体的抗体含量,改善临床症状,使常规药物治疗无效的重症患者得以缓解。该法常用于帮助患者脱离呼吸机或作为严重患者的术前准备。

3. 外科治疗　胸腺切除是公认治疗重症肌无力的有效手段。手术后症状缓解率和部分缓解率可高达 80% ~ 90%。有下列情况可行胸腺切除术：采用抗胆碱酯酶药疗效不佳或需不断增加剂量；反复发生肺部感染导致 1 次以上肌无力危象或胆碱能危象；育龄期妇女要求妊娠，伴有胸腺瘤者。目前，胸腔镜胸腺切除是可以选择的手术方式。

五、胸内甲状腺肿

胸内甲状腺肿（intrathoracic goiter）多位于前纵隔，少数位于中、后纵隔。多数是由颈部甲状腺肿部分或全部坠入纵隔所致。仅少数来源于胚胎发育时期的异位甲状腺组织，特点是与颈部甲状腺组织不相连，完全位于胸腔内。胸内甲状腺肿以良性居多，可表现为甲状腺肿、囊肿或腺瘤。根据胸内甲状腺肿的位置，分为 3 种类型：颈纵隔甲状腺肿，甲状腺肿部分或大部分伸展于纵隔内，但与颈部甲状腺组织相连，多数位于气管前方，少数位于气管后方；纵隔内甲状腺肿，甲状腺肿常沿气管右侧完全坠入纵隔内，有血管纤维索带与颈部相连；胸内异位甲状腺肿，少见，与颈部甲状腺组织可有或无关连，可位于胸腔、纵隔的任何部位，但大多数位于上纵隔，供养动脉起源于主动脉弓，而静脉回流至纵隔静脉。

（一）病理

胸内甲状腺肿大多数是单纯性甲状腺肿，偶为甲状腺腺瘤。胸内甲状腺肿有两个来源：颈部甲状腺肿向下扩展或坠入胸腔；极少数为胚胎发育期遗留的迷走甲状腺组织发展为甲状腺肿，与颈部甲状腺无明显关系，其血供来自胸内。

（二）临床表现

本病多为良性，生长缓慢，多无症状。部分患者有胸闷、胸胀或甲状腺功能亢进表现。瘤体增大时产生相应的压迫症状，压迫气管出现呼吸困难、喘鸣，压迫上腔静脉引起上腔静脉综合征，压迫食管引起吞咽困难。

（三）诊断

胸部 X 线可见前上纵隔圆形或椭圆形致密阴影，随吞咽上下活动，向一侧或两侧突出，上缘可延伸至颈部，部分有钙化。胸部 CT 能清楚显示肿瘤大小及与周围组织的关系。放射性核素 [131]I 检查对诊断和判断有无甲状腺功能亢进均有帮助。

（四）治疗

应手术摘除，继发甲亢者，手术前给予药物控制甲亢。若肿瘤位置较高，体积不大，可经颈部切口完成。肿瘤体积较大、位置较深，宜采用胸骨正中切口，术中应避免损伤喉返神经。若有气管软化，则应一并处理。

第三节　常见的纵隔囊肿

一、食管囊肿

食管囊肿（esophageal cyst）是较支气管囊肿少见的先天性发育畸形，多见于儿童和 20 岁左右的青年，男性稍多，常合并身体其他先天性畸形，如食管气管瘘、脊柱畸形。

（一）病理

食管囊肿是胚胎时期形成消化道的空泡未能与正常消化道相通融合而成，常为圆形囊腔，腔内含有清亮棕色或绿色黏液。囊肿内层多为胃黏膜或肠黏膜，食管黏膜少见，囊肿外层由平滑肌组成，囊肿肌层多与食管肌层融合，但一般不与食管相通，囊壁一般无浆膜层。食管囊肿可分为：①壁内型：即位于食管黏膜外肌层内；②壁外型：附于食管壁上；③壁内外型：即一小部分在肌层、大部分在食管外。

（二）临床表现

纵隔食管囊肿的临床症状与囊肿的大小及部位有关。较小的囊肿可无任何症状，巨大的食管囊肿可引起压迫症状，出现呼吸困难和吞咽困难，囊肿可并发溃疡、穿孔或出血等。

（三）诊断

X 线检查可见中后纵隔有边缘清晰的团块影，密度较低，呈上窄下宽的典型表现。食管吞钡造影可见食管呈光滑圆形或弧形充盈缺损，一侧黏膜纹理消失，对侧黏膜形态正常，上下缘呈斜坡状。

（四）治疗

一经诊断即可手术摘除。多数食管囊肿容易摘除，当囊肿与周围组织粘连紧密时，应注意勿损伤食管黏膜。术后效果良好。

二、纵隔支气管囊肿

纵隔支气管囊肿属于先天性疾病，起源于胚胎期支气管副芽的变异，与支气管分开而形成囊肿，多为单房性，内含黄色或白色黏液。囊壁由假复层纤毛上皮、软骨、平滑肌、纤维组织和黏液腺组成。少数支气管囊肿可发生恶变或发展成支气管腺瘤。

纵隔支气管囊肿如无并发症，成年人症状很少，儿童可出现呼吸道或食管的压迫症状。X 线检查可在隆突水平见到圆形或椭圆形边缘锐利的阴影，密度均匀，有的随呼吸有形态上的改变。CT 检查可进一步明确诊断。

支气管囊肿应手术切除，术中应避免损伤气管或支气管。现多主张采用电视胸腔镜手术。

三、心包囊肿

心包囊肿是发生在心包附近的一种先天性单纯囊肿，系胚胎时期原始心包腔未能融合或胚胎胸膜不正常的折叠所形成。右侧多于左侧，少数远离心包。心包囊肿的特点：囊壁薄，几乎透明；囊液清；囊壁内为一层间皮细胞；大多数与心包不通；成年人较常见。

患者多无症状，常在体检时发现。X线检查典型表现为圆形或椭圆形阴影，密度淡而均匀，边缘锐利，往往与心包密不可分。超声心动图和CT扫描检查对诊断有帮助。

心包囊肿应手术摘除，目前主张采用电视胸腔镜手术。

（李云松　刘志东）

本 章 小 结

纵隔肿瘤可分为原发性和转移性两类，原发性纵隔肿瘤少见。原发性纵隔肿瘤包括位于纵隔内的各种组织和结构所产生的肿瘤和囊肿。原发性纵隔肿瘤以胸腺瘤最为常见，其次为神经源性肿瘤和畸胎瘤，其他如囊肿、胸内甲状腺肿和支气管囊肿相对少见。大多数纵隔肿瘤有独特的好发部位。前纵隔的主要肿瘤有畸胎瘤和囊肿、胸腺瘤、胸内甲状腺肿等。中纵隔以气管囊肿、食管囊肿、心包囊肿、囊状淋巴瘤、淋巴瘤及转移淋巴结常见。后纵隔以神经源性肿瘤最常见，约40%的原发性纵隔肿瘤患者无明显症状。临床常见的症状有胸痛、咳嗽、呼吸困难、乏力、吞咽困难、体重下降及夜间盗汗。无症状者病变多为良性，而有症状者多为恶性。40%胸腺瘤患者合并重症肌无力、纯红细胞再生障碍性贫血及低丙种球蛋白血症等。根据症状、体征、X线表现及肿瘤好发部位，常可作出正确诊断。必要时可通过活检，如纵隔镜、细针穿刺活检等方法来确定诊断。纵隔肿瘤的治疗以手术治疗为主。

思 考 题

1. 简述临床常用的纵隔分区法。
2. 简述胸腺瘤的 WHO 分型及 Masaoka 分期。
3. 简述重症肌无力的分型及治疗原则。

参 考 文 献

[1] TmvisW, Brambilla E, Harris CC. WHO classification of tumors. Pathologyand genetics of tumours of the lung, pleura, thymus and heat. Vol 7 ed. Ly—on IARC, 2004.
[2] 吴孟超，吴在德. 黄家驷外科学. 7版. 北京：人民卫生出版社，2008.
[3] 张熙曾. 纵隔肿瘤学. 北京：中国医药卫生出版社，2005.

第十八章 心脏疾病

| 学习目标 |

1. 掌握常见先天性心脏病的临床表现、诊断和外科治疗原则。
2. 熟悉常见后天性心脏病的外科治疗原则及最新进展。

| 核心概念 |

【先天性心脏病】指在胚胎发育时期由于心脏及大血管的形成障碍或发育异常而引起的心脏解剖结构异常，或出生后应自动关闭的通道未能闭合的先天性畸形。

【心脏瓣膜病】指心脏的瓣膜因先天性或后天因素（如先天性畸形、风湿热、退行性变、缺血性坏死、感染等）出现了病变，影响了瓣膜功能，从而引起心脏功能异常，导致心力衰竭的单瓣膜或多瓣膜病变。

【冠心病】冠状动脉粥样硬化性心脏病的简称，指冠状动脉内膜发生脂质沉着，局部纤维结缔组织增生、钙化，形成粥样斑块，造成管腔狭窄或阻塞，在此基础上合并痉挛或血栓形成，引起冠状动脉供血不足，心肌缺血或心肌梗死的一种心脏病。

| 引　言 |

　　心脏疾病是指心脏循环系统疾病的总称，包括先天性心脏病、心脏瓣膜病、冠状动脉粥样硬化性心脏病（冠心病）等，本章对临床上常见的先天性心脏病、后天性心脏病和冠心病的概念、临床表现、诊断和治疗方法等内容进行概述。

第一节　心脏外科基础知识

一、心脏外科发展史

　　心脏外科是外科领域新兴的学科，国际上从 20 世纪 30 年代开始才逐步发展起来。1944 年 10 月，吴英恺首先在我国施行动脉导管未闭结扎手术成功，并于 1947 年开展了缩窄性心包炎的外科治疗，是我国心血管外科的先驱，也标志着我国心血管外科的开端。

1954 年 2 月，兰锡纯首先在国内施行二尖瓣狭窄闭式交界分离术成功，标志着我国心脏外科由心外手术进入心内闭式手术阶段。1958 年 6 月，苏鸿熙在国内首先应用体外循环施行先天性室间隔缺损直视修补术成功，使我国心脏外科进入体外循环下心内直视手术的新阶段。1966 年以后，由于"文革"的破坏，我国心脏外科几乎在全国范围内处于停顿状态。20 世纪 70 年代末，汪曾炜对复杂性先天性心脏病的病理解剖和病理生理进行了深入的研究，法洛四联症的手术总死亡率为 4%，处于国内领先地位，已达国际先进水平。20 世纪 70 年代后期，心脏瓣膜手术开始增加，至 2000 年，北京阜外医院、北京安贞医院分别报告联合瓣膜手术均超过千例，手术效果已达国际先进水平。

冠心病的外科治疗在我国心血管外科发展中较为滞后。1974 年 11 月，郭家强等首先在国内施行冠状动脉旁路移植术（CABG）成功。从 1990 年以后，冠状动脉旁路移植术在国内主要城市均已经开展起来。

二、体外循环和心肌保护

体外循环是将体内右心房或左心房的血液引至体外，在人工心肺机内进行氧合和排除二氧化碳，再由泵输回体内，如此血液可以不经过心脏和肺而进行周身循环，以便于阻断心脏血流，切开心脏，进行心内直视手术操作。

（一）人工心肺机和配件

1. 人工心脏（泵）　用以代替心脏的机械功能，使血液克服阻力，单向流动、输入体内。目前常用的有液压泵和离心泵。

2. 人工肺（氧合器）　它的主要功能是进行气体交换，使血液氧合，同时排出二氧化碳。目前常见的氧合器有两种：鼓泡式氧合器和膜式氧合器。

3. 变温器　用于降低和升高血液温度的装置。

4. 过滤器　可滤过回吸血液中的小凝块，亦可作为气泡去除器，防止气泡和栓子进入体内。

5. 心内血液吸引器　用以吸引手术时心内渗出血液，因为此血液为经肝素抗凝的血液，可使之回流入氧合器内，减少血液损失。

（二）心肌保护

一般采用局部深低温法，即表面冷却和冠状动脉灌注冷却法。用灭菌生理盐水的冰屑置于心脏表面，用 0 ~ 4℃ 的心肌保护液自主动脉根部快速灌注，液体进入冠状动脉内，使心肌停止收缩，降低心肌细胞的代谢和耗氧量，达到心肌保护的作用。

第二节　先天性心脏病

一、动脉导管未闭

（一）概述

动脉导管是胎儿期连接降主动脉峡部与左肺动脉根部之间的正常通道。出生后肺膨胀、肺动脉阻力下降，大多数婴儿在出生后 10 周内动脉导管闭合，成为动脉韧带，逾期不闭合者即称为动脉导管未闭（patent ductus arteriosus，PDA）。

（二）临床表现

导管口径较小者常无明显症状。导管较粗者出现气促、咳嗽、肺炎和心悸等症状。婴儿可有喂养困难、发育迟缓等临床表现。体格检查发现胸骨左缘第 2 肋间粗糙的连续性机器样杂音伴收缩期震颤，杂音向左锁骨下传导。肺动脉高压者，仅能发现收缩期杂音或杂音消失，肺动脉瓣第二心音亢进。由于舒张压降低，常出现脉压增宽，甲床毛细血管搏动，水冲脉和股动脉枪击音等周围血管征。严重肺动脉高压致右向左分流时，出现下半身发绀和杵状趾，称为差异性发绀。

（三）辅助检查

1. 心电图检查　正常或左心室肥大，肺动脉高压时则左、右心室都肥大。

2. X 线检查　心影增大，左心缘向左下延长；主动脉结凸出，呈漏斗状；肺动脉圆锥平直或凸出，肺血增多。

3. 超声心动图检查　左心房和左心室内径增大，二维切面可显示未闭动脉导管，并可测出其内径和长度；多普勒超声可显示分流信号。

（四）诊断

根据杂音性质、位置，周围血管征，结合超声心动图、X 线胸片和心电图检查结果，可以确诊。

（五）治疗

1. 手术适应证　婴幼儿反复发生肺炎、呼吸窘迫、心力衰竭或喂养困难者，应尽早手术。无明显症状者，多主张学龄前择期手术。艾森门格综合征是手术禁忌证。

2. 手术方法

（1）结扎或钳闭术：经左后外侧切口或电视胸腔镜技术进入左侧胸腔，游离动脉导管、钳闭导管数分钟后无心率增快和血压下降，暂时降低血压后用 10 号丝线结扎或用钽钉钳闭动脉导管。

（2）切断缝合术：经左后外侧切口充分游离动脉导管和暂时降低血压后，用 2 把无创导管钳或 Potts 钳钳闭动脉导管，在两钳之间边切边用 4－0 或 5－0 prolene 线连续缝合，先缝主动脉端，再缝肺动脉端。

（3）内口缝合法：深低温下暂时低流量或停止体外循环灌注，经肺动脉切口显露并直接缝闭动脉导管内口。

（4）导管介入封堵术：经皮穿刺股静脉和股动脉，置入右心和左心导管。在钢丝引导下，将右心导管经肺动脉和动脉导管放入降主动脉，再经右心导管释放适当的封堵器封闭动脉导管。林式创伤小、疗效确实，已成为治疗 PDA 的首选方法。

二、房间隔缺损

（一）概述

房间隔缺损（atrial septal defect，ASD）是心房间隔先天性发育不全所致的左右心房间异常交通。房间隔缺损可分为原发孔（第一孔）房间隔缺损和继发孔（第二孔）房间隔缺损，后者居多。原发孔房间隔缺损位于冠状静脉窦的前下方，缺损下缘靠近二尖瓣瓣环，常伴有二尖瓣大瓣裂。继发孔房间隔缺损位于冠状静脉窦后上方，依据解剖位置可分为中央型（卵圆孔型）、上腔型（静脉窦型）、下腔型和混合型。

（二）临床表现

儿童期继发孔房间隔缺损多无明显症状，一般到青年期才逐渐出现劳力性气促、心悸、乏力等症状。原发孔房间隔缺损症状出现早，可出现明显的肺动脉高压和右心衰竭表现。胸骨左缘第 2~3 肋间可闻及 Ⅱ~Ⅲ 级吹风样收缩期杂音，肺动脉瓣第二音亢进、固定分裂，分流量大者心尖区尚可听到柔和舒张期杂音。原发孔房间隔缺损伴二尖瓣裂者，在心尖区能闻及 Ⅱ~Ⅲ 级全收缩期杂音。

（三）辅助检查

1. 心电图检查　大部分继发孔房间隔缺损心电图是正常的，有部分心电轴右偏，不完全性或完全性右束支传导阻滞，P 波高大，右心室肥大。原发孔房间隔缺损心电轴左偏，P-R 间期延长，可有左心室高电压和左心室肥大。晚期出现心房颤动。

2. X 线检查　主要表现为右心增大，肺动脉段凸出，主动脉结小，呈典型梨形心。肺充血，透视下可见肺门"舞蹈"征。原发孔缺损可见左心室扩大。

3. 超声心动图检查　继发孔房间隔缺损可明确显示缺损位置、大小、心房水平分流的血流信号，右心房、右心室扩大。原发孔房间隔缺损可见右心、左心室扩大，二尖瓣裂和二尖瓣反流。

（四）诊断

根据体征和超声心动图检查，结合心电图和 X 线特征，可以确诊。

（五）治疗

1. 手术适应证　无症状，但有右心房室扩大者应手术治疗，适宜的手术年龄为 3~5 岁。原发孔房间隔缺损和继发孔房间隔缺损合并肺动脉高压者应尽早手术。艾森门格综合征是手术禁忌证。

2. 手术方法　在全麻下胸骨正中切口或右第 4 肋间前外侧切口进胸，在体外循环心脏停搏或搏动下切开右心房，直接缝合或使用自体心包片或涤纶织片修补缺损。原发孔房间隔缺损应在心脏停搏下先修补二尖瓣裂，再补片修补房间隔缺损。近年开展的导管介入封堵术，不需开胸，创伤小，手术后恢复快，适用于有选择的病例。

三、室间隔缺损

（一）概述

室间隔缺损（ventricular septal defect，VSD）是胎儿期室间隔发育不全所致的心室间异常交通，引起血液自左向右分流，导致血流动力学异常，是最常见的一种先天性心脏畸形。根据缺损解剖位置不同，分为膜部缺损、漏斗部缺损和肌部缺损三大类型。

（二）临床表现

室间隔缺损小，一般无明显症状。缺损大者出生后即出现症状，表现为反复呼吸道感染、充血性心力衰竭、喂养困难和发育迟缓。活动耐力较同龄人差，劳累后气促、心悸，甚至逐渐出现发绀和右心衰竭。胸骨左缘 2～4 肋间隙闻及 III 级以上粗糙响亮的全收缩期杂音，常伴有收缩期震颤。心脏杂音位置变化与室间隔缺损的解剖位置有关。肺动脉高压者，心前区杂音变得柔和、短促，肺动脉瓣区第二音明显亢进。

（三）辅助检查

1. 心电图检查 缺损小者显示正常心电图或电轴左偏。缺损大者显示左心室高电压，左心室肥大。肺动脉高压者表现为双心室肥大、右心室肥大或伴劳损。

2. X 线检查 缺损小，X 线改变轻。缺损较大者，心影增大，肺动脉段凸起，肺血增多。重度肺动脉高压时，肺门血管影明显外凸，肺血减少，甚至呈残根征。

3. 超声心动图检查 显示左心房、左心室内径扩大，或左、右心室扩大，二维超声可显示室间隔缺损部位及大小。彩色多普勒超声可显示血液分流方向，并可估测肺动脉压力，是临床上最常用的无创检查方法。

（四）诊断

根据心脏杂音的部位及性质特点，结合超声心动图、心电图和 X 线检查结果，可以确诊。

（五）治疗

1. 手术适应证 约有 50% 的室间隔缺损可能自然闭合，且多发生在 1 岁以内，以膜部缺损最为多见。无症状的小缺损可先随访观察。缺损大和分流量大，婴幼儿期有喂养困难、反复肺部感染、充血性心力衰竭或肺动脉高压者，应尽早手术。缺损较小，有房室扩大者需在学龄前手术。肺动脉瓣下缺损可导致主动脉瓣关闭不全，应早日手术。艾森门格综合征是手术的禁忌证。

2. 手术方法 手术治疗仍然是治疗的主要方法。在全麻下手术，经胸骨正中切口或右侧第 4 肋间前外侧切口进胸，建立体外循环，在心脏停搏下完成室间隔缺损修补术。根据室间隔缺损的部位，选择肺动脉切口、右心房切口或右心室切口显露缺损。缺损小者可直接缝合，缺损 ≥1 cm 或位于肺动脉瓣下者，需用自体心包片或涤纶织片补片修补。导管伞堵法是室间隔缺损治疗的新方法，这种方法创伤小，但目前仅应用于严格选择的病例。

四、法洛四联症

（一）概述

法洛四联症（tetralogy of Fallot，TOF）是最常见的一种复杂的先天性发绀性心脏畸形，主要包括四种解剖畸形：肺动脉和（或）肺动脉瓣狭窄、室间隔缺损、主动脉骑跨和右心室肥厚。

（二）临床表现

大多数法洛四联症患者出生即有呼吸困难，出生后 3～6 个月出现发绀，并随年龄增大逐渐加重。由于组织缺氧，常发生喂养困难和发育迟缓，体力和活动耐力均较同龄人差，喜蹲踞是其特征性姿态。病情严重者可突发缺氧性晕厥，甚至抽搐死亡。

生长发育迟缓，口唇、眼结膜和肢端发绀，杵状指（趾）。胸骨左缘第 2～4 肋间闻及 Ⅱ～Ⅲ 级喷射性收缩期杂音，肺动脉瓣第二音减弱或消失，严重肺动脉瓣狭窄者，杂音很轻或无杂音。

（三）辅助检查

1. 心电图检查　电轴右偏，右心室肥厚和右心房扩大。

2. X 线检查　心影正常或稍大，肺血流减少，肺血管纹理纤细。肺动脉段凹陷，呈"靴形心"。

3. 超声心动图检查　右心室流出道、肺动脉瓣或肺动脉主干狭窄，右心室增大，室壁增厚，室间隔连续性中断。升主动脉骑跨于室间隔上方。多普勒超声显示心室水平右向左分流。

4. 实验室检查　红细胞计数、血细胞比容和血红蛋白增高。动脉血氧饱和度降低。重度发绀患者的血小板计数和全血纤维蛋白原均明显减少。

（四）诊断

根据特征性症状和体征，结合超声心动图、心电图和 X 线检查结果，可以确诊。

（五）治疗

1. 手术适应证　根治手术的目的是疏通右心室流出道，修补室间隔缺损。目前大多数的外科医生主张有症状的婴幼儿应采取一期根治手术。对无症状或症状轻者，可在 1～2 岁时实施择期根治手术。

2. 手术方法

（1）姑息手术：目的是增加肺动脉血流，改善动脉血氧饱和度，促进左心室和肺动脉发育，为根治手术创造条件。常用的术式有两种：①锁骨下动脉与肺动脉吻合术，使体循环血流进入肺循环。②在体外循环下疏通右心室流出道和右心室流出道扩大补片术，而不修补室间隔缺损。姑息手术后需严密观察和随访，争取在术后 1 年内施行根治手术。

（2）根治手术：一般在全麻中度低温（24～28℃）体外循环下施行，经右心房或右心室切口，剪除肥厚的隔束和壁束，疏通右心室流出道，用补片修补室间隔缺损，再酌情以自体心包片或人造血管片行右心室流出道、肺动脉瓣环或肺动脉主干的扩大补片术。

第三节　后天性心脏病

一、二尖瓣狭窄

（一）概述

二尖瓣狭窄（mitral stenosis，MS）是最常见的后天性心脏瓣膜病之一，主要由风湿病引起。在风湿性心脏瓣膜病中，最常累及二尖瓣，主动脉瓣次之，三尖瓣很少见，肺动脉瓣则极为罕见。风湿病发展到二尖瓣狭窄需要 2~3 年时间。女性发病率较高。在儿童和青年期发作风湿热后，往往在成年以后才出现临床症状。

（二）临床表现

临床症状取决于瓣口狭窄程度和心功能代偿情况。当瓣口面积缩小至 2 cm² 时，活动后出现症状，休息时消失。当瓣口面积 < 1.5 cm² 时，左心房排血受阻，肺淤血，肺顺应性减低，临床上出现气促、咳嗽、咯血、心悸、乏力等症状。气促是二尖瓣狭窄最早出现和最常见的症状。气促通常在活动后出现，其轻重程度与活动量大小有密切关系。重度狭窄二尖瓣狭窄患者在剧烈活动、肺部感染、妊娠、心房颤动等情况下，可诱发阵发性气促，端坐呼吸或急性肺水肿。咳嗽多在睡眠时或劳动后，肺淤血加重时出现，为痰中带血，急性肺水肿则为大量的血性泡沫痰液。10%~20% 病例有咯血，痰血呈鲜红色，量多少不定。少数患者声音嘶哑是由于左心房增大，压迫左侧喉返神经，导致喉返神经麻痹所致。

肺淤血的患者，常有面颊发红，口唇轻度发绀，即所谓二尖瓣面容。多数病例在心尖区可扪及舒张期震颤。听到第一心音亢进和舒张中期隆隆样杂音，这是二尖瓣狭窄所特有的体征。胸骨左缘第3、4 肋间可听到开瓣音。重度狭窄，瓣叶硬化，第一心音亢进和开瓣音常消失，肺动脉瓣区第二音亢进，肺动脉压越高，亢进越明显，甚至可产生分裂。右心衰竭可出现肝大、腹水、颈静脉怒张、踝部水肿等，并发心房颤动者有脉律不齐。

（三）辅助检查

1. 心电图检查　轻度狭窄患者，心电图可以正常。中度以上狭窄者，电轴右偏，P 波增宽、呈双峰或电压增高。肺动脉高压病例，可呈现右束支传导阻滞，或右心室肥大，久病患者可有心房颤动等心律失常。

2. X 线检查　轻度狭窄可无明显异常，中度以上狭窄常见左心房扩大，压迫食管有局限性压迹，且向后移位，左支气管抬高，可使左右支气管夹角变大。扩大左心房在心右缘上呈现双心房影。主动脉段缩小，肺动脉段隆出，肺间质水肿的患者，在肺野下部可见横向条状阴影，称 Kerley 线。长期的肺淤血，由于含铁血黄素沉着，双下肺可见致密的粟粒状或网状阴影。

3. 超声心动图检查　M 型超声心动图可发现二尖瓣叶呈同向运动和城墙样改变，可明确瓣口狭窄和增厚，但不能准确估计狭窄程度。二维超声心动图可明确瓣口狭窄程度、瓣叶厚度和活动性。并可检查心腔大小，左心房内有无血栓，其他瓣叶情况和估测肺动脉高压的程度。

（四）诊断

根据病史、体征、X 线、心电图和超声心动图检查即可确诊。

（五）治疗

目的是解除瓣膜狭窄所产生的机械性梗阻，改善血液循环状态，延长患者的生命。

1. 手术适应证

（1）患者出现明显症状，心功能 II 级以上，二尖瓣狭窄中度以上病变。

（2）二尖瓣狭窄合并心房颤动，左心房血栓，应尽早手术。

（3）有风湿活动，应在风湿控制 3 个月后手术。如心力衰竭无法控制，也可急诊手术。

2. 手术方法

（1）经皮房间沟穿刺二尖瓣扩张分离术：适合于隔膜型二尖瓣狭窄，瓣叶活动好，无钙化，无心房颤动，无血栓的患者。手术创伤小，危险性亦小，死亡率 0～2%。但再狭窄率为 10%～20%。

（2）闭式交界分离术：适合于隔膜型二尖瓣狭窄手术指征与球囊扩张术基本相同，有效率可达 70%～80%，在 20 世纪 80 年代以前应用较多。这种手术仅能分离交界融合，对解除瓣下狭窄较为困难，因此长期疗效较差，5 年再狭窄率可高达 20%～40%，需要再次手术。目前这种术式已被球囊扩张术及直视二尖瓣成形术所替代。

（3）直视二尖瓣成形术：采用胸骨正中切口，在体外循环下进行二尖瓣交界分离术及瓣膜成形术，包括交界切开分离瓣下腱索，乳头肌粘连，削薄瓣叶或剔除钙化灶，清除左心房血栓等。一般成形术后症状缓解期可达 6～10 年，常需二次手术换瓣。

（4）二尖瓣替换术：适合于漏斗型二尖瓣狭窄。目前采用的人工心脏瓣膜有机械瓣和生物瓣两种，各种瓣膜有各自的优缺点，可根据具体情况酌情选择。生物瓣术后血栓发生率低，血流动力学性能良好，不需抗凝，生活质量高，但耐久性差，一般 8～15 年后需再次换瓣，适用于老年患者，有抗凝禁忌证或边远地区无抗凝监测条件的患者。而机械瓣耐久性好，操作方便，但需终生抗凝，有抗凝并发症，适用于年轻和有良好抗凝监测条件的患者。

3. 手术效果　手术死亡率在 2%～5%，主要与术前心功能状态有关。术后绝大多数患者症状改善，心功能可从术前的 III～IV 级恢复到 I～II 级，恢复日常工作。

二、二尖瓣关闭不全

（一）概述

二尖瓣关闭不全的病因较多，常见的有风湿性心脏病，常合并二尖瓣狭窄，是最常见的原因。二尖瓣脱垂是目前美国引起二尖瓣关闭不全的最常见原因。冠心病、腱索断裂、乳头肌功能不全、感染性心内膜炎、扩张性心肌病、先天性二尖瓣裂、马方综合征等均可引起二尖瓣关闭不全。

（二）临床表现

临床表现与病变程度、进展快慢和是否有并发症相关。病变轻、心脏功能代偿良好者可无明显症状；病变较重或历时较久者可出现乏力、心悸、劳累后气促等症状。临床上出现症状后，病情可在较短时间内迅速恶化。

主要体征是心尖搏动增强并向左下移位。心尖区可听到全收缩期杂音，向左侧腋中线传导。肺动脉瓣区第二音亢进，第一音减弱或消失。晚期患者可呈现右心衰竭及肝大、腹水等体征。

（三）辅助检查

1. 心电图检查　较轻的病例心电图可以正常。较重者则常显示电轴左偏、二尖瓣型 P 波、左心室肥大和劳损。

2. X 线检查　左心房及左心室明显扩大，肺淤血，吞钡 X 线检查见食管受压向后移位。

3. 超声心动图检查　二维或超声心动图可直接显示心脏收缩时二尖瓣瓣叶闭合情况，观察二尖瓣反流的程度及测量心功能和左心房、左心室大小。

4. 左心室造影检查　于左心室内注入造影剂，心脏收缩时可以见到造影剂反流入左心房。关闭不全程度重者造影反流量多。但左心室排血分数降低。

（四）诊断

根据病史、体征，X 线、心电图和超声心动图检查即可确诊。

（五）治疗

二尖瓣关闭不全症状明显，心功能受影响，心脏扩大时即应及时在体外循环下进行直视手术。

1. 二尖瓣修复成形术　利用患者自身的组织和部分人工代用品修复二尖瓣，使其恢复功能，包括瓣环的重建和缩小、乳头肌和腱索的缩短或延长、人工瓣环和人工腱索的植入、瓣叶的修复等。术中应检验修复效果，如不满意，则应进行二尖瓣替换术。

2. 二尖瓣替换术　二尖瓣严重损坏，无法修复的病例须作二尖瓣替换术。切除二尖瓣瓣叶和腱索，将人工瓣膜缝合固定于瓣环上。

三、主动脉瓣狭窄

（一）概述

常见的有主动脉瓣先天性二瓣化畸形，占成人主动脉瓣狭窄患者的 50% 以上；风湿性主动脉瓣病变常合并主动脉瓣关闭不全及二尖瓣病变，占 30%～40%，单纯主动脉瓣狭窄很少见；老年钙化性主动脉瓣狭窄，多发生在 60 岁以上的患者。

（二）临床表现

轻度狭窄患者没有明显症状。中、重度狭窄者可有三大典型症状，即心绞痛、晕厥和劳累性呼吸困难，可并发细菌性心内膜炎或猝死。

胸骨右缘第 2 肋间能扪及收缩期震颤。主动脉瓣区有粗糙喷射性收缩期杂音，向颈部传导，主动脉瓣区第二音延迟并减弱。重度狭窄病例常呈现脉搏细小、血压偏低和脉压减小。

（三）辅助检查

1. 心电图检查　显示电轴左偏、左心室肥大、劳损、T 波倒置，部分病例尚可呈现左束支传导阻滞、房室传导阻滞或心房颤动。

2. X 线检查 早期左心室向心型肥厚，心影大小正常。晚期左心室扩大，心影增大，呈靴形心外观，升主动脉可显示狭窄后扩张，可见主动脉瓣钙化。

3. 超声心动图检查 可见主动脉瓣叶增厚或变形，钙化或结节，活动受限，瓣口狭窄，左心室扩大及肥厚。并可定量提示主动脉瓣狭窄的程度。

4. 心导管检查 左心导管检查可以测定左心室与主动脉之间的收缩压力阶差，明确狭窄的程度。50 岁以上患者应行冠状动脉造影检查，排除冠状动脉病变。

（四）诊断

根据病史、体征，X 线、心电图和超声心动图检查即可确诊。

（五）治疗

临床上跨瓣压差 > 50 mmHg 或呈现心绞痛、晕厥或心力衰竭者，病情往往迅速恶化，可在 2～3 年内死亡，故应尽早施行手术治疗，切除病变的瓣膜，进行主动脉瓣膜替换术。近年经皮穿刺经导管主动脉瓣替换术开始临床应用，应严格选择患者，适合于不能耐受手术的高龄患者。

四、主动脉瓣关闭不全

（一）概述

主动脉瓣关闭不全（aortic incompetence or aortic insufficiency）的病因较多。在我国，风湿性心脏病仍然是最常见原因，占 24%～40%，常合并二尖瓣病变。马方综合征（Marfan syndrome）、细菌性心内膜炎、先天性主动脉瓣畸形、主动脉夹层也可引起主动脉瓣关闭不全。

（二）临床表现

轻度关闭不全患者，心脏代偿功能较好，可多年无症状。中、重度主动脉瓣关闭不全早期症状有心悸、心尖区搏动感和胸部冲撞感。左心功能失代偿时，有乏力、劳累性呼吸困难、端坐呼吸和夜间阵发性呼吸困难，且常于 1～2 年进行性恶化，随时可发生急性肺水肿，随后出现右心衰竭。严重主动脉瓣关闭不全，由于心肌耗氧量增加，冠状动脉灌注不足，可发生心绞痛。

心界向左下方增大，心尖区可见抬举性搏动。在胸骨左缘第 3、4 肋间和主动脉瓣区有泼水样舒张早、中期或全舒张期杂音，向心尖区传导。重度关闭不全者呈现水冲脉、动脉枪击音、毛细血管搏动等征象。

（三）辅助检查

1. 心电图检查 显示电轴左偏和左心室肥大、劳损。

2. X 线检查 左心室明显增大，向左下方延长。主动脉结隆起，升主动脉和弓部增宽。

3. 超声心动图检查 二维或切面超声心动图常可显示主动脉瓣叶在舒张期闭合情况。超声多普勒检测可估计反流程度、左心室大小和心功能的状态。

（四）诊断

根据病史、体征，X 线、心电图和超声心动图检查即可确诊。

（五）治疗

临床上出现症状，如出现心绞痛、左心室衰竭或心脏逐渐扩大，则可在数年内死亡，故应争取尽早施行主动脉瓣膜替换术。

五、冠状动脉粥样硬化性心脏病

（一）概述

冠状动脉粥样硬化性心脏病（atherosclerotic coronary artery disease）简称冠心病，是一种常见疾病，多在中年以上发病。主要病变是冠状动脉内膜脂质沉着、局部结缔组织增生、纤维化或钙化，形成粥样硬化斑块，造成管壁增厚、管腔狭窄或阻塞。

（二）临床表现

轻度狭窄者可不出现临床症状。中重度狭窄者可出现典型心绞痛，多在体力劳动、情绪激动和饱餐、受冷时突然感觉心前区疼痛，性质多为发作性绞痛、压榨痛或压迫感。从胸骨后开始，向左肩部放射，偶尔可表现为咽痛和左颌部痛。休息或口服硝酸甘油，可于数分钟内缓解。

冠状动脉发生长时间痉挛或急性阻塞，硝酸甘油不能缓解。血管腔内形成血栓，使部分心肌发生严重、持久的缺血，可以造成局部心肌坏死，即心肌梗死。急性心肌梗死可引起严重心律失常、心源性休克、心力衰竭或心室壁破裂，死亡率较高。

曾患心肌梗死的患者可发生二尖瓣关闭不全、室间隔穿孔和缺血性心肌病等并发症。

（三）辅助检查

1. 心电图检查　心绞痛可出现 ST 段抬高、下降和 T 波倒置。心肌梗死主要为异常 Q 波、ST 段抬高和缺血性 T 波等改变。

2. 超声心动图检查　可评价心脏活动情况、心腔大小、左心室局部和整体功能。

3. 多排螺旋计算机体层扫描　可检测冠状动脉钙化，增强扫描和三维图像重构，可观察冠状动脉狭窄情况。

4. 选择性冠状动脉造影　能具体反映病变的部位、范围及程度，是诊断冠心病的金标准。

（四）诊断

根据病史、体征，心电图和超声心动图检查，冠状动脉 CT 或冠状动脉造影即可确诊。

（五）治疗

目前，冠心病的治疗可分为内科药物治疗、介入治疗和外科治疗三类。应根据患者的具体情况选择，而且几种治疗宜互相配合应用，以提高疗效。冠心病外科治疗主要是应用冠状动脉旁路移植术（简称"搭桥"，CABG）为缺血心肌重建血运通道，改善心肌的供血和供氧，缓解和消除心绞痛症状，改善心肌功能，延长寿命。

手术治疗的适应证为药物治疗不能缓解的心绞痛和（或）冠状动脉近段管径狭窄超过 50%，狭窄远端通畅且管径 >1 mm，是冠状动脉再血管化的基本要求和条件。

　　冠状动脉旁路移植术即采取一段自体的大隐静脉，将静脉的近心端和远心端分别与狭窄段远端的冠状动脉分支和升主动脉作端侧吻合术，以增加心肌血液供应量；近些年来多采用胸廓内动脉与前降支狭窄段远端的端侧吻合术。国内不用体外循环，在心脏搏动下进行冠状动脉旁路移植术取得快速发展，加快了患者的恢复，缩短了住院时间，取得良好效果。对于晚期缺血性心肌病、心脏扩张、心力衰竭者可根据情况采用心室辅助手术及心脏移植手术等治疗，以挽救患者生命。

（郑斯宏　孙立忠）

本 章 小 结

　　本章主要讲述了常见先天性和后天性心脏病的概念、临床表现、诊断、治疗原则及手术方法。心脏病的手术时机在先天性心脏病患者一般建议在 1～5 岁手术比较合适。有症状的瓣膜病符合手术指征的患者，应及时手术治疗，可以改善患者的预后。轻度冠心病可以药物对症治疗，中重度冠心病需要 PTCA 和 CABG，甚至心脏移植治疗。

思 考 题

1. 室间隔缺损的手术适应证有哪些？
2. 青少年患者胸骨左缘第 2 肋间听到连续性杂音，应该鉴别的先天性心脏病有哪些？
3. 冠状动脉旁路移植术的基本条件是什么？

参 考 文 献

[1] 玉宇，姜洪池. 外科学. 2 版. 北京：北京大学医学出版社，2009.
[2] 孙衍庆. 外科学. 北京：北京大学医学出版社，2005.
[3] 刘维永，易定华. 现代心脏外科治疗学. 西安：世界图书出版公司，2009.

第十九章　胸主动脉瘤

| 学习目标 |

1. 了解胸主动脉瘤的发病机制，掌握其临床表现及诊断标准。
2. 了解主动脉夹层的概念和治疗原则。

| 核心概念 |

【胸主动脉瘤】 是指主动脉根部、升主动脉、主动脉弓、降主动脉及降主动脉波及膈下的胸腹主动脉瘤，是由于各种原因造成的胸主动脉局部或多处向外不可逆性地扩张或膨出形成的"瘤样"包块。

【主动脉夹层】 指由各种原因造成的主动脉壁内膜破裂，血流在脉压的驱动下进入主动脉壁内，导致血管壁中层分离，剥离的内膜片分隔形成"双腔主动脉"。但 Coady 报告有 8%～15% 的病例并无内膜撕裂，这可能是由于主动脉中层出血所致，又称为壁间血肿。

| 引　言 |

胸主动脉瘤是由于各种原因引起的主动脉壁的损伤和薄弱，使主动脉管腔向外膨出、扩大形成的。胸主动脉瘤不是真正的肿瘤，但自然预后凶险。胸主动脉瘤不可能自愈，是严重威胁人类健康的大血管疾病。根据主动脉壁是否完整分为真性动脉瘤、假性动脉瘤和主动脉夹层。本章将对常见的胸主动脉真性瘤和主动脉夹层的定义、病因、自然病程、诊断和治疗等内容进行论述。

第一节　概　　述

胸主动脉瘤是由于各种原因造成的胸主动脉局部或多处向外不可逆性地扩张或膨出形成的"瘤样"包块。定量的定义为：

动脉管径的扩张或膨出超过正常动脉管径的 1.5 倍即为动脉瘤。

胸主动脉瘤的发生率目前还无准确的统计。美国 Bickerstaff 报道的人群中发生率为 5.9/（10 万人·年），平均年龄在 59～69 岁，男女比例为（1～1.7）∶1。欧洲近 10 年的研究报告发现，发病率随着年龄的增长而增加，40～70 岁比较多见，1998 年报道的发生率为 10.4/（10 万人·年）。因此，胸主动脉瘤并非少见。国内尚缺乏这方面的统计资料。

（一）病因

1. 动脉中层囊性坏死或退行性变　是当前胸主动脉瘤中最常见的一种病因，具体原因不明。与多种因素相关，遗传、感染、吸烟、滥用毒品、高血压和年龄的增长都可导致动脉壁中层退行性变和坏死。

2. 遗传性疾病　以马方综合征为多见，Ehlers-Danlos 综合征、家族性动脉瘤病（familial aneurysms）偶见。

3. 动脉硬化　动脉硬化所致主动脉瘤，是胸主动脉瘤的常见病因之一。动脉壁内膜脂质沉积，粥样斑块形成，可堵塞营养血管，引起动脉中层弹力纤维断裂、坏死，动脉壁薄弱，形成动脉瘤。

4. 创伤性主动脉瘤　高速交通工具的迅速发展，车祸、空难随之增多，近年来创伤性主动脉瘤有增加的趋势，大多形成假性动脉瘤和主动脉夹层。随着动脉介入治疗的增加，医源性主动脉夹层也逐年增多。

5. 细菌或真菌感染性动脉瘤　细菌可从主动脉邻近组织直接侵犯主动脉壁，破坏动脉壁的结构形成动脉瘤。梅毒性胸主动脉瘤已少见，它是梅毒性主动脉炎的后期并发症，一般是在感染梅毒后的 10～20 年出现。

6. 先天性胸主动脉瘤　包括主动脉窦瘤及胸降主动脉峡部动脉瘤。

（二）自然病程和预后

胸主动脉瘤总体上讲自然经过不良，已确诊胸主动脉瘤未经治疗的患者，平均破裂时间仅 2 年，生存时间少于 3 年。另外，病因不同，自然病程也有差异。马方综合征可加速动脉瘤的生长并在较小直径（小于 5 cm）时就形成主动脉夹层或破裂，特别是有家族史的患者，未治疗的马方综合征平均死亡年龄仅 40 岁。家族性动脉瘤患者的动脉增长率是正常人的 2 倍以上，主动脉夹层在同样直径与无夹层动脉瘤相比，主动脉夹层的增长率快 6 倍。梅毒性动脉瘤出现症状后，平均生存仅 6～8 个月，创伤性动脉瘤由于病因与病理的差异，如不积极治疗，易破裂致死。如果手术治疗，则其自然寿命可达正常人的水平。

1. 根据部位分类

（1）升主动脉瘤：包括主动脉根部瘤和升主动脉瘤，常伴有主动脉瓣病变（主动脉瓣二瓣化、狭窄或关闭不全）、主动脉夹层或心力衰竭，占胸主动脉瘤的 45%～50%。

（2）弓部动脉瘤：约占 10%。

（3）胸降主动脉瘤：约占 35%。

（4）胸腹主动脉瘤，约占 10%。

2. 根据形态分类

（1）囊性动脉瘤：主动脉壁局部破坏、变薄，向外膨出，常见于感染性动脉瘤。

（2）梭形动脉瘤：动脉瘤中间扩张，两端接近正常，形似纺锤形，多见于动脉硬化性动脉瘤。

（3）混合性动脉瘤：主动脉广泛迂曲扩张，形态多样，常见于动脉硬化性和先天性动脉瘤。

3. 根据病理解剖改变分类

（1）真性动脉瘤：瘤壁具有全层的动脉结构，但是组织学有损伤，是临床上最多见的动脉瘤。

（2）假性动脉瘤：动脉壁全层破坏，血液流出腔外，被邻近组织包裹形成血肿，常有血栓形成，血肿与动脉相通，但瘤壁无动脉壁结构。

（3）主动脉夹层：指动脉壁内膜裂开、分离，中层内有流动的血液或凝固的血液，常有内膜破口与之相通，形成双腔主动脉。

（三）诊断

胸主动脉瘤、马方综合征患者多在 25~40 岁，先天性动脉瘤多在 20~30 岁，动脉硬化性动脉瘤多在 50 岁以上，感染性和外伤性动脉瘤多发生在青壮年。胸主动脉瘤早期均无明显症状，常在 X 线透视下偶然发现。随着动脉瘤的增大，压迫周围的组织和器官时才出现疼痛和压迫症状。主动脉根部瘤常合并主动脉瓣关闭不全并累及冠状动脉，可出现心功能不全与心绞痛症状，血栓脱落可出现远端动脉栓塞的表现。

物理学检查所发现的体征与病因有密切关系。由于动脉瘤腐蚀胸骨、肋骨而出现的胸廓膨隆以至搏动性肿块，多见于梅毒性主动脉瘤。马方综合征可见到的胸廓畸形为扁平胸、漏斗胸或鸡胸，四肢过长，蜘蛛指（趾），晶状体脱位或高度近视，脊柱侧弯等。因升主动脉或（和）弓部主动脉瘤压迫上腔静脉和无名静脉而出现上腔静脉阻塞综合征，则可见颈静脉和胸壁的静脉怒张，面颈部肿胀和青紫等体征。当有声音嘶哑时，喉镜检查可见一侧声带麻痹。主动脉瓣二瓣化、狭窄，在主动脉瓣听诊区可闻及收缩期杂音；伴有主动脉瓣关闭不全者，可闻及舒张期杂音及相应的外周血管征，并可出现脉压增大、水冲脉、枪击音和毛细血管搏动征。

（四）辅助检查

1. 心电图检查 无特异性，有主动脉瓣关闭不全的患者，可出现左心室肥厚或高电压。动脉粥样硬化患者可同时显示有冠心病、心肌缺血或损伤的证据。

2. X 线检查 许多无症状的患者是在 X 线胸部检查时发现纵隔影增宽，主动脉根部与主动脉影增大和（或）主动脉弓迂曲延长。如果有主动脉瓣关闭不全，心脏影常有不同程度的增大。

3. 超声心动图检查 可显示升主动脉的形态，动脉瘤的大小，主动脉瓣和二尖瓣的结构，瓣叶活动状态及左心室的大小和收缩舒张功能情况。结合食管超声心动图对升主动脉瘤和主动脉根部瘤的诊断有很大帮助，能更精确地显示瓣膜、瘤体和心脏功能，是否合并主动脉夹层，但对内膜破口的诊断存在较大的假阳性、假阴性。超声心动图是目前临床上最常用的无创性检查。

4. 多排螺旋 CT 与磁共振（MRI 或 MRA） 两者均可提供相当精确的心脏大血管的形态学变化，可显示左心室、主动脉瓣及胸主动脉瘤大小、范围，以及头臂血管的情况，是当前无创性诊断胸主动脉瘤最可靠的方法之一。

5. 心血管造影检查 属有创检查，具有潜在危险性，过去曾是诊断胸主动脉瘤的金标准，随着无创影像诊断技术的发展，已较少应用。临床上在怀疑有冠心病时，才选择心血管造影检查。它可清晰显示主动脉的瘤样扩张，胸主动脉瘤的形态，侵犯的范围及头臂血管的关系，进一步明确有无夹层的存在及内膜破裂的确切部位与内膜剥离的范围，有时可显示冠状动脉近心端明显抬高。如怀疑有二尖瓣病变可行左心室造影，必要时亦可同时进行冠状动脉造影，以明确二尖瓣及冠状动脉的情况，如有病变，可同期行二尖瓣手术及冠状动脉搭桥手术。

（五）手术适应证和禁忌证

1. 手术适应证

（1）胸主动脉瘤直径 >5.0 cm，不论有无症状，均应手术治疗。

（2）胸主动脉直径不断扩大，增长率 >0.5 cm/年的患者应手术治疗。

（3）马方综合征或有遗传家族史（猝死或主动脉夹层）的患者，升主动脉瘤直径 >4.5 cm，应手术治疗。

（4）主动脉瓣病变需行瓣膜替换时，Michel 报道，主动脉根部直径 >4.0 cm 未处理，术后有25% 的患者因根部扩大需再次手术。Prenger 等报道，主动脉根部直径 >5.0 cm，单纯换瓣，术后有27% 的患者并发升主动脉夹层，因此目前多数学者主张升主动脉直径 >4.5 cm，应替换升主动脉。

2. 手术禁忌证

（1）高龄伴有重要脏器（肝、肾）功能不全，不能耐受体外循环者。

（2）恶病质、痴呆患者。

（3）不可逆性脑损害患者。

3. 治疗原则　一旦确诊，如无手术禁忌证，尽早切除动脉瘤，行人工血管替换术，不能耐受手术的降主动脉瘤可选择支架介入治疗。

（六）手术方法

1. 升主动脉瘤　根据胸主动脉瘤的病因、部位、大小和形状选择不同的手术方法。

（1）升主动脉替换术（图 19 - 1）：适用于单独升主动脉瘤，无主动脉瓣病变。

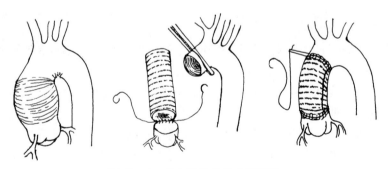

图 19 - 1　升主动脉替换术示意图

（2）Bentall 手术（图 19 - 2）：适用于主动脉根部瘤，特别是马方综合征和动脉中层退行性变所致的根部瘤，常合并主动脉窦部扩张、瓣环扩大和冠状动脉开口上移。

（3）Wheat 手术（图 19 - 3）：适用于升主动脉瘤合并主动脉瓣病变，非马方综合征患者，常见动脉粥样硬化或主动脉二瓣化所致的升主动脉梭形动脉瘤，主动脉窦部无明显扩张，左、右冠状动脉开口无明显上移。

2. 主动脉弓部瘤　行全弓替换术。

（1）头臂动脉受累者：应用四分支人工血管分别吻合行全弓替换术（图 19 - 4）。

（2）头臂动脉分支正常者：应用单根血管，头臂动脉采用岛状吻合术（图 19 - 5）。

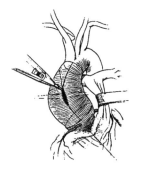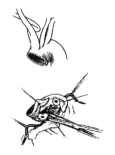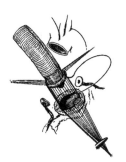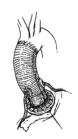

图 19 - 2 Bentall 手术示意图

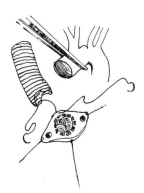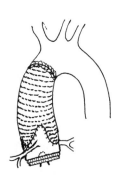

图 19 - 3 Wheat 手术示意图

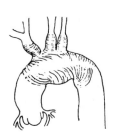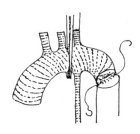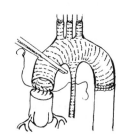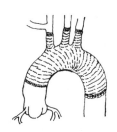

图 19 - 4 应用四分支人工血管的全弓替换术

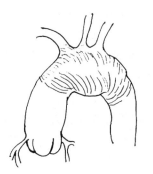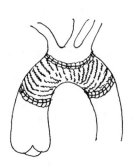

图 19 - 5 岛状吻合法全弓替换术

3. 降主动脉瘤　根据动脉瘤累及的范围，可在全麻双腔气管插管、左心转流或深低温停循环下行部分降主动脉替换或全降主动脉替换术（图 19 – 6）。

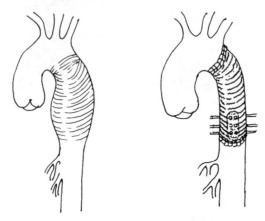

图 19 – 6　降主动脉替换术

第二节　主动脉夹层

（一）概述

主动脉夹层（dissection of aortic）系指由各种原因造成的主动脉壁内膜破裂，血流在脉压的驱动下进入主动脉壁内，导致血管壁中层分离，剥离的内膜片分隔形成"双腔主动脉"。但 Coady 报告有 8% ~ 15% 的病例并无内膜撕裂，这可能是由于主动脉中层出血所致，又称为壁间血肿（intramural hematoma）。

主动脉夹层常发生急性心功能不全，急性主动脉瓣关闭不全，急性心脏压塞，或纵隔、胸腔大出血及远端脏器缺血等并发症。主动脉夹层在国外，特别是在美国已是最常见与最危险的主动脉急性疾病，是主动脉病变死亡的主要原因。Meszaros 等报道，在美国的年发病率为 5 ~ 30 例/100 万人口，台湾省报道的年发病率是 43/100 万人口。

（二）病因

各种因素导致主动脉壁中层的完整性和弹力纤维层的退化是主动脉夹层形成的内因，而高血压病是夹层形成的外因。常见的病因有：动脉硬化、高血压、动脉中层囊性坏死、马方综合征、主动脉缩窄、主动脉瓣二瓣化畸形、Turner 综合征和 Noonan 综合征、巨细胞病毒引起的主动脉炎、妊娠、高龄、外伤及梅毒等。就临床诊断的病因而言，在欧美最多见者为高血压病与动脉硬化。在美国 80% 胸主动脉夹层患者，入院时伴有高血压或有高血压病史，其次为马方综合征、Ehlers-Danlos 综合征、主动脉瓣二瓣化畸形、主动脉缩窄、妊娠。近年来，随着血管内介入技术的增多，医源性夹层的发生也在逐年增多。国内主动脉夹层常见病因：动脉中层囊性坏死、马方综合征、高血压、主动脉缩窄和主动脉瓣二瓣化畸形等。由于病因不同，发病年龄与性别也有差异。据报道，美国的男女比例为（2 ~ 3）∶1。Stanford A 型和 B 型夹层发病平均年龄分别为（56 ± 14）岁和（64 ± 13）岁。在国内，孙立忠报道，平均年龄 A 型在（44 ± 12）岁，B 型在（51 ± 11）岁。

（三）自然病程和预后

主动脉夹层的自然经过十分险恶，如果未能及时诊断和治疗，死亡率极高。根据报道未及时治疗的 Stanford A 型患者中，24 h 内有 33% 的患者死亡，48 h 内有 50% 的患者死亡；2 周内有 80% 死亡；90% 的患者 3 个月内死亡。3/4 的死亡是由于剥离的夹层破入心包形成心脏压塞或纵隔、胸腔大出血。其他患者是并发急性心功能衰竭，远端器官灌注不良，出现急性脑卒中、急性肾衰竭、肠坏死及肢体坏死而死亡。慢性主动脉夹层破裂的发生率仍然很高。

（四）主动脉夹层的常用分型

1. Stanford 分型

（1）A 型：累及升主动脉的夹层，可伴有（或不伴有）主动脉弓和胸降主动脉夹层。

（2）B 型：胸降主动脉夹层，可逆撕至主动脉弓，但不累及升主动脉。

2. DeBakey 分型

（1）Ⅰ型：内膜撕裂位于升主动脉而剥离血肿扩展至主动脉弓和胸降主动脉，甚至可达股动脉。

（2）Ⅱ型：内膜撕裂同Ⅰ型而剥离血肿仅限于升主动脉和弓部。

（3）Ⅲ型：内膜撕裂位于主动脉峡部，左锁骨下动脉远侧者，以后又将Ⅲ型分为Ⅲa 和Ⅲb 型。Ⅲa 型即内膜剥离只限于降主动脉而止于膈上者，Ⅲb 型则为内膜剥离越过膈肌裂孔而侵及腹主动脉者。

3. 主动脉夹层改良细化分型　我国孙立忠教授的团队通过系统的临床应用研究，结合大量主动脉夹层治疗经验，根据中国人主动脉夹层的特点及主动脉夹层病变范围和程度，在国际通用 Stanford 分型基础上，提出了我国主动脉夹层改良细化分型（亦称孙氏细化分型），以指导临床医生制定主动脉夹层个性化治疗方案、确定手术时机、决定手术方式和预后评估。

（1）Stanford A 型主动脉夹层的细化分型（图 19 - 7）。

1）A1 型：窦部正常型，窦管交界及其近端正常，无或仅有一个主动脉瓣交界撕脱，无主动脉瓣关闭不全；A2 型：主动脉根部轻度受累型，主动脉窦部管径 < 3.5 cm，夹层累及右冠状动脉导致其开口处内膜部分或全部撕脱，有 1 个或 2 个主动脉瓣交界撕脱，轻度或中度主动脉瓣关闭不全；A3 型：主动脉根部重度受累型，窦部管径 3.5 ~ 5.0 cm，或 > 5.0 cm，窦管交界结构因内膜撕脱破坏，重度主动脉瓣关闭不全。

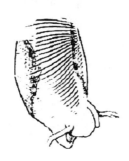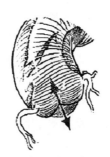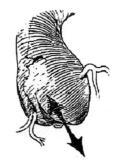

A1型：窦管交界及近端正常　　A2型：累及冠状动脉开口和（或）　A3型：窦管交界及近端
　　　　　　　　　　　　　　　　　　轻中度主动脉瓣关闭不全　　　　　严重受累

图 19 - 7　Stanford A 型主动脉夹层的细化分型

2）基于弓部病变的细化分型：C 型，复杂型（complex type），符合下列任意一项者：原发内膜破口位于弓部或其远端，夹层逆向剥离至升主动脉或近端主动脉弓部；弓部或其远端有动脉瘤形成（管径 > 5.0 cm）；头臂动脉有夹层剥离或动脉瘤形成；病因为马方综合征。S 型，单纯型（simple type）原发内膜破口位于升主动脉，不合并上述 C 型任何病变。

（2）Stanford B 型主动脉夹层的细化分型

1）B1 型：胸降主动脉近段型，主动脉无扩张或仅有胸降主动脉近段扩张，中远段无扩张或管径接近正常；B2 型：全胸降主动脉型，整个胸降主动脉扩张，腹主动脉无扩张或管径接近正常；B3 型：全胸降 – 腹主动脉型，整个胸降主动脉和腹主动脉均有扩张。

2）根据弓部有无夹层累及的细化分型：C 型：复杂型，夹层逆向累及左锁骨下动脉开口或主动脉弓部；S 型：单纯型，近主动脉弓部未受累，夹层位于左锁骨下动脉开口以远的位置。

（五）临床表现

骤发剧烈疼痛而镇痛药又不能完全缓解，疼痛呈撕裂、切割样，有濒死感，即使出现休克的末梢表现但血压仍高是其主要的特点。疼痛突发并集中在胸背部中线，但常常放射至肩背部和（或）向腹部扩展。如果剥离侵及主动脉弓和头臂血管，则可发生颈与下颌疼痛，应注意与心肌梗死鉴别。头颈动脉因受累或内膜剥离的压迫，可出现头晕、晕厥，重者可出现运动及神志障碍、语言障碍等脑卒中表现。锁骨下动脉受累则可出现脉弱或无脉，两侧肢体血压也会出现差异。20%的患者可出现周围动脉搏动消失。升主动脉的内膜剥离可逆向剥离而影响冠状动脉的血流，出现心肌供血不足的症状及体征。临床上有时可出现声音嘶哑、声带麻痹，有时尚存在 Horner 综合征，这是因主动脉夹层的扩大压迫喉返神经和颈星状神经节所致。另外，还有一些少见的症状易于误诊。降主动脉的主动脉内膜剥离可压迫气管、支气管而致呼吸不畅，压迫食管而致咽下困难，急性剥离影响肋间动脉或脊髓根大动脉（Adamkiewicz 动脉），则可发生截瘫或下半身轻瘫。急性剥离影响腹腔动脉、肾动脉血流而出现腹痛（似急腹症）、肾衰竭（少尿、无尿或尿血），以及伴有血胰淀粉酶升高者，均应注意鉴别。

（六）辅助检查

1. X 线检查　主动脉夹层患者的 X 线胸片为非特异性，约有 60%的患者出现纵隔增宽等征象。典型表现有：①纵隔包块与增宽。②主动脉增宽与外形改变。③主动脉结消失伴气管移位。④主动脉弓出现局部隆起。

2. 超声心动图检查　彩色超声多普勒明显提高了主动脉夹层的诊断率。可明确主动脉的扩张，是否伴有主动脉瓣关闭不全，其优点是无创伤性，检查时间短，可在床边进行检查，常作为主动脉夹层术前的常规检查。可见内膜破口、飘动的内膜并确认真腔和假腔的大小。它便于复查、动态观察及随诊。如果病情允许，结合食管超声多普勒检查，诊断主动脉夹层的敏感性可达 95%～100%，特异性为 77%～97%。

3. 多排螺旋 CT 检查　是当前很常用的一种诊断主动脉夹层的相对非侵入性检查方法，通过二维或三维重建可确认主动脉夹层剥离的范围，主动脉真、假腔的影像及两者之间的内膜分离片的影像。在大多数医院作为主动脉夹层的首选检查，其敏感性为 83%～94%，特异性为 97%～100%。其缺点是需要应用造影剂。

4. MRI 检查　具有多平面成像的能力，可比较准确地鉴定内膜撕裂的部位及内膜剥离的范围，尚可通过心脏在收缩期及舒张期各时相辨别真腔与假腔及腔内有无血栓形成和假腔内有无血流，还可以显示出剥离的内膜是否累及头臂血管、内脏血管及其范围与程度。它的敏感性为96%～100%，特异性为98%～100%，目前已可进行注入对比剂的检查（MRA），提高了其诊断水平。缺点是扫描时间较长，不适用于体内有金属植入的患者。

5. 主动脉造影术和数字减影血管造影检查　已很少应用，在考虑患者合并冠状动脉病变，需了解冠状动脉情况时才应用，已基本被 MRA 和多排螺旋 CT 检查所替代。

（七）诊断

根据典型病史和体征，结合彩色多普勒、多排螺旋 CT 和（或）MRI 检查可以确诊主动脉夹层。

（八）治疗原则

1. 急性主动脉夹层的处理原则

（1）急性主动脉夹层一经诊断立即入住重症监护治疗室（ICU），监测生命指征，包括血压、心率与心律、中心静脉压、排尿量。

（2）解除疼痛和降低血压，特别是减低心肌收缩力，控制内膜进行性剥离和扩大的药物治疗措施。血压最好控制在收缩压 100～120 mmHg 水平，平均压在 60～70 mmHg。发病时血压大于 200 mmHg，应逐步降低，以不出现远端器官灌注不良为准则。

（3）一旦生命体征稳定，则应进行最后诊断的检查——超声检查、CT、MRI 以及主动脉造影，明确类型与范围，确定治疗方案。

（4）如果出现威胁生命的并发症，如主动脉破裂的先兆或剥离侵及冠状动脉，出现急性左心衰竭、心脏压塞或出现远端器官灌注不良综合征，应立即行急诊抢救、手术治疗。

2. 适应证的选择

（1）内科药物治疗的适应证：无并发症的 Stanford B 夹层，有手术禁忌证的 Stanford A 型主动脉夹层。

（2）外科治疗的适应证：急、慢性 Stanford A 型主动脉夹层，用药物不能控制疼痛或血压高的急性主动脉夹层患者，有持续发展的生命器官（心、脑、肾）侵犯的症状与体征者，出现破裂或破裂先兆的 DeBakey Ⅲ 型主动脉夹层患者。

3. 外科治疗的禁忌证　高龄、恶病质、痴呆和不可逆性脑损害。

（九）外科治疗

1. 外科手术治疗原则　主动脉夹层的手术，对于大多数患者来说应认为是姑息性的，因为全部切除内膜剥离的主动脉几乎是不可能的。手术的主要原则是切除易破裂的内膜撕裂部分的主动脉，修复两断端的剥离内膜，再用人工血管移植接通主动脉管道，以防动脉壁破裂而致死。

2. 手术方法及操作要点　夹层的修复方法早年均采用主动脉腔内、外毡条加固经典的"三明治"方法修复夹层。2003 年以后改用内衬毡条的单层修复方法，临床实践效果良好。

（1）Stanford A 型：主要分以下三类术式：夹层破口位于升主动脉，行升主动脉替换术、Bentall 或 Wheat 手术；主动脉弓部存在夹层破口，应选择深低温 22～25℃，停循环，脑保护，行全弓替换术；胸降主动脉近心端存在夹层破裂口，逆撕累及主动脉弓部和升主动脉者，在深低温、停循环、脑保护下，行全弓替换加术中胸降主动脉支架置入术（象鼻手术），即国内的孙式手术。

（2）Stanford B 型：手术采用左心转流（左心房—股动脉插管）或深低温停循环下行胸降主动

人工血管替换术。

（十）药物治疗

控制血压收缩压在 100～120 mmHg，平均动脉压 60～75 mmHg，在保证其他重要器官的良好灌注情况下可控制得更低，常用药物有：①β 受体阻断剂：艾司洛尔（esmolol）为一超短效的 β 受体阻断剂，最为常用。单次静脉注射 0.25～1 mg/kg，维持量 0.05～0.2 mg/（kg·min），可根据心率、血压情况调整剂量。②硝普钠：曾是首选的急诊药物，一般用法是将 50 mg 或 100 mg 的硝普钠加入 100 mL 或 250 mL 的 5% 葡萄糖溶液或生理盐水内，并要求使用微滴输液泵控制，精确调节滴速，开始速度最好在 0.3～1 μg/（kg·min），减少产生低血压的危险。滴入的速度以取得满意的血压为准。③钙拮抗剂：如苯磺酸氨氯地平 5～10 mg，每日 1 次。

（十一）介入治疗

主动脉腔内修复术（endovascular exclusion，EVE）是近年来兴起的一种微创覆膜支架治疗胸主动脉瘤和主动脉夹层的介入治疗方法，成为部分患者替代手术治疗的选择。

1. 适应证 急性 Stanford B 型夹层，有破裂先兆，可急诊行主动脉腔内修复术治疗；Stanford B 型夹层；已破裂的 Stanford B 型夹层，可行急诊抢救性主动脉腔内修复术；胸降主动脉真性动脉瘤；胸降主动脉假性动脉瘤；胸降主动脉穿通性溃疡。

2. 禁忌证 升主动脉、主动脉弓血管受累；主动脉夹层伴有心脏压塞和主动脉关闭不全（≥Ⅱ级）；锚定区直径≥40 mm，或锚定区有严重的动脉粥样硬化病变；腹主动脉、髂-股动脉严重狭窄或扭曲不适合支架输送系统进入的。

（十二）治疗效果

近年来，北京市大血管疾病诊疗中心成为世界上最大的大血管病诊疗中心之一，年手术治疗近千例各种大血管疾病。其报道一组 Stanford A 型主动脉夹层的手术死亡率为 4.32%（26/602），处于世界领先水平。国外文献报道显示近十年来，大多数大的医学中心报道手术死亡率逐年下降，目前在 10%～20%。2006 年国际主动脉夹层登记处报道急性 B 型主动脉夹层术后早期死亡率仍高达 30%，主要是由于内科治疗无效，与有不可逆转的主要内脏器官缺血、威胁生命的并发症和高龄有关。

（郑斯宏　孙立忠）

本 章 小 结

本章讲述了胸主动脉瘤和主动脉夹层的病因分类、诊断和治疗原则。定期常规体检非常重要，可早期发现胸主动脉瘤。急性主动脉夹层是最危险、早期死亡率最高的主动脉疾病，快速诊断和及时的手术治疗非常关键，治疗仍以手术治疗为主。主动脉瘤和主动脉夹层是一种长期的慢性过程的疾病，因此需要终生随访，一般每隔 6～12 个月复查 1 次，并坚持药物治疗，控制高血压和心率，必要时再次手术治疗。

思　考　题

1. 胸主动脉瘤的常见病因有哪些?
2. 胸主动脉瘤的手术适应证有哪些?
3. 壮年男性,高血压病多年,突发剧烈胸痛 2 h,应该鉴别的心血管疾病有哪些?

参考文献

[1] 刘维永,易定华. 现代心脏外科治疗学. 西安:世界图书出版公司,2009.
[2] 孙衍庆. 现代胸心外科学. 北京:人民军医出版社,2000.
[3] 孙立忠. 主动脉外科学. 北京:人民卫生出版社,2012.
[4] 李少波. 实用心脏病并发症学. 北京:中国医药科技出版社,2006.

第二十章 | 腹 外 疝

| 学习目标 |

1. 掌握腹外疝的概念，腹股沟斜疝与直疝的鉴别要点，无张力疝修补术的概念。

2. 熟悉腹股沟区的解剖，腹股沟疝修补传统方法与无张力疝手术的各种方法，嵌顿疝及绞窄疝的处理原则。

3. 了解股疝、切口疝、脐疝、白线疝的概念及手术修补原则。

| 核心概念 |

【腹外疝】是腹腔内脏器或组织连同壁腹膜，经过腹壁薄弱点或孔隙，突向体表形成。

【绞窄性疝】疝内容物为肠管及系膜，嵌顿不能及时解除，其受压不断加重，可导致动脉血流完全阻断，称为绞窄性疝。

【腹股沟管结构】腹股沟管的内口为深环，外口为浅环。浅环一般可容一指尖。以深环为起点，腹股沟管的走向由外向内、由上向下、由深向浅斜行。腹股沟管前壁为皮肤、皮下组织和腹外斜肌腱膜，外侧1/3有腹内斜肌覆盖；后壁为腹横筋膜及腹膜，内侧1/3有腹股沟镰；上壁为腹内斜肌与腹横肌的弓状下缘；下壁为腹股沟韧带及腔隙韧带。其内男性为精索通过，女性为子宫圆韧带通过。成年人腹股沟管长度为4~5 cm。

【股疝】疝囊通过股环、经股管向卵圆窝突出的疝称为股疝。

| 引 言 |

腹股沟疝是临床常见病，外科手术目前是治愈腹股沟疝的唯一有效方法。腹股沟疝的手术方法包括各种传统疝修补术及无张力疝修补术。本章主要是通过对腹股沟区解剖的复习，了解各种传统疝修补术及无张力疝修补术的适应证与方法，从而了解疝的手术治疗。

第一节 概 述

体内某个脏器或组织离开其正常解剖部位，通过先天或后天形成的薄弱点、缺损或孔隙进入另一个部位，成为疝（hernia）。腹部疝分为腹外疝及腹内疝。腹外疝是腹腔内脏器或组织连同壁腹膜经过腹壁薄弱点或孔隙突向体表形成。腹内疝是脏器或组织进入腹腔内的间隙囊内而形成。

（一）病因

1. 腹壁强度降低

（1）某些组织穿过腹壁的部位，如精索或子宫圆韧带穿过腹股沟管，股动静脉穿过股管，脐血管穿过脐环处。

（2）腹白线发育不全。

（3）手术切口愈合不良、外伤、感染、腹壁神经损伤、各种原因所致腹肌萎缩等。

2. 腹内压力增高　慢性咳嗽、慢性便秘、排尿困难、妊娠、腹水等。

（二）病理解剖

典型的腹外疝由疝囊、疝内容物和疝外被盖等组成。疝囊是壁腹膜的憩室样突出部，由疝囊颈及疝囊体组成。疝囊颈是疝环所在部位，是疝突出的门户，又称疝门，即是腹壁薄弱区或缺损的部位。疝一般以疝门部位为命名依据，例如腹股沟疝、股疝、脐疝、切口疝等。疝内容物是进入疝囊的腹内脏器或组织，例如小肠、大网膜等。疝外被盖是指疝囊以外的各层组织。

（三）临床类型

1. 可复性疝（reducible hernia）　是指疝内容物容易回纳入腹腔的疝。

2. 难复性疝（irreducible hernia）　是指疝内容物不能回纳或不能完全回纳入腹腔内，但不引起严重症状的疝。

3. 嵌顿性疝（incarcerated hernia）　当腹内压突然升高时，疝内容物强行扩张较小的疝囊颈而进入疝囊，疝囊颈弹性回缩卡住内容物，使其不能还纳，称为嵌顿性疝。如嵌顿的内容物为肠管及其系膜时，可导致静脉回流受阻，表现为肠管及系膜淤血水肿增厚，疝囊内可有淡黄色渗液积聚。但嵌顿的肠管系膜内动脉可扪及搏动。

4. 绞窄性疝（strangulated hernia）　肠管及系膜嵌顿不能及时解除，其受压不断加重，可导致动脉血流完全阻断，称为绞窄性疝。此时肠系膜动脉搏动消失，肠壁失去光泽、弹性及蠕动能力，最终肠管变黑坏死。疝囊内渗液为淡红色或暗红色。

第二节 腹 股 沟 疝

腹股沟疝分为斜疝和直疝两种。疝囊经过腹壁下动脉外侧的腹股沟管深环（内环）突出向内、向下、向前斜行经过腹股沟管，穿出腹股沟管浅环（外环），可进入阴囊，为腹股沟斜疝。疝囊经腹壁下动脉内侧的直疝三角区向前突出，不经过内环，也不进入阴囊，为腹股沟直疝。腹股沟斜疝是最常见的腹外疝，发病率占腹外疝75%~90%。腹股沟疝发生率男性多于女性，男女比例约为15:1，右侧比左侧多见。

（一）腹股沟区解剖概要

腹股沟区下界为腹股沟韧带，内界为腹直肌外侧缘，上界为髂前上棘至腹直肌外侧缘的一条水平线。

1. 腹股沟区解剖层次

腹股沟区由浅至深分为以下各层。

（1）皮肤、皮下组织及浅筋膜。

（2）腹外斜肌：其在髂前上棘与脐之连线以下移行为腱膜，称为腹外斜肌腱膜。该腱膜下缘在髂前上棘至耻骨结节之间向后、向上反折并增厚形成腹股沟韧带。韧带内侧端部分纤维向后、向下转折形成腔隙韧带（陷窝韧带），腔隙韧带向外侧延续的部分附着于耻骨梳，称为耻骨梳韧带（图20-1）。腹外斜肌腱膜在耻骨结节外上方形成一个三角形的裂隙，为腹股沟管浅环（外环）。腹外斜肌腱膜深面与腹内斜肌之间有髂腹下神经及髂腹股沟神经通过，在施行疝手术时应避免其损伤。

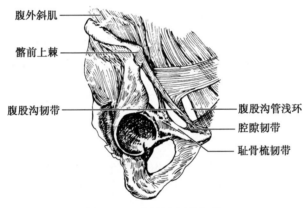

图 20-1 腹股沟区的韧带

（3）腹内斜肌与腹横肌：腹内斜肌起于腹股沟韧带的外侧1/2，向内上行走，其下缘呈弓状越过精索上方，在精索内后侧止于耻骨结节。腹横肌起自腹股沟韧带的外侧1/3，其下缘也呈弓状越过精索上方，在精索内后侧与腹内斜肌融合成腹股沟镰（联合腱），止于耻骨结节。

（4）腹横筋膜：位于腹横肌深面，其下部外侧1/2附着于腹股沟韧带，内侧1/2附着于耻骨梳韧带。腹横筋膜与包裹腹横肌和腹内斜肌的筋膜在弓状下缘融合，形成腱膜结构，称为腹横肌腱膜弓；腹横筋膜至腹股沟韧带向后的游离缘处加厚形成髂耻束（图20-2）。在腹股沟韧带上方2 cm、腹壁下动脉外侧处，男性精索或女性子宫圆韧带穿过腹横筋膜形成一个卵圆形裂隙，称为腹股沟管深环（内环）。腹横筋膜向下延伸包绕精索，形成精索内筋膜。深环内侧腹横筋膜增厚，称为凹间韧带（图20-3，图20-4）。在腹股沟韧带内侧1/2，腹横筋膜覆盖股动脉及股静脉，并在腹股沟韧带后方伴其下行至股部。

（5）腹膜外脂肪和壁腹膜层：壁腹膜和腹横筋膜之间称为腹膜前间隙。在此间隙内没有血管及神经，只有少量的脂肪组织。

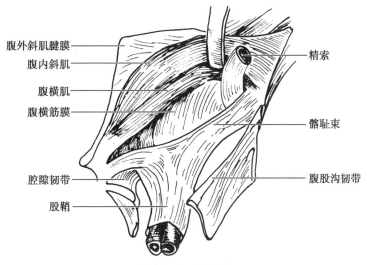

图 20-2 髂耻束

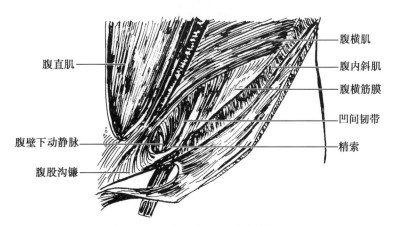

图 20-3 左腹股沟区（前面观）

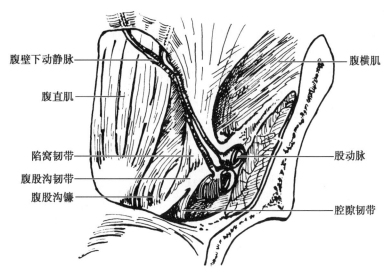

图 20-4 右腹股沟区（后面观）

由腹股沟区解剖层次所见，腹股沟韧带内侧 1/2 部分，在弓状下缘与腹股沟韧带之间有一空隙存在，腹壁强度较为薄弱，为腹外疝好发于腹股沟区的解剖基础。

2. 腹股沟管解剖　腹股沟管的内口为深环，外口为浅环。浅环一般可容一指尖。以深环为起点，腹股沟管的走向由外向内、由上向下、由深向浅斜行。腹股沟管前壁为皮肤、皮下组织和腹外斜肌腱膜，外侧 1/3 有腹内斜肌覆盖；后壁为腹横筋膜及腹膜，内侧 1/3 有腹股沟镰；上壁为腹内斜肌与腹横肌的弓状下缘；下壁为腹股沟韧带及腔隙韧带。其内男性为精索通过，女性为子宫圆韧带通过。成年人腹股沟管长度为 4~5 cm。

3. 直疝三角（Hesselbach 三角）　外侧边为腹壁下动脉，内侧边为腹直肌外侧缘，底边为腹股沟韧带。其为直疝发生区（图 20 - 5）。

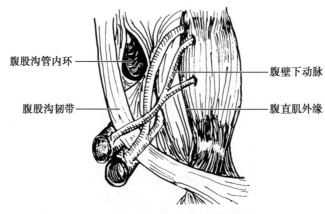

图 20 - 5　直疝三角（后面观）

（二）病因及发病机制

1. 先天性解剖异常　在睾丸逐渐下降时，腹股沟区各层组织随之下降，随之下移的腹膜形成鞘突，睾丸紧贴在其后壁。鞘突下段在婴儿出生后成为睾丸固有被膜。若鞘突不闭锁或闭锁不全，其与腹腔相通，形成先天性腹股沟斜疝的疝囊（图 20 - 6）。右侧睾丸下降晚于左侧，鞘突闭锁也较迟，故右侧腹股沟斜疝较多。

2. 后天性腹壁薄弱或缺损　腹横筋膜不同程度的薄弱或缺损，腹内斜肌与腹横肌发育不全对腹股沟疝的发病起着重要作用。腹横筋膜及腹横肌的收缩可把凹间韧带牵向外上方，在腹内斜肌深面关闭腹股沟管深环。在腹横筋膜薄弱或缺损及腹内斜肌发育不全时，这一保护作用降低或缺失而易于发生疝（图 20 - 7）。腹内斜肌发育不全时，其牵拉弓状下缘靠向腹股沟韧带的作用减弱，不利于覆盖精索及加强腹股沟管前壁，也易于发生腹股沟疝。

（三）临床表现及诊断

腹股沟区出现一个突出的包块是主要的临床表现。

1. 易复性斜疝　出现腹股沟区包块或伴有胀痛感。包块立位时出现，呈梨形，可降至阴囊或大阴唇，平卧或用手向腹腔推送时肿块消失。肿块消失后，以手指通过阴囊皮肤伸入浅环可感觉外环扩大；嘱患者咳嗽时指尖有冲击感。用手指紧压深环，嘱患者起立及咳嗽时，包块不突出；移去手指后，可见包块自外上向内下突出。

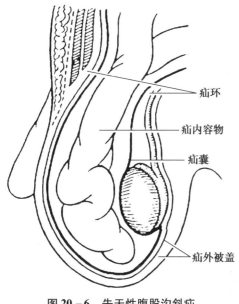

图 20 - 6 先天性腹股沟斜疝

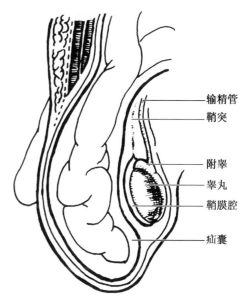

图 20 - 7 后天性腹股沟斜疝

2. 难复性斜疝　腹股沟区出现包块，胀痛稍重，平卧时包块不能完全回纳，可伴有消化不良、便秘等症状。

3. 嵌顿性疝　常发生在斜疝，咳嗽或排便等腹内压骤增是主要原因。表现为包块突然增大，疼痛较重。平卧及用手推送时包块不能缩小。若嵌顿的是肠襻，可伴有腹部绞痛、恶心、呕吐、腹胀、停止排便等机械性肠梗阻的临床表现。如不及时处理，终将成为绞窄性疝。

4. 绞窄性疝　临床症状加重。若肠襻坏死穿孔后，疼痛可一过性减轻。严重者可发生脓毒症。

5. 腹股沟直疝　常见于老年人。患者站立时，腹股沟区内侧端、耻骨结节外上方出现一个半球形肿块，偶有坠胀感。平卧时肿块多可自行还纳，直疝不进入阴囊，极少发生嵌顿。膀胱可进入疝囊，形成滑动性直疝，此时膀胱即成为疝囊的一部分，手术时应注意。

腹股沟斜疝与直疝的鉴别见表 20 - 1。

表 20 - 1　腹股沟斜疝与直疝的鉴别

鉴别点	腹股沟斜疝	腹股沟直疝
发病年龄	多见于儿童及青壮年	多见于老年
突出途径	经腹股沟管突出，可进阴囊	经直疝三角突出，不入阴囊
疝块回纳后压住深环	椭圆形或梨形，上部呈蒂柄状	半球形，基底宽
疝块外形	疝块不再突出	可突出
精索与疝囊的关系	精索在疝囊的后方	精索在疝囊的前外方
疝囊颈与腹壁下动脉的关系	疝囊颈在腹壁下动脉外侧	疝囊颈在腹壁下动脉内侧
嵌顿机会	较多	较少

（四）鉴别诊断

1. 睾丸鞘膜积液　其所呈现的肿块局限在阴囊内，透光试验阳性，不能触及实质感的睾丸。而疝性肿块透光试验阴性，斜疝时可在肿块后方触及睾丸。

2. 交通性鞘膜积液　其特点是站立后肿块缓慢出现并逐渐增大；平卧时肿块逐渐缩小。透光试验阳性。

3. 精索鞘膜积液　肿块位于腹股沟管内，牵拉同侧睾丸可见肿块移动。

4. 隐睾　同侧睾丸缺如，肿块挤压时出现特有胀痛感。

5. 急性肠梗阻　应注意是否肠管嵌顿造成的急性肠梗阻。

（五）治疗

腹股沟疝若无特殊情况均应及早施行手术。

1. 非手术治疗　1岁以内的婴幼儿可暂不手术。年老体弱或有手术禁忌者，可用医用疝带压迫疝环法阻止疝块突出。

2. 手术治疗

（1）传统的疝修补术：手术的基本原则是疝囊高位结扎、加强或修补腹股沟管管壁。

1）疝囊高位结扎术：显露疝囊颈，予以结扎等闭合处理。婴幼儿可采用此种方法。绞窄性疝因肠坏死而局部有严重感染者，通常采用疝囊高位结扎、避免施行修补术。

2）加强或修补腹股沟管前壁的方法：Ferguson法最常用。它是在精索前方将腹内斜肌下缘和联合腱缝至腹股沟韧带上。

3）加强或修补腹股沟管后壁的方法：

Bassini法：在精索后方将腹内斜肌下缘和联合腱缝至腹股沟韧带上，精索位于腹外斜肌腱膜与腹内斜肌之间。

Halsted法：在上法基础上，将腹外斜肌腱膜在精索后方缝合，精索位于腹外斜肌腱膜与腹壁皮下层之间。

McVay法：在精索后方将腹内斜肌下缘和联合腱缝至耻骨梳韧带上。

Shouldice法：将腹横筋膜自耻骨结节至深环处切开，切开的两叶重叠缝合，重造深环，将腹内斜肌下缘和联合腱缝至腹股沟韧带上。

（2）无张力疝修补术：其是在无张力的情况下，利用人工高分子修补材料进行缝合修补。此方法克服了传统修补法因术后张力大造成的手术部位牵扯感、疼痛等缺点。常用的术式有三种：

1）平片无张力疝修补术：使用一适当大小的补片材料置于腹股沟管后壁。

2）疝环充填式无张力疝修补术：使用一锥形网塞置入已返纳疝囊的疝环中并固定，再用一适当大小的补片材料置于腹股沟管后壁。

3）巨大补片加强内脏囊手术：使用一较大补片置于腹股沟区腹膜前间隙以加强腹横筋膜。

（3）经腹腔镜疝修补术。

3. 嵌顿性疝和绞窄性疝的处理原则　嵌顿性疝在下列情况下可试行手法复位。

（1）嵌顿时间在3~4 h以内，包块压痛不明显，无腹部压痛或腹肌紧张等腹膜刺激征。

（2）年老体弱或伴有其他严重疾病而估计尚无坏死者。

复位时，可注射吗啡或哌替啶，以止痛及镇静，并松弛腹肌。复位方法是让患者取头低足高卧位，托起阴囊，持续缓慢将疝块推向腹腔，同时用左手按摩深环及浅环以协助疝内容物回纳。复位后需严密观察腹部情况。如出现肠梗阻或腹膜炎的表现需及时手术探查。绞窄性疝出现疝内容物坏死更需及时手术。

第三节 股 疝

疝囊通过股环、经股管向卵圆窝突出的疝称为股疝（femoral hernia）。多见于 40 岁以上妇女。

（一）股管解剖概要

股管是一狭长的漏斗状间隙，长 1~1.5 cm。股管上口称股环，直径约 1.5 cm，有股环隔膜覆盖；其前缘为腹股沟韧带，后缘为耻骨梳韧带，内缘为腔隙韧带，外缘为股静脉。股管下口为卵圆窝。卵圆窝是股部深筋膜上的一个薄弱部分，覆有一层薄膜，称筛状板，下肢大隐静脉由此处穿过进入股静脉。

（二）病因及发病机制

在腹内压增高的情况下，下坠的腹内脏器推动腹膜经股环向股管突出形成股疝。疝块可由股管下口突出进入皮下层。由于股管上口较小，周围是坚韧的韧带；疝块由卵圆窝突出后形成向前的锐角，因此股疝易于嵌顿。股疝嵌顿者达 60%。

（三）临床表现

疝块呈半球形，一般不大，位于腹股沟韧带下方卵圆窝处。部分患者平卧时，疝块不能完全回纳。由于疝囊颈较小，咳嗽时冲击感不明显。部分患者伴有患处胀痛感。

（四）鉴别诊断

1. 腹股沟斜疝　其位于腹股沟韧带上方，浅环口扩大，咳嗽时冲击感明显，与股疝易于鉴别。
2. 脂肪瘤　其位于皮下层，基底不固定，活动度较大，有助于鉴别。
3. 肿大的淋巴结　股疝嵌顿时易误诊为淋巴结炎。
4. 大隐静脉曲张结节样膨大　压迫股静脉近心端时可使结节样膨大进一步增大，同侧下肢有静脉曲张也有助于鉴别。
5. 髂腰部结核性脓肿　这种脓肿一般位于腹股沟的外侧偏髂窝处，且有波动感。检查脊柱常可发现腰椎有病征。

（五）治疗

股疝诊断后，应及时手术。常用的手术是 McVay 法。另一种是在处理疝囊后，缝合关闭股环。也可用无张力疝修补术或腹腔镜疝修补术。

第四节　其他腹外疝

一、切　口　疝

发生于腹壁手术切口的疝称为切口疝（incisional hernia），其占腹外疝的第三位。最常发生切口疝的是经腹直肌切口，下腹部因腹直肌后鞘不完整而更多；其次为正中切口和旁正中切口。

腹部纵行切口发病较多的原因：①除腹直肌外，腹壁各层肌及筋膜、鞘膜等组织的纤维大体上都是横行的，纵行切口将切断这些纤维；缝合时缝线易在纤维间滑动；肌的横向牵引力易导致已缝合组织发生哆裂。②纵行切口切断肋间神经，可导致腹直肌强度降低。③手术操作不当是导致切口疝的重要原因，如切口感染、留置引流物过久、腹壁切口缝合不严密、切断肋间神经过多、缝合时切口张力过大导致组织撕裂等。④术后各种原因导致腹内压骤增，可使切口内层哆裂而发生切口疝。⑤切口愈合不良也是一个重要原因。

其主要症状是腹部切口处逐渐膨隆，有肿块出现。患者立位及用力时肿块明显，平卧时消失或缩小。较大的切口疝有腹部牵拉感，伴食欲减退、恶心、便秘、腹部隐痛等表现。切口疝常无完整的疝囊，如疝内容物与腹膜外组织粘连而成为难复性疝，可伴有不全性肠梗阻。

检查时可见切口瘢痕处肿块。疝内容物位于皮下时，可见到肠型及蠕动波，扪之可闻及肠鸣音。肿块复位后，多数能扪到腹肌裂开所形成的疝环边缘。腹壁肋间神经损伤后腹肌薄弱所致切口疝，虽有局部膨隆，但无边缘清楚的肿块，也不能扪及明确的疝环。切口疝的疝环较宽大，很少发生嵌顿。

切口疝原则上应手术治疗。较小的切口疝应在无张力的条件下，缝合腹壁各层组织。较大的切口疝可用人工高分子修补材料或自体筋膜组织进行修补。

二、脐　　疝

疝囊经脐环突出的疝称为脐疝（umbilical hernia），分为小儿脐疝及成年人脐疝。

小儿脐疝的病因是脐环闭锁不全或脐部瘢痕组织不够坚固，在腹内压增加的情况下发生。腹内压增高的主要原因有经常啼哭和便秘。临床表现为啼哭时肿块突出，安静时消失。小儿脐疝多属易复性，极少发生嵌顿及绞窄。偶有因外伤或感染造成疝覆盖组织溃破。临床发现未闭锁的脐环迟至2岁时多能自行闭锁。因此，除了嵌顿或溃破等紧急情况外，2岁之前小儿可采用非手术疗法。

成年人脐疝为后天性疝，较为少见，多数是肥胖的中老年经产妇女。表现为脐部的肿块，由于脐环狭小，易发生嵌顿或绞窄。应采取手术治疗。

三、白　线　疝

发生于腹壁正中线（白线）处的疝称为白线疝（hernia of white line）。大多数发生在脐上白线，也称上腹疝。

早期白线疝肿块小而无症状，不易被发现。肿块逐渐增大后，腹膜受到牵拉而出现明显的上腹疼痛，并伴有消化不良、恶心、呕吐等症状。患者平卧疝内容物还纳后，常可扪及白线区的缺损。

症状明显者可行手术治疗。

（贾玉龙　汪　岩）

本 章 小 结

本章主要介绍了疝的相关定义及病因、分类。重点叙述了腹股沟疝的临床表现，直疝与斜疝的鉴别诊断，腹股沟区的解剖层次，以及腹股沟疝手术的方法。另外，简要介绍了脐疝、切口疝、白线疝等疝的临床表现及治疗原则。

思 考 题

1. 无张力疝修补材料需要具备哪些特点？
2. 哪些因素与腹股沟疝手术后复发有关？
3. 嵌顿性疝手术时如何处理嵌顿的疝内容物？
4. 简述绞窄性疝的处理原则。
5. 病例分析：某男性，50 岁，发现右腹股沟区可复性包块 5 年，不能还纳 20 h。伴有腹痛、恶心、未呕吐。既往：吸烟 20 余年，20 支／日。查体：T 37.9℃，BP 130/85 mmHg，P 110 次／min，R 21 次／min，神清，精神弱。腹稍隆起，下腹部广泛压痛阳性，轻度反跳痛及肌紧张，右腹股沟区可及 6 cm×6 cm×10 cm 包块，坠入阴囊，张力较高，有压痛。肠鸣音未闻及，移动性浊音阴性。血常规：WBC 15.1×10^9/L，Hb 107 g/L，PLT 238×10^9/L。

问题：

（1）诊断是什么？

（2）进一步处理是什么？

（3）本次处理后对患者的出院宣教是什么？

参考文献

[1] 陈孝平，王建平．外科学．8 版．北京：人民卫生出版社，2013.

[2] 吴孟超，吴在德．黄家驷外科学．7 版．北京：人民卫生出版社，2008.

第二十一章 | 腹部损伤

| 学习目标 |

1. 掌握腹部损伤的分类、病因、辅助检查；掌握腹部损伤的诊断程序。

2. 熟悉常见腹腔实质性脏器、空腔脏器损伤的临床表现、手术指征。

3. 了解损伤控制性手术的目标和措施。

| 核心概念 |

【腹部穿透伤】腹部开放性损伤中腹壁最内层腹膜有破损者为腹部穿透伤。

【多发伤】①腹内某一脏器有多处破裂；②腹内有一个以上脏器受到损伤；③除腹部损伤外，尚有腹部以外的损伤；④腹部以外损伤累及腹内脏器的损伤。

【损伤控制性手术】对生命体征不稳定的严重损伤患者，进行有限的、旨在迅速控制创伤损害的抢救性手术，通过有力的复苏和积极的监护治疗，争取把病情稳定下来，再施行必要的修复性手术。

| 引　言 |

腹部损伤诊治的关键点是确定有无内脏损伤和正确处理内脏损伤，一旦延误诊治将严重影响治疗效果。本章对腹部损伤的定义、病因、临床表现、诊断程序、治疗原则等内容进行阐述，重点介绍腹部损伤的诊治原则，并就腹部损伤中的新理论、损伤控制手术进行介绍。

第一节 腹部损伤的分类、病因与临床表现

（一）分类

腹部损伤（abdominal injury）根据腹壁结构完整性是否受到破坏分为开放性和闭合性两类。开放性损伤中腹壁最内层腹膜有破损者为穿透伤（多伴内脏损伤），无腹膜破损者为非穿透伤（一般为腹壁挫裂伤，偶伴内脏损伤）。损伤部位有入口、出口者为贯通伤，有入口无出口者为非贯通伤。

（二）病因

开放性损伤常由刀刺、枪弹等锐器伤所致；闭合性损伤常是跌落、碰撞、挤压、拳打脚踢等钝性伤所致。腹部损伤的部位及严重程度，与受伤机制相关，包括暴力的强度、速度、着力部位和作用方向等外因。同时，它们还受到脏器的解剖特点、原有病理情况和功能状态等内因的影响。

（三）临床表现

伤情程度主要取决于有无腹腔脏器损伤。腹腔内出血和腹膜炎是腹腔脏器损伤的主要病理变化。

肝、脾、胰、肾等实质器官或大血管损伤主要临床表现为腹腔内（或腹膜后）出血，腹痛一般并不严重，肾损伤时可出现血尿。

胃肠道、胆道、膀胱等空腔脏器破裂的主要临床表现是弥漫性腹膜炎，具有较强的腹膜刺激征，伤者有时可有气腹征，后因肠麻痹而出现腹胀；严重时可发生感染性休克。腹膜后十二指肠破裂的患者有时可出现睾丸疼痛、阴囊血肿和阴茎异常勃起等。空腔脏器破裂也可有腹腔出血，如不邻近大血管损伤，出血量一般不大。

第二节 腹部损伤的诊断

腹部损伤常伤情紧急，一些必要的治疗措施（如止血、输液、抗休克、维护呼吸道通肠等）需要在第一时间与问诊、体检同时进行，并应注意是否有多发伤、复合伤及基础疾病。

开放性损伤的诊断重点在于判断是否为穿透伤。有腹膜刺激征或腹内组织、内脏自腹壁伤口突出者显然腹膜已穿透，极可能有内脏损伤。

闭合性损伤诊断重点是判断是否有内脏损伤，如不能及时诊断，可能贻误手术时机而导致严重后果。为此，腹部闭合性损伤的诊断应包括以下各点。

（一）诊断要点

1. 有无内脏损伤 依据临床表现多可确定内脏是否受损，但早期就诊而腹内脏器损伤体征尚不明显者诊断困难。因此，进行短时间的严密观察十分必要。为了防止漏诊，必须做到：①详细了解受伤史：包括受伤时间、受伤地点、受伤机制、伤情及其变化和院前处理等。②生命体征的观察：包括神志、脉率、呼吸、体温和血压的测定，注意有无瞳孔改变及体克征象。③全面而有重点的体格检

查：包括腹壁伤情、腹部压痛、腹肌紧张和反跳痛的程度及范围，有无肝浊音界改变或移动性浊音，肠鸣音减弱消失，直肠指检有陶氏腔波动感或血染等。注意检查腹部以外部位有无损伤，尤其是有些火器伤或锐器伤的入口虽不在腹部，但伤道却通向腹腔而导致腹部内脏损伤。④进行必要的化验：红细胞、血红蛋白与血细胞比容下降，表示有大量失血；血淀粉酶或尿淀粉酶升高提示胰腺损伤或胃肠道穿孔，或是腹膜后十二指肠破裂，但胰腺或胃肠道损伤未必均伴有淀粉酶升高；血尿是泌尿系损伤的重要标志，但其程度与伤情可能不成正比。

通过以上检查，如发现下列情况之一者，应考虑有腹内脏器损伤：①早期出现出血性休克征象者。②有持续性甚至进行性腹部剧痛伴恶心、呕吐等消化道症状者。③有明显腹膜刺激征者。④有气腹表现者。⑤腹部移动性浊音阳性者。⑥有便血、呕血或血尿者；直肠指检发现前壁有压痛或波动感，或指套染血者。另外，在多发性损伤时，即使患者没有提供明确的腹痛症状，而全身情况不好而难以用腹部以外部位创伤来解释者，都应想到腹内脏器损伤的可能。患者如发生顽固性休克，尽管可有多发性损伤，其原因一般多为腹腔内脏损伤所致。

2. 什么脏器受到损伤　应先确定是哪类脏器受损，然后考虑具体脏器。单纯实质性器官损伤时，腹痛一般不重，出血量多时常有腹胀和移动性浊音。空腔器官破裂所致腹膜炎，不一定在伤后很快出现，尤其是下消化道破裂，腹膜炎体征通常出现得较迟。

以下各项表现对于确定哪类脏器破裂有一定价值：①有恶心、呕吐、便血、气腹者多为胃肠道损伤，再结合暴力打击部位、腹膜刺激征最明显的部位和程度，确定损伤在胃、上段小肠、下段小肠、左半结肠或右半结肠。②有排尿困难、血尿、外阴或会阴部牵涉痛者，提示泌尿系脏器损伤。③有腰胁部瘀斑（Grey-Turner 征）、腰背痛和肠麻痹的考虑腹膜后血肿，往往有内出血征象。④有膈面腹膜刺激表现同侧肩部牵涉痛者，提示上腹脏器损伤，其中尤以肝和脾破裂为多见。⑤有下位肋骨骨折者，警惕肝、脾破裂。⑥骨盆骨折提示有直肠、膀胱、尿道损伤的可能。

3. 是否有多发性损伤　可能有以下几种情况：①腹内某一脏器有多处破裂。②腹内有一个以上脏器受到损伤。③除腹部损伤外，尚有腹部以外的损伤。④腹部以外损伤累及腹内脏器的损伤。无论是哪一种情况，在诊断和治疗中，都应提高警惕和诊治中保持全局观点，避免漏诊。

4. 诊断遇到困难怎么办　以上检查和分析未能明确诊断时可进行辅助检查及随时观察病情。

（二）辅助检查

1. 诊断性腹腔穿刺术与腹腔灌洗术　阳性率可达 90% 以上，对明确腹腔内脏有无损伤和哪一类脏器损伤有很大帮助。当腹腔液体量较少时，最好在超声引导下进行穿刺，以免损伤及影响诊断结果。穿刺点最常见选于脐和髂前上棘连线的中、外 1/3 交界处或经脐水平线与腋前线相交处，针缓缓刺向腹腔，在针尖刺穿腹膜时，推送针头的手可有落空感，拔出针芯，把有多个侧孔的细塑料管经针管送入腹腔深处，进行抽吸（图 21-1）。如抽不到液体，可变换针头方向、塑料管深度或改变体位再抽吸。抽到液体后，应观察其性状（血液、胃肠内容物、混浊腹水、胆汁或尿液），借以推断哪类脏器受损。所抽出液体还需要做常规化验、生化检查、淀粉酶测定、细菌培养及药物敏感试验等。腹穿阴性并不完全排除内脏损伤的可能，应继续严密观察，必要时可重复穿刺，或改行腹腔灌洗术。严重腹内胀气，中、晚期妊娠，因既往手术或炎症造成的腹腔内广泛粘连及躁动不能合作者，不宜做腹腔穿刺术。诊断性腹腔灌洗是一项很敏感的检查，尽管假阴性结果少，但 10% 以上的阳性者并不需要手术。因此不宜把灌洗阳性作为剖腹探查术的绝对指征。

2. X 线检查　如伤情允许，X 线检查对明确诊断有帮助，腹腔游离气体可能是胃或肠管破裂，

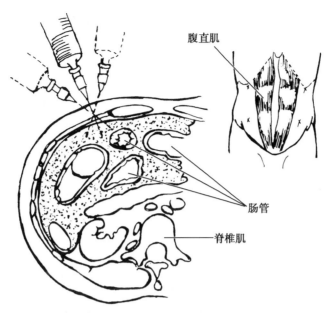

图 21−1 诊断性腹腔穿刺术进针位置

表现为膈下新月形阴影。腹膜后积气（可有典型的花斑状阴影）提示腹膜后十二指肠或结直肠穿孔。腹腔内有大量积血时，小肠多浮动到腹部中央（仰卧位），肠间隙增大，充气的左、右结肠可与腹膜脂肪线分离。腹膜后血肿时，腰大肌影消失。胃右移、横结肠下移、胃大弯有锯齿状压迹（脾胃韧带内血肿）是脾破裂的征象。右膈升高、肝正常外形消失及右下胸肋骨骨折，提示有肝破裂的可能。左侧膈疝时多能见到胃泡或肠管突入胸腔。右膈疝诊断较难，必要时可行人工气腹予以鉴别。

3. B超 主要用于诊断肝、脾、胰、肾等实质性脏器的损伤，能根据脏器的形状和大小提示损伤的有无、部位和程度，以及脏器周围积血、积气、积液情况，可以床旁动态反复检查，并辅助定位穿刺抽吸腹腔积液，在临床非常实用。

4. CT 对实质脏器损伤及其范围程度有重要的诊断价值。假阳性率低，假阴性率为 7% ~ 14%。对肠管损伤，CT 检查的价值不大，但若同时注入消化道造影剂，CT 对十二指肠破裂的诊断很有帮助。血管造影增强 CT 能鉴别有无活动出血并显示出血部位。

5. 其他检查 可疑肝、脾、胰、肾、十二指肠等脏器损伤，但上述方法未能证实者，可作选择性血管造影。实质性脏器破裂时，动脉像的造影剂外漏、实质像的血管缺如及静脉像的早期充盈。但血管造影属于侵入性检查手段，所要求的设备条件和技术条件较高，难以普及应用。MRI 对血管损伤和某些特殊部位的血肿如十二指肠壁间血肿有较高的诊断价值。核素扫描能显示肝外胆管和脾的损伤，但精确度远不如 B 超和 CT，现在基本不用。诊断性腹腔镜检查主要用于临床难以确诊时，诊断价值不亚于剖腹探查术，而创伤比剖腹探查小得多，可以最大程度减少阴性剖腹探查。同时，低气腹压及免气腹的腹腔镜应用，也减少了由于 CO_2 气腹导致的高碳酸血症、影响膈肌呼吸运动及大静脉损伤时的二氧化碳栓塞危险。

（三）密切观察

对于一时不能明确有无腹腔脏器损伤的病例，密切观察是诊断中极为重要的步骤。观察期间要反复检查病情的演变，并根据这些变化不断综合分析，以便尽早做出结论而不致贻误手术时机。

1. 观察的内容　应包括：①每 15～30 min 测定一次脉率、呼吸和血压。②每 30 min 检查一次腹部体征，注意腹膜刺激征程度和范围的改变。③每 30～60 min 测定一次红细胞数、血红蛋白和血细胞比容，了解是否下降，并复查白细胞数是否上升。④必要时可重复进行诊断性腹腔穿刺术或超声检查。

2. 注意事项　除了随时掌握伤情变化外，观察期间应做到：①不随便搬动伤者，以免加重伤情。②慎用止痛剂，以免掩盖伤情。③禁食，以免有胃肠道穿孔而加重腹腔污染。

3. 观察期的治疗　为了给可能需要进行的手术治疗创造条件，观察期间还应进行以下处理：①积极补充血容量，并防治休克。②注射广谱抗生素以预防或治疗可能存在的腹内感染。③疑有空腔脏器破裂或有明显腹胀时，应进行胃肠减压。

（四）剖腹探查

以上方法未能排除腹内脏器损伤或在观察期间出现以下情况时，应终止观察，及时进行手术探查。①腹痛和腹膜刺激征有进行性加重或范围扩大。②肠鸣音逐渐减弱、消失或出现明显腹胀。③全身情况有恶化趋势，出现口渴、烦躁、脉率增快或体温及白细胞计数上升。④膈下有游离气体表现。⑤红细胞计数进行性下降。⑥血压由稳定转为不稳定，甚至下降。⑦腹腔穿刺吸出气体、不凝血液、胆汁或胃肠内容物。⑧胃肠出血。⑨积极救治休克而情况不见好转或继续恶化。尽管可能会有少数伤者的探查结果为阴性，但腹内脏器损伤若被漏诊，则有导致死亡的可能。所以，只要严格掌握指征，行剖腹探查术较延误诊断及漏诊所付出的代价是值得的。

第三节　腹部损伤的治疗

穿透性开放损伤和闭合性腹内脏器损伤多需手术。穿透性损伤如伴腹内脏器或组织自腹壁伤口突出，可用消毒碗覆盖保护，切勿在毫无准备的情况下强行回纳。这样不仅达不到回纳的目的，反可加重腹腔污染。应在手术室麻醉条件下清洗消毒后进行回纳。

如腹部以外另有伴发损伤，应全面权衡轻重缓急，优先处理对生命威胁最大的损伤。在最危急的病例，心肺复苏是压倒一切的任务，其中解除气道梗阻是首要一环，其次要迅速控制明显的外出血，处理开放性气胸或张力性气胸等。

麻醉选择，气管内麻醉比较理想，既能保证麻醉效果，又能根据需要供氧，并防止手术中发生误吸。

切口选择，常用正中切口，进腹迅速，出血少，可根据需要向上下延长，或向侧方添加切口甚至进入胸腔。腹部有开放伤时，不可通过扩大伤口去探查腹腔，以免伤口愈合不良、裂开和内脏脱出。

优先探查腹腔出血。开腹后应立即吸出积血，清除凝血块，迅速查明来源，加以控制。肝、脾、肠系膜和腹膜后的胰、肾是常见的出血来源。决定探查顺序时可以参考两点：①术前根据受伤史和体征最怀疑哪个脏器受伤，就先探查哪个脏器。②凝血块集中处常是出血部位。若出血凶猛，一时无法判明其来源而失血危及生命时，可用手指压迫主动脉穿过膈肌处，暂时控制出血，争得时间补充血容量后，再查明原因止血。

如果没有腹腔内大出血，则应对腹腔脏器进行系统、有序的探查。探查次序原则上应先探查肝、脾等实质性脏器，同时探查膈肌有无破损；接着从胃开始，逐段探查十二指肠球部、空肠、回肠、大肠及其系膜；然后探查盆腔脏器，再后则切开胃结肠韧带显露网膜囊，检查胃后壁和胰腺。切勿遗忘后腹膜，应观察后腹膜完整性、颜色、是否隆起等，注意触诊肾及胰腺，必要时还应切开后腹膜探查十二指肠二、三、四段及胰腺、肾。在探查过程中发现的出血性损伤或脏器破裂，应随时进行止血或夹住破口。也可根据切开腹膜时所见决定探查顺序，如见到食物残渣应先探查上消化道，见到粪便先探查下消化道，见到胆汁先探查肝外胆道及十二指肠等。纤维蛋白沉积最多处或网膜包裹处往往是穿孔部位所在。

探查结束，对伤情作全面估计，按轻重缓急逐一处理。原则上是先处理大血管损伤，再处理实质性脏器出血性损伤，后处理空腔脏器破裂伤；对于空腔脏器损伤，应先处理污染重的损伤，后处理污染轻的损伤。

关腹前应彻底清除腹内残留的液体，仔细检查有无忙乱中可能遗留的纱布等异物，恢复腹内脏器的正常解剖关系。除少数损伤较轻，一期修补可靠外，大多数术后需要放置引流物，尤其是：①肝、胆、胰、十二指肠及结肠损伤者。②空腔脏器修补缝合后有可能发生渗漏者。③有较大裸露创面继续渗出者。④局部已形成脓肿或污染、感染较重者。此外，对于引流量可能很多（如肠瘘、胆瘘、胰瘘）者，需放置双套管进行负压吸引。腹壁切口污染不重者，可以分层缝合，污染较重者，皮下可放置乳胶片引流，或暂不缝合皮肤和皮下组织，留作延期处理。

严重腹部损伤，尤其是多发性损伤，患者常合并严重酸中毒、低温、凝血障碍等恶性循环三联征，以及高分解代谢状态，此时如果进行复杂、创伤大的手术会加重机体生理功能紊乱，增加复苏难度，因此，损伤控制性手术（damage control surgery，DCS）应运而生，DCS 为针对严重外科疾病的一种救治理念，即根据患者全身情况、病损范围、术者的技术、后续治疗条件等，为患者设计最佳的手术治疗方案。以患者的生存为目标，在控制病变损伤的同时控制手术本身的损伤，而不是追求手术台上"理想和完美的手术操作"。措施是对生命体征不稳定的严重损伤患者，进行有限的、旨在迅速控制创伤损害的抢救性手术，通过有力的复苏和积极的监护治疗，争取把病情稳定下来，再施行必要的修复性手术。DCS 分为三个阶段：①初期简洁复苏后通过手术快速止血和清除腹腔污染。②对患者重症监护及复苏，纠正生理功能紊乱，维护脏器功能。③后期病情稳定后实施确定性手术，包括探查和修复、细致止血、修复血管、恢复胃肠道连续性和闭合腹腔等。

（郑建伟　林　艺）

本 章 小 结

腹部损伤分开放性及闭合性损伤，穿透腹膜的开放伤一般伴有腹内脏器损伤，但无论开放伤还是闭合伤，伤情程度主要取决于有无腹腔脏器损伤，腹腔内出血和腹膜炎是腹腔脏器损伤的主要病理变化。本章主要围绕腹腔脏器损伤的判别及治疗进行探讨，比较空腔脏器与实质性脏器损伤的不同点，将判断脏器损伤的诊断程序归纳为四个大的步骤，分别是①判断有无内脏损伤；②什么脏器受到损伤；③是否多发伤；④诊断遇到困难怎么办。并强调诊断过程中不除外脏器损伤时如何密切观察，以及诊断遇到困难时如何合理选择辅助检查。治疗方面优先处理对生命威胁最大的损伤，进一步阐述了麻醉选择、切口选择、手术方式选择等，重点阐述开腹探查的顺序原则，即优先探查腹腔出血，再探查实质性脏器损伤，最后是空腔脏器损伤的探查。对空腔脏器损伤，先处理污染重的，再处理污染轻的。本章最后还介绍了损伤控制手术的概念和措施，以期使学生对重大损伤的救治进展有一定认识。

思 考 题

1. 简述腹部脏器损伤的分类和不同点。
2. 简述闭合性腹部损伤判断脏器损伤的程序。
3. 简述腹部损伤的开腹探查指征。
4. 简述腹部损伤的开腹探查顺序。

参考文献

［1］ 陈孝平，王建平 . 外科学 . 8 版 . 北京 . 人民卫生出版社 . 2013.

［2］ 吴在德 . 外科学 . 7 版 . 北京 . 人民卫生出版社 . 2011.

［3］ 吴孟超，吴在德 . 黄家驷外科学 . 7 版 . 北京 . 人民卫生出版社 . 2008.

第二十二章 | 急性化脓性腹膜炎

| 学习目标 |

1. 掌握急性化脓性腹膜炎的诊断程序及思维方法。
2. 掌握急性化脓性腹膜炎的治疗原则。
3. 熟悉腹腔脓肿的病因、诊断与鉴别诊断。

| 核心概念 |

【急性化脓性腹膜炎】是一种常见的急腹症。腹膜炎可由细菌、化学、物理损伤等引起。按病因可分为细菌性和非细菌性两类；按临床经过可分为急性、亚急性和慢性三类；按发病机制可分为原发性和继发性两类；按范围可分为弥漫性和局限性两类。

| 引　言 |

急性化脓性腹膜炎是一种常见的急腹症。腹膜炎可由细菌、化学、物理损伤等引起。按病因可分为细菌性和非细菌性两类；按临床经过可分为急性、亚急性和慢性三类；按发病机制可分为原发性和继发性两类；按范围可分为弥漫性和局限性两类。

第一节　解剖生理概述

腹膜分为相互连续的壁腹膜和脏腹膜。壁腹膜贴附于腹壁、横膈脏面和盆壁的内面；脏腹膜覆盖于内脏表面，成为它们的浆膜层。脏腹膜将内脏器官悬垂或固定于膈肌、腹后壁或盆腔壁，形成网膜、肠系膜及几个韧带。

腹膜腔是壁腹膜和脏腹膜之间的潜在间隙，男性是密闭的，女性的腹膜腔则经输卵管、子宫、阴道与体外相通。腹膜腔是人体最大的体腔。在正常情况下，腹腔内有 50 ~ 100 mL 黄色澄清液体，起润滑作用。在病变时，腹膜腔可容纳数升液体或气体。腹膜腔分为大、小腹腔两部分，即腹腔和网膜囊，经由网膜孔相通。

大网膜自横结肠下垂遮盖其下的脏器。大网膜有丰富的血液供应和大量的脂肪组织，能够移动到所及的病灶处将其包裹、填塞，使炎症局限，有修复病变和损伤的作用。

壁腹膜主要受体神经（肋间神经和腰神经的分支）的支配，对各种刺激敏感，痛觉定位准确。腹前壁腹膜在炎症时，可引起局部疼痛、压痛和反射性腹肌紧张，是诊断腹膜炎的主要临床依据。膈肌中心部分的腹膜受到刺激时，通过膈神经的反射可引起肩部放射性痛或呃逆。脏腹膜受自主神经支配，来自交感神经和迷走神经末梢，对牵引、胃肠腔内压力增加或炎症、压迫等刺激较为敏感，其性质常为钝痛而定位较差，多感觉在脐周痛；重刺激时常可引起心率变慢、血压下降和肠麻痹。

腹膜的表面是一层扁平的间皮细胞，排列规则。深面依次为基底膜、浆膜下层、富含血管的结缔组织、脂肪细胞、巨噬细胞、胶原和弹力纤维。腹膜有很多皱襞，其面积几乎与全身的皮肤面积相等，为 $1.7\sim2\ m^2$。腹膜是双向的半透性膜，水、电解质、尿素及一些小分子能透过腹膜。腹膜能向腹腔内渗出少量液体，内含淋巴细胞、巨噬细胞和脱落的上皮细胞。在急性炎症时，腹膜分泌出大量渗出液，以稀释毒素和减少刺激。渗出液中的巨噬细胞能吞噬细菌、异物和破碎组织。渗出液中的纤维蛋白沉积在病变周围，发生粘连，以防止感染的扩散并修复受损的组织，可因此而造成腹内广泛的纤维性粘连。腹膜有很强的吸收力，能吸收腹腔内的积液、血液、空气和毒素等。微粒及微生物可由膈淋巴管吸收，在膈肌下面，间皮细胞基底膜下方的集合淋巴管经小孔开口于腹腔，集合淋巴管孔的直径为 $0.8\sim2\ \mu m$，细菌平均直径为 $0.5\sim2\ \mu m$，腹膜易于吸收。因而腹膜炎患者采取半坐位时，腹膜吸收细菌延迟，可减缓腹膜吸收毒素。在严重的腹膜炎时，可因腹膜吸收大量的毒性物质引起感染性休克。

第二节　急性弥漫性腹膜炎

急性化脓性腹膜炎累及整个腹腔称为急性弥漫性腹膜炎。

（一）病理生理

1. 继发性腹膜炎（secondary peritonitis）　继发性化脓性腹膜炎是最常见的腹膜炎。①腹腔内器官穿孔、损伤引起的腹壁或内脏破裂，是急性继发性化脓性腹膜炎最常见的原因。其中最常见的是急性阑尾炎坏疽穿孔；其次是胃十二指肠溃疡急性穿孔，胃肠内容物流入腹腔首先引起化学性刺激，产生化学性腹膜炎，继发感染后成为化脓性腹膜炎；急性胆囊炎，胆囊壁坏死穿孔，造成极为严重的胆汁性腹膜炎。外伤造成肠管、膀胱破裂，腹壁伤口进入细菌，可很快形成腹膜炎。②腹内脏器炎症扩散，如急性胰腺炎、女性生殖器官化脓性感染等，含有细菌的渗出液在腹腔内扩散而引起腹膜炎。

引起腹膜炎的细菌主要是胃肠道内的常驻菌群，其中以大肠杆菌最为多见；其次为厌氧拟杆菌、链球菌、变形杆菌等。一般都是混合性感染，故病情严重。

2. 自发性腹膜炎（spontaneous peritonitis）　又称原发性腹膜炎，腹腔内无原发性病灶。致病菌多为溶血性链球菌、肺炎双球菌或大肠杆菌。细菌进入腹腔的途径一般为：①血行播散，致病菌如肺炎双球菌和溶血性链球菌从呼吸道或泌尿系统的感染灶，通过血行播散至腹膜，婴儿和儿童的自发性腹膜炎大多属于这一类。②上行性感染，来自女性生殖道的细菌，通过输卵管直接向上扩散至腹腔，如淋病性腹膜炎。③直接扩散，如泌尿系统感染时，细菌可通过腹膜层直接扩散至腹膜腔。④透壁性感染，正常情况下，肠腔内细菌是不能通过肠壁的；但在某些情况下，如肝硬化并发腹水、肾病、猩红热或营养不良等机体抵抗力降低时，肠腔内细菌即有可能通过肠壁进入腹膜腔，引起腹膜炎。自发性腹膜炎感染范围大，脓液的性质与细菌的种类有关。常见的以溶血性链球菌为主的脓液稀薄，无臭味。

（二）临床表现

根据病因不同，腹膜炎的症状可以是突然发生，也可能是逐渐出现的。如空腔脏器损伤破裂或穿孔引起的腹膜炎，发病较突然；而阑尾炎、胆囊炎等引起的腹膜炎多先有原发病症状，以后才逐渐出现腹膜炎的表现。

1. 腹痛　是最主要的临床表现。疼痛的程度与发病的原因、炎症的轻重、年龄、身体素质等有关。疼痛一般都很剧烈，难以忍受，呈持续性。深呼吸、咳嗽、转动身体时疼痛加剧，因此患者多不愿改变体位。疼痛先从原发病变部位开始，随炎症扩散而延及全腹。

2. 恶心、呕吐　腹膜受到刺激，可引起反射性恶心、呕吐，呕吐物多是胃内容物。发生麻痹性肠梗阻时可呕吐出黄绿色胆汁，甚至棕褐色粪样内容物。

3. 体温、脉搏　其变化与炎症的轻重有关。开始时正常，以后体温逐渐升高、脉搏逐渐加快。原有病变如为炎症性，如阑尾炎，发生腹膜炎之前体温已升高，发生腹膜炎后更加增高。年老体弱的患者体温可不升高。脉搏多加快，如脉搏快体温反而下降，这是病情恶化的征象之一。

4. 感染中毒症状　患者可出现高热、脉速、呼吸浅快、大汗、口干。病情进一步发展，可出现面色苍白、虚弱、眼窝凹陷、皮肤干燥、四肢发凉、呼吸急促、口唇发绀、舌干苔厚、脉细微弱、体温骤升或下降、血压下降、神志恍惚或神志不清，表示已有重度缺水、代谢性酸中毒及休克。

（1）腹部体征：明显腹胀，腹式呼吸减弱或消失。腹胀加重是病情恶化的一项重要标志。腹部压痛、腹肌紧张和反跳痛是腹膜炎的标志性体征，尤以原发病灶所在部位最为明显。腹肌紧张，其程度随病因与患者全身情况不同而不等。胃肠或胆囊穿孔可引起强烈的腹肌紧张，甚至呈"木板样"强直。幼儿、老人或极度虚弱的患者腹肌紧张不明显，易被忽视。腹部叩诊时胃肠胀气呈鼓音。胃十二指肠穿孔时膈下有游离气体，使肝浊音界缩小或消失。腹腔内积液较多时可叩出移动性浊音。听诊时肠鸣音减弱，肠麻痹时肠鸣音可能完全消失。如直肠指检发现直肠前壁饱满、触痛，提示盆腔已有感染或形成盆腔脓肿。已婚女性患者可做阴道检查或后穹窿穿刺检查。

（2）辅助检查：白细胞计数及中性粒细胞比例增高。病情险恶或机体反应能力低下的患者，白细胞计数不增高，仅中性粒细胞比例增高，甚至有中毒颗粒出现。

（3）腹部立位 X 线平片：小肠普遍胀气并有多个小液平面的肠麻痹征象。胃肠穿孔时多数可见膈下游离气体。

（三）诊断

根据病史及典型体征，白细胞计数及分类，腹部 X 线检查、B 超检查和 CT 检查等，腹膜炎的诊断一般比较容易。但儿童在上呼吸道感染期间突然腹痛、呕吐，出现明显的腹部体征时，要综合分析是自发性腹膜炎，还是肺部炎症刺激肋间神经所引起的。

（四）治疗

分为非手术治疗和手术治疗两种。

1. 非手术治疗　对病情较轻，或病程较长超过 24 h，且腹部体征已减轻或有减轻趋势者，或伴有心肺等脏器疾病而禁忌手术者，可行非手术治疗。非手术治疗也可作为手术前的准备工作。

（1）体位：一般取半卧位，以促使腹内渗出液流向盆腔，减轻中毒症状，有利于局限和引流，且可促使腹内脏器下移，腹肌松弛，减少因腹胀压迫膈肌而影响呼吸和循环的情况。鼓励患者经常活动双腿，以防发生血栓性静脉炎。休克患者取平卧位，或头、躯干和下肢各抬高约 20° 的体位。

（2）禁食、胃肠减压：胃肠道穿孔的患者必须禁食，并留置胃管持续胃肠减压，抽出胃肠道内容物和气体，以减少消化道内容物继续流入腹腔，有利于炎症的局限和吸收。

（3）纠正水、电解质紊乱：由于禁食、腹腔大量渗液及胃肠减压，因而易造成体内水、电解质紊乱。根据患者的出入量及应补充的液体量计算补充的液体总量（晶体、胶体），以纠正缺水和酸碱失衡。病情严重的应多输血浆、白蛋白或全血，以补充因腹腔内渗出大量血浆引起的低蛋白血症和贫血。注意监测脉搏、血压、尿量、中心静脉压、心电图、血细胞比容、血清电解质、肌酐及血气分析等，以调整输液的成分和速度，维持尿量每小时 30～50 mL。急性腹膜炎中毒症状明显并有休克时，如输液、输血未能改善情况，可以用一定剂量的激素，对减轻中毒症状、缓解病情有一定的帮助。也可以根据患者的脉搏、血压、中心静脉压等情况给予血管收缩药或扩张药，其中以多巴胺较为安全有效。

（4）抗生素：继发性腹膜炎大多为混合感染，致病菌主要为大肠杆菌、肠球菌和厌氧菌（拟杆菌为主）。在选用抗生素时应考虑致病菌的种类。尚无细菌培养报告时的经验用药，应选用广谱抗生素，第三代头孢菌素足以杀死大肠杆菌而无耐药性。经大样本病例研究发现，2 g 剂量的第三代头孢菌素在腹膜腔的浓度足以对付所测试的 10 478 株大肠杆菌。过去较为常用的氨苄西林、氨基糖苷类和甲硝唑（或克林霉素）三联合方案，现在已较少应用。因为氨基糖苷类有肾毒性，且在腹腔感染环境的低 pH 中效果不大。现在认为单一广谱抗生素治疗大肠杆菌感染的效果可能更好。严格地说，根据细菌培养出的菌种及药物敏感试验结果选用抗生素较为合理。

需要强调的是，抗生素不能替代手术治疗，有些病例单是通过手术就可以获得治愈。

（5）补充热量和营养支持：急性腹膜炎的代谢率约为正常人的 140%，每日需要热量达 12 550～16 740 kJ（3 000～4 000 kcal）。热量补充不足时，体内大量蛋白质首先被消耗，使患者的抵抗力及愈合能力下降。在输注葡萄糖供给一部分热量的同时应补充白蛋白、氨基酸、支链氨基酸等。静脉输入脂肪乳剂，热量较高。长期不能进食的患者应及早考虑用肠外高营养；手术时已做空肠造口的患者，可用肠内高营养法。

（6）镇静、镇痛、吸氧：可减轻患者的痛苦与恐惧心理，已经确诊、治疗方案已定及手术后的患者，可用哌替啶类镇痛药。诊断不清或要进行观察时，暂不用镇痛药，以免掩盖病情。

2. 手术治疗　继发性腹膜炎绝大多数需要手术治疗。

（1）手术适应证：①经上述非手术治疗 6～8 h 后（一般不超过 12 h），腹膜炎症状及体征不缓解反而加重者。②腹腔内原发病严重，如胃肠道或胆囊坏死穿孔、绞窄性肠梗阻、腹腔内脏器损伤破裂，胃肠手术后短期内吻合口瘘所致的腹膜炎。③腹腔内炎症较重，有大量积液，出现严重的肠麻痹或中毒症状，尤其是有休克表现者。④腹膜炎病因不明，无局限趋势。

血流动力学不稳定的患者应予以复苏，足量静脉输液至保持 20～30 mL/h 尿量，血压应达 100 mmHg，脉搏低于 100 次/min，对糖尿病患者应控制高血糖和保持酸碱平衡，做好生命体征监测，纠正低钾血症。

（2）麻醉方法：多选择全身麻醉或硬膜外麻醉，个别危重休克患者可用局部麻醉。

（3）处理原发病：手术切口应根据原发病变的器官所在部位而定。如不能确定原发病变位于哪个器官，以右旁正中切口为好，开腹后可向上下延长。如曾做过腹部手术，可经原切口或在其附近做切口。开腹后要小心肠管，如腹内器官与腹膜粘连，要避免分破胃肠管壁。探查时要轻柔细致，不要过多地解剖和分离，以免感染扩散。为了找到病灶可分离一部分粘连。查清楚腹膜炎的病因后，决定处理方法。胃十二指肠溃疡穿孔的患者，穿孔时间不超过 12 h 可做胃大部切除术。如穿孔时间长，腹内污染严重或患者全身情况不好，只能行穿孔修补术。坏疽的阑尾及胆囊应切除，如果局部炎症严重，解剖层次不清，全身情况不能耐受手术时，只宜做应急处理，行腹腔引流或胆囊造口术。坏死的小肠尽可能切除吻合，坏死的结肠如不能切除吻合，可行坏死肠段外置。

（4）彻底清理腹腔：开腹后立即用吸引器吸净腹腔内的脓液及液体，清除食物残渣、粪便、异物等。脓液多积聚在病灶附近、膈下、两侧结肠旁沟及盆腔内。可用甲硝唑及生理盐水灌洗腹腔至清洁。

（5）充分引流：要把腹腔内的渗液通过引流物排出体外，以防止发生腹腔脓肿。放引流管的指征：①坏死病灶未能切除或有大量坏死组织无法清除。②坏死病灶已切除或穿孔已修补，预防发生漏液。③手术部位有较多的渗液或渗血。④已形成局限性脓肿。

（6）术后处理：继续禁食、胃肠减压、补液、应用抗生素和营养支持治疗，保证引流管通畅。根据手术时脓液的细菌培养和药物敏感试验结果，选用有效的抗生素。

近年来腹腔镜手术趋于普及且效果好。腹腔镜手术用于急腹症取决于手术医师的经验、可能的诊断及医院的条件。以往曾做过腹部手术、血流动力学不稳定、高度腹胀的患者及孕妇不宜做腹腔镜手术。腹腔镜手术的并发症少，手术时间不长，绝大多数可提供确定的诊断，住院时间短。半数以上的病例可经腹腔镜手术获得确定性治疗，病残率及死亡率均较低。但不宜用于合并脓毒性休克和低血容量性休克的患者。

第三节 腹 腔 脓 肿

脓液在腹腔内积聚，由肠襻、内脏、肠壁、网膜或肠系膜等粘连包围，与游离腹腔隔离，形成腹腔脓肿。腹腔脓肿可分为膈下脓肿、盆腔脓肿、肠间隙脓肿。一般均继发于急性腹膜炎或腹腔内手术，原发性感染少见。

一、膈 下 脓 肿

（一）病理生理

横结肠及其系膜将腹腔分成结肠上区和结肠下区。结肠上区亦称膈下区，肝将其分隔为肝上间隙和肝下间隙。肝上间隙被纵行的肝镰状韧带分成左、右间隙，肝下间隙被肝圆韧带分成右下间隙和左下间隙。左肝下间隙又被肝胃韧带和胃分为左下前间隙和左下后间隙。肝左下后间隙即为网膜囊。由于肝左叶很小，肝左下前间隙与肝左上间隙实际上相连而成为一个左膈下间隙。此外，在冠状韧带两层之间存在着一个腹膜外间隙。脓液积聚在一侧或两侧的膈肌下、横结肠及其系膜的间隙内者，统称为膈下脓肿（subphrenic abscess）。膈下脓肿可发生在一个或两个以上的间隙。

（二）临床表现

膈下脓肿一旦形成，可出现明显的全身症状及局部症状。

1. 全身症状　发热，初为弛张热，脓肿形成以后持续高热，也可为中等程度的持续发热。脉率增快，舌苔厚腻。逐渐出现乏力、衰弱、盗汗、厌食、消瘦、白细胞计数升高、中性粒细胞比例增加。

2. 局部症状　脓肿部位可有持续钝痛，深呼吸时加重。疼痛常位于近中线的肋缘下或剑突下。脓肿位于肝下靠后方可有肾区痛，有时可牵涉到肩部、颈部。脓肿刺激膈肌可引起呃逆。膈下感染可通过淋巴系统引起胸膜、肺反应，出现胸腔积液（胸水）、咳嗽、胸痛。脓肿穿破到胸腔发生脓胸。近年由于大量应用抗生素，局部症状多不典型。严重时出现局部皮肤凹陷性水肿，皮肤温度升高。患侧胸部下方呼吸音减弱或消失。右膈下脓肿可使肝浊音界扩大。有 10% ~ 25% 的脓腔内含有气体。

（三）诊断

急性腹膜炎或腹腔内脏器的炎症疾病经治疗好转后，或腹部手术数日后出现发热、腹痛者，均应想到本病，并做进一步检查。X 线透视可见患侧膈肌升高，随呼吸活动度受限或消失，肋膈角模糊，积液。X 线片显示胸膜反应、胸腔积液、肺下叶部分不张等；膈下可见占位阴影。左膈下脓肿，胃底可受压下降移位；脓肿含气者可有液气平面。B 超检查或 CT 检查对膈下脓肿的诊断及鉴别诊断帮助较大。特别是在 B 超引导下行诊断性穿刺，不仅可帮助定性诊断，而且对于小的脓肿可在吸脓后注入抗生素进行治疗，但穿刺阴性者不能排除有脓肿的可能。

（四）治疗

过去，膈下脓肿基本上采用手术引流。近年多采用经皮穿刺插管引流术，并取得较好的治疗效果。治疗前，应进行充分的术前准备，包括补液、输血、营养支持和抗生素的应用等。

1. 经皮穿刺插管引流术　优点是手术创伤小、可在局部麻醉下施行、一般不会污染游离腹腔和引流效果较好等。经过这种方法治疗，约有 80% 的膈下脓肿可以治愈。

2. 切开引流术　应根据脓肿所在的位置来选择适当的切口。术前应常规进行 B 超检查，或 CT 来确定脓肿的位置。膈下脓肿的切开引流可以通过多种切口和途径进行，目前常用的有两种。

（1）经前腹壁肋缘切口：适用于肝右叶上、肝右叶下位置靠前或膈左下靠前的脓肿。此途径较安全而最常用。缺点是膈下脓肿多数偏后方，此法引流不畅。加用负压袋吸引可弥补其不足。在局麻或硬膜外麻醉下沿前肋缘下做切口，切开腹壁各层至腹膜，穿刺确定脓肿的部位，在吸出脓的部位进入脓腔，可用手指或钝器插入，吸净脓液后，用低压灌洗，放置多孔引流管或双套管并用负压吸引。脓肿周围一般都有粘连，但只要不分破粘连，脓肿就不会流入腹腔或扩散。

（2）经后腰部切口：此切口现已很少采用，对于肝右叶下、膈左下靠后的脓肿多采用超声引导下经皮穿刺置管引流术。

二、盆　腔　脓　肿

盆腔处于腹腔最低位，腹内炎性渗出物或腹膜炎的脓液易积聚于此而形成脓肿。盆腔腹膜面积小，吸收毒素能力较低，全身中毒症状亦较轻。

（一）临床表现及诊断

急性腹膜炎治疗过程中、阑尾穿孔或结直肠手术后出现体温下降后又升高，典型的直肠或膀胱刺激症状，如里急后重、大便频而量少、有黏液便、尿频、排尿困难等，应考虑到本病的可能。腹部检查多无阳性发现。直肠指检可发现肛管括约肌松弛，在直肠前壁触及直肠腔内膨出，有触痛，有时有波动感。已婚妇女可进行阴道检查，以协助鉴别。如是盆腔炎性肿块或脓肿，可通过后穹隆穿刺抽脓，有助于诊断。腹部 B 超或直肠 B 超检查可帮助明确脓肿的诊断、脓肿的大小及位置等。必要时做 CT 检查，帮助进一步明确诊断。

（二）治疗

盆腔脓肿（pelvic abscess）较小或未形成时，可以采用非手术治疗。应用抗生素，辅以热水坐浴、温热水灌肠及物理透热等疗法。有些病例经过上述治疗，脓液可自行完全吸收。脓肿较大者，须手术治疗。在骶管麻醉或硬膜外麻醉下，取截石位，用肛镜显露直肠前壁，在波动处穿刺，抽出脓液后顺穿刺针做一小切口，再用血管钳插入扩大切口，排出脓液，然后放软橡皮管引流 3 ~ 4 日。已婚妇女可经后穹隆穿刺后切开引流。

三、肠间脓肿

肠间脓肿（interloop abscess）是指脓液被包围在肠管、肠系膜与网膜之间的脓肿。脓肿可能单发，也可能为多个大小不等的脓肿。如脓肿周围广泛粘连，可以发生不同程度的粘连性肠梗阻。患者出现化脓感染的症状，并有腹胀、腹痛、腹部压痛或触及肿块。如脓肿自行穿破入肠管或膀胱则形成内瘘，脓液随大小便排出。X 线检查时发现肠壁间距增宽及局部肠襻积气。B 超、CT 检查可探到较大的脓肿。

应用抗生素、物理透热及全身支持治疗。如非手术治疗无效或发生肠梗阻时，考虑剖腹探查并行引流术。此病进行手术时，容易分破肠管形成肠瘘，故手术必须小心、仔细。如 B 超或 CT 检查提示脓肿较局限且为单房，并与腹壁紧贴，也可采用 B 超引导下经皮穿刺插管引流术。

（郑建伟）

本 章 小 结

本章主要介绍急性化脓性腹膜炎的相关定义及病因、分类。重点叙述了急性弥漫性腹膜炎的临床表现，鉴别诊断，治疗方法及手术原则。另外，简要介绍了腹腔脓肿的分类和治疗原则。

思 考 题

1. 简述急性弥漫性腹膜炎的分类和临床表现。
2. 简述腹腔脓肿的分类和不同点。

参考文献

［1］陈孝平，王建平．外科学．8 版．北京．人民卫生出版社．2013.

［2］吴在德．外科学．7 版．北京．人民卫生出版社．2011.

［3］吴孟超，吴在德．黄家驷外科学．7 版．北京．人民卫生出版社．2008.

第二十三章 | 胃、十二指肠疾病

| 学习目标 |

1. 掌握胃十二指肠疾病病因、分类和临床表现。
2. 掌握胃、十二指肠溃疡的鉴别诊断和治疗原则。
3. 了解胃癌的外科治疗原则。

| 核心概念 |

【胃十二指肠溃疡】是指胃十二指肠黏膜的局限性圆形或椭圆形的全层黏膜缺损。

| 引　言 |

胃和十二指肠疾病是常见的消化道疾病。胃十二指肠溃疡的内科治疗效果不断提高、需要外科治疗的溃疡病人减少了1/2左右，但是其多种并发症以及停药复发者仍需要外科手术治疗。胃癌是我国最常见的恶性肿瘤之一，死亡率居恶性肿瘤首位，越来越多的治疗方式进入人们视野。十二指肠憩室是消化道常见病，在正常人群中发生率为1%~2%，而尸检发生率则高达10%~20%，内科治疗无效后应考虑手术治疗，手术方法包括：憩室内翻缝合术、憩室切除术和各种转流术，常用的是胃大部切除术。

第一节　解剖生理概述

（一）胃的解剖

胃大部分位于腹腔的左上方。胃的位置取决于人的姿势、胃和小肠的充盈程度、腹壁的张力和人的体型。胃有两个开口，上端与食管相连，谓之贲门。贲门是胃唯一的相对固定点，位于中线的左侧，相当于第10胸椎或第11胸椎水平。下端与十二指肠相连，称为幽门。幽门位置相当于第1腰椎下缘的右侧。胃有前后两壁，其前壁朝向前上方，与肝、膈肌和前腹壁相邻。胃后壁朝向后下方，构成小网膜囊前壁的一部分，与脾、胰腺、横结肠及系膜和膈肌脚等相邻，上述器官构成了所谓的胃床。胃分上下两缘，上缘偏右，凹而短，称胃小弯；下缘偏左，凸而长，称胃大弯。临床上将胃分为三部分：①胃底部：贲门平面以上，向左上方膨出的部分；②胃体部：介于胃底部与胃窦部之间，是胃的最大部分；③胃窦部：胃小弯下部有一凹入的刻痕，称为胃角切迹，自此向右为胃窦部。

胃壁分四层：黏膜层、黏膜下层、肌层和浆膜层。黏膜层位于胃壁最内层，幽门与胃窦部黏膜较厚，胃底部黏膜较薄。胃排空时，胃黏膜形成许多不规则的皱襞，在胃小弯有 4~5 条沿胃纵轴排列的皱襞，称为胃道。胃病变时黏膜皱襞常发生形态上的变化。胃黏膜表面有许多小凹，通过胃腺与下方的肌纤维相通，形成黏膜肌层。黏膜下层是由疏松结缔组织和弹力纤维构成的，由于此层的存在可使黏膜层在肌层上滑动。黏膜下层有供应黏膜层的血管、淋巴管和神经网。肌层由三层走向不同的肌纤维构成。内层是斜行纤维，与食管的环行纤维相连，在贲门处最厚并逐渐变薄。中层是环行纤维，在幽门处最厚并形成了幽门括约肌。外层是纵行纤维，在胃大弯、胃小弯侧最厚。肌层内有神经网。浆膜层即脏腹膜，在胃大弯、胃小弯处与大网膜、小网膜相连。

胃通过韧带与邻近器官相联系，胃小弯及十二指肠第一部与肝之间有肝胃韧带和肝十二指肠韧带。贲门及胃底部、胃体部后壁有胃膈韧带与膈肌相连，此韧带为一腹膜皱襞，其内常有胃后动脉、胃后静脉通过。在肝胃韧带的后方胃小弯的较高处有胃胰皱襞，即胃胰韧带，内有胃左动脉、胃左静脉及迷走神经后干的腹腔支。胃大弯与横结肠之间有胃结肠韧带，属于大网膜的一部分。大网膜由前后两层腹膜构成，但二者已相互愈着，不易再分离。胃大弯上部与脾之间称胃脾韧带，其中有胃短动脉、胃短静脉。

胃的血运极为丰富，其动脉血液主要源于腹腔动脉干。胃的动脉组成了两条动脉弧，分别沿胃小弯和胃大弯走行。胃小弯动脉弧由胃左动脉（源于腹腔动脉）和胃右动脉（源于肝总动脉）组成。胃大弯动脉弧由胃网膜左动脉（源于脾动脉）和胃网膜右动脉（源于十二指肠动脉）组成。此外，胃底部还有胃短动脉（源于脾动脉）和左膈下动脉（源于腹腔动脉或胃左动脉）供应。除上述主要动脉外，胰十二指肠上前动脉、胰十二指肠上后动脉、十二指肠上动脉、胰背动脉、胰横动脉等也参与胃的血液供应。胃大弯、胃小弯侧的这些动脉在胃壁上发出了许多小分支进入肌层，然后由这些小分支发出众多血管并互相吻合成网。所以胃手术时即便结扎了大部分的主要动脉，胃壁仍然不会坏死。同理，在胃外结扎胃的动脉也不会有效的控制胃内病变所引起的胃出血。胃的静脉与同名动脉伴行。胃左静脉直接或通过脾静脉汇入门静脉，胃右静脉直接汇入门静脉，胃短静脉和胃网膜左静脉均汇入脾静脉，胃网膜右静脉汇入肠系膜上静脉。

胃的毛细淋巴网在黏膜层、黏膜下层和肌层间有广泛的吻合，经过浆膜引流到胃周围淋巴结，再汇入腹腔淋巴结，经乳糜池和胸导管进入左颈静脉，因此晚期胃癌可在左锁骨上窝触到肿大的淋巴结。胃淋巴管与胃动脉相平行，因此胃周淋巴结分布与相应的动脉有关。根据胃淋巴的流向，将胃周淋巴结分为四组：①腹腔淋巴结群：主要沿胃左动脉分布，收集胃小弯上部的淋巴液；②幽门上淋巴结群：沿胃右动脉分布，收集胃小弯下部的淋巴液；③幽门下淋巴结群：沿胃网膜右动脉分布，收集胃大弯右侧的淋巴液；④胰脾淋巴结群：沿脾动脉分布，收集胃大弯上部的淋巴液。胃和其他器官一样，发生癌时可因淋巴管阻塞而改变正常的淋巴流向，以致在意想不到的部位出现淋巴结转移。由于胃淋巴管网在胃壁内广泛相通，因此任何部位的胃癌，癌细胞最终可侵及任何部位的淋巴结。贲门下部黏膜下层淋巴网与食管黏膜下层淋巴网充分相通。胃与十二指肠黏膜下层淋巴网无明显分界，在行胃癌手术时应考虑到这些特点。

胃由交感神经和副交感神经支配。交感神经源于第 6~9 胸椎神经纤维，组成内脏大神经并终止于半月神经节，后者发出纤维至腹腔神经节，再分支至胃。交感神经的作用是抑制胃的运动、减少胃液分泌和传出痛觉。副交感神经纤维来自左、右迷走神经，作用为促进胃的运动、增加胃液分泌。在胃壁黏膜下层和肌层内交感神经和副交感神经组成神经网，协调胃的运动和胃液分泌功能。迷走神经在进入腹腔时集中为左、右两主干，左迷走神经干由左上走向右下，也称为迷走神经前干。前干在贲门水平分为两支，一支向肝门，称为肝支；另一支沿胃小弯下行，称为胃前支。右迷走神经干位于食管的右后方，也称迷走神经后干。后干在贲门稍下方分为腹腔支和胃后支。胃前支、胃后支在胃角切迹附近分别发出 3~4 支"鸦爪"形分支，分布于胃窦部支配幽门的排空功能。

（二）胃的生理

胃液是一种无色的酸性液，正常成人每日分泌量 1 500~2 500 mL。胃液除含水外，主要成分包括：①无机物：如盐酸、钠离子、钾离子、氯离子等；②有机物：如黏蛋白、胃蛋白酶、内因子等。胃液中的电解质成分随分泌的速度而有变化，分泌速度增加时，氢离子浓度增高，钠离子浓度下降，而钾离子和氯离子的浓度几乎保持不变。胃液的 pH 取决于氢离子和钠离子的比例，并与胃液分泌速度及胃黏膜血流速度有关。

胃液分为基础分泌（消化间期分泌）和餐后分泌（消化期分泌）。基础分泌是指消化间期无食物刺激的自然分泌，分泌量较少且个体差异大，调节基础分泌的激素可能是迷走神经的兴奋程度和自发性小量促胃液素的释放。餐后胃液分泌量明显增多，食物是胃液分泌的自然刺激物，参与餐后分泌的主要因素有乙酰胆碱、促胃液素和组胺。餐后分泌分为三相：①头相：食物对视觉、嗅觉和味觉的刺激，通过大脑皮质和皮质下神经中枢兴奋，经迷走神经传导至胃黏膜和胃腺体，促使乙酰胆碱的释放，引起大量胃液分泌，这种胃液含酸和蛋白酶较多。血糖 <2.8 mmol/L 时也可以刺激迷走神经中枢，引起头相分泌。②胃相：食物入胃后对胃产生机械性刺激和化学性刺激，前者是指食物对胃壁的膨胀性刺激，后者是指胃内容物对胃黏膜的刺激。两种刺激促进迷走神经兴奋，释放乙酰胆碱或刺激胃窦部 G 细胞产生促胃液素，引起胃液分泌增多。胃相的胃液酸度较高，当胃窦部 pH 达 1.5 时则会对胃液分泌起负反馈抑制作用，此时促胃液素释放停止，使胃液酸度维持在正常水平。③肠相：包括小肠膨胀和食糜刺激十二指肠和近端空肠产生肠促胃液素，促进胃液分泌。十二指肠内酸性食糜还能通过刺激促胰液素、缩胆囊素、肠抑胃肽等抑制胃酸的分泌。

（三）十二指肠的解剖和生理

十二指肠位于幽门和空肠之间，呈"C"形环抱胰头，全长约 25 cm，是小肠中最粗、最短和最固定的部分。十二指肠分为四部：①球部，较短，大部分由腹膜覆盖，可活动，是溃疡的好发部位。球部后邻胆总管和胰腺头部。②降部，自球部锐角下行，主要位于腹膜后，其内侧与胰头部紧密相连。胆总管和胰管开口于其后内侧中部的十二指肠乳头，此点距幽门 8~10 cm，距切牙约 75 cm。③水平部，自降部转向左侧横行，长约 10 cm，位于腹膜后，上方邻胰头，肠系膜上动脉、静脉在其远侧前方纵行越过。④升部，先上行，然后急转成锐角向下、向前并与空肠相接，构成十二指肠空肠曲，来自右膈肌脚处有纤维肌肉索带样组织，与十二指肠空肠曲相连，称为 Treitz 韧带。

十二指肠的血液供应源自胰十二指肠上前动脉（胃、十二指肠动脉的分支）和胰十二指肠上后动脉（肠系膜上动脉的分支）。前者位于十二指肠降部和胰头部的沟内；后者位于十二指肠横部和胰腺之间的沟内。胰十二指肠上前、上后动脉各分为前后 2 支，并在胰腺前后吻合成动脉弓。

十二指肠接受胆汁、胰液和胃内食糜。十二指肠球部黏膜薄而平滑，自降部开始黏膜呈环行皱襞。十二指肠黏膜内有 Brunner 腺，分泌碱性的十二指肠液，内含多种消化酶，如肠蛋白酶、麦芽糖酶、乳糖酶、蔗糖酶、脂肪酶等。十二指肠黏膜内的内分泌细胞可分泌肠促胃液素、缩胆囊素、肠抑胃肽和促胰液素等。

第二节　胃、十二指肠溃疡的外科治疗

胃、十二指肠黏膜的局限性圆形或椭圆形的全层黏膜缺损，称之为胃、十二指肠溃疡。虽然近年来随着强效制酸药物 H_2 受体拮抗剂和质子泵抑制剂的问世及抗幽门螺杆菌药物的合理应用，使内科治疗效果不断提高，需要外科治疗的溃疡患者减少了 1/2 左右。但是，一方面仍有部分胃、十二指肠溃疡患者因出血、穿孔、瘢痕性幽门梗阻及癌变等并发症需要外科手术治疗，另一方面长期随访资料证明，H_2 受体拮抗剂停药后溃疡复发率高达 80%。因此胃、十二指肠溃疡依然是一个需要外科治疗的疾病。

一、病因和发病机制

1. 胃酸　其分泌异常与胃、十二指肠溃疡发病关系密切。胃液酸度过高，激活胃蛋白酶原，黏膜产生自身消化是胃、十二指肠溃疡的主要发病机制。胃酸分泌主要受迷走神经和促胃液素的调控：①迷走神经：兴奋时或通过释放乙酰胆碱直接刺激胃壁细胞，或通过作用于胃窦部黏膜促其释放促胃液素刺激胃酸分泌。胃、十二指肠溃疡患者的迷走神经兴奋性明显高于正常人。②促胃液素：进食后胃窦部黏膜受食物刺激产生促胃液素，促胃液素经血液循环作用于胃壁细胞并促其分泌胃酸。促胃液素的分泌和释放与胃液的酸度有关，溃疡患者在胃窦酸化的刺激下，促胃液素分泌增加。除胃窦部产生的促胃液素外，食物进入空肠上段后也可促其释放肠促胃液素刺激胃酸分泌，但这种作用较小。此外，胃、十二指肠溃疡患者胃壁细胞数量的明显增加及对迷走神经、促胃液素等刺激敏感性的明显增高也是溃疡病好发的重要原因之一。

2. 胃黏膜屏障　由胃黏液和黏膜柱状上皮细胞的紧密连接构成。胃黏液除具有润滑作用外，还有中和、缓冲胃酸的作用。胃的黏膜上皮细胞能够阻止钠离子从黏膜细胞内扩散入胃腔及胃腔内的氢离子逆流入黏膜细胞内。非甾体消炎药（NSAID）、肾上腺皮质激素、胆汁酸盐、酒精类均可破坏胃黏膜屏障，造成氢离子逆流入黏膜细胞，引起胃黏膜水肿、出血、糜烂，甚至溃疡。此外，胃的机械性损伤、缺血性病变、营养不良等因素都可减弱胃黏膜的屏障功能。

3. 幽门螺杆菌　幽门螺杆菌（helicobacterpylori，HP）与胃、十二指肠溃疡形成的关系已得到公认。在我国胃、十二指肠溃疡患者的 HP 检出率分别为 70% 和 90%。HP 属于革兰阴性杆菌，呈弧形或 S 形。HP 可产生多种酶类，重要的有尿素酶、过氧化氢酶、磷脂酶和蛋白酶。尿素酶能分解胃内的尿素产生氨和碳酸氢盐。氨一方面可破坏胃黏膜，另一方面能损伤细胞及线粒体，导致细胞破坏；过氧化氢酶分解过氧化氢，使之不能形成单氧与羟基根而抑制中性粒细胞的杀菌作用；磷脂酶和蛋白酶可分别降解脂质与蛋白质，使黏液层脂质结构改变和黏蛋白多聚体降解，破坏了胃黏液屏障功能。此外，约 50% 的 HP 菌株能产生细胞空泡毒素（VacA）和毒素相关蛋白（CagA），可使真核细胞发生空泡变性。HP 致胃、十二指肠溃疡的确切机制尚未完全清楚，可能与 HP 损伤胃、十二指肠黏膜

和黏膜屏障，导致氢离子内渗，影响碳酸氢盐、促胃液素及胃酸分泌，改变胃血流等有关。HP 感染发展成胃、十二指肠溃疡的累计危险率为 15%~20%，HP 被清除后，胃炎和胃、十二指肠溃疡易被治愈且复发率低，也能降低胃、十二指肠溃疡大出血患者的再出血率。

4. 十二指肠溃疡与胃溃疡　十二指肠溃疡患者的基础胃酸分泌与最大胃酸分泌分别是正常人的 2.2 倍和 1.6 倍。造成胃酸分泌过多的主要原因有：迷走神经过度兴奋、壁细胞较正常人多以及胃排空过快导致酸性胃液损伤了十二指肠球部黏膜。临床上治疗消化性溃疡的手术均以减少胃酸分泌为主要目的。

总之，迷走神经张力过高引起胃酸增多是十二指肠溃疡形成的主要原因；而各种原因导致的胃黏膜屏障功能减弱、氢离子逆向扩散或胃潴留则是胃溃疡形成的主要原因。HP 感染与胃、十二指肠溃疡的形成都有一定的关系。

二、十二指肠溃疡的外科治疗

（一）临床表现

十二指肠溃疡可见于任何年龄，但多见于中青年男性。临床表现为上腹部或剑突下烧灼样痛或钝性痛，疼痛多在进食后 3~4 h 发作。饥饿痛和夜间痛与基础胃酸分泌量过高有关。服用抗酸药物或进食能使疼痛缓解或停止。体检可有右上腹压痛。十二指肠溃疡腹痛有周期性发作的特点，秋冬季或冬春季好发，可反复发作并逐渐加重。

（二）外科治疗

目前适合外科治疗的十二指肠溃疡仅限于：①非单纯性十二指肠溃疡：即有各种严重并发症的十二指肠溃疡，包括急性穿孔、急性大出血和瘢痕性幽门梗阻。②经内科治疗无效的十二指肠溃疡：即所谓顽固性溃疡。内科治疗无效一般指应用包括抑酸药和抗 HP 药在内的正规治疗 3 个疗程后，胃镜复查溃疡仍未愈合的患者。从局部病变看顽固性溃疡多数为直径 >2 cm 或穿透肠壁并与胰腺、胆道等周围组织广泛愈着的溃疡，形成较多瘢痕的胼胝性溃疡和十二指肠球后溃疡。如前所述，由于药物治疗的有效性，这种顽固性十二指肠溃疡已不多见。因此治疗效果不佳时除应考虑顽固性溃疡的可能外，还应注意除外其他上腹部疾病及胰源性因素等。③对于溃疡病史长，症状渐趋加重，发作频繁，每次发作持续时间长，疼痛剧烈，影响身体营养及正常生活与工作者；经胃镜或 X 线钡餐检查发现溃疡深大、十二指肠球部严重变形或溃疡位于十二指肠球后及穿透肠壁者；曾有过十二指肠溃疡穿孔或反复大出血的病史，而溃疡仍在活动，有可能再出现急性并发症的患者也应考虑手术治疗。

需要强调的是，十二指肠溃疡不仅仅是一个局部疾病，手术治疗也并不是非常理想的治疗方法，其本身就具有一定的风险，且术后常有后遗症状，乃至溃疡复发，因此一般的轻症患者不是手术的适应证。手术方式应首选胃大部切除术和高选择性迷走神经切断术。

三、胃溃疡的外科治疗

胃溃疡也是外科常见病，发病年龄一般较十二指肠溃疡高，在 50 岁左右，以男性多见。胃溃疡可见于胃的任何部位，但以胃窦部最为多见，约占 90%，大多数胃溃疡位于胃体部与胃窦部交界处、胃窦部一侧的小弯侧和近幽门前方。较少见的有高位溃疡、后壁溃疡和复合性溃疡。应用 H_2 受体拮抗剂和质子泵抑制剂治疗胃溃疡的疗效不如十二指肠溃疡好，原因可能与发病机制不同有关。

（一）临床表现

胃溃疡腹痛没有十二指肠溃疡腹痛那样有规律。腹痛多发生在餐后 0.5~1 h，持续 1~2 h。进食不能缓解疼痛，甚至加剧疼痛。压痛点多在剑突与脐之间的正中线或略偏左。抑酸药物疗效欠佳，治疗后易复发。胃溃疡常易引起大出血、急性穿孔等并发症。胃溃疡约有 5% 可发癌变，因此对于年龄较大，典型症状消失，呈不规则持续腹痛或症状日益加重，伴体重减轻、消瘦、乏力、贫血等表现的患者，应进一步行 X 线钡餐检查或纤维胃镜检查。

（二）外科治疗

一般认为胃溃疡的手术适应证如下：①经内科系统治疗 3 个月以上仍不愈合或治愈后短期内又复发者。胃溃疡愈合速度一般较十二指肠溃疡慢一些，故观察时间也需要长一些，届时如仍不愈合应采取手术治疗。②并发急性穿孔、急性大出血、瘢痕性幽门梗阻或溃疡已穿透至胃壁外者。③经 X 线钡餐或胃镜检查证实溃疡直径较大、超过 2.5 cm，高位溃疡者或胃、十二指肠复合溃疡。④不能除外癌变或已经癌变者。

胃溃疡手术治疗的首选术式是胃大部切除术，胃的切除范围不必过大，50% 左右即可。胃肠道重建以 Billroth I 式吻合术为好，90% 以上的患者术后效果良好。对于高位胃溃疡，可选择的术式有①保留溃疡的术式：包括旷置式胃大部切除术和胃迷走神经切断加幽门成形术。较大的高位溃疡切除后成形较为困难且有造成贲门狭窄的可能，此种情况下可将溃疡旷置，切除 50% 左右的胃，行 Billroth I 式吻合或行胃迷走神经切断加幽门成形术，术后溃疡都可自行愈合。②切除溃疡的术式：有人认为保留溃疡的术式术后虽可使溃疡愈合，但在预防溃疡急性穿孔、大出血和癌变方面总不如将溃疡切除。③十二指肠以下的梗阻性病变：十二指肠肿瘤、肠系膜上动脉压迫综合征、胰腺肿瘤压迫十二指肠等均可引起十二指肠梗阻，表现为呕吐、胃扩张和胃潴留等，但其呕吐物内多含有胆汁。X 线钡餐和胃镜检查可明确诊断。

（三）治疗

瘢痕性幽门梗阻必须经过手术治疗方能解除梗阻。手术治疗的目的在于解除梗阻、消除病因。手术前应注意改善患者的营养状态，纠正脱水、低氯低钾性碱中毒，持续性胃肠减压和温生理盐水洗胃以减轻胃组织水肿，有利于术后愈合。手术方式包括：①胃大部切除术：国内多以此术式为主。②迷走神经切断加胃窦部切除术。③胃空肠吻合术：适用于胃酸低、全身状况差的老年患者。

四、手术原则与手术方式

胃、十二指肠溃疡的手术方式包括胃大部切除术和迷走神经切断术两种。

（一）胃大部切除术

胃大部切除术包括切除远侧胃的 2/3~3/4 和部分十二指肠球部。其治愈胃、十二指肠溃疡的理论基础在于：①切除了胃窦部，消除了由 G 细胞分泌促胃液素引起的体液性胃酸分泌。②切除了大部分胃体部，因壁细胞数量减少而使神经性胃酸分泌也有所降低。③切除了溃疡的好发部位，即十二指肠球部和胃窦部。④切除了溃疡。其中前3条是重要的，后1条并非绝对必需。

1. 切除和胃肠道重建的基本要求

（1）切除范围：诚然，胃切除范围越大，其降低胃酸效果越好，但切除过多会造成胃容积过小，而不利于患者的术后营养。一般认为切除60%并根据患者的具体情况适当调整是适宜的。具体来说，十二指肠溃疡应比胃溃疡切除的范围要大一些，术前胃酸高者也应适当多切除一些，反之则不必过多切除。60%胃切除范围的标志是胃小弯胃左动脉第一分支的右侧至胃大弯胃网膜左动脉第一个垂直分支左侧的连线。

（2）溃疡灶的切除：一般应将溃疡同时切除，对十二指肠溃疡如切除难度大时则不必勉强，可改行Bancroft溃疡旷置术。因为术后胃酸减低、食物改道使溃疡常可自愈。

（3）吻合口的大小：食物通过吻合口的速度主要取决于空肠肠腔的口径，所以以吻合口口径相当于空肠肠腔的口径（3~4 cm）即可。吻合口过大易引起倾倒综合征，过小则可能导致胃排空障碍。

（4）吻合口和横结肠的关系：结肠前或结肠后吻合对治疗效果无明显影响，如操作正确，并发症均很少发生，术者可根据习惯选择。

（5）输入襻的长短：靠近十二指肠的空肠抗酸力强，术后不易发生吻合口溃疡以及输入襻过长易扭曲引发输入襻综合征，所以在保证吻合口无张力的前提下，吻合口至Treitz韧带距离结肠后术式以6~8 cm为宜、结肠前术式以8~10 cm为宜。

（6）空肠输入襻与胃大弯、胃小弯的关系：肠输入襻吻合于胃大弯或胃小弯侧对胃空肠蠕动排空的影响不大，重要的是空肠输入、输出襻不要形成交叉，以免发生输入襻梗阻。

2. 消化道重建术式

（1）Billroth I式吻合术：即残胃与十二指肠直接吻合，多用于胃溃疡患者。其优点是：①方法简单，符合生理。②能减少或避免胆汁、胰液反流入残胃，从而减少了残胃炎、残胃癌的发生。③胆囊收缩素分泌细胞主要位于十二指肠内，Billroth I式吻合术后食物经过十二指肠，能有效地刺激胆囊收缩素细胞分泌缩胆囊素，降低了手术后胆囊炎、胆囊结石的发病率。Billroth I式吻合的不足在于常因溃疡粘连、吻合口张力大等原因难以完成，此时若顾及吻合而切除不足，则易引起溃疡复发。

（2）Billroth II式吻合术：将残胃与近端空肠相吻合，十二指肠残端关闭。优点：①可以切除足够大小的胃而不必担心吻合口的张力问题，术后吻合口溃疡发生率低。②对难以切除的十二指肠溃疡可行Bancroft溃疡旷置术。该术式最大的缺点是各种术后后遗症较多，胆汁、胰液必经胃空肠吻合口，致碱性反流性胃炎。

按照术式还可分为：①霍（Hoffmeiste）氏法，结肠后，部分胃断端与空肠吻合，输入襻对小弯侧；②波（Polya）氏法，结肠后，全部胃断端与空肠吻合，输入襻对小弯侧。③莫（Moynihan）氏法，结肠前，全部胃断端与空肠吻合，输入襻对大弯侧。④艾（v. Eiselsberg）氏法，结肠前，部分胃断端与空肠吻合，输入襻对小弯侧。

（3）胃空肠Roux-en-Y吻合术：在距Treitz韧带10~15 cm处切断空肠，将远端空肠经结肠前或后与残胃吻合，距此吻合口下50 cm左右行近、远端空肠端侧吻合或侧侧吻合。该法的优点在于能较好地预防胆汁、胰液反流。空肠间的吻合夹角越小其抗反流效果越佳；两个吻合口之间的距离应在50 cm左右，过短则抗反流作用不佳。手术操作较复杂，如不同时切断迷走神经，易引发吻合口溃疡是其主要缺点，此外，胃切除术后的后遗症也并未减少，因此只适用于部分患者。

上述各种吻合术可采用手工缝合的方法完成，也可借助于线型闭合器、侧侧吻合器、管型吻合器等器械完成。

（二）胃迷走神经切断术

国内现在应用较少，按迷走神经切断部位的不同分为以下四类。

1. 迷走神经干切除术（truncal vagotomy）　在食管膈肌裂孔附近切除迷走神经前、后干各约 2 cm。术后因腹腔失去了全部迷走神经支配，故也称全腹腔迷走神经切断术，术后抑酸效果好，但易发生胃潴留等严重并发症。

2. 选择性迷走神经切断术（selective vagotomy）　在迷走神经前干肝支以下和后干腹腔支以下切断胃前支、后支主干，故也称全胃迷走神经切断术，该术式抑酸效果显著且因保留了迷走神经的肝支和腹腔支，避免了发生其他内脏功能紊乱的问题，但仍有术后胃潴留的问题。

3. 超选择性迷走神经切断术（highly selectivevagotomy）　仅切断支配胃底部和胃体部的迷走神经，保留了支配胃窦部的迷走神经支配，故也称之为近侧胃或壁细胞迷走神经切断术。该术式由于保留了支配胃窦部的迷走神经，故不影响胃窦部的蠕动功能，切断后不需附加胃引流术。因保留了幽门括约肌，也降低了碱性反流性胃炎和倾倒综合征的发生率。因此被认为是治疗十二指肠溃疡合理的方法。术后高达 20% ~30% 的复发率是其主要的不足。

4. 多保留交感神经的壁细胞迷走神经切断术　该术式有针对性地切断壁细胞区域的迷走神经，保留了胃的血管和交感神经，这样减少了对机体的损伤，抑酸效果更佳。

5. 保留交感神经的壁细胞迷走神经切断术。

第三节　胃　　癌

胃癌（gastric cancer）是我国最常见的恶性肿瘤之一，死亡率居恶性肿瘤首位。胃癌多见于男性，男女之比约为 2∶1。平均死亡年龄为 61.6 岁。

（一）病因

尚不十分清楚，与以下因素有关。

1. 地域环境　地域环境不同，胃癌的发病率也大不相同，发病率最高的国家和最低的国家之间相差可达数十倍。在世界范围内，日本发病率最高，美国则很低。我国的西北部及东南沿海各省的胃癌发病率远高于南方和西南各省。生活在美国的第二、三代日本移民由于地域环境的改变，发病率逐渐降低。而前苏联靠近日本海地区的居民胃癌的发病率则是前苏联中、西部的 2 倍之多。

2. 饮食因素　是胃癌发生的最主要原因：①含有致癌物，如亚硝胺类化合物、真菌、毒素、多环烃类等。②含有致癌物前体，如亚硝酸盐，经体内代谢后可转变成强致癌物亚硝胺。③含有促癌物，如长期高盐饮食破坏了胃黏膜的保护层，使致癌物直接与胃黏膜接触。

3. 化学因素　①亚硝胺类化合物：多种亚硝胺类化合物均致胃癌。②多环芳烃类化合物：最具代表性的致癌物质是 3，4 - 苯并芘。

4. HP　1994 年 WHO 国际癌症研究机构得出"HP 是一种致癌因子"，HP 致胃癌的机制有如下提法：①促进胃黏膜上皮细胞过度增殖；②诱导胃黏膜细胞凋亡；③HP 的代谢产物直接转化胃黏膜；④HP 的 DNA 转换到胃黏膜细胞中致癌变；⑤HP 诱发同种生物毒性炎症反应，这种慢性炎症过程促使细胞增生和增加自由基形成而致癌。

5. 癌前疾病和癌前病变　这是两个不同的概念。

（1）胃的癌前疾病（precancerous diseases）：指的是一些发生胃癌危险性明显增加的临床情况，如慢性萎缩性胃炎、胃溃疡、胃息肉、胃黏膜巨大皱襞症（Ménétrier disease）、残胃等。

（2）胃的癌前病变（precancerous lesion）：指的是容易发生癌变的胃黏膜病理组织学变化，但其本身尚不具备恶性改变。现阶段得到公认的是不典型增生。不典型增生的病理组织学改变主要是细胞的过度增生和丧失了正常的分化，在结构和功能上部分地丧失了与原组织的相似性。不典型增生分为轻度、中度和重度三级。一般而言重度不典型增生易发生癌变。不典型增生是癌变过程中必经的一个阶段，这一过程是一个谱带式的连续过程，即正常→增生→不典型增生→原位癌→浸润癌。

此外，遗传因素、免疫监视机制失调、癌基因（如 C-met、K-ras 基因等）的过度表达和抑癌基因（如 p53、APC、MCC 基因等）突变、重排、缺失、甲基化等变化都与胃癌的发生有一定的关系。

（二）病理

1. 肿瘤位置

（1）初发胃癌：将胃大弯、胃小弯各等分为 3 份，连接其对应点，可分为上 1/3（U）、中 1/3（M）和下 1/3（L）。每个原发病变都应记录其二维的最大值。如果 1 个以上的分区受累，所有的受累分区都要按受累的程度记录，肿瘤主体所在的部位列在最前如 LM 或 UML 等。如果肿瘤侵犯了食管或十二指肠，分别记为 E 或 D。胃癌一般以 L 区最为多见，约占 50%，其次为 U 区，M 区较少，广泛分布者更少。

（2）残胃癌：肿瘤在吻合口处（A）、胃缝合线处（S）、其他位置（O）、整个残胃（T）、扩散至食管（E）、十二指肠（D）、空肠（J）。

2. 大体类型

（1）早期胃癌：指病变仅限于黏膜和黏膜下层，而不论病变的范围和有无淋巴结转移。癌灶直径 10 mm 以下称小胃癌，5 mm 以下称微小胃癌。早期胃癌分为三型。Ⅰ型：隆起型；Ⅱ型：表浅型，包括三个亚型，①Ⅱa 型，表浅隆起型，②Ⅱb 型，表浅平坦型，③Ⅱc 型，表浅凹陷型；Ⅲ型：凹陷型。如果合并两种以上亚型时，面积最大的一种写在最前面，其他依次排在后面。如Ⅱc＋Ⅲ。Ⅰ型和Ⅱa 型鉴别如下：Ⅰ型病变厚度超过正常黏膜的 2 倍，Ⅱa 型的病变厚度不到正常黏膜的 2 倍。

（2）进展期胃癌：指病变深度已超过黏膜下层的胃癌。按 Borrmann 分型法分为四型：Ⅰ型：息肉（肿块）型；Ⅱ型：无浸润溃疡型，癌灶与正常胃界限清楚；Ⅲ型：有浸润溃疡型，癌灶与正常胃界限不清楚；Ⅳ型：弥漫浸润型。

3. 组织类型　WHO（1990）将胃癌归类为上皮性肿瘤和类癌两种，其中前者又包括：①腺癌（包括乳头状腺癌、管状腺癌、低分化腺癌、黏液腺癌及印戒细胞癌）；②腺鳞癌；③鳞状细胞癌；④未分化癌；⑤不能分类的癌。

日本胃癌研究会（1999）将胃癌分为以下三型：①普通型：包括乳头状腺癌、管状腺癌（高分化型、中分化型）、低分化性腺癌（实体型癌和非实体型癌）、印戒细胞癌和黏液细胞癌。②特殊型：包括腺鳞癌、鳞状细胞癌、未分化癌和不能分类的癌。③类癌。

4. 转移扩散途径

（1）直接浸润：是胃癌的主要扩散方式之一。当胃癌侵犯浆膜层时，可直接浸润腹膜、邻近器官或组织，主要有胰腺、肝、横结肠及其系膜等。也可借黏膜下层或浆膜下层向上浸润至食管下端、向下浸润至十二指肠。

（2）淋巴转移：是胃癌的主要转移途径，早期胃癌的淋巴转移率近 20%，进展期胃癌的淋巴转移率高达 70% 左右。一般情况下按淋巴流向转移，少数情况也有跳跃式转移。

（3）血行转移：胃癌晚期癌细胞经门静脉或体循环向身体其他部位播散，常见的有肝、肺、骨、肾、脑等，其中以肝转移最为常见。

（4）种植转移：当胃癌侵透浆膜后，癌细胞可自浆膜脱落并种植于腹膜、大网膜或其他脏器表面，形成转移性结节，黏液腺癌种植转移最为多见。若种植转移至直肠前凹，直肠指检可能触到肿块。胃癌卵巢转移占全部卵巢转移癌的 50% 左右，其机制除以上所述外，也可能是经血行转移或淋巴逆流所致。

（5）胃癌微转移：是近几年提出的新概念，定义为治疗时已经存在但目前常规病理学诊断技术还不能确定的转移。

5. 临床病理分期 国际抗癌联盟（UICC）1987 年公布了胃癌的临床病理分期，其后经多年来的不断修改已日趋合理。

（1）肿瘤浸润深度：用 T 来表示，可以分为以下几种情况：T_1：肿瘤侵及黏膜和（或）黏膜肌（M）或黏膜下层（SM），SM 又可分为 SM_1，和 SM_2，前者是指癌肿越过黏膜肌不足 0.5 mm，而后者则超过了 0.5 mm。T_2：肿瘤侵及肌层（MP）或浆膜下（SS）。T_3：肿瘤侵透浆膜（SE）。T_4：肿瘤侵犯邻近结构或经腔内扩展至食管、十二指肠。

（2）淋巴结转移：无淋巴结转移用 N_0 表示，其余根据肿瘤的所在部位，区域淋巴结分为三站，N_1、N_2、N_3。超出上述范围的淋巴结归为远隔转移（M_1）。

考虑到淋巴结转移的个数与患者的 5 年生存率关系更为密切，UICC 在新 TNM 分期中（1997 年第 5 版），对淋巴结的分期强调转移的淋巴结数目而不考虑淋巴结所在的解剖位置，规定如下：N_0 无淋巴结转移（受检淋巴结个数须≥15）；N_1 转移的淋巴结数为 1~6 个；N_2 转移的淋巴结数为 7~15 个；N_3 转移的淋巴结数在 16 个以上。

（3）远处转移：M_0 表示无远处转移；M_1 表示有远处转移。

胃癌分期见表 23-1。

表 23-1 胃癌分期

	N_0	N_1	N_2	N_3
T_1	I A	I B II		
T_2		I B	II	III A
T_3		II	III A	III B
T_4		III A	III B	
$H_1 P_1 CY_1 M_1$				

表 23-1 中 IV 期胃癌包括如下几种情况：N_3 淋巴结有转移、肝有转移（H_1）、腹膜有转移（P_1）、腹腔脱落细胞检查阳性（CY_1）和其他远隔转移（M_1），包括胃周以外的淋巴结、肺、胸膜、骨髓、骨、脑、脑脊膜、皮肤等。

（三）临床表现

1. 症状 早期患者多无症状，以后逐渐出现上消化道症状，包括上腹部不适、剑突下隐痛、食后饱胀感等。胃窦癌常引起十二指肠功能的改变，可以出现类似十二指肠溃疡的症状。如果上述症状未得到患者或医生的充分注意而按慢性胃炎或十二指肠溃疡病处理，患者可获得暂时性缓解。随着病情的进一步发展，患者可逐渐出现上腹部疼痛加重、食欲减退、消瘦、乏力等；若癌灶浸润胃周血管，则可引起消化道出血，根据患者出血速度的快慢和出血量的大小，可出现呕血或黑便；若幽门被部分或完全梗阻，则可致恶心与呕吐，呕吐物多为隔夜宿食和胃液；贲门癌和高位小弯癌可有进食梗噎感。此时虽诊断容易但已属于晚期，治疗较为困难且效果不佳。因此，外科医生对有上述临床表现的患者，尤其是中年以上的患者应细加分析、合理检查，以避免延误诊断。

2. **体征** 早期患者多无明显体征，上腹部深压痛可能是唯一值得注意的体征。晚期胃癌患者可能出现上腹部肿块、左锁骨上淋巴结肿大、直肠指检在直肠前凹触到肿块、腹水等。

（四）诊断

胃镜和 X 线钡餐检查仍是目前诊断胃癌的主要方法，胃液脱落细胞学检查现已较少应用。此外，利用连续病理切片、免疫组化、流式细胞分析、RT – PCR 等方法诊断胃癌微转移也取得了一些进展，本节也将作一简单介绍。

1. **纤维胃镜** 优点在于可以直接观察病变部位，且可以对可疑病灶直接钳取小块组织做病理组织学检查。胃镜的观察范围较大，从食管到十二指肠都可以观察及取活检。检查中利用刚果红、亚甲蓝等进行活体染色，可提高早期胃癌的检出率。若发现可疑病灶应进行活检，为避免漏诊，应在病灶的四周钳取 4~6 块组织，不要集中一点取材或取材过少。

2. **X 线钡餐检查** 通过对胃的形态、黏膜变化、蠕动情况及排空时间的观察确立诊断，痛苦较小。近年随着数字化胃肠造影技术逐渐应用于临床使影像更加清晰，分辨率大为提高，因此 X 线钡餐检查仍是目前胃癌的主要诊断方法之一。其不足是不能取活检，且不如胃镜直观，对早期胃癌诊断较为困难。进展期胃癌 X 线钡餐检查所见与 Borrmann 分型一致，即表现为肿块（充盈缺损）、溃疡（龛影）或弥漫性浸润（胃壁僵硬、胃腔狭窄等）3 种影像。早期胃癌常需借助于气钡双重对比造影。

3. **影像学检查** 常用的有腹部超声、超声内镜（EUS）、多层螺旋 CT（MSCT）等。这些影像学检查除了能了解胃腔内和胃壁本身（如超声内镜可将胃壁分为 5 层对浸润深度作出判断）的情况外，主要用于判断胃周淋巴结，胃周器官肝、胰及腹膜等部位有无转移或浸润，是目前胃癌术前 TNM 分期的首选方法。分期的准确性：普通腹部超声为 50%，EUS 与 MSCT 相近，在 76% 左右，但 MSCT 在判断肝转移、腹膜转移和腹膜后淋巴结转移等方面优于 EUS。此外，MSCT 扫描三维立体重建模拟内镜技术近年也开始用于胃癌的诊断与分期，但尚需进一步积累经验。

4. **胃癌微转移的诊断** 主要采用连续病理切片、免疫组化、反转录聚合酶链反应（RT – PCR）、流式细胞术、细胞遗传学、免疫细胞化学等先进技术，检测淋巴结、骨髓、周围静脉血及腹腔内的微转移灶，阳性率显著高于普通病理检查。胃癌微转移的诊断可为医生判断预后、选择术式、确定淋巴结清扫范围、术后确定分期及建立个体化的化疗方案提供依据。

（五）鉴别诊断

大多数胃癌患者经过外科医师初步诊断后，通过 X 线钡餐或胃镜检查都可获得正确诊断。在少数情况下，胃癌需与胃良性溃疡、胃肉瘤、胃良性肿瘤及慢性胃炎相鉴别。

1. **胃良性溃疡** 与胃癌相比较，胃良性溃疡一般病程较长，曾有典型溃疡疼痛反复发作史，抗酸剂治疗有效，多不伴有食欲减退。除非合并出血、幽门梗阻等严重的并发症，多无明显体征，不会出现近期明显消瘦、贫血、腹部包块甚至左锁骨上窝淋巴结肿大等。更为重要的是 X 线钡餐和胃镜检查，良性溃疡常小于 2.5 cm，圆形或椭圆形龛影，边缘整齐，蠕动波可通过病灶；胃镜下可见黏膜基底平坦，有白色或黄白色苔覆盖，周围黏膜水肿、充血，黏膜皱襞向溃疡集中。而癌性溃疡与此有很大的不同，详细特征参见胃癌诊断部分。

2. 胃肉瘤　特征与鉴别参见本节"胃肉瘤"。

3. 胃良性肿瘤　多无明显临床表现，X 线钡餐检查可见圆形或椭圆形的充盈缺损，而非龛影。胃镜则表现为黏膜下包块。

（六）治疗

1. 手术治疗　是胃癌最有效的治疗方法。胃癌根治术应遵循以下 3 点要求：①充分切除原发癌灶；②彻底清除为轴淋巴结；③完全消灭腹腔游离癌细胞和微小转移灶。胃癌的根治度分为 3 级，A 级 D > N，即手术切除的淋巴结站别大于已有转移的淋巴结站别，切除胃组织切缘 1 cm 内无癌细胞浸润；B 级：D = N，或切缘 1 cm 内有癌细胞浸润，也属于根治性手术；C 级：仅切除原发灶和部分转移灶，有肿瘤残余，属于非根治性手术。

（1）早期胃癌：20 世纪 50、60 年代曾将胃癌标准根治术定为胃大部切除加 D_2 淋巴结清除术，小于这一范围的手术不列入根治术。但是多年来经过多个国家的大宗病例临床和病理反复实践与验证，发现这一原则有所欠缺，并由此提出对某些胃癌可行缩小手术，包括缩小胃的切除范围、缩小淋巴结的清除范围和保留一定的脏器功能。这样使患者既获得了根治，又有效地减小了手术的侵袭、提高手术的安全性和手术后的生存质量。常用的手术方式有：①内镜或腔镜下黏膜切除术：适用于黏膜分化型癌，隆起型 < 20 mm、凹陷型（无溃疡形成）< 10 mm。该术式创伤小但切缘癌残留率较高，达 10%。②其他手术：根据病情可选择各种缩小手术，常用的有腹腔镜下或开腹胃部分切除术、保留幽门的胃切除术、保留迷走神经的胃部分切除术和 D_1 手术等，病变范围较大的则应行 D_2 手术。早期胃癌经合理治疗后黏膜癌的 5 年生存率为 98.0%、黏膜下癌为 88.7%。

（2）进展期胃癌：根治术后 5 年生存率一般在 40% 左右。对局限性胃癌未侵犯浆膜或浆膜为反应型、胃周淋巴结无明显转移的患者，以 D_2 手术为宜。局限型胃癌已侵犯浆膜、浆膜属于突出结节型，应行 D_2 手术或 D_3 手术。N_2 阳性时，在不增加患者并发症的前提下，选择 D_3 手术。一些学者认为，扩大胃周淋巴结清除能够提高患者术后 5 年生存率，并且淋巴结的清除及病理学检查对术后的正确分期、正确判断预后、指导术后监测和选择术后治疗方案都有重要的价值。

（3）胃癌根治术：包括根治性远端胃大部切除术和全胃切除术 3 种。根治性胃大部切除术的胃切断线依胃癌类型而定，Borrmann Ⅰ 型和 Borrmann Ⅱ 型可少一些、Borrmann Ⅲ 型则应多一些，一般应距癌外缘 4 ~ 6 cm 并切除胃的 3/4 ~ 4/5；根治性近端胃大部切除术和全胃切除术应在贲门上 3 ~ 4 cm 切断食管；根治性远端胃大部分切除术和全胃切除术应在幽门下 3 ~ 4 cm 切断十二指肠。以 L 区胃癌，D_2 根治术为例说明远端胃癌根治术的切除范围：切除大网膜、小网膜、横结肠系膜前叶和胰腺被膜；清除 N_1 淋巴结 3、4d、5、6 组；N_2 淋巴结 1、7、8a、9、11p、12a、14v 组；幽门下 3 ~ 4 cm 处切断十二指肠；距癌边缘 4 ~ 6 cm 切断胃。

根治性远端胃大部切除术后消化道重建与胃大部切除术后相同。根治性近端胃大部切除术后将残胃与食管直接吻合，要注意的是其远侧胃必须保留全胃的 1/3 以上，否则残胃将无功能。

根治性全胃切除术后消化道重建的方法较多，常用的有：①食管空肠 Roux-en-Y 法：应用较广泛并在此基础上演变出多种变法；②食管空肠襻式吻合法：常用 Schlatter 法，也有多种演变方法。全胃切除术后的主要并发症有：①食管空肠吻合口瘘；②食管空肠吻合口狭窄；③反流性食管炎；④排空障碍；⑤营养性并发症等。

（4）扩大胃癌根治术与联合脏器切除术：扩大胃癌根治术是指包括胰体、胰尾及脾在内的根治性胃大部切除术或全胃切除术等脏器的切除术。联合脏器切除术损伤大、生理干扰重，故不治疗的手段，也不宜用于年老体弱，心、肺、肝、肾功能不全或营养、免疫状态差的患者。

（5）姑息手术：目的有二：①减轻患者的癌负荷；②解除患者的症状，如幽门梗阻、消化道出血、疼痛或营养不良等。术式主要有以下几种：①姑息性切除，即切除主要癌灶的胃切除术；②旁路手术，如胃空肠吻合术；③营养造口，如空肠营养造口术。

2. 腹腔游离癌细胞和微小转移灶的处理 术后腹膜转移是术后复发的主要形式之一。已侵出浆膜的进展期胃癌随着受侵面积的增大，癌细胞脱落的可能性也增加，为消灭脱落到腹腔的游离癌细胞，可采取如下措施。

（1）腹腔内化疗（intraperitoneal chemotherapy）：可在门静脉内、肝内和腹腔内获得较高的药物浓度，而外周血中的药物浓度则较低，这样药物的毒副作用就随之减少。腹腔内化疗的方法主要有两种：①经皮腹腔内置管；②术中皮下放置植入式腹腔泵或 Tenckhoff 导管。

（2）腹腔内高温灌洗（intraperitoneal hyperthermia perfusion）：在完成根治术后应用封闭的循环系统，以 $42 \sim 45 \, ℃$ 的蒸馏水恒温下行腹腔内高温灌洗，蒸馏水内可添加各种抗癌药物，如 ADM、DDP、MMC、醋酸氯己定等。对 T_3 期与 T_4 期胃癌，腹腔内高温灌洗能提高患者的生存期。

3. 化学治疗 胃癌对化疗药物有低度至中度的敏感性。胃癌的化疗可于术前、术中和术后遵行，本节主要介绍常用的术后辅助化疗。术后化疗的意义在于在外科手术的基础上杀灭亚临床癌灶或脱落的癌细胞，以达到降低或避免术后复发、转移的目的。目前对胃癌术后化疗的疗效仍存在大的争议，一些荟萃分析显示术后化疗患者的生存获益较小。

（1）适应证：①根治术后患者，早期胃癌根治术后原则上不必辅以化疗，但具有下列一项以上者应辅助化疗：癌灶面积 $>5 \, cm^2$、病理组织分化差、淋巴结有转移、多发癌灶或年龄 <40 岁；进展期胃癌根治术后无论有无淋巴结转移，术后均需化疗。②非根治术后患者，如姑息性切除术后、旁路术后、造口术后、开腹探查未切除及有癌残留的患者。③不能手术或再发的患者，要求患者全身状态较好、无重要脏器功能不全。4 周内进行过大手术、急性感染期、严重营养不良、胃肠道梗阻、重要脏器功能严重受损、血白细胞低于 $3.5 \times 10^9/L$、血小板低于 $80 \times 10^9/L$ 等不宜化疗。化疗过程中如出现上述情况也应终止化疗。

（2）常用化疗方案：已证实胃癌化疗联合用药优于单一用药。临床上常用的化疗方案及疗效如下。

1）FAM 方案：由 5-FU（氟尿嘧啶）、ADM（多柔比星）和 MMC（丝裂霉素）三药组成，用法：5-FU $600 \, mg/m^2$，静脉滴注，第 1、8、29、36 日；ADM $30 \, mg/m^2$，静脉注射，第 1、29 日；MMC $1 \, mg/m^2$ 静脉注射，第 1 日。每 2 个月重复 1 次。有效率为 21% ~ 42%。

2）UFTM 方案：由 UFT（替加氟/尿嘧啶）和 MMC 组成，用法为：UFT $600 \, mg/d$，口服 8 mg，静脉注射，1 次/周。以上两药连用 8 周，有效率为 9% ~ 67%。

3）替吉奥（S-1）方案：由替加氟（FT）、吉莫斯特（CDHP）和奥替拉西钾三药按一定比例组成。前者为 5-FU 前体药物，后两者为生物调节剂。用法为：$40 \, mg/m^2$，2 次/日，口服；6 周为 1 个疗程，其中用药 4 周，停药 2 周。有效率为 44.6%。

4. 放射治疗 胃癌对放射线敏感性较低，因此多数学者不主张术前放疗。因胃癌复发多在癌床和邻近部位，故术中放疗有助于防止胃癌的复发。术中放疗的优点为：①术中单次大剂量（20～30Gy）放射治疗的生物学效应明显高于手术前、后相同剂量的分次照射。②能更准确地照射到癌复发危险较大的部位，即肿瘤床。③术中可以对周围的正常组织加以保护，减少放射线的副作用。术后放疗仅用于缓解由狭窄、癌浸润等所引起的疼痛，以及对残癌处（非黏液细胞癌）银夹标记后的局部治疗。

5. 免疫治疗　免疫治疗在胃癌综合治疗中的地位越来越受到重视。主要包括①非特异性免疫增强剂：临床上应用较为广泛的主要有卡介苗、短小棒状杆菌、香菇多糖等。②过继性免疫制剂：属于此类的有淋巴因子激活的杀伤细胞（LAK）、细胞毒性 T 细胞（CTL）等，以及一些细胞因子，如白细胞介素 -2（IL -2）、肿瘤坏死因子（TNF）、干扰素（IFN）等。

6. 基因治疗　主要有抑癌基因治疗、自杀基因治疗、反义基因治疗、核酶基因转染治疗和基因免疫治疗等。虽然这些治疗方法目前多数还仅限于动物实验，但正逐步走向成熟，有望将来成为胃癌治疗的新方法。

第四节　十二指肠憩室

十二指肠憩室（duodenal diverticulum）是部分肠壁向外扩张所形成的袋状突起，降部憩室多位于十二指肠周围，故有乳头旁憩室有十二指肠憩室之称。十二指肠憩室是消化道常见病，在正常人群中发生率为 1%～2%，而尸检发生率则可达 10%～20%。

（一）病因和病理

十二指肠憩室分为两类：①原发性憩室或假性憩室，临床上所见多为此类憩室。憩室壁主要由黏膜、黏膜下层及浆膜构成，其形成与先天性十二指肠壁局限性肌层缺陷有关。因肝外胆管、胰管和血管穿过肠壁处肌层较为薄弱，故憩室多发于十二解剖上与胰腺关系密切，多数在胰腺的后方，部分可深入胰腺内。②继发性憩室或真性憩室：憩室壁由肠壁全层构成，其成因与邻近器官炎有关，临床上少见。90% 的憩室为单发，余者可同时患有 2 个以上的憩室。憩室多为圆形或呈分叶状，颈部窄、底部宽。大多数憩室并无临床症状，一些较大的憩室因憩室颈窄小，进入其内的肠内容物因排空不畅而继发憩室炎、溃疡、结石形成、出血、穿孔等并发症。

（二）临床表现

原发性十二指肠憩室多见于 50 岁以上人群，青年人则少见，其原因一般认为与长期肠腔内压力增高有关。绝大多数患者无任何症状，有症状者不超过 5%。仅在合并下述两种情况时才出现临床症状。其一是憩室内消化液、食物潴留使憩室膨胀时，患者多表现为间歇性上腹部饱胀、不适、隐痛、恶心及嗳气等，饱食后加重；其二是并发炎症、溃疡、结石时，患者可表现为持续性腹痛，憩室部位有压痛。十二指肠乳头附近的憩室可因胆管或胰管受压而引起梗阻性黄疸、胆管炎、胆石症、急性胰腺炎和慢性胰腺炎等。

（三）诊断与鉴别诊断

因为十二指肠憩室即使有症状也无特异性，所以难以依靠临床表现作出十二指肠憩室的诊断。临床上主要的检查方法有 X 线钡餐检查和十二指肠镜检查。

1. X 线钡餐检查　多在体检或检查其他疾病时偶然发现。可见与十二指肠腔相连的圆形或分叶状充钡阴影，轮廓整齐，周围可见一窄透光带。十二指肠内钡剂排空后仍可见其内钡存留。立位可见憩室内呈现气、液、钡分三层的现象。十二指肠低张造影可提高憩室的检出率。

2. 十二指肠镜检查　可对憩室的部位、大小、形态等做出较为准确的判断，通过胰胆管造影可明确与胰胆管的关系。

3. CT 检查　可显示突入胰腺内的十二指肠憩室。

（四）治疗

1. 非手术治疗　包括调节饮食、抗酸、解痉、抗感染和体位引流等。

2. 手术治疗　适用于：①内科治疗无效，确属于有症状憩室者；②有并发症者，如憩室大出血、穿孔以及由憩室引发的十二指肠梗阻、胆管炎、胰腺炎、胆胰综合征等。手术方法包括：憩室内翻缝合术、憩室切除术和各种转流术，常用的是胃大部切除术。

（白日星）

本 章 小 结

本章主要介绍了胃、十二指肠疾病的定义和分类，重点叙述了胃癌的临床表现及外科治疗，另外，简要介绍了胃、十二指肠溃疡的外科治疗原则。

思 考 题

1. 简述胃、十二指肠溃疡的外科治疗指征。
2. 简述胃癌的临床分期。

参考文献

［1］陈孝平，王建平. 外科学. 8 版. 北京：人民卫生出版社，2013.

［2］吴孟超，吴在德. 黄家驷外科学. 7 版. 北京：人民卫生出版社，2008.

第二十四章 | 小肠疾病

| 学习目标 |

1. 掌握肠梗阻病因、分类、病理生理和临床表现。
2. 掌握单纯性肠梗阻与绞窄型肠梗阻的鉴别诊断和治疗原则。
3. 了解肠道炎性疾病的外科治疗原则。

| 核心概念 |

【肠梗阻】肠内容物不能正常运行、顺利通过肠道，称为肠梗阻。

| 引　　言 |

肠梗阻是腹部外科最常见的急腹症之一，本章将重点介绍肠梗阻的分类、机械性肠梗阻的临床表现及外科治疗。另外，简单介绍肠结核和克罗恩病的外科治疗。

第一节　解剖生理概述

（一）小肠的解剖

小肠分十二指肠、空肠和回肠三部分，在正常成年人小肠全长 3~5 m，其中十二指肠长 25~30 cm，空肠与回肠间并无明确的解剖标志，近侧 2/5 为空肠，远侧 3/5 为回肠。十二指肠起自胃幽门，在回肠末端通过回盲瓣连接盲肠。十二指肠和空肠交界处为十二指肠悬肌（又称 Treitz 韧带）所固定。空肠和回肠全部在腹腔内，仅通过小肠系膜从左上向右下附着于腹后壁，活动性甚大。

小肠壁由内到外分为黏膜层、黏膜下层、肌层及浆膜层。空肠黏膜有高而密的环状皱襞，愈向下则皱襞愈低而稀，至回肠远端常消失，故肠壁由上而下逐渐变薄。另外，肠管也逐渐变细。

空肠和回肠血液供应来自肠系膜上动脉，小肠的静脉分布与动脉相似，最后集合成肠系膜上静脉，而与脾静脉汇合成为门静脉干。

空肠黏膜下有散在性孤立淋巴小结，至回肠则有许多淋巴集结（Peyer 集结）。小肠淋巴管起始于黏膜绒毛中央的乳糜管，淋巴液汇集于肠系膜根部的淋巴结，再经肠系膜上动脉周围淋巴结，腹主动脉前的腹腔淋巴结而至乳糜池。

小肠接受交感神经和副交感神经支配。来自腹腔神经丛和肠系膜上神经丛的交感神经节后纤维和迷走神经的节前纤维，沿肠系膜血管分布至肠壁。交感神经兴奋使小肠蠕动减弱，血管收缩；迷走神经兴奋使肠蠕动和肠腺分泌增加。小肠的痛觉由内脏神经的传入纤维传导。

（二）小肠的生理

小肠是食物消化和吸收的主要部位。小肠的运动分为紧张性收缩、蠕动和分节运动，通过小肠的运动使食糜混合、搅拌并沿着肠道下行。食糜在小肠内通过时大部分被消化吸收，而胆汁酸、维生素 B_{12} 主要在回肠末端被吸收。流入小肠内的液体量（包括消化液）每天达 8 000 mL 左右，90% 在小肠吸收。

小肠还分泌多种胃肠激素如肠促胰液素、肠高血糖素、生长抑素、肠抑胃素、促胃动素、缩胆囊素、血管活性肠肽、促胃液素、脑啡肽、神经降压素等。

肠具有丰富的肠淋巴组织，有重要免疫功能，包括抗体介导和细胞介导的免疫防御反应。肠固有层的浆细胞分泌 IgA，IgM，IgE 和 IgG 等多种免疫球蛋白。

第二节　肠炎性疾病

一、肠　结　核

肠结核（tuberculosis of intestine）是结核分枝杆菌侵犯肠道引起的慢性特异性感染。肠结核多继发于肺结核，好发部位为回肠末端和回盲部。病理形态上环形溃疡或肠管的环形瘢痕狭窄为特征性改变。

（一）临床表现与诊断

肠结核的主要症状为慢性腹部隐痛或痉挛性绞痛，以右下腹及脐周围为著，常有发热、腹泻便稀等表现。当病变发展到肠管环形瘢痕狭窄或为增生型肠结核时，则表现为低位部分肠梗阻症状。腹部检查可于右下腹扪及肿块。

X 线钡餐或钡剂灌肠检查，对诊断具有重要意义。纤维结肠镜检查可见结肠乃至回肠末端的病变，并可做活组织检查，以确定诊断。对于痰结核分枝杆菌阴性的患者，如果粪便浓缩找结核分枝杆菌阳性，则有诊断意义。

（二）治疗

肠结核主要采用内科抗结核治疗和支持疗法。对于有空洞性肺结核或开放性肺结核者，需经彻底治疗，待排菌停止，才能使肠道不再继续受到感染。外科手术治疗的适应证：并发肠梗阻，急性肠穿孔，慢性肠穿孔形成局限性脓肿或肠外瘘，不能控制的肠道大出血。

除急诊情况外，手术前原则上应先进行一段抗结核治疗和全身支持疗法，特别是有活动性肺结核或其他肠外结核的患者，需经治疗并待病情稳定后再行外科治疗。

二、克罗恩病

克罗恩病（Crohn disease）的特征是消化道全层受累，病变呈跳跃式非特异性肉芽肿性炎症，可累及口到肛门的任何部位。病因不清楚，可能与感染、免疫因素等有关。发病以年轻者居多，男女比例大致相等。此病多见于美国、西欧和东北欧，我国少见。

（一）病理生理

病变最多见于回肠末段，可局限于肠管的一处或多处，呈节段性分布。炎症波及肠壁各层，浆膜面充血、水肿、纤维蛋白渗出；病变黏膜增厚，可见裂沟状深溃疡，黏膜水肿突出表面呈卵石路面状；肠壁增厚，肉芽肿形成，可使肠腔变窄；受累肠系膜也有水肿、增厚和淋巴结炎性肿大；病变肠襻间及与周围组织、器官常粘连，或因溃疡穿透而形成内瘘、外瘘。

（二）临床表现

一般起病常较缓慢，主要症状为腹泻、腹痛、低热、体重下降等。粪潜血可呈阳性，一般无便血。腹痛常位于右下腹或脐周，一般为痉挛性痛，多不严重，常伴局部轻压痛。当有慢性溃疡穿透、肠内瘘和粘连形成时，可出现腹内包块。部分患者出现肠梗阻症状，但多为不完全性。

（三）诊断与鉴别诊断

除临床表现外，X 线钡餐检查如显示回肠末段肠腔狭窄、管壁僵硬，黏膜皱襞消失，呈线样征等和纤维结肠镜检查有助于确诊。克罗恩病应与急性阑尾炎、肠结核和溃疡性结肠炎鉴别。

（四）治疗

一般采用内科治疗。克罗恩病手术适应证为肠梗阻、狭窄，慢性肠穿孔后形成腹腔脓肿，肠内瘘或肠外瘘，长期持续出血，以及诊断上难以排除癌肿、结核者。

第三节 肠 梗 阻

肠内容物不能正常运行、顺利通过肠道，称为肠梗阻（intestinal obstruction）。

按肠梗阻发生的基本原因可以分为机械性肠梗阻（mechanical intestinal obstruction）和动力性肠梗阻。机械性肠梗阻根据肠壁有无血运障碍，又分为单纯性肠梗阻和绞窄性肠梗阻。

一、机械性肠梗阻

机械性肠梗阻最常见，是各种原因引起肠腔变狭小，使肠内容物通过发生障碍。

（一）病理生理

1. 局部变化　发生机械性肠梗阻后，梗阻以上肠蠕动增加，肠腔内因气体和液体的积贮而膨胀。由于肠管的膨胀，使静脉回流受阻，肠壁的通透性增加，水、电解质等渗入肠腔内或腹腔内。在绞窄性肠梗阻，由于肠壁血运障碍，迅速发展为肠管缺血、坏死。

2. 全身变化

（1）水、电解质代谢和酸碱失衡：肠梗阻时，吸收功能障碍，胃肠道分泌的消化液不能吸收，积存在肠腔内。由于不能进食及频繁呕吐，使水及电解质大量丢失，导致酸碱失衡。高位肠梗阻时丢失大量的胃酸和氯离子而产生碱中毒。一般小肠梗阻丧失的体液多为碱性或中性，钠离子、钾离子的丢失较氯离子为多，同时在低血容量和缺氧情况下酸性代谢物剧增，加之缺水和少尿，可引起严重的代谢性酸中毒。

（2）血容量下降：由于肠管过度膨胀，影响肠壁静脉回流，使肠壁水肿，血浆向肠壁、肠腔和腹腔渗出，造成严重的缺水，并导致血容量减少和血液浓缩。

（3）休克：严重的缺水、血液浓缩、血容量减少、电解质代谢紊乱、酸碱平衡失调、细菌感染、中毒等，可引起严重休克。当肠坏死、穿孔，发生腹膜炎时，全身中毒尤为严重。最后可引起严重的低血容量性休克和感染性休克。

（4）呼吸功能和心功能障碍：肠腔膨胀使腹压增高，影响腹式呼吸；横膈上升，影响肺内气体交换；同时妨碍下腔静脉血液回流，而致呼吸、循环功能障碍。

（二）常见肠梗阻原因

1. 单纯性肠梗阻　是指肠壁没有血运障碍的机械性肠梗阻。

（1）肠粘连：单纯性肠梗阻中手术后所致的粘连性肠梗阻在临床上最多见。常见的类型（图24-1）：肠襻间紧密粘连成团或固定于腹壁；肠管因粘连牵扯、扭折成锐角；粘连带压迫肠管；肠襻套入粘连带构成的环孔；或因肠襻以粘连处为支点发生扭转等。上述原因导致肠壁血运障碍可引起为绞窄性肠梗阻。

（2）肠管的器质病变：肠壁的器质病变所引起的肠梗阻中结肠恶性肿瘤较为常见，尤其是既往没有腹部手术病史、出现慢性肠梗阻症状的老年患者。肠管的良性肿瘤、结肠巨大息肉、小肠恶性肿瘤等也可以引起肠梗阻，但比较少见。缺血性肠炎、炎性肠病等治愈过程中肠壁的纤维化也可引起肠管狭窄，导致肠梗阻。

（3）肠管外的原因：癌的腹腔内广泛种植转移、小肠转移、子宫癌或卵巢癌直接侵润肠管等均可引起肠梗阻。

（4）肠管内异物：胃石、胆石、误咽的异物均可引起肠梗阻。

2. 绞窄性肠梗阻　是指肠壁有血运障碍的机械性肠梗阻。

（1）粘连带：由于炎症等所致的粘连带可引起的肠管或肠系膜的血运障碍。也可发生粘连性肠内疝导致肠壁的坏死等。

（2）肠扭转：肠扭转（volvulus）是一段肠襻沿其系膜长轴旋转而造成肠腔的狭窄，同时肠系膜血管受压，导致绞窄性肠梗阻。急性小肠扭转多见于青壮年，常有饱食后剧烈活动等诱发因素，发生于儿童者则常与先天性肠旋转不良等有关。乙状结肠扭转多见于男性老年人（图24-2），常有便秘习惯，或以往有多次腹痛发作经排便、排气后缓解的病史。

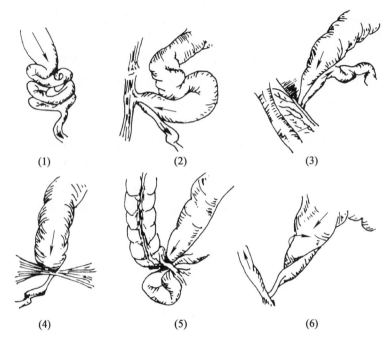

图 24 - 1 各种类型的粘连性肠梗阻
（1）肠襻粘连成团；（2）腹壁粘连扭折；（3）系膜粘连扭折
（4）粘连系带；（5）粘连内疝；（6）粘连成角、扭转

（3）嵌顿疝：见于腹股沟疝和股疝，尤其是股疝嵌顿较易发生绞窄性肠梗阻。

（4）肠套叠：一段肠管套入其相连的肠管腔内称为肠套叠（intussusception）。小儿肠套叠的产生可与肠功能失调、蠕动异常等有关，而成年人肠套叠常与病理因素（如肠息肉、肿瘤）引起的蠕动节律失调有关。按照发生的部位可分为回盲部肠套叠（图 24 - 3）、小肠套叠与结肠套叠。

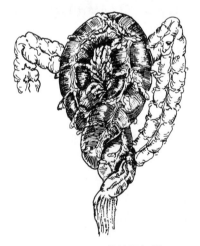

图 24 - 2 乙状结肠扭转

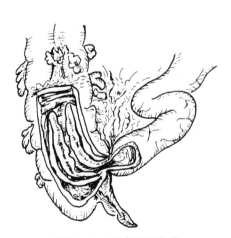

图 24 - 3 回盲部肠套叠

小儿肠套叠早期可用空气灌肠复位，疗效可达 90% 以上。如果套叠不能复位，应行手术治疗。成年人肠套叠多有引起套叠的病理因素，一般主张手术为宜。

（三）临床表现

1. 症状 尽管由于肠梗阻的原因、部位、病变程度、发病急慢的不同可有不同的临床表现，但肠内容物不能顺利通过肠腔则是一致具有的，其共同表现是腹痛、呕吐、腹胀及停止自肛门排气、排便。

（1）腹痛：发生机械性肠梗阻时，开始表现为阵发性腹痛，逐渐腹痛的间歇期缩短并腹痛加重。发生绞窄性肠梗阻时表现为剧烈的持续性腹痛。

（2）呕吐：在肠梗阻早期，呕吐呈反射性，吐出物为食物或胃液。一般情况下梗阻部位愈高，呕吐出现愈早、愈频繁。低位肠梗阻时，呕吐出现迟而少，吐出物可呈粪样。麻痹性肠梗阻时，呕吐多呈溢出性。

（3）腹胀：肠内容物潴留引起肠管的扩张导致腹胀。高位肠梗阻时呕吐后可减轻腹胀感。低位肠梗阻时腹胀感逐渐出现。

（4）排气、排便停止：在肠梗阻肠内容物不能正常运行、顺利通过肠道，一般情况下不再排气、排便；但不完全性肠梗阻可有排气、排便。

2. 体征 单纯性肠梗阻早期，患者全身情况多无明显改变。梗阻晚期或绞窄性肠梗阻患者，可表现唇干舌燥、眼窝内陷、皮肤弹性消失、脉搏细弱等，严重时可因血压下降、面色苍白、四肢发凉等中毒和休克征象。

腹部视诊：机械性肠梗阻常可见肠型和蠕动波。肠扭转时腹胀多不对称。麻痹性肠梗阻则腹胀均匀。触诊：单纯性肠梗阻因肠管膨胀，可有轻度压痛，但无腹膜刺激征。绞窄性肠梗阻时可有固定压痛和腹膜刺激征。叩诊：腹腔有渗液时移动性浊音可呈阳性。听诊：机械性肠梗阻时可有肠鸣音亢进，有气过水声或金属音。麻痹性肠梗阻时，则肠鸣音减弱或消失。

3. 辅助检查

（1）化验检查：血红蛋白值及血细胞比容可因缺水、血液浓缩而升高，尿比重也增高。绞窄性肠梗阻时白细胞计数和中性粒细胞明显增加。查血气分析和血清 Na^+、K^+、Cl^-、尿素氮、肌酐的变化，可了解酸碱失衡、电解质紊乱和肾功能的状况。

（2）X 线检查：一般在肠梗阻发生 4~6 h，X 线检查即显示出肠腔内气体；立位或侧卧位透视或拍片可见多数液平面及气胀肠襻。但无上述征象，也不能排除肠梗阻的可能。由于肠梗阻的部位不同，X 线表现也各有其特点：如空肠黏膜环状皱襞可显示"鱼肋骨刺"状；回肠黏膜则无此表现；结肠胀气位于腹部周边，显示结肠袋形。乙状结肠扭转时腹部 X 线平片显示马蹄形巨大的双腔充气肠襻，圆顶向上，两肢向下；立位可见两个液平面。钡剂灌肠 X 线检查见扭转部位钡剂受阻，钡影尖端呈"鸟嘴"形。

（3）CT 检查：不仅能观察肠管扩张及积液，同时能观察肠壁有无血运障碍。对结肠肿瘤、肠套叠等引起的肠梗阻可以病因诊断。

（四）诊断与鉴别诊断

1. 诊断 根据腹痛、呕吐、腹胀、停止自肛门排气排便四大症状和腹部可见肠型或蠕动波，肠鸣音亢进等，一般可作出诊断。X 线检查对确定是否存在肠梗阻帮助较大。但需注意，有时可不完全具备这些典型表现，特别是某些绞窄性肠梗阻的早期。CT 检查对肠梗阻病因及鉴别有无绞窄性肠梗阻非常重要。

2. 鉴别诊断

（1）单纯性与绞窄性梗阻的鉴别诊断：有下列表现者，应考虑绞窄性肠梗阻的可能：①腹痛发作急骤，起始即为持续性剧烈疼痛，或在阵发性加重之间仍有持续性疼痛。肠鸣音可不亢进。有时出现腰背部痛，呕吐出现早、剧烈而频繁。②病情发展迅速，早期出现休克，抗休克治疗后改善不显著。③有明显腹膜刺激征，体温上升、脉率增快、白细胞计数增高。④腹胀不对称，腹部有局部隆起或触及有压痛的肿块（胀大的肠襻）。⑤呕吐物、胃肠减压抽出液、肛门排出物为血性，或腹腔穿刺抽出血性液体。⑥经积极非手术治疗而症状体征无明显改善。⑦腹部 X 线检查见孤立、突出胀大的肠襻、不因时间而改变位置，或有假肿瘤状阴影；肠间隙增宽提示有腹腔积液。

（2）机械性与动力性梗阻的鉴别诊断：机械性肠梗阻具有上述典型临床表现，早期腹胀可不显著。麻痹性肠梗阻无阵发性绞痛等肠蠕动亢进的表现，相反为肠蠕动减弱或消失，腹胀显著。X 线检查可显示大、小肠全部充气扩张；而机械性肠梗阻胀气限于梗阻以上的部分肠管，即使晚期并发肠绞窄和麻痹，结肠也不会全部胀气。

（五）治疗

1. 单纯性肠梗阻

（1）胃肠减压：通过胃肠减压，吸出胃肠道内的气体和液体，可以减轻腹胀，降低肠腔内压力。

（2）纠正水、电解质代谢紊乱和酸碱失衡：通过输液可不仅可以纠正水、电解质代谢紊乱和酸碱失衡，而且可以补充营养物质。输液所需容量和种类须根据脱水程度、尿排出量和相对密度，并结合血清钾、钠、氯和血气分析监测结果而定。

（3）防治感染：由于肠壁的血管通透性增强，可引起细菌向血管内移位。因此，应使用抗生素防治感染。

（4）手术治疗：经过一定时间的非手术治疗后仍不缓解者可通过手术治疗解除梗阻。手术的原则是最短手术时间内，以最简单的方法解除梗阻的原因或恢复肠道的通畅。根据梗阻的病因可选择粘连松解术、肠切开取除异物、肠套叠或肠扭转复位术、肠切除、短路手术等。但是，手术（特别是粘连松解术）可引起新的粘连，应谨慎选择手术适应证。

2. 绞窄性肠梗阻　明确诊断为绞窄性肠梗阻者必须及早进行手术治疗。往往合并严重脱水或休克，应加强术中、术后的管理。已发生肠管坏死者需要肠切除，但是广泛的肠坏死术后可引起短肠综合征。

二、动力性肠梗阻

动力性肠梗阻是由于肠动力障碍，导致肠内容物不能正常运行，但无器质性的肠腔狭窄。可分为①麻痹性肠梗阻（paralytic ileus）：常见于腹膜炎、开腹手术后、肠系膜血管栓塞或血栓形成等。麻痹性肠梗阻临床上亦表现为腹胀，呕吐，停止自肛门排气、排便等症状，X 线检查可表现为胀气肠襻及液平面。治疗上最主要是针对腹膜炎等病因的治疗。②痉挛性肠梗阻：非常少见，可见于慢性铅中毒。

（白日星）

本 章 小 结

本章主要介绍了肠梗阻的定义和分类。重点叙述了机械性肠梗阻的常见原因及临床表现，单纯性肠梗阻和绞窄性肠梗阻的鉴别诊断以及治疗原则。另外，简要介绍了克罗恩病及肠结核的外科治疗原则。

思 考 题

1. 按肠梗阻发生的基本原因可以分为哪两类？
2. 简述机械性肠梗阻中单纯性肠梗阻与绞窄性肠梗阻的鉴别诊断要点。

参考文献

[1] 陈孝平，王建平 . 外科学 . 8 版 . 北京：人民卫生出版社，2013.
[2] 吴孟超，吴在德 . 黄家驷外科学 . 7 版 . 北京：人民卫生出版社，2008.

第二十五章 | 阑尾疾病

| 学习目标 |

1. 掌握急性阑尾炎的病因、临床病理分型、临床诊断、鉴别诊断、手术治疗、并发症和治疗。

2. 熟悉阑尾的解剖生理概要。

3. 熟悉特殊类型的阑尾炎临床表现、诊断和治疗。

| 核心概念 |

【急性阑尾炎】是外科常见病，是最多见的急腹症。由于阑尾管腔阻塞或细菌入侵引起。

| 引　言 |

阑尾疾病包括急性阑尾炎、慢性阑尾炎及阑尾肿瘤等。其中急性阑尾炎为普通外科最为常见的急腹症，常需急诊手术治疗。本章重点讲述急性阑尾炎的病因、临床病理分型、诊断和鉴别诊断，以及其手术治疗和并发症的防治。

第一节　解剖生理概述

阑尾（vermiform appendix）位于右髂窝部，外形呈蚯蚓状，长度差异较大，一般在 6~8 cm，直径 0.5~0.7 cm，阑尾起于盲肠根部，附于盲肠后内侧壁，是三条结肠带的会合点。因此，沿盲肠的三条结肠带向顶端追踪可寻到阑尾根部。其体表投影约在脐与右髂前上棘连线中外 1/3 交界处，称为麦克伯尼点（McBurney 点）简称"麦氏点"。麦氏点是选择阑尾手术切口的标记点。阑尾根部与盲肠的关系恒定，其位置一般在右下腹部。阑尾的解剖位置可以其根部为中心，在 360° 范围内的任何位置。此点决定了患者临床症状及压痛部位的不同。按阑尾尖端的指向分为 6 个类型：①回肠前位；②盆位；③盲肠后位；④盲肠下位；⑤盲肠外侧位；⑥回肠后位后方。

　　阑尾为一管状器官，远端为盲端，近端开口于盲肠，位于回盲瓣下方 2~3 cm 处。阑尾系膜为两层腹膜包绕阑尾形成的一个三角形皱襞，其内含有血管、淋巴管和神经。阑尾系膜短于阑尾本身，这使阑尾卷曲。阑尾系膜内的血管，主要由阑尾动、静脉组成。阑尾动脉系回结肠动脉的分支，是无侧支的终末动脉，当血运障碍时，易导致阑尾坏死。阑尾静脉与动脉伴行，最终回流入门静脉。阑尾的淋巴管与系膜内血管伴行，引流到回结肠淋巴结。阑尾的神经由交感神经纤维经腹腔丛和内脏小神经传入，其传入的脊髓节段在第 10、11 胸节，所以当急性阑尾炎发病早期，常表现为脐周的牵涉痛。

　　阑尾的组织结构与结肠相似，黏膜由结肠上皮构成。黏膜上皮细胞能分泌少量黏液。黏膜和黏膜下层中含有较丰富的淋巴组织。

第二节　急性阑尾炎

　　急性阑尾炎（acute appendicitis）是外科常见病，是最多见的急腹症。

（一）病因

　　1. 阑尾管腔阻塞　　是急性阑尾炎最常见的病因。阑尾管腔阻塞最常见原因是淋巴滤泡的明显增生，多见于年轻人。粪石也是阻塞的原因之一。阑尾管腔阻塞后，黏膜仍继续分泌黏液，腔内压力上升，血运发生障碍，使阑尾炎症加重。

　　2. 细菌入侵　　由于阑尾管腔阻塞，细菌繁殖，分泌内毒素和外毒素，损伤黏膜上皮，并使黏膜形成溃疡，细菌穿过溃疡的黏膜进入阑尾肌层。阑尾壁间质压力升高，妨碍动脉血流，造成阑尾缺血，最终造成梗死和坏疽。

（二）临床病理分型

　　根据临床过程和病理解剖学变化，急性阑尾炎可分为四种病理类型。

　　1. 急性单纯性阑尾炎　　阑尾外观轻度肿胀，浆膜充血并失去正常光泽，表面有少量纤维素性渗出物。临床症状和体征较轻。

　　2. 急性化脓性阑尾炎　　常由单纯性阑尾炎发展而来。阑尾肿胀明显，浆膜高度充血，表面覆以纤维素性（或脓性）渗出物。阑尾周围的腹腔内有稀薄脓液，形成局限性腹膜炎。临床症状和体征较重。

　　3. 坏疽性及穿孔性阑尾炎　　阑尾管壁坏死或部分坏死，呈暗紫色或黑色。穿孔部位多在阑尾根部和尖端。穿孔如未被包裹，感染继续扩散，可引起急性弥漫性腹膜炎。

　　4. 阑尾周围脓肿　　急性阑尾炎化脓坏疽或穿孔，如果此过程进展较慢，大网膜可移至右下腹部，将阑尾包裹并形成粘连，形成炎性肿块或阑尾周围脓肿。

（三）临床表现

　　1. 症状

　　（1）腹痛：典型的腹痛发作始于上腹，逐渐移向脐部，数小时（6~8 h）后转移并局限在右下腹。此过程的时间长短取决于病变发展的程度和阑尾位置。70%~80% 的患者具有这种典型的转移性右下腹痛的特点。部分病例发病开始即出现右下腹痛。

（2）胃肠道症状：发病早期可能有厌食，恶心、呕吐发生，但程度较轻。有的病例可能发生腹泻。弥漫性腹膜炎时可致麻痹性肠梗阻，腹胀，排气、排便减少。

（3）全身症状：早期乏力。炎症重时出现中毒症状，心率增快，发热，达38℃左右。阑尾穿孔时体温会更高，体温达39℃甚至40℃。

2. 体征

（1）右下腹压痛：是急性阑尾炎最常见的重要体征。压痛点通常位于麦氏点，可随阑尾位置的变异而改变，但压痛点始终在一个固定的位置上。当阑尾穿孔时，疼痛和压痛的范围可波及全腹。但仍以阑尾所在位置的压痛最明显。可用叩诊来检查，更为准确。

（2）腹膜刺激征象：反跳痛，腹肌紧张，肠鸣音减弱或消失等。

（3）右下腹包块：如体检发现右下腹饱满，可触摸到一压痛性包块，边界不清，位置固定，应考虑为阑尾周围脓肿。

（4）可作为辅助诊断的其他体征：①结肠充气试验（Rovsing 征）：阳性提示为急性阑尾炎。②腰大肌征（psoas 征）：阳性说明阑尾位置较深，靠近腰大肌，常见于阑尾位于盲肠后位或腹膜后位。③闭孔肌试验（obturator test）：阳性提示阑尾靠近闭孔内肌。

（5）经肛门直肠指检：炎症阑尾所在方向压痛，常在直肠右前方。当阑尾穿孔时直肠前壁压痛广泛，当形成阑尾周围脓肿时，有时可触及痛性肿块。

（四）辅助检查

1. 实验室检查　大多数患者的白细胞计数和中性粒细胞比例增高。白细胞计数升高到（10～20）×10⁹/L，可发生核左移。部分患者白细胞可无明显升高，多见于单纯性阑尾炎或老年患者。尿检查一般无阳性发现，如尿中出现少数红细胞，说明炎症累及输尿管或膀胱。β–HCG 测定可除外异位妊娠所致的腹痛。

2. 影像学检查　①立位腹部 X 线平片可见盲肠扩张和气液平面，偶尔可见钙化的粪石和异物影，可帮助诊断。②B 超检查有时可发现肿大的阑尾或脓肿。③CT 可获得与 B 超相似的效果。这些特殊检查在急性阑尾炎的诊断中不是必需的，当诊断不肯定时可选择应用。腹腔镜或后穹窿镜检查也可用于诊断急性阑尾炎，确诊后可同时做阑尾切除术。

（五）诊断

临床诊断主要依靠病史、临床症状、体检所见和辅助检查。

（六）鉴别诊断

1. 胃十二指肠溃疡穿孔　穿孔溢出液可沿升结肠旁沟流至右下腹部，易被误认为急性阑尾炎的转移性右下腹痛。患者多有溃疡病史，体征除右下腹压痛外，上腹仍具疼痛和压痛，腹壁板状强直等腹膜刺激症状也较明显。胸腹部 X 线检查如有膈下游离气体，有助于鉴别诊断。

2. 右侧输尿管结石　多呈突然发生的右下腹阵发性剧烈绞痛，疼痛向会阴部、外生殖器方向放散。右下腹无明显压痛，或仅有沿右侧输尿管径路的轻度深压痛。尿中查到多量红细胞。B 超检查或 X 线摄片在输尿管走行部位有时可呈现结石影。

3. 妇产科疾病　包括异位妊娠破裂、卵巢滤泡或黄体囊肿破裂、急性输卵管炎和急性盆腔炎、卵巢囊肿蒂扭转等。B 超检查有助于鉴别诊断。

4. 急性肠系膜淋巴结炎　多见于儿童。常先有上呼吸道感染史，腹部压痛部位偏内侧，部位不固定，并可随体位变化。

5. 其他疾病　包括急性胃肠炎、胆道系统感染性疾病、右侧肺炎、胸膜炎、回盲部肿瘤、克罗恩病、梅克尔憩室炎或穿孔、小儿肠套叠等。

（七）治疗

1. 手术治疗　原则上一经确诊，应尽早手术切除阑尾。

2. 非手术治疗　仅适用于单纯性阑尾炎及急性阑尾炎的早期阶段、患者不接受手术治疗或客观条件不允许、伴存其他严重器质性疾病有手术禁忌证者。主要措施包括选择有效的抗生素和补液治疗。

3. 并发症及其处理

（1）急性阑尾炎的并发症：

1）腹腔脓肿：阑尾周围脓肿最常见，也可在腹腔其他部位形成脓肿，常见部位有盆腔、膈下或肠间隙等处。临床表现有麻痹性肠梗阻的腹胀症状、压痛性包块和全身感染中毒症状等。B超和CT扫描可协助定位。一经诊断即应在超声引导下穿刺抽脓冲洗或置管引流，必要时手术切开引流。

2）内、外瘘形成：阑尾周围脓肿如未及时引流，少数病例脓肿可向小肠或大肠内穿破，亦可向膀胱、阴道或腹壁穿破，形成各种内瘘或外瘘。X线钡剂检查或者经外瘘置管造影可协助了解瘘管走行，有助于选择相应的治疗方法。

3）门静脉炎：较少见，如病情加重可产生感染性休克和脓毒血症，治疗延误可发展为细菌性肝脓肿。行阑尾切除术并大剂量抗生素治疗有效。

（2）阑尾切除术后并发症：

1）出血：阑尾系膜的结扎线松脱，引起系膜血管出血。表现为腹痛、腹胀和失血性休克等症状。关键在于预防。一旦发生出血表现，应立即输血补液，紧急再次手术止血。

2）切口感染：是最常见的术后并发症。临床表现包括：术后2～3日体温升高，切口胀痛或跳痛，局部红肿、压痛等。处理原则：可先行试穿抽出脓液，或于波动处拆除缝线，排出脓液，放置引流，定期换药。

3）粘连性肠梗阻：一旦诊断为急性阑尾炎，应早期手术，术后早期离床活动可适当预防此并发症。病情重者须手术治疗。

4）阑尾残株炎：阑尾残端保留过长（超过1 cm）时，术后可发生残株炎，仍表现为阑尾炎的症状。症状较重时应再次手术切除阑尾残株。

5）粪瘘：很少见。粪瘘发生时如已局限化，不致发生弥漫性腹膜炎，类似阑尾周围脓肿的临床表现。经非手术治疗后粪瘘一般情况下可自愈。

第三节　特殊类型阑尾炎

婴幼儿、老年人及妊娠妇女患急性阑尾炎时诊断和治疗均较困难，故需重视。

1. 新生儿急性阑尾炎　新生儿急性阑尾炎很少见。由于新生儿不能提供病史，其早期临床表现又无特殊性，术前难以早期确诊，穿孔率可高达80%，死亡率也很高。一旦诊断明确，应尽早手术治疗。

2. 小儿急性阑尾炎　临床特点：①病情发展较快且较重，早期即出现高热、呕吐等症状。②右下腹体征不明显、不典型，但有局部压痛和肌紧张。③穿孔率较高，并发症和死亡率也较高。治疗原则是一旦诊断明确，尽早手术治疗。

3. 妊娠期急性阑尾炎　较常见。其特点是由于妊娠致腹部体征不明显；腹膜炎易在腹腔内扩散，故妊娠中期急性阑尾炎难于诊断，且易致流产或早产。治疗以阑尾切除术为主。妊娠后期急性阑尾炎，更应早期手术。临产期急性阑尾炎如并发阑尾穿孔或全身感染症状严重时，可考虑行剖宫产术，同时切除病变阑尾。

4. 老年人急性阑尾炎　老年人对疼痛感觉迟钝，腹肌薄弱，防御功能减退，所以主诉不强烈，体征不典型，临床表现轻而病理改变重，体温和白细胞升高均不明显，易延误诊断和治疗；又由于老年人动脉硬化，阑尾动脉也会发生改变，易导致阑尾缺血坏死；加之老年人常伴发心血管病、糖尿病等，使病情复杂、严重。一旦诊断明确，应尽早手术治疗，同时注意处理伴发的内科疾病。

第四节　慢性阑尾炎

（一）病因和病理

大多数慢性阑尾炎（chronic appendicitis）由急性阑尾炎转变而来。主要病理特点为阑尾壁不同程度的纤维化及慢性炎性细胞浸润。多数慢性阑尾炎患者的阑尾腔内有粪石。

（二）临床表现和诊断

既往常有急性阑尾炎发作病史，也可能症状不重且不典型。经常有右下腹疼痛，有的患者仅有隐痛或不适，剧烈活动或饮食不结可诱发急性发作。

主要的体征是阑尾部位的局限性压痛，这种压痛经常存在，位置也较固定。左侧卧位时，部分患者在右下腹可触及阑尾条索。X线钡剂灌肠透视检查，可见阑尾不充盈或充盈不全，阑尾腔不规则，72 h后透视复查阑尾腔内仍有钡剂残留，即可诊断慢性阑尾炎。

（三）治疗

诊断明确后需手术切除阑尾，并行病理检查证实诊断。

第五节　阑尾肿瘤

阑尾肿瘤非常少见。主要包括：类癌、腺癌和囊性肿瘤3种。

1. 阑尾类癌　阑尾类癌约占胃肠道类癌的45%，占阑尾肿瘤的90%，阑尾是消化道类癌的最常见部位。临床表现与急性阑尾炎相似，如肿物小，无转移，单纯阑尾切除手术可达到治愈目的。其中2.9%的病例（直径>2 cm）发生转移而表现恶性肿瘤的生物学特性，应采用右半结肠切除术。

2. 阑尾腺癌　分为结肠型和黏液型两种亚型。最常见的表现与急性阑尾炎或右结肠癌相似。常需术中病理确诊。治疗原则为右半结肠切除术。

3. 阑尾囊性肿瘤　包括阑尾黏液囊肿和假性黏液瘤。阑尾黏液囊肿病变75%～85%为良性囊腺瘤。患者可有无痛性肿块，或者腹部CT中偶然发现。良性者经阑尾切除可治愈。假性黏液瘤是阑尾分泌黏液的细胞在腹腔内种植而形成，可造成肠粘连梗阻和内瘘。治疗主张彻底切除或需反复多次手术处理。

（程　石）

本 章 小 结

本章讲述了阑尾的解剖和生理概要，有助于了解急性阑尾炎的临床表现。还详细叙述了急性阑尾炎的临床表现、病理类型、诊断，手术适应证及阑尾切除术后并发症，包括：出血、切口感染、粘连性肠梗阻、阑尾残株炎、粪瘘。急性阑尾炎的诊断主要取决于病史和临床查体，影像学检查并不是必需的。其鉴别诊断也非常重要。本章同时还简要讲述了慢性阑尾炎、特殊类型阑尾炎及阑尾肿瘤的特点。

思 考 题

1. 简述急性阑尾炎的鉴别诊断。
2. 简述老年人阑尾炎的临床特点。
3. 阑尾切除术后的并发症有哪些。
4. 如何确诊慢性阑尾炎？
5. 简述急性阑尾炎的病理类型和转归。

参考文献

[1] 程石. 外科临床实习攻略. 北京：清华大学出版社，2010.

[2] 陈孝平. 外科学. 2版. 北京：人民卫生出版社，2010.

[3] 吴孟超，吴在德. 黄家驷外科学. 7版. 北京：人民卫生出版社，2008.

第二十六章 结肠、直肠与肛管疾病

学习目标

1. 掌握结肠、直肠癌的病因、病理、临床分期、临床表现、诊断、外科综合治疗原则。
2. 掌握痔的病因、分类、临床表现及治疗原则。
3. 熟悉直肠肛管周围脓肿的病因、临床表现和治疗原则。
4. 熟悉肛瘘的病因、临床表现及治疗。
5. 了解溃疡性结肠炎的外科原则。

核心概念

【直肠指检的意义】由于中国人直肠癌近70%左右为低位直肠癌，能在直肠指检时触及，是诊断直肠癌最重要的方法。

【结直肠癌的治疗方式】手术切除是目前治疗最主要而有效的方法，腹腔镜下行结直肠癌手术将成为主流术式。

【直肠肛管周围脓肿】是指直肠肛管周围软组织内或其周围间隙发生的急性化脓性感染，并形成脓肿。

【肛瘘】是指肛门周围的肉芽肿性管道，由内口、瘘管、外口三部分组成。

【痔】表现为直肠肛管区域静脉丛的病理性扩张，表面覆有直肠黏膜或肛管皮肤。痔的形成有两种学说：肛垫下移学说和静脉曲张学说。

引言

结肠、直肠癌是在我国常见的恶性肿瘤之一。在我国近20年来尤其在大城市，发病率逐渐上升。本章将重点介绍结肠、直肠癌的病理分期、临床表现和外科治疗。另外，痔、直肠肛管周围脓肿及肛瘘是常见的疾病，本章详细介绍其病因、临床表现和治疗原则。简单介绍溃疡性结肠炎的外科治疗。

第一节　解剖生理概述

（一）结肠

结肠包括盲肠、升结肠、横结肠、降结肠和乙状结肠，下接直肠。成年人结肠全长平均约150 cm。结肠各部的直径不一，自盲肠的7.5 cm依次减为乙状结肠末端的2.5 cm。结肠有三个解剖标志，即结肠袋、肠脂垂和结肠带。盲肠以回盲瓣为界与末端回肠相连接。结肠的肠壁分为浆膜层、肌层、黏膜下层和黏膜层。

（二）直肠

直肠位于盆腔的后部，平第3骶椎处，上接乙状结肠，沿骶、尾骨前面下行，穿过盆膈转向后下，至尾骨平面与肛管相连，形成约90°的弯曲。直肠长度为12~15 cm，以腹膜返折为界分为上段直肠和下段直肠。直肠的肌层与结肠相同。直肠环肌在直肠下端增厚而成为肛管内括约肌，属不随意肌，受自主神经支配，可协助排便，无括约肛门的功能。直肠纵肌下端与肛提肌和内、外括约肌相连。

直肠壶腹部有上、中、下三条半月形的直肠横襞，内含环肌纤维，称为直肠瓣。直肠下端由于与口径较小且呈闭缩状态的肛管相接，直肠黏膜呈现8~10个隆起的纵形皱襞，称为肛柱。肛柱基底之间有半月形皱襞，称为肛瓣。肛瓣与肛柱下端共同围成的小隐窝，称肛窦。窦口向上，肛门腺开口于此。肛管与肛柱连接的部位，有三角形的乳头状隆起，称为肛乳头。肛瓣边缘和肛柱下端共同在直肠和肛管交界处形成一锯齿状的环形线，称齿状线（图26-1）。

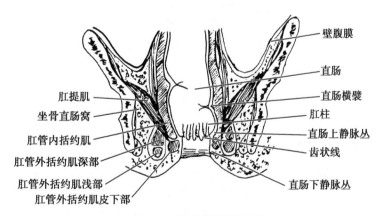

左侧标注（自上而下）：
肛提肌
坐骨直肠窝
肛管内括约肌
肛管外括约肌深部
肛管外括约肌浅部
肛管外括约肌皮下部

右侧标注（自上而下）：
壁腹膜
直肠
直肠横襞
肛柱
直肠上静脉丛
齿状线
直肠下静脉丛

图26-1　直肠肛管纵剖面图

直肠系膜：指由盆腔筋膜脏层包裹的直肠周围血管、淋巴及脂肪结缔组织。

肛垫：位于直肠、肛管结合处，亦称直肠肛管移行区（痔区）。该区为一环状、约1.5 cm宽的海绵状组织带，富含血管、结缔组织及与平滑肌纤维相混合的纤维肌性组织（Treitz肌）。肛垫协助括约肌封闭肛门。

（三）肛管

肛管上自齿状线，下至肛门缘，长1.5~2.0 cm。肛管内上部为移行上皮，下部为角化的复层扁平上皮。肛管为肛管内、外括约肌所环绕，平时呈环状收缩封闭肛门。齿状线是直肠与肛管的交界线，齿状线上、下的血管、神经及淋巴来源都不同，是重要的解剖学标志。

（四）直肠肛管肌

肛管内括约肌为肠壁环肌增厚而成，属不随意肌。肛管外括约肌是围绕肛管的环形横纹肌，属随意肌，分为皮下部、浅部和深部。

肛提肌是位于直肠周围并与尾骨肌共同形成盆膈的一层宽薄的肌肉，由耻骨直肠肌、耻骨尾骨肌和髂骨尾骨肌组成，对于承托盆腔内脏、帮助排粪、括约肛管有重要作用。

肛管直肠环由肛管内括约肌、直肠壁纵肌的下部、肛管外括约肌的深部和邻近的部分肛提肌（耻骨直肠肌）纤维共同组成的肌环，如手术时不慎完全切断，可引起大便失禁。

（五）直肠肛管周围间隙

在肛提肌以上的间隙有骨盆直肠间隙，在肛提肌以下的间隙有坐骨肛管间隙和肛门周围间隙（图26-2）。

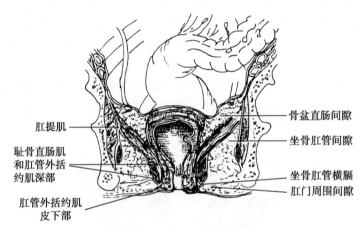

图26-2　直肠肛管周围间隙

（六）结肠的血管、淋巴管和神经

右半结肠由肠系膜上动脉所供应；左半结肠是由肠系膜下动脉所供应。静脉和动脉同名，经肠系膜上静脉和肠系膜下静脉而汇入门静脉。结肠的淋巴引流至腹主动脉周围淋巴结。

支配结肠的副交感神经左右侧不同，迷走神经支配右半结肠，盆腔神经支配左半结肠。交感神经纤维则分别来自肠系膜上和肠系膜下神经丛。

（七）直肠肛管的血管、淋巴和神经

1. 动脉　齿状线以上的供应动脉主要来自肠系膜下动脉的终末支——直肠上动脉，其次为来自髂内动脉的直肠下动脉和骶正中动脉。齿状线以下的血液供应为肛管动脉。它们之间有丰富的吻合。

2. 静脉　直肠上静脉丛位于齿状线上方的经肠系膜下静脉回流入门静脉。直肠下静脉丛位于齿状线下方，通过髂内静脉和阴部内静脉回流到下腔静脉。

3. 淋巴　齿状线以上的淋巴引流主要入腹主动脉旁或髂内淋巴结；齿状线以下的淋巴引流主要

入腹股沟或髂外淋巴结。

4. 神经　齿状线以上由交感神经和副交感神经支配。交感神经主要来自骶前（上腹下）神经丛，和第 2~4 骶神经的副交感神经形成盆神经丛（下腹下丛）。齿状线以下的肛管及其周围结构主要由阴部神经的分支支配。

（八）结肠、直肠肛管的生理功能

结肠的主要功能是吸收水分，储存和转运粪便，也能吸收葡萄糖、电解质和部分胆汁酸。吸收功能主要发生于右侧结肠。此外，结肠能分泌碱性黏液以润滑黏膜，也分泌数种胃肠激素。

直肠有排便、吸收和分泌功能。可吸收少量的水、盐、葡萄糖和一部分药物；也能分泌黏液以利排便。肛管的主要功能是排泄粪便。

第二节　结肠、直肠及肛管检查

（一）检查体位

应根据患者的身体情况和检查目的，选择不同的体位。常用的体位有①左侧卧位；②膝胸位；③截石位；④蹲位；⑤弯腰前俯位（图 26 – 3）。

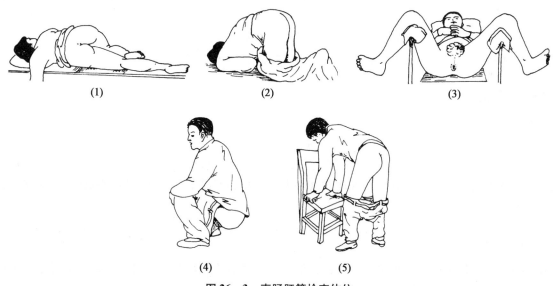

（1）　　　　　　　　　　（2）　　　　　　　　　　（3）

（4）　　　　　　（5）

图 26 – 3　直肠肛管检查体位

（1）左侧卧位；（2）膝胸位；（3）截石位；（4）蹲位；（5）弯腰前俯位

（二）肛门视诊

常用体位有膝胸位、左侧卧位、截石位和弯腰前俯位。

（三）直肠指检

直肠指检是简单而重要的临床检查方法，对及早发现肛管、直肠癌意义重大，70% 左右的直肠癌可在直肠指检时被发现。

（四）内镜检查

肛门镜检查：多选膝胸位，用于低位直肠病变和肛门疾病的检查，能了解低位直肠癌、痔、肛瘘等疾病的情况。乙状结肠镜检查：包括硬管乙状结肠镜和纤维乙状结肠镜，观察病变同时可进行活查。纤维结肠镜检查：目前临床应用较广泛，不仅观察到结直肠的病变及活检，并可进行息肉摘除等各种治疗。

（五）影像学检查

常用的影像学检查方法有 X 线钡剂灌肠检查、CT、MRI、直肠腔内超声等。

（六）结直肠肛管功能检查

功能检查方法主要有直肠肛管压力测定、直肠感觉试验、模拟排便试验等。

第三节　溃疡性结肠炎的外科治疗

溃疡性结肠炎（ulcerative colitis）是发生在结肠、直肠黏膜层的一种弥漫性的炎症性病变。通常将溃疡性结肠炎和克罗恩病（Crohn 病）统称为非特异性炎性肠病。它可发生在结肠、直肠的任何部位，其中以直肠和乙状结肠最为常见。病变多局限在黏膜层和黏膜下层，表现为黏膜的大片水肿、充血、糜烂和溃疡形成。临床表现有腹泻、脓血便、腹痛、发热、体重减轻、贫血等。

（一）手术适应证

手术适应证分为绝对手术适应证和相对手术适应证。

1. 绝对手术适应证　内科治疗无效的中毒性结肠炎、中毒性巨结肠、穿孔、大出血及癌变等。

2. 相对手术适应证　内科治疗无效的广泛病变和慢性反复发作的顽固性溃疡性结肠炎、激素严重依赖且有副作用和难以忍受的结肠外症状（坏疽性脓皮病、结节性红斑、肝功能损害、眼并发症和关节炎）。

（二）手术方式

外科手术主要包括以下三种手术方式：①全结肠、直肠切除及回肠造口术。②结肠切除、回直肠吻合术。③结直肠切除、回肠储袋肛管吻合术。

第四节　结肠、直肠癌

结肠、直肠癌又称大肠癌，是在我国常见的恶性肿瘤之一。近 20 年来，在我国尤其在大城市发病率逐渐上升。癌肿的好发部位依次是直肠、乙状结肠、盲肠、升结肠、降结肠和横结肠。

（一）病因

结肠、直肠癌的病因尚不清楚，可能下列因素有关：过多的动物脂肪及动物蛋白饮食，缺乏新鲜蔬菜及纤维素食品；缺乏适度的体力活动；遗传因素、基因突变、腺瘤、溃疡性结肠炎及结肠血吸虫病肉芽肿等。

（二）病理

1. 大体分型

（1）隆起型：肿瘤主体向肠腔内突出，呈结节状、息肉状或菜花状隆起。

（2）溃疡型：最为常见。肿瘤中央形成较深的溃疡，溃疡底部深达或超过肌层。

（3）浸润型：以向肠壁各层呈浸润生长为特点。

2. 组织学分类

（1）腺癌：占结直肠癌的大多数，进一步分为①管状腺癌；②乳头状腺癌；③黏液癌，预后较差；④印戒细胞癌，恶性度高，预后差；⑤未分化癌：预后最差。

（2）腺鳞癌：肿瘤由腺癌和鳞癌细胞构成，腺鳞癌和鳞癌主要见于直肠下段和肛管，较少见。

3. 扩散和转移　主要有以下4种方式：①直接浸润；②淋巴转移；③血型播散；④种植播散。

4. 临床分期　目前国内外常用的分期有 TNM 分期和 Dukes 分期。

（1）TNM 分期：2003 年修改的国际抗癌联盟（UICC）和美国肿瘤联合会（AJCC）联合制定的 TNM 分期，具体内容如下：

T 代表原发肿瘤；T_x 为无法估计原发肿瘤；T_0 为无原发肿瘤证据；Tis 为原位癌：局限于上皮内或侵犯黏膜固有层；T_1 为癌肿侵及黏膜下层；T_2 为侵及固有肌层；T_3 为穿透固有肌层至浆膜下，或浸润未被腹膜覆盖的结直长周围组织；T_4 为穿透脏腹膜或侵及其他脏器或组织。

N 为区域淋巴结；Nx 区域淋巴结无法评估；N_0 为无淋巴结转移；N_1 为 1~3 个区域淋巴结转移；N_2 为 ≥4 个区域淋巴结转移。

M 为远处转移，M_x 为无法估计远处转移；M_0 为无远处转移；M_1 为有远处转移。

TNM 分期：

0 期　Tis Tis $N_0 M_0$

Ⅰ 期　$T_1 \sim T_2 N_0 M_0$

Ⅱ A 期　$T_3 N_0 M_0$

Ⅱ B 期　$T_4 N_0 M_0$

Ⅲ A 期　$T_1 \sim T_2 N_1 M_0$

Ⅲ B 期　$T_3 \sim T_4 N_1 M_0$

Ⅲ C 期　任何 $T N_2 M_0$

Ⅳ 期　任何 T、任何 $N M_1$

（2）Dukes 分期：1935 年 Dukes 分期主要内容如下。

A 期：癌肿浸润深度限于肠壁内，无淋巴结转移。

B 期：癌肿侵犯浆膜层和（或）浆膜外组织，但尚能整块切除，无淋巴结转移。

C 期：癌肿侵犯肠壁全层或未侵犯全层，但伴有淋巴结转移。

D 期：癌肿伴有远处器官转移、局部广泛浸润或淋巴结广泛转移不能根治性切除。

（三）临床表现

1. 右半结肠癌　主要表现为腹痛、贫血、腹部包块。
2. 左半结肠癌　主要表现为黏液血便或血便、腹痛、腹部包块。
3. 直肠癌　主要便为便意频繁、排便习惯改变、排便不尽感、大便变细或变形、便血、黏液血便或脓血便。

（四）诊断

根据病史、体检、影像学和内镜检查不难作出临床诊断，结肠、直肠癌的检查应遵循由简到繁的步骤进行。常用的检查方法有以下几项。

1. 大便潜血检查　作为大规模普查或对高危人群作为结肠、直肠癌的初筛手段。阳性者再作进一步检查。
2. 肿瘤标记物　目前公认的在结肠、直肠癌诊断和术后监测有意义的肿瘤标记物是癌胚抗原（carcinoembryonic antigen，CEA）。但认为 CEA 作为早期结肠、直肠癌的诊断尚缺乏价值。
3. 直肠指检　诊断直肠癌最重要的方法，由于中国人直肠癌近 70% 左右为低位直肠癌，能在直肠指检时触及。
4. 内镜检查　主要有直肠镜、乙状结肠镜和纤维结肠镜检查。
5. 影像学检查　主要由钡剂灌肠、腔内 B 超、MRI、CT 等。

（五）外科治疗

手术切除是目前治疗结、直肠癌的最主要而有效的方法，近年来开展的腹腔镜下结直肠癌手术，已经取得了与传统手术相同的治疗效果。腹腔镜下行结直肠癌手术将成为主流术式。

1. 结肠癌手术
（1）右半结肠切除术：适用于盲肠、升结肠、结肠肝曲的癌肿（图 26 - 4）。
（2）横结肠切除术：适用于横结肠癌（图 26 - 5）。
（3）左半结肠切除术：适用于结肠脾曲、降结肠癌和乙状结肠癌（图 26 - 6）。

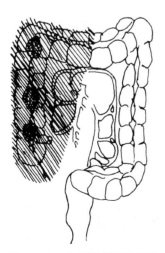 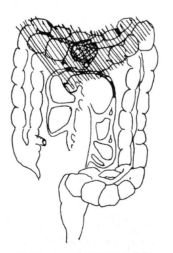 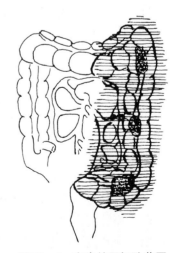

图 26 - 4　右半结肠切除范围　　　图 26 - 5　横结肠切除范围　　　图 26 - 6　左半结肠切除范围

2. 直肠癌手术

（1）局部切除术：适用于早期瘤体小、局限于黏膜或黏膜下层、分化程度高的直肠癌。手术方式主要有：①经肛局部切除术，②经骶后路。

（2）腹会阴联合直肠癌根治术（Miles 手术）：原则上适用于腹膜反折以下的直肠癌（图 26 - 7）。

（3）直肠低位前切除术（Dixon 手术）：是目前应用最多的直肠癌根治术，适用于距齿状线 5 cm 以上的直肠癌（图 26 - 8）。

（4）经腹直肠癌切除、近端造口、远端封闭手术（Hartmann）：手术适用于因全身一般情况很差，不能耐受 Miles 手术或急性梗阻不宜行 Dixon 手术的直肠癌患者（图 26 - 9）。

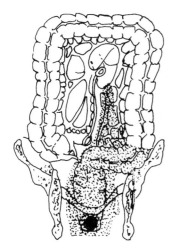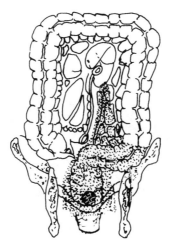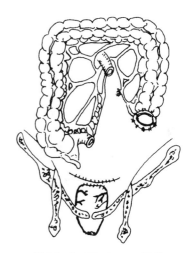

图 26 - 7　Miles 手术　　　图 26 - 8　Dixon 手术　　　图 26 - 9　Hartmann 手术

（六）辅助治疗

化疗和放疗作为手术切除的辅助疗法有提高疗效的作用。其他治疗，如基因治疗、靶向治疗、免疫治疗等正进行着非常广泛的研究。

第五节　直肠肛管周围脓肿

直肠肛管周围脓肿（perianorectal abscess）是指直肠肛管周围软组织内或其周围间隙发生的急性化脓性感染，并形成脓肿。

（一）病因和病理

绝大部分直肠肛管周围脓肿由肛腺感染引起。肛腺感染后极易向肛腺周围组织（肛门、直肠周围）蔓延、扩散，并形成脓肿（图 26 - 10）。根据脓肿部位可分为：①肛周脓肿；②坐骨肛管间隙脓肿；③骨盆直肠间隙脓肿；④肛管括约肌间隙脓肿（齿状线下内、外括约肌间隙）；⑤高位肌间脓肿（齿状线上内、外括约肌间隙）；⑥直肠黏膜下脓肿（图 26 - 11）。脓肿破溃或切开引流后常形成肛瘘。直肠肛管周围脓肿也可继发于肛周皮肤感染、损伤、肛裂、内痔、药物注射等。

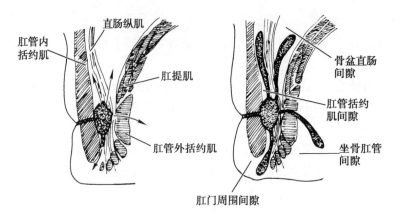

图 26 – 10　直肠肛管旁间隙的感染途径

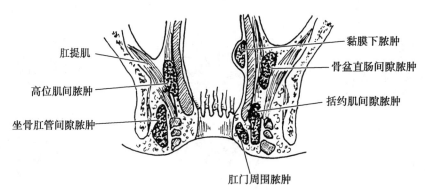

图 26 – 11　直肠肛管周围脓肿的位置

（二）临床表现

肛门周围皮下脓肿主要表现为红肿、疼痛、有硬结和压痛，脓肿形成可有波动感。由于疼痛可引起排便困难、行动不便等。深部脓肿局部红肿不明显，有发热和排便困难。直肠指检可扪及硬结。

（三）诊断

根据临床表现及直肠指检，一般诊断不难。但深部脓肿仅表现为发热时，需要 B 超检查或穿刺明确诊断。必要时做 CT、MRI 等检查协助诊断。

（四）治疗

未形成脓肿时可选用对革兰阴性杆菌有效的抗生素，同时口服缓泻剂或液状石蜡以减轻排便时疼痛。一旦明确形成脓肿，应切开引流。根据脓肿部位可选用经肛周皮肤引流或经直肠引流。肛周脓肿切开引流后，绝大多数形成肛瘘，需要再次手术治疗肛瘘。

第六节　肛　　瘘

肛瘘（anal fistula）是指肛门周围的肉芽肿性管道，由内口、瘘管、外口三部分组成。内口常位于直肠下部或肛管，多为一个；外口在肛周皮肤上，可为一个或多个。经久不愈或间歇性反复发作为其特点，多见于青壮年男性。

（一）病理生理

大部分肛瘘由直肠肛管周围脓肿引起，因此内口多在齿状线上肛窦处，脓肿自行破溃或切开引流处形成外口，位于肛周皮肤。由于外口生长较快，脓肿常假性愈合，导致脓肿反复发作破溃或切开，形成多个瘘管和外口，使单纯性肛瘘成为复杂性肛瘘。瘘管由反应性的致密纤维组织包绕，近管腔处为炎性肉芽组织，后期腔内可上皮化。

（二）分类

1. 按瘘管位置高低分类 ①低位肛瘘：瘘管位于外括约肌深部以下。可分为低位单纯性肛瘘（只有一个瘘管）和低位复杂性肛瘘（有多个瘘口和瘘管）。②高位肛瘘：瘘管位于外括约肌深部以上。可分为高位单纯性肛瘘（只有一个瘘管）和高位复杂性肛瘘（有多个瘘口和瘘管）。此种分类方法，临床较为常用。

2. 按瘘管与括约肌的关系分类 ①肛管括约肌间型：约占肛瘘的70%；②经肛管括约肌型：约占25%；③肛管括约肌上型：为高位肛瘘，较为少见，约占4%；④肛管括约肌外型：最少见，仅占1%（图26－12）。

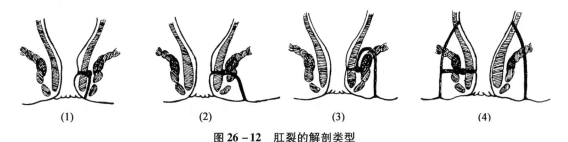

图 26 – 12 肛裂的解剖类型
（1）肛管括约肌间型；（2）经肛管括约肌型；（3）肛管括约肌上型；（4）肛管括约肌外型

（三）临床表现及诊断

大多数既往有肛周脓肿的病史，持续或间断的瘘外口流出少量脓性、血性、黏液性分泌物为主要症状。当外口愈合，瘘管中有脓肿形成时，可感到明显疼痛，同时可伴有发热、寒战、乏力等全身感染症状，脓肿穿破或切开引流后，症状缓解。上述症状的反复发作是瘘管的临床特点。

根据临床表现和查体时在肛周皮肤上可见到单个或多个外口，呈红色乳头状隆起，挤压时有脓液或脓血性分泌物排出，比较容易诊断。为了手术治疗，确定内口位置非常重要，常用的方法有：用探针探查、注入亚甲蓝溶液显示内口、碘油瘘管造影等，必要时可做 MRI 或经肛管超声检查，明确瘘管位置及与括约肌之间的关系。

（四）治疗

治疗原则：将瘘管切开，形成敞开的创面，促使愈合。主要手术方式如下。

1. 瘘管切开术（fistulotomy） 是将瘘管全部切开开放，靠肉芽组织生长使伤口愈合的方法，适用于低位肛瘘。

2. 挂线疗法（secton division） 是利用橡皮筋或有腐蚀作用的药线机械性压迫作用，缓慢切开肛瘘的方法。适用于距肛门 3～5 cm 内，有内外口低位或高位单纯性肛瘘，或作为复杂性肛瘘切开、切除的辅助治疗。

3. 肛瘘切除术（fistulectomy） 切开瘘管并将瘘管壁全部切除至健康组织，创面不予缝合，适用于低位单纯性肛瘘。

第七节 痔

痔（hemorrhoid）是最常见的肛肠疾病，表现为直肠肛管区域静脉丛的病理性扩张，表面覆有直肠黏膜或肛管皮肤。痔的形成有以下两种学说：肛垫下移学说和静脉曲张学说。腹泻、长期的坐立、便秘、妊娠、前列腺肥大、盆腔巨大肿瘤、门静脉高压症、哮喘等引起腹压增高或门静脉压上升因素，均可诱发痔的发生。

（一）分类

根据其所在部位分为 3 类（图 26-13）。

1. 内痔（internal hemorrhoid） 是指齿状线上方静脉丛发生的病变，常见于直肠下端的左侧、右前、右后。根据痔脱出的程度，将内痔的分为四度。Ⅰ度：只在便时出血，无痔脱出；Ⅱ度：排便时有痔脱出于肛门外，便后可自行还纳；Ⅲ度：痔脱出于肛门外需用手辅助才还纳；Ⅳ度：痔长期在肛门外，脱出不能还纳或还纳后又脱出。

2. 外痔 是指齿状线下方静脉丛发生的病变，可分为结缔组织性外痔（皮赘）、静脉曲张性外痔和血栓性外痔。

3. 混合痔（mixed hemorrhoid） 内痔通过丰富的静脉丛吻合支和相应部位的外痔相互融合的病变。

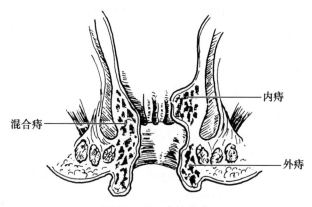

图 26-13 痔的分类

（二）临床表现

1. 内痔 Ⅰ度内痔主要有无痛性、间歇性便后有鲜红色血的特点。Ⅱ度或Ⅱ度以上内痔不仅有血便，还可有痔块脱出的表现。轻者排便时脱出，便后可自行还纳，重者需用手辅助才可还纳，甚至长期在肛门外。当内痔或混合痔脱出嵌顿，出现水肿、感染、坏死时，则有不同程度的疼痛。痔脱出时常有黏液分泌物流出，可刺激肛门周围皮肤，引起瘙痒。

2. 外痔 当感染时可引起水肿、肿胀，若内部形成血栓，则坐位或排便时有不适感及肛门疼痛症状。

（三）诊断

诊断主要靠肛门直肠检查。肛门镜检查不仅可见到痔块的情况，还可观察到直肠黏膜有无充血、水肿、溃疡、肿块等。

（四）治疗

治疗应遵循三个原则：①无症状的痔无需治疗；②有症状的痔重在减轻或消除症状，而非根治；③以非手术治疗为主。

1. 一般治疗 在痔的初期和无症状静止期的痔，只需增加纤维性食物，改变不良的大便习惯，保持大便通畅，防治便秘和腹泻。

2. 注射疗法 治疗Ⅱ度、Ⅲ度出血性内痔的效果较好。用于注射的硬化剂有很多种，如5%石炭酸植物油、5%鱼肝油酸钠等。

3. 红外线凝固疗法 适用于Ⅰ度，Ⅱ度内痔。

4. 胶圈套扎疗法 可用于治疗Ⅱ度、Ⅲ度内痔。

5. 手术疗法

（1）痔单纯切除术：主要用于Ⅱ度、Ⅲ度、Ⅳ度内痔和混合痔的治疗。

（2）吻合器痔上黏膜环形切除术（procedure for prolapsed and hemorrhoids，PPH）：主要适用于Ⅲ~Ⅳ度内痔、环形痔和部分Ⅱ度大出血内痔。

（3）血栓外痔剥离术：用于治疗血栓性外痔。

（白日星）

本 章 小 结

本章主要介绍了结肠、直肠及肛管的各种常用检查方法及直肠指检的意义，重点叙述了不同部位结肠癌及直肠癌的临床表现及手术方式，详细介绍了痔、直肠肛管周围脓肿及肛瘘的分类、临床表现、治疗原则及手术方式。另外，简要介绍了溃疡性结肠炎的手术适应证及手术方式。

思 考 题

1. 结肠、直肠癌扩散和转移的主要方式有哪些？
2. 直肠癌手术方式有哪些？
3. 治疗痔的三个原则是什么？
4. 肛瘘的治疗原则是什么？

参考文献

［1］陈孝平.外科学.2版.北京：人民卫生出版社，2010.

［2］吴孟超，吴在德.黄家驷外科学.7版.北京：人民卫生出版社，2008.

第二十七章 | 肝 疾 病

| 学习目标 |

1. 掌握肝的分段方法及生理功能，掌握肝脓肿的临床表现、诊断和治疗原则。

2. 掌握原发性肝癌的临床表现、诊断、治疗原则及治疗方法的选择。

3. 熟悉肝海绵状血管瘤的临床表现、鉴别诊断和治疗原则。

4. 了解非寄生虫性肝囊肿及肝包虫病的诊断和治疗方法。

| 核心概念 |

【Couinaud 肝分段法】法国人 Couinaud 根据肝静脉和门静脉的分布及走向，将肝分 8 段，即尾状叶为 Ⅰ 段，左外叶为 Ⅱ、Ⅲ 段，左内叶为 Ⅳ 段，右前叶为 Ⅴ、Ⅵ 段，右后叶为 Ⅶ、Ⅷ段。

【原发性肝癌】原发性肝恶性肿瘤源于上皮组织者称为原发性肝癌。

【先天性肝囊肿】又称真性囊肿或单纯性肝囊肿，为先天性肝囊肿，它可分为单发性肝囊肿和多发性肝囊肿两种，囊壁薄、光滑，囊液澄清透明，多不含胆汁。

| 引 言 |

肝外科疾病包括肿瘤性疾病、炎症性疾病、寄生虫性疾病、先天性疾病、外伤性疾病、增生性疾病等内容，本章节主要对其中常见的肝囊肿、肝脓肿、肝血管瘤及原发性肝癌的发病原因、临床表现及诊治原则进行初步探讨，重点鉴别诊断这四种肝外科疾病，以选择正确的治疗方法。

第一节　解剖生理概述

（一）肝的解剖

肝是人体最大的实质性器官，主要位于右侧季肋部，肝左外叶可以越过胸骨中线达左侧季肋部。肝上界相当于右锁骨中线第 5 肋间，下界与右肋缘平行，剑突下约 3 cm，后面相当于第 6～12 肋骨。肝的脏面有两个纵沟和一个横沟，构成 H 形。右纵沟由胆囊窝和腔静脉窝组成，其后上端为肝静脉进入下腔静脉处，即第二肝门所在；左纵沟则由脐静脉窝和静脉韧带组成；横沟连接于两纵沟之间，为第一肝门所在，是门静脉、肝动脉和肝胆管进出肝处。这些沟是肝分叶的脏面标志，对肝手术有重要意义。

法国人 Couinaud 根据肝静脉和门静脉的分布及走向，将肝分为左、右两半和 8 段，即尾状叶为 I 段，左外叶为 II、III 段，左内叶为 IV 段，右前叶为 V、VI 段，右后叶为 VII、VIII 段（图 27-1）。

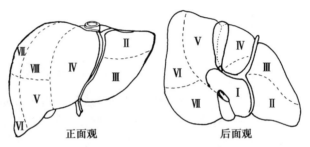

图 27-1　肝 Couinaud 分类法

肝有独特双重血液供应，分别来自肝动脉和门静脉，肝动脉供血占 25%～30%，门静脉占 70%～75%。肝动脉和门静脉各提供肝需氧量的 50% 左右。门静脉收集肠道血液，供给肝营养。肝细胞分泌的胆汁经毛细胆管、肝内胆管引流出肝，在肝十二指肠韧带内经肝总管、胆总管引流至十二指肠。肝动脉、门静脉和胆管经第一肝门进出肝；肝有三支主肝静脉，即肝右静脉、肝中静脉和肝左静脉，它们在肝后仁缘经第二肝门汇入下腔静脉。进入肝的血液 90% 以上经这三支静脉汇入下腔静脉，余下小部分血液经肝短静脉流入肝后下腔静脉。肝短静脉汇入肝后下腔静脉的部位，称为第三肝门。

肝内有两个管道系统，一个是 Glisson 系统，包含门静脉、肝动脉和肝胆管，三者包在一个结缔组织鞘内，称口 Glisson 鞘，经第一肝门处出入肝实质。另一个是肝静脉系统，是肝内血液输出道，单独构成一个系统。门静脉与肝动脉进入肝后反复分支，在肝小叶周围形成小叶间静脉和小叶间动脉，进入肝血窦中，再经中央静脉注入肝静脉。

（二）肝的生理功能

肝是维持生命不可缺少的器官，已明确具有临床意义的生理功能如下。

1. 分泌胆汁　每日分泌胆汁 600～1 000 mL，经胆管流入十二指肠，帮助脂肪消化及脂溶性维生素 A、维生素 D、维生素 E、维生素 K 的吸收。

2. 代谢功能 肝能将碳水化合物、蛋白质和脂肪转化为糖原，储存于肝内。当血糖减少时，又将糖原分解为葡萄糖，释放入血液，以调节、保持恒定的血糖浓度。在蛋白质代谢过程中，肝主要起合成、脱氨和转氨三个作用。肝在脂肪代谢中具有维持体内各种脂质（包括磷脂和胆固醇）恒定的作用，使之保持一定的浓度和比例。肝中脂肪的运输与脂蛋白有密切关系，而磷脂酰胆碱是合成脂蛋白的重要原料。因此，当磷脂酰胆碱不足时，可导致肝内脂肪堆积，造成脂肪肝。此外，胆固醇在胆汁中的溶解度，取决于胆盐与磷脂酰胆碱的比例，若比例失调则产生胆固醇结石。

肝也参与各种维生素代谢。在激素代谢方面，肝可使雌激素、垂体后叶分泌的抗利尿激素灭活；肾上腺皮质酮和醛固酮的中间代谢过程大部分在肝内进行。肝硬化时其功能减退，体内雌激素增多，可引起蜘蛛痣、肝掌及男性乳房发育等现象；抗利尿激素和醛固酮的增多，促使体内水和钠的潴留，引起水肿和（或）腹水形成。

3. 凝血功能 除上述的纤维蛋白原、凝血酶原的合成外，肝细胞还产生凝血因子 V、凝血因子 Ⅶ、凝血因子Ⅷ、凝血因子Ⅸ、凝血因子 X、凝血因子Ⅺ和凝血因子Ⅻ。另外，储存在肝内的维生素 K 对凝血酶原和凝血因子Ⅶ、凝血因子Ⅸ、凝血因子 X 的合成是不可缺少的。

4. 解毒作用 在代谢过程中产生的毒物或外来的毒物，在肝内主要通过分解、氧化和结合等方式来解毒。

5. 吞噬或免疫作用 肝通过单核 – 吞噬细胞系统的 Kuffer 细胞的吞噬作用，将细菌、色素和其他碎屑从血液中除去。

6. 造血和调节血液循环 肝内有铁、铜及维生素 B_{12} 和叶酸等，可间接参加造血。正常情况下，肝血流量为 1 000 ~ 1 800 mL/min，平均 1 500 mL/min（即每千克肝重 1 000 mL/min）。肝储存有大量血液，在急性出血时，能输出约 300 mL 血液以维持有效循环血量，而肝功能不受影响。

肝再生能力很强。切除肝右三叶后，余下约 25% 的正常肝组织仍能维持正常的生理需要，并逐渐（1 年左右）恢复到原肝重量。门静脉血流量及其压力是决定肝细胞再生的重要因素。肝对对缺氧比较敏感，阻断时间以不超过 20 ~ 30 min 为宜。若肝实质有明显病变（如慢性肝炎、肝硬化），常温下一次阻断入肝血流的时间应严格限制在 10 min 以内。

第二节 肝 囊 肿

肝囊肿是一种比较常见的良性肝疾病。根据发病原因不同，可将其分为非寄生虫性肝囊肿和寄生虫性肝囊肿两种，后者主要为肝包虫病。

一、非寄生虫性肝囊肿

非寄生虫性肝囊肿（non parasitic liver cysts）又可分为先天性、创伤性、炎症性和肿瘤性囊肿。临床多见的是先天性肝囊肿，又称真性囊肿、单纯性肝囊肿，它可分为单发性肝囊肿和多发性肝囊肿两种，囊壁薄、光滑，囊液澄清透明，多不含胆汁，有时可以囊内出血呈褐色。

先天性肝囊肿生长缓慢，多无症状，常因 B 超、CT 等影像学检查发现。囊肿增大到一定程度，则因压迫邻近脏器可出现食后饱胀、恶心、呕吐、右上腹隐痛、胃部不适等症状。多发性肝囊肿患者还应检查肾、肺、胰及其他脏器有无囊肿或先天性畸形。

小的肝囊肿，无须处理；直径 >8 cm 而又伴有症状者，可采用 B 超引导下囊肿穿刺抽液术，如为单纯清凉囊液，可给予注射硬化剂治疗，硬化疗法的禁忌证是囊腔内含有胆汁或新鲜血性液体；或行腹腔镜囊肿开窗术去顶术；亦可在剖腹术下吸净囊内液，用氢气刀或乙醇灭活囊肿壁并向腹腔开放；囊肿切除术则适用于肝边缘部位、带蒂突向腹腔的囊肿。对合并感染、囊内出血或囊液伴有胆汁者，可在开窗术后放置引流或穿刺置管引流。与胆管相通的后壁囊肿，若反复发生胆管炎难以非手术治疗控制者，可行囊肿空肠 Roux-en-Y 形吻合内引流术。

对多发性肝囊肿中伴有明显症状的大型多发囊肿，可按照单发肝囊肿方式处理。对病变广泛的多发肝囊肿的晚期患者，肝组织破坏严重，肝功能受损，出现腹水、黄疸和引起门静脉高压症等严重并发症者可考虑实施肝移植手术治疗。

二、肝 包 虫 病

肝包虫病（hepatic hydatidosis）又称肝棘球蚴病（hepatic echinococcosis），常见于畜牧业地区，是人畜共患性寄生虫病。肝棘球蚴在肝内浸润性生长，可直接侵犯邻近组织，亦可向肺、脑转移，故亦有寄生虫性肝癌或"虫癌"之称。

（一）临床表现

肝包虫囊肿的主要危害是其并发症，其主要并发症如下。

1. 压迫　肝包膜膨胀及肝周受压，致右季肋部胀痛不适；肝顶部巨大包块抬高膈肌，影响呼吸；肝门部包虫可压迫胆道引起引起梗阻性黄疸；肝左叶包虫压迫胃形成饱胀感；长期挤压邻近肝组织，导致肝内胆管萎缩、变薄，逐渐形成囊周局灶性肝硬化。

2. 破裂

（1）包虫囊肿破裂入腹腔：最为常见，多数患者会因此产生过敏反应，甚至可有严重的过敏性休克表现。囊肿破入腹腔后腹膜炎可能有三种情况：①胆汁性腹膜炎；②化脓性腹膜炎；③单纯囊液性腹膜炎。

（2）包虫囊肿破裂入胆道：有 5% ~10% 的肝包虫囊肿合并胆管内穿破，引起胆管梗阻、胆道感染，往往需采用手术治疗去除病因。

（3）包虫囊肿破裂入胸腔：肝顶部的包虫囊肿多是在继发感染后向胸内穿破。根据包虫囊肿穿破的方式不同可以分为：①肝 - 膈 - 胸膜腔瘘；②肝 - 膈 - 支气管瘘及肺脓肿；③胸腔继发播散种植。

（4）包虫囊肿破裂入血管：少见，一般以穿破至下腔静脉的可能性大，可导致包虫囊腔内出血或内容物进入循环系统，造成肺动脉栓塞，患者表现出呼吸及循环系统功能障碍。

除上述部位，肝包虫囊肿还可以向心包、肠道、肾盂输尿管内穿破，甚至可以穿破皮肤溃出体表。

3. 感染　包虫继发感染发病率占 20% 左右，部分患者的症状及体征酷似肝脓肿，但全身中毒症状明显轻。

4. 过敏　包虫囊液中的蛋白质具有抗原性，包虫过敏是由属于 IgE 介导的 Ⅰ 型超敏反应。过敏反应较轻的患者只表现出皮肤对称性红斑、瘙痒、荨麻疹、恶心、胸闷等现象。严重的发生过敏性休克。

5. 继发性门静脉高压症　肝包虫致门静脉高压症主要是囊肿压迫第一肝门部门静脉所致，为肝前性门静脉高压，患者可出现腹壁静脉曲张、脾大、脾功能亢进、腹水、食管下段静脉曲张等一系列症状，但患者肝功能尚可正常，这是与肝硬化门静脉高压症的主要鉴别点；肝包虫囊肿如位于第二肝门，则压迫下腔静脉造成 Budd – Chiari 综合征，形成肝后性门静脉高压；如囊肿压迫肠道可造成不全肠梗阻的临床表现。

（二）治疗

手术切除包虫是主要的治疗方法，药物治疗是手术前后重要的辅助治疗手段。

常用的手术方法：①肝包虫囊肿内囊切除术。②肝包虫囊肿外囊完整剥除术。③肝部分切除术。手术中常规使用抗过敏药物（如氢化可的松或地塞米松）和抢救过敏性休克的准备。

常用的抗包虫病药物有苯丙硫咪唑类（阿苯达唑和甲苯达唑）及吡喹酮片剂等。

第三节 肝 脓 肿

临床常见的肝脓肿有细菌性肝脓肿和阿米巴性肝脓肿。在临床上都有发热、肝区疼痛和肝大症状，但二者在病因、病程、临床表现及治疗上均各有其特点。

一、细菌性肝脓肿

（一）病理生理

细菌性肝脓肿（bacterial liver abscess）是由化脓性细菌引起，最常见的致病菌是大肠杆菌和金黄色葡萄球菌，其次为链球菌、类杆菌属等。感染途径除了经肝动脉播散导致肝脓肿外，还由于肝通过胆道系统与肠道相通，肝门静脉收集肠道回流血液，形成了较为独特的胆源性和门静脉源性感染途径。这两种途径以大肠杆菌为最常见，其次为厌氧性链球菌。肝动脉播散或"隐源性"者，以葡萄球菌，尤其是金黄色葡萄球菌为常见。

此外，肝毗邻感染病灶的细菌可循淋巴系统侵入。在开放性肝损伤时，细菌可随致伤异物、破裂的小胆管或创口直接侵入肝脏而引发脓肿。有些原因不明，亦称之为隐源性肝脓肿（cryptogenic live abscess），可能与肝内已存在隐匿病变有关。在机体抵抗力减低时，病原菌在肝内繁殖而成为肝脓肿，常见于糖尿病。

（二）临床表现

肝脓肿一般起病较急，主要表现为：①寒战、高热。体温可高达 39 ~ 40℃，热型为弛张热，伴有大量出汗、脉率增快等严重感染表现。②肝区疼痛呈持续性钝痛或胀痛，亦可出现右肩放射痛或胸痛等。③恶心、呕吐、乏力、食欲减退等全身症状及短期内出现重病消耗面容。

根据病史，临床上的寒战、高热、肝区疼痛、肝大，以及 B 超或影像学检查，即可诊断本病。必要时可超声探测引导下施行诊断性穿刺予以确诊。

（三）治疗

1. 非手术治疗 对肝初发急性炎症尚未形成脓肿或肝多发性小脓肿者，应非手术治疗。包括：

①治疗原发病灶。②抗感染治疗。根据病因选择革兰阴性或阳性抗生素；如病因不明，在未明确致病菌前选用广谱抗生素，然后应根据细菌培养和药敏试验及时调整用药。③加强全身对症支持治疗，给予充分营养和能量，纠正水、电解质代谢紊乱。④较大的脓肿可在 B 超引导下经皮肝穿刺抽吸、置管引流并反复冲洗。多数肝脓肿可经非手术疗法治愈。

2. 手术治疗 ①脓肿切开引流：适用于较大脓肿引流不畅者；脓肿破溃引起腹膜炎、脓胸者；或胆源性肝脓肿需同时处理胆道疾病；或慢性肝脓肿非手术治疗难以奏效者。经腹腔途径脓肿切开引流适用于多数患者，部分肝右叶后侧脓肿可以经腹膜外途径行脓肿切开引流。②肝叶、段切除术：适用于慢性厚壁肝脓肿、肝窦道长期不愈、脓腔合并胆瘘或合并胆管结石等其他肝疾病需要切除累及的肝叶或段。

二、阿米巴性肝脓肿

阿米巴性肝脓肿（amebic live abscess）是肠道阿米巴感染的并发症，绝大多数单发，治疗上首先考虑非手术治疗，以抗阿米巴药物和反复穿刺抽脓，以及全身支持疗法。

第四节　肝海绵状血管瘤

（一）病理生理

临床上发现的肝良性肿瘤病变种类很多，如肝海绵状血管瘤、肝腺瘤、局灶性结节性增生、血管平滑肌脂肪瘤、神经纤维瘤和黏液瘤等，其中以肝海绵状血管瘤最多见。

（二）临床表现

本病发展缓慢，病程可达数十年之久。临床上可将其归纳为四种类型：①无症状型：肿瘤 < 4 cm，B 超、CT 等影像学检查或剖腹手术发现。②腹块型：肿瘤外生性增长至一定大小，虽无症状，但患者无意中扪及肿块。③肿瘤压迫型：肿瘤生长至相当程度，压迫邻近脏器及组织，出现腹饱胀感、恶心、乏力等。④内出血型：肿瘤发生破裂，腹腔内出血，心悸、出汗、头晕、低血压、休克等症状，同时伴有剧烈腹痛、腹肌紧张，此型死亡率相当高。偶有肿瘤带蒂者，当发生扭转时也可出现急腹症症状。

（三）治疗

肝海绵状血管瘤的治疗取决于肿瘤的大小、部位、生长速度、有无临床症状，并排除肝癌诊断。小的无症状的肝血管瘤不需治疗，但应每隔 6～12 个月做 B 超检查，动态观察肿瘤变化。一般认为，手术治疗的指征为：①血管瘤直径 >10 cm；②肿瘤直径为 5～10 cm，但位于肝边缘，有发生外伤性破裂大出血的可能；③肿瘤直径为 3～5 cm，肿瘤虽小，但有明显症状，或不能排除肝癌。

肝切除是治疗肝海绵状血管瘤最彻底的方法，目前临床更多开展的是超选择性肝动脉插管栓塞术治疗肝血管瘤，创伤小，疗效在 90% 以上。此外，治疗选择还包括腹腔镜下肝血管瘤切除术、冷冻治疗、射频微波或放射治疗等。

第五节　肝恶性肿瘤

肝恶性肿瘤（malignant tumor of the liver）可分为原发性和转移性两大类。原发性肝恶性肿瘤源于上皮组织者称为原发性肝癌（primary liver cancer），最多见；源于间叶组织者称为原发性肝肉瘤（primary liver sarcoma），如血管内皮细胞肉瘤、恶性淋巴瘤、纤维肉瘤、肌肉瘤和黏液肉瘤等，较少见。转移性肝癌系全身各器官的原发癌或肉瘤转移到肝所致，较原发性肝癌多见。下面重点介绍原发性肝癌。

原发性肝癌（以下简称肝癌）90% 以上为来源于肝细胞的肝细胞癌（hepatocellular carcinoma，HCC），部分来源于肝内胆管细胞的为肝胆管细胞癌（intrahepatic cholangiocarcinoma，ICC），来源于以上两种细胞的为混合性肝癌。

（一）临床表现

早期一般无任何症状，如出现以下症状往往为中晚期肝癌的临床表现。

肝区疼痛多为右上腹或中上腹持续性隐痛、胀痛或刺痛，如突然发生剧烈腹痛并伴腹膜刺激征甚至出现休克，可能为肝癌自发性破裂。门静脉或肝静脉有癌栓时，常有腹胀、腹泻、顽固性腹水、黄疸等。

1. 消化道症状　如食欲减退、腹胀、恶心、呕吐、腹泻等，由于这些症状缺乏特异性，易被忽视。晚期患者会出现恶病质。

2. 发热　多为 37.5~38℃，个别可高达 39℃ 以上。发热呈弛张型，其特点是用抗生素往往无效，而内服吲哚美辛常可退热。

3. 癌旁表现（paracarcinoma manifestations）　多种多样，主要有低血糖、红细胞增多症、高钙血症和高胆固醇血症；也可有皮肌炎、女性化、类癌综合征、肥大性骨关节病、高血压和甲状腺功能亢进。

（二）诊断和鉴别诊断

原发性肝细胞肝癌的诊断标准主要取决于三大因素，即慢性肝病背景，影像学检查结果及血清甲胎蛋白（AFP）水平。肝癌的辅助检查如下。

1. 血液学检查

（1）血清 AFP 检测：是当前诊断肝癌常用而又重要的方法。诊断标准：AFP ≥ 400 ng/mL，排除慢性肝炎、肝硬化、睾丸或卵巢胚胎性肿瘤及妊娠等。AFP 滴度升高者，应作动态观察，并与肝功能变化对比分析，有助于判断。约 30% 的肝癌患者 AFP 正常，检测甲胎蛋白异质体，有助于提高诊断率。

（2）血清酶学检查：肝癌患者血清碱性磷酸酶、γ-谷氨酸转肽酶、乳酸脱氢酶的某些同工异构酶可增高，但对肝癌的诊断缺乏特异性，早期患者阳性率极低。

（3）HBV 和（或）HCV 感染：包括对 HBV 和（或）HCV 抗原的检测。

2. 影像学诊断

（1）B 超：可显示肿瘤的大小、形态、部位及肝静脉或门静脉有无癌栓等，诊断符合率可达

90% 左右。超声造影可进一步提高肝癌诊断率，并可发现 <1.0 cm 的微小肝癌。

（2）CT：对肝癌诊断的符合率达 90% 以上，可检出 1.0 cm 左右的微小肝癌。CT 能明确显示肿瘤的位置、数目、大小及与周围脏器和重要血管的关系，并可测定无肿瘤侧的肝体积，对判断肿瘤能否切除及手术的安全性很有价值。应用 CT 加肝动脉造影（CTA），即先在肝动脉内注入碘化油后再行 CT 检查，有时能显示直径仅 2 mm 的微小肝癌。

（3）MRI：对良、恶性肝肿瘤，尤其是血管瘤的鉴别可能优于 CT；磁共振血管成像（magnetic resoance angiography，MRA）及磁共振胰胆管成像（magnetic resonance cholangio pancreatography，MRCP）可以进行门静脉、下腔静脉、肝静脉及胆道重建成像，有利于发现这些管道内有无癌栓及管道受压、浸润、扩张和移位等征象。

（4）肝动脉造影：此方法诊断肝癌的准确率最高，达 95% 左右。但患者要接受大量 X 线照射，并具有创伤和价格昂贵等缺点，仅在上述各项检查均不能确诊时才考虑采用。

（5）X 线检查：肝右叶的肿瘤可发现右膈肌抬高、运动受限或局部隆起。肝左外叶或右肝下部巨大肝癌在行胃肠钡餐检查可见胃或结肠肝曲被推挤现象。此外，还可显示有无食管静脉曲张和肺、骨等转移灶。

（6）肝穿刺活组织检查：B 超或 CT 引导下肝穿刺活检，有助于获得病理诊断。对诊断困难或不适宜手术者，为指导下一步治疗，可做此项检查。如不能排除肝血管瘤，应禁止采用。

（7）腹腔镜检查：对位于肝表面的肿瘤有诊断价值。

3. 鉴别诊断　应与下列疾病相鉴别。

（1）转移性肝癌：转移性肝癌病情发展一般较慢，AFP 检测大多为阴性，多无肝炎病史或肝硬化表现；多数患者有其他脏器原发癌的相应症状或手术史。患者血中癌胚抗原（CEA）升高，CT 检查也有助于鉴别诊断。

（2）结节性肝硬化：大的肝硬化结节，影像学检查显示为肝占位性病变，特别是 AFP 阳性或低度升高时，很难与肝癌进行鉴别，应予以注意。

（3）肝良性肿瘤：患者全身情况好，病情发展慢，病程长，往往不伴有肝硬化。常见的有肝海绵状血管瘤、肝腺瘤等。借助 AFP 检查、B 超、CT、MRI 及肝动脉造影可以鉴别。

（4）邻近器官的肿瘤：胃、胰腺、胆囊及腹膜后脏器（如右肾、右肾上腺等）的肿瘤可在上腹部出现肿块，特别是右腹膜后肿瘤可将右肝推向前方，触诊时可能误认为肝大。AFP 检测、B 超、CT、MRI 检查及其他特殊检查（如静脉肾盂造影、胃肠钡餐检查及肝动脉造影等）有助于鉴别诊断。少数病例需经剖腹探查才能明确诊断。

（三）治疗

1. 手术治疗

（1）肝切除：目前仍是治疗原发性肝癌首选的和最有效的方法。总体上，原发性肝癌切除后 5 年生存率为 30% ~40%，微小肝癌切除术后 5 年生存率可达 90% 左右，小肝癌为 75% 左右。

原发性肝癌合并胆管癌栓、门静脉癌栓和（或）腔静脉癌栓时，如癌栓形成时间不长、一般情况允许、原发肿瘤较局限者，应积极手术。切除肿瘤，取出癌栓。

伴有脾功能亢进和食管静脉曲张者，切除肿瘤同时切除脾，并做断流术。

近年来，大的肝癌治疗中心已较成熟开展腹腔镜下肝切除术，适应证逐步扩大，取得了较好的疗效。

（2）不能切除的原发性肝癌的外科治疗：可根据具体情况，术中做肝动脉结扎或肝动脉栓塞化疗，以及冷冻、射频或微波治疗等，都有一定的疗效。

（3）肝移植术：原发性肝癌施行肝移植治疗，其依据在于全肝切除并用一个无肝硬化的新肝替代，不仅对肝肿瘤有根治性治疗作用，而且也清除了肝硬化这一肝癌生长的"土壤"；肝移植后长期生存者的生存质量可能优于肝部分切除术者。

2. B 超引导下经皮穿刺肿瘤行射频、微波或注射无水酒精治疗　这些方法适用于瘤体较小而又不能或不宜手术切除者，特别是肝切除术后早期肿瘤复发者。它们的优点是安全、简便、创伤小，有些患者可获得较好的治疗效果。

3. 介入治疗　即经股动脉做超选择插管至肝动脉，注入栓塞剂（如碘油）和抗癌药，有一定的姑息性治疗效果。原则上肝癌不做全身化疗。

4. 免疫治疗和基因治疗　现在常用的制剂有免疫核糖核酸、胸腺肽、干扰素、IL-2 等。分子靶向药物已在临床应用，对中晚期原发性肝癌有延长生存时间的治疗效果，但价格昂贵。此外，用基因转染的疫苗治疗肝癌，临床试验已显示出较好的应用前景。

5. 放射治疗　肿瘤较局限、无远处广泛转移而又不适宜手术切除者，或术后肝断面有残癌或手术切除后复发者，也可采用放射治疗为主的综合治疗。

6. 中医中药治疗　中医中药治疗原发性肝癌，临床上多与其他疗法配合应用，对保护或改善肝功能、减轻不良反应、提高机体免疫力均有较好的作用。

7. 原发性肝癌并发症的处理　常见的并发症是癌结节破裂出血。肿瘤破裂的裂口较小时，往往可被大网膜黏着而自行止血。肿瘤破裂较大而不能自行止血者，需紧急手术。手术中如发现癌肿较小而局限，最好切除肿瘤。如条件不许可，可做肝动脉结扎或肝动脉栓塞术，也可做微波、射频或冷冻治疗，以延长患者的生命。

（郑建伟　林　艺）

本 章 小 结

肝的 Couinaud 八段划分及肝的第一、二、三肝门等临床解剖与肝的手术方式密切相关，肝常温阻断时间以不超过 20～30 min 为宜。肝硬化一次阻断入肝血流的时间应严格限制在 10 min 以内。单纯性肝囊肿直径大于 8 cm 而又伴有症状者，可采用 B 超引导下囊肿穿刺抽液术、腹腔镜开窗去顶引流术、切除术等，但要掌握好适应证。寄生虫性肝囊肿，常见肝包虫病，有"虫癌"之称，强调手术治疗，并辅助抗包虫病药物治疗。肝脓肿主要区分是细菌性还是阿米巴性，前者抗生素应用，必要时手术；后者治疗上首先考虑非手术治疗，以抗阿米巴药物和反复穿刺抽脓，以及全身支持疗法。肝良性肿瘤中最常见是肝海绵状血管瘤，手术治疗的指征：①血管瘤直径 >10 cm；②肿瘤直径为 5～10 cm，但位于肝边缘，有发生外伤性破裂大出血的可能；③肿瘤直径为 3～5 cm，肿瘤虽小，但有明显症状，或不能排除肝癌。肝恶性肿瘤主要是原发性肝细胞癌，早期无症状，诊断标准主要取决于三大因素，即慢性肝病背景，影像学检查结果及血清 AFP 水平。治疗强调以手术为主的综合治疗。

思 考 题

1. 简述肝囊肿、肝脓肿和肝海绵状血管瘤的鉴别诊断和治疗原则。
2. 如何诊断原发性肝癌？
3. 原发性肝癌的治疗手段有哪些？

参考文献

［1］ 陈孝平，王建平．外科学．8 版．北京．人民卫生出版社．2013.
［2］ 吴在德．外科学．7 版．北京．人民卫生出版社．2011.
［3］ 吴孟超，吴在德．黄家驷外科学．7 版．北京．人民卫生出版社．2008.

第二十八章 门静脉高压症

| 学习目标 |

1. 掌握门静脉高压症的临床表现、诊断、鉴别诊断要点。
2. 掌握门静脉高压症的治疗方法，分流和断流手术的优缺点。
3. 熟悉门静脉解剖，门静脉高压症病理、生理。

| 核心概念 |

【门静脉高压症】是指临床上表现有脾大和脾功能亢进、食管胃底静脉曲张和呕血、腹水等的疾病。

| 引　言 |

门静脉的血流受阻、血液淤滞时，则引起门静脉系统压力的增高。临床上表现有脾肿大和脾功能亢进、食管胃底静脉曲张和呕血、腹水等。具有这些症状的疾病称为门静脉高压症（portal hypertension）。门静脉正常压力为 $1.27 \sim 2.35$ kPa（$13 \sim 24$ cm H_2O），平均值为 1.76 kPa（18 cm H_2O）。门静脉高压症时，压力大都增至 $2.9 \sim 4.9$ kPa（$30 \sim 50$ cm H_2O）。本章主要讲述门静脉高压症的病理生理、临床表现、诊断和治疗，其中门静脉高压症并发症的治疗尤为重要。

一、解 剖 概 要

门静脉主干是由肠系膜上、下静脉和脾静脉汇合而成，其中约20%的血液来自脾。门静脉的左、右两干分别进入左、右半肝后逐渐分支，其小分支和肝动脉小分支的血流汇合于肝小叶内的肝窦（肝的毛细血管网），然后汇入肝小叶的中央静脉，再汇入小叶下静脉、肝静脉，最后汇入下腔静脉。所以，门静脉系位于两个毛细血管网之间，一端是胃、肠、脾、胰的毛细血管网，另一端是肝小叶内的肝窦。

门静脉无瓣膜，与腔静脉系之间存在有四个交通支。

1. 胃底、食管下段交通支　门静脉血流经胃冠状静脉、胃短静脉，通过食管胃底静脉与奇静脉、半奇静脉的分支吻合，流入上腔静脉。

2. 直肠下端、肛管交通支　门静脉血流经肠系膜下静脉、直肠上静脉与直肠下静脉、肛管静脉吻合，流入下腔静脉。

3. 前腹壁交通支　门静脉（左支）的血流经脐旁静脉与腹上深静脉、腹下深静脉吻合，分别流入上、下腔静脉。

4. 腹膜后交通支　在腹膜后，有许多肠系膜上、下静脉分支与下腔静脉分支相互吻合。

在这四个交通支中，最主要的是胃底、食管下段交通支。这些交通支在正常情况下都很细小，血流量都很少。

二、病 理 生 理

门静脉无瓣膜，其压力通过流入的血量和流出阻力形成并维持。门静脉血流阻力增加，常是门静脉高压症的始动因素。按阻力增加的部位，可将门静脉高压症分为肝前、肝内和肝后三型。肝内型门静脉高压症又可分为窦前、窦后和窦型。在我国，肝炎后肝硬化是引起肝窦和窦后阻塞性门静脉高压症的常见病因。常见的肝内窦前阻塞病因是血吸虫病。

肝前型门静脉高压症的常见病因是肝外门静脉血栓形成（脐炎、腹腔内感染如急性阑尾炎和胰腺炎、创伤等）、先天性畸形（闭锁、狭窄或海绵样变等）和外在压迫（转移癌、胰腺炎等）。这种肝外门静脉阻塞的患者，肝功能多正常或轻度损害，预后较肝内型好。肝后型门静脉高压症的常见病因包括巴德-吉亚利综合征（Budd-Chiari syndrome）、缩窄性心包炎、严重右心衰竭等。

门静脉高压症形成后，可以发生下列病理变化：

1. 脾大、脾功能亢进　门静脉血流受阻后，首先出现充血性脾大（splenomegaly）。临床上除有脾大外，还有外周血细胞减少，最常见的是白细胞和血小板减少，称为脾功能亢进（hypersplenism）。

2. 交通支扩张　由于正常的肝内门静脉通路受阻，门静脉又无静脉瓣，上述的四个交通支大量开放，并扩张、扭曲形成静脉曲张。在扩张的交通支中最有临床意义的是在食管下段、胃底形成的曲张静脉。它离门静脉主干和腔静脉最近，压力差最大，因而经受门静脉高压的影响也最早、最显著。肝硬化患者常有胃酸反流，腐蚀食管下段黏膜引起反流性食管炎，或因坚硬粗糙食物的机械性损伤，以及咳嗽、呕吐、用力排便等使腹腔内压突然升高，可引起曲张静脉的破裂，导致致命性的大出血。其他交通支也可以发生扩张，如直肠上、下静脉丛扩张可以引起继发性痔；脐旁静脉与腹上、下深静脉交通支扩张，可以引起前腹壁静脉曲张；腹膜后的小静脉也明显扩张、充血。

3. 腹水　门静脉压力升高，使门静脉系统毛细血管床的滤过压增加，同时肝硬化引起的低蛋白血症，血浆胶体渗透压下降及淋巴液生成增加，促使液体从肝表面、肠浆膜面漏入腹腔而形成腹水。门静脉高压症时虽然静脉内血流量增加，但中心血流量却是降低的，继发刺激醛固酮分泌过多，导致水、钠潴留而加剧腹水形成。

三、临 床 表 现

主要是脾大、脾功能亢进、呕血或黑便、腹水或非特异性全身症状（如疲乏、嗜睡、厌食）。曲张的食管、胃底静脉一旦破裂，立刻发生急性大出血，呕吐鲜红色血液。由于肝功能损害引起凝血功能障碍，又因脾功能亢进引起血小板减少，因此出血不易自止。由于大出血引起肝组织严重缺氧，容易导致肝性脑病。

体检时如能触及脾，就可能提示有门静脉高压。如有黄疸、腹水和前腹壁静脉曲张等体征，表示门静脉高压严重。如果能触到质地较硬、边缘较钝且不规整的肝，肝硬化的诊断即能成立，但有时肝硬化时间较长，肝缩小可难以触到。还可有慢性肝病的其他征象如蜘蛛痣、肝掌、男性乳房发育、睾丸萎缩等。

四、辅 助 检 查

1. 血常规　脾功能亢进时，血细胞计数减少，以白细胞计数降至 $3 \times 10^9/L$ 以下和血小板计数减少至 $(70 \sim 80) \times 10^9/L$ 以下最为明显。

2. 肝功能检查　常反映在血浆白蛋白降低而球蛋白增高，白、球蛋白比例倒置。由于许多凝血因子在肝合成，加上慢性肝病患者有原发性纤维蛋白溶解，所以凝血酶原时间可以延长。还应做乙型肝炎病原免疫学和甲胎蛋白检查。肝功能分级见表 28-1。

表 28-1　肝储备功能 Child-Pugh 的评判标准

临床与检测项目	肝功能评分		
	1	2	3
脑病（分级）	无	1 或 2	3 或 4
腹水	无	轻度	中度
胆红素（mg/dL）	1~2	2.1~3	≥3.1
白蛋白（g/dL）	≥3.5	2.1~3.4	≤2.7
凝血酶原时间（延长，s*）	1~4	4.1~6	≥6.1

A 级，5~6；B 级，7~9；C 级，10~15。s*：秒

3. 腹部超声检查　可以显示腹水、肝密度及质地异常、门静脉扩张；多普勒超声可以显示血管开放情况，测定血流量，但对于肠系膜上静脉和脾静脉的诊断精确性稍差。门静脉高压症时门静脉内径≥1.3 cm。

4. 食管吞钡 X 线检查　在食管为钡剂充盈时，曲张的静脉使食管的轮廓呈虫蚀状改变；排空时，曲张的静脉表现为蚯蚓样或串珠状负影。

5. 腹腔动脉造影的静脉相或直接肝静脉造影　可以使门静脉系统和肝静脉显影，确定静脉受阻部位及侧支回流情况，为手术方式提供参考。

五、诊断及治疗

主要根据肝炎和血吸虫病等肝病病史和脾大、脾功能亢进、呕血或黑便、腹水等临床表现，一般诊断并不困难。当急性大出血时，应与其他原因的出血鉴别。

外科治疗门静脉高压症主要是预防和控制食管胃底曲张静脉破裂出血。

（一）食管胃底曲张静脉破裂出血

为了提高治疗效果，应根据患者的具体情况，采用药物、内镜、介入放射学和外科手术的综合性治疗措施。其中手术治疗应强调有效性、合理性和安全性，并应正确掌握手术适应证和手术时机。在抢救治疗中又必须分别对待下列两类不同的大出血患者：

1. 有黄疸、大量腹水、肝功能严重受损的患者（Child-Pugh C 级）　发生大出血，如果进行外科手术，死亡率可高达 60%～70%。对这类患者应尽量采用非手术疗法，重点是输血、注射垂体加压素以及应用三腔管压迫止血。

非手术治疗主要措施如下：

（1）建立有效的静脉通道，扩充血容量，输血，监测患者生命体征。但应避免过量扩容，防止门静脉压力反跳性增加而引起再出血。

（2）药物止血：①注射血管加压素：血管加压素促使内脏小动脉收缩、血流量减少，从而减少了门静脉血的回流量，短暂地降低门静脉的压力，使曲张静脉破裂处形成血栓，达到止血目的。对高血压和心脏冠脉供血不足的患者不适用。②生长抑素（奥曲肽）：能选择性地减少内脏血流量，尤其是门静脉系的血流量，从而降低门静脉压力，有效地控制食管胃底静脉曲张破裂大出血。首次剂量 250 μg 静注，以后每小时 250 μg/h，静脉持续点滴，可连续用药 3～5 天。生长抑素的止血率（80%～90%）远高于血管加压素（40%～50%），副作用较小，是目前治疗食管胃底静脉曲张破裂出血的首选药物。

（3）内镜治疗：经内镜将硬化剂（国内多选用鱼肝油酸钠）直接注射到曲张静脉腔内（EVS），使曲张静脉闭塞，其黏膜下组织硬化，以治疗食管静脉曲张出血和预防再出血。对于急性出血的疗效与药物相似，长期疗效优于血管加压素和生长抑素。主要并发症是食管溃疡、狭窄或穿孔。比硬化剂注射疗法（EVS）操作相对简单和安全的是经内镜食管曲张静脉套扎术（EVL）。方法是经内镜将要结扎的曲张静脉吸入到结扎器中，用橡皮圈套扎在曲张静脉基底部。如果硬化剂注射疗法和套扎对胃底曲张静脉破裂出血无效，可考虑多次进行。

（4）三腔管压迫止血：原理是利用充气的气囊分别压迫胃底和食管下段的曲张静脉，以达止血目的。通常用于对血管加压素或内镜治疗食管胃底静脉曲张出血无效的患者。

（5）经颈静脉肝内门体分流术（transjugular intrahepatic portosystemic shunt，TIPS）：是采用介入放射方法，经颈静脉途径在肝内肝静脉与门静脉主要分支间建立通道，置入支架以实现门体分流。TIPS 可明显降低门静脉压力，一般可降低至原来压力的一半，能治疗急性出血和预防复发出血。其主要问题是支撑管可进行性狭窄和并发肝功能衰竭（5%～10%），肝性脑病（20%～40%）。目前 TIPS 的主要适应证是药物和内镜治疗无效、肝功能差的曲张静脉破裂出血患者和用于等待行肝移植的患者。

2. 没有黄疸、没有明显腹水的患者（Child A，B 级）　发生大出血，应争取即时或经短时间准备后即行手术。积极采取手术止血，不但可以防止再出血，而且是预防发生肝性脑病的有效措施。手术治疗主要分为两类：一类是通过各种不同的分流手术，来降低门静脉压力；另一类是阻断门奇静脉间的反常血流，既能达到止血的目的，又能增加进入门静脉的血液，有利于保护肝功能。

急诊手术的适应证：①患者以往有大出血的病史，或本次出血来势凶猛，出血量大，或经短期积极止血治疗，仍有反复出血者，应考虑急诊手术止血。②经过严格的内科治疗 48 h 仍不能有效控制出血，或短暂止血又复发出血，应积极行急诊手术止血。但因病情严重、多合并休克，所以急诊手术病死率高，应尽量避免。Child C 级患者不宜行急诊手术。急诊手术术式应以贲门周围血管离断术为首选，该术式对患者打击较小，既能达到即刻止血，又能维持入肝血流，对肝功能影响较小，手术病死率及并发症发生率低，术后生存质量高，而且操作较简单，易于在基层医院推广。

（1）门体分流术（portosystemic shunts）可分为非选择性分流、选择性分流两类。

1）非选择性门体分流术：是将入肝的门静脉血完全转流入体循环，代表术式是门静脉与下腔静脉端侧分流术、门静脉与下腔静脉侧侧分流术。非选择性门体分流术治疗食管胃底曲张静脉破裂出血效果好，但肝性脑病发生率高达 30% ~ 50%，易引起肝衰竭。由于破坏了第一肝门的结构，为日后肝移植造成了困难。术后血栓形成发生率较高。

2）选择性门体分流术：旨在保存门静脉的入肝血流，同时降低食管胃底曲张静脉的压力。代表术式是远端脾 - 肾静脉分流术。

（2）断流手术：即脾切除，同时手术阻断门奇静脉间的反常血流，以达到止血的目的。断流手术的方式也很多，以脾切除加贲门周围血管离断术最为有效，不仅离断了食管胃底的静脉侧支，还保证了门静脉入肝血流。

（二）严重脾大

合并明显的脾功能亢进最多见于晚期血吸虫病，也见于脾静脉栓塞引起的左侧门静脉高压症。对于这类患者单纯行脾切除术效果良好。

（三）肝硬化引起的顽固性腹水

有效的治疗方法是肝移植。其他疗法包括 TIPS 和腹腔 - 上腔静脉转流术。

肝移植是治疗终末期肝病并发门静脉高压食管胃底曲张静脉出血患者的理想方法，既替换了病肝，又使门静脉系统血流动力学恢复到正常。但有供肝短缺、终身服用免疫抑制剂所带来的副作用的风险、手术风险，以及费用昂贵等，限制了肝移植的临床推广。

（程 石）

本 章 小 结

门静脉高压症是指门静脉压力大于 25 cm H$_2$O，主要分为肝前、肝内和肝后三型。在我国，肝内型门静脉高压症最常见，肝炎后肝硬化是其常见病因。

门静脉高压症主要临床表现是食管胃底静脉曲张出血、脾大伴脾功能亢进、腹水和肝性脑病。诊断主要依靠病史、临床体检、B 超、内镜、X 线造影检查等。手术治疗的目的是治疗门静脉高压症的并发症包括食管胃底静脉曲张破裂造成的出血、脾大伴脾功能亢进、腹水。内镜治疗对急性出血期及预防再出血有效。

思 考 题

1. 门静脉高压引起腹水的原因有哪些？
2. 门静脉有什么解剖特点？

3. 分流术和断流术的优缺点是什么？

4. 门静脉高压症的内镜治疗方法有哪些？

参考文献

［1］ 程石．外科临床实习攻略．北京：清华大学出版社，2010.

［2］ 陈孝平．外科学．2 版．北京：人民卫生出版社，2010.

［3］ 吴孟超，吴在德．黄家驷外科学．7 版．北京：人民卫生出版社，2008.

第二十九章　胆道疾病

| 学习目标 |

1. 掌握急性胆囊炎的临床表现、诊断及治疗原则。

2. 掌握急性梗阻性化脓性胆管炎的临床表现、诊断、治疗原则。

3. 了解胆囊息肉、胆囊癌和胆管癌的临床表现、诊断、鉴别诊断和治疗原则。

4. 了解胆囊疾病的腹腔镜微创治疗。

| 核心概念 |

【急性胆囊炎】胆囊伴有或不伴有结石，发生急性炎症。

【急性梗阻性化脓性胆管炎】由于胆总管梗阻，使胆总管内压升高，炎症继续进一步扩散，化脓，引起右上腹绞痛、黄疸、高热寒战、血压下降和精神恍惚。

【肝外胆管结石】结石位于肝总管以下部位，可以因结石堵塞胆管导致梗阻。

| 引　言 |

　　胆道疾病主要分为炎症类、结石类、息肉样及肿瘤类和先天性疾病，其中炎症类、结石类和息肉样疾病在成年人群中最为多见，肿瘤类疾病比较少见，先天性疾病在新生儿及少儿人群中多见。炎症类和结石类疾病发病率最高，常常以急腹症的方式发病，且其病因互为因果，相互关联，是我们学习的重点。息肉样疾病是几种疾病，因在超声影像中具有共同特点而得名。息肉样疾病也是本章介绍的重点。

第一节　解剖生理概述

一、胆道系统

　　人体的整个胆道系统分为肝内部分和肝外部分，肝内部分胆道是由肝汇管区的胆小管开始，相互汇合，逐步汇集成小叶间胆管。分别来自于左、右肝的小叶间胆管再汇合成左肝管和右肝管，左、右肝管在肝门外、门静脉右支起始部之前上方汇合形成肝总管。胆囊分为底、体和颈三部分，底部位于肝下缘，颈部在胆囊窝的最深处与胆囊管衔接，在此处形成一囊状凸出，即 Hartmann 囊，胆囊结石通常藏于此处。胆囊通过胆囊管与肝总管汇合成胆总管，胆总管在十二指肠降部后壁内侧偏上的部位以十二指肠乳头进入消化管。肝内、外胆管系统主要功能是输送胆汁，胆囊有贮存和浓缩胆汁的功能。

二、胆管系统

　　如图 29-1 所示，肝内胆管系统在肝内呈树枝状分布，与相应门静脉系统伴行。左肝管长 1.6 cm，右肝管长 0.8 cm，左、右肝管直径为 2 mm。肝外胆管分为肝总管和胆总管。肝总管长 3～4 cm，直径 0.4～0.6 cm，在肝十二指肠韧带内下行，其左为肝动脉，左后方为门静脉。胆总管由肝总管和胆囊管汇合而成，长 7～9 cm，直径 0.6～0.8 cm，胆总管在肝、十二指肠韧带内下行，位于门静脉之前，肝动脉之右侧。胆总管通常分为三段，胆总管起始至十二指肠上缘称为十二指肠上段，十二指肠后面

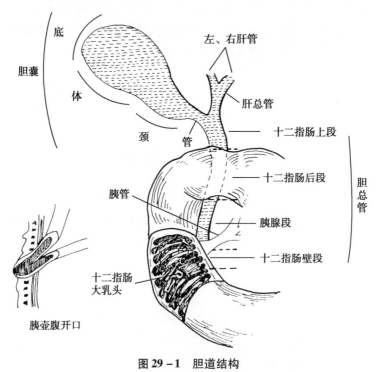

图 29-1　胆道结构

的部分称为十二指肠后段，胰腺后方或穿过胰腺并进入十二指肠降段肠壁部分称为胰腺段，也有将穿过十二指肠降段肠壁部分称为第四段，其在肠壁内扩大形成 Water 壶腹，合并胰管后进入肠腔。Water 壶腹又称胆胰壶腹，周围有 Oddi 括约肌围绕。

第二节　胆道疾病的常用诊断方法

胆道疾病的诊断与其他疾病一样，需要询问患者的病史，检查患者的体征，还要辅以实验室检查、特殊设备和器械检查，这里主要介绍主要的实验室检查、特殊设备和器械检查。

一、实验室检查

1. 白细胞总数　胆道急性炎症性疾病实验室检查主要有末梢血象的白细胞总数（WBC）升高和中性粒细胞比例升高。

2. 胆红素　当出现胆道梗阻时血胆红素会升高，此时尿中胆红素阳性，特别是以直接胆红素升高为主是胆道梗阻的特殊表现。

3. 转氨酶　当胆道系统急性炎症明显时往往伴有肝转氨酶的轻度升高，当胆道梗阻时，胆道内压力超过肝细胞的排泌压时，导致肝细胞破坏，各项转氨酶均可明显升高。

二、特殊设备和器械检查

1. 超声波　目前普及使用的超声波仪是 B 型超声仪，具有方便、快捷的特点，是临床上应用最多的检查，特别对急诊患者，依靠超声波检查可以确诊许多胆道疾病，对胆道疾病的诊断总体能够满足临床需要，特别是对胆囊结石、胆囊的急性和慢性炎症、胆道扩张、胆囊息肉样疾病、胆囊肿瘤、肝内胆管结石等疾病的诊断准确率更高。彩色的超声仪可以清楚显示出血管与病变的关系，以及病变部位的血运情况。但是由于十二指肠内气体的影响，超声波对胆总管下段的检查还不令人满意，有时很难鉴别胆总管下段梗阻的原因。另外，其诊断结果更多地依赖于超声波检查者的水平，诊断的客观性受到一定影响。

2. CT　全称是"计算机断层扫描术"，是最常用的检查。与超声波检查相比较，更具有客观性、可靠性。平扫 CT 不受气体影响，可以清楚显示胆总管下段的情况，鉴别结石和肿瘤；增强 CT 可以显示出 0.5 cm 甚至更小的病变，可以分辨肿瘤的来源，对肿瘤的诊断和鉴别诊断的可靠性更好。

3. MRI 及 MRCP　磁共振成像（MRI）对胆道系统疾病诊断的客观性和可靠性要好于 CT，且不属于放射线检查，应用更广泛，但对体内有金属的患者的检查受到一定限制。临床上对胆道疾病的诊断更多使用的是 MRCP（磁共振计算机胰胆管成像术），可以多角度显示肝内、外胆管系统，对判断胆管梗阻的部位、原因，对胆囊肿瘤的诊断都有很大的帮助，是胆道疾病的常用诊断方法。

4. 十二指肠镜技术　包括十二指肠镜检查和经十二指肠镜逆行胰胆管造影术（ERCP）技术。ERCP 技术又包括 ERCP 以及在 ERCP 基础上开展的 ENBD、ERBD、EST（EPT）、胆道子母镜和胰管子母镜等检查和治疗技术。十二指肠镜外观上很像胃镜，比胃镜要长，外径略粗，如果只作为十二指肠检查，操作方法与胃镜大致相同，能够观察到十二指肠水平部。由于常见的十二指肠疾病绝大多数发生在十二指肠的第一、二段，即球部和降部，而这些区域胃镜检查往往可及，因此临床上实际使用十二指肠镜大多是为了开展 ERCP 技术，以及相关的诊断和治疗技术，使用的是侧视十二指肠镜，便于 ERCP 技术的操作。

（1）ERCP：是在 X 线设备下，通过十二指肠镜在十二指肠内向胰胆管内插管并注入造影剂，使胰胆管显影，观察胰胆管的特点，对胰腺和胆道进行诊断，根据其影像特点，可以诊断胆道结石、胆道梗阻、胆道肿瘤、胰腺肿瘤和慢性胰腺炎等疾病。还可以在造影明确诊断的基础上，进行向胆总管内置管引流、Oddi 括约肌切开取石、胆管或胰管支架植入术等诸多治疗。

（2）EST（又称 EPT）：在 ERCP 诊断的基础上，针对胆总管结石可以实施 Oddi 括约肌切开，再向胆总管内送入网篮取石，或只针对 Oddi 括约肌的慢性炎症导致的狭窄实施切开引流，解除因括约肌狭窄所致的胆道梗阻，使胆汁流出更通畅。

（3）子母镜：以与常规十二指肠镜技术相同的方式，将十二指肠子母镜送入十二指肠降部，先行 EST，经操作管道送入子镜的胆道镜，采用 ERCP 技术，将子镜送入胆总管内，进行胆总管内的检查，甚至活检。还可以用同样的技术将胰管子镜送入胰管内进行检查。

（4）其他技术

1）ENBD：是针对肝外胆管梗阻的患者，利用 ERCP 技术将引流管送入胆总管并留置，再把引流管经鼻引出体外，使胆道压力下降，解除胆道梗阻，缓解胆汁血症，为进一步治疗做准备。EBND 的优点是能够观察引流出的胆汁的量和性状，还可以在引流不通畅时冲洗胆道和引流管，必要时可以经引流管对胆道进行造影，以全面了解胆道内的整体情况及进一步明确诊断；缺点是胆汁的丢失容易导致患者食欲下降及水和电解质紊乱，即时胆汁还纳也无法达到内引流的效果。

2）ERBD：整个操作技术与 ENBD 大致相同，与其主要区别是向胆总管内植入的引流管不同，一般植入聚乙烯猪尾管或金属支架，使梗阻胆管的上、下段胆管通过引流管实现沟通，淤积在梗阻上段胆管内的胆汁经引流管流入十二指肠，达到引流胆汁的目的。ERBD 的优点是避免了 ENBD 的胆汁丢失，缺点是有时发生引流管堵塞、脱落、十二指肠穿孔等并发症。一般会保持 3 个月左右，一旦堵塞还可以更换新管。金属支架可以使用半年以上，但不能更换。

3）胆道镜：分为术中胆道镜和术后胆道镜。术中胆道镜是在胆道手术中，经胆总管的切开部位送入胆道镜，对胆道进行检查，以及取石，特别是肝内胆管结石，术中胆道镜取石更具有优势。术后胆道镜是经胆总管手术留置的"T"形管窦道送入胆道镜，对胆总管及更上位胆管进行检查和取石。

第三节　胆　石　症

胆石症（cholelithiasis）是指在肝内、外胆道系统发生结石，以及相应的临床表现。根据结石发生的部位，分为胆囊结石、肝内胆管结石、肝外胆管结石，肝外胆管结石又分为肝总管结石和胆总管结石（图 29-2）。临床表现上有着不同的症状和体征，治疗方法也不相同。随着生活水平的提高和饮食习惯的改变，肝内胆管结石逐渐减少，胆囊结石逐渐增多。近十年来，原发性胆总管结石也明显减少，由胆囊结石排入胆总管的继发性胆总管结石的比例在增加。

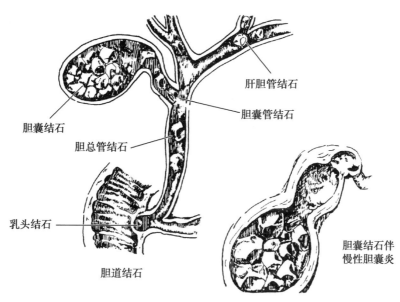

肝胆管结石

胆囊管结石

胆囊结石

胆总管结石

乳头结石

胆道结石

胆囊结石伴
慢性胆囊炎

图 29-2 胆道结石的分布

一、胆 囊 结 石

胆囊结石（cholecystolithiasis）是指在胆囊中形成结石，是胆道系统结石中最常见的疾病，有时会继发胆总管结石。欧美各国的胆囊结石发生在胆道结石中的比例比亚洲人高。胆囊结石与炎症常常相伴。

（一）病因

胆囊结石的成因复杂，是多因素所致。胆汁成分和理化性质的改变导致胆汁中的胆固醇呈过饱和状态，易于沉淀析出和结晶而形成结石，这也是胆囊结石以胆固醇为主的原因；另外，胆囊结石患者的胆汁中含有大量的黏液糖蛋白促使成核和结石形成；胆囊收缩能力减低，胆囊内胆汁淤滞也有利于结石形成。长时间有结石的胆囊常常伴有胆囊的慢性炎症，甚至发生急性胆囊炎。炎症可促进结石的形成，结石可引起胆囊的急、慢性炎症。

临床和流行病学研究显示，胆囊结石的发病与基因、家族史有关；肥胖者易发胆囊结石，是非肥胖人发病率的 3 倍；女性多于男性，可能与雌激素的作用有关。

（二）临床表现

胆囊结石的症状与结石的大小和部位、胆囊是否有炎症、胆囊管有无阻塞有关。有许多胆囊结石患者终身无症状，即所谓无症状胆囊结石。胆囊结石的患者往往伴有慢性胆囊炎，还可以形成无功能胆囊、胆囊积液，此时查体可触及无明显压痛的肿大胆囊。在无感染时，胆囊结石的症状主要有中上腹或右上腹的隐痛，或闷胀不适，可有嗳气和厌食油腻食物等消化不良症状，于饱餐或进食油腻食物后，易于夜间发生结石阻塞胆囊管而引起胆绞痛和急性胆囊炎。查体仅有右上腹轻度压痛。但当有急性感染时表现为急性胆囊炎，一般由突发的胆绞痛引起，持续不缓解发展成急性胆囊炎，严重时可出现右上腹明显压痛、肌紧张和反跳痛的局限性腹膜炎体征，有时还可扪及肿大而压痛明显的胆囊。由于在胆囊颈部嵌顿的结石导致胆囊管梗阻，胆囊淤血、水肿、肿大，查体可在右季肋下触及肿大的胆囊，并伴有墨菲征阳性。较小的胆囊结石在胆囊收缩下，可以通过胆囊管进入胆总管而发生梗阻性黄疸，小结石也可以经胆总管排入十二指肠，部分结石还可以滞留在胆管内成为继发性胆总管结石。

（三）辅助检查

胆囊结石的诊断主要靠 B 型超声的检查。对于有上中腹或右上腹隐痛、闷胀不适，或嗳气和厌食油腻食物等消化不良症状的患者，应当首选胆囊超声检查。不伴有急性炎症的胆囊结石除在胆囊区域内有强回声光团，因胆囊壁的慢性炎症，胆囊壁厚 < 3 mm，可有不均匀增厚。急性胆囊炎症状突出者，可以伴有右上腹局部腹膜炎，超声可见囊壁增厚，水肿的胆囊壁有时超过 5 mm。由于人们健康意识的提高，许多胆囊结石的患者是在健康体检时发现的。CT 对复杂性胆囊结石的诊断以及与肿瘤相鉴别时有重要的临床意义。MRI 及 MRCP 对判断胆囊与周围管道的关系极为重要。

（四）诊断

无论患者是否有前述症状和体征，只要超声在胆囊内发现有强回声及声影即可确诊。胆囊超声检查的阳性所见结合患者中上腹不适，或有饱餐或进食油腻食物后胆绞痛发作，可以确诊胆囊结石，如超声显示胆囊壁增厚、粗糙，或伴有结石，胆囊收缩功能降低，可以诊断为慢性胆囊炎。伴有明显的急腹症表现，查体墨菲征阳性，末梢血象有 WBC 总数升高，或中性粒细胞比例升高，结合超声显示胆囊增大，胆囊壁水肿增厚，甚至胆囊周围有液体渗出，或伴有结石，可以诊断为急性胆囊炎。

（五）鉴别诊断

需要与急性和慢性胃炎、肾绞痛（右侧）、胆总管结石、急性阑尾炎等疾病相鉴别。

1. 急性胃十二指肠穿孔　消化性溃疡是常见病，因溃疡而来的胃或十二指肠穿孔也是外科常见的急腹症。在胆囊结石急性胆囊炎发作不典型时极易与胃十二指肠穿孔混淆。胃十二指肠穿孔也是突然发作，但疼痛一般是剑突下刀割样持续剧痛，逐渐加重，而不是阵发性绞痛。胃十二指肠穿孔的腹痛很快扩展至右侧腹、全腹部，形成弥漫性腹膜炎。急性胆囊炎从发作至穿孔一般需要十几个小时。消化性溃疡穿孔一般不伴有黄疸。

也要注意与胃癌穿孔的鉴别。其主要表现与胃十二指肠溃疡穿孔相似，但患者往往伴有消瘦、乏力的病史，末梢血象会表现出贫血。

2. 急性和慢性胃炎　急性胃炎可有较明显的上中腹或偏右的局部疼痛，慢性胃炎更多表现为隐痛和不适，特别是餐后的症状更不易区别，进行 B 超检查是最好的鉴别手段。

3. 肾绞痛　右侧肾绞痛也表现于右上腹的突发绞痛，一般疼痛延输尿管走行向下放散，称为放散痛，这是与胆绞痛最明显的区别。最终的鉴别仍然依赖于 B 超检查。

4. 胆总管结石　胆总管结石的主要表现是胆绞痛，很难与胆囊结石的胆绞痛区别。胆总管结石疼痛发作伴有明显的梗阻性黄疸时，鉴别更容易。无黄疸时往往需要 B 超检查。

5. 急性阑尾炎　很多急性阑尾炎患者先是有上中腹的不适或隐痛，需要与胆囊结石鉴别，主要靠 B 超检查来鉴别。

（六）治疗

手术切除是胆囊结石的首选治疗方法，主要术式是胆囊切除术。胆囊切除术有传统的开腹胆囊切除术和腹腔镜胆囊切除术。

二、肝外胆管结石

肝外胆管结石是指在肝总管和胆总管内的结石，主要是胆总管结石。结石主要是胆色素混合结石，近十年有逐渐增加的趋势。

（一）病因

肝外胆管结石具有与肝内胆管结石不同的成石原因，与胆色素代谢、成核中心有密切关系，继发于胆囊结石的胆总管结石也在增加。

（二）临床表现

胆总管结石的主要症状是胆绞痛和并发急性胆管炎（acute cholangitis），依胆管炎的程度，其临床表现不同。急性胆管炎是指胆管不同程度的梗阻合并不同程度的感染而表现出的临床综合征。急性梗阻性化脓性胆管炎（acute obstructive suppurative cholangitis，AOSC）是胆道感染疾病中的严重类型，亦称急性重症胆管炎（acute cholangitis of severe type，ACST）。典型表现为反复发作的腹痛、寒战高热和黄疸，这是典型的 Charot 三联征，也是典型的急性化脓性胆管炎的主要症状。①腹痛：往往为胆绞痛，多位于剑突下和右上腹，持续性剧痛，常向右肩背部放散，伴有恶心、呕吐。②寒战、高热：是胆管堵塞继发感染的表现，当胆管堵塞，胆管内压力增高，是细菌和毒素通过肝窦进入门静脉引起菌血症和毒血症所致。③黄疸：往往是胆石嵌顿于 Water 壶腹部或胆总管下段，加之急性炎症加重了胆管堵塞，胆道压力增高，胆色素入血，1~2 天后开始出现黄疸，患者表现为皮肤、巩膜黄染，伴皮肤瘙痒，尿色加深。查体会发现剑突下或右上腹部深压痛，感染严重时会有局限性腹膜炎，肝区叩击痛，胆总管的中下段梗阻可以触及胀大的胆囊。当患者出现神志改变，血压下降时，往往进入了 AOSC。急性化脓性胆管炎时，在 Charot 三联征的基础上，再出现神志改变和血压下降，被称为 AOSC 的五联征。

（三）实验室检查

胆总管结石未导致胆管梗阻、无合并感染时，实验室检查无特殊意义的结果。胆道的感染和梗阻，无论是谁先谁后，常常一并发生。末梢血象 WBC 总数和中性粒细胞比例升高，血清总胆红素升高，直接胆红素升高。

（四）特殊检查

超声检查是首选，也是最常用的检查方法，可见肝内、外胆管扩张，胆囊增大，胆总管内可见增强的结石回声，以及后面的声影。少数患者因肠内气体影响，胆总管下段的超声不满意，可以做 ERCP、CT、MRI（MRCP），进行深入检查。

（五）诊断

根据症状、体征，特别是有典型的 Charot 三联征表现，再加上实验室检查有 WBC 和血清胆红素升高，以及超声或其他影像诊断发现胆总管结石影像时，诊断胆总管结石继发急性胆管炎并不困难。当患者发生血压下降、神志恍惚时，可以诊断急性重症胆管炎（ACST）。无明显胆管炎的胆总管结石伴持续性黄疸时，要与 Water 壶腹癌、胰腺癌鉴别。壶腹癌的黄疸往往是在波动中逐渐升高；胰腺癌常伴有进行性加重的黄疸，或一开始就是无痛性黄疸。CT 和 MRI 可以发现肿块影像，ERCP 和 MRCP可以发现肿瘤或结石的间接影像，有助于鉴别诊断。

（六）鉴别诊断

需要鉴别的常见疾病同"胆囊结石"的鉴别诊断。

（七）治疗

肝外胆管结石的治疗原则是取净结石，解除梗阻，引流通畅，防止复发。仅仅是胆总管结石，尚无胆管内急性炎症时，多采用 EST 取石。如果同时合并有胆囊结石，可以在内镜取石后腹腔镜切除胆囊，也可先腹腔镜切除胆囊，后 EST 取石，还可以一次手术两镜治疗，同时切除胆囊和 EST 取出胆总管结石。诊断为急性胆管炎，可选择手术，也可以选择非手术的抗感染治疗。急性重症胆管炎是胆道外科的危重急症，起病急骤，进展迅速，很快进入休克状态，甚至出现多脏器功能衰竭。因此，AOSC 的治疗原则是紧急手术，切开胆总管减压，取出结石，解除梗阻，首选胆总管切开取石"T"管引流，术后再辅以抗感染、抗休克、维持内环境稳定等措施。

第四节　胆囊息肉样病变

胆囊息肉样病变（polypoid lesions of gallbladder，俗称"胆囊息肉"）是一组向胆囊腔内突出的局限性息肉样隆起病变的总称，在人群中的发生率接近 10%，可分为肿瘤性和非肿瘤性两大类，肿瘤性又分为良性和恶性，良性远多于恶性。腺瘤、腺癌、脂肪瘤属于肿瘤类，常见的炎性息肉、胆固醇性息肉和腺肌症等属于非肿瘤类。胆囊息肉样病变大多数在 1 cm 以下，一般无明显的症状和体征，主要是体检时靠超声及其他影像学检查发现。有资料显示，直径大于 1 cm 的息肉中，腺瘤的发生率增高，且可以恶性变。病变小于 1 cm 的原则上可以观察，如不继续增大，可以不考虑手术；病变大于 1 cm 的，原则上手术治疗。虽病变尚未超过 1 cm，但在观察中继续增大，也可以手术治疗。手术术式首选腹腔镜胆囊切除术。

腹腔镜胆囊切除术（laparoscopic cholecystectomy，LC）是利用腹腔镜技术实施的腹部微创手术，适用于胆囊结石、慢性胆囊炎、急性胆囊炎、胆囊息肉等胆囊隆起性病变等适合单纯胆囊切除的良性疾病。手术需要由气腹机、吸引冲洗系统和摄像系统组成的一套腹腔镜设备，以及手术器械。手术器械有单孔腹腔镜器械、2 孔腹腔镜器械和多孔腹腔镜器械。悬吊式免气腹腹腔镜设备不需要气腹机，但要有腹壁悬吊设备。腹腔镜胆囊切除术与传统开腹手术比较有创伤小、视野大、分辨率高、手术时间短、术后疼痛轻、下床早、社会复归快的优点，已经广泛应用于临床，成为胆囊切除术的首选术式。

第五节　胆　囊　癌

胆囊癌（carcinoma of gallbladder）在人群中的发病率较低，但在胆道系统恶性肿瘤中是最常见的肿瘤，发病原因不清楚，但与胆囊的长期慢性炎症有关，胆囊腺瘤样息肉和腺肌症可以恶变。胆囊癌的早期缺乏特征性临床表现，诊断困难。反复出现的右上腹隐痛、上腹肿块、黄疸是胆囊癌的主要临床表现。B 超检查可见胆囊壁不规则增厚，胆囊腔内肿块，甚至可以分辨出 2 mm 的病变。CT 不仅对胆囊癌的诊断优于 B 超，对周围肿大淋巴结情况也具有优势。MRCP 对胆囊癌的诊断以及判断是否侵袭胆管有帮助。临床上常用 Nevin 分期进行胆囊癌分型，Ⅰ期：原位癌（早期）；Ⅱ期：癌灶限于肌层以内；Ⅲ期：侵袭浆膜层；Ⅳ期：胆囊周围有肿大淋巴结；Ⅴ期：有周围脏器侵袭或转移（包括肝）。治疗应以手术为主，根据临床分期，使用不同的术式，Ⅳ期和Ⅴ期属于晚期，一般以姑息手术为主。

第六节　胆　管　癌

从病理学上定义胆管癌（carcinoma of bileduct）应当是指发生于胆管细胞的癌。因此，广义的胆管癌包括发生于肝内胆管细胞癌、肝门部胆管癌和胆总管癌。肝内胆管细胞癌属于原发性肝癌（不包括左、右肝管癌），肝门部胆管癌包括发生于左、右肝管和肝总管的癌，胆总管癌包括了发生在胆总管全程的癌，与肝门部胆管癌相对应，又称其为远端胆管癌。狭义的胆管癌是指肝门部胆管癌和远端胆管癌或胆总管癌。临床上所说的胆管癌主要是指狭义的胆管癌。胆管癌的发病率远低于胆囊癌，肝门部胆管癌明显多于胆总管癌。胆管的良性肿瘤更为少见。绝大多数胆管癌都是分化程度好的腺癌，未分化癌、乳头状癌少见。胆管癌患者一般是在引起胆道梗阻、临床上表现出黄疸后就诊。肝门部胆管癌侵袭肝门部主要血管时，手术的切除率大大降低。相对而言，胆总管癌的切除率较高。手术是胆管癌的首选治疗方法，根据胆管癌的部位、分期实施不同的手术。胆管癌对放疗和化疗都不敏感。

第七节　成年人先天性胆管囊性扩张症

成年人先天性胆管囊性扩张症（congenital cystic dilatation of bile duct）是指肝内胆管和肝外胆管先天性囊性扩张，大部分患者在 10 岁以前得到诊断，部分患者成年后才出现临床症状，因此称其为成年人先天性胆管囊性扩张症。因此病好发于胆总管，故过去又称其为"先天性胆总管囊肿"。临床上分为 Ⅰ～Ⅴ型，Ⅰ型是胆总管囊状扩张，最多见。具有一定的恶变率，成年人的恶变率可达30%。主要临床症状是右上腹痛、黄疸、腹部包块三联征。超声检查是首选且最常用的检查方法，CT、ER-CP 或 MRCP 对诊断胆管囊状扩张症具有确定诊断的作用。治疗原则是早期手术治疗，减轻症状，预防远期并发症。最好的手术术式是彻底切除囊肿，行肝总管与空肠 Roue-en-Y 吻合术。

第八节　胆道疾病常见并发症

在胆道疾病的发生和发展过程中，随着疾病的进展，疾病会给胆道系统本身及全身带来不同的影响，这里我们主要介绍胆道疾病自身发展的并发症，主要有胆囊穿孔、胆道出血、炎症性胆管狭窄和胆源性肝脓肿。

一、胆囊穿孔

在急性胆囊炎发生时，由于急性炎症的积聚变化，胆囊内压力增大，壁动脉系统扩张，囊壁内的静脉回流受阻，导致静脉回流不畅，炎症的胆囊壁处于充血、水肿状态。进一步加重囊壁的肿胀、淤血，随即出现囊壁组织细胞发生缺氧、坏死，甚至穿孔。胆囊急性穿孔后，胆囊周围脏器和大网膜可以包裹穿孔处，形成胆囊周围脓肿。慢性穿孔可以形成胆囊与消化管道之间的内瘘，如胆囊十二指肠瘘、胆囊结肠瘘等。胆囊穿孔需要紧急手术治疗，切除胆囊或行胆囊造瘘术。

二、胆 道 出 血

胆道出血是胆道疾病的严重并发症，主要由胆道炎症和胆道手术引起，原因有胆道感染、胆道创伤、结石压迫等。胆道出血的主要症状是腹痛、呕血便血、梗阻性黄疸三联征。少量的出血可以自行停止，表现出明显的周期性出血的特点。胆道出血的诊断需要在出血状态下进行选择性肝动脉造影，不仅对出血的诊断有意义，对治疗也有很大的帮助。开腹手术的目的主要是结扎相应的供血动脉、切除病灶，介入治疗也是非常有效的止血方法。

三、炎症性胆管狭窄

炎症性胆管狭窄可以发生在肝内外胆管系统的任何部位，常见于左右肝管、肝总管和胆总管。胆管结石和胆道感染是形成炎症性胆管狭窄的主要原因。胆管狭窄可以导致胆汁流出不畅，胆汁淤积，狭窄长期持续可以影响肝功能，甚至导致肝硬化。临床上可以通过 B 超、ERCP、MRCP 确诊。治疗的主要方法是手术。我们把胆管狭窄分为单纯型、狭窄合并结石型和复杂型 3 种，可以通过不同的手术术式给予适当的治疗。

四、胆源性肝脓肿

肝脓肿是胆道系统疾病的严重并发症，其中细菌性肝脓肿一般是由胆道的细菌感染而引起。

（宋茂民）

本 章 小 结

在胆道系统疾病中，我们介绍了胆道疾病的常用诊断方法、胆石症、胆道肿瘤、成年人先天性胆管囊性扩张症、腹腔镜胆囊切除术等疾病和技术，其中胆道疾病的常用诊断方法、胆石症是重要部分，特别介绍了对胆道疾病诊断非常有意义的 B 超、CT、ERCP 和 MRCP 等常用检查的适应证。胆石症中详细介绍了胆囊结石、肝外胆管结石的临床表现、实验室检查、诊断及鉴别诊断和治疗原则。

思 考 题

1. 简述胆囊结石的治疗原则。
2. 简述急性胆囊炎的主要临床表现。
3. 简述急性胆管炎的主要临床表现。

参考文献

[1] 吴孟超，吴在德. 黄家驷外科学. 7 版. 北京：人民卫生出版社，2008.
[2] 陈孝平. 外科学. 2 版. 北京：人民卫生出版社，2010.

上消化道大出血的诊断和外科处理原则

| 学习目标 |

1. 掌握上消化道大出血的常见病因。
2. 熟悉上消化道大出血的辅助检查、处理原则。

| 核心概念 |

【上消化道大出血】指上消化道因各种原因导致一次出血量超过全身总血量的20%（800～1 200 mL或以上），并出现休克的症状和体征。

| 引　　言 |

上消化道包括食管、胃、十二指肠、空肠上段和胆道。在成年人，急性消化道大出血一次失血量达800 mL以上，约占总循环血量的20%，患者就会表现出低血压的症状和体征，如视物模糊、头晕、手足发冷、冷汗、直立性昏厥等。上消化道大出血（massive upper alimentary tract bleeding）表现为呕血（hematemesis）和便血（hematochezia）。尽管现代诊断技术有了很大的进步，消化道出血的部位和病因诊断仍然是一个难题，消化道大出血的死亡率仍然在10%，应予重视。

一、概　　述

上消化道大出血的病因，在不同的国家，甚至同一国家的不同地区报道都有差异。

根据国内资料，引起上消化道大出血有下列五种常见的病因。

1. 胃、十二指肠溃疡　占上消化道大出血的40%～50%，其中3/4是十二指肠溃疡。大出血的溃疡一般位于十二指肠球部后壁或胃小弯，均由于溃疡基底部血管被侵蚀破裂所致，多数为动脉出血。慢性溃疡因伴有大量瘢痕组织往往引起不能自止的出血。

在胃、十二指肠溃疡中，有两种情况应注意。一种是药物损伤引起的溃疡，如阿司匹林和吲哚美辛等有促进胃酸分泌增加和导致胃黏膜屏障损害的作用，长期应用较大剂量可引起急性溃疡的形成，或使已有的溃疡活动化，导致大出血。另一种是吻合口溃疡，胃部分切除术后或在单纯的胃空肠吻合术后，在胃和空肠吻合口附近可发生溃疡。50% 的吻合口溃疡会发生出血，且引起大出血而需手术治疗。

2. 门静脉高压症　约占 20% 。肝硬化致门静脉高压症患者常有胃酸反流，腐蚀食管下段黏膜引起反流性食管炎，或因坚硬粗糙食物的机械性损伤，以及咳嗽、呕吐、用力排便等使腹腔内压突然升高，可引起食管胃底曲张静脉破裂，导致致命性的大出血。

3. 急性胃黏膜病变　又称急性糜烂性胃炎（acute erosive gastritis）或应激性溃疡（stress ulcer），约占 20% 。多与休克、严重感染、烧伤、大手术和脑外伤有关。表现为表浅的、大小不等的、多发的黏膜糜烂、溃疡，底部常有活动性出血和血块，一般位于胃的较多，位于十二指肠的较少。部分病例仅见弥漫性渗血，可导致大出血。

4. 胃癌　癌组织缺血坏死，表面发生糜烂或溃疡，侵蚀血管引起大出血。

5. 胆道出血　各种原因导致血管与胆道沟通，引起血液涌入胆道，再进入十二指肠，统称胆道出血（hemobilia）。最常见的病因是胆道感染、肝外伤，还有肝胆肿瘤、肝血管瘤、胆管结石压迫和手术损伤等。胆道出血的三联征是胆绞痛、梗阻性黄疸和消化道出血。

二、临床分析思路

上消化道大出血的临床表现取决于出血的速度和出血量的多少，而出血的部位高低则是次要的。如果出血很急、量很多，则既有呕血，也有便血；由于血液在胃肠内停滞的时间很短，呕的血多为鲜血；由于肠蠕动过速，便血也相当鲜红。反之，出血较慢，量较少，则常出现黑便，较少为呕血；由于血液在胃肠道内停滞时间较长，经胃肠液的作用，呕出的血多呈棕褐色，便血多呈柏油样或紫黑色。50~100 mL 的出血量，常表现为黑便，出血 1 000 mL 即有便血。

不同部位的出血仍有其不同特点，如能抓住这些特点，不仅对分析出血部位和出血原因有参考作用，对手术寻找出血点也有指导意义。上消化道大出血的部位大致可分为下列三区：①食管或胃底出血（曲张静脉破裂），一般很急，来势凶猛，一次出血量可达 500~1 000 mL，常引起休克。临床主要表现是呕血，单纯便血的较少。即使在积极的非手术治疗下，短期内仍可反复呕血。②胃和十二指肠（消化性溃疡、急性胃黏膜病变、胃癌等）出血，虽也很急，但一次出血量一般不超过 500 mL，并发休克的较少，临床上可以呕血为主，也可以便血为主。经过积极的非手术治疗多能止血，但近期再出血的风险很高。③球部以下出血（胆道出血），出血量一般不多，一次为 200~300 mL，很少引起休克，临床上表现以便血为主。采用积极的非手术治疗后，出血可暂时停止，但常呈周期性复发，间隔期一般为 1~2 周。

判断上消化道出血的部位和病因，仅依据出血时的情况是不够的，还必须从病史、体检、实验室检查等各方面进行综合分析，从而做出正确的诊断。

（一）应详细追问病史

消化性溃疡患者进食和服用制酸药可缓解上腹部疼痛，或曾经内镜或 X 线检查证明有胃十二指肠溃疡；肝硬化、门静脉高压症患者常有大量饮酒、肝炎或血吸虫病史；或过去曾经 X 线或内镜检查有食管静脉曲张；如有进行性体重下降和厌食应考虑消化道肿瘤；急性胃黏膜病变常易发生在严重创伤、大手术、重度感染和休克等应激状态时。

这些患者如果发生上消化道大出血，诊断上一般没有困难。但有些患者在出血前没有任何症状，例如10%～15%胃十二指肠溃疡出血的患者没有溃疡病史；门静脉高压症上消化道出血的患者，约1/4的出血原因并非是曲张的静脉破裂，而可能是溃疡病或门静脉高压性胃病等；许多肝内胆道出血的患者没有肝内感染的病史；以往出血病因虽已得到确诊，也不能断定一定是这次出血的病因。因此，要明确出血的部位和病因，就必须依靠客观的临床检查。

（二）体检

体检应包括仔细地检查鼻咽部，以排除来自鼻咽部咽下的血液。如果发现有蜘蛛痣、肝掌、腹壁皮下静脉曲张、肝脾大、腹水、巩膜黄染等，多可诊断为食管胃底曲张静脉破裂出血。但在没有腹水、肝脾大也不很明显的患者，尤其在大出血后，门静脉系统内血量减少，脾可能暂时缩小、不易触及，常增加诊断上的困难。肝内胆道出血多有类似胆绞痛的剧烈上腹部疼痛的前驱症状，右上腹多有不同程度的压痛，甚至可触及肿大的胆囊。感染性胆道出血，同时伴有寒战、高热，并出现黄疸，这些征象综合考虑，有助于明确诊断。

（三）实验室检查

需化验血红蛋白、红细胞计数、血细胞比容、中性粒细胞计数、肝功能测定、凝血功能（血小板计数、凝血酶原时间、纤维蛋白原、部分凝血活酶时间）、肾功能测定（血尿素氮，血尿素氮/血肌酐比值大于25∶1，可能提示出血来自上消化道）。由于消化道出血丧失的是全血，在呕血和黑便后，没有充分时间使血浆容量平衡，血红蛋白浓度、血细胞比容、红细胞计数的变化不会立即反映出来。血小板计数在活动性出血后1 h开始升高，白细胞计数在2～5 h增多。3/4的上消化道大出血患者，数小时后血中尿素氮就可升高，可能与血液在消化道中分解产物吸收和低血压引起尿素氮清除率下降有关。氮质血症不仅与上消化道出血量有关，也与肾功能损害严重程度有关。如果尿素氮迟迟不能恢复正常，提示肾功能持续受损伤，或继续有活动性出血，或循环血液量不足。

（四）特殊检查

1. 鼻胃管和三腔二囊管检查　鼻胃管吸引常可诊断上消化道出血的部位，判定出血的速度。如鼻胃管放至食管与胃交界处（约距中切牙40 cm），经管注入少量等渗盐水，轻轻抽吸，如有血液，说明出血来自食管或胃；如导管进入胃中，抽出清亮胃液，表明出血位于胃以下的消化道；如抽出清亮的胆汁，可以排除出血在十二指肠的近端。鼻胃管吸引简单、安全，但并非完全可靠，约10%的上消化道出血患者，鼻胃管吸引呈阴性。需要指出，肝硬化患者并发胃、十二指肠溃疡较一般人为多，为10%～15%。因此，肝硬化患者即使已有食管或胃底静脉曲张，也不能排除溃疡出血的可能。对这种患者用三腔二囊管检查来明确出血部位，更有实际意义。这种检查虽较简单易行，但需要耐心，并要取得患者的充分合作。

2. 内镜检查　早期内镜检查是大多数上消化道出血诊断的首选方法。如果没有严重的伴发疾病，血流动力学相对稳定，上消化道出血患者收住院后应立即行纤维胃十二指肠镜检查，也可在6～12 h进行，检查距出血时间愈近，诊断阳性率愈高，可达80%～90%。内镜检查对同时存在的两个或两个以上病变，可确切地区别出真正的出血部位。检查前以冷盐水洗胃可改善内镜视野。有经验的医师可很快完成这一检查，并不增加患者的危险。

3. 选择性腹腔动脉或肠系膜上动脉造影 内镜检查如未能发现出血病因，尤其是胃内有大量积血和血块影响内镜视野时，可做选择性腹腔动脉或肠系膜上动脉造影。若发现造影剂溢出血管、有血管畸形或肿瘤血管影像，对于急诊手术前定位诊断很有意义，也可以经动脉导管注入血管加压素控制出血。

4. X线钡餐检查 对于没有内镜检查条件、内镜检查未发现或不能确定出血病变时，应在出血停止后 36~48 h 进行 X 线钡餐检查。气钡对比检查可发现较大的病变，如食管静脉曲张、大的溃疡和肿瘤，但较难发现表浅的和较小的病变、血管发育异常等。目前已被内镜和选择性动脉造影取代。

5. 核素检查 常用静脉注射^{99m}Tc 标记的红细胞行腹部扫描，只要出血速度每分钟达 0.05~0.1 mL，核素就能聚积在血管溢出部位显像，对确定胃肠道出血相当敏感，但定位的精确性有限，因此常作为选择性腹腔内脏动脉造影前的筛选手段。

经过以上的临床分析，如果仍不能确定大出血的病因，在考虑一些少见的外科疾病，如食管黏膜撕裂症（Mallory-Weiss syndrome）、胃壁动脉瘤（gastric aneurysm）、胃息肉（gastric polyp）等的同时，仍应在上述五种常见病因中多予探讨。

三、处 理 原 则

只要确定有呕血和黑便，都应视为紧急情况收住院或重症监护病房。不管出血的原因如何，对严重上消化道出血的患者都应遵循下列基本处理原则。

（一）初期评估与处理

初期评估应注意血流动力学的状况。收缩压 < 100 mmHg，应视为严重出血的高危患者；心率 > 100 次/min，收缩压 > 100 mmHg，多提示为中等程度的急性出血；收缩压和心率正常，意味着轻度出血。如果没有其他原因而出现体位性低血压和心搏过速，对失血量的估计很有帮助。由于血细胞比容与血管外体液平衡需要 24~72 h，因此不应视为急性出血严重程度的可靠指标。

怀疑有上消化道出血的患者，都应置鼻胃管。如吸出红色或咖啡渣样胃内容物，上消化道出血即可确诊；鲜红色血液，表明系急性出血，且仍在继续，并发症发生率高。

临床表现有低血容量休克时，应迅速建立两条静脉通道，其中一条最好是经颈内静脉或锁骨下静脉达上腔静脉之途径，以便监测中心静脉压。先滴注平衡盐溶液及血浆代用品，同时进行全血细胞计数、凝血酶原时间、血清肌酐和肝功能检查，以及血型鉴定、交叉配血，备足可能需要的全血或袋装红细胞。留置导尿管观察每小时尿量。每 15~30 min 测定血压、脉率，结合对出血量和出血特点以及尿量的观察和中心静脉压的监测，可作为补液、输血较可靠的指标。如果在 45~60 min 内输入平衡盐液 1 500~2 000 mL 后血压、脉率仍不稳定，说明失血量很大或继续出血。此时，除继续用电解质溶液外，还应输入胶体溶液（如血浆代用品、全血、血浆、白蛋白等）。临床应用的电解质溶液与胶体溶液量的比例以（3~4）:1 为宜。大量输入平衡盐溶液使血液稀释，有利于改善微循环，但要维持血细胞比容不低于 30%。有活动性出血时，不论血细胞比容多少，都应输血。如果血小板 < 50 × 10^9/L，或因服用阿司匹林影响血小板功能的，都应输血小板。疑有凝血功能障碍时，应输新鲜冰冻血浆。对大出血患者，每输 5U 的红细胞，应输 1U 新鲜冰冻血浆。

（二）病因处理

1. 胃、十二指肠溃疡大出血的处理　详见第二十三章胃、十二指肠疾病。

2. 对由于门静脉高压症引起的食管、胃底曲张静脉破裂的大出血，应视肝功能的情况来决定处理方法（见第二十八章门静脉高压）。

3. 绝大多数急性胃黏膜病变可由非手术治疗止血。药物治疗与治疗消化性溃疡出血大致相同。介入治疗是将导管尽可能选择性插入出血的动脉，持续滴注血管加压素，速度为每分钟 0.2 ~ 0.4 U，持续 12 ~ 24 h。如果仍然不能止血，可采用胃大部切除术，或加行选择性迷走神经切断术。

4. 由胃癌引起的大出血，则应根据局部情况行根治性胃大部或全胃切除术。

5. 胆道出血的量一般不大，多可经非手术疗法，包括抗感染和止血药物的应用而停止。如果出血不能停止，肝动脉造影明确出血灶后，可行选择性肝动脉栓塞，约 50% 的病例可望止血成功。如能确定出血是来自肝动脉胆管瘘，尽量靠近出血病灶部位结扎肝动脉，常可达到止血效果。但仅仅结扎肝总动脉是无效的。胆道探查主要目的是明确诊断，术中行胆道镜检查或术中胆道造影，都有助于确定出血病灶的部位。肝叶切除既能控制出血，又可清除病灶，适用于其他方法难以止血，且明确病灶局限于一侧肝内者。但全身情况很差的患者手术死亡率较高。

（三）急诊手术指征

由于各种止血方法的不断改进，约 80% 的上消化道出血患者可经非手术疗法达到止血目的。对部位不明的上消化道大出血，经过积极的处理后，急性出血仍不能得到有效控制，且血压、脉率不稳定，应早期进行剖腹探查。急诊手术的首要目标是止血，若条件允许，可对原发病作治愈性手术。

术中应按顺序全面仔细检查。首先检查常见出血部位胃和十二指肠；第二步检查有无肝硬化和脾大，同时注意胆囊和胆总管情况；第三步检查空肠上段。经过上述检查仍未发现病变，而胃或十二指肠内确有积血，应纵行切开胃前壁，进行胃腔探查。切口应有足够长度以便在直视下检查胃壁的所有部位，并能判断出血是否来自食管或十二指肠。术中内镜检查有助于找到出血部位。找不到出血原因时，不宜盲目做胃大部切除术。还应特别警惕可能存在数个出血灶，故在决定术式时要避免遗漏。

颅脑损伤，体表烧伤面积 >30%，呼吸衰竭需要机械辅助呼吸或凝血障碍的患者，经鼻胃管灌注抗酸药或硫糖铝，静脉滴注 H_2 受体拮抗剂对预防上消化道出血有效。奥美拉唑能预防和治疗长期服用非甾体消炎药物引起的胃、十二指肠溃疡出血。门静脉高压症没有出血史者，一般不主张分流手术。食管静脉曲张严重，有出血危险者，口服普萘洛尔（心得安）可减缓心率，对预防出血有一定效果。有门静脉高压症食管和胃底曲张静脉破裂出血史者，为预防其再出血，可酌情选用经内镜结扎曲张静脉、分流术或断流术等方法。

（程　石）

本 章 小 结

上消化道包括食管、胃、十二指肠、空肠上段和胆道。上消化道大出血临床表现为呕血和便血，上消化道大出血的死亡率约 10%，应予重视。本章讲述上消化道大出血的常见病因：胃、十二指肠溃疡，门静脉高压症，急性胃黏膜病变，胃癌，胆道出血。并重点阐释了对上消化道出血的临床分析以及外科处理原则。希望通过此章节讲述帮助学生建立起正确的临床思维。

思 考 题

1. 为什么不能用三腔二囊管治疗消化性溃疡引起的上消化道出血？
2. 胆道出血有什么特点？
3. 上消化道大出血的常见病因是什么？

参 考 文 献

［1］程石. 外科临床实习攻略. 北京：清华大学出版社，2010.

［2］陈孝平. 外科学. 2 版. 北京：人民卫生出版社，2010.

［3］吴孟超，吴在德. 黄家驷外科学. 7 版. 北京：人民卫生出版社，2008.

第三十一章

急腹症的诊断与鉴别诊断

| 学习目标 |

1. 掌握急腹症的诊断程序及思维方法。
2. 掌握急腹症的治疗原则。
3. 熟悉急腹症的病因、诊断与鉴别诊断。
4. 了解急腹症的病理生理改变。

| 核心概念 |

【急腹症】指腹腔内、盆腔内和腹膜后组织或脏器发生急剧性病理变化而产生的以腹部症状、体征为主，同时伴有全身反应的临床表现。

【腹腔间隔室综合征】是指腹腔内高压伴多器官功能障碍或衰竭的综合征，系因各种原因造成的腹腔内压力急剧升高，影响腹腔内外组织器官的血液循环，进而引起一系列病理生理改变所致。

| 引　言 |

急腹症是急诊外科常见疾病，涉及病因众多，临床表现差异大，鉴别诊断复杂而且紧急，可因诊断不明、延误治疗而导致死亡；也可因施行了不必要的剖腹手术，增加了患者的痛苦。本章介绍了急腹症的定义、发病机制、分类及诊断治疗原则等内容，重点在培养规范的急腹症诊断思路和急诊处理措施，并对具有疑难和危重特点的腹腔间隔室综合征进行阐述。

急腹症（acute abdomen）主要指腹腔内外组织或脏器发生了急剧性病理变化，或全身性疾病，而产生的以腹部症状、体征为主，同时伴有全身反应的临床表现。急性腹痛（acute abdominal pain）是急腹症患者最常见的临床表现。

引起急腹症的病因繁杂，腹内脏器病变大致可归纳为以下几类：炎症性病变，脏器破裂或穿孔性病变，梗阻或绞窄性病变，出血性病变，脏器扭转性病变，脏器损伤性及血管性病变等。

各类急腹症的共同特点是发病急，进展快，病因复杂，需要尽早诊断和及时治疗，一旦延误诊断，或治疗方法不当，将会给患者带来严重危害甚至死亡，因此应引起高度重视。

第一节　急性腹痛的发病机制

腹部的疼痛感觉有内脏痛（visceral pain）、躯体痛（somatic pain）和牵涉痛（referred pain）三种。

（一）内脏痛

脏腹膜覆盖包裹腹腔内的各器官，形成各器官的被膜，受自主神经或内脏神经支配。来自腹腔各器官的病理性刺激，通过内脏的传入神经末梢，经自主神经传入中枢神经系统，产生腹痛感觉，称为内脏痛。内脏痛具有疼痛定位不准确、呈弥散性钝痛的特点，常伴有恶心、呕吐、出汗等迷走神经兴奋症状。主要因内脏空腔器官的管壁肌层张力改变或实质器官的包膜受压而致，前者多见于空腔器官缺血、炎症、化学或机械刺激，或平滑肌痉挛、强烈收缩、突然膨胀等；后者多见于实质器官充血、肿大或外邻压迫等。而刀割、针刺、烧灼等外界强烈刺激，并不引起内脏痛。

（二）躯体痛

壁腹膜紧贴腹壁，受脊神经支配。壁腹膜受刺激后产生的疼痛，称为躯体痛。躯体痛具有定位准确、痛感敏锐的特点，与病变器官所在部位一致，常伴有明确的压痛和腹肌反射性痉挛甚至强直。

（三）牵涉痛

牵涉痛是指内脏痛达到一定程度后，可牵涉相应的浅表部位产生疼痛。病变器官与牵涉痛部位（皮肤）具有同一脊髓节段的神经纤维分布，通常胃、十二指肠、肝、胆囊、胰腺的牵涉痛在上腹部，空肠、回肠、横结肠的牵涉痛局限于脐周，而降结肠、乙状结肠、直肠的牵涉痛多位于耻骨上区域。

第二节　急腹症的病因和分类

引起急腹症的疾病很多，根据常见病因（图31 - 1），主要分类如下。

（一）炎症性疾病

1. 急性胆囊炎　表现为进油腻食物后或夜间突发右上腹剧烈疼痛，向右肩背部放射，伴有恶心、呕吐，病情重者可出现寒战、高热。体格检查 Murphy 征阳性，右上腹有明显的压痛、反跳痛和腹肌紧张。实验室检查可见白细胞增多、核左移，血清转氨酶（ALT）升高。B 超为首选检查方法。

2. 急性胰腺炎　水肿型症状轻，最多见，积极内科治疗有效。重症胰腺炎病情危重，死亡率高。常因暴饮暴食、酗酒、胆道梗阻诱发，表现为突发剧烈腹痛，呈持续性，常向左腰背部放射，可伴腹胀、恶心、呕吐、发热，查体可发现上腹部或全腹明显压痛、腹肌紧张。血、尿淀粉酶测定对确诊有重要意义。

3. 急性梗阻性化脓性胆管炎　表现为右上腹痛、寒战、高热、黄疸等，严重者可出现休克或精神症状。B超可了解胆道梗阻的部位和病变性质，以及肝内外胆管扩张情况，对诊断很有帮助。

4. 急性阑尾炎　以转移性右下腹痛为特点。右下腹麦氏点局限性固定压痛，结肠充气试验常阳性。需注意婴幼儿、老年人、妊娠妇女等特殊类型的急性阑尾炎。

（二）消化道穿孔性疾病

1. 胃、十二指肠溃疡急性穿孔　病程经过可分为三个阶段：第一阶段为化学刺激期，系酸性胃内容物流入腹腔形成化学性炎症刺激腹膜，腹膜刺激征明显；第二阶段为反应性期，因穿孔 6~8 h 后细菌开始繁殖，并逐渐转变为细菌性腹膜炎，大量腹腔炎性渗出中和了胃酸，腹痛反而减轻；第三阶段为化脓性感染期，通常病情危重，病死率高。腹部立位 X 线平片常可见膈下游离气体，有助于诊断。

2. 胃癌急性穿孔　年龄通常超过40岁，全身情况差，明显消瘦，曾呕吐咖啡样胃内容物，穿孔前腹痛不规律，口服碱性药物或抑酸药物无效。

3. 急性肠穿孔　可因肠坏死、溃疡或外伤等原因引起，多见于肠伤寒、肠结核、慢性结肠炎、急性出血坏死性肠炎、结肠阿米巴病等。

（三）梗阻或绞窄性疾病

1. 胆道系统结石　胆总管结石、胆囊结石、肝内胆管结石均可引起急性右上腹痛或右季肋部疼痛，伴发热或黄疸等表现，为结石梗阻胆道、继发感染所致。

2. 急性肠梗阻　急性机械性肠梗阻最常见，确诊机械性肠梗阻后须进一步判断是单纯性还是绞窄性，并明确病因（粘连、嵌顿性痛、肠扭转、肠道肿瘤、肠道蛔虫、肠套叠等）。

3. 腹腔脏器急性扭转　胃、大网膜、脾、卵巢等均可发生急性扭转，但很少见。

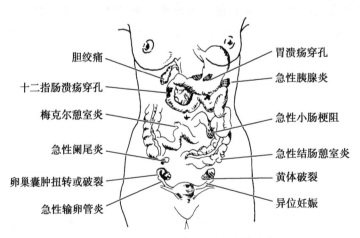

图 31-1　常见的引起外科腹痛的疾病

（四）腹腔脏器破裂出血性疾病

腹腔脏器破裂出血性疾病可因外伤、肿瘤、炎症等原因引起，均有类似的急性失血乃至休克表现，常表现为突发腹痛、肤色苍白、冷汗、手足厥冷、脉搏细数、进行性红细胞与血红蛋白减少等。有外伤史者应注意肝、脾等实质性脏器破裂出血的可能。有肝区疼痛、消瘦等表现者，应考虑肝癌破裂出血的可能。生育年龄妇女应注意有无异位妊娠破裂的可能。

（五）腹腔血管性病变

1. 肠系膜血管缺血性疾病　可由肠系膜动脉栓塞或血栓引起，也可因肠系膜静脉血栓形成而致。急性肠系膜动脉栓塞的栓子多来自心脏，如心脏瓣膜病、心房颤动、感染性心内膜炎；肠系膜动脉血栓多是在动脉硬化或狭窄基础上形成的；肠系膜静脉血栓形成可继发于腹腔感染、肝硬化门静脉高压致血流淤滞、高凝状态及外伤或手术造成的血管损伤。腹痛剧烈，难以用一般药物缓解，但腹部体征与其不相称，开始时腹软不胀、轻压痛，此后腹部逐渐膨胀、压痛明显、肠鸣音消失。肠管缺血坏死后可有明显腹膜刺激征。腹部选择性动脉造影有较高的诊断价值。

2. 腹主动脉瘤　典型症状是急性腹痛和腰背痛，迅速发生休克。破裂时约 70% 出血破入腹膜后，约 25% 出血向前破入游离腹腔，病死率极高。

（六）其他疾病

腹外脏器疾病和全身性疾病所致急性腹痛亦应引起重视。某些胸部疾病，如肺炎、肋间神经痛、胸膜炎、急性心包炎、急性心肌梗死、急性右心衰竭等均可引起不同程度的腹痛。慢性铅中毒、急性苯中毒、糖尿病酮症酸中毒、肝性血卟啉病、原发性高脂血症等中毒或代谢障碍性疾病亦可伴发不同程度的腹痛，造成诊断困难。腹型紫癜、腹型风湿热、某些原因造成的急性溶血亦可表现为急性腹痛，应注意鉴别。

第三节　急腹症的诊断

（一）病史收集

1. 性别和年龄　胆道及肠道的先天性疾病多见于婴幼儿。肠套叠、胆道蛔虫、蛔虫性肠梗阻等多见于幼儿。急性胃、十二指肠溃疡穿孔、急性胰腺炎、急性阑尾炎多见于青壮年。胆囊炎、胆石症、消化道恶性肿瘤以中、老年多见。异位妊娠破裂主要是生育期妇女。

2. 发病诱因及既往史　急性胰腺炎、胆绞痛常与暴饮暴食、情绪剧变等有关。肠套叠多与饮食突变有关，嵌顿性疾病多与腹内压增加因素有关。胃、十二指肠溃疡穿孔常有多年慢性胃病史，胆道蛔虫和蛔虫性肠梗阻常有吐蛔虫史等。

3. 发病特点　腹痛部位与相应区域的脏器病变关系密切。一般情况下，腹痛开始部位或疼痛最显著部位，往往与病变部位一致。因此，根据腹腔内脏器官的解剖位置，即可初步判断病变所在脏器。如胃、十二指肠溃疡穿孔疼痛开始于上腹部，后波及全腹。值得注意的例外情况有：①急性阑尾炎的腹痛始于上腹或脐周，后转移至右下腹阑尾区；②腹腔外疾病引起的腹痛，如右侧肺炎、胸膜炎，由于炎症刺激肋间神经和腰神经分支（$T_6 \sim L_1$），可引起右侧上、下腹痛，易被误诊为胆囊炎、阑尾炎。

4. 腹痛性质　亦具有重要诊断价值。阵发性腹痛为空腔脏器的平滑肌痉挛所致，如胃肠、胆道、输尿管等，绞痛为其中最剧烈者。持续性腹痛多因急性炎症、胀气、缺血、出血或肿瘤浸润所致。刀割样腹痛是化学性腹膜炎的特点，如胃、十二指肠溃疡穿孔、急性出血坏死性胰腺炎等。胆道蛔虫病表现为钻顶样疼痛。某些腹痛却是腹腔外脏器或全身性疾病的表现，如大叶性肺炎、急性心包炎、急性心肌梗死、糖尿病酮症酸中毒等。牵涉痛对诊断亦具有重要意义，如胆绞痛时除胆囊区疼痛外，尚可向右肩背部放射。急性阑尾炎早期腹痛在胃区或脐周，后转移至右下腹。急性胰腺炎时腹痛常向左腰背部放射。胃、十二指肠溃疡急性穿孔患者因膈肌腹面受刺激而出现肩痛。输尿管结石腹痛常沿腹股沟放射至会阴部及大腿内侧。肝脓肿亦因刺激膈肌可出现右侧肩背痛。

5. 急性腹痛与伴随症状的关系　急性腹痛伴腹胀、呕吐、肛门停止排气排便，提示为肠梗阻。腹痛伴血便，提示肠套叠、绞窄性肠梗阻、急性出血坏死性肠炎、肠系膜动脉栓塞或肠系膜静脉血栓形成等。腹痛伴血尿，多为泌尿系结石。急性腹痛伴腹泻，多为急性胃肠炎、细菌性痢疾、急性阑尾炎、急性盆腔炎等。急性腹痛伴寒战、发热，多为胆道系统炎症、腹腔脏器脓肿等。其他，如育龄期女性患者出现急性腹痛时，应询问月经及婚育史。停经 1~2 个月出现腹痛、失血表现，应考虑异位妊娠破裂。卵巢滤泡或黄体破裂亦表现为急性腹痛和失血，应考虑。

（二）体格检查

1. 一般检查　通常患者营养状态无明显变化，但晚期肿瘤、结核、肠伤寒、肝脓肿等患者营养状态较差。急腹症患者通常为急性病容、表情痛苦。腹腔炎症性和穿孔性疾病患者多采取固定体位，如侧卧蜷曲，以减轻腹膜刺激。阵发性绞痛患者则坐卧不宁，辗转反侧。皮肤、结膜苍白见于贫血、休克、肿瘤等消耗性疾病及内出血。黄疸多见于肝、胆道或胰腺疾病。黄疸伴腹痛、高热、休克、昏迷是急性梗阻性化脓性胆管炎的表现。

2. 腹部检查　是诊断外科急腹症的重要环节。腹部检查范围上至乳头、下至腹股沟，并按视、听、触、叩的顺序进行。

（1）视诊：腹部弥漫性胀大见于胃肠道梗阻，尤其是低位肠梗阻，或肠麻痹、腹膜炎晚期，表现为全腹对称性膨胀。局限性腹部膨隆可见于腹腔脓肿、肿瘤、肠扭转、肠套叠、嵌顿性疝或股疝。胆囊胀大时可表现为右上腹随呼吸运动的梨形肿块。中上腹膨隆，可见于急性胃扩张。舟状腹见于胃、十二指肠馈疡穿孔早期。急性腹膜炎时，腹式呼吸运动减弱或完全消失。胃蠕动波由剑突下开始，向右下方移动，最后消失于幽门区，而幽门梗阻时则相反。小肠蠕动波由左上腹向右下腹移动，而一旦出现肠型及肠蠕动波，则多提示为肠梗阻。

（2）听诊：闻及振水音提示胃肠内大量积液，如幽门梗阻、急性肠梗阻、急性胃扩张等。肠鸣音亢进，或伴有气过水声或金属音，多为机械性肠梗阻。肠鸣音减弱或消失，见于麻痹性肠梗阻、腹膜炎、肠管穿孔或坏死。闻及血管杂音提示腹内血管病变。

（3）触诊：应由无疼痛处开始，逐渐移向痛处，并由浅入深逐层触诊。腹部压痛、反跳痛和腹肌紧张是腹膜炎的重要体征，局限性抑或弥漫性代表腹膜炎的程度与范围。腹部压痛最显著的部位往往是病变所在部位。随着病情变化，腹部压痛、反跳痛和腹肌紧张会发生相应变化。急性胃肠穿孔时，胃肠内容物流入腹腔刺激腹膜，引起化学性腹膜炎，腹肌紧张可呈"木板样"强直。胰腺炎时，因胰腺位置深在，腹肌紧张一般为轻度至中度。通常，细菌性腹膜炎时腹肌紧张较显著，其次是阿米巴性腹膜炎，血性腹膜炎腹肌紧张较轻；但年老体弱者，腹肌紧张通常不明显；腹部脂肪厚而松弛，或肌肉不发达者，腹肌紧张亦不明显。触诊时发现的腹部包块，应注意其部位、大小、硬度、活动度、边界、表面情况、压痛反应等，炎症性包块多有明显压痛，恶性肿块表面多不光滑、多无压痛，囊性包块触诊软、表面光滑或有波动感；源于大网膜、肠系膜、胃肠的肿块多活动良好，而肝、胰腺和腹膜后肿物多不活动。男性患者应检查睾丸是否正常、有无扭转。

（4）叩诊：应从无疼痛处开始，用力要均匀。叩痛见于腹膜炎症。叩诊呈鼓音，提示胃肠胀气或气腹。叩诊呈浊音或实音提示腹内有肿块或积血、积液。腹内积液超过 500 mL 时，移动性浊音征可阳性。肝浊音界缩小或消失可见于胃肠道穿孔、严重腹胀或肺气肿患者。

（5）直肠指诊：对于诊断不明确的患者，直肠指诊是必要的检查。指套带黏液及血液可能为肠套叠、直肠癌和肠炎。触痛明显或有波动感提示盆腔积脓或积血。宫颈触痛、饱满，后穹隆穿刺见不凝血时，应疑为异位妊娠破裂。

（三）辅助检查

1. 血液学检查　血细胞比容测定、红细胞计数、血红蛋白定量等有助于诊断肝脾破裂、异位妊娠破裂等出血性疾病。白细胞计数有助于了解机体抗感染反应能力，升高可见于消化系统、泌尿生殖系统等炎症。各种损伤如闭合性腹外伤等，白细胞也升高。重度感染时，可见中性粒细胞核左移，但极重症感染，如粟粒性结核、败血症等，中性粒细胞可减少。血电解质测定及血气分析有助于判断机体水、电解质代谢状态和酸碱平衡状况。

2. 尿液、粪便检查　血尿提示急性肾炎、泌尿系统结石，若发生于外伤后，则提示泌尿系损伤可能。尿白细胞增多或呈现为脓细胞，则表明有泌尿系感染的可能。粪便内带鲜红色血，提示下消化道（尤其直肠、肛门）出血，柏油样便提示上消化道出血，脓血便伴腹痛多为细菌性痢疾或阿米巴痢疾。

3. 诊断性腹腔穿刺或灌洗　对诊断不确切的急腹症患者，如腹部叩诊有移动性浊音，可做腹腔穿刺。穿刺点多选择在两侧下腹部脐与髂前上棘连线的中外 1/3 交界处。穿刺液为血液，应置于管内观察，若迅速凝固，可能是误穿血管所致；若为不凝血，则提示腹腔内出血；但需注意，腹腔内大量活动性出血时亦常很快凝固。黄色或黄绿色混浊无臭液体多为胃、十二指肠溃疡穿孔或小肠穿孔，而恶臭的混浊液体多为大肠穿孔或合并产气杆菌感染。胆汁样液体多来自胆道或十二指肠。血性腹水多为重症急性胰腺炎、绞窄性肠梗阻、肠系膜血管病变等。

4. X 线检查　是急腹症辅助诊断的重要项目之一。胸腹立位片或透视可观察有无肺炎、胸膜炎，膈肌位置及运动，膈下有无游离气体，胃泡大小，小肠有无积气、液气平面，结肠内有无气体，有无阳性结石影等。膈下游离气体是消化道穿孔或破裂的证据。气体进入腹膜后，提示十二指肠或升结肠、降结肠后壁穿孔。多个液气平面或较大液气平面说明存在机械性小肠梗阻，此时结肠内很少或无气体存在，在肠梗阻的诊断中具有重要作用。钡剂灌肠透视在低位结肠梗阻中具有诊断价值。异常的钙化影，包括胆结石、肾结石或输尿管结石、阑尾粪石、胰管内结石等，结合临床表现可辅助诊断。

5. B 超检查　对实质性脏器的损伤、破裂、占位性病变等具有重要的诊断价值。对胆囊结石、胆囊炎及胆总管结石，B 超检查可提供准确的诊断依据。B 超在探查阑尾粪石、管壁增厚及阑尾脓肿等方面较敏感。对腹腔内出血和积液，不但可以探查积血、积液的量，而且可在 B 超引导下行腹腔穿刺抽液。泌尿系结石可见患侧肾盂积水、输尿管扩张及结石影像。B 超检查还有助于鉴别妇科急症，如卵巢囊肿扭转、异位妊娠破裂等。

6. CT 检查　在急腹症诊断中具有重要作用，普遍应用于某些急腹症的诊断，如对实质性脏器自发破裂或创伤后破裂出血，急性胰腺炎的蜂窝织炎、液体积聚、出血坏死、囊肿形成等均具有重要的诊断价值。

7. 血管造影　在疑有肝破裂出血、胆道出血、小肠出血、肠系膜血管栓塞等疾病时，可采用选择性或超选择性动脉造影，常可确定出血或栓塞的部位和原因，部分出血性或栓塞性病变可同时行选择性动脉栓塞止血或溶栓治疗。

8. 内镜检查　对上消化道急性出血者，胃镜检查可明确出血部位和病变性质。对可疑有结肠梗阻或伴有下消化道出血者，可采用纤维结肠镜检查。

9. 腹腔镜检查　对疑难急腹症，特别是不能排除妇科急症者，可采用腹腔镜检查。除可发现病变，还可除外某些可疑病变。对急性胆囊炎、急性阑尾炎、肝囊肿破裂、异位妊娠破裂等疾病可同时进行腹腔镜手术治疗。

第四节　急腹症的治疗原则

急腹症病情急重，需结合病史、体检、辅助检查，迅速做出基本判断，并制定及时、有效的治疗方案。

1. 首先注意患者的全身情况　包括神志、呼吸、脉搏、血压等，如有休克表现，应尽快抢救休克。一旦休克好转即根据病情转入下一步治疗。危重患者还应注意及时查血电解质、肝肾功能，必要时做血气分析。值得提出的是，在有些情况下，休克的病因不去除，休克往往不能稳定地好转，如绞窄性肠梗阻时肠坏死继续发展，常常需要在抢救休克的同时进行手术治疗，去除休克的病因，才能抢救患者的生命。

2. 诊断明确者，应考虑手术治疗　基本上分为三种情况：①需要立即手术：如急性化脓性或坏疽性阑尾炎，伴有发热、黄疸，甚至低血压的急性梗阻性化脓性胆管炎，绞窄性肠梗阻，发生在饭后且有弥漫性腹膜炎的胃、十二指肠溃疡急性穿孔；②暂时不需要手术：如急性单纯性阑尾炎，急性胆囊炎无高热、黄疸，胃、十二指肠溃疡急性穿孔发生在空腹或腹膜炎局限；③不需要手术：如水肿型急性胰腺炎等。

需要指出的是，有时尽管患者需紧急手术，但因并发休克、脱水、电解质紊乱，或有心、肺功能衰竭等疾病，手术危险性很大，应给予一定时间的纠正准备后，方可比较安全地施行手术。但如果病情的危急程度和不及时处理的危险性超过上述情况，为了挽救患者的生命，应毫不犹豫地立即手术，并于术中、术后给予纠正。

3. 暂时难以明确诊断者，应积极对症治疗　密切观察病情变化，进行必要的抗休克，纠正水、电解质紊乱和酸碱平衡失调及抗感染治疗。病情观察过程中，应禁用吗啡类止痛药，以防掩盖病情；避免使用泻剂或灌肠，以免促使病情发展。一般观察 24～48 h，在严密观察过程中，如出现下列情况，应积极剖腹探查：①疑有腹腔内活动性、进行性出血。②疑有肠坏死或肠穿孔呈现全腹腹膜炎者。③经非手术治疗病情无明显好转反而加重者。

4. 手术原则　争取做比较彻底的手术，一次性解决问题，如急性胆囊炎做胆囊切除术，肠坏死做肠切除术，胃、十二指肠溃疡急性穿孔做胃大部切除术。但应根据具体情况决定，如病情危重、不能耐受彻底手术，或腹腔感染严重、不适合做彻底的手术，就应考虑分期手术，如急性胆囊炎只能做胆囊造瘘术，肠梗阻只能做肠造瘘术，胃、十二指肠溃疡急性穿孔只能做穿孔修补术等，待病情允许时再考虑行二次彻底手术。

第五节　腹腔间隔室综合征

腹腔间隔室综合征（abdominal compartment syndrome，ACS）是指腹腔内高压伴多器官功能障碍或衰竭的综合征，系因各种原因造成的腹腔内压力（intra-abdominal pressure，IAP）急剧升高，影响腹腔内、外组织器官的血液循环，进而引起一系列病理生理改变所致。2006 年腹腔间隔室综合征协会（World Society of the Abdominal Compartment Syndrome，WSACS）将腹腔间隔室综合征定义为腹腔内压力出现稳定升高并且 > 20 mmHg［伴或不伴有腹腔灌注压（abdominal perfusion pressure，APP）≤60 mmHg］，同时合并有新的器官功能障碍和衰竭。

（一）病因

正常情况下，IAP 正常为 5 mmHg。WSACS 将持续或反复测量 IAP ≥ 12 mmHg 定为腹腔内高压（intra-abdominal hypertension，IAH）。任何引起腹腔内容物体积增加或腹腔容积缩小的因素都可以增加 IAP，导致 ACS。常见原因：①自发性：腹膜炎、胰腺炎、肠梗阻（特别是肠扭转）、腹主动脉瘤破裂等；②创伤后：腹腔内或腹膜后出血、空腔脏器破裂等；③手术后：术后腹膜炎、腹腔脓肿、肠麻痹、巨大腹壁病修补术后等；④医源性：大量输液、腹腔填塞止血、腹腔镜气腹、腹壁切口高张力缝闭等。

（二）病理生理

腹腔是一个相对封闭的体腔，虽然腹壁与膈肌有一定限度的扩张，但当 IAP 过高时，腹腔内器官与邻近组织都将受压，引起腹腔内及全身器官生理功能受损，导致器官功能不全和循环衰竭。IAP 增高对机体各系统的主要影响如下：

1. 肺功能　IAP 升高使双侧膈肌抬高及运动幅度降低，胸腔容量和顺应性下降，胸腔压力升高。胸腔压力升高一方面限制肺膨胀，使肺顺应性下降；另一方面使肺血管阻力增加，引起通气/血流比值异常，出现低氧血症、高碳酸血症和酸中毒。

2. 心功能　IAP 升高不仅直接压迫下腔静脉使回心血量减少，而且通过增高胸腔压力使上腔静脉和下腔静脉的回心血量进一步减少，导致心排血量及每搏输出量下降。心动过速是 IAP 升高最先出现的心血管反应，以试图代偿每搏输出量的降低而维持心排血量。显然，心动过速如不足以代偿降低的每搏输出量则心排血量急剧下降，循环衰竭将随之发生。

3. 肾功能　IAP 升高时，一方面使心排血量减少，另一方面直接压迫肾实质和肾静脉，引起肾血流减少，肾小球滤过率下降，肾血管阻力增加，导致肾功能不全、障碍，甚至肾衰竭。肾素、血管紧张素、醛固酮的分泌，水的再吸收也在 ACS 导致肾功能不全中起到一定作用。IAP 高于 15 mmHg 时可造成少尿，高于 30 mmHg 时可出现无尿。

4. 肝功能　IAP 升高直接压迫门静脉，使门静脉血流量降低。同时，心排血量下降，使肝动脉血流减少。肝血流量减少，导致肝功能不全甚至衰竭。

5. 肠道功能　IAP 升高使肠腔压力增高，肠壁血管受压，肠壁缺血，肠蠕动减弱或消失，肠腔内细菌过度繁殖，炎症介质破坏肠黏膜屏障，细菌移位。IAP 升高还直接压迫肠系膜静脉，造成肠系膜静脉高压及肠道水肿，内脏水肿进一步升高 IAP，形成恶性循环。

6. 中枢神经系统 IAP 升高可以引起颅内压升高，脑血流灌注压下降。系因 IAP 升高后，膈肌上抬，胸腔顺应性下降，中心静脉压升高，导致颅内静脉回流受阻而致。

（三）临床表现

IAP 升高通过直接和间接影响机体，损害多个器官和系统，产生一系列临床表现。早期出现呼吸急促、呼吸困难、呼吸道阻力增加（气道压 $>45\ cmH_2O$）、低氧血症、高碳酸血症（$PaCO > 50\ mmHg$）、心率增快、尿量减少、中心静脉压升高。后期出现严重腹胀、腹部膨隆、腹壁紧张、呼吸衰竭、少尿或无尿、心排血量减少、血压下降。病情进一步发展则可引起以心、肺、肾为主的多脏器功能障碍综合征。

影像学检查：胸片、B 超可见膈肌上抬、腹水等征象。CT 检查可发现下腔静脉受压变窄，腹腔前后径/左右径 >0.8，肾压迫或移位，肠壁增厚。

（四）诊断

依据临床表现，ACS 的诊断要点：①急性腹部膨隆和腹壁紧张；②吸气压峰值逐步增加，出现低氧血症和高碳酸血症；③液体复苏后出现心率加快和（或）血压下降；④少尿或无尿，对扩容、利尿药不敏感；⑤影像学检查发现膈肌上抬、腹水、下腔静脉受压变窄、腹腔前后径/左右径 >0.8 等。

ACS 诊断主要依靠 IAP 测量，包括直接法和间接法。直接法是直接置管于腹腔内，然后连接压力传感器监测，因有创且复杂，临床较少应用。间接法是通过测定内脏压力（包括下腔静脉压、胃内压及膀胱内压）间接反映腹腔内压力。其中膀胱内压测定是间接测压的最佳方法：让患者取仰卧位，将测压管与 Fofey 导尿管（排空尿液）连接，向膀胱内注入 $50\ mL$ 生理盐水，然后通过三通管连接水压计，以耻骨联合为零平面，水柱高度即为 IAP（$1\ mmHg = 1.36\ cmH_2O$）。连续监测膀胱内压被认为是早期发现腹腔内高压的"金标准"。

在严重腹部创伤或手术史基础上，当 $IAP > 20\ mmHg$ 时，如果出现心、肺、肾、胃肠、中枢神经系统等多脏器功能障碍，结合影像学检查结果，即可诊断为 ACS。

WSACS 根据 IAP 测定值，将 IAH 分为四级：$12 \sim 15\ mmHg$ 为 I 级，$16 \sim 20\ mmHg$ 为 II 级，$21 \sim 25\ mmHg$ 为 III 级，大于 $25\ mmHg$ 为 IV 级。

（五）治疗

主要目的是：①控制腹内高压。②缓解、纠正多脏器功能障碍综合征中的重要脏器功能损害。③治疗腹内高压的病因。

ACS 治疗的主要原则：对于 IAH 者，I 级行维持有效血容量的保守治疗；II 级行积极的液体复苏以维持心排血量；III 级可行腹腔穿刺引流、腹腔镜减压、血液超滤或促进肠蠕动等各种腹腔减压措施；IV 级行标准的开腹减压术，通过开腹手术确切减压，同时处理原发病。

需要强调的是，开腹减压术的腹壁切口应避免在高张力下强行缝合，以免再次发生 ACS。ACS 患者经开腹减压术后，由于腹膜后血肿、内脏水肿、严重腹腔感染或腹腔内纱布填塞止血，腹腔很难在无张力的情况下关闭或无法关腹。因此，临床产生了多种暂时性关闭腹部切口（temporary abdominal closure，TAC）的方法，包括筋膜开放法、巾钳夹闭法、塑料膜或人造网片关闭法、3L 袋（静脉营养输液袋或 Bogota 袋）缝合法等，其中以 3L 袋具有无菌、表面光滑、可靠、容量大、价廉易得、透明可观察腹腔内情况、使用方便等优点，在临床应用较多。传统观点认为 TAC 是一种不得已而为之的被迫行为，现代观点认为 TAC 是为预防损害而主动采取的有效措施。通常在腹内压降到正常水平、血流动力学稳定后进行确切性关腹，一般在 TAC 术后 3~4 天内完成。如届时腹内压仍较高而不能确切关腹，则腹壁切口会遗留较大缺损，此时可采用类似腹壁切口病的处理方法，留待 6~12 个月后行腹壁修补术。

（郑建伟）

本 章 小 结

　　本章围绕急腹症的病理生理特点、临床表现、诊断程序及思维方法、治疗原则等四个方面对急腹症的诊断及鉴别诊断进行阐述，以提高对该疾病准确判断，把握好手术指征。针对临床日益增多的腹腔间隔室综合征，本章节也一并阐述，以期提高对这种少见而危重的急腹症的诊治水平。

思 考 题

1. 简述急腹症腹痛的临床特点。
2. 简述常见急腹症的诊断和鉴别诊断。
3. 简述急腹症的治疗原则、手术指征。
4. 简述腹腔间隔室综合征的定义及诊断标准。

参 考 文 献

[1] 陈孝平，王建平. 外科学. 8 版. 北京：人民卫生出版社，2013.
[2] 吴在德. 外科学. 7 版. 北京：人民卫生出版社，2011.
[3] 吴孟超，吴在德. 黄家驷外科学. 7 版. 北京：人民卫生出版社. 2008.

第三十二章　胰腺疾病

| 学习目标 |

1. 熟悉胰腺的解剖生理概要。

2. 掌握急性胰腺炎的临床表现、诊断及其治疗。

3. 熟悉急性胰腺炎的病因、发病机制、病理生理与局部并发症，慢性胰腺炎的病因、病理、临床表现及外科治疗原则。

4. 掌握胰腺癌的临床表现、诊断和治疗原则。

5. 掌握引起梗阻性黄疸常见疾病的鉴别诊断。

6. 了解胰腺囊性疾病的定义、分类、临床表现、诊断及治疗原则。

7. 了解胰腺主要内分泌肿瘤的临床表现和治疗原则。

| 核心概念 |

【重症急性胰腺炎】急性胰腺炎（acute pancreatitis）是普通外科最常见的急腹症之一，由多种原因引起，以胰酶自身消化导致的临床表现为特点，被称为"化学烧伤"的严重疾病。急性胰腺炎在病理学上分为水肿型、出血坏死型胰腺炎，临床上主要使用临床分型，分为轻症急性胰腺炎和重症急性胰腺炎。

【胰腺囊性疾病】胰腺囊性病变是随着影像学进步而逐步被认识的一组既有良性病变，又有恶性肿瘤，在诊断上极易混淆、治疗效果也迥然不同的疾病。

【梗阻性黄疸】是由于肝外胆管或肝内胆管阻塞所致的黄疸。

【胰腺癌】胰腺癌是一种恶性程度很高，诊断和治疗都很困难的消化道恶性肿瘤，约90%为起源于腺管上皮的导管腺癌。

| 引　言 |

急性胰腺炎是常见的急腹症，有别于很多炎症性疾病，炎症的直接原因不是病原微生物，而是自身的消化酶。其中重症急性胰腺炎的病死率极高。胰腺癌是一种发病率较低、诊断困难、治疗效果不好的消化道恶性肿瘤。内分泌肿瘤分泌的激素具有功能性，往往表现为临床综合征。胰腺疾病是一组很特殊的疾病。

第一节 解剖生理概述

胰腺是一个兼有内分泌和外分泌功能、与体内代谢关系极为密切、兼有消化系统和内分泌系统功能的重要脏器，它是一个自右向左分为胰头、胰颈、胰体和胰尾四个部分、逐渐变窄的长条状器官，位于第 2 腰椎水平的腹膜腔外，属于后腹膜脏器。十二指肠的球部、降部、水平部自胰头上缘分别包绕胰头上缘、胰头右侧缘、胰头下缘；胰头部在门静脉的右侧向后包绕门静脉，形成胰头钩突部，此部分是行胰头十二指肠切除时最难切除的部分，也是胰腺钩突癌难以切除的原因所在（图 32 - 1）。

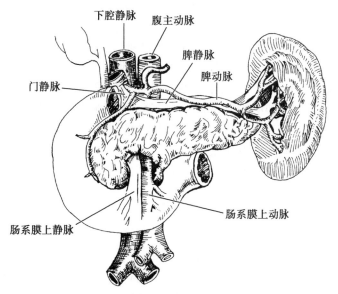

图 32 - 1 胰腺解剖位置图

胰腺表面覆盖着后腹膜，胰腺的主要血管都在胰腺的背侧。走行于胰腺后上缘的脾动脉是供应胰腺血液的最主要的动脉——来自腹腔动脉干的脾动脉，在走向脾门的过程中向胰腺分出胰背动脉、胰大动脉，胰背动脉向脾门方向走行而形成胰横动脉构成了胰腺后方的胰腺动脉网。自脾门发出的脾静脉在胰腺后方偏下行走至肠系膜上动脉右侧与肠系膜上静脉汇合成门静脉，走行中接纳许多来自胰腺的细小静脉，有的在汇入门静脉前还接纳胃左静脉。在胰腺周围的主要血管旁和根部都分布着一簇簇淋巴结，接纳、引流淋巴液。

胰腺外分泌系统由无数个腺泡构成，腺泡由腺泡细胞组成，腺泡细胞向腺泡内分泌胰液，胰液首先通过胰管的最末级分支排出腺泡，再逐级经过二十几级的分支胰管进入主胰管，主胰管走行是自左向右，穿过十二指肠壁形成十二指肠乳头进入十二指肠降部肠腔，主胰管进入肠腔的部分称为主乳头，在主乳头上方还有一副乳头，是副胰管进入十二指肠的部位。在主胰管进入十二指肠壁之前，一般是与胆总管末端合并为 Water 壶腹，即共同开口部分，再进入十二指肠，十二指肠壁内即是 Water 壶腹。胰腺内分泌系统主要是以胰岛的方式散在分布于整个胰腺，全胰腺有 170 万 ~ 200 万个胰岛，每个胰岛又由若干个 α、β、δ 和 PP 等胰岛细胞组成。α 细胞分泌胰高血糖素，β 细胞分泌胰岛素，δ 分泌生长抑素，PP 细胞分泌胰多肽。

第二节　急性胰腺炎

急性胰腺炎（acute pancreatitis）是普通外科最常见的急腹症之一，由多种原因引起，以胰酶自身消化导致的临床表现为特点，被称为"化学烧伤"的严重疾病。急性胰腺炎在病理学上分为水肿型、出血坏死型胰腺炎，临床上主要使用临床分型，分为轻症急性胰腺炎和重症急性胰腺炎。

（一）病因

急性胰腺炎是多种原因导致胰酶在胰腺内被激活后引起胰腺组织自身消化、水肿、出血甚至坏死的炎症反应。常见的诱因主要有以下几种。

1. 十二指肠液反流　由于各种原因引起 Water 壶腹部、十二指肠乳头梗阻，都可能导致胆汁逆流至胰管，造成胰腺腺泡破裂，胰酶进入胰腺间质而发生胰腺炎。

2. 酒精因素　长期饮酒者，在某次大量饮酒和暴食的情况下，促使胰酶大量分泌，导致胰管内压力骤然升高，胰腺腺泡破裂，胰酶进入胰腺间质，诱发急性胰腺炎。

3. 血管因素　各种因素引发的胰腺小动脉和静脉急性阻塞，使胰腺发生急性血液循环障碍而导致急性胰腺炎发生，甚至出现胰腺缺血坏死。

4. 其他因素　胰腺外伤、药物过敏、化疗药物的使用、高钙血症和高脂血症等疾病可以引发急性胰腺炎。

（二）病理

临床病理常把急性胰腺炎分为水肿型和出血坏死型两种，水肿型急性胰腺炎在病理上的主要表现为胰腺肿大、渗出，临床会表现出明显胰腺投影部位的疼痛。镜下主要是细胞的间质水肿和炎症反应。出血坏死型急性胰腺炎则是在胰腺明显肿胀的基础上，出现出血和组织变黑，甚至大面积坏死。镜下表现为组织间出血，以及组织细胞坏死。

（三）临床表现

1. 一般症状

（1）腹痛：是最早出现的症状，往往在暴饮暴食后突然发生，疼痛位于上腹正中或偏左，似刀割样，进行性加重，疼痛向背部、胁部放射。重症急性胰腺炎发病后很短时间内即扩展至全腹痛、腹膜炎，急剧腹胀，甚至出现休克表现。

（2）恶心、呕吐：发病早期呕吐频繁，随着病情进展，很快出现肠麻痹。

（3）黄疸：多为梗阻性黄疸，胆源性胰腺炎多见。

（4）体温升高：在急性胰腺炎早期出现细胞因子相关的应激反应的炎性渗出，2~3 天后胰腺周围合并细菌感染等原因，都可出现不同程度的体温升高。轻症急性胰腺炎，一般体温在 39℃ 以内，3~5 天即可下降。而重症急性胰腺炎体温则常在 39~40℃，往往是由于合并感染所致，常出现谵妄，持续数周不退，并出现毒血症的表现。

2. 体征

（1）脱水：急性胰腺炎的脱水主要因肠麻痹、呕吐所致，以及腹腔炎症的大量渗出会在较短时间内出现严重的脱水及电解质紊乱，甚至出现少尿或无尿。

（2）腹胀、腹部压痛：轻症急性胰腺炎一般仅有腹痛，可伴有轻度腹胀，多在上腹正中偏左有压痛，无腹膜炎表现。重症急性胰腺炎会出现局限性或全腹的腹膜刺激征，压痛、反跳痛、全腹肌紧张，肠胀气明显，肠鸣音减弱，并可有大量炎性腹水，移动性浊音阳性，少数患者会因胆道结石或肿大的胰头压迫胆总管出现黄疸。

（3）皮肤青紫色斑：胰液以至坏死溶解的组织沿组织间隙到达皮下，并溶解皮下脂肪，而使毛细血管破裂出血，局部皮肤呈青紫色，常在腰部、前下腹壁（Grey-Turner 征）或脐周（Cullen 征）出现。

（4）休克：轻症急性胰腺炎一般无休克表现，重症急性胰腺炎会表现出心动过速、血压下降，进入休克状态。

（5）多脏器功能衰竭：由于急性胰腺炎在左上腹表现严重，重症急性胰腺炎使腹腔炎症渗出液积聚，双侧或仅左侧胸腔反应性积液，甚至引起同侧的肺不张，表现出一般性呼吸困难。当患者呼吸困难、血氧分压持续下降，要警惕急性呼吸衰竭的出现。另外，急性肾衰竭、心力衰竭、消化道出血、胰性脑病、败血症及真菌感染、高血糖等并发症并不鲜见。

（6）神志改变：重症急性胰腺炎可并发胰性脑病，表现为反应迟钝、谵妄，甚至昏迷。

（7）消化道出血：重症急性胰腺炎可并发呕血或便血。上消化道出血多由于急性胃黏膜病变或胃黏膜下多发性脓肿所致，下消化道出血多为胰腺坏死穿透横结肠所致。

（8）腹部包块：大量的坏死组织积聚于小网膜囊内，在上腹可以看到一界限不清的隆起性包块，有压痛。

（9）胰腺脓肿：常于起病 2 ~ 3 周后出现。此时患者高热伴中毒症状，腹痛加重，可扪及上腹部包块，白细胞计数明显升高。穿刺液为脓性，培养有细菌生长。

（10）胰腺假性囊肿：多在起病 3 ~ 4 周后形成。体检常可扪及上腹部包块，大的囊肿可压迫邻近组织产生相应的压迫症状。

（四）实验室检查

1. 血常规　多有白细胞计数增多及中性粒细胞核左移。

2. 血清及尿淀粉酶测定　是诊断急性胰腺炎的主要实验室检查。血淀粉酶在发病 2 h 后开始升高，24 h 达到高峰，持续 4 ~ 5 天后开始下降。尿淀粉酶一般在急性胰腺炎发作 24 h 后开始上升，持续 1 ~ 2 周，缓慢下降。血、尿淀粉酶超过正常值 3 倍为确诊依据。

3. 血清脂肪酶测定　血清脂肪酶常在起病后 24 ~ 72 h 开始升高，持续 7 ~ 10 天，对病后就诊较晚的急性胰腺炎患者有诊断价值，且特异性较高。

4. 淀粉酶内生肌酐清除率比值　急性胰腺炎时可能由于血管活性物质增加，使肾小球的通透性增加，对淀粉酶清除增加而对肌酐清除未变。

5. 血清正铁白蛋白　当腹腔内出血时红细胞破坏释放血红素，经脂肪酸和弹力蛋白酶作用能变为正铁血红素，后者与白蛋白结合成正铁白蛋白，重症急性胰腺炎起病时常为阳性。

6. 血生化检查

（1）血糖：早期会出现反应性升高，多为暂时性。持久的空腹血糖高于 11.0 mmol/L 反映胰腺坏死，提示预后不好。

（2）血钙：血钙的降低一般在发病第 2～3 天以后，与脂肪坏死和脂肪皂化有关，低于 2.0 mmol/L 提示病情严重。

（3）动脉血气分析：对重症急性胰腺炎是极为重要的指标，且需动态观察。当 PaO_2 下降至 60 mmHg 以下时，提示患者处于急性呼吸窘迫综合征（ARDS）状态。

（五）影像学诊断

1. 腹部 B 超　应作为常规初筛检查，轻症急性胰腺炎时可见胰腺肿大，边缘模糊，胰内回声均匀；对胆囊和胆道结石的了解更为重要，但因腹胀的干扰而影响准确性；后期对脓肿及假性囊肿有诊断意义。

2. CT　是诊断重症急性胰腺炎的重要手段，准确率可达 70%～80%，无论是对急性胰腺炎的诊断、严重程度和附近器官受累情况的判断，都是最有效的检查。轻症急性胰腺炎表现为胰腺弥漫性肿大、密度不均、边界模糊，伴有胰腺周围渗出。重症急性胰腺炎时在肿大的胰腺内有低密度区，常伴有胰腺外坏死。

3. MRI　对鉴别胰腺坏死液化、胰腺周围脓肿和假性囊肿更有意义。MRCP 还可以观察胆管和胰管的情况。

（六）临床诊断

轻症急性胰腺炎主要是急性胰腺炎的一般症状、体征和生化改变。重症急性胰腺炎要有脏器功能障碍，或出现胰腺坏死、假性囊肿、胰腺脓肿等局部并发症，APACHE Ⅱ 评分 ≥8 分。

（七）鉴别诊断

常常需要与以下疾病鉴别：消化性溃疡急性穿孔、急性胆囊炎、急性肠梗阻、急性心肌梗死、肠系膜血管栓塞。

（八）治疗

1. 非手术治疗　既针对轻症急性胰腺炎，又是重症急性胰腺炎的基础治疗。轻症急性胰腺炎的治疗原则是：胰腺休息，减少胰液分泌，防止感染。

（1）禁食水、胃肠减压：补充水、电解质，纠正酸碱平衡失调。

（2）抑制胰液分泌和抗胰酶治疗：生长抑素可以减少胰液的分泌，加贝酯（gabexate，FOY）是人工合成胰酶抑制剂，对多种胰酶有抑制作用。

（3）镇痛和解痉：要慎用哌替啶类药物，因其可使 Oddi 括约肌痉挛，可单独或与哌替啶类联合使用阿托品和山莨菪碱类药物解痉和镇痛。

（4）支持治疗：按生理需要给予液体和离子的输入，必要的营养支持治疗。

（5）预防感染：选用透过血胰屏障的药物，如头孢他定、头孢噻肟、喹诺酮类的环丙沙星、氧氟沙星以及甲硝唑等。

轻症急性胰腺炎经上述治疗，一般可以治愈，重症急性胰腺炎则要根据脏器功能障碍、感染、局部并发症的情况，采取以下措施。

（6）急性反应期：预防并纠正休克、肺水肿、ARDS、急性肾功能不全等多脏器功能障碍。

（7）全身感染期：针对局部和全身感染选择适当的抗生素，且要考虑到真菌感染的预防和治疗。必要时手术清除坏死病灶，或局部腹腔灌洗引流。

（8）腹膜后残余感染期：确定残余感染灶的部位、大小，以及对全身状态的影响，通过多种穿刺置管技术或扩创术对残余脓腔进行引流。

（9）营养支持：主要是解决重症急性胰腺炎患者处于高代谢状态，蛋白质和热量的需要明显增多、炎性渗出、长期禁食、高热等，患者处于负氮平衡及低蛋白血症，导致严重代谢功能障碍。早期主要是肠外营养，逐渐过渡至肠内营养。进入肠内营养阶段，给予途径多选择鼻空肠管或经皮空肠造口。

2. 手术治疗　急性胆源性胰腺炎的治疗如下。

（1）不伴有胆道梗阻或急性胆管炎时，仍以非手术治疗为主，待患者基本恢复后再选择适当方式，切除胆囊、取出胆管结石。

（2）伴有胆道梗阻或急性胆管炎时，应尽早解除胆道梗阻，取出结石，方法包括传统手术、经 ERCP 方式切开 Oddi 括约肌取石、引流。

（3）局部并发症的治疗：急性期尽量不处理急性积液；胰周坏死合并感染需要手术清除；假性囊肿经过 3～6 个月仍不消失，需做囊肿内引流手术；经 CT 证实有胰腺脓肿，需要立即手术引流。

第三节　慢性胰腺炎

慢性胰腺炎是多种原因引起的以胰腺纤维化、腺泡萎缩、胰管变形、纤维化及钙化为病理特点，临床以腹痛、消瘦、腹泻及营养不良、糖尿病等胰腺外分泌功能不全的症候为主要表现，严重时伴有内分泌功能障碍的不可逆性疾病。典型慢性胰腺炎在我国较为少见，早期诊断困难，但近些年有增多的趋势。

（一）病因

胆道疾病和慢性酒精中毒是其主要原因，少数患者可能和既往患过重症急性胰腺炎有关。其他还有胰腺创伤、遗传因素与慢性胰腺炎的发生有一定关系。由多种原因引起胰腺组织内节段性、渐进性炎症或弥漫性不可逆的纤维化性病变，常伴有胰管狭窄或扩张，胰管结石或钙化。伴有外分泌或内分泌功能减退。

（二）病理

大量纤维组织增生取代了正常胰腺组织，早期损害外分泌系统腺泡、腺管，后期逐渐累及胰岛，损害内分泌系统。镜下可见小叶结构破坏和纤维组织增生，管壁上皮细胞坏死、增生、狭窄及扩张并存。

（三）临床表现

1. 症状

（1）腹痛：主要是上腹正中或偏左有持续性隐痛或钝痛，发作时疼痛剧烈，随着病情的进展，成为顽固性疼痛，以夜间痛为著。慢性胰腺炎的疼痛主要有两方面原因，一是慢性炎症引起胰管梗阻的疼痛，多为胀痛；二是慢性炎症对胰周腹腔神经丛的终末神经的侵袭所致，后者是顽固性疼痛的原因。

（2）腹泻、腹胀：慢性胰腺炎的腹泻早期为散便，后成脂肪泻，因不能彻底消化脂肪而导致。消化不良与胰酶的不足和腹腔神经丛受侵袭有关。

（3）消瘦：消化不良致营养吸收障碍，顽固性疼痛致寝食难安都是导致消瘦的原因。

（4）糖尿病：慢性胰腺炎进入后期，胰岛细胞受损，胰岛素合成、分泌下降所导致。

（5）黄疸：部分慢性胰腺炎可形成胰腺肿块，有时很难与胰腺癌区别，特别是胰头部肿块性慢性胰腺炎，可以压迫胆总管，导致胆管梗阻，甚至出现黄疸。

2. 体征

（1）上腹压痛：上中腹部或偏左，或偏右有深压痛。

（2）肿块：有时因肿块性胰腺炎局限性增大，可于上腹部触及包块。

（3）黄疸：巩膜、皮肤黄染伴瘙痒，查体可见皮肤有抓痕，尿色加深。

（4）营养不良：严重的慢性胰腺炎患者会有明显消瘦，皮下脂肪消失，甚至贫血、低蛋白血症。

（四）实验室检查

1. 血、尿淀粉酶检查　早期急性发作时，可以有血和尿淀粉酶升高，后期发作时淀粉酶升高已经不明显。

2. 粪便脂肪球检查　显微镜下检查粪便可以发现脂肪球。

3. 胰腺功能测定　有胰泌素试验、促胰酶素－胰泌素联合试验、BT－PABA试验等多种胰腺外分泌功能检测试验，但临床开展较少。最常用的胰腺内分泌功能检测是糖耐量试验。

（五）影像学诊断

1. 腹部平片　X线腹部平片可以在胰腺位置看到钙化影或沿胰腺管走行的胰石影。

2. B超　胰腺回声粗糙，胰管扩张或不均匀扩张，钙化或胰石影，局限性胰腺肿块。

3. CT和MRI　能够显示胰腺内胰管的扩张、胰石、钙化等，增强CT对肿块性胰腺炎与胰腺癌的鉴别有帮助。MRI对胰腺内的囊肿以及胰管的显示更加清晰。

4. ERCP　是诊断胰腺疾病最常用的方法，会把慢性胰腺炎胰管的整体情况显示出来，可以看到胰管的全程扩张，串珠样改变，胰石，分支胰管变细、减少。

（六）诊断

上腹痛和腹泻的症状，辅助检查有胰腺慢性炎症改变，特别是B超、CT有胰管扩张、胰石或钙化，是确诊慢性胰腺炎的依据。糖尿病和梗阻性黄疸不是所有患者都有，胰腺外分泌功能的检测也不是诊断所必需。

（七）鉴别诊断

在非急性发作期主要与消化性溃疡、慢性胃炎、慢性胆道疾病、慢性结肠炎等慢性疾病相鉴别，急性发作期要与常见的急性胆囊炎、急性阑尾炎等鉴别。肿块性慢性胰腺炎术前有时很难与胰腺癌鉴别，术中探查也不能明确，甚至术中的穿刺、活检仍难以鉴别。

（八）治疗

慢性胰腺炎的治疗主要是减轻疼痛，改善消化功能，促进胰液引流通畅，防止胰腺内、外分泌功能进一步减退。

1. 非手术治疗

（1）戒酒：有饮酒习惯的患者必须戒酒。

（2）饮食控制：避免暴饮暴食，保持低脂肪饮食，要保证充足的蛋白摄入。如有糖尿病，碳水化合物也要限制。

（3）补充胰酶：给予多种胰酶可以缓解消化不良，改善营养状态。

（4）营养支持：对有严重营养不良的患者，可以根据患者情况，适当给予肠外营养。

2. 手术治疗　外科手术的目的不是为了治疗慢性胰腺炎本身，主要是缓解由慢性胰腺炎带来的疼痛。

（1）手术适应证

1）胰管梗阻，导致梗阻近端胰管扩张。

2）胆管末端梗阻，引发梗阻性黄疸。

3）Oddi 括约肌狭窄，胰管、胆管均梗阻，胰管和胆管呈全程扩张，扩张的胰管内可有胰石。

4）胰管呈串珠样改变，有扩张，有狭窄，扩张部分胰管内可有胰石。

5）并发了与胰管相通、直径大于 5 cm 的囊肿。

6）因胰头部肿块性胰腺炎导致十二指肠梗阻。

7）胰腺肿块难以与胰腺癌相鉴别。

8）非手术治疗无法缓解，且难以忍受的顽固性疼痛。

（2）外科治疗原则

1）治疗原发疾病，如并存的胆道疾病。

2）解除胰管梗阻。

3）解除或缓解疼痛，可以行胰管与消化管的内引流术，还可以行神经切断手术。

（3）手术方式

1）解除胆道梗阻的各种术式，根据患者的具体情况选用。

2）胰管空肠吻合、胰腺空肠吻合等术式。

3）胰腺切除术，根据患者的不同情况，可以切除局部肿块性胰腺炎、胰体尾切除、全胰腺切除等。

4）内脏神经破坏性手术。

第四节　胰腺囊性病变

胰腺囊性病变是随着影像学进步而逐步被认识的既有良性病变，又有恶性肿瘤的一组疾病。在诊断上极易混淆、治疗效果也迥然不同。

一、胰腺真性囊肿

胰腺真性囊肿为非肿瘤性病变，分为先天性真性囊肿和潴留性真性囊肿。真性囊肿病理学上最大的特点是囊肿内壁覆着上皮细胞。潴留性真性囊肿多为后天出现，逐渐增大，但一般很难与先天性真性囊肿鉴别。真性囊肿一般不恶变，大多数情况下不需要手术治疗。

二、胰腺假性囊肿

胰腺假性囊肿也是非肿瘤性病变，一般是由急性胰腺炎、胰腺外伤或其他原因导致胰管破裂，胰液外溢，其周围由邻近脏器形成炎性包裹而形成的囊肿。囊肿没有自己的真性囊壁，只有由纤维结缔组织构成的假性囊壁。囊肿一般在 1~2 周形成，1~6 个月成熟。胰腺假性囊肿与真性囊肿在病理学上根本的区别是囊肿内壁没有内皮覆盖。较小的假性囊肿一般不需要手术治疗，较大的囊肿在成熟后仍未被吸收，可以手术治疗，特别是因囊肿巨大，患者有周围脏器的压迫症状时应该手术治疗。手术不是为了切除囊肿，而是行囊肿与消化管道之间的内引流，多为囊肿空肠吻合术、囊肿胃吻合术，首选前者。当囊肿合并感染，全身中毒严重时，应行囊肿外引流术，待患者情况好转，再视囊肿的情况决定是否手术治疗。胰腺假性囊肿形成外引流后，部分囊肿可以自行消失，外瘘管愈合；仍有部分患者最后需要通过囊肿瘘管与消化管的吻合术治愈。

三、胰腺囊性肿瘤

胰腺囊性肿瘤分为浆液性囊腺瘤、黏液性囊腺瘤和黏液性囊腺癌。浆液性囊腺瘤是最多见的胰腺囊性肿瘤，发生于腺泡细胞，囊液清亮透明、稀薄，内壁由扁平细胞和立方上皮细胞覆盖，一般不恶变。黏液性囊腺瘤女性多见，囊肿多为多腔囊肿，囊壁上伴有乳头状突起，上皮细胞是柱状细胞和杯状细胞，可以恶变为囊腺癌。黏液性囊腺癌亦为女性多见，起源于大导管上皮细胞，为多房性囊肿，囊壁上乳头明显，内有大量黏液。

第五节 胰 腺 癌

胰腺癌在消化系统的恶性肿瘤中属于低发病率肿瘤。20 世纪 70 年代，上海市的发病率为 8/10 万。随着国人的生活方式和习惯的改变，胰腺癌在中国的发病率逐渐增高，目前约 10/10 万。现代科技进步为临床医学带来了许多新的诊断和治疗技术，但近 20 年来胰腺癌的早期诊断和根治性治疗水平提高不明显，胰腺癌早期诊断困难、切除率低、预后差的问题没有得到有效解决，根治性手术后 5 年生存率仍在 5%~8% 这样的低水平徘徊。

（一）病因

胰腺癌病因尚不明确，可能与嗜酒、吸烟有关，在高蛋白和高脂肪饮食摄入人群发病率高，另外，与 N-亚硝基甲烷、β-萘酚胺长期接触人群和慢性胰腺炎患者较一般人群高发。

（二）病理

胰腺癌多发生于胰头部，占 65% ~ 75%，胰体尾癌占 20% ~ 30%，全胰癌占 5%。源于胰腺导管细胞的导管腺癌占 90% 以上，腺泡细胞癌少见，还有少数黏液囊腺癌等病理类型。胰腺癌由于生长较快，极易侵袭胰腺血管、淋巴管，以及胰周神经，往往早期就发生转移。

（三）临床表现

胰腺癌早期无特殊临床表现，有时仅有上腹不适、饱胀或消化不良，与常见的胃肠、肝胆疾病的症状难以区别。出现明显症状时往往属于中晚期癌。

1. 上腹饱胀不适、隐痛　为胰腺癌的早期症状，症状的出现和胰管堵塞、胰管内高压有关，中晚期胰腺癌时可出现更加明显的腹痛，甚至向肩背部、腰胁部放射。胰体尾癌出现腹痛症状更晚，腹痛位置在左上腹。晚期胰腺癌往往有顽固性腹痛以及腰背部痛，夜间痛更加明显。

2. 消化道症状　胰腺癌没有特殊的消化道症状，虽然胰腺癌早期有食欲减退、上腹饱胀不适、消化不良，这些症状有时并不是持续的，往往不能引起患者甚至医生的注意。当胰头癌侵及十二指肠第二、三段，或胰体尾癌侵袭第三段时，患者可以有呕血或黑便，还可以引起十二指肠梗阻、消化道高位梗阻的表现。

3. 黄疸　胰头癌侵袭胆总管导致胆管梗阻，患者可以表现出黄疸，常伴皮肤瘙痒。胆管完全梗阻时患者可有陶土样大便。黄疸是胰头癌患者最主要的症状和体征。无痛性黄疸为胰头癌的常见症状。胰体尾癌一般不出现黄疸。

4. 消瘦乏力　是胰腺癌的主要且常见表现，主要是因食欲下降，胰腺癌晚期常伴有恶液质。

胰腺癌患者可有发热、急性胰腺炎的症状、糖尿病的症状、贫血和低蛋白血症等。晚期胰腺癌可出现腹水、上腹部包块、左锁骨上淋巴结肿大。

（四）实验室检查

1. 常规检验　包括血清和尿淀粉酶、血糖、胆红素、谷丙转氨酶、转肽酶、血红蛋白和尿常规等检查是必要的。以直接胆红素升高为特征的血总胆红素升高是诊断梗阻性黄疸的重要依据。在梗阻性黄疸的基础上，多项转氨酶升高是反映胆道梗阻和肝细胞破坏的指标。

2. 免疫学检查　常用的有癌胚抗原（CEA）、胰腺癌胚抗原（POA）、CA19-9 等肿瘤标志物的测定，辅助胰腺癌的诊断。CEA 对消化系统恶性肿瘤特异性较高，CA19-9 则对胰腺癌和胆道系统恶性肿瘤具有较好的特异性。除 CA19-9 外，还有 CA50、Span－1、Dupan－2、POA、CEA 等对胰腺癌也有一定的意义。如 CEA、CA19-9 是术前升高且切除术后又下降的标志物，可以作为术后随访和判断肿瘤复发的重要指标。

3. 癌基因检测　K-ras 基因在胰腺癌中的表达率极高，其基因突变点位于第 12 密码子，其他胰腺疾病极少表达，在临床上对胰腺癌的诊断和术后的随访很有意义。

（五）影像学检查

1. B 超　是诊断胰腺癌的首选影像学方法，由于其便携、廉价、实用的特点常在肿瘤普查中作为筛查的首选方法。B 超检查可以发现 2 cm 以上的肿瘤，对 3 cm 左右的胰癌阳性率可达 80%。可以在胰头部或体尾部发现低回声实质性占位性病变，胰腺外形不规则，胰管扩张、胆管〔肝内和（或）

肝外〕扩张，胆囊肿大以及肝内转移灶等。

2. 超声内镜检查　内镜顶端的超声探头紧贴胃后壁对胰腺做全面检查，不受气体干扰，可清晰地显示胰腺结构，大大提高了胰腺癌的诊断率，可以发现胰头和胆总管周围淋巴结，可以作为肿瘤术前分期的重要参考。对壶腹周围癌的鉴别更有意义。

3. CT　CT 扫描可以显示胰腺肿瘤的正确位置、大小及其与周围血管的关系，并能发现直径约 1 cm 的肿瘤，若能增强扫描，会使平扫难以确定的病灶显示的更加清楚，在增强的胰实质内可见到低密度、不规则的病灶。CT 已成为诊断胰腺癌的主要方法，准确率可达 90% 以上。

4. MRI　可显示胰腺轮廓异常，可以判断早期局部侵犯的转移，对诊断胰腺癌，尤其对局限在胰腺内的小胰癌以及有无胰周扩散和血管侵袭方面，MRI 优于 CT 扫描，可用于术前评估。MRCP 对术前观察胆管和胰管的整体情况亦有意义。

5. ERCP　对胰腺癌的诊断具有较高的特异性。除显示主胰管狭窄，充盈缺损和闭塞外，还可以清晰地观察到胰管狭窄的形态改变，可检出肿瘤小于 2 cm 的病变，是诊断小胰癌的有效方法。

6. 选择性血管造影（SAG）　SAG 是一种损伤检查，应用不是很广，能够诊断出 1 cm 左右的肿瘤，能显示胰腺周围血管的形态，常常被用于判断肿瘤与血管的关系。如发现动脉不规则狭窄、闭塞，并可根据异常的血管区域推测肿瘤的大小，以及手术是否能够根治。根据 SAG 所见判断肿瘤手术的可能性和选择手术方式。

（六）诊断

由于胰腺癌早期没有明显症状，大部分进展期胰腺癌的临床症状和体征又不具有特征性，因此，胰腺癌的诊断主要依靠影像学检查。而对近期有上腹不适或隐痛、食欲减退、消瘦乏力等症状，应当进一步检查。无痛性黄疸是胰头癌的主要表现，B 超、CT、MRI 等影像学检查发现胰头部占位性病变以及胆总管扩张，基本可以明确诊断胰头癌。实验室检查 CA19-9 的升高，特别是 3 倍于正常上限的升高，对诊断胰腺癌有重要的参考意义。胰体尾癌往往以左上腹发现巨大包块为首发症状，影像学检查是重要依据。对于胰腺癌是否有区域淋巴结转移，是否有远隔转移，有赖于 B 超、CT、MRI、PET - CT 的检查。

（七）鉴别诊断

胰腺癌的 2/3 以上是胰头癌，胰头癌最主要的症状和体征是梗阻性黄疸，梗阻性黄疸是由于胰头癌侵袭末端胆管，胆管狭窄，胆道内压力升高，胆红素进入血液所致，胆管梗阻是引起梗阻性黄疸的直接因素。可能引起胆管梗阻的疾病除胰头癌外，还有胆总管结石、胆管癌、壶腹癌、十二指肠乳头周围黏膜癌。因此，当患者出现梗阻性黄疸时，需要与这五种疾病中进行鉴别（表 32 - 1）。

表 32 - 1　五种疾病所致黄疸的病因鉴别

	腹痛	便潜血	发热	黄疸	检查所见
胆管结石	绞痛	阴性	有，高热	波动	B 超：强回声伴声影
胆管癌	隐痛	阴性	无	持续升高	B 超：弱回声
壶腹癌	腹胀、不适	阳性	无	波动中升高	B 超：不明确
十二指肠乳头癌	腹胀、不适	阳性	无	波动中升高	12 指肠镜：乳头黏膜病变
胰头癌	腹胀、不适、夜间痛	阴性	无	持续升高	B 超：胰头部肿物或不明确

表 32 – 1 所示并不绝对，胆管癌和胰头癌合并胆道感染时同样可以表现高热；当胰头癌侵袭到十二指肠黏膜时也可以出现便潜血阳性。壶腹癌和十二指肠黏膜癌所以会出现黄疸的波动，主要是肿瘤表面坏死脱落所致，胆管癌并非绝对不会出现黄疸波动。在鉴别诊断时，我们还会参考其他影像学检查，进行综合判断。

（八）非手术治疗

1. 全身化疗　胰腺癌的化疗一般是在手术切除的基础上的辅助化疗，多为联合用药，有 5 – FU、吉西他滨、丝裂霉素、紫杉醇等，其中 5 – FU 和吉西他滨最为常用。近年来也有在术前开展新辅助化疗的，特别是针对术前判断可能难以达到根治性切除的病例，实施新辅助化疗几个周期，使肿瘤降期，达到切除或根治性切除的目的，可以提高切除率和患者的生存质量。

2. 放疗　放疗主要是针对未达到根治性切除的病例，或已经丧失手术机会的病例，可以考虑放疗。放疗对缓解因胰腺癌出现的顽固性疼痛有一定效果，部分病例对缓解病情有意义，但尚不能替代手术治疗。术中放疗是近些年逐渐普及的治疗方式，具有一定的疗效，但远期效果不明显。

3. 对症处理　胰腺癌最痛苦的症状是顽固性疼痛，服用药物镇痛，严重时可以使用吗啡类止痛药物。胰头癌可伴有黄疸、转氨酶升高，需要给予保肝治疗，如果后期有手术治疗，要给予维生素 K，矫正因高胆汁血症引发的凝血异常。出现呕吐、饮食困难时应当给予输液和营养，维持内环境稳定。

4. 其他治疗　近些年出现的基因治疗、免疫治疗和靶向治疗等对胰腺癌的治疗初步显现效果，但尚不能肯定。

（九）手术治疗

1. 根治性手术　手术适应证：手术切除仍然是胰腺癌治疗的首选方法，主要适用于：①肿瘤局部没有侵袭大血管；②手术能够达到根治的目的；③患者全身情况能够耐受手术。根治性切除手术是手术治疗最主要的方法，根据癌肿的部位、大小、局部浸润情况，可行根治性胰十二指肠切除术、胰体尾切除术、全胰腺切除术，也有人对部分胰头癌采用保留幽门的胰十二指肠切除术，如果侵袭门静脉或其他主要血管，在确认没有发生远隔转移的前提下，可以行合并大血管切除手术。如果患者术前 CA19-9 增高明显，还可以作为术后的随访指标。

2. 姑息性手术　姑息性手术主要分为解除十二指肠梗阻、解决梗阻性黄疸两类手术。当胰腺癌侵袭到十二指肠，导致十二指肠梗阻时，可以行空肠十二指肠吻合术，或胃空肠吻合术，以解决饮食问题。胰头癌引起胆总管下段梗阻时，可以选择经十二指肠镜的 ENBD 或 ERBD，如果胆囊胀大，也可以行胆囊空肠吻合术，缓解胆道梗阻。

第六节　胰腺内分泌肿瘤

与外分泌系统肿瘤相比，内分泌肿瘤要少的多。内分泌系统主要由胰岛构成，胰岛有多种细胞组成，由这些细胞发生的肿瘤既为内分泌肿瘤。内分泌肿瘤中有胰岛素瘤、胃泌素瘤、胰高血糖素瘤、血管紧张素瘤等，其中胰岛素瘤最多见，其次是胃泌素瘤。内分泌肿瘤又根据是否分泌激素而分为两大类，一类是有分泌激素的功能，根据其分泌的激素命名；还有一类是血清激素正常、无临床症状的肿瘤，称为无功能胰岛细胞瘤。内分泌肿瘤的诊断分为定性诊断和定位诊断。

一、胰岛素瘤

（一）临床表现

胰岛素瘤来源于胰岛 β 细胞，占胰岛细胞瘤的 70% 以上，肿瘤直径一般是 1~2 cm，多为单发，也有多发。主要症状是低血糖综合征，表现为心慌、大汗、饥饿感，严重时可以发生癫痫或昏迷，进食或服糖水后症状可以缓解。常年、反复多次发作，患者的脑细胞会发生缺氧，损伤脑细胞导致中枢神经永久性损伤，患者可以表现为精神症状。

（二）诊断

（1）定性诊断：患者表现出典型的 Whipple 三联症是诊断的重要依据：①空腹时低血糖症状发作；②空腹或发作时血糖低于 2.8 mmol/L（50 mg/dl）；③进食或静脉推注葡萄糖可迅速缓解症状。如同时测定血胰岛素更具有诊断意义，空腹或症状发作时免疫活性胰岛素（IRI）和血糖（G）的比值，IRI/G >0.3，具有较明确的诊断意义，如 IRI/G 在 0.3 左右，尚需进一步检查。但仅仅是低血糖，而不伴有高胰岛素，或仅仅有高胰岛素，不伴有低血糖症状是不能诊断胰岛素瘤的。

（2）定位诊断：①非侵入性检查 有 B 超、CT、MRI 等，一般对直径 >2 cm 的肿瘤阳性率较高，多排螺旋 CT 增强扫描可以发现 <2 cm，甚至 <1 cm 的肿瘤，定位准确。放射性核素标记生长抑素对胰岛素瘤的诊断阳性率在 50% 左右。术中超声对不能确定肿瘤位置时极为必要。②侵入性检查的适应症范围很小，主要是针对有低血糖症状发作，一般的检验指标显示可疑、影像学诊断又不能提供证据的情况。选择性动脉造影可疑发现肿瘤充盈染色、血管扭曲增多；动脉刺激静脉取血试验（ASVS），是通过选择性动脉插管至脾动脉、胃十二指肠动脉、肠系膜上动脉等部位，分别注入葡萄糖酸钙后，立即经脾静脉分段取血，测定其峰值，进行胰岛素瘤定位。

（三）手术治疗

一旦确诊，尽早手术。常用术式有肿瘤摘除、局部切除、胰体尾切除。手术的目的是为了摘除胰岛素瘤，但术中应注意以下几个问题。①不能满足于一个肿瘤的摘除，摘除一个肿瘤后，一定要动态检测血糖的变化，如血糖仍不回升，要警惕为多发肿瘤。②术中动态血糖检测，首先要于手术日晨采空腹血糖，术中切除肿瘤前再采。这两次血测出的血糖为基础值，在切除肿瘤后 30 min、45 min、60 min，甚至更长时间采血，术中速测血糖，如血糖升至基础值的 1 倍以上，或上升到 5.6 mmol/L（100 mg/dl），则认为肿瘤切除完全。③极少数情况下，没有瘤体存在，属于胰岛增生，为弥漫性。经术前 ASVS 检查可以提示胰岛增生，需要术中切除部分胰腺，送术中病理检查，一旦确诊为"胰岛增生"，一般需要切除 80%~90% 的胰腺方可缓解低血糖症状。如术前没有行 ASVS 检查，不应盲目切除胰腺，而是经门静脉和脾静脉分段取血后，留存于术后检测胰岛素含量，再关腹。待定位准确后再手术。④恶性胰岛素瘤需要同时切除转移灶。⑤大多数患者术后会出现"反跳性高血糖"现象，持续 1~2 周，一般需要使用胰岛素处理。

二、胃泌素瘤

（一）临床表现

胃泌素瘤在胰腺内分泌肿瘤中发病率位列第二，仅次于胰岛素瘤。胃泌素瘤源于胰岛的 G 细胞，又称为佐林格－埃利森综合征（Zollinger-Ellison syndrome）。与胰岛素瘤不同的是，肿瘤除发生于胰腺外，有近一半的患者是发生在十二指肠，还有胃、空肠等部位。90% 以上的患者消化性溃疡的症状，甚至有 60% 的患者会发展至出血、穿孔或幽门梗阻，60% 以上为恶性。有外科手术治疗溃疡复发的病史。腹泻与溃疡同时存在。因此，如有以下情况，应考虑胃泌素瘤的可能：①溃疡病手术后复发；②溃疡病伴腹泻；③多发性溃疡或十二指肠远端、近端空肠溃疡；④溃疡病伴有高钙血症；⑤有多发性内分泌肿瘤家族史。

（二）诊断

胃泌素瘤的定性诊断主要依据临床表现和下列实验室检查，定位诊断方法与胰岛素瘤相似。

（1）胃液分析：胃泌素瘤分泌大量的胃泌素，使胃产生过量的胃酸，基础胃酸（BAO）一般 >15 mmol/h，即使做了胃大部切除，BAO 也 >5 mmol/h；BAO 和最高胃酸分泌量（MAO）的差距缩小；夜间胃液量超过 1 L，游离酸量超过 100 mmol/L，有诊断意义。

（2）血清胃泌素测定：血清胃泌素浓度正常值 <200 pg/mL，>500 pg/mL 可以诊断，如浓度再高，提示可能为恶性，甚至转移。

（三）治疗

根据肿瘤所在位置，可采用肿瘤摘除、胰体尾或胰十二指肠切除等手术。如果术前无法确定肿瘤部位，术中也没有找到肿瘤，可以选择切除胃泌素的靶器官，即全胃切除术，可消除症状。

（宋茂民）

本 章 小 结

在本章我们介绍了胰腺的解剖和主要生理概要，重点介绍了重症急性胰腺炎、慢性胰腺炎和胰腺癌的临床表现、实验室检查、影像学检查、诊断和鉴别诊断。还介绍了胰腺囊性疾病的定义、分类、临床表现和治疗原则，以及梗阻性黄疸常见疾病的鉴别。简单介绍了胰腺主要内分泌肿瘤的临床表现和治疗原则。

思 考 题

1. 简述重症急性胰腺炎的主要临床表现及 CT 对急性重症胰腺炎的诊断的意义。
2. 简述胰腺癌的主要临床表现、主要肿瘤标记物，以及影像学表现。
3. 如何鉴别引起梗阻性黄疸的病因？

参考文献

［1］ 吴孟超，吴在德．黄家驷外科学．8 版．北京：人民卫生出版社，2008.

［2］ 陈孝平．外科学．2 版．北京：人民卫生出版社，2010.

第三十三章 | 动　脉　瘤

| 学习目标 |

1. 掌握腹主动脉瘤的病因、临床表现、诊断和治疗。
2. 熟悉周围动脉瘤和内脏动脉瘤的病因、临床表现、诊断。
3. 了解周围动脉瘤和内脏动脉瘤的治疗原则。

| 核心概念 |

【动脉瘤】是由于动脉壁病变或损伤引起动脉局部薄弱，形成动脉壁异常扩张或膨出，临床上以搏动性肿块为主要表现。

【真性动脉瘤】是由于发生病理变化的动脉壁在血流冲击下全层扩张形成动脉瘤。

【假性动脉瘤】是由于动脉壁破裂出血，在软组织内形成搏动性血肿，周围组织纤维化形成瘤壁。

【夹层动脉瘤】动脉中层变性或囊性坏死，当内膜受损破裂，在血流冲击下内膜与中层分离，形成夹层动脉瘤。其具有真、假两腔。

| 引　言 |

动脉瘤是常见的引发致残和致死的血管疾病之一。可见于全身的任何动脉，以老年人多见。动脉瘤可以有多种大小、形态和位置。动脉瘤的破裂可以造成严重的出血。对于动脉瘤的治疗经历了从开放旁路修复术向血管腔内修补术的演变过程。使复杂的手术简单化，使一些以前不可能完成的手术获得了满意的治疗效果。

第一节　概　述

动脉瘤（aneurysm）是由于动脉壁病变或损伤引起动脉局

部薄弱，形成动脉壁异常扩张或膨出，临床上以搏动性肿块为主要表现。

（一）病因

1. 动脉粥样硬化　是动脉瘤中最常见及主要的致病因素。多发生于老年人，常伴有高血压、高血脂、冠心病等。

2. 损伤　青年人多见，各种锐器损伤可造成血管壁的破裂或完全离断，钝性损伤使管壁挫伤或撕裂。近年来医源性损伤有不断增多的趋势，如各种介入手术、经动脉穿刺的检查及治疗、人工血管手术的吻合口等。

3. 感染　化脓性、结核性感染灶可波及血管。各种感染性脓毒性栓子可通过滋养血管造成管壁感染，多形成感染性动脉瘤。梅毒螺旋体也可导致动脉壁炎性改变，形成动脉瘤。

4. 先天性动脉中层缺陷　如 Ehlers-Danlos 综合征、Marfan 综合征等，由于胶原代谢缺陷或胶原形成异常引起动脉壁中层先天性薄弱，易于形成动脉瘤。

5. 非感染性动脉炎　由于动脉炎性病变导致动脉中层破坏，造成管壁薄弱，易形成多发性动脉瘤。如多发性大动脉炎、白塞综合征等。

（二）病理

动脉瘤可产生下列病理变化：

1. 动脉瘤破裂　动脉瘤壁在血流冲击下，所受压力逐渐增大，瘤体呈进行性扩张，可造成薄弱处穿透，引起严重的出血。

2. 瘤腔内血栓形成　由于瘤腔内壁粗糙局部血流缓慢，易于形成血栓。血栓脱落造成远端动脉栓塞。

3. 继发感染　可继发感染，症状加重，易于引起动脉瘤破裂。

4. 瘤壁内夹层血肿形成　在血流的作用下，可造成内膜破裂，内膜与中层分离，形成瘤壁内夹层血肿。瘤体迅速增大，症状加重。

（三）分类

可分为三类：

1. 真性动脉瘤　发生病理变化的动脉壁在血流冲击下全层扩张形成动脉瘤。

2. 假性动脉瘤　动脉壁破裂出血，在软组织内形成搏动性血肿，周围组织纤维化形成瘤壁。

3. 夹层动脉瘤　动脉中层变性或囊性坏死，当内膜受损破裂，在血流冲击下内膜与中层分离，形成夹层动脉瘤。其具有真、假两腔（图 33-1）。

第二节　周围动脉瘤

周围动脉瘤（peripheral arterial aneurysm）是指主动脉以外动脉区域发生的动脉瘤。可发生在颈动脉、四肢动脉及锁骨下动脉，其中以股动脉及腘动脉较常见。

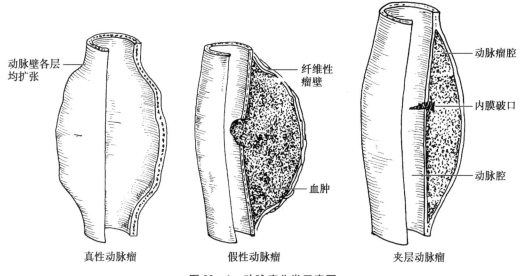

动脉壁各层均扩张

纤维性瘤壁

血肿

动脉瘤腔

内膜破口

动脉腔

真性动脉瘤　　　　假性动脉瘤　　　　夹层动脉瘤

图 33 - 1　动脉瘤分类示意图

（一）临床表现

1. **搏动性肿块**　是周围动脉瘤最典型的临床表现。肿块表面光滑，扪之有膨胀性搏动感，可伴有震颤和收缩期杂音。压迫肿块近端动脉时可使其缩小，搏动感、震颤和收缩期杂音减弱或消失。

2. **压迫症状**　不同部位的周围动脉瘤，压迫症状各不相同。

（1）颈动脉瘤：压迫喉返神经可出现一侧声带麻痹，声音嘶哑；压迫颈交感神经节可出现霍纳综合征（Horner syndrome）；压迫气管可出现呼吸困难；压迫食管可引起吞咽困难等。

（2）锁骨下动脉瘤：压迫臂丛神经可引起上肢感觉异常及运动障碍；压迫静脉可引起上肢回流障碍。

（3）股动脉瘤：压迫股神经可出现下肢麻木及放射痛，压迫股静脉出现下肢回流障碍。

（4）腘动脉瘤：压迫神经及静脉可引起小腿疼痛及肿胀。

3. **肢体远端缺血**　主要由血栓或硬化斑块脱落引起。颈动脉瘤栓子脱落可造成一过性或永久性缺血性脑卒中；锁骨下动脉瘤可出现上肢指端缺血；股动脉瘤及腘动脉瘤可以起小腿缺血性疼痛或趾端坏死。

4. **瘤体破裂**　动脉瘤破裂可引起剧烈疼痛，破裂出血可引起血压下降、休克等表现，严重者可危及生命。破裂出血也可能破入周围脏器，如破入伴行静脉可形成动静脉瘘；颈动脉瘤破裂可致咽喉部出血引起窒息死亡等。

（二）诊断

根据病史、临床症状及体征，易于作出临床诊断。但位置较深、瘤体较小或症状不典型的感染性动脉瘤也有误诊的可能，辅助检查有助于确定诊断。

1. **彩色多普勒超声**　可显示动脉瘤的大小、位置、形态及血流的情况。可用作辅助筛选检查。

2. **CTA、MRA、DSA**　可显示动脉瘤的部位、大小及侧支循环建立情况。可用作确诊检查。

（三）治疗

除无法耐受手术者，均应及早行手术治疗。目前采用的方法有两种。

1. 手术治疗 手术方法依动脉瘤具体情况而定。原则是动脉瘤切除和动脉重建。

2. 动脉瘤腔内修复术 采用覆膜型人工血管内支架置入动脉瘤腔内进行修复。优点是创伤小，术后恢复快，疗效肯定，但需掌握好适应证。

第三节 内脏动脉瘤

内脏动脉瘤是指腹主动脉内脏分支的动脉瘤。发病率最高的是脾动脉瘤（60%），其次是肝动脉瘤（20%），其他内脏动脉均可发生动脉瘤。内脏动脉瘤最严重的并发症是破裂出血，可失血性休克导致死亡。

一、脾 动 脉 瘤

脾动脉瘤是最常见的内脏动脉瘤，多见于脾动脉外 1/3 及近脾门处。

（一）病因

（1）妊娠：多次妊娠者常见。可能与妊娠期激素变化，脾动脉壁内弹力板破坏及弹力纤维形成障碍，全身血容量增加等相关。妊娠期内脾动脉瘤破裂率为 25~45%。

（2）动脉粥样硬化。

（3）胰腺炎：可能与胰液作用于脾动脉造成管壁损伤，胰腺假性囊肿压迫有关。

（4）门静脉高压：可能与脾肿大、脾动脉血流量增加及门静脉血流瘀滞有关。

（5）损伤：手术中损伤脾动脉，术后有时出现胆胰瘘，漏出液损伤脾动脉。

（二）临床表现

未破裂时症状多不典型。部分患者表现为左上腹及上腹部不适、钝痛等。瘤体较大时可产生压迫症状，如压迫神经丛或刺激胃后壁产生恶心、呕吐等。动脉瘤破裂时表现为突发性急性腹痛，可向左肩背部放散，出现失血性休克等。部分患者可在左上腹听到血管杂音，瘤体较大时可触及搏动性包块。

（三）诊断

早期症状不典型诊断较为困难。腹部 X 线平片检查多数患者显示瘤壁严重钙化影，超声、CT、MRI 及动脉造影等辅助检查有助于明确诊断。

（四）治疗

主要有手术和介入治疗。手术治疗的适应证为症状明显者，动脉瘤直径 >2 cm 者，动脉瘤逐渐增大，妊娠前及妊娠中期之前发现的脾动脉瘤。手术方法有脾动脉瘤切除、重建脾动脉和脾动脉瘤联合脾切除等。也可采取腹腔镜结扎脾动脉瘤的方法。介入治疗有脾动脉栓塞和覆膜支架置入法。

二、肝动脉瘤

肝动脉瘤在内脏动脉瘤中居第二位,发病年龄 50~70 岁。肝动脉瘤分为肝外型和肝内型。肝外型占 80%,最常累及肝总动脉;肝内型以右侧多见。病因可能与动脉粥样硬化、动脉中膜退行性变、感染、外伤等相关。胆道引流、肝动脉插管化疗或造影等医源性损伤也可引起肝动脉瘤。临床表现不典型,有时表现为上腹部隐痛。瘤体增大压迫胆道,可出现梗阻性黄疸;压迫胰管可出现胰腺炎。瘤体破裂出血可致失血性休克,破入胆道及消化道出现相应的症状。肝动脉瘤症状不典型,影像学检查是确定诊断的主要方法。治疗方法为手术和介入治疗。手术方法为肝动脉瘤切除,肝动脉重建,部分可行动脉瘤结扎术。肝内动脉瘤可行肝叶切除术。介入治疗可行肝动脉栓塞或覆膜支架置入术。

三、肾动脉瘤

临床上将肾动脉瘤分为夹层肾动脉瘤和非夹层肾动脉瘤两类。后者又分为囊状、梭形和肾内动脉瘤三种。

1. 非夹层性肾动脉瘤　主要病因为动脉硬化、肌纤维发育不良、创伤和医源性损伤等。临床表现为高血压引起的头晕及视物模糊,肉眼血尿,肾动脉瘤压迫或栓塞时可引起肾绞痛,破裂时可有失血性休克。结合临床表现和影像学检查,能够得出正确的诊断。手术是治疗非夹层肾动脉瘤的主要手段,方法是瘤体切除,肾动脉重建。动脉瘤破裂和部分肾内动脉瘤可能需要做肾切除术。

2. 肾动脉夹层动脉瘤　各种原因引起肾动脉内膜破裂,内膜与中层分离所致。常见病因有腹部损伤、先天性发育异常、医源性损伤等。主动脉夹层动脉瘤也可波及肾动脉。临床表现为肾绞痛、血尿和高血压等。影像学检查可确定诊断,静脉肾盂造影也有辅助诊断的作用。治疗的宗旨是保留肾和保护肾功能。手术治疗为切除动脉瘤、重建肾动脉或自体肾移植。介入治疗为腔内修复术。

第四节　腹主动脉瘤

腹主动脉瘤(abdominal aortic aneurysm,AAA)是腹主动脉壁的扩张膨出。腹主动脉瘤发病率占所有动脉瘤的第一位,主要发生于 60 岁以上的老年人,男女之比为 10∶3。常伴有高血压和心脏疾病,但年轻人也偶尔可见。腹主动脉瘤发生后可逐渐增大,一旦破裂出血可导致患者死亡。

(一) 病因

传统的观点认为腹主动脉瘤的发生主要与动脉硬化有关,其他少见原因是主动脉先天发育不良、创伤、感染、大动脉炎、梅毒、Marfan 综合征等。目前的研究认为生物化学、免疫炎性反应、遗传、解剖、血流动力学及环境等因素引起腹主动脉壁弹力纤维和胶原纤维损伤,导致腹主动脉瘤形成。

(二) 临床表现

多数患者无自觉症状,常因其他原因体格检查或自己偶然发现。有症状者表现如下。

1. **腹部搏动性肿块**　多数患者自诉脐周或心窝处有异常搏动感，查体为脐部或脐上偏左可扪及膨胀性搏动的包快，其搏动与心搏一致，并可触及震颤和听到收缩期杂音。其表面光滑界限较清楚，肿物有一定横向活动度，几乎不能被压缩。

2. **疼痛**　表现为腹部及腰背部疼痛，疼痛的性质及程度各不相同，若瘤体巨大向后压迫侵蚀椎体，可引起神经根性疼痛。若为突发持续性刀割样腹痛往往提示瘤体急剧扩张甚至破裂的特征性先兆。

3. **压迫症状**　压迫胃肠道最为常见，表现为上腹饱胀不适、食欲下降，严重者出现肠梗阻表现。压迫肾盂、输尿管出现泌尿系梗阻的症状。压迫下腔静脉，可引起双下肢深静脉血栓形成。压迫胆管，可导致梗阻性黄疸。

4. **血栓及栓塞症状**　多种因素导致腹主动脉瘤腔内急性血栓形成，可造成瘤腔阻塞或肾动脉受累，引起下肢缺血或肾功能障碍。血栓或粥样斑块脱落，造成急性动脉栓塞，引起下肢缺血甚至坏死。

5. **破裂症状**　腹主动脉瘤破裂典型的表现是突发剧烈腹痛、失血性休克及腹部有压痛的搏动性肿物。腹主动脉瘤破入腹腔内，多于短期内死亡。破入腹膜后腔，形成限制性血肿，血肿破裂也可导致死亡。

（三）诊断

依据病史、症状及体征可作出临床诊断。辅助检查有助于确定诊断及指导治疗。

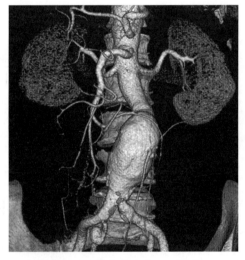

1. **彩色多普勒超声**　能显示瘤体大小、瘤壁情况、瘤腔内有无血栓形成等，可作为初筛检查。

2. **CTA**　能准确地显示瘤体的三维形态大小及主要脏器分支受累情况，能精确测量瘤体各部位参数，为手术或腔内介入治疗提供参考（图 33 - 2）。

3. **MRA**　诊断价值与 CTA 基本相同。

4. **血管造影或 DSA**　可提供腹主动脉瘤直接的影像，但对于瘤体的外形，与周围组织的关系等显示不佳。

（四）治疗

腹主动脉瘤最大的危险在于破裂出血导致死亡，破裂后死亡率可达 70% ~ 90%。腹主动脉瘤应该早期手术治疗。

图 33 - 2　腹主动脉瘤 3D CTA

1. **手术适应证**

（1）瘤体直径≥5 cm，瘤体较小但呈不对称扩张易于破裂者。

（2）患者有剧烈腹部及背部疼痛。

（3）出现胃肠道、泌尿系及胆管压迫症状者。

（4）出现远端肢体动脉栓塞者。

（5）形成感染性动脉瘤者。

明确诊断动脉瘤破裂者必须急诊手术以挽救生命。

2. **手术方法**　阻断瘤体近、远端动脉后，剖开瘤体，将人工血管缝合于近、远端动脉上，恢复腹主动脉血流。

3. 手术并发症

（1）腹腔内出血 常见于吻合口渗漏或凝血功能障碍。

（2）急性肾衰竭。

（3）肺部感染和急性呼吸功能不全。

（4）急性心肌梗死。

（5）下肢动脉血栓或血栓脱落引起肢体缺血和坏死。

（6）假性动脉瘤 可见于吻合口渗漏或人工血管感染。

（7）乙状结肠缺血和截瘫。

4. 腔内隔绝术（endovascular graft exclusion） 采用介入的方法，应用特殊的导入系统，将覆有人工血管的金属支架置入瘤腔，并固定于瘤体上下端的正常动脉上，在瘤腔内重建血流通道，使瘤壁不受血流冲击，人工血管与瘤壁间血栓形成并机化。

（贾玉龙 汪 岩）

本 章 小 结

本章重点介绍了动脉瘤的诊断及治疗方法，腹主动脉瘤的诊断及治疗原则，开放手术及血管腔内治疗方法，手术并发症等。简单讲解了周围肢体及内脏动脉瘤的诊断及治疗原则。

思 考 题

1. 简述腹主动脉瘤的手术适应证及血管腔内治疗适应证。

2. 简述常见内脏动脉瘤的诊断及治疗原则。

参考文献

[1] 陈孝平. 外科学. 2 版. 北京：人民卫生出版社，2010.

[2] 汪忠镐. 汪忠镐血管外科学. 杭州：浙江科学技术出版社，2010.

第三十四章　周围血管和淋巴管疾病

| 学习目标 |

1. 掌握下肢静脉曲张的临床表现、检查方法、诊断和治疗。

2. 熟悉急性深静脉血栓形成的临床表现、诊断和治疗原则，动脉硬化性闭塞症的病因、诊断和鉴别诊断。

3. 了解血栓闭塞性脉管炎的临床表现、诊断和治疗，急性动脉栓塞的诊断和治疗原则。

| 核心概念 |

【单纯性下肢静脉曲张】是指下肢浅静脉瓣膜关闭不全，使静脉内血液倒流，远端静脉血液瘀滞，继而静脉壁扩张、变性，出现不规则膨出和扭曲。

【下肢深静脉血栓】是指血液在深静脉管腔内由液态转化为固态，阻塞管腔，导致静脉回流障碍，同时引起静脉壁的炎性改变。

【动脉硬化闭塞症】表现为动脉内膜增厚、钙化、继发血栓形成等导致动脉狭窄或闭塞，引起慢性缺血的临床表现。其是一种全身性疾病，以腹主动脉远端及髂动脉、股动脉、腘动脉等大、中动脉最易受累。

【血栓闭塞性脉管炎】是以中小动脉节段性、非化脓性炎症和腔内血栓形成为特征的反复发作的慢性闭塞性疾病。好发于四肢中小动静脉，以下肢多见，患者群以男性青壮年为主。

| 引　言 |

周围血管及淋巴管疾病包括的内容很多，本章重点介绍了常见的疾病，包括大隐静脉曲张、下肢深静脉血栓、动脉硬化性闭塞症及动脉急性栓塞等，围绕疾病的病因及临床表现展开论述，在诊断明确后，列举了相应的治疗原则。

第一节 静脉疾病

静脉疾病好发于下肢，主要分为两类：下肢静脉逆流性疾病，如下肢慢性静脉功能不全，包括原发性下肢静脉曲张和原发性下肢深静脉瓣膜功能不全；下肢静脉回流障碍性疾病，如下肢深静脉血栓形成。

一、下肢静脉的解剖

下肢静脉由浅静脉、深静脉、交通静脉和肌肉静脉组成。

1. 浅静脉系统　下肢浅静脉由大隐静脉和小隐静脉组成。

（1）大隐静脉：起自足背静脉网内侧，经内踝前方沿小腿和大腿内侧上行，在耻骨结节外下方3～4 cm处穿过卵圆窝入股总静脉。其在卵圆窝附近有5条属支汇入：腹壁浅静脉、旋髂浅静脉、阴部外静脉、股内侧静脉和股外侧静脉。

（2）小隐静脉：起自足背静脉网外侧，经外踝后方向上行走于小腿的后外侧，于腘窝处穿过深筋膜汇入腘静脉（图34-1）。

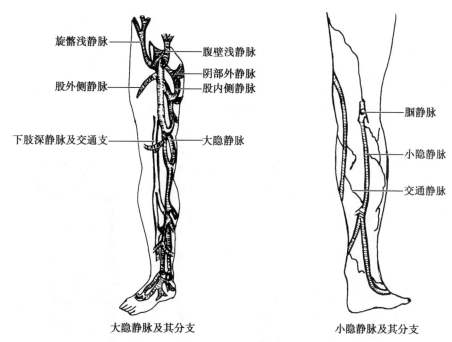

图 34-1　下肢浅静脉（大隐静脉和小隐静脉）

2. 深静脉系统　小腿的胫后静脉和腓静脉合并成胫腓干静脉，其与胫前静脉汇合成腘静脉，经腘窝穿收肌管裂孔移行成股浅静脉，在小粗隆平面与股深静脉汇成股总静脉，向上经腹股沟韧带深面移行成髂外静脉（图34-2）。

3. 交通静脉　穿过深筋膜连接深、浅静脉，分为踝部、膝下、膝上和大腿部交通静脉（图34-3）。

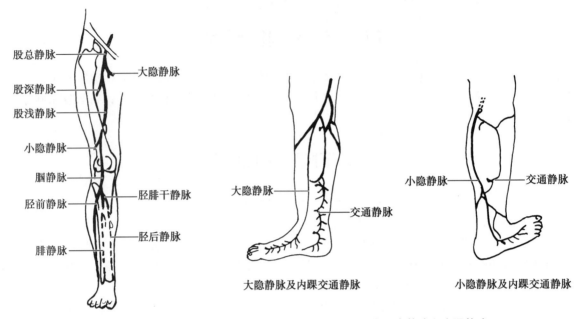

图 34 – 2 下肢深静脉

图 34 – 3 小腿浅静脉和交通静脉

4. 小腿肌肉静脉 分为腓肠肌静脉和比目鱼肌静脉，直接汇入下肢深静脉。

5. 静脉壁和静脉瓣膜 静脉壁由内膜、中膜和外膜组成。内膜由内皮细胞与内膜下层组成，中膜含有平滑肌细胞及结缔组织网，与静脉壁的强度和收缩功能相关；外膜主要为结缔组织，内含血管、淋巴管和交感神经的终端。静脉壁中富含胶原纤维，对维持静脉壁强度起到重要作用。静脉壁结构异常主要是胶原纤维减少、断裂、扭曲，使静脉壁失去应有的强度而扩张。

在下肢浅、深和交通静脉内都有数目不等和强弱不同的静脉瓣膜存在。静脉瓣膜由菲薄的纤维组织构成，大多数瓣膜为双瓣叶型，由两个相对而对称的瓣叶组成，多呈前后排列。每个瓣叶的弧形边固定于管壁上，称附着缘；横行边呈游离状态，称游离缘。游离缘的两端与附着缘相交处称为交汇点（图 34 – 4）；瓣叶与管壁之间的潜在空隙称瓣窝。当血液向心回流时，瓣叶贴附于管壁而管腔开放；血液倒流时，瓣窝首先被血液充盈，使两个瓣叶膨出并在管腔正中合拢，阻止血液反流。静脉瓣膜具有向心单向开放功能，可以阻止逆向血流。原发性瓣膜结构异常是指在长期逆向血流冲击下，瓣膜变薄、伸长、撕裂，最后发生增厚、萎缩。继发性瓣膜结构异常是指血栓形成等因素使瓣膜遭到破坏。先天性瓣膜结构异常是指瓣膜缺如、裂孔、小瓣膜等。

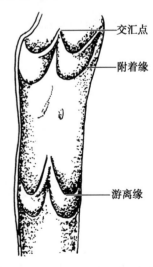

图 34 – 4 下肢静脉的瓣膜和解剖结构

二、单纯性下肢静脉曲张

单纯性下肢静脉曲张是指下肢浅静脉瓣膜关闭不全，使静脉内血液倒流，远端静脉血液瘀滞，继而静脉壁扩张、变性，出现不规则膨出和扭曲。

（一）病因及病理生理

静脉壁薄弱、静脉瓣膜缺陷是发病的主要原因，其与遗传因素有关。长期站立、重体力劳动和各种原因引起的腹内压增高等，使瓣膜承受过度的压力，在瓣膜缺陷的情况下，导致瓣膜关闭不全，产生血液倒流。由于浅静脉管壁肌层薄且周围缺少结缔组织，可引起静脉迂曲增粗，出现静脉曲张。

（二）临床表现

本病临床表现为进行性加重的下肢浅静脉扩张、隆起和迂曲，以小腿内侧为重，小隐静脉曲张病变主要位于小腿外侧。可伴有下肢酸胀不适、沉重乏力感。可出现足踝区轻度肿胀，有时伴有小腿肌肉痉挛现象。病程较长者，可出现小腿足靴区皮肤营养性改变：皮肤色素沉着、皮肤萎缩、皮炎、湿疹、皮肤及皮下硬结和难愈性溃疡。有时可并发血栓性静脉炎和急性淋巴管炎。

（三）诊断

下肢浅静脉曲张具有明显的形态特征，诊断并不困难。下列试验及检查有助于诊断。

1. 浅静脉瓣膜功能试验　患者仰卧位，抬高患肢使静脉排空，在大腿根部缚止血带压迫大隐静脉。嘱患者站立，迅速释放止血带后 10 s 内如出现自上而下的静脉充盈，提示大隐静脉瓣膜功能不全。同样的原理，在腘窝处缚止血带压迫小隐静脉，可检测小隐静脉瓣膜功能。

2. 深静脉通畅试验　患者在站位浅静脉充盈的状态下，于大腿根部缚止血带压迫大隐静脉。嘱患者快速踢腿或下蹲 10 余次，如充盈的静脉明显减轻或消失，提示深静脉通畅；反之，则可能有深静脉阻塞。

3. 交通静脉瓣膜功能试验　患者仰卧，抬高患肢使静脉排空，于大腿根部缚止血带，先从足趾向上至腘窝上部缠第一根弹力绷带，再从止血带处向下缠第二根弹力绷带。嘱患者站立，一边向下解开第一根弹力绷带，一边向下缠第二根弹力绷带，如在两根绷带之间的间隙出现曲张静脉，提示此处交通静脉瓣膜功能不全。

4. 彩色多普勒超声　对诊断单纯性下肢静脉曲张和鉴别是否同时存在深静脉病变，都有较高的准确率。

5. 其他检查　如容积描记、静脉造影等。

（四）鉴别诊断

1. 原发性下肢深静脉瓣膜功能不全　可继发浅静脉曲张，但静脉曲张程度较轻，而下肢水肿、色素沉着等较重，下肢溃疡出现早且严重。辅助检查有助于鉴别。

2. 下肢深静脉血栓形成后遗综合征　多有下肢深静脉血栓形成病史，辅助检查有助于明确诊断。

3. 动静脉瘘　局部可扪及震颤和连续性血管杂音，皮温增高，远端肢体可有发凉等缺血表现。彩色多普勒超声及血管造影有助于明确诊断。

（五）治疗

1. 非手术治疗　根据病情的需要选用不同型号的循序减压弹力袜，以达到促进血液回流和防止倒流的目的。服用黄酮类及七叶皂苷类药物有助于缓解酸胀和水肿等症状。非手术治疗适用于：①静脉曲张较轻而症状不明显者。②妊娠期妇女。③手术耐受力极差者。

2. 硬化剂注射治疗　利用硬化剂注入空虚的曲张静脉引起炎症反应使之闭塞。适用于局部静脉曲张较轻和术后残留曲张静脉。常用的硬化剂有5%鱼肝油酸钠、3%十四羟基硫酸钠和5%油酸乙醇胺溶液。

3. 手术治疗　传统的手术方法是大隐（小隐）静脉高位结扎和曲张静脉剥脱术。近年来开展的激光腔内闭合术、旋切刨吸术、射频消融闭合术和电凝闭合等术式均取得良好的疗效。

（六）并发症及其处理

1. 血栓性浅静脉炎　曲张静脉内血流缓慢，易形成血栓并发非感染性炎症。也可因细菌侵入引发感染性炎症。表现为局部红肿、皮温升高、曲张静脉呈条索或结节状，触之疼痛。可嘱患者卧床休息，抬高患肢，应用抗生素治疗。炎症消退后，行手术治疗。

2. 溃疡形成　足靴区在皮肤破损后会引起难愈性溃疡，常合并感染。可给予创面湿敷，抗感染治疗。较大或较深的溃疡，应在感染控制后，及时手术治疗。必要时可行溃疡植皮术。

3. 曲张静脉破裂出血　曲张静脉管壁薄，周围缺少组织支持，外伤引起出血后难于自行停止。可行局部加压包扎，也可缝扎止血，以后再行手术治疗。

三、下肢深静脉血栓形成

下肢深静脉血栓是指血液在深静脉管腔内由液态转化为固态，阻塞管腔，导致静脉回流障碍，同时引起静脉壁的炎性改变。最常见于下肢。

（一）病因

1856年Virchow提出的静脉内膜损伤、静脉血流缓慢和血液高凝状态，目前被公认为导致深静脉血栓形成的三大因素。

1. 静脉内膜损伤　静脉内膜具有良好的抗凝和抑制血小板黏附及聚集功能，内膜损伤导致内膜下的胶原裸露，血小板聚集、黏附，形成血栓。常见于静脉内注射各种刺激性及高渗性药物、手术、创伤、感染等。

2. 静脉血流缓慢　静脉血流缓慢是血栓形成的首要因素。血流瘀滞增加了血小板和凝血因子与静脉壁接触的时间；在瓣膜窦内形成涡流，使瓣膜局部缺氧引起白细胞黏附，促使血栓形成。常见于久病卧床、术中术后、肢体固定及久坐不动等。

3. 血液高凝状态　各种因素导致血小板数量增高，凝血因子含量增加而抗凝血因子活性降低，导致血栓形成。常见于各种大中型手术、烧伤、创伤、产后、长期口服避孕药物、肿瘤等。

（二）临床表现

本病主要表现为患肢的肢体肿胀，以左下肢多见。根据血栓形成的部位，可分为中央型、周围型、混合型三种（图 34 – 5）。

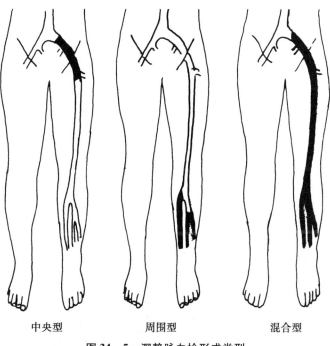

中央型　　　　周围型　　　　混合型

图 34 – 5　深静脉血栓形成类型

1. 下肢肿胀　是最主要的或唯一的症状，多数为单侧下肢肿胀。急性期表现为组织张力高，呈非凹陷性水肿。皮温较健侧为高，色泽泛红发亮，严重时可出现水疱。肿胀的程度依静脉血栓的程度及范围而不同。髂股静脉血栓形成的患者，患肢肿胀明显；小腿静脉血栓形成的患者，肿胀仅在小腿；下腔静脉血栓形成的患者，双下肢均肿胀。

2. 疼痛　原因为：①血栓引起静脉壁的炎性反应。②静脉回流受阻导致远端静脉扩张产生胀痛。活动时疼痛加剧，休息及抬高患肢后好转。疼痛多出现在小腿腓肠肌、大腿及腹股沟区。部分患者 Homans 征阳性，即将足背屈牵拉腓肠肌时，可激发疼痛。

3. 浅静脉曲张　属于代偿性反应。急性期不明显，是后遗症期的一个表现。

4. 全身反应　部分患者可出现体温升高、脉率增快、白细胞计数增多等。但体温升高一般不超过 38.5℃，白细胞总数很少超过 10×10^9/L。

5. 股青肿　当下肢静脉回流严重受阻后，组织张力极度增高，引起下肢动脉强烈痉挛，导致肢体缺血或坏死，称为股青肿。临床表现为剧烈疼痛，患肢高度肿胀，可出现水疱或血疱，皮肤发凉、发绀，足背及胫后动脉搏动消失，严重者有休克表现。

（三）诊断

下列检查有助于诊断。

1. 血液检查　D – 二聚体浓度测定在临床诊断及监测上有重要意义。其是纤维蛋白复合物溶解时产生的降解产物。在血栓急性期明显升高。

2. 彩色多普勒超声　对血栓的检测有较高的敏感性和特异性，重复检查可观察病程变化及治疗效果。

3. 下肢静脉造影　通过静脉直接显像，可直观判断有无血栓，血栓的位置、范围、形态和侧支循环的情况。缺点是属于有创性检查和需要使用造影剂。

4. 放射性核素检查　通过测定肺通气/血流比值，筛选有无肺栓塞的发生。也适合检出早期的血栓形成，可用于高危患者的筛选检查。

5. 肺动脉 CTA　是明确诊断肺栓塞的主要方法（图 34 – 6）。

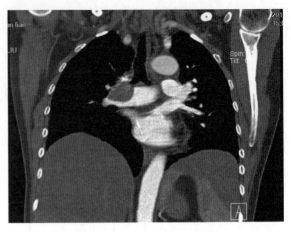

图 34 – 6　肺栓塞 CTA 图像

（四）治疗

1. 非手术治疗

（1）一般处理：卧床休息 1 ~ 2 周，抬高患肢。

（2）祛聚药物：目的是扩充血容量，降低血黏度，减少血小板聚集。常用药物有阿司匹林、双嘧达莫、右旋糖酐、丹参等。

（3）抗凝药物：降低机体凝血功能，防止新血栓再形成。目前临床常用低分子肝素（相对分子质量 <6 000）皮下注射。优点是不需监测凝血功能，出血并发症较少。待血栓稳定后，改用香豆素衍生物（如华法林）口服 2 个月或更长时间。

（4）溶栓药物：激活血浆中的纤溶酶原成为纤溶酶，使血栓中的纤维蛋白裂解，达到血栓溶解的目的。溶栓药物有尿激酶（urokinase，UK）、链激酶（streptokinase，SK）、组织型纤溶酶原激活剂（tissue-type plasminogen activator，t – PA）等，可外周静脉点滴给药，也可深静脉置管给药。在血栓形成早期给药效果更佳。溶栓过程中应监测凝血功能，防止出血的发生。

2. 手术治疗　一般不必手术取栓。但严重髂股静脉血栓，特别是出现股青肿者，适用取栓术。

3. 下腔静脉滤器置入术　此治疗目的是预防血栓脱落造成致命性的肺栓塞，需掌握适应证。滤器有永久性和可回收性两种（图 34 – 7）。

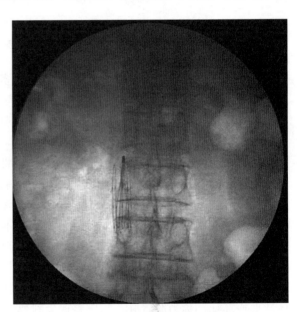

图 34 – 7　下腔静脉滤器置入图

第二节 动脉疾病

一、下肢动脉硬化闭塞症

动脉硬化闭塞症（arteriosclerosis obliterans，ASO）表现为动脉内膜增厚、钙化、继发血栓形成等导致动脉狭窄或闭塞，引起慢性缺血的临床表现。其是一种全身性疾病，以腹主动脉远端及髂、股、腘动脉等大、中动脉最易受累。发病年龄多为 45 岁以上中老年人，男性多见。本文主要介绍下肢动脉硬化闭塞症。

（一）病因和病理

病因尚不清楚。高血压、高脂血症、糖尿病、吸烟、情绪紧张、基因等是一些临床高危因素。发病机制有以下三种学说：①内膜损伤后使胶原组织外露，刺激血小板聚集，使平滑肌细胞增殖，细胞外基质积聚，脂质沉积，进而斑块形成。②动脉壁脂质代谢紊乱，脂质浸润及聚集。③血流冲击在动脉分叉部位造成的剪切力，包括一些特殊解剖部位（如股动脉的内收肌管口处），可对动脉壁造成慢性机械性损伤。主要表现为内膜出现粥样硬化斑块，中膜变性或钙化，腔内血栓形成，导致管腔狭窄及闭塞。

（二）临床表现

病程分为四个临床时期。

1. 轻微症状期（Fontaine Ⅰ） 多数患者无症状，部分患者可有患肢怕冷、皮温降低、轻度麻木感、行走易疲劳等。体检可触及下肢动脉搏动，此时让患者行走一段距离再检查，可能出现下肢动脉搏动减弱或消失。

2. 间歇性跛行期（Fontaine Ⅱ） 当患者活动时，由于组织缺血缺氧，患肢出现疼痛、疲乏无力、肌肉痉挛，被迫停下一段时间后再继续行走，称为间歇性跛行。动脉病变在髂动脉者，疼痛在臀、髋和股部；病变在股、腘动脉时，疼痛在小腿部。

3. 静息痛期（Fontaine Ⅲ） 当病变进一步发展，患肢在休息状态下出现持续性疼痛，称为静息痛。疼痛一般以肢端为主，夜间常因剧痛无法入睡。由于疼痛时患者喜屈膝抚足而坐，可导致下肢关节僵硬。此期患肢常有营养性改变，表现为皮肤呈蜡样变化，皮温降低，患肢麻木及感觉异常，当患肢血供严重不足时可出现趾甲增厚，足前部暗红色但上抬时呈苍白色，小腿肌肉萎缩。

4. 溃疡和坏死期（Fontaine Ⅳ） 当血供不能满足患肢基本代谢需求时，即可出现肢体溃疡和坏死。早期往往发生在足趾部，随着病变进展，可导致肢体坏死。合并感染可出现湿性坏疽，严重者出现全身中毒症状。

（三）诊断

根据患者的年龄、病史、症状及体征，可作出初步诊断。为进一步了解病变的程度和部位，需做一些特殊检查。

1. 下肢节段性测压　即测定肢体不同平面的血压，以判断动脉通畅程度及狭窄或闭塞的部位。所用指标是踝/肱指数（ankle/brachial index，ABI）。正常人 ABI≥1。

2. 彩色多普勒超声　能够显示血管的形态，血流的速度、方向和阻力。可以较好地确定动脉病变的部位、狭窄的程度、斑块的大小及位置、腔内血栓形成的情况等。

3. CT 血管造影（CTA）和核磁共振血管造影（MRA）　为下肢动脉硬化闭塞症首选检查方法（图 34－8，图 34－9）。

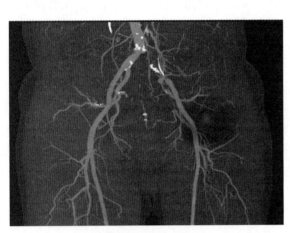

图 34－8　髂动脉闭塞

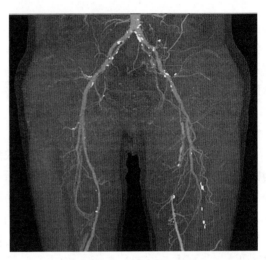

图 34－9　股浅动脉闭塞

4. 下肢血管造影（或数字减影血管造影，DSA）　是下肢动脉硬化闭塞症诊断的金标准，缺点是该检查为有创检查。

（四）鉴别诊断

1. 血栓闭塞性脉管炎　本病多见于青壮年男性，常有吸烟史，好发于四肢中小动脉，部分患者有反复发作游走性血栓性浅静脉炎，趾端溃疡和坏疽发生率较高。

2. 急性动脉栓塞　多数患者有心房颤动病史。表现为突发的患肢疼痛、皮肤感觉异常、运动麻痹、动脉搏动消失和皮肤苍白。

3. 多发性大动脉炎　多见于年轻女性，主要累及胸腹主动脉及其分支，很少出现静息痛、溃疡及坏疽，病变活动期常有发热、血沉增快和免疫指标异常等。

（五）治疗

1. 一般治疗　目的是控制下肢动脉硬化闭塞症的好发因素，包括降低血脂和血压，控制糖尿病，改善血液高凝状态，促进侧支循环形成等。患者要严格戒烟，进行适当的锻炼，控制体重，注意足部护理，避免损伤等。

2. 药物治疗

（1）抗凝、祛聚药物：肠溶阿司匹林 100 mg，每日 1 次。对血液高凝患者可口服华法林，依据凝血中的 INR 值调整用量。低分子量肝素 0.4～0.6 mL 皮下注射，每日 1～2 次。盐酸噻氯匹啶（抵克力得）250 mg 口服，每日 1～2 次。硫酸氯吡格雷（波立维）75 mg 口服，每日 1 次。

（2）扩张血管药物：盐酸罂粟碱 30~60 mg 口服或静脉滴注，每日 2 次。5-羟色胺拮抗剂（安步乐克）100 mg 口服，每日 3 次。西洛他唑 50~100 mg 口服，每日 2 次。

（3）前列腺素类药物：前列地尔 10 mg 静脉滴注每日 1 次。

（4）溶栓药物：尿激酶、链激酶、组织型纤溶酶原激活剂等。

（5）镇痛药物。

3. 手术治疗　目的在于通过手术治疗，重建动脉通路，挽救濒危肢体。

（1）经皮腔内血管成形术（percutaneous transluminal angioplasty，PTA）合并支架术（stenting）：为目前治疗下肢动脉硬化闭塞症的首选方法。经股或肱动脉穿刺，置入导丝穿过病变部位，导入球囊导管以适当压力使球囊扩张，扩大病变管腔，恢复血流。配合腔内支架，可提高远期通畅率。适用于髂、股动脉狭窄或闭塞，对膝下动脉的狭窄或闭塞也有一定疗效。

（2）动脉旁路手术：采用自体静脉或人工血管于闭塞段近、远端之间做搭桥转流。有两种旁路手术方法。解剖旁路的方法是按照人体血管走行方向置入旁路血管。解剖外旁路用于全身情况较差、无法耐受解剖旁路手术，移植血管感染而无法行解剖旁路手术的患者。施行旁路手术时，应有通畅的流入道和流出道，适当的血管吻合口。

（3）动脉内膜剥脱术：适用于短段的髂股动脉闭塞者。

（4）静脉动脉化：将动脉与静脉吻合，使动脉血通过静脉注入毛细血管网，增加组织灌注。适用于无流出道而严重静息痛者。

（5）腰交感神经节切除术：适用于早期病例，或作为动脉旁路手术的辅助方法。

二、血栓闭塞性脉管炎

血栓闭塞性脉管炎（thromboangitis obliterans，TAO）又称 Buerger 病，是以中小动脉节段性，非化脓性炎症和腔内血栓形成为特征的反复发作的慢性闭塞性疾病。好发于四肢中小动静脉，以下肢多见，患者群以男性青壮年为主。

（一）病因和病理

确切病因尚未明确，目前认为本病是多种因素综合作用所致。主要包括：吸烟、寒冷和感染、血管神经调节障碍、自身免疫功能紊乱、性激素和前列腺素失调以及遗传因素。

本病的病理过程有如下特征：急性期的变化通常始于动脉，然后累及静脉，由远端向近端进展，呈节段性分布，两段之间血管比较正常。表现为血管壁全层的炎性反应，伴有血栓形成，管腔闭塞。进展期表现为受累动静脉血栓机化纤维细胞增生，淋巴细胞浸润。终末期的变化是血栓机化再通，周围侧支循环形成。动脉周围广泛纤维化，常包埋静脉和神经。

（二）临床表现

本病起病隐匿，进展缓慢，多次发作后症状逐渐明显和加重。

1. 局部缺血期　患肢怕冷、发凉、苍白和乏力，患肢感觉异常及疼痛，随即出现间歇性跛行。可伴有反复发作的游走性血栓性静脉炎。

2. 营养障碍期　长期慢性缺血导致组织营养障碍改变，如皮肤干燥、脱屑、指甲增厚、肌肉萎缩等。在静息状态下出现持续性疼痛，称为静息痛。尤以夜间为甚。患肢的远侧动脉搏动减弱或消失。

3. 组织坏死期 患肢末端出现缺血性溃疡或坏疽。

（三）诊断

下列检查有助于诊断。

1. 患肢抬高及下垂试验（Buerger test） 通过患肢抬高及下垂以观察皮肤色泽变化，判断有无下肢缺血。

2. 彩色多普勒超声 检查动脉是否狭窄或闭塞，还能测定血流方向、流速等。

3. CTA 或 MRA 表现为肢体中小动脉的阶段性病变。但有时会出现假阴性的情况。

4. 下肢动脉造影 动脉造影可以明确患肢动脉阻塞的部位，程度，范围及侧支循环建立情况。患肢中小动脉多节段狭窄或闭塞是血栓闭塞性脉管炎的典型 X 线征象。

（四）鉴别诊断

1. 下肢动脉硬化性闭塞症 发病以中老年为主，可合并高血压、高脂血症及糖尿病，主要累及大中动脉。

2. 急性动脉栓塞 起病突然，多有心房颤动史。

3. 多发性大动脉炎 多见于青年女性，以大动脉受累为主，很少出现肢端坏死。

4. 糖尿病性足坏疽 患者有糖尿病史，血糖升高，坏疽常伴感染。

（五）治疗

处理原则应该着重于防止病变进展，改善和增进下肢血液循环。

1. 一般疗法 严格戒烟、防止受冷、受潮和外伤，避免使用热疗而加重组织缺氧。疼痛严重者，患肢应进行适度锻炼，以利促使侧支循环建立。

2. 药物治疗 可选用抗血小板聚集、扩张血管及改善循环药物（见动脉硬化闭塞症一节）。也可用中药治疗。

3. 手术治疗 目的是重建动脉血流通道，增加肢体血供，改善缺血引起的后果。在闭塞动脉的近侧和远侧仍有通畅的动脉时，可行自体大隐静脉或人工血管转流术。鉴于血栓闭塞性脉管炎主要累及中、小动脉，不能施行上述手术时，尚可试行腰交感神经节切除术或大网膜移植术、动静脉转流术。已有肢体远端缺血性溃疡或坏疽时，应积极处理创面，选用有效抗生素治疗。组织已发生不可逆坏死时，应考虑不同平面的截肢术。

三、动脉栓塞

动脉栓塞（arterial embolism）是指来自于心脏、近端动脉壁或其他来源的栓子，随血流进入并堵塞远端动脉，引起受累供血脏器或肢体的急性缺血。特点是起病急骤，症状明显，进展迅速，预后严重。

（一）病理生理

心源性栓子最常见，约2/3患者合并心房颤动。其他来源的栓子较少见，如动脉瘤或人工血管腔内的血栓脱落，动脉粥样斑块脱落，动脉穿刺插管导管折断成异物，或内膜撕裂继发血栓形成并脱落、肿瘤性癌栓等。栓子一般停留在动脉分叉处或分支开口处。在周围动脉栓塞中，下肢较上肢多见。主要病理变化有：早期动脉痉挛，以后发生内皮细胞变性，动脉壁退行性变；动脉腔内继发血栓形成；随着缺血时间的延长，神经细胞发生变性，肌肉组织坏死。当急性动脉栓塞重建血运后，部分患者表现为缺血再灌注损伤。

（二）临床表现

急性动脉栓塞的临床表现，可以概括为 5P 征。

1. 疼痛（pain）　往往是最早出现的症状，表现为患肢剧烈疼痛，活动时疼痛加剧，故患肢常处于轻度屈曲的强迫体位。

2. 苍白（pallor）厥冷　由于动脉供血障碍，皮下静脉丛血液排空。因而皮肤呈苍白色。如果皮下静脉丛的某些部位积聚少量血液，则有散在的小岛状紫斑。栓塞远侧肢体的皮肤温度降低并有冰冷感觉。患肢皮色及皮温的变化平面约比栓塞平面低一手宽，具有定位诊断意义。

3. 动脉搏动减弱或消失（pulselessness 无脉）　由于栓塞及动脉痉挛，导致栓塞平面远侧的动脉搏动明显减弱，以至消失。

4. 感觉异常（paraesthesia）及麻痹（paralysis）　由于周围神经缺血，引起栓塞平面远侧肢体皮肤感觉异常、麻木甚至丧失。然后可以出现深感觉丧失，运动功能障碍以及不同程度的足或腕下垂。

（三）诊断

凡有心脏病史伴有心房颤动或前述发病原因者，突然出现 5P 征象，即可作出临床诊断。还可行下列检查可为确定诊断提供客观依据：①皮肤测温试验；②超声多普勒检查；③CTA、MRA；④动脉造影。在确定诊断的同时，还应针对引起动脉栓塞的病因做相应的检查，如心电图、心脏 X 线、生化和酶学检查等，以利于制订全身治疗的方案。

（四）治疗

治疗的目标是挽救肢体。

1. 非手术治疗　非手术疗法适用于：①小动脉栓塞，如胫腓干远端或肱动脉远端的动脉栓塞。②全身情况不能耐受手术者。③肢体已出现明显的坏死征象，手术已不能挽救肢体者。方法主要为抗凝及溶栓治疗。

2. 手术治疗　凡诊断明确，患者全身情况允许，应及时手术取栓。

第三节　动静脉瘘

动脉与静脉间出现异常短路通道，即形成动静脉瘘，可分为两类：先天性动静脉瘘（congenital arteriovenous fistula），起因于血管发育异常；后天性动静脉瘘，大多数由创伤引起，故又称损伤性动静脉瘘（traumatic arteriovenous fistula）。本病多见于四肢。

（一）病因

刀、枪弹等造成贯通伤，同时损伤相邻的动、静脉，引起二者沟通。少数见于动脉瘤破入邻近静脉，或因血管壁细菌感染破溃导致动静脉瘘。

（二）临床表现

急性期可有损伤局部出现搏动性肿块，大多有震颤和杂音。多数患者在瘘的远端动脉仍可扪及搏动，少数患者出现远端肢体缺血表现。慢性期瘘口部位可扪及震颤及听到粗糙连续的血管杂音，搏动性肿块，远端动脉搏动可消失。浅静脉曲张，皮肤温度升高，出现营养性变化，如皮肤光薄、色素沉着、溃疡形成等。严重者出现心力衰竭。

（三）诊断

依靠病史、症状及体征，即可作出临床诊断。辅助检查有助于明确诊断。

1. 指压瘘口试验（Branham 征） 指压瘘口阻断分流后，出现血压升高和脉率变慢。
2. 静脉压测定 患肢浅静脉压力升高。
3. 静脉血含氧量测定 自邻近瘘口的浅静脉采血，呈鲜红色，含氧量明显增高。
4. 彩色多普勒超声检查 可以观察到瘘口情况。诊断准确率较高。
5. 动脉造影检查 是判断能否治疗及制定手术方案的决定性方法。

（四）治疗

一般需手术治疗。最理想的手术方法是切除瘘口，分别修补动、静脉瘘口，或以补片修复血管裂口。近年介入治疗也取得较好疗效，有瘘口栓塞治疗及支架置入法。

第四节 淋 巴 水 肿

淋巴水肿（lymphedema）是由先天性淋巴管发育不全或继发性淋巴回流障碍导致肢体浅层软组织内淋巴液积聚引起的组织水肿。好发于四肢，下肢更为常见。

（一）病因和分类

目前较为常用的是将淋巴水肿分为两类。

1. 原发性淋巴水肿 又分为：①先天性，1 岁前即起病，有家族史的称 Milroy 病；②早发性，于 1 至 35 岁间发病，有家族史者称 Meige 病；③迟发性，35 岁后发病。发病原因至今尚未明确，可能与淋巴管纤维性阻塞、扩张及收缩排空功能障碍有关。

2. 继发性淋巴水肿 起因为淋巴管病理性阻塞，常见的原因有：外伤或烧伤，感染或炎症，恶性肿瘤及其放射治疗，丝虫感染等。

（二）临床表现

主要表现为：①水肿，自肢体远端向近侧扩展的慢性进展性无痛性水肿，以小腿下 1/3 及踝部为重，指压呈凹陷状，可累及生殖器及内脏。②皮肤改变，色泽微红，皮温略高；皮肤日益增厚，苔藓状或橘皮样变；疣状增生；后期呈"象皮腿"，水肿为非凹陷状。③继发感染反复发作，出现局部红、肿、热、痛及全身感染症状。④溃疡，轻微皮肤损伤后出现难以愈合的溃疡。⑤恶变，少数病例可恶变成淋巴管肉瘤。

（三）诊断

依病史及典型的临床表现，容易诊断。但是在水肿期需与其他原因引起的水肿相鉴别。

（四）预防与治疗

根据发病原因采取预防措施。

1. 一般治疗　抬高患肢，保护皮肤避免损伤，穿循序减压弹力袜，可用循环压力泵治疗，也可用烘绑疗法、按摩治疗等。

2. 药物治疗　苯吡喃酮类药物可减轻组织水肿，但单独使用效果不佳，可作为其他疗法的辅助用药。合并感染时应用抗菌药物。

3. 手术治疗　目前没有理想的根治性手术。主要有三种方法：①病变组织切除术。②促进淋巴回流手术。③重建淋巴循环的手术。

（贾玉龙　汪　岩）

本 章 小 结

周围血管及淋巴疾病涵盖的内容很多，本章主要讲解了静脉反流性及闭塞性疾病，急性及慢性动脉闭塞性疾病，动静脉瘘及淋巴管阻塞性疾病。其中重点是动脉相关性疾病的诊断及治疗原则，其次需要了解周围血管疾病的主要临床表现及体征及治疗原则。

思 考 题

1. 简述大隐静脉曲张的手术方法及并发症。
2. 简述下肢深静脉血栓的治疗方法。
3. 简述下肢动脉硬化性闭塞症和血栓闭塞性脉管炎怎样进行鉴别诊断。
4. 简述急性动脉栓塞的临床表现。

参 考 文 献

[1] 陈孝平. 外科学. 2 版. 北京：人民卫生出版社，2010.

[2] 汪忠镐. 血管外科学. 杭州：浙江科学技术出版社，2010.

第三十五章

泌尿、男性生殖系统外科疾病的诊断方法

| 学习目标 |

1. 掌握泌尿、男性生殖系统外科疾病的相关实验室检查。
2. 熟悉泌尿、男性生殖系统外科疾病的常见主要症状。
3. 了解泌尿、男性生殖系统外科疾病的常用器械检查。

| 核心概念 |

【尿频】24 h 的排尿次数超过 10 次，并且每次的排尿量小于 200 mL，定义为尿频。

【尿急】即有尿意就要排尿，难以自控，常与尿频同时存在。

【真性尿失禁】即完全性尿失禁，尿液连续从膀胱流出，膀胱持续空虚。

| 引　　言 |

　　泌尿外科学是外科学的一个分支学科，着重研究男性泌尿系统和生殖道、女性泌尿系统以及肾上腺疾病的外科治疗。在泌尿外科飞速发展的今天，全面掌握症状体征、正确运用各种无创和有创的检查手段依然是各级临床医师不可或缺的本领。

第一节　泌尿、男性生殖系统外科疾病的主要症状和体征

一、泌尿、男性生殖系统外科疾病的常见主要症状

　　泌尿、男性生殖系统外科疾病的症状可以分为两大类，即与泌尿系统或男性生殖系统直接有关的症状，如血尿、阴囊疼

痛等；以及与其他器官系统、乃至全身的相关症状，如胃肠道症状、发热、体重减轻等。

（一）疼痛

1. 肾和输尿管痛　肾和输尿管结石等疾病的患者可以出现肾和输尿管的锐痛和钝痛。当各种疾病使患肾包膜扩张或出现炎症反应时，可以发生患肾及其输尿管的钝痛，这种疼痛往往为持续性，并集中在患侧的肋脊角；也可以发生患肾及其输尿管的锐痛，并向腹股沟及同侧睾丸方向放散。当肾盂输尿管连接处或输尿管急性梗阻时，输尿管平滑肌痉挛，可以出现患肾阵发性剧烈绞痛，患者往往辗转不安，大汗淋漓，恶心、呕吐。当病变靠近输尿管下段时，可以表现为膀胱、阴茎或尿道疼痛。

2. 膀胱疼痛　当发生急性或慢性尿潴留时，膀胱过度扩张，可以出现耻骨上区域疼痛或不适，疼痛的程度、性质依疾病进展的速度和患者的耐受性决定。膀胱感染时，可出现耻骨上区锐痛和烧灼痛，并放射至尿道。

3. 前列腺痛　前列腺炎症可引起会阴、直肠、腰骶部疼痛，有时可放散至耻骨上区、腹股沟区及睾丸。

4. 阴囊痛　睾丸扭转和急性附睾炎均可引起阴囊的剧烈疼痛，临床中经常引起误诊。因此临床医生鉴别是应该仔细询问疼痛的发生时间、性质、程度、特点等相关问题，再结合睾丸超声，才能做出正确的诊断。鞘膜积液、精索静脉曲张和睾丸肿瘤也可引起阴囊不适，通常较轻微。

（二）排尿异常

1. 尿频　简单地讲尿频就是排尿次数增加。正常人一般白天排尿 4~6 次，夜间 0~1 次，排尿次数与饮水多少、出汗等体液丢失多少密切相关。如果 24 h 的排尿次数超过 10 次，并且每次的排尿量 <200 mL，就定义为尿频。泌尿、生殖道炎症、膀胱结石、肿瘤、前列腺增生等均可引起尿频。

2. 尿急　有尿意就要排尿，难以自控，常与尿频同时存在。常见于膀胱炎症、膀胱容量小且顺应性差的患者。亦可见于焦虑患者。

3. 尿痛　排尿发生尿初、排尿中、尿末或排尿后尿道疼痛。常见于膀胱、尿道或前列腺感染患者。尿频、尿急、尿痛常同时存在，合称为膀胱刺激征。

4. 排尿困难　排尿困难可以表现为排尿踌躇、排尿费力、排尿不尽、尿线无力、尿线变细、尿后滴沥等。常见于良性前列腺增生症、尿道狭窄等膀胱以下尿路梗阻患者。

5. 尿流中断　排尿中突发尿流中断，可伴有尿道疼痛，多因膀胱结石梗阻膀胱颈部、阻断排尿引起。

6. 尿潴留　分急性和慢性两类。常见于膀胱颈口以下尿路梗阻、腹部或会阴部手术后不敢用力排尿、神经源性膀胱引起。梗阻严重、起病急骤，则出现急性尿潴留，不全梗阻或起病较缓，可出现慢性尿潴留。

7. 尿失禁　即不能控制排尿，尿液自行流出，患者往往需要佩戴尿垫，生活质量下降。尿失禁可分为四种类型。

（1）真性尿失禁：即完全性尿失禁，尿液连续从膀胱流出，膀胱持续空虚。常见于外伤、手术或先天性疾病引起的尿道括约肌的损伤；还可见于重复输尿管、尿道口位于尿道括约肌远端的患者。

（2）充盈性尿失禁：指膀胱过度充盈而造成尿液不断溢出。可见于慢性尿潴留患者。

（3）急迫性尿失禁：严重的尿频、尿急患者可出现尿液不受意识控制，自行排出，通常继发于膀胱的严重感染。

（4）压力性尿失禁：当腹内压突然增高（咳嗽、喷嚏、大笑、屏气等）时，尿液不随意地流出。主要见于女性患者，多次分娩、有产伤、吸烟等是女性出现压力性尿失禁的危险因素。

8. 遗尿 除正常排尿外，睡眠中无意识地排尿。新生儿及婴幼儿为生理性，3 岁以后除功能性外，可因神经源性膀胱、感染、后尿道瓣膜等病理性因素引起。

（三）尿液改变

1. 尿量改变 正常人 24 h 尿量为 1 000 ~ 2 000 mL。24 h 尿量少于 100 mL 为无尿，少于 400 mL 为少尿。多尿的患者 24 h 尿量可达 3 000 ~ 5 000 mL。引起无尿和少尿的原因有肾前性、肾性和肾后性因素。多尿可见于尿崩症患者。

2. 尿的性状改变

（1）混浊尿：尿中有晶体、磷酸盐、脓细胞（可见于泌尿系感染）或淋巴液（即乳糜尿），可使尿液混浊。

（2）血尿：血尿是泌尿系统疾病的常见症状，常常是患者就诊的首发症状。据国外统计，成年人血尿的整体发生率是 1% ~ 16%，女性比男性多见。血尿分为肉眼血尿和镜下血尿。肉眼血尿为肉眼能见到血色的尿，一般在 1 000 mL 尿中含 1 mL 或 1 mL 以上血液时，即呈肉眼血尿。镜下血尿为于显微镜见到尿液中含红细胞。凡符合 10 mL 中段新鲜尿，1 500 r/min 离心沉淀 5 min，沉渣镜检红细胞计数≥3 个/HP，即为镜下血尿。血尿是泌尿系统疾病重要的症状之一，应该引起临床医生的重视，但是血尿程度与疾病的严重性不一定成比例。

（四）男性性功能症状

男性性功能症状根据临床表现可有性欲改变、勃起功能障碍、射精异常（早泄、不射精和逆行射精、血精）等。勃起功能障碍指持续或反复不能达到或维持足够阴茎勃起以完成满意的性生活。血精为精液中含有血液，常见于精囊感染，也可见于精囊癌患者，但是精囊癌的发病率较低。

（五）尿道分泌物

尿道脓性分泌物、色黄、黏稠常见于淋菌性尿道炎。排尿前或大便后尿道口出现少量乳白色分泌物常见于慢性前列腺炎患者。

二、泌尿、男性生殖系统外科疾病的常见主要体征

（一）视诊

1. 肾视诊 患者面向前站立或坐直，检查者位于患者后方检查。因炎症引起腰肌痉挛时可有脊柱侧凸。肾肿物可至同侧肋脊角或腰部隆起。

2. 膀胱视诊 患者仰卧时可见到过度充盈的膀胱。

3. 男性生殖系统视诊

（1）阴茎和尿道口：包茎指包皮外口紧箍阴茎头部，不能向上外翻。包皮过长指不能使阴茎头外露，但包皮可翻转。包皮嵌顿指包皮外口外翻越过阴茎头后不能恢复的状态。注意阴茎头有无肿块、溃疡、糜烂，阴茎有无皮损、偏斜或屈曲畸形，尿道口是否红肿、有无分泌物等。

（2）阴囊及其内容物：阴囊皮肤有无红肿、增厚和肿块，是否有精索静脉曲张。

（二）触诊

1. 肾触诊　患者仰卧，检查者左手置于肋脊角并向上托起，右手在同侧肋缘下进行深部触诊。触诊过程中嘱患者深呼吸，可触及肾肿块。

2. 输尿管触诊　沿输尿管走行进行触诊。

3. 膀胱触诊　当膀胱中有 150 mL 以上尿液时，即可在耻骨联合水平上触及膀胱的轮廓。

4. 男性生殖系统触诊

（1）阴囊和外生殖器：阴囊和外生殖器触诊包括海绵体有无硬结，尿道有无硬块、结石或压痛，阴囊内容物的大小、质地、形状。

（2）前列腺：患者取侧卧位、胸膝位、仰卧位或站立弯腰体位做直肠指检。检查者要注意前列腺大小、形状、质地、中间沟是否存在、表面是否光滑。

（三）叩诊

1. 肾叩诊　从腹侧叩诊，因肾表面有腹腔脏器，为鼓音。从背侧叩诊肋脊角，肾感染或有肿块时有叩痛。

2. 膀胱叩诊　膀胱充盈超过耻骨联合水平时，叩诊为浊音。

（四）听诊

肾动脉狭窄、动脉瘤形成或动静脉畸形的患者，在上腹部两侧和肋脊角处可闻及血管杂音。

第二节　泌尿、男性生殖系统外科疾病的相关检查

一、实验室检查

（一）尿液

1. 尿液收集　尿常规、尿培养应收集新鲜中段尿液。患者留取标本时应清洁生殖器。女性月经期不应收集尿液送验。

2. 镜下检查　取 10 mL 中段新鲜尿，1 500 r/min 离心沉淀 5 min，沉渣镜检红细胞计数 ≥3 个/HP，为血尿，白细胞 ≥5 个/HP 为脓尿。

3. 尿细菌学　革兰染色尿沉渣涂片检查可初筛引起尿路感染的细菌种类，供用药参考。尿沉渣抗酸染色涂片检查或结核分枝杆菌培养有助于确诊泌尿系统结核。

4. 尿细胞学　取新鲜尿液进行病理检查，有助于诊断尿路上皮移行细胞肿瘤。

（二）肾功能

1. 尿相对密度　反映肾浓缩和排泄功能。尿相对密度固定或接近于 1.010，提示肾浓缩功能严重受损。尿液中葡萄糖、蛋白质及其他大分子可使尿相对密度增高。

2. 血尿素氮和肌酐 血肌酐较尿素氮更精确地反映肾功能。血尿素氮受分解代谢、饮食和消化道出血等多种因素影响。

3. 内生肌酐清除率 肾在单位时间内把若干毫升血浆中的内生肌酐全部清除出去，称为内生肌酐清除率。正常范围：成年人 80～120 mL/min，新生儿 40～65 mL/min。

4. 酚红排泄试验 94% 的酚红由肾小管排泄，所以在特定的时间内，尿中酚红的排出量能反映肾小管的排泄功能。

（三）前列腺特异性抗原

正常范围为 0～4 ng/mL。前列腺特异性抗原的敏感度较高，而特异性较差。前列腺癌、良性前列腺增生症、前列腺炎、尿路损伤、前列腺按摩和穿刺、经尿道 B 超、前列腺电切等均可以使前列腺特异性抗原升高，但是前列腺特异性抗原升高不一定就是前列腺癌。

（四）前列腺液检查

正常前列腺液呈淡乳白色、稀薄，涂片镜检可见多量卵磷脂小体，白细胞 < 10 个/HP。前列腺炎患者可有前列腺液卵磷脂小体减少、白细胞升高。

（五）精液分析

精液标本的收集采用手淫、性交体外排精或取精器获得，常规的精液分析包括精液颜色、量、pH、黏稠度、精子状况及精浆生化测定。

二、影像学检查

（一）B 超

B 超检查和其他影响学检查相比，具有很多优势，例如无创、患者无放射危险、检查费用低等等，但是 B 超检查的结果在较大程度上受超声仪器和检查者经验影响。因此，B 超检查常作为泌尿外科疾病的筛选和随访应用。

（二）X 线检查

1. 尿路平片 可显示肾轮廓、位置、大小、腰大肌阴影等。腰大肌阴影消失，提示腹膜后炎症或肾周感染。

2. 排泄性尿路造影 即静脉尿路造影。静脉注射有机碘造影剂，肾功能良好者 3～5 min 即显影，7 min 后显示双侧肾、输尿管和部分充盈的膀胱。此项检查即能显示尿路形态，又能了解分肾功能。造影前应做碘过敏试验。妊娠及肾功能严重损害为禁忌证。

3. 逆行肾盂造影 经膀胱镜行输尿管插管注入有机碘造影剂，可了解输尿管、肾盂病变的位置和性质，适用于排泄性尿路造影显示尿路不清者。

4. 膀胱造影 采用导尿管置入膀胱后注入造影剂，可显示膀胱病变的位置和性质。

5. 精道造影 经输精管穿刺或经尿道射精管插管造影，显示输精管、精囊及射精管。适用于血精症等。

（三）CT 检查

分平扫和增强扫描两种检查方法。用于鉴别肾囊肿和肾实质性病变，确定肾损伤范围和程度，肾、膀胱、前列腺癌及肾上腺肿瘤的诊断和分期，亦能显示腹部、盆腔转移的淋巴结。

（四）磁共振成像

磁共振成像能显示被检查器官组织的功能和结构，并可显示脏器血流灌注信息。磁共振成像对分辨肾肿瘤的良、恶性，判定膀胱肿瘤浸润深度、前列腺癌分期等，较 CT 更为可靠。

（五）放射性核素显像

放射性核素显像的特点是核素用量小，几乎无放射损害，但能在不影响机体正常生理过程的情况下显示器官的形态和功能。主要的放射性核素显像检查包括肾图、肾显像、肾上腺皮质、髓质核素显像等。放射性核素显像可以评价分肾功能、肾形态和大小、肾上腺形态等。

三、泌尿外科器械检查

1. 膀胱尿道镜　膀胱尿道镜检查是泌尿外科的专科检查之一，通过膀胱尿道镜检查可以明确尿道和膀胱是否有病变以及病变的位置和性质，并且通过观察双侧输尿管开口可以在某种程度上了解上尿路是否有病变。

2. 输尿管镜和肾镜检查　可直接明确输尿管、肾盂内有无病变，亦可直视下取石、碎石，切除或电灼肿瘤，取活体组织检查。适用于尿石症、原因不明肉眼血尿等。禁忌证为全身出血性疾病和其他膀胱镜检查禁忌者。

3. 尿流动力学检查　借助流体力学及电生理学方法研究尿路输送、贮存、排出尿液功能、分析排尿障碍原因、选择治疗方式及评定疗效的新学科。尿流动力学检查可为排尿障碍患者的诊断、治疗方法的选择及疗效评定提供客观依据。

（张　勇　崔元善）

本 章 小 结

本章讲述了泌尿、男性生殖系统外科疾病的常见主要症状、体征和检查手段。这些内容是泌尿外科医生常用的诊疗技能，对于疾病的诊断和鉴别诊断具有重要的意义。

思 考 题

1. 简述泌尿、男性生殖系统外科疾病的常见主要症状。
2. 泌尿、男性生殖系统外科疾病的常用实验室检查有哪些意义？

参 考 文 献

［1］吴阶平．吴阶平泌尿外科学．济南：山东科学技术出版社，2012.

［2］郭应禄，周利群主译．坎贝尔－沃尔什泌尿外科学．9 版．北京：北京大学医学出版社，2009.

［3］那彦群．实用泌尿外科学．北京：人民卫生出版社，2009.

第三十六章 泌尿生殖系统畸形

| 学习目标 |

1. 掌握隐睾的临床表现、诊断和治疗原则。
2. 熟悉多囊肾的诊断和治疗原则。
3. 了解尿道下裂的临床分类及临床表现。

| 核心概念 |

【多囊肾】又名 Perlmann 综合征、先天性肾囊肿瘤病等，是肾的皮质和髓质出现多个囊肿的遗传性肾疾病。

【尿道下裂】是男性儿童泌尿生殖系统最常见的先天畸形之一，不仅造成患儿排尿和生殖功能的障碍，而且对患儿的心理发育也产生不良影响。

【隐睾】系指一侧或双侧睾丸未能下降到同侧阴囊内，又称睾丸下降不全，是最常见的男性生殖系统先天性疾病之一。

| 引 言 |

泌尿、男性生殖系统先天性畸形是人体最常见的先天性畸形之一，也是泌尿外科临床医生，特别是小儿泌尿外科临床医生经常诊治的疾病之一。本章主要介绍了多囊肾、异位肾、马蹄肾、尿道下裂、输尿管异位开口、隐睾、包茎和包皮嵌顿的临床表现、诊断和治疗原则。

第一节 多 囊 肾

(一) 概述

多囊肾（polycystic kidney）又名 Perlmann 综合征、先天性肾囊肿瘤病等，是肾的皮质和髓质出现多个囊肿的遗传性肾疾病。其有两种类型，即常染色体隐性遗传型（婴儿型）多囊肾，发病于婴儿期，临床罕见；常染色体显性遗传型（成年型）

多囊肾，可在任何年龄发病，常见于青中年时期。

（二）病因

本病确切病因尚不清楚。

90%常染色体显性遗传型多囊肾患者的异常基因位于 16 号染色体的短臂，另有患者的异常基因位于 4 号染色体的短臂，它们编码的基因产物均不清楚。异常的基因不同，起病、高血压和肾衰竭出现的年龄亦不同。近年来的研究结果表明：外部致病因素在本病的发生发展和变化中也有重要作用。

（三）症状

常染色体隐性遗传型多囊肾患儿常于生后不久死亡，极少数轻型患儿可存活至儿童时代甚至成人。

随着年龄的增长，常染色体显性遗传型多囊肾患者肾的囊肿数目和大小不断地增多和增大，发展到相当程度后，会出现相应临床表现。主要有：双侧肾体积增大、表面布满囊肿、凹凸不平；伴有肾区疼痛、镜下和（或）肉眼血尿，合并肾内出血、结石或感染时，疼痛和血尿加重；囊肿压迫周围组织，激活肾素 – 血管紧张素 – 醛固酮系统后，可出现肾性高血压；部分患者可以出现不同程度的肾功能不全，还有些患者合并多囊肝等症状。

（四）诊断

多囊肾的临床诊断依靠家族史、症状、体征和辅助检查等。体格检查时往往可触及一侧或双侧增大的肾，呈结节状，可伴有压痛，50%患者腰围增大。静脉肾盂造影显示肾盂肾盏受压变形，肾盂肾盏形态奇特呈蜘蛛状，肾盏扁平而宽，盏颈拉长变细，常呈弯曲状。肾 CT 显示双肾增大，外形呈分叶状，有多数充满液体的薄壁囊肿。

（五）治疗原则

目前尚无阻止疾病进展的有效方法。早发现、有效防治并发症是本病治疗的关键。

（一）一般治疗

使患者了解疾病，保持乐观心态。如出现肾实质和囊肿内感染应联合应用抗生素。如出现血尿，应尽快明确原因，并减少活动或卧床休息。如合并上尿路结石，可根据结石部位及大小按尿路结石处理原则进行治疗。如出现肾性高血压，应选用针对肾素 – 血管紧张素 – 醛固酮系统的降压药。

（二）囊肿去顶减压术

减轻囊肿对肾实质的压迫，可以保护剩余肾单位，改善肾缺血，延缓疾病发展。手术应尽早施行，囊肿减压应彻底。如需双侧手术，一般间隔半年以上。但是晚期病例，出现肾功能不全氮质血症或尿毒症期，减压治疗无意义，甚至可能加重病情。

（三）肾脏替代治疗或肾移植术

多囊肾晚期病例出现肾功能不全尿毒症时，应进行血液透析或腹膜透析。有条件者可行同种异体肾移植术，合并严重高血压或出血、感染者，在施行肾移植前宜切除患肾。

第二节 异 位 肾

（一）概述

异位肾指肾的位置异常，包括盆腔异位肾、胸腔异位肾和交叉异位肾。肾源自盆腔，如未能上升则滞留于盆腔，也可过度上升进入胸腔。

（二）病因和临床表现

盆腔异位肾肾体积较小、旋转不良，肾盂常位于肾蒂前方。输尿管绞痛是盆腔异位肾的常见症状，可有肾积水、尿路结石、肾性高血压等表现。胸腔异位肾是指部分或全部肾穿过横膈进入后纵隔，多无症状。交叉异位肾是指一个肾越过中线至对侧，其输尿管仍由原侧进入膀胱，多无症状；有症状者表现为定位不明确的下腹痛、脓尿、血尿和反复泌尿系感染。

（三）诊断和治疗

若健肾发育正常，患者往往无任何不适，可在体检时偶然发现。影像学检查能确诊。发育不全的肾若无症状和并发症，不必处理；如出现结石、感染、血尿等并发症，按照相应并发症处理。

第三节 马 蹄 肾

（一）概述

两肾下极在腹主动脉和下腔静脉前相互融合，形成马蹄肾畸形。马蹄肾峡部一般为肾实质组织，较厚，有时由纤维组织组成。马蹄肾大多旋转不良，使肾盂面向前方，肾盏向后，肾血管多变异。发病率为 $1/1\,000 \sim 1/500$，男女比例为 $4:1$。

（二）病因

胚胎发育的 $4 \sim 6$ 周，后肾组织相互靠近，脐动脉或髂动脉的变化可引起正在移行的肾方向改变，从而发生两肾的融合。马蹄肾的肾和输尿管常朝向前。

（三）临床表现

小部分患者可无任何症状，在体检中偶然被发现。多数患者有上腹部、脐部或腰部疼痛、便秘，及反复泌尿系感染、肾积水和泌尿系统结石等泌尿系统症状。

（四）治疗

有严重尿路梗阻且患肾功能尚可的患者，可进行输尿管松解，峡部切断分离两肾及肾盂输尿管成形固定术。有肾结石的患者可选择体外震波碎石或经皮肾镜术。

第四节　尿道下裂

（一）概述

尿道下裂是男性儿童泌尿生殖系最常见的先天畸形之一，不仅造成患儿排尿和生殖功能的障碍，而且对患儿的心理发育也产生不良影响。尿道下裂的发病率为 3‰ ~ 8‰，不同人种和不同地区发病率亦不同，其总体发病率有逐年上升的趋势。

（二）病因和危险因素

尿道下裂是由于生殖结节腹侧纵行的尿生殖沟自后向前闭合过程停止所致。但是本病确切病因尚不清楚。

目前，关于病因的假说包括内源性内分泌激素产生、作用、平衡障碍和暴露于外源性激素产生的影响。内源性因素包括母体内分泌功能障碍等；外源性因素包括母亲早孕期口服避孕药、先兆流产时应用黄体酮等。相关的环境危险因素也越来越受到学者们的关注。

（三）临床表现

尿道下裂典型临床表现为尿道开口异常、阴茎向腹侧屈曲畸形、阴茎背侧包皮正常而阴茎腹侧包皮缺乏、尿道海绵体发育不全（从阴茎系带部延伸到异常尿道开口，形成一条粗的纤维带）。

尿道下裂最常见的临床分类是按照尿道外口的解剖位置作出的。可分为阴茎头型、冠状沟型、阴茎型（阴茎远侧型，阴茎中段性，阴茎近侧型）、阴茎阴囊型、阴囊型和会阴型。阴茎头型、冠状沟型、及冠状沟下型亦称为远段型（轻型，Ⅰ度）；阴茎远段、阴茎中段及阴茎近段型亦称为中段型（中度，Ⅱ度）；阴茎阴囊型、阴囊型及会阴型亦称近段型（重度，Ⅲ度）。尿道下裂合并的常见畸形包括：隐睾、前列腺小囊、两性畸形、阴茎短小。

（四）治疗

手术治疗是矫治尿道下裂唯一有效的方法，术式达 200 余种。

1. 手术指征　除少数远侧型外观功能无明显影响者外，尿道下裂均需手术治疗。

2. 手术年龄　适合年龄应在 6 ~ 18 月之间，结合我国情况 1 ~ 3 岁之间手术矫治较为适宜。

3. 手术目标　阴茎外观和功能的修复是尿道下裂的主要远期评价指标。手术治疗目标包括：外观接近正常、勃起时阴茎伸直、尿道外口在正位、尿流尿线恰当、并发症低。

4. 尿道下裂修复主要原则和内容　尿道下裂的主要原则和内容包括阴茎伸直、尿道成形、尿道口成形及阴茎头成形、阴茎成形、阴囊成形。

第五节　输尿管异位开口

（一）概述

输尿管异位开口是指输尿管开口于正常位置以外的部位。男性多开口于后尿道、射精管、精囊等处，女性则可开口于前尿道、阴道、前庭及宫颈等处。约10%输尿管口异位是双侧性。

（二）病因和发病机制

胚胎第4周，中肾管下端突出的输尿管芽迅速生长形成输尿管，其远端发育成肾盂、肾盏和集合管；如果中肾管还发出副输尿管芽，与正常输尿管芽并列上升，不仅形成双输尿管畸形，而且因为中肾管下部形成膀胱的一部分及衍变为男性的尿道、精囊、射精管，女性的部分尿道、前庭、阴道、子宫等处，所以重复输尿管就可开口于上述器官。

（三）临床表现

男性异位输尿管口大多在外括约肌以上，一般没有明显临床症状。女性则主要表现为有正常排尿的同时有持续性尿失禁和尿路感染，并导致外阴部皮肤湿疹、糜烂，前庭、阴道和尿道等处可见尿液呈水珠样滴出。

（四）治疗

无明显临床表现的患者可定期随访，不必手术治疗。有明确临床表现的患者可采用手术治疗。如患侧有严重感染，肾盂、输尿管显著积水，肾功能基本丧失，而对侧肾功能良好者，可行患肾切除术；如患肾功能尚好或受损不严重，应保留患肾，可选作输尿管-输尿管端侧吻合术或输尿管膀胱再植术加抗反流术。

第六节　隐　睾

（一）概述

隐睾系指一侧或双侧睾丸未能下降到同侧阴囊内，又称睾丸下降不全，是最常见的男性生殖系统先天性疾病之一。隐睾在早产儿中的发病率为9.2%～30.3%，正常新生儿中的发病率为3.4%～5.8%，青春期隐睾发病率约为1%，成年人为0.3%。

（二）病因

隐睾的病因尚未完全阐明，可能有以下几种假设。

1. **解剖因素**　这些解剖因素包括：睾丸引带退变、收缩障碍；睾丸体积超过内环口、腹股沟管腔或外环口的直径，睾丸下降受阻；精索血管发育迟缓或终止发育，精索过短。

2. **睾丸自身因素**　包括睾丸发育异常、结构异常和反应异常。

3. **内分泌因素**　隐睾的内分泌因素包括：下丘脑-垂体-性腺轴的功能异常，睾酮水平低于正常，使睾丸引带的牵引动力受到影响，阻止了睾丸的下降。中肾旁管抑制物质不足或缺乏，残留的中肾旁管可能是影响睾丸经腹下降的重要障碍。

4. **环境因素**　有证据显示职业性接触有机氯、邻苯二甲酸酯等农药能够通过雌激素受体或孕激素受体及抗雄激素作用干扰内分泌功能，影响胚胎生殖系统的分化和发育。吸烟、妊娠期酗酒、母亲患糖尿病包括妊娠期糖尿病也是隐睾的危险因素。

5. **遗传因素**　研究发现隐睾有明显的家族遗传倾向，家族中发病率接近14%。

（三）临床表现

隐睾的主要临床表现为患侧阴囊空虚、阴囊不对称、阴囊发育较差。隐睾位于腹股沟管内或外环口处时发生扭转主要表现为局部疼痛性肿块，患侧阴囊空虚；隐睾位于腹内，扭转后疼痛部位在下腹部靠近内环口处，患侧阴囊内睾丸缺失。根据睾丸所处位置，临床上将隐睾分为：高位隐睾，睾丸位于腹腔内或靠近腹股沟内环口处；低位隐睾，睾丸位于腹股沟管内或外环口处。隐睾的并发症包括：生育能力下降或不育、先天性腹股沟斜疝、睾丸扭转、睾丸损伤和睾丸恶变。一般认为 2 岁以后行睾丸固定术并不能预防恶变的发生，但下降至阴囊的睾丸易于观察是否有恶变发生。

（四）治疗

隐睾确诊后应尽早治疗。

1. 内分泌治疗　生后 6 个月，如睾丸未降入阴囊，应该开始使用绒毛膜促性腺激素、黄体生成激素释放激素进行内分泌治疗。内分泌治疗不仅可以刺激睾丸间质细胞分泌睾酮，促进生殖细胞发育成熟，还能够促使睾丸自行下降。

2. 手术治疗　隐睾手术治疗的目的是恢复睾丸的正常生理环境，保护患者的生育能力，减少睾丸恶变等并发症的发生。手术方式有：标准睾丸固定术、分期睾丸固定术、长襻输精管睾丸固定术、自体睾丸移植术、腹腔镜睾丸固定术及睾丸切除术。

第七节　包茎和包皮嵌顿

（一）概述

包茎是指包皮外口过小，紧箍阴茎头部，不能向上外翻者。包皮过长指包皮不能使阴茎头外露，但可以翻转者。包茎或包皮过长者，将包皮上翻而又不及时复位时，包皮口勒紧在阴茎冠状沟上，阻碍包皮远端和阴茎头的血液回流，导致包皮、阴茎头红肿称为包皮嵌顿。

（二）病因和临床表现

包皮嵌顿多因性交或手淫引起。包茎的不利影响包括：影响阴茎正常发育；包皮垢积聚引起包皮及阴茎头炎症、尿道外口狭窄；性交疼痛和包皮嵌顿；包茎内积聚的包皮垢诱发阴茎癌和配偶宫颈癌。

包皮嵌顿后，导致包皮、阴茎头红肿、疼痛。嵌顿时间愈长，肿胀愈严重。如不及时处理，包皮和阴茎头就会发生缺血、坏死。

（三）治疗

1. 手法复位　可自我进行，用两手示指和中指握住包皮，两大拇指放在阴茎头部并轻轻用力将其推向包皮内，即可使嵌顿的包皮复位。

2. 手术复位　包皮嵌顿的手术复位包括包皮的纵行切开加横向缝合，也可以行包皮环切术，但是对于嵌顿时间长的患者，注意术后包皮感染。

（张　勇　崔元善）

本 章 小 结

　　本章讲述了多囊肾、异位肾、马蹄肾、尿道下裂、输尿管异位开口、隐睾、包茎和包皮嵌顿的临床表现、诊断和治疗原则。学生们应该进一步掌握泌尿系统不同部位先天畸形的特点。

思 考 题

　　1. 多囊肾的诊断和治疗原则是什么？
　　2. 隐睾的临床表现、诊断和治疗原则是什么？

参考文献

［1］吴阶平 . 吴阶平泌尿外科学 . 济南：山东科学技术出版社，2012.
［2］郭应禄，周利群主译 . 坎贝尔 – 沃尔什泌尿外科学 . 9 版 . 北京：北京大学医学出版社，2009.
［3］黄澄如 . 实用小儿泌尿外科学 . 北京：人民卫生出版社，2006.

第三十七章 | 泌尿系统损伤

| 学习目标 |

1. 掌握肾损伤的临床表现和治疗原则。
2. 熟悉泌尿系统损伤的伤情评估和紧急处理。
3. 了解膀胱损伤的临床分类及临床表现。

| 核心概念 |

【创伤】是指机械性（动力性）的致伤因子造成人体组织结构连续性破坏和功能障碍的伤害。

【导尿试验】严格无菌条件下以软导尿管进行导尿，如能导出清亮尿液，可初步排除膀胱破裂；如不能导出尿液或仅导出少量尿液，则膀胱破裂之可能性很大。

| 引　言 |

与腹腔脏器相比，泌尿系统有腹腔脏器、腰背部肌肉的保护，不易被损伤。泌尿系统损伤主要包括肾、输尿管、膀胱和尿道的损伤。各器官的损伤有特异性的临床表现和处理原则。

第一节　泌尿系统损伤概述

创伤是指机械性（动力性）的致伤因子造成人体组织结构连续性破坏和功能障碍的伤害。针对具体器官和组织的创伤称为损伤。肾的腹侧有腹腔脏器，背侧有强健的腰背部肌肉保护，不易被损伤；输尿管不仅有上述组织、器官保护，而且是肌性器官、有一定的活动度，更不易损伤；膀胱空虚时有骨盆保护，较充盈时，膨出耻骨联合上方，被损伤的概率增加。

一、分　类

人类的活动，如生产、生活、医疗、战争、自然灾害均可造成泌尿系统损伤。近年来，我国经济高速发展，部分相关的安全措施制定和落实不到位，造成我国进入事故多发期，泌尿系统损伤发病率呈逐年上升趋势。

（一）闭合性损伤

泌尿系统的闭合性损伤包括钝器撞伤、高处坠落伤、骑跨伤等。有明确的受伤经过，患肾处的皮肤可有挫伤，可伴有肋骨骨折、肺损伤等。

（二）开放性损伤

泌尿系统的开放性损伤包括锐器扎伤、锐器贯通伤、枪伤等。体表多有明确的出血表现。

二、伤情评估和紧急处理

泌尿系统损伤大多伴发胸、腹、腰部或骨盆等器官严重损伤，是全身复合伤或多发伤的一部分。对于泌尿系统损伤的患者首先应该进行伤情评估，其包括：详细追问什么东西致伤、怎样受伤及其经过、受伤后有何不适。伤情评估时要特别注意，患者生命体征是否平稳，是否合并有胃肠、肝脾、骨等其他组织器官损伤。

泌尿系统损伤的首要处理原则是纠正失血性或感染性休克，维持生命体征平稳，包括：输血补液、使用血管活性药物、纠正酸中毒、抗感染等；其次是评估各个组织器官的损伤，优先处理损伤严重、危及生命的损伤。

第二节 肾 损 伤

（一）病因

按照肾损伤的机制可分为闭合性损伤、开放性损伤、医源性损伤和自发性肾破裂。

1. 闭合性肾损伤 大多数肾损伤是闭合性损伤。常常继发于交通事故、高处坠落、钝器伤、带有身体接触的对抗性体育运动等，以交通事故为主。

（1）直接暴力：腰部或上腹部突然受到撞击或挤压，使肾移位作用于肋骨或脊椎而受到损伤。多见于交通事故。

（2）间接暴力：高处跌落，足部或臀部着地及和急剧刹车所产生的减速性损伤是最常见的间接暴力损伤。

2. 开放性肾损伤 枪弹伤和刺伤是开放伤的最常见原因。

3. 医源性肾损伤 随着内镜和微创技术的应用，医源性肾损伤有增加趋势，如经皮肾穿刺造瘘术、经皮肾镜取石术，逆行肾盂造影、内腔镜检查和治疗、体外冲击波碎石术可产生肾损伤并发症。

4. 自发性肾损伤 肾在病理条件下，如肾积水、肾肿瘤、肾结核、肾结石等，轻微外力作用可引起肾破裂。

（二）临床表现

1. 常见临床表现 肾损伤的临床表现因损伤程的不同而不同，主要包括：休克、血尿、疼痛、腰腹部肿块、发热等。

（1）休克：严重肾全层裂伤、肾蒂损伤或合并其他脏器损伤时，患者因大量失血而发生失血性休克。这往往是肾损伤患者死亡的主要原因。

（2）血尿：肾损伤后出血，血液进入集合系统导致血尿。严重肾裂伤患者有大量肉眼血尿，并可有血块阻塞尿路，继发肾绞痛。血尿与损伤的程度不一定成比例。

（3）疼痛：肾包膜下血肿、肾周围软组织损伤、出血或尿外渗都可以引起患侧腰、腹部疼痛。血液、尿液渗入腹腔或合并腹内脏器损伤时，可以出现全腹疼痛和腹膜刺激症状。

（4）腰腹部肿块：血液、尿液渗入肾周围组织可使局部肿胀，形成肿块。

（5）发热：血肿、尿外渗继发感染，可伴有发热等全身中毒症状。

2. 肾损伤的分级　肾损伤的分级对于治疗方法的选择、预后的评估具有重要意义。目前，美国创伤外科协会（AAST）建立的肾损伤分级系统被世界广泛应用。

（三）诊断

1. 病史与体检　有腹部、背部、下胸部外伤或受对冲力损伤的病史，结合疼痛、肿块、血尿等临床表现和体征及时作出诊断，以免贻误。

2. 血、尿常规检查　血常规中的血红蛋白和红细胞压积的持续监测可以反映患者是否有进行性出血，白细胞的变化可以反映是否存在继发感染。尿常规检查可以反映肾损伤。

3. 特殊检查　B超和CT检查可以反映肾损伤的部位和程度，有无血肿和尿外渗及对侧肾是否有损伤等，尤其是CT检查，临床应用广泛。选择性肾动脉造影可显示肾动脉和肾实质损伤情况。

（四）治疗

1. 非手术治疗　轻度肾损伤多用非手术治疗。方法包括：绝对卧床休息2～4周；密切监测血压、脉搏和体温变化，观察尿液颜色的变化，监测血红蛋白和红细胞压积；及时补充血容量和热量，维持水、电解质平衡；早期应用广谱抗生素预防感染；止痛、镇静剂对症治疗。

2. 手术治疗　适用于所有开放性损伤和严重的闭合性损伤。如果肾损伤患者在非手术治疗期间发生以下情况，需手术治疗：积极抗休克后生命体征未见改善；血尿逐渐加重，血红蛋白和红细胞压积持续降低；腰、腹部肿块明显增大；不能除外腹腔脏器损伤。

第三节　输尿管损伤

（一）病因

开放性手术损伤常发生在骨盆、后腹膜的手术，如结肠、直肠、子宫切除术；腔内器械损伤常发生在逆行输尿管插管、输尿管镜手术、经皮肾镜手术中；放射性损伤见于肿瘤放疗后；外界暴力，如枪击、锐器刺伤等较少见；输尿管自发破裂临床非常罕见，多与输尿管本身疾病相关。

（二）临床表现和诊断

1. 输尿管损伤的临床表现

（1）血尿：输尿管损伤患者可有血尿，但血尿的程度与创伤的严重程度不一定成正比，没有血尿并不能排除输尿管损伤的存在，可伴腰肋部瘀斑和肋脊角触疼。

（2）尿外渗，尿性囊肿和尿瘘：输尿管损伤后尿液渗入腹膜后，进入腹腔可引起腹膜炎和麻痹性肠梗阻。尿液积聚体内可形成尿性囊肿，合并感染时则形成脓肿，伴有输尿管慢性局部坏死时常形成尿瘘。

（3）感染：局部尿液积聚、输尿管坏死可继发感染，表现为发热等症状。

（4）梗阻：输尿管梗阻是输尿管损伤最常见的临床表现，可引起患侧腰痛，肾积水，双侧输尿管损伤或孤肾输尿管损伤可表现为无尿，血肌酐和尿素氮升高。

2. 输尿管损伤的诊断　充分全面地了解病史，详细的体检和选择 B 超、静脉肾盂造影等辅检方法有助于及时确诊。因输尿管损伤可以缺乏特异的临床表现，诊疗时具备了解是否存在输尿管损伤的意识是早期诊断的关键。如不能及时确诊，延期诊疗将显著增加处理的难度和并发症的发生率。

（三）治疗

输尿管挫伤和逆行性插管所致的小穿刺伤可选用保守治疗。输尿管损伤的手术治疗包括：清除外渗尿液；如为钳夹伤或小穿孔，可从输尿管切口插入输尿管支架引流管；如输尿管被结扎，应去除结扎线，切除输尿管缺血段，作对端吻合，并留置输尿管支架引流管；如为输尿管断离、部分缺损，则可选择输尿管端端吻合术、输尿管膀胱再吻合或膀胱壁瓣输尿管下段成形术。

第四节　膀　胱　损　伤

（一）病因

1. 开放性损伤　子弹、火器或锐器贯通所致，常合并有其他器官的损伤。

2. 闭合性损伤　多发生于膀胱处于充盈状态下的下腹部损伤，如踢伤、碰撞伤、骨盆骨折等。酒后膀胱充盈，驾驶摩托车出现车祸是膀胱闭合性损伤的高危因素。

3. 医源性损伤　器械操作、放射治疗、注入腐蚀剂或硬化剂所致膀胱损伤均属医源性膀胱损伤。

（二）临床表现

1. 损伤的临床分类

（1）膀胱挫伤：损伤局限在膀胱黏膜或肌层，可有局部出血或血肿、血尿，但无尿外渗。

（2）膀胱破裂。

1）腹膜外型：膀胱壁破裂，且腹膜完整。尿液外渗到膀胱周围组织及耻骨后间隙，沿骨盆筋膜到盆底，或沿输尿管周围疏松组织蔓延到肾区。

2）腹膜内型：膀胱壁和腹膜均破裂，尿液流入腹腔，引起腹膜炎。多见于膀胱后壁和顶部损伤。

2. 临床表现

（1）休克：膀胱破裂引起尿外渗和腹膜炎，骨盆骨折所致剧痛、出血，可引起失血性休克和（或）感染中毒性休克。

（2）腹痛：腹膜外型膀胱破裂时，尿外渗和血肿形成引起下腹部疼痛，直肠指检可触及肿物和触痛。腹膜内型膀胱破裂时，尿液流入腹腔引起急性腹膜炎，伴移动性浊音阳性。

（3）血尿和排尿困难：膀胱破裂时，患者表现为有尿意，但不能排尿或仅排出少量血尿。

（三）诊断

依照患者的病史症状和体征，并结合导尿试验和影响学检查可以明确诊断。

导尿试验：严格无菌条件下以软导尿管进行导尿，如能导出清亮尿液，可初步排除膀胱破裂；如不能导出尿液或仅导出少量尿液，则膀胱破裂之可能性很大。此时可注入生理盐水 200 mL，停留 5 min，如能抽出同量或接近同量的液体，说明膀胱无破裂。若进出的液体量差异很大，提示可能有膀胱破裂。因液体外漏时吸出量会减少，腹腔液体回流时吸出量会增多。若导尿管不能顺利插入膀胱时，不应勉强，切记使用暴力，否则会加重损伤。

（四）治疗

1. 一般处理原则　一般处理原则包括完全尿流改道、早期留置导尿管或耻骨上膀胱造瘘、充分引流膀胱周围、闭合膀胱壁缺损。

2. 保守治疗　膀胱挫伤或小裂伤，症状较轻，可保留导尿 7～10 天，使用敏感抗生素，预防感染。

3. 手术治疗

（1）腹膜内型膀胱破裂：应积极手术治疗，包括探查腹腔脏器、清除腹腔内尿液、缝合腹膜、在膀胱外修补膀胱破口、膀胱造瘘。

（2）腹膜外型膀胱破裂：对严重的腹膜外膀胱破裂，如膀胱破裂广泛、骨盆骨折移位严重或粉碎，应采用手术治疗。保证引流通畅，并积极控制感染。目前，也有医院采用腔镜手术进行尿道会师术等。

第五节　尿道损伤

（一）病因

开放性尿道损伤多因弹片、锐器所致，伴有阴囊、阴茎或会阴部贯通伤。闭合性损伤为挫伤、撕裂伤或腔内器械直接损伤。尿道损伤多见于男性。前尿道的球部损伤比较常见，多见于骑跨伤，后尿道的膜部损伤比较常见，多见于骨盆骨折。

（二）临床表现和诊断

1. 临床表现

（1）前尿道损伤：前尿道外伤后可有尿道外口滴血或血尿。尿道挫伤时仅有水肿和出血，可以自愈。伴有受损伤处疼痛和排尿困难，甚至发生尿储留。同时伴有会阴部、阴囊处肿胀、瘀斑、血肿。前尿道断裂后，用力排尿时，尿液可从裂口处渗入周围组织，形成尿外渗。血液和尿液可渗入会阴浅筋膜包绕的会阴浅袋，使会阴、阴囊、阴茎肿胀，有时向上扩展至腹壁。因为会阴浅筋膜的远侧附着于腹股沟部，近侧与腹壁浅筋膜深层相连续，后方附着于尿生殖膈，尿液不会外渗到两侧股部。

（2）后尿道损伤：后尿道损伤常伴有骨盆骨折，合并大出血时，可以引起创伤性、失血性休克。后尿道损伤同样有尿道出血、下腹部痛、排尿困难，甚至发生急性尿潴留。后尿道损伤时，尿外渗及出血沿前列腺尖处而外渗到耻骨后间隙和膀胱周围，会阴、阴囊部出现血肿及尿外渗。

2. 诊断　导尿试验可以检查尿道是否连续、完整。在严格无菌操作下，如能顺利插入导尿管，则说明尿道连续而完整。一旦插入导尿管，应留置导尿 1 周以引流尿液并支撑尿道。如一次插入困难，不应勉强反复试插，以免加重创伤和导致感染。

后尿道损伤患者直肠指检可触及直肠前方有柔软、压痛的血肿，前列腺尖端可浮动。若指套染有血液，提示合并直肠损伤。

（三）治疗

1. 前尿道损伤　前尿道挫伤及轻度裂伤、症状较轻、尿道连续性存在的患者，不需特殊治疗，可自愈。应预防感染。必要时插入导尿管引流 1 周。尿道断裂应急诊施行经会阴尿道修补术或断端吻合术，留置导尿管 2~3 周。尿道断裂严重者，会阴或阴囊形成大血肿，可作膀胱造瘘术。

2. 后尿道损伤　损伤严重伴大出血的患者应首先输血、补液，监测生命体征。一般不宜插入导尿管，避免加重局部损伤及血肿感染。后尿道损伤是否应该急诊一期修补，还是应该暂时膀胱造瘘或尿道会师，二期再进行尿道修补仍然有争议。

（张　勇　崔元善）

本 章 小 结

本章讲述了肾损伤、输尿管损伤、膀胱损伤和尿道损伤的病因、分类、临床表现、诊断和治疗原则。本章中介绍的泌尿系统损伤的伤情评估和紧急处理原则非常重要。在掌握这些通用的原则后，学生们还应该进一步掌握泌尿系统不同部位损伤的特点。

思 考 题

1. 简述泌尿系统损伤的伤情评估方法和紧急处理原则。
2. 肾损伤的临床表现和治疗原则有哪些？
3. 膀胱损伤的临床分类及其临床表现是什么？

参考文献

[1] 吴阶平. 吴阶平泌尿外科学. 济南：山东科学技术出版社，2012.

[2] 郭应禄，周利群主译. 坎贝尔 - 沃尔什泌尿外科学. 9 版. 北京：北京大学医学出版社，2009.

[3] 那彦群. 实用泌尿外科学. 北京：人民卫生出版社，2009.

[4] 王正国. 实用创伤外科学. 福州：福建科技出版社，2009.

第三十八章

泌尿、男性生殖系统感染

| 学习目标 |

1. 掌握急性肾盂肾炎的临床表现和治疗原则。
2. 熟悉泌尿、男性生殖系感染的诊断和治疗原则。
3. 了解急性膀胱炎的临床分类及临床表现。

| 核心概念 |

【上行感染】致病菌经尿道外口、尿道进入膀胱引起下尿路感染，如果再经过输尿管口进入输尿管腔，就可以播散至肾，引起上尿路感染。

【血行感染】当机体免疫功能低下时，身体其他器官感染灶内的细菌直接由血行传播至泌尿、生殖系统，引起泌尿、生殖系统感染，成为血行感染。

| 引　言 |

泌尿系感染在感染性疾病中的发病率仅次于呼吸道感染，列居全身感染性疾病的第二位，主要分为上尿路感染、下尿路感染和男性生殖系统感染。

第一节　泌尿、男性生殖系统感染概述

一、病　因

致病菌是泌尿、男性生殖系统感染的病因。引起泌尿、男性生殖系统感染的致病菌大多为革兰阴性杆菌，其中最常见的是大肠杆菌。

二、感染的途径

感染的途径包括上行感染、血行感染、淋巴感染和直接感

染四种，其中前两种最为常见。

（一）上行感染

致病菌经尿道外口、尿道进入膀胱引起下尿路感染，如果再经过输尿管口进入输尿管腔，就可以播散至肾，引起上尿路感染。如果细菌具有的黏附力和毒力较强，或输尿管机械性和动力性梗阻导致输尿管正常蠕动受阻，上行感染更容易发生。致病菌大多为大肠杆菌。

（二）血行感染

当机体免疫功能低下时，身体其他器官感染灶内的细菌直接由血行传播至泌尿、生殖系统，引起泌尿、生殖系统感染，成为血行感染。

（三）淋巴感染

较少见。致病菌从邻近器官的病灶，如肠道的严重感染或腹膜后脓肿等，经淋巴管传播至泌尿、生殖系统，引起泌尿、生殖系统感染。

（四）直接感染

由于邻近器官的感染直接蔓延所致，如阑尾脓肿、盆腔化脓性炎症等。

三、诊　　断

泌尿、男性生殖系统感染的诊断应该包括：是否有感染、什么位置的感染、致病菌是什么、感染的程度如何、是否伴发全身或泌尿、生殖系统的其他疾病。明确泌尿系感染取决于尿液内找到细菌或白细胞，正确方法采集尿标本是诊断的重要环节。

（一）尿液检查

1. 尿常规检查　尿常规检查需要严格地留取尿液标本，减少假阳性和假阴性的发生率。尿液标本留取后可在显微镜下观察，如每高倍视野白细胞超过 5 个则为脓尿，提示尿路感染。

2. 细菌培养和菌落计数　如菌落计数超过于 10^5/mL，可诊断感染，$10^4 \sim 10^5$/mL 之间为可疑感染，必要时重复检查。

（二）影像学检查

影响学检查包括：B 超、尿路平片、排泄性尿路造影、膀胱或尿道造影、CT、放射性核素和核磁共振水成像（MRU）等。这些检查可以明确有无泌尿系畸形、梗阻、结石、肿瘤、良性前列腺增生；可以明确尿流动力学功能有无减退、双肾功能有无损害等。

四、治 疗 原 则

泌尿、男性生殖系统感染的治疗原则依照感染的性质、位置、致病菌、感染的程度、是否伴发全身或泌尿、生殖系统的其他疾病而不同。

（一）明确感染的性质

临床上治疗泌尿系感染症状时，必须明确感染的性质和致病菌，依据尿细菌培养和药敏试验结果，有针对性地用药，这是治疗的关键，但尚无尿细菌培养结果时，可先根据尿沉淀涂片革兰染色来初步估计致病菌，选择恰当的药物。

（二）明确感染的位置

鉴别上尿路感染还是下尿路感染在治疗上具有重要意义，前者症状重、预后差、易复发；后者症状轻、预后佳、少复发。因此治疗时使用抗生素的强度、疗程均有较大差异。

（三）明确血行感染还是上行感染

血行感染发病急剧，有寒战、高热等全身症状，应用血药浓度高的抗菌药物，静脉给药；上行感染以膀胱刺激症状为主，应用尿液浓度高的抗菌药物和解痉药物。

（四）处理、治疗伴发的其他疾病

治疗泌尿、生殖系统感染时应该注意是否存在感染的诱发因素，如泌尿系梗阻、全身疾病等，应该给与共同治疗。否则，感染的治疗效果差、感染易复发。

（五）恢复尿路抗感染的屏障

改善尿液 pH 是最主要的手段。如果尿液为酸性，宜用碱性药物，如碳酸氢钠等，使尿液碱性化以抑制病菌生长，并用适合于碱性环境的抗菌药物。反之，如果尿液为碱性，则宜用酸性药物，如维生素 C 等，并应用适应于酸性环境的抗菌药物。

第二节 上尿路感染

上尿路感染包括肾及其周围、肾盂和输尿管的感染，有症状重、预后差、易复发的临床特点，是泌尿、生殖系统感染治疗的重点。

一、急性肾盂肾炎

（一）概述

急性肾盂肾炎是肾盂和肾实质的急性细菌性炎症。致病菌主要为大肠杆菌。感染途径多为上行感染和血行感染。女性发病率高于男性数倍。

（二）临床表现

1. 全身表现 急性肾盂肾炎的全身表现比较突出，大部分患者会出现高热伴寒战，体温可达 39℃以上，大汗淋漓后体温下降，以后又可上升，持续 1 周左右，可伴有头痛、全身痛以及恶心、呕吐等。

2. 腰痛　急性肾盂肾炎患者往往会有患侧腰痛，体检时可发现有明显的患肾压痛和肋脊角叩痛。

3. 膀胱刺激征　上行感染所致的急性肾盂肾炎起病时即出现尿频、尿急、尿痛、血尿的症状，以后出现全身症状。血行感染者常由高热开始，而膀胱刺激症状随后出现，甚至膀胱刺激症状不明显。

（三）诊断

急性肾盂肾炎的诊断依靠病史、典型的临床表现、体征和相应的辅助检查。辅助检查可以发现：尿液常规检查中可发现脓细胞、红细胞、蛋白、管型和细菌，尿细菌培养尿中菌落超过 $10^5/mL$，血常规白细胞计数和中性粒细胞比例增多明显。

（四）治疗

1. 全身治疗　全身治疗包括患者卧床休息，给予足够的热量和蛋白质支持，提高患者全身的免疫功能。同时，比较重要的是嘱患者多饮水，或是给予大量输液，增加患者的排尿量，以利于炎症产物排出。

2. 抗菌药物治疗

（1）复方新诺明（TMP/SMX）：对除铜绿假单胞菌外的革兰阳性及阴性菌有效，是最为广泛应用的抗生素，而且也适合于早期的经验治疗。

（2）喹诺酮类药物：抗菌谱广、作用强、毒性少，也是较为广泛应用的，而且也适合于早期经验治疗的抗生素。但是因可能引起骨髓抑制，不宜用于儿童和孕妇。

（3）氨基糖苷类抗生素：单用或者结合青霉素治疗是针对肾功能正常患者最常使用的经验方案。

（4）青霉素类药物和头孢菌素类抗生素：第一、二代头孢菌素可用于产酶葡萄球菌感染。第二、三代头孢菌素对严重革兰阴性杆菌感染作用显著。第二、三代头孢菌素往往价格昂贵，当患者的病情稳定，一般在治疗后的 48～72 h 后，并且尿培养和药物敏感试验结果回报时，通常可以转为口服药物治疗。

（5）其他类抗生素：去甲万古霉素适用于耐甲氧西林的葡萄球菌、多重耐药的肠球菌感染及对青霉素过敏患者的革兰阳性球菌感染。亚胺培南（泰能）抗菌谱广，对革兰阴性杆菌杀菌活性好。这两种抗生素适用于难治性院内感染及免疫缺陷者的急性肾盂肾炎。

抗生素治疗应该坚持个体化原则，结合细菌培养和药敏试验结果选择敏感抗生素，疗程通常为7～14 日。通常首先选择静脉用药，待患者体温正常，临床症状改善，尿细菌培养转阴后改口服维持治疗。

3. 对症治疗。

二、肾　积　脓

肾实质感染所致广泛的化脓性病变，或尿路梗阻后肾盂肾盏积水、感染而形成一个积聚脓液的囊腔称为肾积脓。致病菌有革兰阳性球菌、革兰阴性杆菌或结核分枝杆菌。多在肾结石、肾结核、肾盂肾炎、肾积水等疾病的基础上，并发化脓性感染而形成。

第三节 下尿路感染

一、急性细菌性膀胱炎

急性细菌性膀胱炎多见于青年女性，多为上行感染，很少由血行感染及淋巴感染所致，男性患者常合并有急性前列腺炎、良性前列腺增生、包皮炎、尿道狭窄、尿结石、肾感染等诱发因素。致病菌多数为大肠杆菌。

（一）临床表现和体征

急性细菌性膀胱炎临床表现的主要特点是：发病突然，尿痛、尿频、尿急的膀胱刺激三联征明显，全身症状不明显。某些患者甚至因排尿时的尿道烧灼感不敢排尿。可伴有终末血尿或全程血尿，甚至有血块排出。可伴有急迫性尿失禁。体温正常或低热。耻骨上膀胱区可有压痛，但无腰部压痛。

（二）诊断和鉴别诊断

尿沉渣检查可见白细胞增多，也可有红细胞。尿道有分泌物也应作涂片细菌学检查。膀胱炎应与其他以排尿改变为主要症状的疾病鉴别，包括阴道炎、尿道炎等。阴道炎有排尿刺激症状伴阴道刺激症状，常有阴道分泌物排出且恶臭。尿道炎有尿频、尿急，但不如膀胱炎明显，有尿道脓性分泌物。

（三）治疗

1. 全身治疗 多饮水，口服碳酸氢钠碱化尿液，减少尿路刺激。可使用颠茄、阿托品，或者使用热敷、热水坐浴等方法解除膀胱痉挛。

2. 抗菌药物应用 可选用复方新诺明、头孢菌素类、喹诺酮类等药物。近年，口服单剂磷霉素治疗单纯性膀胱炎也取得了良好效果，缩短了患者的治疗疗程，节省了患者的费用。

二、慢性细菌性膀胱炎

慢性细菌性膀胱炎是上尿路急性感染的迁移或慢性感染所致，亦可诱发或继发于某些下尿路病变，如良胜前列腺增生、慢性前列腺炎、尿道狭窄、结石或异物、尿道旁腺炎等。

临床表现以反复发作或持续存在的尿频、尿急、尿痛，并有耻骨上膀胱区不适。诊断根据病史和临床表现诊断不难，但必须考虑反复发作或持续存在的原因，否则难以彻底治疗。

治疗方法包括：应用抗菌药物，保持排尿通畅，处理诱发尿路感染的病因。病程较长，抵抗力弱者，应全身支持，加强营养。

三、尿 道 炎

尿道炎的致病菌包括革兰阴性菌和革兰阳性菌。其中通过性接触传播途径，由淋球菌或非淋球菌的病原体所致的急、慢性尿道炎较为常见，属性传播疾病。

第四节　男性生殖系统感染

男性生殖系统感染中常见有前列腺炎和附睾炎，以急性细菌性前列腺炎和慢性前列腺炎为例。

一、急性细菌性前列腺炎

急性细菌性前列腺炎大多由尿道上行感染所致。致病菌多为革兰阴性杆菌或假单胞菌，也有葡萄球菌、链球菌、淋球菌及衣原体、支原体等。

（一）临床表现

发病突然，有寒战和高热，尿频、尿急和排尿痛，会阴部坠胀痛。可发生排尿困难或急性尿潴留。

（二）诊断

有典型的临床表现和急性感染史。直肠指检前列腺肿胀、压痛、局部温度升高，表面光滑，形成脓肿则有饱满或波动感。

（三）治疗

积极卧床休息，应用敏感高效的抗菌药物，并使用止痛、解痉、退热等对症治疗缓解症状。抗菌药物常选用复方新诺明、喹诺酮类、头孢菌素等。厌氧菌感染则用甲硝唑。一疗程 7 日，可延长至 14 日。预后一般良好，形成前列腺脓肿时，应经会阴切开引流。

二、慢性前列腺炎

慢性前列腺炎分为细菌性前列腺炎和非细菌性前列腺炎。

（一）慢性细菌性前列腺炎

其致病菌有大肠杆菌、变形杆菌、克雷白菌属、葡萄球菌或链球菌等，也可由淋球菌感染，主要是经尿道上行感染所致。

1. 临床表现和体征　尿频、尿急、尿痛，排尿后和便后常有白色分泌物自尿道口流出；会阴部、下腹隐痛不适，有时腰骶部、耻骨上、腹股沟区等也有酸胀感；性功能减退；可伴有头晕、头胀、乏力、疲惫、失眠、情绪低落、疑虑焦急等。直肠指检前列腺呈饱满、增大、质软、轻度压痛。

2. 辅助检查　前列腺液检查　前列腺液白细胞 >10 个/HP，卵磷脂小体减少，可诊断。B 超显示前列腺组织结构界限不清、混乱。

3. 治疗　首选红霉素、复方新诺明、强力霉素等具有较强穿透力的抗菌药物，亦可以联合用药或几种药物轮流使用，防止耐药。综合治疗可采用热水坐浴及理疗减轻局部炎症，促进吸收。忌酒及辛辣食物，避免长时间骑、坐，需要有规律的性生活。

（二）慢性非细菌性前列腺炎

大多数慢性前列腺炎属此类，发病可能与性生活无规律、勃起而不射精、性交中断或长途骑车、长时间坐位工作致盆腔及前列腺充血等有关。过量饮酒及辛辣食物常可加重前列腺炎症状。致病原为衣原体、支原体则可用米诺环素、多西环素及碱性药物。α受体阻滞剂可以解痉、改善症状。热水坐浴、前列腺按摩往往也可有良好的疗效。

三、急性附睾炎

（一）病因

急性附睾炎多见于中青年，常由泌尿系感染和前列腺炎、精囊炎扩散所致。开放性前列腺切除或经尿道前列腺电切后，可使菌尿经输精管逆流至附睾，引起附睾炎。

（二）临床表现

发病突然，全身症状明显，可有畏寒、高热。患侧阴囊明显肿胀、阴囊皮肤发红、发热、疼痛，并沿精索、下腹部以及会阴部放射。附睾睾丸及精索均有增大或增粗，可伴有膀胱刺激症状。

（三）诊断

根据典型临床表现，易于诊断。但要注意与附睾结核和睾丸扭转相鉴别。

（四）治疗

将阴囊托起可以缓解疼痛，应选用广谱抗生素治疗。

（张　勇　崔元善）

本 章 小 结

本章讲述了泌尿、男性生殖系统感染的病因、分类、临床表现、诊断和治疗原则。其中，抗菌药物的选择方案、使用剂量和使用方法是掌握的重点。

思 考 题

1. 泌尿、男性生殖系统感染的诊断和治疗原则是什么？
2. 急性肾盂肾炎的临床表现和治疗原则有哪些？
3. 急性膀胱炎的临床分类及临床表现是什么？

参考文献

［1］吴阶平. 吴阶平泌尿外科学. 济南：山东科学技术出版社，2012.

［2］郭应禄，周利群主译. 坎贝尔 - 沃尔什泌尿外科学. 9 版. 北京：北京大学医学出版社，2009.

［3］那彦群. 实用泌尿外科学. 北京：人民卫生出版社，2009.

第三十九章 | 泌尿、男性生殖系统结核

| 学习目标 |

1. 掌握肾结核的临床表现和治疗原则。
2. 了解男性生殖系统结核的治疗方法。

| 核心概念 |

【临床肾结核】结核分枝杆菌经过肾小管进入肾髓质的肾小管形成肾髓质结核，穿破肾乳头到达肾盏、肾盂，发生结核性肾盂肾炎，出现临床症状及影像学改变，称为临床肾结核。

【男性生殖系统结核】含有结核分枝杆菌的尿液通过前列腺导管、射精管进入生殖系统，引起前列腺、精囊、输精管、附睾和睾丸结核，也可以经血行直接播散引起。

| 引　言 |

泌尿、男性生殖系统结核是全身结核病的一部分。近 10 年来，在世界范围内，结核病的发病率呈现上升趋势，我国也不例外。因此，近年来，结核病的防治备受世界卫生组织、我国政府和医务人员的关注。

第一节　泌尿系统结核

泌尿系统结核中最主要的是肾结核（tuberculosis of kidney），泌尿系统结核病往往在肺结核发生或愈合后 3~10 年或更长时间才出现症状。泌尿系统结核的原发灶绝大多数是肺结核，少数继发于骨关节结核或消化道结核。

泌尿系统结核的感染途径主要是血行播散。结核分枝杆菌可以自原发感染灶经血行播散引起肾结核，如未及时治疗，结核分枝杆菌随尿流下行可播散到输尿管、膀胱、尿道而引起泌尿系统其他部位的结核。

（一）病理

1. 肾结核 泌尿系统结核的病理变化程度取决于患者的免疫功能和结核分枝杆菌的数量与毒力。结核分枝杆菌进入肾以后，主要在双侧肾皮质的肾小球周围毛细血管丛内形成多发的微小结核病灶。由于该处血循环丰富，修复力较强，如患者免疫功能较好，感染结核分枝杆菌的数量少和（或）毒力小，微小结核病变可以全部自行愈合，临床上不出现症状，称为病理肾结核。如果患者免疫功能不足以对抗感染结核分枝杆菌的数量和毒力，肾皮质内的病灶不愈合，并逐渐扩大，结核分枝杆菌可以经过肾小管进入肾髓质的肾小管，由于该处血流缓慢、血循环差，易形成肾髓质结核；病变继续发展，穿破肾乳头到达肾盏、肾盂，发生结核性肾盂肾炎，出现临床症状及影像学改变，称为临床肾结核。

肾结核绝大多数为单侧病变。在临床肾结核中，肾盏颈或肾盂出口发生感染、修复、纤维化后，肾盏颈或肾盂狭窄，可形成结核空洞、脓肿，甚至结核性脓肾。钙化也是肾结核常见的病理改变，可为散在的钙化斑块，也可为弥漫的全肾钙化。如果患者全肾广泛钙化，肾集合系统内形成干酪样坏死物质，肾功能可以完全丧失，输尿管可以完全闭塞，导致含有结核分枝杆菌的尿液不能经过输尿管流入膀胱，膀胱继发性结核暂时好转和愈合，症状逐渐缓解甚至消失，尿液检查趋于正常，这种情况称之为"肾自截"。

2. 输尿管、膀胱和尿道结核 输尿管和膀胱结核的病理表现类似，均可有黏膜充血水肿、散在结核结节、溃疡、肉芽肿和纤维化，病变是多发性的。结核病灶反复出现可以导致膀胱广泛纤维化和瘢痕收缩，膀胱容量显著减少，称为挛缩膀胱。膀胱结核可以形成溃疡，向深层侵及，穿透膀胱壁与邻近器官形成瘘，如结核性膀胱阴道瘘或膀胱直肠瘘。

尿道结核主要发生于男性，常为前列腺、精囊结核形成空洞破坏后尿道所致，少数为膀胱结核蔓延引起，可以导致尿道狭窄，引起排尿困难，加剧肾功能损害。

（二）临床表现

肾结核多发生在 20~40 岁的青壮年，约占 70%。男性较女性为多，约为 2∶1。90% 的肾结核为单侧性。儿童和老人发病较少，儿童发病多在 10 岁以上，婴幼儿罕见。泌尿系统结核的症状取决于肾病变范围及输尿管、膀胱结核病变的严重程度。肾结核早期常无明显症状，随着病情的发展，可出现典型的临床表现。

1. 膀胱刺激症状 尿频、尿急、尿痛的膀胱刺激症状是肾结核的典型症状之一。75%~85% 的患者可有此症状，也往往是患者的首诊症状。肾结核的尿频的症状具有发生最早、进行性加重和消退最晚的特点。当含有结核分枝杆菌的脓尿刺激膀胱黏膜时引起患者尿频，随着结核病变侵及膀胱壁，发生结核性膀胱炎和膀胱溃疡，尿频加剧，并伴有尿急、尿痛。发生膀胱挛缩后，膀胱容量显著缩小，尿频更加严重，甚至出现尿失禁。

2. 血尿 血尿也是肾结核的重要症状，常为终末血尿。主要因为排尿终末膀胱收缩时，结核性膀胱炎及溃疡出血所致。少数肾结核因病变侵及血管，也可以出现全程肉眼血尿；出血严重时，血块通过输尿管，引起梗阻，偶可出现肾绞痛。肾结核的血尿常在尿频、尿急、尿痛症状发生以后出现，也有以血尿为初发症状者。

3. 脓尿 肾结核患者均有不同程度的脓尿，严重者尿如洗米水样，内含有干酪样碎屑或絮状物，显微镜下可见大量脓细胞。

4. 腰痛和肿块　肾结核虽然主要病变在肾，但一般无明显腰痛。仅少数肾结核病变破坏严重和梗阻，发生结核性脓肾或继发肾周感染；或输尿管被血块、干酪样物质堵塞时，可引起腰部钝痛或绞痛。

5. 男性生殖系统结核　泌尿系统结核的男性患者中有 50% ~ 70% 合并生殖系统结核（详见本章第二节上尿路感染）。

6. 全身症状　肾结核患者的全身症状常不明显。晚期肾结核或合并其他器官活动结核时，可以有发热、盗汗、消瘦、贫血、虚弱，食欲下降和血沉快等典型结核症状。严重双肾结核或一侧肾结核对侧肾积水时，可出现贫血、水肿、恶心、呕吐、少尿等慢性肾功能不全的症状，甚至突然发生无尿。

（三）诊断

肾结核早期常无影像学改变，只是尿检查有少量红细胞、白细胞及蛋白，尿呈酸性，尿中可以发现结核分枝杆菌。因此，凡是无明显原因的慢性膀胱炎，症状持续存在并逐渐加重，伴有终末血尿；尤其青壮年男性有慢性膀胱炎症状，尿普通细菌培养阴性，抗菌治疗疗效不佳；或伴有附睾硬结，应考虑有肾结核的可能。

1. 诊断方法

（1）尿液检查：尿呈酸性，尿蛋白阳性，有较多红细胞和白细胞，伴有血尿时，尿中的红细胞计数往往会超过白细胞计数。尿沉淀涂片可找到抗酸杆菌。尿结核分枝杆菌培养时间较长，但阳性率可高达 90%，这对肾结核的诊断有决定性意义。检查方法有浓缩法抗酸染色检查，结核分枝杆菌培养、豚鼠接种及结核分枝杆菌 PCR 检查。以前者最为常用。

（2）影像学诊断：影像学检查包括：B 超、X 线、CT 及 MRI 等。其中 CT 和 MRI 检查已经逐渐成为泌尿系统结核确诊的主要工具，在临床中具有重要意义。同时，影像学检查对于评估结核病变的严重程度、制定治疗方案也非常重要。

在影像学检查中，结核患者可以表现为病肾局灶或斑点状钙化影或全肾广泛钙化、肾盏边缘不光滑如虫蚀状、肾盏不规则扩大或模糊变形、肾盏空洞充盈不全或完全不显影。CT 三维成像可以显示输尿管全长病变。MRI 水成像对诊断肾结核对侧肾积水有独到之处。同位素肾图检查：患肾功能减退时表现为排泄延缓，甚至无功能，对侧肾积水时出现梗阻性图形。

（3）膀胱镜检查：膀胱镜检查可见膀胱黏膜充血、水肿、浅黄色结核结节、结核性溃疡、肉芽肿及瘢痕等病变，以膀胱三角区和患侧输尿管口周围较为明显。膀胱容量小于 50 mL 或有急性膀胱炎时，不宜做膀胱镜检查。晚期膀胱结核使整个膀胱充血、水肿，呈一片通红。

2. 鉴别诊断　泌尿系统结核主要应与非特异性泌尿系统感染和其他疾病引起的血尿相鉴别。最主要的鉴别点是肾结核的尿中可以找见抗酸杆菌或尿结核分枝杆菌培养阳性，而其他疾病的尿中不会发现；同时肾结核患者的肾影像学检查可见空洞、纤维化和肾实质破坏并存。

（四）治疗

1. 全身支持治疗　治疗时应注意全身治疗，包括充足的营养、良好的休息、提高免疫力等等。

2. 药物治疗　药物治疗的适应证包括：临床前期肾结核；病灶较小的肾结核；双侧或独肾结核属晚期不宜手术者；身体其他部位有活动性结核，暂不宜手术者；患者同时患有其他严重疾病，暂不宜手术者；手术前准备。

抗结核药物种类很多，首选药物有吡嗪酰胺、异烟肼、利福平等杀菌药物，乙胺丁醇、环丝氨酸、乙硫异烟胺等抑菌药为二线药物。因抗结核药物多数有肝毒性，服药期间应同时服用保肝药物，并定期检查肝功能。泌尿系统结核的药物治疗也应该遵循早期、联合、足量、疗程充分的原则。最好三种药物联合应用，早期病例用药 6 ~ 9 个月。5 年不复发即可认为治愈，但如果有明显膀胱结核或伴有其他器官结核，随诊时间需延长至 10 ~ 20 年或更长。

3. 手术治疗 药物治疗 6 ~ 9 个月无效、肾结核破坏严重应在药物治疗的配合下行手术治疗。肾切除术前抗结核治疗不应少于 2 周。

（1）肾切除术：适用于肾结核破坏严重，对侧肾正常或病变较轻的患者。肾结核对侧肾积水，如果积水肾功能代偿不良，应先引流肾积水，保护肾功能，待肾功能好转后再切除无功能的患肾。

（2）保留肾组织的肾结核手术：肾部分切除术适用病灶局限于肾的一极；结核病灶清除术适用局限于肾实质表面闭合性的结核性脓肿。近年来，这类手术已很少采用。

（3）挛缩膀胱的手术治疗：肾结核并发挛缩膀胱时，在患肾切除及抗结核治疗 3 ~ 6 个月后，待膀胱结核完全愈合，对侧肾正常、无结核性尿道狭窄的患者，可行肠膀胱扩大术。

第二节 男性生殖系统结核

男性生殖系统结核的发病年龄以 20 ~ 40 岁青壮年为多见、约占 80%，大多数继发于肾结核，一般来自后尿道感染，含有结核分枝杆菌的尿液可以通过前列腺导管、射精管进入生殖系统，引起前列腺、精囊、输精管、附睾和睾丸结核，男性生殖系统结核也可以经血行直接播散引起。前列腺结核常常是全身结核的一部分。如果全身结核发病率低，则前列腺结核会随着减少，反之前列腺结核也随之增多。

（一）病理

男性生殖系统结核的病理改变和一般结核病相同，主要也为结核结节、干酪坏死、空洞形成和纤维化等，钙化极少见。前列腺结核脓肿向尿道破溃，可使后尿道呈空洞状，边缘不规则。前列腺、精囊纤维化以后则形成坚硬肿块。输精管结核常致管腔堵塞，输精管变粗变硬，呈"串珠"状改变。附睾结核病变常从附睾尾开始，呈干酪样变、脓肿及纤维化，可累及整个附睾。少数血行感染引起的附睾结核，病变多从附睾头部开始。附睾结核常侵及鞘膜和阴囊壁，脓肿破溃后可形成经久不愈的窦道。睾丸结核常是附睾结核直接扩展蔓延所致。

（二）临床表现

生殖系统结核多为慢性病程、逐渐发展。前列腺和精囊结核多无明显症状，偶感直肠内和会阴部不适，可出现血精、精液量减少、性功能障碍和不育等。直肠指诊可发现前列腺、精囊硬结，一般无压痛。

附睾结核一般发病缓慢，表现为阴囊部肿胀不适或下坠感，可以形成坚硬的附睾肿块，多数不痛，或仅感轻微隐痛，因此，患者常在无意中发现。少数病例可急性发病，附睾肿痛较明显，以后变为慢性，形成寒性脓肿如继发感染，阴囊局部出现红肿、疼痛。脓肿破溃后可形成经久不愈的窦道。

（三）诊断

有上述临床表现，直肠指检发现前列腺、精囊硬结，或体检中发现附睾硬结，疑有男性生殖系统结核时，需全面检查泌尿系统有无结核病变。前列腺液或精液中有时可发现结核分枝杆菌；骨盆平片偶可发现前列腺结核钙化；尿道造影可显示前列腺部尿道变形或扩大，造影剂可进入前列腺空洞内。

前列腺结核需与非特异性前列腺炎及前列腺癌鉴别。非特异性慢性前列腺炎患者症状一般较为明显，前列腺液培养可以发现细菌生长，抗酸杆菌培养阴性，经抗感染治疗后，症状好转。前列腺癌发病多为老年人，早期症状与良性前列腺增生相似，往往不特异，直肠指检、前列腺特异性抗原测定和超声、CT、MRI 等影像学检查有助于诊断，确诊依靠前列腺穿刺活组织检查。

附睾结核需与非特异性慢性附睾炎鉴别，附睾结核硬块常不规则，病程缓慢，常可触及"串珠"样、粗硬的输精管，如附睾病变与皮肤粘连或形成阴囊皮肤窦道，附睾结核诊断不太困难。非特异性慢性附睾炎很少形成局限性硬结，一般与阴囊皮肤无粘连，常有急性炎症发作史或伴有慢性前列腺炎病史。

（四）治疗

1. 全身支持治疗　治疗时同样应注意全身治疗，包括充足的营养、良好的休息、提高免疫力等。

2. 药物治疗　前列腺、精囊结核一般用抗结核药物治疗，不需要用手术方法，但应清除泌尿系统可能存在的其他结核病灶，如肾结核、附睾结核等。早期附睾结核应用抗结核药物治疗，多数也可以治愈。抗结核药物也应首选药物有吡嗪酰胺、异烟肼、利福平等杀菌药物，乙胺丁醇、环丝氨酸、乙硫异烟胺等抑菌药为二线药物。服药期间应同时服用保肝药物，并定期检查肝功能。药物治疗也应该遵循早期、联合、足量、疗程充分的原则。

3. 手术治疗　如果附睾结核病变较重，疗效不好，已有脓肿或有阴囊皮肤窦道形成，应在药物治疗配合下行附睾及睾丸切除术。

（张　勇　崔元善）

本 章 小 结

本章讲述了泌尿、男性生殖系统结核的病因、病理、临床表现、诊断和治疗原则。其中，肾结核是学习的重点，应该仔细学习。

思 考 题

1. 肾结核的临床表现和治疗原则是什么？
2. 男性生殖系统结核的治疗方法有哪些？

参 考 文 献

[1] 吴阶平. 吴阶平泌尿外科学. 济南：山东科学技术出版社，2012.

[2] 那彦群. 实用泌尿外科学. 北京：人民卫生出版社，2009.

[3] 肖和平. 结核病防治新进展. 上海：复旦大学出版社. 2004.

第四十章　泌尿系统梗阻

| 学习目标 |

1. 掌握良性前列腺增生症的诊断及治疗方法。
2. 掌握急性尿潴留的处理原则。
3. 熟悉肾积水的病因、诊断及治疗原则。
4. 了解泌尿系统梗阻的病因及病理生理。

| 核心概念 |

【肾积水】尿液从肾盂排出受阻，蓄积后肾内压力增高，肾盂肾盏扩张，肾实质萎缩，功能减退，称为肾积水。肾积水容量超过 1 000 mL 或小儿超过 24 h 尿液总量时，称为巨大肾积水。

【良性前列腺增生症】是指前列腺组织学上增生、解剖学上前列腺体积增大、下尿路症状为主的临床症状以及尿流动力学上的膀胱出口梗阻。

【急性尿潴留】是指膀胱内充满尿液而不能排出，常常由排尿困难发展到一定程度引起，它是泌尿外科常见的急症之一。

| 引　言 |

正常泌尿系统尿液在肾内形成后，经过肾盏、肾盂、输尿管、膀胱和尿道低压、单向地排出体外。泌尿系统的很多疾病比如先天畸形、感染、肿瘤及创伤等在其发生发展过程中均可能出现梗阻。此外，邻近及其他系统病变也可以造成泌尿系统梗阻。泌尿系统梗阻也称为尿路梗阻（urinary tract obstruction）。梗阻如不能及时解除，终将导致肾积水、肾功能损害，甚至肾衰竭。泌尿系统有些疾病与尿路梗阻常互为因果，如感染和结石可引起梗阻，而梗阻又可以继发感染和结石。因此，在治疗感染和结石的同时，必须解决尿路管腔通畅的问题。

第一节　概　述

一、梗 阻 病 因

引起泌尿系统梗阻的病因很多。根据其性质可分为机械性梗阻和动力性梗阻，根据梗阻部位不同分为上尿路梗阻和下尿路梗阻（图40-1）。

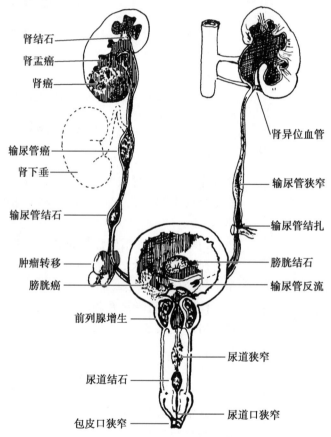

肾结石

肾盂癌

肾癌

肾异位血管

输尿管癌

肾下垂

输尿管狭窄

输尿管结石

输尿管结扎

肿瘤转移

膀胱结石

膀胱癌

输尿管反流

前列腺增生

尿道狭窄

尿道结石

尿道口狭窄

包皮口狭窄

图40-1　泌尿系各部位梗阻病因示意图

（一）机械性梗阻

机械性梗阻是指尿路管腔被机械性病变阻塞，如结石、肿瘤、狭窄等。根据发病病因不同可分为：先天性梗阻，由泌尿生殖系统先天畸形引起，如肾盂输尿管连接处狭窄、腔静脉后输尿管、输尿管膨出、输尿管异位开口及后尿道瓣膜等疾病；后天性梗阻，泌尿系统肿瘤、结石、炎症性狭窄、结核、泌尿系统创伤、腹膜后纤维化、邻近系统肿瘤浸润等疾病。此外医源性梗阻，手术及腔镜检查损伤，肿瘤放射治疗反应所致，也是泌尿系梗阻的常见病因之一。

（二）动力性梗阻

动力性梗阻是指中枢或周围神经疾病造成某部分尿路功能障碍，影响尿液排出，如神经源性膀胱功能障碍。

（三）上尿路梗阻

梗阻发生在输尿管膀胱开口以上称为上尿路梗阻。上尿路梗阻后积水发展较快，对肾功能影响也较大。临床上单侧多见，亦可为双侧。上尿路最常见的病因是肾盂输尿管连接处先天性病变，如狭窄、异位血管和纤维束等，可以引起肾积水。梗阻在肾小管和集合管可致多囊肾、海绵肾等。

（四）下尿路梗阻

梗阻发生在膀胱及其以下者称为下尿路梗阻。由于膀胱的缓冲作用，梗阻后对肾功能的影响较缓慢，但最终可造成双侧肾积水。

根据梗阻的严重程度可分为部分性梗阻和完全性梗阻。突然发生的梗阻称急性梗阻，缓慢而逐渐加重的梗阻称为慢性梗阻。泌尿系统梗阻病因在不同年龄和性别有一定差异。儿童以先天性疾病多见；青壮年以结石、损伤、炎性狭窄常见；妇女可能与盆腔内疾病有关；老年男性以良性前列腺增生最常见，其次为肿瘤。此外，肾下垂如移动位置过大，亦会造成上尿路梗阻。其他如妊娠可以压迫输尿管，影响尿液排出，造成梗阻。

二、病 理 生 理

泌尿系统发生梗阻以后，基本病理改变是梗阻部位以上尿液淤积，压力增高，尿路扩张。梗阻如长时间得不到解除，最终将导致肾积水和肾衰竭。

上尿路梗阻时，起初梗阻部位以上压力增高，输尿管增加收缩力，蠕动增强，管壁平滑肌增生，管壁增厚。如梗阻不解除，后期失去代偿能力，平滑肌逐渐萎缩，张力减退，管壁变薄，蠕动减弱直至消失。随着梗阻程度加重，肾也发生病理改变。肾盂积水内压升高，压力经集合管传至肾小管和肾小球，尿路压力逐渐增高到一定程度时，可使肾小球滤过压降低，滤过率减少。当肾小球囊压力大于肾小球滤过压，肾小球停止滤过，尿液生成停止。但肾内血液循环仍保持正常，肾的泌尿功能仍能持续很长一段时间，主要是因为部分尿液通过肾盂静脉、淋巴、肾小管回流以及经肾窦向肾盂周围外渗，使肾盂和肾小管的压力有所下降，肾小球泌尿功能得以暂时维持（图40-2）。如果尿路梗阻不解除，尿液继续分泌，由于尿液分泌和回流的不平衡，回流只能起到暂时缓冲作用，结果肾积水使肾盂内压力持续增高，压迫肾小管、肾小球及其附近的血管，造成肾组织缺血缺氧，肾实质逐渐萎缩变薄，肾功能丧失。急性完全性梗阻，如输尿管被

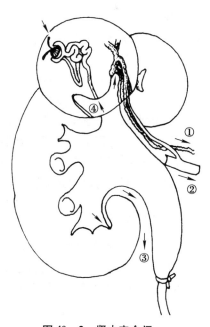

图40-2　肾内安全阀
①肾盂淋巴反流；②肾盂静脉反流；
③肾盂肾窦反流；④肾盂肾小管反流

结扎，肾盂扩张积水常不明显，但肾实质很快萎缩，功能丧失。慢性部分性梗阻常可致巨大肾积水，最后全肾成为一个无功能的巨大水囊。

下尿路梗阻如果发生在膀胱颈部，为了克服排尿阻力，膀胱逼尿肌逐渐代偿增生，肌束纵横交叉形成小梁。长期膀胱内压增高，造成肌束间薄弱部分向壁外膨出，形成小室或假性憩室。后期，膀胱逼尿肌失去代偿能力时，肌肉萎缩变薄，容积增大，输尿管抗反流功能被破坏，尿液可反流到输尿管、肾盂，引起肾积水和肾功能损害。

泌尿系统梗阻后常见的并发症是感染。梗阻后因尿液停滞，细菌极易通过肾盏穹窿部裂隙及受损的尿路上皮侵入，繁殖和生长，引起感染，例如肾盂肾炎、肾周围炎和膀胱炎。最危险的是细菌入血造成菌血症。结石是梗阻另一常见并发症，梗阻造成尿流停滞与感染，可促进结石形成。

第二节　肾　积　水

尿液从肾盂排出受阻，蓄积后肾内压力增高，肾盂肾盏扩张，肾实质萎缩，功能减退，称为肾积水（hydronephrosis）。肾积水容量超过 1 000 mL 或小儿超过 24 h 尿液总量时，称为巨大肾积水。

（一）临床表现

泌尿系统梗阻基于原发病因、梗阻部位、程度和时间长短不同，肾积水的临床表现和病情转归也不一样。轻度肾积水多无症状，中重度肾积水可出现腰痛。有些患者以腹部肿块为首发症状，尤其是小儿患者。先天性肾盂输尿管连接处狭窄、肾下极异位血管或纤维束压迫输尿管等引起的肾积水，发展常较缓慢，症状不明显或仅有腰部隐痛不适。当肾积水达严重程度时，腹部可出现包块。泌尿系统各部位的结石、肿瘤、炎症或结核引起的继发性肾积水，多数表现为原发病变的症状和体征。例如上尿路结石致急性梗阻时，可出现肾绞痛、恶心、呕吐、血尿及肾区压痛等。少数上尿路结石仅表现腰腹部包块而无任何临床症状，常为 B 超检查发现。下尿路梗阻时，主要表现为排尿困难和膀胱不能排空，甚至出现尿潴留，而肾积水的症状出现得较晚，临床多表现为不同程度的肾功能损害，严重者出现贫血、乏力、衰弱、食欲下降、恶心、呕吐等尿毒症症状。

肾积水如并发感染，则表现为急性肾盂肾炎症状，出现寒战、高热、腰痛及膀胱刺激症状等。如梗阻不解除，肾积水继发的感染很难治愈，可发展成为脓肾，腹部有可能扪及包块，患者常有低热及消瘦等。尿路梗阻引起肾积水，如梗阻长时间得不到解决，最终导致肾功能减退甚至衰竭。双侧肾或孤立肾完全梗阻时可出现无尿。

（二）诊断

肾积水的诊断一般不困难，主要依赖各种影像学检查。值得注意的是不应该只满足于肾积水的形态学改变，还要进一步查明引起积水的病因、梗阻部位、程度、有无感染及肾功能损害的程度。发现腹部包块就应该注意有肾积水的可能，如包块的紧张度较低且有波动感，则肾积水的可能性极大。可用下列方法对肾积水进行诊断。

1. 实验室检查　包括血液、尿液常规检查、生化检查，必要时尿细菌培养，结核分枝杆菌检查对判断尿路梗阻的原因有帮助。

2. 影像学检查

（1）泌尿系统平片：可帮助了解尿路有无阳性改变。

（2）静脉尿路造影：可了解肾盏、肾盂、膀胱形态和双肾功能。

（3）逆行肾盂造影检查：当静脉肾盂造影因为一侧肾功能损害不能获得满意的影像，可经膀胱镜将输尿管导管插至肾盂，进行逆行肾盂造影常可获得较清晰的肾积水影像。但采用此方法检查有引起严重感染的危险，逆行插管时必须严格无菌操作及应用抗生素。双侧肾积水时，切勿两侧同时作逆行肾盂造影。如逆行插管失败，可改为 B 超引导下经皮肾穿刺造影。

（4）B 超：作为首选的检查方法可以明确判定增大的肾是实性肿块还是肾积水，并可确定肾积水的程度和肾皮质萎缩情况，简便易行且无创伤。

（5）CT：CT 检查加上尿路三维重建能够清晰显示肾、输尿管、膀胱的形态，更有利于判断肾积水的原因，尤其是了解腹腔、腹膜后及盆腔病变。

（6）MRI 水成像检查：当肾功能减退时，采用传统的静脉肾盂造影检查，肾实质显影时间延长，显影不清楚，MRI 水成像对肾积水的诊断可以代替逆行肾盂造影和肾穿刺造影。

3. 内镜检查 膀胱镜检查可帮助发现下尿路梗阻的原因，输尿管镜检查可了解上尿路梗阻的部位和病因。

4. 肾功能检查 常规肾功能检查仅能反应总肾功能，同位素肾图、同位素肾扫描可以区别肾囊肿和肾积水，并可了解肾实质损害程度及分侧肾功能测定。利尿肾图，对判定上尿路有无梗阻及梗阻的程度有一定帮助。

5. 尿流动力学检查 对于可能存在动力性梗阻例如神经源性膀胱的患者，则是可选择的检查。

（三）治疗

肾积水的治疗应根据梗阻的病因、发病缓急、梗阻的严重程度、有无并发症以及肾功能损害情况等综合考虑确定治疗方案。

1. 病因治疗 肾积水的基本治疗目的是去除病因，保护患肾。最根本的治疗措施是去除病因，肾功能损害较轻者常可恢复。治疗方法取决于梗阻病变的性质，如为先天性肾盂输尿管狭窄，应将狭窄段切除并作肾盂成形，肾盂输尿管吻合术。肾、输尿管结石可行体外冲击波碎石（ESWL）、经皮肾镜或输尿管镜碎石、取石术。

2. 肾造瘘术 如果患者病情较危重，不允许做较大手术或梗阻暂时不能除去时，可在 B 超引导下经皮肾穿刺造瘘，引流尿液，以利于感染的控制和肾功能的改善；待患者身体条件许可时，再治疗梗阻的病因。如梗阻病因不能去除，做永久性肾造瘘。

3. 输尿管支架置入术 对于输尿管难以修复的炎性狭窄、晚期肿瘤压迫或侵及等梗阻引起的肾积水，经膀胱镜如能放置双"J"形输尿管导管长期内引流肾盂尿液，既可保护肾功能，又可显著改善患者的生活质量。

4. 肾切除术 重度肾积水，肾实质显著破坏、萎缩、引起肾性高血压或合并严重感染，肾功能严重丧失，而对侧肾功能正常时，可行患肾切除术。

第三节 良性前列腺增生症

良胜前列腺增生症（benign prostatic hyperplasia，BPH）简称前列腺增生，其定义是指前列腺组织学上增生、解剖学上前列腺体积增大（benign prostatic enlargement，BPE）、下尿路症状（lower urinary tract symptoms，LUTS）为主的临床症状以及尿流动力学上的膀胱出口梗阻。前列腺增生，是引起男性老年人排尿障碍最为常见的一种良性疾病。

（一）病因

BPH 的发生必须依赖年龄的增长和有功能的睾丸两个重要条件。组织学上 BPH 的发病率随年龄的增长而增加。随着年龄逐渐增大，前列腺也随之增长，男性在 35 岁以后前列腺可有不同程度的增生，多在 50 岁以后出现临床症状。具体的发生机制仍不完全清楚。可能由于上皮和间质细胞的增殖和细胞凋亡（apoptosis）的平衡性破坏引起。相关因素有雄激素及其与雌激素的相互作用、前列腺间质与上皮细胞之间的相互作用、生长因子、炎症细胞、神经递质及遗传因素等。

（二）病理生理

McNeal 前列腺分为外周带、中央带、移行带和尿道周围腺体区（图 40 - 3）。前列腺腺体增生开始于围绕尿道精阜的腺体，这部分腺体称为移行带。增生之前移行带仅占前列腺组织的 5%，中央带占 25%，外周带占 70%。所有 BPH 结节发生于移行带和尿道周围腺体，增生的腺体将外周的腺体挤压萎缩形成前列腺外科包膜，与增生腺体有明显界限，易于分离。外周带组成了前列腺的背侧及外侧部分，是前列腺癌最常发生的部位。前列腺增生症可引起泌尿道梗阻，表现为以下三种形式。

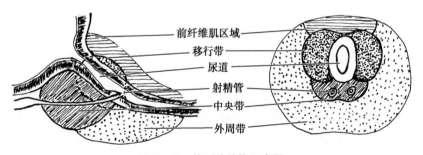

图 40 - 3　前列腺结构示意图

1. 机械性梗阻　前列腺增生主要发生于前列腺尿道周围移行带，增生组织呈多发结节，并逐渐增大。增生腺体突向后尿道，使前列腺尿道伸长、弯曲、受压变窄，尿道阻力增加，引起排尿困难。

2. 动力性梗阻　前列腺内尤其是围绕膀胱颈部的平滑肌内含有丰富的 α 肾上腺素能受体，这些受体的激活使该处平滑肌收缩，可明显增加前列腺部尿道的阻力。前列腺增生及 α 肾上腺素能受体兴奋致后尿道平滑肌收缩，造成膀胱出口梗阻。

3. 继发性膀胱功能障碍　为了克服排尿阻力，逼尿肌增强其收缩能力，逐渐代偿性肥大，肌束形成粗糙的网状结构，加上长期膀胱内高压，膀胱壁出现小梁小室或假性憩室。如逼尿肌退变，顺应性差，出现逼尿肌不稳定收缩，患者有明显尿频、尿急和急迫性尿失禁，可造成输尿管尿液排出阻力增大，引起上尿路扩张积水。如梗阻长期未能解除，逼尿肌萎缩，失去代偿能力，收缩力减弱，导致膀胱不能排空而出现残余尿。随着残余尿量增加，膀胱壁变薄，膀胱无张力扩大，可出现充盈性尿失禁或无症状慢性尿潴留，尿液返流引起上尿路积水及肾功能损害。梗阻引起膀胱尿潴留，还可继发感染和结石形成。

（三）临床表现

前列腺增生症多在 50 岁以后出现症状。症状与前列腺体积大小不完全成比例，而取决于引起梗阻的程度、病变发展速度以及是否合并感染等，症状可时轻时重。根据病情变化规律可将前列腺增生病程分为刺激期、代偿期和失代偿期三个阶段。

1. 刺激期　尿频是前列腺增生患者最常见的早期症状，尤其是夜间排尿次数增加更为明显。尿频的原因，早期是因增生的前列腺充血刺激引起。随着病情发展，梗阻加重，残余尿量增多，膀胱有效容量减少，尿频逐渐加重。此外，梗阻诱发逼尿肌功能改变，膀胱顺应性降低或逼尿肌不稳定，尿频更为明显，并出现急迫性尿失禁等症状。

2. 代偿期　排尿困难是此期最主要的症状，病情发展缓慢。典型表现是排尿迟缓、断续、尿流细而无力、射程短、终末滴沥、排尿时间延长。

3. 失代偿期　如梗阻继续加重，残余尿量不断增加，患者常需要用力并增加腹压以帮助排尿，排尿终末常有尿不尽感。当梗阻加重达一定程度时，过多的残余尿可使膀胱逼尿肌功能受损，收缩力减弱，逐渐发生尿潴留并出现尿失禁。膀胱过度充盈致使少量尿液从尿道口溢出，称为充盈性尿失禁。在前列腺增生的任何阶段中，可因气候变化、劳累、饮酒、便秘、久坐等因素，使前列腺突然充血、水肿导致急性尿潴留，患者不能排尿，膀胱胀满，下腹疼痛难忍，常需急诊处理。此外，前列腺增生合并感染或膀胱结石时，可出现明显尿频、尿急、尿痛症状。增生腺体表面黏膜较大的血管破裂时，亦可发生不同程度的无痛性肉眼血尿，应与泌尿系肿瘤引起的血尿鉴别。梗阻引起严重肾积水、肾功能损害时，可出现慢性肾功能不全，如食欲不振、恶心、呕吐、贫血、乏力等症状。长期排尿困难导致腹压增高，还可引起腹股沟疝、内痔与脱肛等。

（四）诊断

50 岁以上男性出现典型的排尿不畅的临床表现，应该考虑有前列腺增生的可能。有必要做直肠指检，每例前列腺增生患者均需作此项检查。指检时多数患者可触到增大的前列腺，表面光滑，质韧、有弹性，边缘清楚，中间沟变浅或消失，即可作出初步诊断。指检结束时应注意肛门括约肌张力是否正常。此外还要进一步做如下检查来明确诊断并判断病情的轻重程度。

1. 国际前列腺症状评分（International Prostate Symptom Score，IPSS）　前列腺增生症症状轻重程度不一样，国际前列腺症状评分表（IPSS）是国际公认判断前列腺症状严重程度的最佳手段。

2. 尿流率检查　尿流率检查可以确定前列腺增生患者排尿的梗阻程度。检查时要求排尿量在 $150 \sim 200$ mL，如最大尿流率 < 15 mL/s 表明排尿不畅；如 < 10 mL/s 则表明梗阻较为严重，常是手术指征之一。如果排尿困难主要是由于逼尿肌功能失常引起，应行尿流动力学检查，通过测定排尿时膀胱逼尿肌压力变化等，可了解是否存在逼尿肌反射不能、逼尿肌不稳定和膀胱顺应性差等功能受损情况。

3. B 超　B 超可经腹壁、直肠或尿道途径进行。经腹壁超声检查时膀胱需要充盈，扫描可清晰显示前列腺体积大小，增生腺体是否突入膀胱，还可以测定膀胱残余尿量。经直肠超声扫描对前列腺内部结构分辨度更为精确，目前已普遍被采用。B 超还可以了解膀胱有无结石以及上尿路有无继发积水等病变。

4. 前列腺特异性抗原（Prostate Specific Antigen，PSA）　PSA 测定对排除前列腺癌，尤其前列腺有结节或质地较硬时十分必要。血清 PSA 正常范围为 $0 \sim 4$ ng/mL。PSA 敏感性高，但特异性差，许多因素都可影响 PSA 的测定值，如前列腺增生也可使 PSA 增高。

5. 放射性核素肾图   有助于了解上尿路有无梗阻及肾功能损害。

6. 其他检查   有血尿的患者应行静脉尿路造影和膀胱镜检查，以除外合并有泌尿系统肿瘤的可能。

（五）鉴别诊断

前列腺增生引起排尿困难，应与下列疾病鉴别：

1. 膀胱颈挛缩   膀胱经挛缩亦称膀胱颈纤维化，多为慢性炎症所致，发病年龄较轻，多在 40 ~ 50 岁出现排尿不畅症状，但前列腺体积不增大，膀胱镜检查可以确诊。

2. 前列腺癌   前列腺有结节，质地坚硬或血清 PSA 升高，前列腺系统穿刺活组织检查可以帮助明确诊断。

3. 膀胱癌   邻近膀胱颈口的膀胱肿瘤可表现出排尿梗阻症状，应加以鉴别。一般膀胱肿瘤常有血尿症状，膀胱镜检查容易鉴别。

4. 神经源性膀胱功能障碍   临床表现与前列腺增生相似，有排尿困难、残余尿量较多、肾积水和肾功能不全，前列腺不增大，为动力性梗阻。患者常有中枢或周围神经系统损害的病史和体征，如有下肢感觉和运动障碍，会阴皮肤感觉减退、肛门括约肌松弛或反射消失等。静脉尿路造影常显示上尿路有扩张积水，尿流动力学检查可以明确诊断。

5. 尿道狭窄   多有尿道损伤及感染病史，行尿道膀胱造影与尿道镜检查，容易确诊。

（六）治疗

前列腺增生进展缓慢，未引起明显梗阻者一般无需处理，可观察等待。梗阻较轻或不能耐受手术者可采用药物治疗或非手术微创治疗。排尿梗阻症状严重、膀胱残余尿量过多或既往出现过急性尿潴留、药物治疗疗效不佳而全身状况能够耐受手术者，应争取早日手术治疗。对前列腺增生的治疗可分为：

1. 观察等待   作为一项非药物非手术的治疗措施，包括患者教育、生活方式指导以及随访。良性前列腺增生患者若长期症状较轻，不影响生活与睡眠，一般无需治疗可观察等待。但需密切随访，如症状加重，应选择其他方法治疗。

2. 药物治疗   药物治疗前列腺增生症是首选的治疗，常用的药物有 α 肾上腺素能受体阻滞剂、5α 还原酶抑制剂和植物类药等。

（1）α 受体阻滞剂：通过阻滞分布在前列腺和膀胱颈部的平滑肌表面的肾上腺素能受体，松弛平滑肌，达到缓解膀胱出口动力性梗阻的作用。根据 α 受体的选择性可分为非选择性 α 受体阻滞剂、选择性 α 受体阻滞剂及高选择性 α 受体阻滞剂。常用药物及用法：非选择性 α 受体阻滞剂，酚苄明（phenoxybenzamine），因对心血管和中枢神经系统副作用，现在已很少用；选择性 α_1 受体阻滞剂，特拉唑嗪（terazosin）、多沙唑嗪（doxazosin）、阿呋唑嗪（alfuzosin）；高选择性 α_1 受体阻滞剂，坦索罗辛（tamsulosin）（$\alpha_{1A} > \alpha_{1D}$）（对 α_{1A} 受体的作用大于 α_{1D} 受体）、萘哌地尔（$\alpha_{1D} > \alpha_{1A}$）等，副作用多较轻微，主要有头晕、鼻塞、直立性低血压等。

（2）5α 还原酶抑制剂：激素类药物，在前列腺内阻止睾酮转变为双氢睾酮，可使前列腺体积部分缩小，改善排尿症状。一般在服药 3 个月之后见效，停药后症状易复发，需长期服药，对体积较大的前列腺将 5α 还原酶抑制剂与 α 受体阻滞剂联合治疗，其疗效优于单药治疗。

（3）植物制剂：如普适泰等适用于 BPH 及相关下尿路症状的治疗。有研究结果提示其疗效与 5α

还原酶抑制剂及 α 受体阻滞剂相当，且没有明显副作用。但因其作用机制复杂，难以判断具体成分生物活性和疗效的相关性。因此以循证医学原理为基础的大规模随机对照的临床研究对进一步推动植物制剂在 BPH 治疗中的临床应用有着积极的意义。

（4）中医药：中医药对中华民族的健康和我国医疗卫生事业的发展有着不可磨灭的贡献。目前临床用于 BPH 治疗的种类很多，参照中医或中西医结合学会的推荐意见开展治疗。

3. 手术治疗　前列腺增生梗阻严重、残余尿量较多、症状明显而药物治疗效果不好，身体状况能耐受手术者，应考虑手术治疗。如有尿路感染、残余尿量较多或有肾积水、肾功能不全时，宜先留置导尿管或膀胱造瘘引流尿液，控制感染，待上述情况明显改善或恢复后再择期手术。手术疗效肯定，但有一定痛苦与并发症等。开放手术多采用耻骨上经膀胱或耻骨后前列腺切除术。经尿道前列腺切除术（TURP）适用于大多数良性前列腺增生患者，是目前手术治疗良性前列腺增生症的金标准。

4. 其他疗法

（1）激光治疗：激光有接触性、非接触性和组织内插入等方式，疗效不十分理想。目前应用钬（Ho）激光、绿激光等治疗前列腺增生，疗效肯定。

（2）经尿道球囊高压扩张术。

（3）前列腺尿道网状支架。

（4）经尿道热疗。

（5）体外高强度聚焦超声。

第四节　急性尿潴留

急性尿潴留（acute urine retention）是泌尿外科常见的急症之一。是指膀胱内充满尿液而不能排出，常常由排尿困难发展到一定程度引起。尿潴留分为急性与慢性两种。前者发病突然，膀胱内胀满尿液不能排出，十分痛苦，临床上常需急诊处理；后者起病缓慢，病程较长，下腹部可叩及充满尿液的膀胱，但患者却无明显痛苦。

（一）病因

病因引起尿潴留的病因很多，可分为机械性和动力性梗阻两类。

1. 机械性梗阻　机械性梗阻最多见，如良性前列腺增生、前列腺肿瘤；膀胱颈梗阻性病变如膀胱颈挛缩、膀胱颈部肿瘤；先天性后尿道瓣膜、各种原因引起的尿道狭窄、肿瘤、异物和尿道结石。此外，盆腔肿瘤、处女膜闭锁的阴道积血、妊娠的子宫等均可以引起尿潴留。

2. 动力性梗阻　动力性梗阻是指膀胱出口、尿道无器质性梗阻病变，尿潴留系排尿动力障碍所致。最常见的原因为中枢和周围神经系统病变，如脊髓或马尾损伤、肿瘤，糖尿病等，造成神经源性膀胱功能障碍引起。直肠或妇科盆腔根治性手术损伤副交感神经分支；痔疮或肛瘘手术以及腰椎麻醉术后可出现排尿困难，引起尿潴留。此外，各种松弛平滑肌的药物如阿托品、普鲁苯辛、山莨菪碱等，偶尔亦可致排尿困难引起尿潴留。

（二）临床表现

急性尿潴留发病突然，膀胱内充满尿液不能排出，胀痛难忍，辗转不安，有时从尿道溢出部分尿液，但不能减轻下腹疼痛。慢性尿潴留多表现为排尿不畅、尿频，常有排尿不尽感，有时出现尿失禁现象。少数患者虽无明显慢性尿潴留梗阻症状，但往往已有明显上尿路扩张、肾积水，甚至出现尿毒症症状，如全身衰弱、食欲下降、恶心、呕吐、贫血、血清肌酐和尿素氮显著升高等。

（三）诊断

根据病史及典型临床表现，尿潴留诊断并不困难。体格检查时耻骨上区常可见到半球形膨胀的膀胱，用手按压有明显尿意，叩诊为浊音。B超检查可以明确诊断。尿潴留应与无尿鉴别，后者是指肾衰竭或上尿路完全梗阻，膀胱内空虚无尿，两者含义不同，不能混淆。

（四）治疗

1. **急性尿潴留**　急性尿潴留治疗原则是解除病因，恢复排尿。如病因不明或梗阻一时难以解除，应先引流膀胱尿液解除病痛，然后作进一步检查明确病因并进行治疗。

（1）导尿术：急诊处理可行导尿术，是解除急性尿潴留最简便常用的方法。尿潴留短时间不能解除者，保留导尿管持续引流，一周左右拔除。

（2）膀胱造瘘术：尿潴留患者导尿失败后，使用膀胱穿刺造瘘器械，在局麻下直接或B超引导下行耻骨上膀胱穿刺造瘘，持续引流尿液。若无膀胱穿刺造瘘器械，可手术行耻骨上膀胱造瘘术。如梗阻病因不能解除，可以永久引流尿液。急性尿潴留放置导尿管或膀胱穿刺造瘘引流尿液时，应间歇缓慢地放出尿液，避免快速排空膀胱，引起减压出血。

2. **慢性尿潴留**　若为机械性梗阻病变引起，有上尿路扩张肾积水、肾功能损害者，应先行膀胱尿液引流，待肾积水缓解、肾功能改善，经检查病因明确后，针对病因择期手术或采取其他方法治疗，解除梗阻。如系动力性梗阻引起，多数患者需间歇清洁自家导尿；自家导尿困难或上尿路积水严重者，可做耻骨上膀胱造瘘术或其他尿流改道术。

（周永建　宗焕涛）

本 章 小 结

前列腺增生是困扰老年男性的常见病，多发病。通过本章学习了解前列腺增生的病因以及病理生理改变，掌握前列腺增生的临床表现及化验检查手段，做出正确诊断。根据患者前列腺体积大小，症状轻重以及是否有并发症来选择治疗方案。治疗方案有观察等待，药物治疗，手术治疗等。其中药物治疗是首选的治疗方案。

思 考 题

1. 描述上、下尿路梗阻有什么不同？
2. 阐述良性前列腺增生症轻度症状者与中重度症状者处治原则及措施。
3. 列举目前使用的α受体阻滞剂种类及特点。
4. 简述5α还原酶抑制剂治疗前列腺增生症的机制。
5. 如何看待植物制剂及中医药在前列腺增生治疗中的地位和作用？

参考文献

［1］ 吴阶平 . 泌尿外科学 . 济南：山东科学技术出版社，2006.

［2］ 那彦群 . 中国泌尿外科疾病诊断治疗指南 . 北京：人民卫生出版社，2011.

第四十一章 尿 石 症

| 学习目标 |

1. 掌握上尿路结石的临床表现、诊断及治疗原则。
2. 掌握膀胱结石的临床表现、诊断及治疗原则。
3. 熟悉尿道结石的临床表现、诊断及治疗原则。
4. 了解尿石症的病因、分类、成石机制及病理生理。

| 核心概念 |

【尿石症】尿石症又称为尿路结石，包括肾结石、输尿管结石、膀胱结石和尿道结石，是常见的泌尿外科疾病之一。

【肾绞痛】是由于某种病因使肾盂、输尿管平滑肌痉挛或管腔的急性部分梗阻所造成的剧烈疼痛。其特点是突然发作剧烈疼痛，疼痛从患侧腰部开始沿输尿管向下腹部、腹股沟、大腿内侧、睾丸或阴唇放射，可持续几分钟或数十分钟，甚至数小时不等。发作时常伴有恶心呕吐、大汗淋漓、面色苍白、辗转不安等症状，严重者可休克。

| 引 言 |

尿石症又被称为尿路结石（urolithiasis），包括肾结石（renal calculi）、输尿管结石（calculus of ureter）、膀胱结石（vesical calculi）和尿道结石（calculus of ureter）的总称，是常见的泌尿外科疾病之一。尿石症是一种古老的疾病。近年来，随着泌尿系结石病因研究的深入，结石的代谢危险因素越来越为泌尿外科工作者所重视。体外冲击波碎石（extracorporeal shock wave lithotripsy，ESWL）、经皮肾镜取石术（percutaneous nephrolithotomy，PCNL）、输尿管肾镜取石术（ureterorenoscope lithotripsy，URL）、腹腔镜取石术（laparoscope lithotomy）的陆续出现，使泌尿系结石的治疗逐渐向微创方向发展。结石复发的预防工作已经成为泌尿外科工作者关注的重点。

第一节 概 述

尿石症的形成机制尚未完全清楚，有多种学说，肾钙化斑、过饱和结晶、结石基质、晶体抑制物质、异质促进成核学说是结石形成的基本学说。许多资料显示，尿路结石可能是多种影响因素所致。

一、病 因 学

影响结石形成的危险因素很多，性别和年龄、种族、遗传、环境因素、饮食习惯和职业对结石的形成影响很大。身体的代谢异常、尿路梗阻、感染、异物和药物的使用是结石形成的常见原因。重视上述问题，能够减少结石的形成和复发。

（一）代谢异常

1. 尿液酸碱度　在碱性尿中易形成磷酸镁胺及磷酸盐沉淀，在酸性尿中易形成尿酸和胱氨酸结晶。

2. 高钙血症　引起高钙血症的常见疾病包括甲状旁腺功能亢进、乳碱综合征、结节病或类肉瘤病、维生素 D 中毒、恶性肿瘤、皮质醇增多、甲状腺功能亢进、嗜铬细胞瘤、肾上腺功能不全、服用噻嗪类利尿药、急性肾小管坏死恢复期、多发性骨髓瘤、甲状腺功能减退和维生素 A 中毒等。

3. 高钙尿症　原发性高尿钙症分 3 型：吸收性高钙尿症、肾性高钙尿症和重吸收性高钙尿症。一些明确的代谢性疾病也引起继发性高钙尿症及尿路含钙结石形成，如肾小管酸中毒、长期卧床、甲状腺功能亢进和维生素 D 中毒等。

4. 高草酸尿症　原发性高草酸尿症很少见。继发性高草酸尿症的原因包括维生素 C 摄入过多、饮食中草酸及其前体物质过量摄入、饮食中钙的摄入减少、肠原性高草酸尿症和维生素 B_6 缺乏等。

5. 高尿酸尿症　与嘌呤代谢异常有关。

6. 胱氨酸尿症　与遗传性疾病有关。

7. 低枸橼酸尿症和低镁尿症　抑制结石形成的因子减少，有利于结石的形成。

（二）局部因素

尿路梗阻、感染和尿路异物存在是诱发结石形成主要局部因素，梗阻可以导致感染和结石形成，而结石作为尿路中的异物，会加重梗阻和感染的程度。容易引起尿路结石形成的梗阻梗阻性疾病包括机械性梗阻和动力性梗阻两大类。其中肾盂输尿管连接部狭窄、膀胱颈部狭窄、海绵肾、肾输尿管畸形、输尿管膨出、肾囊肿、肾盏憩室和马蹄肾等是常见的机械梗阻性疾病。容易引起尿液滞留，诱发结石形成。神经源性膀胱和先天性巨输尿管属于动力梗阻性疾病，同样造成尿液滞留，促进结石形成。

（三）药物相关因素

药物引起的肾结石占所有结石 1% ~2% ，分为两大类：一类是尿液中浓度高而溶解度低的药物，包括氨苯蝶啶（triamterene）、治疗 HIV 感染的药物（如茚地那韦 indinavir）、硅酸镁和磺胺类等药物，本身就是结石的成分。另一类为能够诱发结石形成的药物，包括乙酰唑胺、维生素 D、维生素 C

和皮质醇激素等，在代谢过程中诱发其他成分结石的形成。

二、结 石 分 类

结石由晶体和基质组成。晶体占结石97%，是结石的主体成分；基质约占3%，是一种类似尿黏蛋白的物质。根据结石的化学成分可分为五大类：草酸钙结石、磷酸钙结石、尿酸结石、磷酸铵镁结石及胱氨酸结石。多数结石是混合性结石，含有两种以上成分，以其中一种为结石主体。含钙结石（包括草酸钙结石和磷酸钙结石）最多见，约占90%。

三、成 石 机 制

尿石症的形成机制尚未完全明确，普遍认为多种因素共同作用形成结石，其中，尿液中成石物质浓度过饱和是结石形成过程中最重要的驱动力。结石形成经过以下几个步骤：①晶核形成：尿液中外来颗粒诱发晶核形成，即异质成核。②结晶生长：过饱和尿液中的离子不断沉积到晶核表面，结合到晶格中，使晶体长大。这些晶体可以经过肾盂排出体外。③结晶聚集：尿液中的晶核或结晶借助电学或化学的驱动力相互聚合成较大的晶体颗粒。④结晶滞留：晶体－细胞相互作用，是结石形成的重要步骤之一。结晶及其聚合体通过基质的黏合作用附着于受损的肾小管上皮细胞，或通过结晶与细胞之间电荷的作用介导了晶体与细胞表面吸附，并使晶体陷于细胞内，逐渐长大，最终形成临床结石。

含钙结石的形成除了尿液过饱和外，还取决于尿饱和度与结晶抑制因子之间的平衡。结石抑制因子如枸橼酸盐、焦磷酸盐和镁等通过直接抑制和间接抑制作用抑制结石形成。尿中结晶抑制因子降低是含钙结石形成的条件之一。非钙结石如尿酸、胱氨酸、磷酸镁铵结石单纯尿液过饱和就是结石形成的充分条件。

四、病 理 生 理

尿路结石在肾和膀胱内形成，输尿管结石和尿道结石是结石排出过程中停留该处所致。输尿管有三个生理狭窄处，即肾盂输尿管连接处、输尿管跨过髂血管处及输尿管膀胱壁段。结石沿输尿管移动，常停留或嵌顿于三个生理狭窄处，并以输尿管下三分之一处最多见。

尿路结石可引起尿路直接损伤、梗阻、感染或恶性变。所有这些病理生理改变与结石部位、大小、数目、继发炎症和梗阻程度等有关。结石阻塞尿路后最为重要的病理生理改变是肾积水和肾功能损害。可引起急性完全性尿路梗阻或慢性不完全性尿路梗阻。前者在及时解除梗阻后，不影响肾功能；后者往往导致肾积水，使肾实质萎缩、肾功能不全。

第二节 上尿路结石

（一）临床表现

上尿路结石包括肾结石（renal calculus）和输尿管结石（calculus of ureter）。主要症状是疼痛和血尿。其程度与结石部位、大小，活动与否及有无损伤、感染、梗阻等有关。

1. 疼痛 肾结石可引起肾区疼痛伴肋脊角叩击痛。肾盂内大结石及肾盏结石可无明显临床症状，活动后出现上腹或腰部钝痛。输尿管结石可引起肾绞痛（renal colic），是由结石活动并引起输尿管痉挛所致。典型的表现为疼痛剧烈难忍，阵发性发作位于腰部或上腹部，并沿输尿管行径，放射至同侧腹股沟区、同侧睾丸或阴唇，同时伴有恶心、呕吐。输尿管结石引起尿路完全性梗阻时，使输尿管管腔内压力增高，管壁局部扩张、痉挛和缺血。由于输尿管与肠有共同的神经支配而导致恶心、呕吐。结石处于输尿管膀胱壁段或输尿管口，可伴有膀胱刺激征及尿道和阴茎头部放射痛。

2. 血尿 通常患者都有肉眼或镜下血尿，后者更为常见，有时活动后镜下血尿是上尿路结石的唯一临床表现。血尿的轻重与结石对尿路黏膜损伤程度有关。如果结石引起尿路完全性梗阻或固定不动（如肾盏小结石），则可能没有血尿。

3. 排石 部分患者可能发觉从尿中排出细小结石，是尿石症的有力证据。

4. 感染 结石继发急性肾盂肾炎或肾积脓时，可有畏寒、发热、寒战等全身症状。

此外，双侧上尿路结石引起双侧尿路完全性梗阻或孤立肾上尿路完全性梗阻时，可导致无尿，出现尿毒症。小儿上尿路结石以尿路感染为重要的表现，应加以注意。

（二）诊断

完整的结石诊断包括三个方面：结石本身诊断，包括部位、体积、数目形状和成分；结石并发症诊断，包括尿路感染、梗阻程度和肾功能损害程度等；结石病因的评估。病史和体检中与活动有关的疼痛和血尿，有助于此病的诊断确立，尤其是典型的肾绞痛。询问病史中，要问清楚第一次发作的情况，确认疼痛发作及其放射的部位，以往有无结石史或家族史，既往病史包括泌尿生殖系统疾病或解剖异常，或结石形成的影响因素等。体检主要是排除其他可引起腹部疼痛的疾病如急性阑尾炎、异位妊娠、卵巢囊肿扭转、急性胆囊炎、胆石症、肾盂肾炎等。疼痛发作时可有肾区叩击痛。

1. 实验室检查

（1）尿常规检查：尿中检出红细胞是诊断结石的重要依据，尿中有白细胞证明有炎症，检出晶体尿可以推测结石成分。尿 pH 测定，酸性尿提示尿酸结石，碱性尿提示磷酸铵镁结石。尿细菌培养有助于判断感染与结石的关系，为抗生素使用提供依据。

（2）血液检查：血常规检出有助判断是否存在感染。常规血液生化检验尿素氮、肌酐可以了解肾功能状态，离子测定高血钙、低血磷及高 PTH 提示甲状旁腺功能亢进；高血氯、低血钾和低二氧化碳结合力提示肾小管酸中毒；血尿酸升高提示尿酸结石。

（3）24 h 尿液定量分析：具体测定 24 h 尿液尿量、pH、钙、钠、镁、磷、尿酸、草酸盐、枸橼酸盐及胱氨酸等内容。用以评价高复发危险的结石可能存在的代谢异常。

2. 影像学检查

（1）B 超：能显示结石的强回声后方伴声影，还能评价肾积水引起的肾包块及肾皮质厚度等，可发现泌尿系平片不能显示的小结石和 X 线透光结石。对造影剂过敏、孕妇、无尿或肾功能不全者，不能作排泄性尿路造影，B 超可作为诊断方法。此外，还可用于引导皮肾穿刺造口术或引导经皮肾镜诊断和治疗的路径。

（2）X 线检查：目的是确定结石的存在、特点及解剖形态，确定是否需要治疗，确定合适的治疗方法。

1）泌尿系平片：90% 以上的结石属于 X 线不透光结石。正侧位摄片可以除外腹内其他钙化阴影如胆囊结石、肠系膜淋巴结钙化、静脉石等。侧位片显示上尿路结石位于椎体前缘之后，腹腔内钙化阴影位于椎体之前。结石过小或钙化程度不高，纯的尿酸结石及基质结石，则不显示。

2）排泄性尿路造影：可以评价结石所致的肾结构和功能改变，有无引起结石的尿路异常如先天性畸形等。排泄性尿路造影显示"负"性充盈缺损，且位于椎体前缘之后提示尿酸结石。

3）逆行肾盂造影：很少用于初始诊断阶段，在其他方法不能确定结石的部位或结石以下尿路系统病情不明时被采用。

（3）CT 检查：能显示任何成分结石，一般不被用作结石患者首选的诊断方法。

（4）放射性核素肾显像：评价治疗前肾受损的肾功能和治疗后肾功能恢复状态。

（5）内镜检查：包括肾镜、输尿管镜和膀胱镜检查。通常在泌尿系平片未显示结石，排泄性尿路造影有充盈缺损而不能确诊时，借助于内镜可以明确诊断和进行治疗。

（三）治疗

对尿石症的患者必须实施个体化治疗，有时需要综合多种治疗方法。一般如结石直径 <0.6 cm，光滑，无尿路梗阻、无感染，纯尿酸结石及胱氨酸结石，可先使用保守疗法。直径 <0.4 cm，光滑的结石，90% 能自行排出体外。

1. 病因治疗　少数患者能找到形成结石的病因，如甲状旁腺功能亢进（主要是甲状旁腺瘤），只要切除腺瘤，原有的尿路结石会自行溶解、消失；尿路梗阻者，只要解除梗阻，取出结石，可以避免结石复发。

2. 药物治疗　根据已排出的结石或经手术取出的结石所作结石成分分析，决定药物治疗的方案。尿酸结石因是体内嘌呤代谢紊乱的产物，碱化尿液、口服别嘌呤醇及饮食调节有治疗作用，效果较好。感染性结石需控制感染（根据药物敏感试验选用抗菌药物），取出结石，酸化尿液。调节尿 pH 可以增高结石的溶解度，口服枸橼酸钾、重碳酸钠等，以碱化尿液，有利于尿酸和胱氨酸结石的溶解和消失；口服氯化铵使尿酸化，有利于防止感染性结石生长。在药物治疗过程中，还需增加液体摄入量，包括大量饮水，以增加尿量。

3. 体外冲击波碎石（Extracorporeal Shock Wave Lithotripsy，ESWL）　通过 X 线或 B 超对结石进行定位，利用高能冲击波聚焦后作用于结石，使结石裂解，直至粉碎成细砂，随尿液排出体外。适应证：肾、输尿管上段结石，输尿管下段结石治疗的成功率比输尿管镜取石低。禁忌证：结石远端尿路梗阻、妊娠女性、出血性疾病、急性尿路感染、少尿性器质性肾衰竭、严重心律失常和结石体积过大。

4. 经皮肾镜取石或碎石术（Percutaneous Nephrolithotomy，PCNL）　目前，经皮肾镜取石术在上尿路结石治疗中发挥着越来越重要的作用。经腰背部细针穿刺直达肾盏或肾盂，扩张并建立皮肤至肾内的通道，插放肾镜，直视下取石或碎石。较小的结石通过肾镜用取石钳取出；较大的结石无法直接取出者采用激光、超声或气动式体内碎石器等将结石粉碎取出，术后要安置肾造瘘管引流尿液。对于复杂性肾结石可以联合应用 PCNL 或 ESWL 术。

5. 输尿管镜取石或碎石术（Ureteroscopic Lithotomy or Lithotripsy，URL）　经尿道将输尿管镜插入膀胱，沿输尿管直视下采用套石或取石。若结石较大可用超声、激光或气压弹道碎石。适用于中、下段输尿管结石、泌尿系平片不显影结石。对于上段输尿管结石采用输尿管镜经尿道途径取石或碎石成功率降低，也可采用 PCNL 治疗。

6. 开放手术治疗　过去大多数尿石症采用开放手术取石，但是手术给患者造成较大的创伤，尤其是，有的复杂性肾结石一次不易取尽，有的复发率高，重复取石的手术难度大，危险性增加，甚至有发生肾衰竭和失肾的可能。由于腔内泌尿外科及 ESWL 技术的普遍开展，大多数上尿路结石已不再需用开放手术。开放手术的术式主要有以下几种：

（1）肾盂切开取石术：适用于结石 >1 cm，合并梗阻、感染的结石。肾外型肾盂伴发结石常采用此法。肾内型肾盂，或结石较大（鹿角形结石）经肾盂切开取石易造成肾盂撕裂者，应采取肾窦内肾盂切开取石术，即沿肾窦分离至肾内肾盂切开，以利于较大结石取出。

（2）肾实质切开取石术：适用于肾盏结石，尤其是肾盂切开不易取出或多发性肾盏结石。根据结石所在部位，沿肾前后段段间线切开或于肾后侧作放射状切口取石。当肾盏局部实质变薄时，作局部小切口即可取出结石。

（3）肾部分切除术：适用于结石在肾一极或结石所在肾盏有明显扩张、实质萎缩和有明显复发因素者。

（4）肾切除术：因结石导致肾结构严重破坏，功能丧失，或合并肾积脓，而对侧肾功能良好，可将患肾切除。

（5）输尿管切开取石术：适用于嵌顿较久或其他的方法治疗无效的结石。手术径路需根据结石部位选定。

双侧上尿路结石的手术治疗原则：①双侧输尿管结石时，一般先处理梗阻严重侧。条件允许时，可同时行双侧输尿管取石。②一侧肾结石，另一侧输尿管结石时，先处理输尿管结石。③双侧肾结石时，应在尽可能保留肾的前提下，一般先处理容易取出且安全的一侧。若肾功能极差，梗阻严重，全身情况不良，宜先行经皮肾造瘘。待患者情况改善后再处理结石。④孤立肾上尿路结石或双侧上尿路结石引起急性完全性梗阻无尿时，一旦诊断明确，只要患者全身情况许可，应及时施行手术。若病情严重不能耐受手术，亦应试行输尿管插管，通过结石后留置导管引流；不能通过结石时，则改行经皮肾造瘘。所有这些措施目的是引流尿液，改善肾功能。待病情好转后再选择适当的治疗方法。

第三节　膀　胱　结　石

（一）病因

膀胱结石（vesical calculus）分为原发性膀胱结石和继发性膀胱结石，约占下尿路结石的 5%。①原发性膀胱结石：很少见，多发于男孩，与低蛋白、低磷饮食有关；少数发生在成人，可能与机体脱水和钙代谢异常有关。②继发性膀胱结石：较前者多见，常见于良性前列腺增生、膀胱憩室、神经源性膀胱、异物和感染，上尿路结石排入膀胱也是原因之一。

（二）临床表现

典型症状为排尿突然中断，疼痛放射至远端尿道及阴茎头部，伴排尿困难、膀胱刺激症状和常伴有终末血尿。待活动或改变体位后，结石离开膀胱颈口，排尿再次恢复，能使疼痛缓解。小儿发病时常用手搓拉阴茎，试图改变体位，减轻痛苦。由于排尿费力，腹压增加，可并发脱肛。并发感染时，膀胱刺激症状加重，并有脓尿。若结石位于膀胱憩室内，仅表现为尿路感染。

（三）诊断

根据典型症状可初步诊断，但需注意引起结石的病因。常辅助诊断方法为：B 超检查，能发现强光团及声影，还可同时发现膀胱憩室、良性前列腺增生等。X 线检查，膀胱区平片能显示绝大多数结石，怀疑有上尿路结石可能时，还需做泌尿系平片及排泄性尿路造影。膀胱镜检查，能直接见到结石，并可发现膀胱病变。

（四）治疗

采用手术治疗，除治疗膀胱结石之外，更重要的是病因治疗。膀胱感染严重时，应用抗菌药物；若有尿潴留，则应先留置导尿，引流尿液及控制感染后再行进一步治疗。

1. 经尿道膀胱镜取石或碎石术　大多数结石应用碎石钳机械碎石，并将碎石取出，适用于结石 <3 cm 者。较大的结石需采用超声、激光或气压弹道碎石。

2. 开放手术　结石直径 >4 cm，质地硬，碎石不成功，或结石位于憩室内应采用耻骨上膀胱切开取石术，并同时处理憩室、前列腺增生等原发病。

第四节　尿　道　结　石

尿道结石（calculus of urethra）绝大多数来自肾和膀胱。有尿道狭窄、尿道憩室及异物存在时亦可致尿道结石。见于男性，多数尿道结石位于前尿道。

（一）临床表现

典型症状为排尿困难，排尿疼痛，点滴状排尿，排尿不尽，重者可发生急性尿潴留。

（二）诊断

前尿道结石可经尿道会阴扪及硬结；后尿道结石经直肠指检可触及。使用金属尿道探子可经尿道探及金属与结石摩擦感。X 线检查可显示大部分结石，有助于明确诊断。

（三）治疗

目的是尽快取出结石，解除痛苦，防止尿潴留。进一步再进行结石病因治疗。取石方法遵循易于取出，对尿道损伤最小的原则。

1. 经尿道口直接取出　结石位于前尿道舟状窝，可向尿道内注入无菌液状石蜡，轻轻地推挤，或用钳子取出。

2. 将结石推入膀胱后取出　后尿道结石可用尿道探条将结石轻轻地推入膀胱，再按膀胱结石处理。

3. 原位处理尿道结石　上述两种方法均不能处理的尿道结石，可经尿道在原位用超声、气压弹道碎石。尽量不作尿道切开取石，以免尿道狭窄。开放手术仅适用于同时合并尿道憩室需要同时切除者。

（周永建　宗焕涛）

本　章　小　结

尿石症是常见的泌尿外科疾病之一。上尿路结石包括肾和输尿管结石在临床上极为常见，其以疼痛、血尿、感染等为主要症状。其程度与结石部位、大小，活动与否及有无损伤、感染、梗阻等有关。此外，双侧上尿路结石引起双侧尿路完全性梗阻或孤立肾上尿路完全性梗阻时，可导致无尿，出现尿毒症。小儿上尿路结石以尿路感染为重要的表现，应加以注意。

思 考 题

1. 描述尿石症的病因。
2. 描述上尿路结石的取石原则。
3. 简述尿石症的药物治疗方法。

参考文献

［1］吴阶平.泌尿外科学.济南：山东科学技术出版社，2006.
［2］那彦群.中国泌尿外科疾病诊断治疗指南.北京：人民卫生出版社，2011.

第四十二章　泌尿、男性生殖系统肿瘤

| 学习目标 |

1. 掌握肾癌、膀胱癌、前列腺癌的病因、诊断及治疗原则。

2. 熟悉睾丸癌的病因、诊断及治疗原则。

3. 了解肾母细胞瘤、阴茎癌的病因、诊断及治疗原则。

| 核心概念 |

【尿路上皮肿瘤】尿路上皮上发生的肿瘤即为尿路上皮肿瘤，其中以膀胱肿瘤最多见。

【前列腺特异性抗原】是前列腺上皮细胞分泌的一种糖蛋白，是目前临床上诊断前列腺癌最敏感的肿瘤标志物，被广泛应用于前列腺癌的筛选、诊断及治疗后的监测。

| 引　言 |

泌尿、男性生殖系统各部位都可发生肿瘤，最常见是膀胱癌，其次是肾肿瘤。欧美国家最常见的为前列腺癌，近年在我国有明显增长趋势。我国过去常见的生殖系统肿瘤阴茎癌的发病率已明显下降。

第一节　肾　肿　瘤

肾肿瘤是泌尿系统较常见的肿瘤之一，多为恶性，发病率仅次于膀胱癌，临床上常见恶性肾肿瘤包括肾细胞癌（renal cell carcinoma，RCC）、尿路上皮癌、肾母细胞瘤及肾转移癌等。成人肾肿瘤中常见的是肾癌，肾盂癌相对少见。婴幼儿中最常见的恶性实体肿瘤是肾母细胞瘤。良性肾肿瘤有肾血管平滑肌脂肪瘤、肾纤维瘤、肾脂肪瘤等。

一、肾　癌

肾癌起源于肾实质肾小管上皮系统，是最常见的肾实质恶性肿瘤，占成人恶性肿瘤的2%～3%。各国或各地区发病率不同，发达国家发病率高于发展中国家。发病年龄可见于各年龄段，高发年龄50～70岁。发病性别比例男女之比2∶1。由于平均寿命延长及医学影像学的发展，临床上无症状而在体检时偶然发现的肾癌日渐增多。

（一）病因

引起肾癌的病因至今尚未明确，其发病可能与吸烟、肥胖、高血压及抗高血压治疗等有关，遗传性肾癌或家族性肾癌占总数的2%～4%。不吸烟以及避免肥胖是预防发生肾癌的重要方法。

（二）病理

绝大多数肾癌发生于单侧肾，常为单发，10%～20%为多发病灶。双侧先后或同时发病者仅占2%～4%。瘤体多数为类圆形的实性肿瘤，外有假包膜，切面以黄色为主，可有出血、坏死和钙化，少数呈囊状结构。透明细胞癌是其主要构成部分，占肾癌60%～85%，主要由肾小管上皮细胞发生。除透明细胞外，还可见有颗粒细胞和梭形细胞。约半数肾癌同时有两种细胞。以梭形细胞为主的肾肿瘤恶性度大，较少见。

肾癌局限在包膜内时恶性度较小，当肿瘤逐渐增大穿透假包膜后，除侵及肾周筋膜和邻近器官组织，向内侵及肾盂肾盏引起血尿外，还可直接扩展至肾静脉、下腔静脉形成癌栓，经血液和淋巴转移至肺、肝、骨、脑等。淋巴转移最先到肾蒂淋巴结。

（三）临床表现

目前，既往经典血尿、腰痛、腹部肿块"肾癌三联征"临床出现率不到15%，这些患者诊断时往往为晚期。常见的临床表现有：

1. 血尿、疼痛和肿块　间歇无痛性肉眼血尿为常见症状，表明肿瘤已侵入肾盏、肾盂。疼痛常为腰部钝痛或隐痛，多由于肿瘤生长牵张肾包膜或侵犯腰肌、邻近器官所致；血块通过输尿管时可发生肾绞痛。肿瘤较大时在腹部或腰部易被触及。

2. 全身症状　副瘤综合征10%～40%的肾癌患者可出现副瘤综合征（以往称肾外表现），表现为高血压、贫血、体重减轻、恶病质、发热、红细胞增多症、肝功能异常、高钙血症、高血糖、血沉增快、神经肌肉病变、淀粉样变性、溢乳症、凝血机制异常等改变。同侧阴囊内可发现精索静脉曲张，平卧位不消失，提示肾静脉或下腔静脉内癌栓形成。

3. 转移症状　临床上约有30%为转移性肾癌。患者可由于肿瘤转移所致的骨痛、骨折、咳嗽、咯血等症状就诊。

（四）诊断

肾癌临床表现多种多样，亦可全无症状，约半数患者无临床症状或体征，体检时由B超或CT偶然发现。有的较早就出现转移症状，诊断较为困难。血尿、疼痛和肿块是肾癌的主要症状，出现上述任何一项症状，即应考虑肾癌的可能。肾癌术前诊断依赖于医学影像学检查结果，能提供最直接的诊断依据。

1. B超　是简便而无创伤的检查方法，发现肾癌的敏感性高。在体检时，B超可以经常发现临床无症状，尿路造影无改变的早期肿瘤。B超常表现为不均质的中低回声实性肿块，体积小的肾癌有时表现为高回声，需结合CT或肾动脉造影诊断。

2. X线检查　泌尿系统平片（KUB）可见肾外形增大，偶见肿瘤散在钙化。静脉尿路造影（IVU）可见肾盏肾盂因肿瘤挤压或侵犯，出现不规则变形、狭窄、拉长、移位或充盈缺损，肿瘤较大、破坏严重时患肾不显影，逆行肾盂造影可显示患肾情况。对体积较小，B超、CT不能确诊的肾癌作肾动脉造影检查，可以显示肿瘤内有病理性新生血管、动－静脉瘘、造影剂池样聚集与包膜血管增多等。

3. CT　对肾癌的确诊率高，能显示肿瘤大小、部位、邻近器官有无受累，是目前诊断肾癌最可靠的影像学方法。CT表现为肾实质内不均质肿块，平扫CT值略低于或与肾实质相似，增强扫描后，肿瘤没有正常肾实质增强明显。CT检查还可以显示深静脉及腔静脉癌栓。

4. MRI　对肾癌诊断的准确性与CT相仿。T_1加权像肾癌常表现为不均质的低信号或等信号；T_2加权像则表现为高信号。在显示邻近器官有无受侵犯，肾静脉或下腔静脉内有无癌栓则优于CT。

（五）治疗

根治性肾切除术（radical nephrectomy）是得到公认的可能治愈局限性肾癌的治疗方法。经典的根治性肾切除的范围包括：肾周筋膜、肾周脂肪、患肾、同侧肾上腺、从膈肌脚至腹主动脉分叉处腹主动脉或下腔静脉旁淋巴结以及髂血管分叉以上输尿管。近年来对经典根治性肾切除术治疗肾癌的观念已经发生部分变化，其一，手术切除范围变化，如选择适当病例实施保留同侧肾上腺根治性肾切除术、保留肾单位手术（nephron sparing surgery，NSS）已经达成共识，其二，手术方式不再是单一的开放性手术，如腹腔镜手术、微创治疗等。开放性手术可选择经腰部或经腹入路，没有证据表明哪一种入路更具有优势。术后无标准的辅助治疗方案，所有患者均有可能在临床试验中获益，因此对于高危复发转移危险的患者应积极参与临床试验。转移性肾癌应采取以内科治疗为主的综合治疗。外科手术主要为转移性肾癌辅助性治疗手段，极少数患者可通过外科手术获得较长期的生存。

二、肾母细胞瘤

肾母细胞瘤（nephroblastoma）是小儿泌尿系统中最常见的恶性肿瘤，又称肾胚胎瘤或Wilms瘤，约占小儿恶性实体肿瘤的8%。5岁以下儿童中占泌尿生殖系恶性肿瘤的80%。约75%的患儿在1～5岁做出诊断，发病高峰为3～4岁。成人病例罕见，发病性别比例无明显差异。

（一）病理

肾母细胞瘤可发生于肾实质的任何部位，增长迅速，有纤维假膜与正常肾组织界限明显。肿瘤呈圆形或椭圆形，表面规则或略有分叶。转移途径同肾癌，经淋巴转移至肾蒂及主动脉旁淋巴结，血行转移可播散至全身多个部位，以肺转移最常见。

（二）临床表现

腹部肿块是最常见也是最重要的症状，绝大多数是在给小儿洗澡或更衣时被发现。肿块常位于上腹一侧季肋部，表面光滑，中等硬度，无压痛，有一定活动度。少数肿瘤巨大，超越腹中线则较为固定。约 1/3 患者有显微镜下血尿，肉眼血尿极少见。其他症状有腹痛、发热、高血压及红细胞增多症。偶有以肿瘤破溃表现为急腹症就诊者。晚期出现消瘦、食欲下降、恶心、呕吐、贫血等症状。

（三）诊断

小儿发现上腹部较光滑肿块，即应想到肾母细胞瘤的可能，B 超、X 线检查（如静脉尿路造影）、CT 及 MRI 可以做出诊断。

（四）治疗

综合应用手术、放疗、化疗治疗肾母细胞瘤能取得极好的疗效。通常采用上腹跨越中线的横切口进行肾切除术。化疗对肾母细胞瘤效果最佳，可显著控制局部复发和转移的药物有放线菌素 D（AMD）、长春新碱（VCR）、阿霉素（ADR）。

第二节　尿路上皮肿瘤

肾盂、肾盏、输尿管、膀胱及后尿道均被覆有移行上皮细胞，各段移行上皮的胚胎学来源、细胞形态及组织学结构相同，功能均为引流尿液，尿液通过移行上皮后没有改变。各段移行上皮肿瘤的组织病理学和生物学行为基本相同。这一系统称为尿路上皮（urothelium）。在尿路上皮肿瘤中，膀胱肿瘤最多见。病因与其他肿瘤一样，尿路上皮肿瘤的病因学仍然不十分清楚。

一、肾　盂　癌

肾盂肿瘤（tumor of renal pelvis）约占尿路上皮肿瘤 5%，其中 90% 以上为移行上皮肿瘤。

（一）病理

多数为移行细胞乳头状肿瘤，可单发、亦可多发。肿瘤细胞分化和基底的浸润程度有很大差别。中等分化的乳头状细胞癌最常见。肿瘤沿肾盂黏膜扩散，可逆行侵犯肾集合管，偶可侵及肾实质。因肾盂壁薄，周围淋巴组织丰富，故常有早期淋巴转移。鳞状细胞癌和腺癌罕见，鳞癌多与长期尿石、感染等刺激有关。

（二）临床表现

发病年龄大多数为 40 ~ 70 岁。男女比例约 3∶1。早期即可出现间歇无痛性肉眼血尿，偶可出现条形样血块，少数为显微镜下血尿。偶因血块堵塞输尿管引起肾绞痛。晚期患者出现消瘦、体重下降、贫血、衰弱、下肢水肿、腹部肿物及骨痛等转移症状。

（三）诊断

肾盂癌体征常不明显，通过以下检查诊断并不困难。取新鲜尿标本或逆行插管收集患侧肾盂尿行尿细胞学检查，可以发现癌细胞。静脉尿路造影可发现肾盂内充盈缺损，但需与肠气、凝血块与阴性结石等鉴别。膀胱镜检查有时可见输尿管口喷血或发现同时存在的膀胱肿瘤。必要时逆行肾盂造影可进一步了解肾盂充盈缺损改变。B超、CT、MRI检查对肾盂癌的诊断及与其他疾病的鉴别诊断有重要价值。影像学检查疑有肾盂肿瘤，但仍不能做出明确诊断时，输尿管肾镜有时可直接观察到肿瘤并可活检做病理检查。

（四）治疗

标准的手术方法是切除患肾及全长输尿管，包括输尿管开口部位的膀胱壁。孤立肾或对侧肾功能已受损，经活检细胞分化良好、无浸润的带蒂乳头状肿瘤，可作局部切除。个别小的、分化好的肾盂肿瘤也可通过内镜手术切除或激光电烧灼。

二、膀 胱 肿 瘤

膀胱肿瘤（tumor of bladder）是泌尿系统中最常见的肿瘤，绝大多数来自上皮组织，其中90%以上为移行上皮肿瘤。膀胱肿瘤临床表现差异很大，因此有人认为不是一个单独的疾病，而是由各种不同类型组成，也许是代表疾病发展过程中的一个阶段。

（一）病理

膀胱肿瘤预后与病理学改变密切相关。常与肿瘤的组织类型、细胞分化程度、生长方式和浸润深度有关，其中细胞分化程度和浸润深度对预后的影响最大。

1. 组织类型　膀胱癌包括尿路上皮（移行）细胞癌、鳞状细胞癌和腺细胞癌，其次还有小细胞癌、混合型癌、癌肉瘤及转移性癌等。其中，膀胱尿路上皮癌最为常见。

2. 肿瘤分级　2004年，WHO根据膀胱肿瘤细胞光镜下的显微组织特征、相关形态特征的细胞类型和组织构型将其分为：乳头状瘤；低度恶性倾向尿路上皮乳头状瘤；低分级乳头状尿路上皮癌；高分级乳头状尿路上皮癌。

3. 生长方式　一种向膀胱腔内生长成为乳头状瘤或乳头状癌，另一种在上皮内生长形成原位癌、内翻乳头状瘤及浸润癌。低分化者常有浸润。鳞癌和腺癌为浸润性癌。不同生长方式可单独或同时存在。

4. 肿瘤分期　浸润深度是肿瘤分期的依据。根据癌浸润膀胱肌壁的深度，目前普遍采用2002国际抗癌联合会TNM分期：Tis为原位癌，T_a为无浸润的乳头状癌，T_1为浸润黏膜固有层。T_2浸润肌层，又分为T_{2a}浸润浅肌层（肌层内1/2），T_{2b}浸润深肌层（肌层外1/2）。T_3为浸润膀胱周围脂肪组织，又分为T_{3a}显微镜下发现肿瘤侵犯膀胱浆膜外，T_{3b}为肉眼可见肿瘤侵犯膀胱周围组织。T_4为浸润前列腺、子宫、阴道（T_{4a}）及盆壁等邻近器官（T_{4b}）。N_{1-3}为区域淋巴结浸润。M_1为远处转移（图42-1）。临床上习惯将Tis、T_a和T_1期肿瘤称为表浅膀胱癌。

5. 肿瘤扩散　肿瘤的扩散主要向膀胱壁内浸润，直至累及膀胱外组织及邻近器官。淋巴转移是最主要的转移途径，主要转移到盆腔淋巴结，如闭孔、髂内、外及髂总淋巴结群。浸润肌层者常有淋巴结转移。浸润至膀胱周围者，多数已有远处淋巴结转移。血行转移多在晚期，主要转移至肝、肺、骨和皮肤等处。因为膀胱癌的多中心性，可先后或同时出现肾盂癌、输尿管癌及尿道癌。

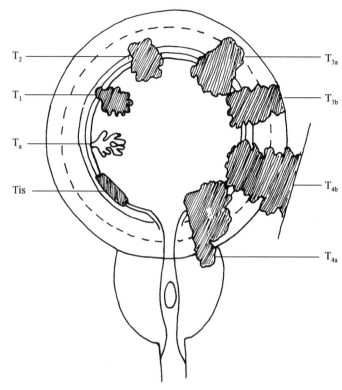

图 42 – 1 膀胱癌分期图

Tis：原位癌；T_a：无浸润的乳头状癌；T_1：浸润黏膜固有层；T_2：浸润肌层；T_{3a}：显微镜下发现肿瘤侵犯膀胱浆膜；

T_{3b}：肉眼可见肿瘤侵犯膀胱周围组织；T_{4a}：肿瘤侵犯前列腺、子宫、阴道；T_{4b}：肿瘤侵犯盆壁或腹壁

（二）临床表现

临床表现发病年龄大多数为 50 ~ 70 岁。男性发病率显著高于女性，约为 4:1。血尿是膀胱癌最常见和最早出现的症状。常表现为间歇性肉眼血尿，可自行减轻或停止，易给患者造成"好转"或"治愈"的错觉而贻误治疗。出血量多少与肿瘤大小、数目及恶性程度不成比例。尿频、尿急、尿痛多为膀胱肿瘤的晚期表现，常因肿瘤坏死、溃疡或并发感染所致。少数广泛原位癌或浸润性癌起始即有膀胱刺激症状。有时尿内坏死组织排出；三角区及膀胱颈部肿瘤可梗阻膀胱出口，造成排尿困难，以及血块堵塞可引起尿潴留。浸润癌晚期，在下腹部耻骨上区可触及坚硬肿块。广泛浸润盆腔或转移时，出现腰骶部疼痛；阻塞输尿管可致肾积水、肾功能不全；下肢水肿、贫血、体重下降、衰弱等症状。鳞癌和腺癌为浸润性癌，恶性度高，病程短，预后不良，鳞癌多数为结石或感染长期刺激所致。

（三）诊断

中老年患者出现无痛性肉眼血尿，应首先想到泌尿系肿瘤的可能，其中尤以膀胱肿瘤多见。下列检查方法有助于确诊。

1. 实验室检查 尿脱落细胞学检查：是膀胱癌诊断和术后随诊的主要方法。敏感性为 36%（13% ~ 75%），特异性为 94%（85% ~ 100%）。敏感性与癌细胞恶性分级密切相关，低分级膀胱癌

敏感性低，高分级膀胱癌敏感性高。

2. 影像学检查　B 超通过三种途径（经腹壁、经直肠、经尿道）进行，能发现直径 0.5 cm 以上的肿瘤，可同时进行肾、输尿管、前列腺及其他脏器（如肝）等器官检查，不仅可以发现肿瘤，还有助于膀胱癌分期，了解有无局部淋巴结转移及周围脏器侵犯。IVU 可了解肾盂、输尿管有无肿瘤以及膀胱肿瘤对上尿路影响，因其获得的信息量少作为膀胱癌的常规检查受到质疑。泌尿系统的 CT 成像（CTU）可替代传统 IVU 检查，可提供更多检查信息，对尿路上皮肿瘤具有更高的诊断准确率。CT 和 MRI 多用于浸润性癌，可以发现肿瘤浸润膀胱壁深度以及局部转移肿大的淋巴结。

3. 膀胱镜检查及活检　是诊断膀胱癌最可靠的方法。可以直接观察到肿瘤所在部位、大小、数目、形态（乳头状的还是广基底的）、部位以及周围黏膜的异常情况，同时可对肿瘤与可疑病变进行活检以明确病理诊断。软性膀胱镜更具有损伤小、视野无盲区及相对舒适等优点。膀胱癌通常具有多灶性，原位癌表现为类似炎症的淡红色绒毛样改变。低危非肌层浸润癌及黏膜异常建议选择性活检，尿细胞学阳性，而膀胱镜无异常或仅发现低分级乳头状肿瘤建议行随机活检。

（四）治疗

膀胱肿瘤以手术治疗为主。根据肿瘤的临床分期、病理并结合患者全身状况，选择合适的手术方式。

1. 非肌层浸润性膀胱癌治疗　根据复发风险及预后的不同将非肌层浸润性膀胱癌分为：①低危非肌层浸润膀胱尿路上皮癌单发、T_a、G_1 直径 <3 cm；②高危非肌层浸润膀胱尿路上皮癌 T_1G_3、Tis；③中危非肌层浸润膀胱尿路上皮癌 $T_a \sim T_1$、$G_1 \sim G_2$、直径 >3 cm。

（1）手术治疗

1）经尿道膀胱肿瘤电切术：是非肌层浸润性膀胱癌的重要诊断方法，同时也是重要的治疗手段。借助首次 TUR – BT 术获得膀胱肿瘤的确切病理分期、分级等病理结果，以制定进一步治疗计划。切除范围包括肿瘤全部切除、暴露膀胱壁肌层、切取膀胱壁创面肌层组织活检。

2）经尿道激光手术：激光手术可以凝固、汽化肿瘤组织，获得与经尿道手术相当的疗效，其复发率也与经尿道手术相似，但术前必须获得肿瘤活检的病理诊断。一般适合低级别低分期的尿路上皮癌。

（2）术后辅助治疗

1）术后膀胱灌注化疗：所有非肌层浸润性膀胱癌术后均应进行辅助性膀胱灌注化疗。①即刻灌注化疗，TUR – BT 术后 24 h 内完成表柔比星、吡柔比星或丝裂霉素等膀胱灌注化疗，但术中有穿孔或术后血尿时不宜采用。低危非肌层浸润膀胱癌术后即刻灌注，肿瘤复发率很低，因此可不再继续灌注化疗。②术后早期膀胱灌注化疗及维持膀胱灌注化疗，对中危及高危非基层浸润膀胱癌即刻灌注化疗后，继续膀胱灌注化疗。每周 1 次，共 4～8 周，随后进行维持膀胱灌注化疗，每月 1 次，共 6～12 个月。主要作用是减少肿瘤复发。③常用膀胱灌注化疗药物及方法：表柔比星 50～80 mg、丝裂霉素 20～60 mg、吡柔比星 30 mg、羟喜树碱 10～20 mg。化疗药物灌入膀胱后保留 0.5～2 h。副作用主要为化学性膀胱炎，停药后多可自行恢复。

2）术后灌注免疫治疗：卡介苗（BCG）适合高危非肌层浸润性膀胱癌的治疗，可以预防膀胱肿瘤的进展。作用机制可能是通过免疫反应介导。主要用于预防膀胱肿瘤复发。BCG 60～75 mg 术后 2 周开始，采用 6 周灌注诱导免疫应答，再加 3 周的灌注强化以维持良好的免疫反应。

2. 肌层浸润性膀胱癌治疗

（1）根治性全膀胱切除术：手术指征 $T_2 \sim T_{4a}$，$N_{0 \sim x}$，M_0 期浸润性膀胱癌，高危非肌层浸润膀胱癌 $T_1 G_3$ 肿瘤，BCG 治疗无效的 Tis，反复复发的非肌层浸润性膀胱癌，其他保留膀胱手术无效的和膀胱非尿路上皮癌。一般采用非可控性回肠膀胱术或结肠膀胱术等，对年轻患者选择可控性尿流改道术，可提高术后患者生活质量。年老体弱者可做输尿管皮肤造口术。目前根治性膀胱全切除术的手术方式有开放手术和腹腔镜手术两种。

（2）保留膀胱治疗：患浸润性膀胱癌而身体条件不能耐受根治性全膀胱切除术或不愿意接受根治性全膀胱切除术者，可考虑行保留膀胱的综合治疗。术后辅助放射治疗和化学治疗，并且需进行严密随访。

第三节 前 列 腺 癌

前列腺癌（carcinoma of prostate）发病率有着明显的地理和种族差异，澳大利亚、新西兰、加勒比海及斯堪的纳维亚地区最高，亚洲及北非地区较低。世界范围内，前列腺癌发病率在男性所有恶性肿瘤中居第二位。在美国，前列腺癌的发病率已经超过肺癌，成为第一位危害男性健康的肿瘤。随着我国人均寿命的不断增长，饮食结构的改变及诊断技术的提高等，近年发病率呈上升趋势。

（一）病因

前列腺癌的病因尚不清楚，可能与种族、遗传、食物、环境、性激素等有关。遗传是前列腺癌发展成临床型的重要危险因素，有家族史的发病率高，有家族发病倾向的，发病年龄也较轻。高动物脂肪摄入是一个重要的素，有可能促进前列腺癌的发展。现在也注意到某些基因的功能丢失或突变在前列腺癌的发病、进展及转移中起着重要作用。

（二）病理

前列腺癌 98% 为腺癌，起源于腺细胞，其他少见的有移行细胞癌、鳞癌、未分化癌等。前列腺的外周带是癌最常发生的部位，大多数为多病灶，易侵犯前列腺尖部。前列腺癌可经血行、淋巴扩散或直接侵及邻近器官，以血行转移至脊柱、骨盆为最常见。

1. 前列腺癌的分级 前列腺癌的病理学分级，是根据腺体分化程度和肿瘤的生长形式来评估其恶性程度，其中以 Gleason 分级系统应用最为普遍。将肿瘤分成主要分级区和次要分级区，每区为五级计 5 分，最后分级的评分为两者之和。Gleason 2 ~ 4 分属于分化良好癌；5 ~ 7 分属于中等分化癌；8 ~ 10 分为分化差或未分化癌。

2. 前列腺癌分期 采用 2002 年 AJCC 的 TNM 分期系统，分为 4 期，T_0 期没有原发瘤证据；T_1 期为不能扪及和影像学发现的临床隐匿肿瘤；T_2 期局限于前列腺内的肿瘤；T_3 期为肿瘤突破前列腺包膜；T_4 期肿瘤固定或侵犯精囊外的组织结构。N、M 代表有无淋巴结及有无远处转移。

（三）临床表现

早期前列腺癌多数无明显临床症状，常在直肠指检或检测血清 PSA 值升高进一步检查被发现，也可在前列腺增生手术标本中发现。当前列腺癌增大可以表现为下尿路梗阻症状，如尿频、尿急、尿流缓慢、尿流中断、排尿不尽、甚至尿潴留或尿失禁。血尿不常见。前列腺癌出现远处转移时可以引起骨痛、病理性骨折及脊髓压迫神经症状。其他晚期症状有贫血、衰弱、下肢水肿、排便困难、少尿或无尿等。少数患者以转移症状就医而无明显前列腺癌原发症状。

（四）诊断

直肠指检、经直肠 B 超检查和血清前列腺特异性抗原（prostate specific antigen，PSA）测定是临床诊断前列腺癌的基本方法。

1. 直肠指检　直肠指检可以发现前列腺结节，质地坚硬。经直肠 B 超可以显示前列腺内低回声病灶及其大小与侵及范围。

2. PSA 检测　前列腺癌常伴血清 PSA 升高，有淋巴结转移和骨转移的，病灶随血清 PSA 水平增高而增多，正常 PSA < 4 ng/mL。

3. 经直肠 B 超检查　可发现前列腺周边带有低回声病变，也可表现为高回声、等回声及混合回声病灶。

4. CT、MRI　可以显示前列腺癌侵及包膜外、精囊、膀胱颈以及盆腔肿大的淋巴结。对前列腺癌的诊断和分期有参考价值。

5. X 线检查　有骨转移时，X 线平片可显示成骨性骨质破坏。IVU 可发现晚期前列腺癌浸润膀胱、压迫输尿管引起肾积水。

6. 放射性核素骨扫描　可早期发现骨转移病灶。

7. 前列腺活检　前列腺癌的确诊依靠经直肠 B 超引导下前列腺系统性穿刺活检，根据所获组织有无癌做出诊断。

（五）治疗

前列腺癌的治疗应根据患者的年龄、全身状况、临床分期及病理分级等综合因素考虑。

1. 主动监测　前列腺增生手术标本中偶然发现的局限性癌（T_1 期），一般病灶小，细胞分化好可以不作处理，严密观察随诊。

2. 根治性前列腺切除术　局限在前列腺包膜以内（T_{1b}、T_2 期），预期寿命 > 10 年，Gleason 积分低的前列腺癌，能耐受手术的患者可行根治性前列腺切除术。手术方式有开放、腹腔镜前列腺癌根治术及机器人辅助腹腔镜前列腺癌根治术。

3. 抗雄激素治疗　T_3、T_4 期前列腺癌以内分泌治疗为主，可行睾丸切除术，配合抗雄激素制剂如比卡鲁胺、氟硝丁酰胺等间歇治疗可提高生存率。

4. 放射治疗　有内照射和外照射两种方法。内照射治疗是将放射性核素粒子植入前列腺内，治疗主要适用于 T_2 期以内的前列腺癌，内放射疗效肯定，并发症少，微创而安全。

第四节　睾丸肿瘤

睾丸肿瘤比较少见，仅占男性肿瘤的 1%，阴囊内肿瘤以睾丸肿瘤最常见。睾丸肿瘤可分为原发性和继发性两大类。原发性睾丸肿瘤又分为生殖细胞肿瘤和非生殖细胞肿瘤。睾丸生殖细胞肿瘤占90%~95%，根据组织学的变化可分为睾丸精原细胞瘤（seminoma of testis）和非精原细胞瘤（nonseminoma）两类。非精原细胞肿瘤包括：胚胎癌、畸胎癌、畸胎瘤、绒毛膜上皮细胞癌和卵黄囊肿瘤等。睾丸肿瘤可以有多种成分组成。非生殖细胞肿瘤占 5% ~ 10%，包括间质细胞（Leydig cell）瘤和支持细胞（Sertoli cell）瘤等。

（一）病因

睾丸肿瘤的确切病因不清楚，根据流行病学分析有多重危险因素。其中先天因素有隐睾或睾丸下降不全、家族遗传因素、Klinefelter 综合征、睾丸女性化综合征、多乳症以及雌激素分泌过量等。后天因素一般认为与损伤、感染、职业和环境因素、营养因素以及母亲在妊娠时应用外源性雌激素过多有关。基因学研究表明睾丸肿瘤与 12 号染色体短臂异位有关，$p53$ 基因的改变也与睾丸肿瘤发生具有相关性。

（二）临床表现

常表现为阴囊内无痛性肿块，部分患者有阴囊钝痛及下腹胀痛感。少部分患者出现远处转移表现，如颈部肿块，咳嗽或呼吸困难等呼吸系统症状，食欲减退、恶心、呕吐和消化道出血等胃肠功能异常，腰背痛和骨痛，外周神经系统异常以及单侧或双侧的下肢水肿等。极少数患者还会出现男性女乳症，尤其是非精原细胞瘤。少数患者因男性不育或外伤就诊意外发现。极其个别患者表现为睾丸炎而延误诊断，因此对于可疑患者要进行 B 超检查。

（三）诊断

发现睾丸病灶具有相关症状体征，要高度警惕睾丸肿瘤的可能性。进一步检测生殖细胞肿瘤的标记物甲胎蛋白（AFP）、绒毛膜促性性激素（HCG）。B 超除检查睾丸情况外还可探测腹膜后有无肿块、肾蒂有无淋巴结转移。胸部 X 光检查了解肺部有无转移灶。腹部和盆腔 CT 被认为是腹膜后淋巴结转移最好的检测方法，可以检测直径 < 2 cm 的淋巴结。MRI 检查对腹膜后淋巴结转移的检测并不优于 CT。

（四）治疗

睾丸肿瘤采用手术治疗、化疗和放疗，生存率可达到 90% 以上。精原细胞瘤对放疗高度敏感，在根治性睾丸切除术后辅助放疗，晚期配合化疗。非精原细胞瘤对放疗不敏感，选择根治性睾丸切除术，有转移的加腹膜后淋巴清扫术，并配合化疗。

第五节 阴 茎 癌

阴茎癌在西方国家较为少见，但在我国过去曾为男性最为常见的恶性肿瘤。新中国成立以后，随着人民生活条件的改善和卫生保健工作的不断提高，阴茎癌的发病率日趋减少。

（一）病因

阴茎癌绝大多数发生于有包茎或包皮过长的患者。犹太民族新生男婴于出生数天后行包皮环切术，几乎无阴茎癌发生。伊斯兰男性教徒在幼年即行包皮环切术，患阴茎癌者亦极少见。因此，新生儿包皮环切术能有效预防阴茎癌的发生，人类乳头瘤病毒（HPV）感染与阴茎癌发病密切相关。此外，吸烟、外生殖器疣、阴茎皮疹、阴茎裂伤、性伴侣数量多与阴茎癌的发病可能也有一定关系。

（二）病理

阴茎癌绝大多数是鳞状细胞癌，基底细胞癌和腺癌少见。从肿瘤形态上可分为原位癌、乳头状癌和浸润癌三种。原位癌位于阴茎头和冠状沟，呈边界清晰的红色斑块状突起，有脱屑糜烂，生长缓慢。乳头状癌较常见，以向外生长为主，可穿破包皮，癌肿高低不平，常伴溃疡，有奇臭脓样分泌物，一般局限，淋巴结转移较少。浸润癌可有溃疡，向深部浸润可深入海绵体。由于尿道海绵体周围白膜坚韧，除晚期患者外，阴茎癌很少浸润至尿道引起排尿困难。通过淋巴转移，可转移至腹股沟、股部及髂淋巴结等处。晚期可经血循环转移至肺、肝、骨及脑部。

（三）临床表现

发病多见于 40～60 岁有包茎或包皮过长的病患者，肿瘤多始于阴茎头、冠状沟和包皮内板。因在包皮内生长，早期不易发现。若包皮上翻暴露阴茎头部，早期可见到类丘疹、疣状红斑或经久不愈溃疡等病变。若包茎或包皮过紧不能显露阴茎头部，患者觉包皮内刺痒、灼痛或触及包皮内硬块，并有血性分泌物或脓液自包皮口流出。随着病变发展，疼痛加剧，肿瘤突出包皮口或穿破包皮，晚期呈菜花样改变。表面坏死形成溃疡，渗出物恶臭。肿瘤继续发展可侵犯全部阴茎和尿道海绵体。体检时常可触及双侧腹股沟质地较硬、肿大的淋巴结。

（四）诊断

诊断阴茎癌诊断不困难，但延误诊断较为常见。多数患者对本病的危害认识不足或羞于就医等，延误了治疗。40 岁以上有包茎或包皮过长，发生阴茎头部肿物或包皮阴茎头炎、慢性溃疡、湿疹等经久不愈，有恶臭分泌物者，应高度怀疑阴茎癌，与肿瘤不易鉴别时需作活组织检查。肿瘤转移至腹股沟淋巴结时，淋巴结肿大，质地常较硬、无压痛、较固定；感染所致常有触痛，不能鉴别时需行淋巴结活检。B 超、CT 和 MRI 等检查有助于确定盆腔有无淋巴结转移，转移灶大小及范围。

（五）治疗

1. 手术治疗　激光治疗适合于表浅小肿瘤及原位癌的治疗．肿瘤较小局限在包皮者，可仅行包皮环切术，保留阴茎。瘤体较大一般需行阴茎部分切除术，至少在癌肿缘近侧 2 cm 以上切断阴茎；如残留阴茎较短影响站立排尿，可将阴茎全切除，尿道移位于会阴部。有淋巴结转移者应在原发病灶切除术后 4～6 周，感染控制后行两侧腹股沟淋巴结清除术。

2. 放射治疗　放射治疗是保存器官和功能的重要治疗途径。对一般情况良好，病灶直径 <2 cm 左右，表浅、外生型、无浸润或轻度浸润，无淋巴结转移或无远处转移者，可选择根治性放疗。

3. 单独化疗　对阴茎癌治疗效果不满意，多用于辅助治疗和联合治疗。常用药物有：顺铂、氟尿嘧啶、长春新碱、甲氨蝶呤、博莱霉素等。多强调联合用药。

（周永建　宗焕涛）

本 章 小 结

　　泌尿、男性生殖系统各部位都可发生肿瘤，最常见是膀胱癌，其次是肾肿瘤。欧美国家最常见前列腺癌。本章讲述了泌尿、男性生殖系统肿瘤，包括肾肿瘤、尿路上皮肿瘤、前列腺癌、睾丸肿瘤、阴茎癌的病因、病理、临床表现、诊断及治疗原则。本章中介绍的膀胱癌、肾肿瘤及前列腺癌的临床表现、诊断及治疗原则为重点掌握的内容。

思 考 题

1. 简述肾癌、膀胱癌的临床表现及诊断措施。
2. 简述转移性肾癌的药物治疗方法。
3. 简述膀胱癌术后灌注化疗常用药物及方法。
4. 描述前列腺癌内分泌治疗的适应证及方法。

参考文献

［1］吴阶平. 泌尿外科学. 济南：山东科学技术出版社，2006.
［2］那彦群. 中国泌尿外科疾病诊断治疗指南. 北京：人民卫生出版社，2011.

第四十三章 | 泌尿、男性生殖系统的其他疾病

学习目标

1. 掌握鞘膜积液的临床表现和治疗原则。
2. 熟悉精索静脉曲张的临床表现和治疗原则。
3. 了解肾血管性高血压的诊断方法。

核心概念

【精索静脉曲张】是指精索内蔓状静脉丛的异常伸长、扩张和迂曲。

【鞘膜积液】鞘膜囊内积聚的液体增多而形成囊肿者，称为鞘膜积液。

【肾血管性高血压】各种原因引起肾动脉严重的狭窄性病变，使受累肾血流量减少和肾缺血，引起肾的尿生成和内分泌功能异常，终而导致高血压。

引 言

泌尿、男性生殖系统的其他疾病包括肾下垂、精索静脉曲张、鞘膜积液、肾血管性高血压等。各种疾病有特异性的临床表现和处理原则。

第一节 肾 下 垂

正常肾位置是肾门在第 1、2 腰椎横突水平，右侧略低于左侧。立位时，肾可下降 2~5 cm，相当于一个椎体，超过此范围者，可诊断为肾下垂。如果肾被腹膜包裹，肾蒂松弛，肾在腹部广泛移动，甚至降至下腹、骨盆，或跨过中线到对侧腹部，称为游走肾。

（一）病因和病理

肾位于腹膜后，脊柱两旁的浅窝中。肾周脂肪囊、肾筋膜、肾蒂血管和腹内压力可以维持肾的正常位置。如上述维持因素受损，如肾周脂肪减少，分娩后腹壁松弛、腹内压降低，都可以引起肾的移动幅度加大，造成肾下垂。

肾下垂使尿流不畅或肾血管扭转与牵拉时才会出现病理改变。这些病理表现包括：肾积水、感染、肾结石等，肾过度移动可引起血管扭转，导致肾缺血萎缩。

（二）临床表现

肾下垂的病程在 6 月 ~3 年间的患者占 60%，大多因腰酸，慢性尿路感染、反复血尿等症状就医时确诊。患者的临床表现轻重与肾移动的幅度不完全一致，有时虽然下垂程度不重，但可以引起较明显的症状。

1. 泌尿系统症状　腰部酸痛占 92%，可呈钝痛或牵扯痛，久坐、久站或行走时加剧，平卧后消失。肾蒂血管或输尿管扭转时，可发生 Dietl 危象，表现为肾绞痛、恶心、呕吐、脉搏增快等症状。直立位时可因肾蒂血管被牵拉，肾血流量减少而引起高血压。肾活动幅度大时，因肾受挤压而发生血尿；因输尿管弯曲可导致肾积水或上尿路感染，50% 以上患者有慢性尿路感染的症状，常见尿频、尿急等膀胱刺激症状。46% 的病例有肾区叩击痛。

2. 消化系统症状　由于肾活动时对腹腔神经丛的牵拉常会导致消化道症状，多为腹胀、恶心、呕吐、胃纳减退等。

3. 神经官能方面的症状　此类患者常较紧张，伴有失眠、头晕乏力、记忆力减退等，其发生率约占 1/5。

（三）诊断和鉴别诊断

1. 诊断

（1）诊断方法：根据典型病史和临床表现，诊断并不困难。体检时在平卧、侧卧及直立位时触诊肾，确定肾的位置及移动度。B 超在平卧位、直立位时测量肾的位置，并作对比。排泄性尿路造影先后在平卧位和直立位摄片，了解肾盂的位置，如肾盂较正常下降超过一个椎体可诊断为肾下垂。

（2）特殊试验检查：低头卧位试验：嘱患者头低足高卧位 3 天，在睡前、中和后分别测定尿常规或每小时尿血细胞排出率，并观察症状有无缓解。如睡后尿中血细胞明显减少甚至消失、症状缓解者，则支持肾下垂之诊断，如未缓解则可除外肾下垂之因素。注水试验：为明确患者的腰痛是否来自肾，可经膀胱镜输尿管插管后向肾盂内注水，直到腰部感到胀痛。如疼痛性质与部位均与平时发作时相似者为阳性，支持肾下垂的诊断；如不相似者为阴性，不是肾下垂引起的症状。

（3）病情等级：可将患者症状、体征、X 线检查等综合起来对肾下垂程度作一判断。轻度：有典型的腰酸痛症状，未扪及或仅触及肾下极。有的患者肾区有叩痛，静脉肾盂造影中肾活动度为 1 个椎体，超声检查中肾活动度为 3 cm，有时有血尿（多为镜检）或尿路感染的并发症。中度：有明确的腰酸痛症状伴消化系统和神经官能方面的症状。可扪及肾。造影中肾活动度在两个椎体之内，超声检查有 3~6 cm 之间的活动度。大多伴有血尿或尿路感染之并发症。重度：有明确的症状体征外。造影中见肾活动度超过两个椎体以上，或虽未超过两个椎体，但有明显输尿管扭曲，肾盂积水，合并结石或肾功能出现减退。超声检查肾活动度在 6 cm 以上。

2. 鉴别诊断 包括：先天性异位肾，多位于下腹或盆腔内，位置固定；肾上极或肾外肿瘤压迫推移使肾位置下降。可用 B 超、排泄性尿路造影或 CT 检查进行鉴别。

（四）治疗

偶然被发现肾下垂，症状不明显者，一般勿需进行治疗。

1. 非手术治疗 包括：锻炼腹腰肌，提高腹压以抗阻肾的下垂。可配合内服中成药如补中益气丸、六味地黄丸等药，另外可使用一些提高蛋白合成的药物如苯丙酸诺龙等。锻炼腹肌的方法可做仰卧起坐、直腿高举等训练。另外也可以使用肾托、围腰兜带。

2. 手术治疗

（1）注射疗法：在肾周注入奎宁、明胶制成的胶状剂或海绵状制剂造成肾周粘连，以使肾固定。

（2）手术固定：可手术将肾完全与肾周脂肪分离，然后用各种方法将其固定在应有的解剖位置上。近年来，多采用微创的腹腔镜手术固定。

第二节 精索静脉曲张

精索静脉曲张是指精索内蔓状静脉丛的异常伸长、扩张和迂曲。精索静脉曲张多见于青壮年，在普通人群中发病率约为 15%，青春期前及老年人很少发生，且 78%～93% 的人发生左侧。通常认为精索静脉曲张会影响精子产生和精液质量，是引起男性不育症的病因之一。

（一）病因

精索静脉曲张主要有三种致病因素。其一是静脉压的增加，左侧精索内静脉长，并呈成角进入左肾静脉，左肾静脉还可在肠系膜上动脉与主动脉之间被压；其二是侧支迂回循环，它是胚胎静脉分化异常所导致；其三是近端精索内静脉静脉瓣缺乏或功能不全，而左侧静脉压又高，致使精索静脉曲张发生，且好发于左侧。但是已发现有些男性静脉瓣功能不全，却不患静脉曲张；相反，有些人静脉瓣功能良好，反而发生曲张。因此，精索静脉曲张的病因并不完全清楚。

（二）临床表现

原发性精索静脉曲张，病变轻，一般多无症状，仅在体检时发现。症状严重时，主要表现为患侧阴囊有坠胀感、隐痛，步行或站立过久则症状加重，平卧休息后症状可缓解或消失。如卧位时静脉曲张不消失，则可能为继发性，应查明原因。精索静脉曲张可影响精子产生和精液质量，在不育人群中，其发病率为 30%～40%，但是也有学者认为精索静脉曲张与不育无关。

（三）诊断

体检应在温暖的房间内进行，取仰卧位及站立位，站立位检查时，还应进行 Valsalva 试验（即嘱患者站立，用力屏气增加腹压，血液回流受阻，显现曲张静脉）。未取站立位体检或未进行 Valsalva 试验，可能导致漏诊。体检通常发现睾丸上方，有些为睾丸周围无痛、可触及的团块。典型的描述是，像"一袋虫"样的实性团块，平卧后消失。根据体检特征精索静脉曲张分为三度：Ⅰ度（通过 Valsalva 试验才能扪及）、Ⅱ度（不进行 Valsalva 试验就可扪及）、Ⅲ度（通过阴囊皮肤就可见到）。

可扪及的双侧精索静脉曲张不足 2%。

多普勒超声检查、放射性核素^{99m}Tc 阴囊显像等可以帮助明确诊断。如有不育者，应做精液分析检查。

(四) 治疗

无症状或症状轻者，可仅用阴囊托带或穿紧身内裤治疗。症状较重，伴有精子异常者，可行手术治疗，手术治疗后部分患者可以恢复生育能力。一般采用腹股沟切口，高位结扎精索静脉。近年来，采用腹腔镜手术也收到了良好的效果。

第三节　鞘膜积液

鞘膜囊内积聚的液体增多而形成囊肿者，称为鞘膜积液，可分为睾丸鞘膜积液、精索鞘膜积液等。睾丸鞘膜积液为睾丸固有鞘膜内有积液形成，最为常见。精索鞘膜积液为鞘膜的两端闭合，而中间的部分未闭合且有积液，囊内积液与腹腔和睾丸鞘膜腔都不相通，又称精索囊肿，发生在女孩的囊肿称之为 Nuck 囊肿或圆韧带囊肿。睾丸、精索鞘膜积液（婴儿型）为鞘突仅在内环处闭合，精索部未闭合，积液与睾丸鞘膜腔相通。交通性鞘膜积液为由于鞘突末闭合、睾丸鞘膜腔的积液可经一小管道与腹腔相通，又称先天性鞘膜积液。如鞘突与腹腔间的通道较大，肠管和网膜亦可进入鞘膜腔，即为先天性腹股沟疝。除上述先天性因素以外，在某些巨大腹股沟疝或疝修补术后腹股沟管纤维化，可使精索静脉和局部淋巴系统回流受阻，亦可形成鞘膜积液。

(一) 病因

在胚胎早期，睾丸位于腹膜后第 2~3 腰椎旁，以后逐渐下降，7~9 个月时睾丸经腹股沟管下降至阴囊。由睾丸下降时鞘状突的腹膜衍生来的鞘膜具有分泌功能，鞘膜的浆膜面可分泌液体，其可通过精索内静脉和淋巴系统以恒定的速度吸收，当分泌增加或吸收减少时，鞘膜囊内积聚的液体超过正常量而形成囊肿者，则称之为鞘膜积液。先天性鞘膜积液系鞘状突未闭而引起，鞘状突在不同部位的闭合不全，可形成各种类型的鞘膜积液。有时可伴有腹股沟疝，不论疝是否存在，均有疝形成的潜在因素。

(二) 临床表现

一侧睾丸鞘膜积液多见，表现为阴囊内有囊性肿块，呈慢性无痛性逐渐增大，积液量少时无不适，积液量多时才感到阴囊下坠、胀痛和牵扯感。巨大睾丸鞘膜积液时，阴茎缩入包皮内，影响排尿、行走和劳动。交通性鞘膜积液患者站立时阴囊肿大，平卧后托起阴囊，积液逐渐流入腹腔，囊肿缩小或消失。

(三) 诊断和鉴别诊断

有典型的临床表现和病史者，诊断较为容易。可进行透光试验，即在暗室内或用黑色纸筒罩于阴囊，手电筒由阴囊肿物下方向上照时，睾丸鞘膜积液有透光性，透光试验为阳性。若积液为脓性、血性或乳糜性，则透光试验为阴性。睾丸鞘膜积液应与睾丸肿瘤和腹股沟斜疝相鉴别。

精索囊肿常位于腹股沟或睾丸上方，积液的鞘膜囊与睾丸有明显分界。睾丸、精索鞘膜积液时阴囊有梨形肿物，睾丸亦摸不清。交通性鞘膜积液，站立位时阴囊肿大，卧位时积液流入腹腔，鞘膜囊缩小或消失，睾丸可触及。

（四）治疗

成人的睾丸鞘膜积液，如积液量少，无症状，亦不须手术治疗。睾丸鞘膜积液量多，体积大伴明显的症状，应施行睾丸鞘膜翻转术。精索囊肿需将鞘膜囊全部切除。交通性鞘膜积液应切断通道，在内环处高位结扎鞘状突。

国际从 2001 年在开展微型腹腔镜小儿疝手术的基础上，研究开发了微型腹腔镜小儿鞘膜积液手术，至目前已达到 200 余例，收到了良好效果。

第四节　肾血管性高血压

肾血管性高血压（renal vascular hypertension，RvH）是一种常见的继发性高血压，各种原因引起肾动脉严重的狭窄性病变，使受累肾血流量减少和肾缺血，引起肾的尿生成和内分泌功能异常，终而导致高血压。这类高血压占所有高血压病例的 5%～10%。

（一）病因

引起肾动脉狭窄的原因主要有三种情况：动脉粥样硬化、纤维肌性发育异常和多发性大动脉炎。在欧美国家，动脉粥样硬化很常见，60%～70% 的肾血管性高血压与之有关；纤维肌性发育异常是第二位常见的病因，占所有肾血管性高血压患者的 1/4～1/3。在我国以多发性大动脉炎为最常见的原因。其他如先天性肾动脉异常、急性肾梗死等也可导致肾血管性高血压，但比较少见。

（二）临床表现

本病的常见症状有头痛、头晕、心悸、胸闷、视力减退、恶心、呕吐等。发病特点包括：青年发病常小于 30 岁，以女性为多；老年发病常大于 50 岁，以男性为多；长期高血压骤然加剧或高血压突然发作，病程短或发展快；常用降压药物无效或疗效不佳；腰背部及胁腹部可有疼痛，约半数以上病例可听到血管杂音；无高血压家族史。近年文献也提出不同的看法，认为任何年龄都可发生此病，不一定有临床症状，即使药物有效者也不能排除本病，腹背部血管杂音的出现对诊断的价值并非绝对等等。

诊断根据病史、症状和体检资料，首先应排除肾外性疾病、肾实质性高血压和原发性高血压。疑为肾血管性高血压的患者作进一步的检查，确立诊断。

（三）治疗

肾血管性高血压以介入治疗和手术治疗为主，但有全身血管病变者疗效不佳。

1. 术前准备　目前常使用血管紧张素转化酶抑制剂如卡托普利、肾上腺素能受体阻滞剂、钙离子通道拮抗剂等。

2. 介入治疗

（1）经皮腔内血管成形术：最适宜于纤维肌性发育异常。对单侧肾动脉粥样硬化的肾动脉狭窄以及大动脉炎也是其适应证。经股动脉插入带囊导管，再行肾动脉选择性插管，适用球囊扩张狭窄部位。

（2）经皮血管内支架置放术。

3. 手术治疗　手术原则为尽量保存肾，使血流恢复通畅。采用的手术方法包括：血管重建手术、自体肾移植术和肾切除术。如果患肾萎缩小于健肾 1/2 以上，或功能严重丧失，而对侧肾大小正常，功能良好，可切除患肾。

（张　勇　崔元善）

本 章 小 结

泌尿、男性生殖系统的其他疾病包括肾下垂、精索静脉曲张、鞘膜积液、肾血管性高血压等。精索静脉曲张和鞘膜积液临床中常见，应重点学习。

思 考 题

1. 精索静脉曲张的临床表现和治疗原则是什么？
2. 鞘膜积液的临床表现和治疗原则是什么？
3. 肾血管性高血压的诊断方法有哪些？

参考文献

[1] 吴阶平．吴阶平泌尿外科学．济南：山东科学技术出版社，2012．

[2] 那彦群．实用泌尿外科学．北京：人民卫生出版社，2009．

[3] 郭应禄，周利群主译．坎贝尔－沃尔什泌尿外科学．9 版．北京：北京大学医学出版社出版，2009．

第四十四章　肾上腺疾病的外科治疗

| 学习目标 |

1. 熟悉皮质醇增多症的诊断和治疗原则。
2. 掌握原发性醛固酮增多症的临床表现和治疗原则。
3. 掌握儿茶酚胺增多症的临床分类及临床表现。

| 核心概念 |

【皮质醇增多症】是机体长期处于过量糖皮质激素的作用而出现一系列典型症状、体征的综合病征。

【原发性醛固酮增多症】由于肾上腺皮质球状带自身发生病变所导致的醛固酮增多症。

【儿茶酚胺增多症】分泌大量儿茶酚胺，血中儿茶酚胺浓度增高，引起高血压、高代谢、高血糖等临床症状的疾病。

| 引　言 |

肾上腺疾病的外科治疗主要是在内科治疗的基础上，通过手术等外科方法去除病灶，缓解患者症状。在外科治疗的肾上腺疾病中，以皮质醇增多症、原发性醛固酮增多症和儿茶酚胺增多症最为常见。

第一节　皮质醇增多症

皮质醇增多症也被称为库欣综合征（Cushing syndrome），是机体长期处于过量糖皮质激素的作用而出现一系列典型症状、体征的综合病征。库欣综合征分为内源性和外源性两类，后者主要因予以药理剂量的糖皮质激素所致。本节主要阐述内源性皮质醇症。根据导致皮质醇增多症的原因不同，分为促肾上腺皮质激素（ACTH）依赖性和 ACTH 非依赖性两大类。

（一）临床表现

此病是一罕见的疾病，综合多个报道，年发病率在 7～24/10 万。库欣综合征通常发生于成年人，儿童少见。大多数患内源性皮质醇增多症者为女性，男女发病比为 1∶8。

常见临床表现包括：典型的向心性肥胖，满月脸，水牛背，悬垂腹，颈短，四肢肌萎缩，相对消瘦；皮肤菲薄，下腹壁、大腿内侧、腋下皮肤可见紫纹，皮肤可见痤疮和多毛；部分患者可有轻度或中度高血压；部分患者血糖和尿糖升高；性腺功能紊乱，女性月经不调，甚至闭经，男性性欲减退；腰背痛、病理性骨折、失眠、记忆力减退、注意力分散等其他症状。

（二）诊断

1. 诊断思路 库欣综合征的诊断包括三步：第一步是确定存在库欣综合征；第二步是确定库欣综合征的类型，是 ACTH 依赖性还是 ACTH 非依赖性的；第三步是确定库欣综合征的确切原因。

2. 诊断方法

（1）依照病史、症状和体征诊断：临床症状和体征对正确诊断至关重要。但是由于库欣综合征较少见，而且患者的临床表现不典型，所以诊断的难度较大。

（2）实验室检查：实验室检查对区别病因是垂体性、肾上腺性或异源性 ACTH 分泌异常具有重要价值，包括血浆游离皮质醇测定、24 h 尿游离皮质醇测定和血浆 ACTH 测定。

（3）影像学检查。

1）B 超：无创，对肾上腺 1.0 cm 以上肿瘤检出率达 90% 以上。

2）CT 和 MRI 检查：肾上腺 CT 扫描可探测到大多数人的正常肾上腺，并可区分肾上腺皮质增生与肿瘤。

3）静脉尿路造影：体积较大的肾上腺腺瘤和怀疑癌变者，应进行该项检查，并注意骨质疏松和脱钙现象。

（三）治疗

1. 药物治疗 包括皮质醇合成抑制剂和直接作用于下丘脑－垂体的药物。药物治疗一般用于术前准备以减轻糖皮质激素过度分泌，减少并发症；手术失败者；放疗前；发生转移患者。库欣综合征患者垂体放疗后起效慢，有时需 10 年，在放疗起效前应用药物治疗极其有利。

（1）米托坦：是杀虫剂 DDD 的异构体，因为观察到服用 DDD 的狗出现肾上腺萎缩而得以开发。米托坦于 1960 年开始治疗肾上腺癌，一年后开始治疗库欣综合征。米托坦起效慢，但作用持久，亦用于不愿或不适合手术的患者。直接作用于肾上腺皮质，抑制皮质醇合成，对肿瘤组织有一定破坏作用，适用于肾上腺皮质癌。副作用有肾上腺功能不全、胃肠道不适、神经功能失调、肝酶谱升高、高胆固醇血症、低尿酸血症、男性乳腺发育、出血时间延长。药物剂量减少可降低副作用的发生，对高胆固醇血症者如果有必要可应用辛伐他汀等药物。

（2）氨鲁米特：可阻断胆固醇向孕烯醇酮的转变，抑制肾上腺素及甲状腺素的合成。主要用于对较大的肾上腺肿瘤的治疗。部分患者用药后出现皮质功能低下。

（3）酮康唑：是口服抗真菌药，但在使用该药的患者当中出现男子乳腺发育的现象，说明酮康唑通过抑制类固醇性激素的合成发挥作用。治疗库欣综合征起始剂量为 200 mg，每日两次。用药后患者症状，如高血压、低血钾及高血糖，很快消除，而且常可停用降压及降糖药。该药的主要副作用是肝毒性。该药其他副作用有皮肤红疹、胃肠道不适及肾上腺功能不全。目前主要用于术前准备或术后辅助治疗和（或）垂体放疗。

（4）美替拉酮：是作为库欣综合征的检查手段出现的，现已由更好的检查所取代，不过在治疗库欣综合征方面仍发挥作用。该药开始用于肾上腺癌，之后用于治疗依赖 ACTH 疾病。美替拉酮主要抑制 $11-\beta$ 羟化酶，从而阻断 $11-$ 脱氧皮质醇生成皮质醇，患者血清中 $11-$ 脱氧皮质醇则升高。该药疗效良好，主要副作用有多毛、痤疮、眩晕、胃肠道不适以及肾上腺功能低下，肾上腺功能低下的表现需对患者事先宣教，对治疗要仔细监测。虽然低血钾、水肿以及高血压不常见，但一旦出现就需停药。

2. 手术治疗

（1）库欣综合征：确定为垂体腺瘤时，行神经外科手术。若未能证实有垂体腺瘤而有肾上腺皮质增生者，可考虑施行肾上腺手术。

（2）肾上腺肿瘤：肾上腺肿瘤采用外科手术切除效果满意，特别是近年来采用的微创腹腔镜肾上腺肿瘤切除术，给患者带来了益处。

第二节　原发性醛固酮增多症

当由于不同原因造成肾上腺皮质球状带分泌过量的醛固酮，使人体内分泌代谢产生一系列紊乱现象，临床上表现为特征性的高血压和低血钾的综合症候群，被称之为醛固酮增多症。其中由于肾上腺皮质球状带自身发生病变所导致的醛固酮症为原发性醛固酮增多症；由于肾上腺皮质以外的因素导致肾素－血管紧张素系统兴奋，使醛固酮分泌过多所导致的醛固酮症则称之为继发性醛固酮增多症。原发性醛固酮增多症简称原醛症。

（一）病因和病理

1. 肾上腺皮质腺瘤　最常见，主要表现为局限性皮质球状带细胞异常增生形成腺瘤并有分泌醛固酮的功能，占原醛症的 60% ~70%，单个肿瘤多见，腺瘤直径大多 <3 cm。

2. 特发性醛固酮增多症　其发病机制可能是由某种肾上腺外的可兴奋醛固酮分泌的因子引起。该病对血管紧张素敏感。站立位时，肾素活性和醛固酮分泌升高。

3. 原发性肾上腺皮质增生　少见，病理形态可与特发性醛固酮增多症类似，但血浆 ACTH 与醛固酮有平行关系。病因仍可能是肾上腺自身因素所致。

4. 分泌醛固酮的肾上腺腺癌　除分泌醛固酮外，往往同时分泌糖皮质激素和性激素。肿瘤发展快，体积大，预后极差，包膜常被浸润，由于癌细胞还可分泌糖皮质激素和性激素而可出现相应临床表现。

5. 糖皮质激素可抑制性原醛症　病因未明，一般有家族史，可出现高血醛固酮及类似原醛症表现。

6. 异位分泌醛固酮的肿瘤　极罕见，仅见于少数肾癌和卵巢癌的报告。

（二）临床表现

由于高血钠、低血钾以及肾素－血管紧张素系统受抑制（低肾素）及碱中毒，原醛症的患者在临床上会相应出现高血压、低血钾症、酸碱平衡失调等一系列症候群。

高血压是原醛症最先表现出的症状之一，以舒张压升高为主。随着病程发展，血压可逐渐增高，一般在中等或稍严重的水平，呈现良性发展过程。一般降压药对此治疗效果欠佳。一些患者还不同程度地伴有肌无力、痉挛、头痛、心悸、烦渴、多尿或夜尿增多等症状出现。临床中还发现有相当一部分的患者的血压或血钾始终处于正常或临界高限。

（三）实验室检查

1. 一般实验室检查　一般实验室检查应包括患者血钾、血钠和酸碱平衡状态；尿钾水平；血和尿醛固酮含量；血浆肾素活性等等。

2. 特殊实验室检查

（1）盐负荷试验（醛固酮抑制试验）：最为经典，其敏感性和特异性都比较高。具体方法为：试验前留 24 h 尿测定醛固酮、肌酐、皮质醇和钾、钠等。试验开始患者每餐增加氯化钠 2 ~ 3 g，或每天进食氯化钠总量达 10 ~ 12 g，3 天后清晨留 24 h 尿重复测定上述生化指标。如为原醛症患者，则尿醛固酮 > 12 g/24 h。

（2）肾素活性刺激试验（醛固酮刺激试验）：当患者严重高血压，不宜行抑制试验时可采用本试验。

（3）氟氢可的松抑制试验：临床需确认原醛症诊断时，目前国际上一般认为氟氢可的松抑制试验最为可信。具体方法为：给予氟氢可的松（0.1 mg，4 次/日）以及氯化钠缓释药物（30 mmol，3 次/日），同时给予患者高盐饮食［（确保尿钠 3 mmol/（kg·24 h）］，并适当补钾（保持血钾在 4 mmol/L），四天后于早上 10 点测定直立位抽血，如果直立位 PRA < 1.0ng/mL/h，上午 10 点可的松血浆浓度测得值低于 7 点测得值，而且上午十点血浆醛固酮水平大于 6 ng/dL 者为阳性。

3. 影像学定位诊断　影像学定位诊断依靠 B 超、CT 和 MRI。

（四）治疗

依据醛固酮增多症的不同病因，选择相应的治疗方法。醛固酮肿瘤首选手术切除，可治愈；肾上腺皮质增生引起醛固酮增多症，一般不赞成手术治疗。

1. 药物治疗　适应证包括：进行术前准备、特发性肾上腺皮质增生、拒绝手术或有手术禁忌证、不能切除的皮质腺癌、糖皮质激素可控制的原醛症。治疗药物包括：螺内酯（安体舒通）、氯胺吡咪、血管紧张素转换酶抑制剂卡托普利、钙离子通道阻滞剂硝苯地平等，血钾和血压可很快恢复正常。

2. 手术治疗

（1）围手术期处理：纠正电解质紊乱，使血钾恢复正常：服用螺内酯 40 ~ 60 mg，3 次/日，并给予低盐饮食，同时每日补钾 4 ~ 6 g，一般两周左右可以基本纠正；降血压：使用螺内酯后 1 周血压未明显下降者，可加用复降片、卡托普利、依那普利等药物；补充激素：对于醛固酮瘤患者手术中、后应适当适时地补充皮质激素，特别是对于拟行肾上腺全切除或次全切除术者，以免出现肾上腺危象；全面了解患者的心肺功能、肝肾功能等情况，出现心律不齐等情况时，须及时用药至心电图恢复正常才考虑手术治疗；预防感染，同时给予患者营养支持等。

（2）手术治疗：近年来腹腔镜技术进步，肾上腺皮质腺瘤等可行腹腔镜手术。

第三节　儿茶酚胺增多症

儿茶酚胺增多症是嗜铬细胞瘤与肾上腺髓质增生的总称。一般认为，凡是可以分泌大量儿茶酚胺，血中儿茶酚胺浓度增高，引起高血压、高代谢、高血糖等临床症状的疾病，都属于儿茶酚胺增多症的范畴。

（一）病因

肾上腺髓质增生病因不明，表现为双侧肾上腺体积增大，可不对称，有时可见结节样改变。此病较少见。

（二）临床表现

儿茶酚胺增多症多见于青壮年，主要症状为高血压以及代谢改变。

1. 高血压　这是本病最常见、最主要的临床表现，往往是患者就诊的主要症状。血压可持续性升高，但更典型、具有诊断意义的是阵发性高血压。

（1）阵发性高血压：患者平时血压正常，发作时血压急骤升高，并伴有特殊临床症候群。多发生于女性，可由体位突然改变、腹压突然增高压迫肿瘤（如大笑、咳嗽、大小便、提重物等）、吸烟、焦虑或有创性操作及某些药物治疗等引发。发作时收缩压可升至 200 mmHg 以上，舒张压亦相应升高。常伴有心动过速，并出现心律不齐。

（2）持续性高血压：为持续性儿茶酚胺分泌所致。65% 患者为此种类型。持续性高血压型患者血压虽有波动，但波动幅度不大，一般患者本人感觉不到这种变化。其伴随的特殊临床征候群亦不明显。此类患者易发生血管性并发症如视网膜出血和视乳头水肿。

2. 代谢紊乱　大量儿茶酚胺分泌可引起多种代谢紊乱，如出现高血糖、糖尿和糖耐量异常，血中游离脂肪酸和胆固醇浓度增高，低血钾等。

3. 特殊类型的表现　儿童嗜铬细胞瘤以持续性高血压多见，易并发高血压脑病和心血管系统损害；肾上腺外嗜铬细胞瘤，如膀胱嗜铬细胞瘤，常在排尿时和排尿后出现阵发性高血压，有心悸、头晕、头痛等症状。

（三）实验室检查

1. 肾上腺髓质激素及其代谢产物测定　24 h 尿儿茶酚胺含量测定、24 h 尿甲氧 – 4 – 羟杏仁酸（VMA）（肾上腺素和去甲肾上腺素的代谢产物）、血儿茶酚胺测定。

2. 定位诊断　定位诊断包括 B 超、CT 和 MRI 等。

（四）治疗

1. 手术治疗　开放手术或腹腔镜下切除肿瘤或增生的肾上腺可获得良好疗效。

（1）术前准备：通过降压、扩容使缩小的血容量得到纠正，减少术中触摸和挤压肿瘤引起的高血压危象和心血管严重的并发症。完善术前准备的指标，血压控制在正常范围，心率 < 90 次/min，血细胞比容小于 45%。

（2）术后处理：严密观察血压、心率变化，并注意维持水、电解质平衡，防止伤口感染等并发症。

2. 药物治疗　对不能忍受手术或未能切除的恶性嗜铬细胞瘤或手术后肿瘤复发等患者，可使用药物以改善症状。

（张　勇　崔元善）

本 章 小 结

皮质醇增多症、原发性醛固酮增多症和儿茶酚胺增多症等肾上腺疾病的诊断和治疗相对比较复杂，学习时应该结合内分泌课程的相关知识理解。

思 考 题

1. 皮质醇增多症的诊断和治疗原则有哪些？
2. 原发性醛固酮增多症的临床表现和治疗原则是什么？
3. 儿茶酚胺增多症的临床分类及临床表现是什么？

参考文献

[1] 吴阶平．吴阶平泌尿外科学．济南：山东科学技术出版社，2012.
[2] 那彦群．实用泌尿外科学．北京：人民卫生出版社，2009.
[3] 郭应禄，周利群主译．坎贝尔－沃尔什泌尿外科学．9版．北京：北京大学医学出版社，2009.
[4] 李黎明．肾上腺疾病的外科治疗．北京：科技文献出版社，2011.

第四十五章 | # 男性节育、不育和性功能障碍

| 学习目标 |

1. 熟悉男性勃起功能障碍的诊断和治疗原则。
2. 了解男性不育的主要原因。
3. 了解男性节育的基本方法。

| 核心概念 |

【男性不育】夫妇同居 1 年以上，未采用任何避孕措施，由于男方因素造成女方不孕者，称为男性不育。

【勃起功能障碍】指持续或反复不能达到或维持足够阴茎勃起以完成满意性生活。

| 引　　言 |

本章介绍了男性节育、男性不育和男性性功能障碍。这部分内容同肿瘤、结石、良性前列腺增生症等泌尿、男性生殖系统的其他疾病相比似乎不是学习的重点，但是这些疾病的发病率较高，严重地影响了患者的生活质量。

第一节　男　性　节　育

计划生育是一项我国的基本国策，男性节育是人口与计划生育基本国策得以落实的重要方面。本节主要介绍男性避孕和节育的技术和方法。

一、男　性　避　孕

目前常用的方法男性避孕方法包括使用避孕套、体外排精、会阴尿道压迫法避孕、药物避孕法等。

（一）避孕套避孕

避孕套通常由乳胶薄膜制成的套子，性交时套在阴茎上，阻止精液流到阴道里，达到避孕目的。正确使用避孕套又是预防艾滋病和其他性传播疾病的一种简便而有效的方法。避孕套避孕效果是屏障避孕法中最有效的一种避孕法，成功率较高。

（二）自然避孕法

根据女性月经周期，判断排卵前后的易受孕期，进行周期性禁欲。该方法最符合自然状态，只要夫妇密切配合，可达到较好避孕效果，为广大育龄夫妇接受。对易受孕期判断有困难者，宜采用其他避孕措施。

（三）药物避孕法

药物避孕法包括两种。第一种是在性生活前将外用杀精子药物放入阴道内，杀伤排入阴道的精子，达到避孕目的。第二种是男性体内使用的避孕药，是通过抑制精子的生成，降低精子的数量，达到少精子甚或无精子而不能受孕。

1. 外用药物避孕法　外用避孕方法简单，若使用正确，避孕效果满意。药物对全身无毒，局部刺激轻微，不干扰妇女内分泌，不影响男女双方生理健康，不影响性交快感，副作用少，对阴道杆菌无害等。

2. 体内使用的药物避孕法　可以通过下述不同途径发挥作用：长期大量使用促性腺激素释放激素，通过降调解导致垂体促性腺激素（促卵泡激素及促黄体生成素）的分泌减少而抑制生精作用；或采用促卵泡激素及促黄体生成素的相应抗体，阻断该种激素的作用；或使用自体激素，如单独使用睾酮，或与孕激素联合使用，通过负反馈，抑制垂体分泌促性腺激素而抑制生精作用；或选择性抑制生精上皮的药物——棉酚。

棉酚是中国学者先发现并在中国进行大量研究及临床试用的。该项研究引起了国际的关注。棉酚是一种男用口服避孕药，价格便宜，使用简单，但也有一定的副作用。以色列科学家研发出新型男性避孕药，可除去男性精子关键的蛋白质，确保卵子不会受精。

二、男 性 绝 育

一个理想的男性节育方法应当是不影响男性第二性征与性功能，不干扰内分泌的整体平衡，对精子的生成和精子的功能产生可逆性的抑制作用。男性的生殖活动可概括为精子发生、精子成熟、精液排放、精子在女性生殖道内运转、精子获能直到受精等几个关键步骤，因此，将抑制精子生成、阻止精卵相遇，以及直接杀死精子作为首选男用节育方法。常用的是输精管结扎术和输精管药物注射绝育法。

（一）输精管结扎术

输精管结扎术是通过手术切断、结扎输精管，闭塞输精管，使输精管通道被阻断的一种持久性节育措施。适用于已婚男子，为实行计划生育，经夫妇双方同意，均可施行。有出血倾向、严重神经官能症、精神病、急性病和其他严重慢性疾病者以及睾丸、附睾、前列腺、阴囊皮肤有炎症者，应暂缓施行手术；对患有严重精索静脉曲张、腹股沟疝、鞘膜积液等可在上述疾病手术同时做输精管结扎术。

（二）非阻塞性输精管节育器

该方法是在男性输精管里面放置一个尼龙材料制成的滤网，将精子拦截下来，从而起到避孕目的。当不需要避孕时，就可以把滤网取出，恢复正常生育功能。该手术的好处之一就是避免了传统结扎手术后可能出现的附睾淤积症。

（三）输精管黏堵术

该方法与结扎术的不同之处在于，不必剪断输精管，而是将特制的材料（主要成分为石炭酸）注射进入输精管内，输精管受到刺激而形成瘢痕、硬化，从而失去通道功能。输精管黏堵术的不足是由于注射材料的量不容易控制，以致有些人输精管被黏堵的长度过长，出现手术部位感觉针刺样不适。这种方法已经被绝大多数临床医生所弃用。

第二节　男性不育症

夫妇同居 1 年以上，未采用任何避孕措施，由于男方因素造成女方不孕者，称为男性不育。男性不育症不是一种独立的疾病，而是由某一种或多种疾病与因素造成的结果。男性不育症发生率约10%。在所有不能生育的因素中，单属女方因素约50%，单纯男方因素约30%，男女共有约20%。临床上把男性不育分为性功能障碍和性功能正常两类，后者依据精液分析结果可进一步分为无精子症、少精子症、弱精子症、精子无力症和精子数正常性不育。近几年随着人们对人类生殖问题认识的提高以及男科学研究的飞速发展，男性不育的发现率逐步增高，已引起男科学工作者的高度重视。

（一）病理生理

男性不育的病因分类可根据生育能力分为绝对不育（无精子症）和相对不育（精子数量少或精子活力低等质量问题）。按临床表现可分为原发性不育和继发性不育；按性器官病变部位可分为睾丸前性、睾丸性和睾丸后性。

1. 精液异常　包括先天性睾丸发育障碍等引起的无精子或精子过少；精液中无活力的精子或死精子过多；精液理化性状异常，如果精液射出后不凝固，或液化不全常提示精囊或前列腺有病变。

2. 生精障碍　睾丸本身疾病、染色体异常、精子发生功能障碍等原因造成不育。

3. 精子、卵子结合障碍　包括：先天性输精管道的缺如闭锁等畸形，手术结扎输精管，精道及其周围组织的慢性炎症等引起的精道梗阻；膀胱颈部手术或受损伤引起的逆行射精；双侧腰交感神经切除术后或直肠癌腹会阴手术后、糖尿病引起的阴部神经损害；外生殖器异常；男性性功能障碍等。

4. 全身性因素　包括精神和环境因素、营养因素、内分泌疾病等。

（二）诊断

诊断男性不育症，至少须明确以下几点：是男方不育还是女方不育，或双方都存在不育因素；如为男方不育，是属于绝对不育，还是相对不育；是原发不育还是继发不育；如为男性不育，应尽可能查明引起男性不育的确切病因，以便针对病因采用有效的治疗措施。

1. 病史　全面了解家族史、生育史、性生活史和其他对生育可能造成影响的因素。重点询问与生育相关的疾病或因素，包括生殖器官感染、外伤、手术史、内分泌疾病史、影响睾丸生精功能、性功能的疾病和因素、对生育有影响的药物应用以及不良生活习惯，如酗酒、吸烟等。

2. 体检　全身检查重点应注意体型及第二性征。生殖器官的检查应重点注意有无生殖器官畸形。直肠指检应注意前列腺大小、硬度、有无结节、结石，怀疑前列腺炎者应做前列腺按摩液检查。

3. 实验室检查　精液分析是评价男性生育力的重要依据，是必查项目。正常参考值：精量 $2 \sim 6$ mL，灰白或淡黄色，$5 \sim 20$ min 完全液化，pH $7.2 \sim 7.8$，精子密度为 5 000 万 ~ 1 亿/mL，精子活率 $>60\%$，精子活力 $>75\%$（>6 级），精子畸形率 $<30\%$，精子总数 $>13\ 000$ 万/每次排精。精子数 $<2\ 000$ 万/mL 者，生育能力极差。通过手淫或取精器，使用专用玻璃瓶，不用塑料杯或避孕套收集，标本送检时间不要超过 1 h，温度保持在 $25 \sim 35℃$，禁欲时间以 $3 \sim 5$ 天为宜。由于精子数目及精子质量经常变化，因此应连续检查 3 次取平均值。

（三）治疗

不育夫妇双方共同参与诊断与治疗，在男方进行治疗前也应对女方检查生育力。

1. 非手术治疗　包括：病因诊断相当明确，治疗方法针对性强的特异性治疗；对病因、病理、发病机制尚未阐明，治疗措施只解决部分发病环节的半特异性治疗；病因不明采用的经验性治疗和传统医学治疗的非特异性治疗。

2. 手术治疗　包括提高睾丸精子发生的手术，如精索内静脉高位结扎术和睾丸固定术等。

3. 人类辅助生殖技术　不通过性交而采用医疗手段使不孕不育夫妇受孕的方法称人类辅助生殖技术，该技术主要有丈夫精液人工授精、体外授精胚胎移植技术、卵细胞胞质内精子注射、供者精液人工授精。

第三节　男性性功能障碍

正常男性性功能包括性欲、性兴奋、阴茎勃起、性交、射精和性欲高潮等过程。这一过程是正常的心理、神经、内分泌系统、血管系统及正常生殖系统参与下完成的一个极为复杂的过程，其中主要受到大脑控制和支配。根据临床表现可分为：性欲改变、勃起障碍、射精障碍。最常见的男子性功能障碍是勃起障碍和早泄。

一、勃起功能障碍

勃起功能障碍（ED）指持续或反复不能达到或维持足够阴茎勃起以完成满意性生活。需要特别指出的是，病程至少在 6 个月以上方能诊断 ED。但对创伤或手术引发的 ED 的诊断，病程可少于 6 个月。在英语中"阳痿"（impotence）一词与"性无能"同义，有时泛指性欲减退、阳痿、早泄等男性性功能障碍，缺乏特异性。此外，因"阳痿"含有贬义，故于 1990 年被"勃起功能障碍"一词取代，现已被全球接受。

（一）病因和流行病学

尽管 ED 是一个常见的疾病，但直到现在对 ED 的流行病学研究在数量和质量上都未尽人意。由于传统上对性问题的避讳，相关研究起步晚，只在近 20 年才有较大的发展。主要困难是此问题很敏感，疾病暴露性差。因为 ED 是一种不威胁生命的、涉及个人隐私的疾病，且由于文化、宗教、道德传统等社会因素的影响，不是所有患者都能够就诊或坦白自己的病情。另一方面，一般情况下医生也较少主动询问患者性功能方面的病史。被调查者也常常避讳而给予不真实的回答。现有的资料多来自美国的白种人，且多数针对老年人、门诊患者及暴露于危险因子下的特殊人群，一般人群的普查很少。其次，目前 ED 流行病学研究多使用观察法，且描述性研究多，分析性研究少。调查方式也多种多样，有问卷调查、面谈、广告回馈等，问卷种类繁多，均影响了流行病学调查的结果。

与 ED 相关的危险因子包括：年龄增长；躯体疾病，包括心血管病、高血压和糖尿病；精神心理因素；用药，主要包括利尿药、降压药、心脏病用药等；不良生活方式，包括吸烟、酗酒及过度劳累等；外伤、手术及其他医源因素。

按照病因可以将 ED 分为心理性、器质性和混合性三类。器质性 ED 又可分为动脉性、静脉（海绵体）性、神经性、内分泌性、损伤性、医源性、药物性等。过去认为心理性 ED 最为多见，目前确信有器质性因素的 ED 占全部患者的 80% 以上。将 ED 进行病因学分类是为了研究和叙述的方便。实际上，具体到一位患者可能同时混合存在器质性和心理性两方面的问题，且同时具有多个致病因素，而单一的因素如糖尿病又可以通过损害神经、血管等多种途径导致 ED。因此，在 ED 的诊治过程中要把握个体化的原则。

（二）诊断

全面了解性生活史、既往病史及心理社会史对 ED 首诊很重要，并由患者回答过去 6 个月有关性活动的问题。

为进一步查明器质性的病因，已发展相关的神经系统、血管系统检查（如彩色双功能超声检查、海绵体测压造影等）、阴茎海绵体注射血管活性药物试验可作出动脉性、静脉性和肌性等病因学的诊断。海绵体活检已被采用来评价海绵体结构与功能。

（三）治疗

1. 矫正引起 ED 的有关因素　包括：改变不良生活方式和社会心理因素；性技巧和性知识咨询；改变引起 ED 的有关药物；对引起 ED 的有关器质性疾病治疗。

2. 针对 ED 的直接治疗　包括：性心理治疗，如性心理疗法或夫妇间行为治疗等；口服西地那非（万艾可）、伐地那非（艾力达）、他达拉非（希爱力）等选择性 5 - 磷酸二酯酶抑制剂治疗；局部治疗，阴茎海绵体注射血管活性药物等；手术治疗包括血管手术和阴茎假体。

二、早　泄

早泄定义尚有争议，一般认为性交时阴茎能勃起，但对射精失去控制能力，阴茎插入阴道前或刚插入即射精。也有学者认为：只要是妻子对性交不满意，即为早泄。

传统观点认为早泄大都是心理性原因。近年来研究发现，这类患者还存在阴茎感觉过敏，或由于包皮阴茎头炎和前列腺炎等疾病诱发。

治疗早泄需根据其发病原因，首先治疗诱发病因，并由妻子密切合作，采用性感集中训练法，克服对性行为的错误认识和自罪感，建立和恢复性的自然反应。性交时应用避孕套，或阴茎头局部应用利多卡因喷雾剂或软膏剂，通过局部麻醉作用来延长射精潜伏期。

（张 勇 崔元善）

本 章 小 结

本章讲述了男性节育、男性不育和男性性功能障碍的相关定义、诊断和治疗原则。学生们应该进一步掌握这些领域的知识和概念。

思 考 题

1. 男性勃起功能障碍的诊断和治疗原则是什么？
2. 男性不育的主要原因有哪些？

参考文献

[1] 郭应禄，周利群主译．坎贝尔－沃尔什泌尿外科学．9版．北京：北京大学医学出版社，2009.

[2] 郭应禄．男科学．北京：人民卫生出版社，2004.

[3] 那彦群．实用泌尿外科学．北京：人民卫生出版社，2009.

第四十六章 | 骨折概论

| 学习目标 |

1. 掌握骨折的定义、病因、分类和骨折移位的机制，骨折的临床表现及 X 线检查，骨折的急救，骨折的治疗原则。

2. 熟悉骨折常见并发症，骨折愈合过程，影响骨折愈合的因素。

3. 了解开放性骨折的处理特点，开放性关节损伤处理原则，骨折延迟愈合、不愈合及畸形愈合的防治原则。

| 核心概念 |

【骨折】即骨的完整性及连续性中断。

【开放性骨折】骨折处皮肤或黏膜破裂，骨折端与外界相通，称为开放性骨折。

| 引　　言 |

骨折是指骨结构的连续性完全或部分断裂。多见于儿童及老年人，中青年人也时有发生。患者常为一个部位骨折，少数为多发性骨折。经及时恰当处理，多数患者能恢复原来的功能，少数患者可遗留有不同程度的后遗症。

第一节　骨折的成因、分类及骨折段的移位

一、骨折的成因

骨折可由创伤和骨骼疾病所致，后者如骨髓炎、骨肿瘤所致骨质破坏，受轻微外力即发生的骨折，称为病理性骨折。本章重点是讨论创伤性骨折。

1. 直接暴力　暴力直接作用使受伤部位发生骨折，常伴有不同程度的软组织损伤（图46-1）。

2. 间接暴力　暴力通过传导、杠杆、旋转和肌收缩使肢体

远处发生骨折（图46-2，图46-3）。

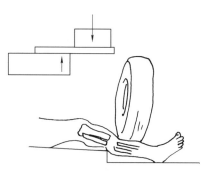

图46-1 直接暴力引起骨折

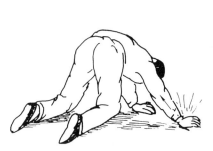

图46-2 间接暴力引起骨折

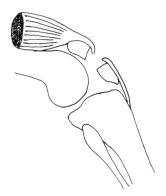

图46-3 肌拉力引起骨折

3. 积累性劳损 长期、反复、轻微的直接或间接损伤可致使肢体某一特定部位骨折。

二、骨折的分类

（一）根据骨折处皮肤、黏膜的完整性分类

1. 闭合性骨折 骨折处皮肤或黏膜完整，骨折端不与外界相通。

2. 开放性骨折 骨折处皮肤或黏膜破裂，骨折端与外界相通。骨折处的创口可由刀伤、枪伤由外向内形成，亦可由骨折端刺破皮肤或黏膜从内向外所致（图46-4）。

（二）根据骨折的程度和形态分类

1. 不完全骨折 骨的完整性和连续性部分中断，按其形态又可分为：

（1）裂缝骨折：骨质发生裂隙，无移位，多见于颅骨、肩胛骨等。

（2）青枝骨折：多见于儿童，骨质和骨膜部分断裂，可有成角畸形。

2. 完全骨折 骨的完整性和连续性全部中断，按骨折线的方向及其形态可分为（图46-5）：①横形骨折；②斜形骨折；③螺旋形骨折；④粉碎性骨折；⑤嵌插骨折。

（三）根据骨折端稳定程度分类

1. 稳定性骨折 骨折端不易移位或复位后不易再发生移位者，如裂缝骨折、青枝骨折、横形骨折、嵌插骨折（图46-6）、压缩性骨折（图46-7）等。

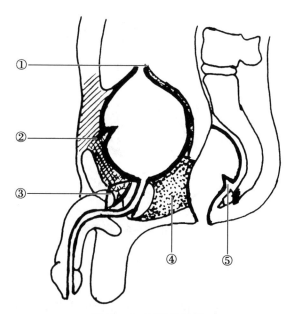

图46-4 开放性骨折

①充盈的膀胱及覆盖其上的腹膜破裂后，尿液可流入腹腔，引起腹膜炎 ②腹膜外膀胱破裂后，尿液流入耻骨后间隙（斜线示意图）③耻骨骨折伴有后尿道破裂 ④尿外渗浸润耻骨后直肠前间隙（小黑点示意图）⑤尾骨骨折可引起直肠破裂而出现下腹部疼痛和直肠内出血

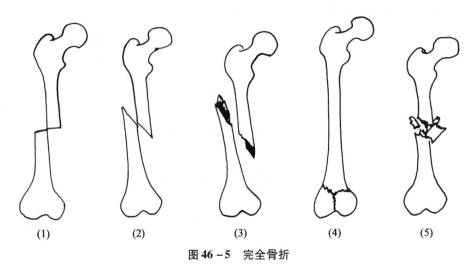

图 46 - 5 完全骨折

（1）横形骨折；（2）斜形骨折；（3）螺旋形骨折；（4）粉碎性骨折；（5）嵌插骨折

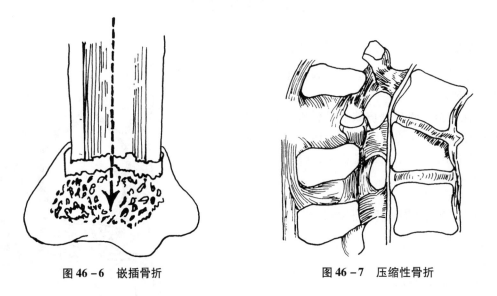

| 图 46 - 6 嵌插骨折 | 图 46 - 7 压缩性骨折 |

2. 不稳定性骨折　骨折端易移位或复位后易再移位者，如斜形骨折、螺旋形骨折、粉碎性骨折等。

3. 骨折段移位　大多数骨折骨折段均有不同程度的移位，常见有以下五种，并且常常几种移位可同时存在（图 46 - 8）。即①成角移位；②侧方移位；③缩短移位；④分离移位；⑤旋转移位。

造成各种不同移位的影响因素为：①外界暴力的性质、大小和作用方向（图 46 - 9）；②肌肉的牵拉，不同骨折部位，由于肌肉起止点不同，肌肉牵拉造成不同方向移位（图 46 - 10）；③骨折远侧段肢体重量的牵拉，可致骨折分离移位；④不恰当的搬运和治疗。

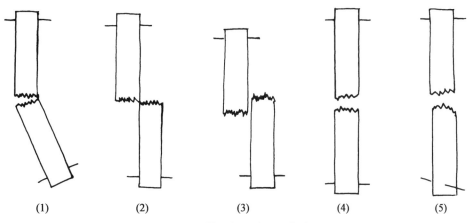

图 46 - 8 骨折段五种不同的移位

（1）成角移位；（2）侧方移位；（3）缩短移位；（4）分离移位；（5）旋转移位

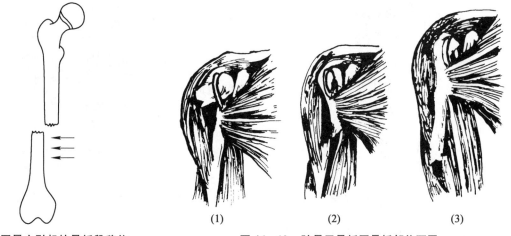

图 46 - 9 因暴力引起的骨折段移位

图 46 - 10 肱骨干骨折因骨折部位不同，由肌牵拉力而引起的不同移位

（1）骨折在胸大肌止点之上；（2）骨折在胸大肌止点之下；

（3）骨折在三角肌止点之下

第二节 骨折的临床表现及 X 线检查

一、骨折的临床表现

大多数骨折一般只引起局部症状，严重骨折和多发性骨折可导致全身反应。

（一）全身表现

1. 休克 骨折所致的休克主要原因是出血，特别是骨盆骨折、股骨骨折和多发性骨折，其出血量大者可达 2 000 mL 以上（图 46 - 11）。严重的开放性骨折或并发重要内脏器官损伤时亦可导致休克。

2. 发热　骨折后一般体温正常，出血量较大的骨折，如股骨骨折、骨盆骨折，血肿吸收时可出现低热，但一般不超 38℃。开放性骨折，出现高热时，应考虑感染的可能。

（二）局部表现

1. 骨折的一般表现　为局部疼痛、肿胀和功能障碍（图46 – 12）。

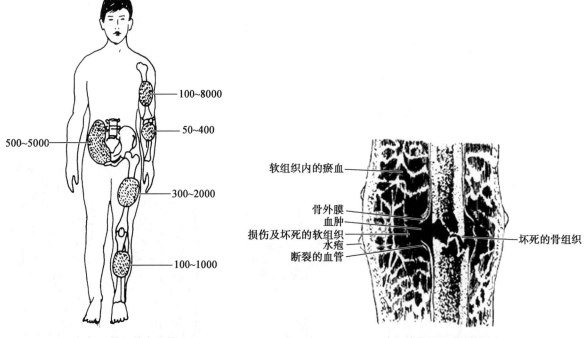

图46 – 11　各部位骨折的失血量（mL）　　　图46 – 12　四肢长管骨骨干骨折纵剖面图

2. 骨折的特有体征　①畸形；②异常活动；③骨擦音或骨擦感。具有以上三个骨折特有体征之一者，即可诊断为骨折。值得注意的是，有些骨折如裂缝骨折和嵌插骨折，可不出现上述三个典型的骨折特有体征，应常规进行 X 线拍片检查，以便确诊。

二、骨折的 X 线检查

X 线检查对骨折的诊断和治疗具有重要价值。凡疑为骨折者应常规进行 X 线拍片检查，可以显示临床上难以发现的不完全性骨折、深部的骨折、关节内骨折和小的撕脱性骨折等。即使临床上已表现为明显骨折者，X 线拍片检查也是必要的，可以帮助了解骨折的类型和骨折段移位情况，对于骨折的治疗具有重要指导意义。

骨折的 X 线检查一般应拍摄包括邻近一个关节在内的正、侧位片，必要时应拍摄特殊位置的 X 线片。如掌骨和跖骨拍正位及斜位片，跟骨拍侧位和轴心位，腕舟状骨拍正位和蝶位。有时不易确定损伤情况时，尚需拍对侧肢体相应部位的 X 线片，以便进行对比。值得注意的是，有些轻微的裂缝骨折，急诊拍片未见明显骨折线，如临床症状较明显者，应于伤后 2 周拍片复查。此时，骨折端的吸收常可出现骨折线，如腕舟状骨骨折。

第三节 骨折的并发症

骨折常由较严重的创伤所致。在一些复杂的损伤中，常引起严重的全身反应，甚至危及患者的生命。骨折治疗过程中出现的一些并发症，将严重地影响骨折的治疗效果，应特别注意加以预防并及时予以正确处理。

（一）早期并发症

1. 休克　严重创伤，骨折引起大出血或重要器官损伤所致。

2. 脂肪栓塞综合征　常见于成人，由于骨折处髓腔内血肿张力过大，骨髓被破坏，脂肪滴进入破裂的静脉窦内，可引起肺、脑脂肪栓塞。临床上出现呼吸功能不全、发绀，胸部拍片有广泛性肺实变。动脉低血氧可致烦躁不安、嗜睡，甚至昏迷和死亡。

3. 重要内脏器官损伤　常见于肝、脾破裂，肺损伤，膀胱和尿道损伤，直肠损伤。

4. 重要周围组织损伤

（1）重要血管损伤：常见的有股骨髁上骨折，远侧骨折端可致腘动脉损伤；胫骨上段骨折的胫前或胫后动脉损伤；伸直型肱骨髁上骨折，近侧骨折端易造成肱动脉损伤（图46-13）。

（2）周围神经损伤：特别是在神经与其骨紧密相邻的部位，如肱骨中下1/3交界处骨折极易损伤紧贴肱骨行走的桡神经；腓骨颈骨折易致腓总神经损伤。

（3）脊髓损伤：为脊柱骨折和脱位的严重并发症，多见于脊柱颈段和胸腰段（图46-14），出现损伤平面以下的截瘫。

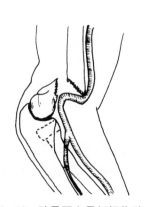 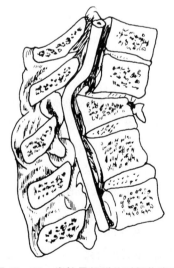

图46-13　肱骨髁上骨折损伤肱动脉　　　　图46-14　脊柱骨折脱位时损伤脊髓

5. 骨筋膜室综合征（osteofascial compartment syndrome）　即由骨、骨间膜、肌间隔和深筋膜形成的骨筋膜室内肌肉和神经因急性缺血而产生的一系列早期症候群。最多见于前臂掌侧和小腿（图46-15）。

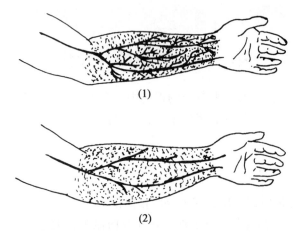

(1)

(2)

图 46 – 15　前臂骨筋膜室综合征发展过程示意图

（1）早期肌肉的毛细血管血液循环开始受压；（2）若骨筋膜室内张力继续增加，
肌肉的血液供应可以完全丧失，但远侧的动脉搏动还可以存在。所以临床上不能
以此作为安全的客观指标。

（二）晚期并发症

1. 坠积性肺炎　主要发生于因骨折长期卧床不起的患者。应鼓励患者积极进行功能锻炼，及早下床活动。

2. 褥疮　严重创伤骨折，长期卧床不起，身体骨突起处受压，局部血循环障碍，易形成褥疮。常见部位有骶尾部、髋部、足跟部。

3. 下肢深静脉血栓形成　多见于骨盆骨折或下肢骨折，下肢长时间制动，静脉血回流缓慢，加之创伤所致血液高凝状态，易发生血栓形成。应加强活动锻炼，预防其发生。

4. 感染　开放性骨折，特别是污染较重或伴有较严重的软组织损伤者，若清创不彻底，坏死组织残留或软组织覆盖不佳，可能发生感染。处理不当可致化脓性骨髓炎。

5. 损伤性骨化　又称骨化性肌炎。由于关节扭伤、脱位或关节附近骨折，骨膜剥离形成骨膜下血肿，处理不当使血肿扩大，血肿机化并在关节附近软组织内广泛骨化，造成严重关节活动功能障碍，特别多见于肘关节。

6. 创伤性关节炎　关节内骨折，关节面遭到破坏，又未能准确复位，骨愈合后使关节面不平整，长期磨损易引起创伤性关节炎，致使关节活动时出现疼痛。

7. 关节僵硬　即指患肢长时间固定，静脉和淋巴回流不畅，关节周围组织中浆液纤维性渗出和纤维蛋白沉积，发生纤维粘连，并伴有关节囊和周围肌挛缩，致使关节活动障碍。

8. 创伤后骨萎缩（post-traumatic atrophy of bone，Sudeck atrophy）　即损伤所致关节附近的痛性骨质疏松，亦称反射性交感神经性骨营养不良。

9. 缺血性骨坏死　骨折使某一骨折段的血液供应被破坏，而发生该骨折段缺血性坏死。常见的有腕舟状骨骨折后近侧骨折段缺血性坏死，股骨颈骨折后股骨头缺血性坏死（图 46 – 16）。

10. 缺血性肌挛缩　是骨折最严重的并发症之一，是骨筋膜室综合征处理不当的严重后果。它可由骨折和软组织损伤直接所致，更常见的是骨折处理不当所造成，特别是外固定过紧。提高对骨筋膜室综合征的认识并及时予以正确处理是防止缺血性肌挛缩发生的关键。一旦发生则难以治疗，效果极差，常致严重残废。典型的畸形是爪形手（图46-17）和爪形足。

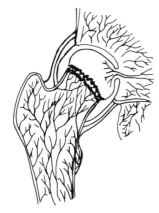

图46-16　关节囊内股骨颈骨折后，
股骨头因缺乏血液供给而发生缺血性骨坏死

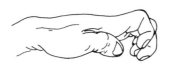

图46-17　前臂缺血性肌挛缩后的典型畸形——爪形手

第四节　骨折的愈合

一、骨折愈合过程

骨折愈合是一个复杂而连续的过程，从组织学和细胞学的变化，通常将其分为三个阶段，但三者之间又不可截然分开，而是相互交织逐渐演进。

1. 血肿炎症机化期　骨折导致骨髓腔、骨膜下和周围组织血管破裂出血，在骨折断端及其周围形成血肿。伤后6~8 h，由于内、外凝血系统的激活，骨折断端的血肿凝结成血块。而且严重的损伤和血管断裂使骨折端缺血，可致其部分软组织和骨组织坏死（见图46-12），在骨折处引起无菌性炎症反应。缺血和坏死的细胞所释放的产物，引起局部毛细血管增生扩张、血浆渗出、水肿和炎性细胞浸润。中性粒细胞、淋巴细胞、单核细胞和巨噬细胞侵入血肿的骨坏死区，逐渐清除血凝块、坏死软组织和死骨，而使血肿机化形成肉芽组织。

肉芽组织内成纤维细胞合成和分泌大量胶原纤维，转化为纤维结缔组织，使骨折两端连接起来，称为纤维连结。这一过程约在骨折后2周完成。同时，骨折端附近骨外膜的成骨细胞伤后不久即活跃增生，一周后即开始形成与骨干平行的骨样组织，并逐渐延伸增厚。骨内膜在稍晚时也发生同样改变（图46-18）。

2. 原始骨痂形成期　骨内、外膜增生，新生血管长入，成骨细胞大量增生，合成并分泌骨基质，使骨折端附近内、外形成的骨样组织逐渐骨化，形成新骨，即膜内成骨。由骨内、外膜紧贴骨皮质内、外形成的新骨，分别称为内骨痂和外骨痂［图46-19（1）］。填充于骨折断端间和髓腔内的纤维组织逐渐转化为软骨组织，并随着成骨细胞侵入软骨基质，软骨细胞发生变性而凋亡，软骨基质经钙化而成骨，即软骨内成骨，形成环状骨痂和髓腔内骨痂，即为连接骨痂。连接骨痂与内、外骨痂相连，形成桥梁骨痂［图46-19（2）］，标志着原始骨痂形成。这些骨痂不断钙化加强，当其达到足以抵抗肌收缩及剪力和旋转力时，则骨折达到临床愈合，一般需4~8周。此时X线片上可见骨折处有梭形骨痂阴影，但骨折线仍隐约可见。

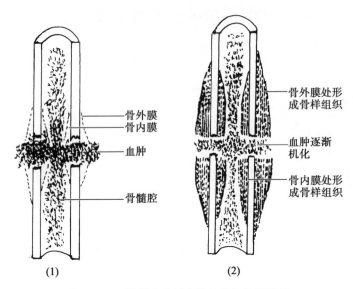

图 46 - 18　骨折愈合过程的血肿肌化演进期

（1）骨折后血肿形成；（2）血肿逐渐机化，骨内、外膜处开始形成骨样组织

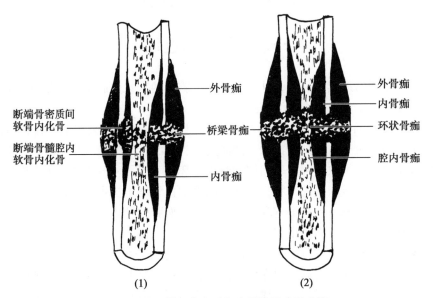

图 46 - 19　骨折愈合过程中原始骨痂形成期

（1）膜内化骨及软骨内化骨过程逐渐完成；（2）膜内化骨及软骨内化骨过程基本完成

　　骨折愈合过程中，膜内成骨比软骨内成骨快，而膜内成骨又以骨外膜为主。因此，任何对骨外膜的损伤均对骨折愈合不利。

　　3. 骨板形成塑形期　原始骨痂中新生骨小梁逐渐增粗，排列逐渐规则和致密。骨折端的坏死骨经破骨和成骨细胞的侵入，完成死骨清除和新骨形成的爬行替代过程。原始骨痂被板层骨所替代，使骨折部位形成坚强的骨性连接，这一过程需 8 ~ 12 周。随着肢体活动和负重，根据 Wolff 定律，骨的机械强度取决于骨的结构，成熟骨板经成骨细胞和破骨细胞相互作用，在应力轴线上成骨细胞相对活跃，有更多的新骨使之形成坚强的板层骨；而在应力轴线以外破骨细胞相对活跃，使多余的骨痂逐渐被吸收而清除。髓腔重新沟通，骨折处恢复正常骨结构，在组织学和放射学上不留痕迹（图46－20）。

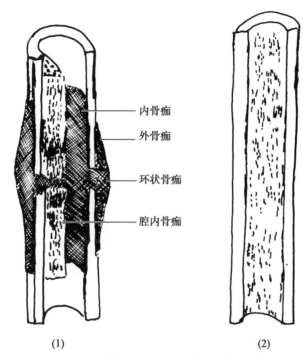

内骨痂

外骨痂

环状骨痂

腔内骨痂

(1)　　　　　　　　　　　　　(2)

图46－20　骨折愈合过程中骨痂改造塑形期

（1）外骨痂、内骨痂、环状骨痂及腔内骨痂形成后的立体剖面示意图；（2）骨痂改造塑形已完成

二、骨折临床愈合标准

临床愈合是骨折愈合的重要阶段，此时患者已可拆除外固定，通过功能锻炼，逐渐恢复患肢功能。其标准为：①局部无压痛及纵向叩击痛；②局部无异常活动；③X线片显示骨折处有连续性骨痂，骨折线已模糊；④拆除外固定后，如为上肢能向前平举1 kg重物持续达1 min；如为下肢不扶拐能在平地连续步行3 min，并不少于30步；连续观察2周骨折处不变形。临床愈合时间为最后一次复位之日至观察达到临床愈合之日所需的时间。检查肢体异常活动和肢体负重情况时应予慎重，不宜于解除固定后立即进行。

第五节　影响骨折愈合的因素

骨折愈合是受多种因素影响的复杂过程，其中有有利因素，也有不利因素。对其应有充分的认识，以便利用和发挥有利因素，避免和克服其不利因素，促进骨折愈合，缩短治疗时间。

（一）全身因素

1. 年龄　不同年龄骨折愈合差异很大，如新生儿股骨骨折2周可达坚固愈合，成人股骨骨折一般需3个月左右。儿童骨折愈合较快，老年人则所需时间更长。

2. 健康状况　健康状况欠佳，特别是患有慢性消耗性疾病者，如糖尿病、营养不良症、恶性肿瘤以及钙磷代谢紊乱，骨折愈合时间明显延长。

（二）局部因素

1. 骨折的类型和数量　螺旋形和斜形骨折，骨折断面接触面大，愈合较快。横形骨折断面接触面小，愈合较慢。多发性骨折或一骨多段骨折，愈合较慢。

2. 骨折部位的血液供应　这是影响骨折愈合的重要因素，骨折的部位不同，骨折段的血液供应状况也不同，一般有以下四种情况：

（1）两骨折段血液供应均良好，多见于干骺端骨折。许多小血管从关节囊、韧带和肌腱附着处进入骨内［图46－21（1）］，血液供应丰富，骨折愈合快，如胫骨髁骨折、桡骨远端骨折等。

（2）一骨折段血液供应较差，如胫骨干中、下1/3骨折，由于胫骨干主要靠从其中、上1/3交界处后侧面进入髓腔内的滋养动脉自上而下来的血液供应［图46－21（2）］。骨折后，滋养动脉断裂，远侧骨折段仅靠骨膜下小血管维持，血液供应明显减少（图46－22），骨折愈合较慢。

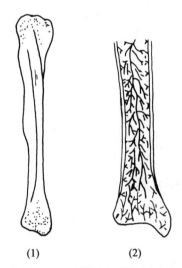

（1）　　　　　（2）

图46－21　胫骨血液供应示意图

（1）胫骨两端有许多小孔。许多小血管即由关节囊、韧带、肌腱等附着处穿过这些小孔进入骨内，故胫骨两端有充足的血液供应。在胫骨干之中、下1/3内完全没有血管孔，仅在上、中1/3交界处之后侧面有一血管孔；（2）滋养动脉由此血管进入骨干内后，即自上而下承担整个中、下1/3骨干的大部分血液供应

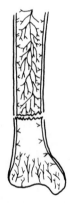

图46－22　胫骨干中、下1/3骨折后，骨折处的血液供应情况

自上而下的滋养动脉断裂后，远侧骨折段丧失了大部分血液供应，仅保有来自骨外膜下小血管网的血液供应

（3）两骨折段血液供应均差，如胫骨中、上段和中、下段两处同时发生骨折，上段骨折仅一骨折段血液供应较差，下段骨折处则两骨折段血液供应均差，因此上段骨折较下段骨折愈合快（图46－23）。

（4）骨折段完全丧失血液供应。如股骨颈囊内骨折，股骨头血液供应几乎完全中断，容易发生缺血性坏死。

3. 软组织损伤程度　严重的软组织损伤，特别是开放性损伤，可直接损伤骨折段附近的肌肉、血管和骨膜，破坏从其而来的血液供应，影响骨折的愈合。

4. 软组织嵌入　若有肌、肌腱等组织嵌入两骨折端之间，不仅影响骨折的复位，而且阻碍两骨折端的对合及接触，骨折难以愈合甚至不愈合。

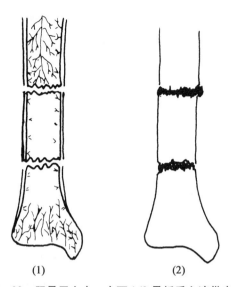

(1)　　　　　　　　　(2)

图46－23　胫骨干上中、中下1/3骨折后血液供应情况

（1）上骨折部仅下段的血液供应已减弱，下骨折部则两段的血液供
应均已减弱；（2）经治疗后上骨折部骨折愈合较下骨折部为快

5. 感染　开放性骨折，局部感染可导致化脓性骨髓炎，出现软组织坏死和死骨形成，严重影响骨折愈合。

（三）治疗方法的影响

例如反复多次的手法复位以及切开复位时，软组织和骨膜剥离过多影响骨折段血供，可能导致骨折延迟愈合或不愈合。

第六节　骨折的急救

骨折特别是严重的骨折，如骨盆骨折、股骨骨折等常是全身严重多发性损伤的一部分。因此，现场急救不仅要注意骨折的处理，更重要的要注意全身情况的处理。

骨折急救的目的是用最为简单而有效的方法抢救生命、保护患肢、迅速转运，以便尽快得到妥善处理。

第七节　骨折的治疗原则

骨折的治疗有三大原则，即复位、固定和康复治疗。

1. 复位　是将移位的骨折段恢复正常或近乎正常的解剖关系，重建骨的支架作用。它是治疗骨折的首要步骤，也是骨折固定和康复治疗的基础。

2. 固定　即将骨折维持在复位后的位置，使其在良好对位情况下达到牢固愈合，是骨折愈合的关键。

3. 康复治疗　是在不影响固定的情况下，尽快地恢复患肢肌、肌腱、韧带、关节囊等软组织的舒缩活动。早期合理的功能锻炼，可促进患肢血液循环，消除肿胀减少肌萎缩、保持肌肉力量；防止骨质疏松、关节僵硬和促进骨折愈合，是恢复患肢功能的重要保证。

一、骨折的复位

（一）复位标准

1. 解剖复位　骨折段通过复位，恢复了正常的解剖关系，对位（两骨折端的接触面）和对线（两骨折段在纵轴上的关系）完全良好时，称解剖复位。

2. 功能复位　经复位后，两骨折段虽未恢复至正常的解剖关系，但在骨折愈合后对肢体功能无明显影响者，称功能复位。每一部位功能复位的要求均不一样，一般认为功能复位的标准是：①骨折部位的旋转移位、分离移位必须完全矫正。②缩短移位在成人下肢骨折不超过 1 cm；儿童若无骨骺损伤，下肢缩短在 2 cm 以内，在生长发育过程中可自行矫正。③成角移位：下肢骨折轻微的向前或向后成角，与关节活动方向一致，日后可在骨痂改造期内自行矫正。向侧方成角移位，与关节活动方向垂直，日后不能矫正，必须完全复位。否则关节内、外侧负重不平衡，易引起创伤性关节炎。上肢骨折要求也不一致，肱骨干稍有畸形，对功能影响不大；前臂双骨折则要求对位、对线均好，否则影响前臂旋转功能。④长骨干横形骨折，骨折端对位至少达 1/3，干骺端骨折至少应对位 3/4。

（二）复位方法

骨折复位方法有两类，即手法复位（又称闭合复位）和切开复位。

1. 手法复位　应用手法使骨折复位，称为手法复位。大多数骨折均可采用手法复位的方法矫正其移位，获得满意效果。进行手法复位时，其手法必须轻柔，并应争取一次复位成功。粗暴的手法和反复多次的复位，均可增加软组织损伤，影响骨折愈合，且可能引起并发症。因此，对于骨折的复位，应争取达到解剖复位或接近解剖复位。如不易达到时，也不能为了追求解剖复位而反复进行多次复位，达到功能复位即可。

手法复位的步骤为：

（1）解除疼痛：即使用麻醉解除肌痉挛和消除疼痛。

（2）肌松弛位：麻醉后，将患肢各关节置于肌松弛位（图 46 - 24），以减少肌肉对骨折段的牵拉力，有利于骨折复位。

（3）对准方向：骨折后，近侧骨折段的位置不易改变，而远侧骨折段因失去连续性，可使之移动。因此，骨折复位时，是将远侧骨折段对准近侧骨折段所指的方向。

（4）拔伸牵引：在对抗牵引下，于患肢远端，沿其纵轴以各种方法施行牵引，矫正骨折移位。绝大多数骨折都可施行手力牵引（图 46 - 24），也可将骨牵引的牵引弓系于螺旋牵引架的螺旋杆上，转动螺旋进行牵引，称螺旋牵引（图 46 - 25）。

术者用两手触摸骨折部位，根据 X 线片所显示的骨折类型和移位情况，分别采用反折、回旋、端提、捺正和分骨、扳正等手法予以复位。

2. 切开复位　即手术切开骨折部位的软组织，暴露骨折段，在直视下将骨折复位，称为切开复位。由于大多数骨折可用手法复位治疗，切开复位只在一定的条件下进行。

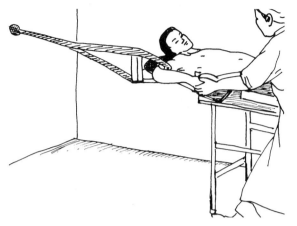

图 46－24 前臂骨折施行拔伸牵引

图示伤肢各关节处于肌松弛位。用固定于墙钩上的宽厚布带圈套于上臂远端作对抗牵引。在布袋圈的两段间撑一木板，防止布带圈钳夹上臂。助手一手执握伤员拇指及大鱼际，另一手握示、中、环指作手力牵引

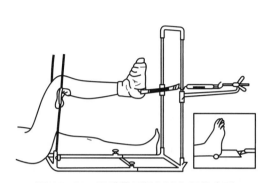

图 46－25 胫腓骨干骨折进行螺旋牵引

（1）切开复位的指征：

1）骨折端之间有肌或肌腱等软组织嵌入，手法复位失败者。

2）关节内骨折，手法复位后对位不良，将可能影响关节功能者。

3）手法复位未能达到功能复位的标准，将严重影响患肢功能者。

4）骨折并发主要血管、神经损伤，修复血管、神经的同时，宜行骨折切开复位。

5）多处骨折，为便于护理和治疗，防止并发症，可选择适当的部位行切开复位。

（2）切开复位的优缺点

优点：切开复位的最大优点是可使手法复位不能复位的骨折达到解剖复位。有效的内固定，可使患者提前下床活动，减少肌萎缩和关节僵硬。还能方便护理，减少并发症。

缺点：切开复位有不少缺点，应引起重视。主要有：

1）切开复位时分离软组织和骨膜，减少骨折部位的血液供应（图 46－26），如髓内钉内固定，可损伤髓腔内血液供应，可能引起骨折延迟愈合或不愈合。

2）增加局部软组织损伤的程度，降低局部抵抗力，若无菌操作不严，易于发生感染，导致化脓性骨髓炎。

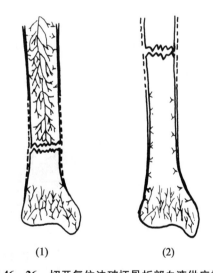

（1） （2）

图 46－26 切开复位法破坏骨折部血液供应的情况

（1）胫骨干中、下 1/3 骨折采用切开复位法治疗时，切开和剥离骨膜后（虚线所示处），损伤了骨膜下的小血管网，以致进一步破坏了骨折部位原已受损的血液供应；（2）胫骨干上、中 1/3 交界处骨折采用切开复位法治疗时，若操作粗暴，损伤了进入骨干内的滋养动脉，将更广泛地破坏胫骨骨干的血液供应

3) 切开复位后所用的内固定器材如选择不当, 术中可能发生困难或影响固定效果。内固定器材的拔除, 大多需再一次手术。

二、骨折的固定

骨折的固定 (fixation of fracture) 方法有两类, 即外固定——用于身体外部的固定, 内固定——用于身体内部的固定。

(一) 外固定

外固定 (external fixation) 主要用于骨折经手法复位后的患者, 也有些骨折经切开复位内固定术后, 需加用外固定者。常用的外固定方法有小夹板、石膏绷带、外展架、持续牵引和外固定器等。

1. 小夹板固定　是利用具有一定弹性的柳木板、竹板或塑料板制成的长、宽合适的小夹板, 在适当部位加固定垫, 绑在骨折部肢体的外面, 以固定骨折。

2. 石膏绷带固定　是用熟石膏 (无水硫酸钙) 的细粉末撒布在特制的稀孔纱布绷带上, 做成石膏绷带, 用温水浸泡后, 包在患者需要固定的肢体上, 5 ~ 10 min 即可硬结成形, 并逐渐干燥坚固, 对患肢起有效的固定作用。近年来采用树脂绷带固定者日渐增多。

3. 外展架固定　将用铅丝夹板、铝板或木板制成固定或可调节的外展架用石膏绷带或粘胶带固定于患者胸廓侧方, 可将肩、肘、腕关节固定于功能位 (图 46 - 27)。

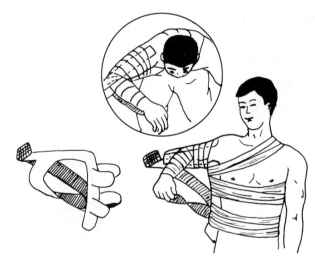

图 46 - 27　外展固定架固定

4. 持续牵引　牵引既有复位作用, 也是外固定。持续牵引分为皮肤牵引和骨牵引。皮肤牵引是将宽胶布条或乳胶海绵条粘贴在皮肤上 (图 46 - 28) 或利用四肢尼龙泡沫套进行牵引。骨牵引是用骨圆钉或不锈钢针贯穿骨端松质骨, 通过螺旋或滑车装置予以牵引 (见图 46 - 25)。

5. 外固定器　即将骨圆钉穿过远离骨折处的骨骼, 利用夹头和钢管组装成的外固定器固定。利用夹头在钢管上的移动和旋转矫正骨折移位。

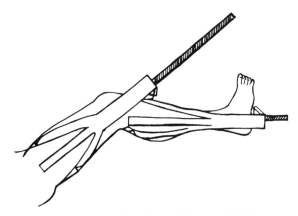

图46-28 下肢持续皮牵引胶布条粘贴法

（二）内固定

内固定主要用于切开复位后，采用金属内固定物，如接骨板、螺丝钉、可吸收螺丝钉、髓内钉或带锁髓内钉和加压钢板等，将骨折段于解剖复位的位置予以固定。

第八节　开放性骨折的处理

开放性骨折即骨折部位皮肤或黏膜破裂，骨折与外界相通。开放性骨折的最大危险是由于创口被污染，大量细菌侵入，并在局部迅速繁殖，导致骨感染（图46-29）。严重者可致肢体功能障碍、残废，甚至引起生命危险。

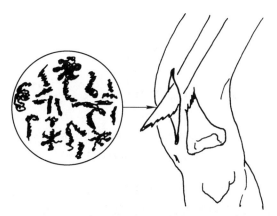

图46-29　股骨下段开放性骨折

骨折端于创口外有各种细菌污染而致感染的危险

（一）清创的时间和要点

原则上，清创越早，感染机会越少，治疗效果越好。早期细菌停留在创口表面，仅为污染，以后才繁殖并侵入组织内部发生感染，这段时间称为潜伏期。因此，应争取在潜伏期内、感染发生之前进行清创。一般认为在伤后 6 ~ 8 h 内清创，创口绝大多数能一期愈合，应尽可能争取在此段时间内进行。

开放性骨折的清创术包括清创、骨折复位和软组织修复以及伤口闭合。它的要求比单纯软组织损伤更为严格，一旦发生感染，将导致化脓性骨髓炎。

1. 清创　清创即将污染的创口，经过清洗、消毒，然后切除创缘、清除异物，切除坏死和失去活力的组织，使之变成清洁的创口。

2. 组织修复　①骨折固定；②重要软组织修复；③创口引流。

3. 闭合创口　完全闭合创口，争取一期愈合，是达到将开放性骨折转化为闭合性骨折的关键，也是清创术争取达到的主要目的。

（1）直接缝合：皮肤无明显缺损者，多能直接缝合。垂直越过关节的创口，虽然没有皮肤缺损，也不宜直接缝合，以免创口瘢痕挛缩，影响关节的活动。应采用"Z"字成形术予以闭合。

（2）减张缝合和植皮术：皮肤缺损，创口张力较大，不能直接缝合，如周围皮肤及软组织损伤较轻，可在创口一侧或两侧作与创口平行的减张切口。缝合创口后，如减张切口可以缝合者则直接缝合，否则于减张切口处植皮（图46 – 30）。如创口处皮肤缺损，而局部软组织床良好，无骨和神经、血管等重要组织外露，亦可在创口处直接植皮。

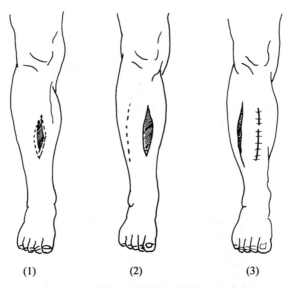

图46 – 30　胫骨开放性骨折减张切口闭合创面
（1）皮缘切除；（2）减张切口；（3）创口缝合

（3）延迟闭合：第三度开放性骨折，软组织损伤严重，一时无法完全确定组织坏死情况，感染的机会较大。清创后，可将周围软组织覆盖骨折处，敞开创口，用无菌敷料湿敷，观察3 ~ 5 天，可再次清创，彻底切除失活组织，进行游离植皮。如植皮困难，可用皮瓣移植覆盖。

（4）皮瓣移植：伴有广泛软组织损伤的第三度开放性骨折，骨折处外露，缺乏软组织覆盖，极易导致感染。应设法将创口用各种不同的皮瓣加以覆盖，如局部转移皮瓣，带血管蒂岛状皮瓣或吻合血管的游离皮瓣移植等。

清创过程完成后，根据伤情选择适当的固定方法固定患肢。应使用抗生素预防感染，并应用破伤风抗毒素。

第九节　骨折延迟愈合、不愈合和畸形愈合的处理

（一）骨折延迟愈合

骨折经治疗，超过一般愈合所需的时间，骨折断端仍未出现骨折连接，称骨折延迟愈合（delayed union）。X 线片显示骨折端骨痂少，轻度脱钙，骨折线仍明显，但无骨硬化表现。

骨折延迟愈合除患者全身营养不良等因素外，主要原因是骨折复位后固定不确实，骨折端存在剪力和旋转力或者牵引过度所致的骨端分离。骨折延迟愈合表现为骨折愈合较慢，但仍有继续愈合的能力和可能性，针对原因经过适当的处理，仍可达到骨折愈合。

（二）骨折不愈合

骨折经过治疗，超过一般愈合时间，且经再度延长治疗时间，仍达不到骨性愈合。X 线片显示为骨折端骨痂少，骨端分离，两断端萎缩光滑，骨髓腔被致密硬化的骨质所封闭。临床上骨折处有假关节活动，称为骨折不愈合或骨不连接（nonunion）。

骨折不愈合多由于骨折端间嵌夹较多软组织，开放性骨折清创时去除的骨片较多造成的骨缺损，多次手术对骨的血液供应破坏较大等因素所致。骨折不愈合，不可能再通过延长治疗时间而达到愈合，而需切除硬化骨，打通骨髓腔，修复骨缺损。一般需行植骨、内固定，必要时还需加用石膏绷带外固定予以治疗。带血管蒂的骨膜和骨移植以及吻合血管的游离骨膜和骨移植已成为治疗骨折不愈合的重要方法。近年来有应用低频电磁场治疗无骨质缺损的骨折不愈合成功者，可使某些病例免去手术。

（三）骨折畸形愈合

即骨折愈合的位置未达到功能复位的要求，存在成角、旋转或重叠畸形。畸形愈合（malunion）可能由于骨折复位不佳，固定不牢固或过早地拆除固定，受肌肉牵拉、肢体重量和不恰当负重的影响所致。

畸形较轻，对功能影响不大者，可不予处理。畸形明显影响肢体功能者需行矫正。如骨折愈合时间在 2~3 个月，骨痂尚不坚固，可在麻醉下行手法折骨，将其在原骨折处折断，重新复位和固定，使其在良好的位置愈合。如骨折愈合已很坚固，则应行截骨矫形术。

（刘宝戈）

本 章 小 结

本章主要讲述了骨折的定义、病因及分类。重点阐述了骨折的症状、体征及影像学特点及专有体征。讲述了骨折的愈合过程、急救处理、治疗原则及并发症的发生及处理。

思 考 题

1. 常见骨折分型有那些?
2. 不同类型骨折的损伤机制有哪些?
3. 骨折的早期及晚期并发症有哪些?
4. 简述骨折的诊断标准及分型。
5. 简述影响骨折愈合的因素。

参 考 文 献

［1］王亦璁. 骨与关节损伤. 北京：人民卫生出版社. 2012.

［2］胥少汀. 实用骨科学. 4 版. 北京：人民军医出版社. 2012.

［3］邱贵兴，戴尅戎. 骨科手术学. 3 版. 北京：人民卫生出版社，2005.

［4］吴在德，吴肇汉. 外科学. 6 版. 北京：人民卫生出版社，2003.

［5］Canale S T，Beaty J H. Campbell's Operative Orthopaedics. 12th. ed. St Louis：Mosby，2012.

第四十七章　上肢骨、关节损伤

学习目标

1. 掌握肩关节脱位的诊断及复位方法。

2. 熟悉肱骨干骨折、桡骨远端骨折、肱骨髁上骨折的移位特点、诊断和治疗。熟悉肘关节脱位及桡骨头半脱位的诊断及复位方法。

3. 了解锁骨骨折、前臂双骨折的移位特点、临床表现和治疗原则。了解桡骨下端骨折的病因、分类。了解肱骨外科颈骨折的病因、分类、诊断及治疗原则。

核心概念

【肩关节脱位】肩关节脱位在临床中较为常见，约占全身关节脱位的 50%，肩关节脱位多发生在青壮年、男性较多。通常采用手法复位，手法复位不成功则进行切开复位。

【肱骨干骨折】肱骨干骨折系指肱骨外科颈以下 1~2 cm 至肱骨髁上 2 cm 之间的骨折。治疗时常采用手法复位，手法复位失败或合并神经血管损伤时则进行切开复位内固定。复位时需注意避免伤及桡神经。

【桡骨远端骨折】桡骨远端为松质骨，连接手部和腕部，因此活动和受力较多，此处骨折极为常见，约占平时骨折的 1/10。一般手法复位及外固定治疗均能成功，对于手法复位失败者进行手术治疗。

【肱骨髁上骨折】肱骨髁上骨折属于肱骨远端骨折，常见伸直型，约占 90% 左右。手法复位时应避免肱动脉、桡神经、正中神经受到二次损伤。手法复位失败、合并神经血管损伤可进行手术治疗。需注意肱骨髁上骨折处理不当时容易引起缺血性肌挛缩或肘内翻畸形。

【肘关节脱位】肘关节脱位是肘部常见损伤，多数为肘关节后脱位或后外侧脱位。单纯的肘关节脱位需进行手法复位并尽早进行恢复运动。合并神经、血管损伤的需进行切开复位。

| 引　言 |

上肢骨骨折和关节损伤是临床常见病，包括锁骨骨折、肩锁关节脱位、肩关节脱位、肱骨近端骨折、肱骨干骨折、肘关节脱位、肱骨髁上骨折、桡骨头半脱位、前臂双骨折、桡骨远端骨折等 10 余种。本章对上述骨折及损伤因素、临床特点、诊断手段和治疗方法进行初步探讨。及时诊断，并采取正确的治疗方法，对上肢骨骨折和关节损伤患者的康复和预后非常重要。

第一节　锁 骨 骨 折

锁骨有很多重要的功能，它像桥梁一样将上肢与胸廓连接在一起，起到稳定肩胛带的作用，使手臂可以进行全方位的运动。

（一）病因与分类

锁骨骨折（fracture of the clavicle）较为常见，占全部骨折的 2.6% ~ 4%，多发生于青少年，通常为间接暴力所致。根据骨折部位分为锁骨外 1/3、中 1/3 和内 1/3 骨折，80% 的锁骨骨折发生在锁骨的中段 1/3 部分。

（二）临床表现和诊断

锁骨位置表浅，骨折后会出现局部的肿胀、皮下淤青、压痛和畸形，可以触摸到移位的骨折断端，肩关节的活动会使疼痛加剧。患者常用健手托住患侧手肘，且头部会向患侧倾斜以减轻疼痛，该现象有助于临床诊断。在诊断过程中，必须进行上胸部正位 X 线片检查，但是会存在一定的误诊率，而 CT 检查是确定骨折的最佳辅助检查方式。

（三）治疗

1. 有些骨折可不作特殊治疗，如儿童的青枝骨折和成人的无移位骨折。此类骨折仅使用三角巾悬吊患肢 3 ~ 6 周即可活动。

2. 对于有移位的中段骨折，采用手法复位后，使用横形"8"字绷带固定 6 ~ 8 周（图 47 - 1）。

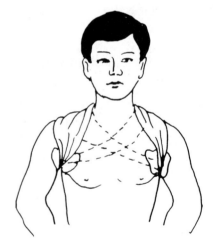

图 47 - 1　锁骨骨折手法复位后
横"8"字绷带固定

3. 出现以下情况时，可以考虑进行切开复位内固定：①患者忍受不了"8"字绷带固定引起的痛苦；②复位后出现再移位，影响外观；③合并血管、神经损伤；④开放性骨折；⑤陈旧骨折不愈合；⑥锁骨外端骨折，合并喙锁韧带撕裂。

第二节　肩锁关节脱位

肩锁关节是位于肩膀顶部的一个关节，位于肩峰和锁骨的交界处，属于平面关节。可以起到支点的作用，从而使得手臂可以大幅度旋转。

（一）病因与分类

肩锁关节脱位（dislocation of the acromioclavicular joint）通常为间接暴力所致。肩锁关节脱位根据损伤的程度可分为三类（图 47 - 2）。Ⅰ型：肩锁关节囊与韧带挫伤，尚未断裂。Ⅱ型：肩锁关节囊破裂，部分韧带损伤或断裂，肩锁关节半脱位。Ⅲ型：肩锁关节囊、韧带完全断裂，肩锁关节完全脱位。

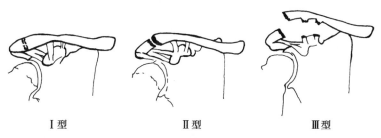

　　　Ⅰ型　　　　　　　　　Ⅱ型　　　　　　　　　Ⅲ型

图 47 - 2　肩锁关节脱位类型

（二）临床表现和诊断

Ⅰ型：肩锁关节处出现肿胀和疼痛，伴有局部压痛，肩部活动受限。X 线片无法发现肩锁关节出现移位。

Ⅱ型：有Ⅰ型相同的临床表现和体征，锁骨外端处用手指按压有弹性感。X 线片或在患者手持 4 ~ 6 kg 重物时拍片，可见锁骨外端挑起，至少有 1/2 以上已脱位，但为半脱位。

Ⅲ型：有Ⅰ型相同的临床表现和体征，局部肿胀比Ⅰ型、Ⅱ型严重，有时可发现锁骨外端明显高于对侧，用手指按压时弹性感更加明显，肩部活动受到影响。X 线片可见锁骨外端完全离开肩峰的相对关节面，为完全脱位。

（三）治疗

Ⅰ型损伤，用三角巾悬吊患肢 2 ~ 3 周即可活动，可获得较好功能。

Ⅱ型损伤，一般主张保守治疗。可用手法复位并加垫外固定。

Ⅲ型损伤，一般主张手术治疗。手术方法可使用切开复位张力带钢丝固定（图 47 - 3）、锁骨喙突螺钉固定（图 47 - 4）、锁骨钩接骨板等。在切开复位时，可同时修复断裂的韧带。

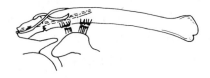

图 47 - 3　张力带钢丝固定

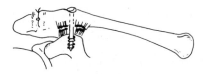

图 47 - 4　锁骨喙突螺钉固定

第三节　肩关节脱位

（一）分类

肩关节脱位（dislocation of the shoulder joint）在临床中较为常见，根据肱骨头的位置可分为前脱位、后脱位、盂上脱位及盂下脱位四种类型。其中前脱位很多见，肱骨头可能位于关节盂下、肩胛骨喙突下及锁骨下（图47-5）。

（二）临床表现和诊断

外伤性肩关节前脱位，肩部肿胀、疼痛，出现肩关节活动障碍，患者常用健手托住患侧前臂，且头部会向患侧倾斜以减轻疼痛。检查可发现外观呈方肩畸形（图47-6），上肢有弹性固定，肩峰下有空虚感；Dugas征阳性：患手放在健侧肩部，患肘无法贴近胸壁，或患侧肘部紧贴胸壁，患手触不到健侧肩部；通过X线正、侧位片及穿胸位片可确定脱位的类型、移位方向以及有无骨折。必要时需进行CT或MRI检查。

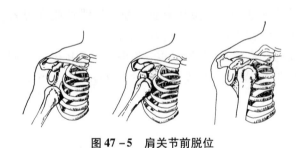

图47-5　肩关节前脱位　　　　　　　　　　图47-6　肩关节脱位方肩畸形

（三）治疗

1. 手法复位

（1）Hippocrates法复位：患者仰卧，腋窝处垫棉垫，医生于患者患侧以同侧足跟顶住腋窝部，双手握住患肢并顺其纵轴进行牵引。待患者肌肉逐渐松弛后，内收、内旋患者上肢，如感到有响声或感到有弹跳表示复位成功。其后作Dugas征检查，应由阳性转为阴性（图47-7）。

（2）复位后X线片检查完全复位后，用三角巾悬吊固定上肢3周即可活动，合并大结节骨折者应延长固定1~2周（图47-8）。

2. 手术复位　手法复位不成功、复位后肩关节不稳或合并骨折或血管损伤的患者，可切开复位。

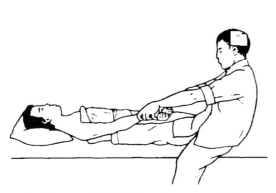
图 47－7　肩关节脱位 Hippocrates 法复位

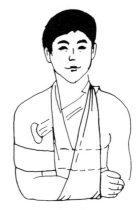
图 47－8　肩关节复位后固定

第四节　肱骨外科颈骨折

肱骨外科颈位于解剖颈下 2～3 cm，比肱骨解剖颈更易发生骨折。肱骨外科颈骨折很有可能使腋神经和后旋肱动脉受到损伤。

（一）病因与分类

肱骨外科颈骨折（fracture of surgical neck of humerus）可分为：①无移位骨折；②外展型骨折；③内收型骨折；④粉碎型骨折（图 47－9）。

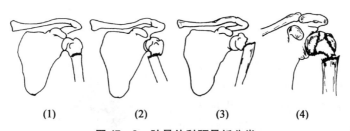

(1)　　　　　(2)　　　　　(3)　　　　　(4)

图 47－9　肱骨外科颈骨折分类

（1）无移位骨折；（2）外展型骨折；（3）内收型骨折；（4）粉碎型骨折

（二）临床表现及诊断

受伤后患处出现肿胀、疼痛、皮下淤血的现象。骨折有重叠移位时，上臂可能有外展或内收畸形，肱骨近端有明显的压痛感，肩关节活动受到影响。X 线片可以确定骨折类型、移位情况、是否合并关节脱位等情况。

（三）治疗

1. 手法复位　无移位骨折仅用三角巾悬吊上肢 3～4 周即可开始进行功能锻炼。有移位的外展型和内收型骨折可采用手法复位，复位后可用超肩小夹板（图 47－10）或 U 形石膏固定。内收型骨折固定后，上肢在肩外展 70°位用外展支架固定，避免再次发生移位。对于年龄过大、身体情况不好的严重粉碎型骨折，可用三角巾悬吊，不加干扰为妥。

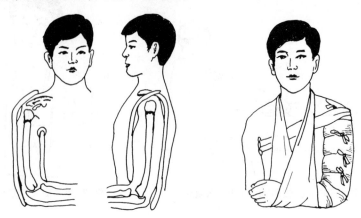

图 47 - 10 肱骨外科颈骨折超肩小夹板固定

2. 手术治疗

手术指征：①手法复位难以成功；②合并肩袖损伤；③合并血管神经损伤；④合并肩胛颈骨折；⑤陈旧性骨折移位明显。

手术方法：包括松质骨螺钉、接骨板或用张力带钢丝固定。手术时注意修复肩袖。对于健康状况良好的老年人、严重粉碎性骨折合并关节软骨严重损伤者，可考虑人工肱骨头置换术。

第五节 肱骨干骨折

（一）病因与分类

肱骨干骨折（fracture of the shaft of the humerus），直接暴力打击肱骨干，可导致横形或粉碎形骨折，且多为开放性骨折。间接暴力所致的骨折多为斜形或螺旋形。骨折移位的特点：骨折线位于三角肌止点以上、胸大肌止点以下时，骨折近端受胸大肌、背阔肌、大圆肌的牵拉而向内、向前移位，骨折远端受三角肌、喙肱肌、肱二头肌、肱三头肌的牵拉而向外、向近端移位；骨折线位于三角肌止点以下时，骨折近端由于三角肌的牵拉而向前、外移位，骨折远端因肱二头肌、肱三头肌的牵拉而向近端移位（图 47 - 11）。

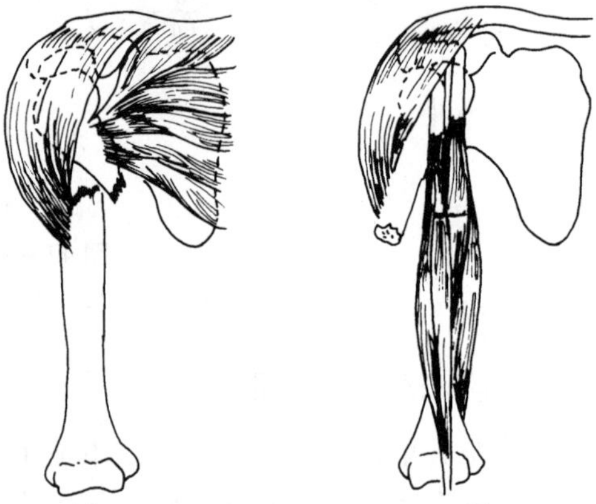

图 47 - 11 肱骨干骨折的移位

（1）骨折在三角肌止点以上；（2）骨折在三角肌止点以下

（二）临床表现和诊断

受伤后上臂出现肿胀、疼痛、畸形以及活动障碍，有骨擦音，骨传导音减弱或消失。X 线片可以确定骨折的部位、类型和移位情况。若合并桡神经损伤，可出现三垂综合征（垂腕、垂指、垂拇）、前臂旋后障碍和手背桡侧皮肤感觉障碍。

（三）治疗

1. 手法复位 肱骨干骨折愈合较快，适应非手术疗法，但应注意是否并发桡神经损伤，应及时发现及时处理。复位后可选择小夹板或石膏固定，成人固定 6 周 - 8 周，儿童固定 4 周 - 6 周。在不影响固定和对位的情况下，应提醒患者尽早进行活动锻炼。

2. 切开复位内固定

手术指征：

（1）经手法复位失败，骨折端对位对线不良，估计愈后会影响功能。

（2）骨折有分离移位，或骨折端有软组织嵌入。

（3）同一肢体有多发性骨折。

（4）合并神经血管损伤。

（5）影响功能的畸形愈合。

（6）陈旧性肱骨骨干骨折，骨折不愈合或畸形愈合。

（7）时间较短，清创彻底的肱骨干开放性骨折。

第六节 肱骨髁上骨折

肱骨髁上骨折属于肱骨远端骨折，常见于儿童，临床上常将肱骨髁上骨折分为伸直型和屈曲型，伸直型较为多见。

一、伸直型肱骨髁上骨折

（一）病因

多为间接暴力导致，当患者跌倒时，以手撑地，身体前倾，产生剪式应力，导致肱骨干与肱骨髁交界处发生骨折。骨折近端向前下移位，骨折远端向上移位（图 47 - 12）。

（二）临床表现和诊断

有明确的外伤史，肘关节出现肿胀、疼痛、压痛明显，肘部向后突出并处于半屈位，肘前方可触到骨折断端，肘后三角关系正常。肘部正、侧位 X 线片可确定骨折移位情况。

（三）治疗

1. 手法复位及外固定 复位后可用上臂悬垂石膏或接骨夹板固定 4 ~ 5 周。若骨折部位严重肿胀、皮肤挫伤，不能立即进行手法复位时，应抬高患肢，或用尺骨鹰嘴悬吊牵引（图 47 - 13），直至可以进行治疗。

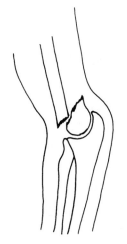

图 47 - 12 伸直型肱骨髁上骨折典型移位

2. 手术治疗 手法复位失败，合并神经血管损伤可进行手术治疗。

伸直型肱骨髁上骨折由于骨折近端向前下移位，极易压迫或刺破肱动脉（图47-14），影响远端肢体的血液循环，导致前臂骨筋膜室综合征，治疗不及时可导致缺血性肌挛缩。

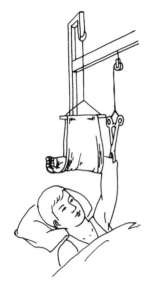

图47-13 尺骨鹰嘴悬吊牵引

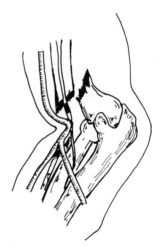

图47-14 伸直型肱骨髁上骨折，骨折近端损伤肱动脉

二、屈曲型肱骨髁上骨折

（一）病因

多为间接暴力所致。当患者跌倒时，肘关节处于屈曲位，肘后方着地，暴力传递至肱骨下端导致骨折。骨折近端向后下移位，骨折远端向前移位（图47-15）。

（二）临床表现和诊断

受伤后局部出现肿胀、疼痛、压痛感，肘后凸起的情况，肘后方可摸到骨折端。X线片可确定骨折移位的情况。由于肘后方软组织较少，骨折端较为锐利，可刺破皮肤形成开放性骨折。少有合并神经、血管损伤的情况。

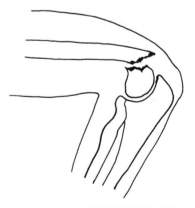

图47-15 屈曲型肱骨髁上骨折

（三）治疗

治疗的基本原则与伸直型肱骨髁上骨折相同，但手法复位的方向相反。在肘关节屈曲40°左右进行外固定，固定4~6周后即可开始主动练习肘关节屈伸活动。

第七节 肘关节脱位

肘关节脱位（dislocation of the elbow）分为后脱位和前脱位，以后脱位较为常见。

（一）临床表现和诊断

有明显外伤史，肘关节有疼痛、肿胀、活动障碍的情况；可发现肘后突畸形；肘关节常处于半屈位，并有弹性固定；肘后出现空虚感，可触摸到凹陷；肘后三角关系发生改变。有以上情况时应考虑肘关节后脱位的存在。肘关节正、侧位X线片可以确定肘关节脱位的移位情况以及有无伴发骨折。

（二）治疗

单纯的肘关节脱位的治疗原则包括关节的手法复位和早期的恢复运动。

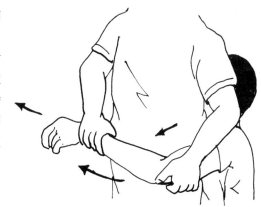

图47-16 肘关节后脱位复位

1. 手法复位　以肘关节后脱位为例，医生站在患者前面，将患者患肢提起，环抱医生腰部，使患者肘关节置于半屈曲位置。医生一手握住患者腕部，沿前臂纵轴作持续牵引，另一手拇指压住尺骨鹰嘴突，沿前臂纵轴方向作持续推挤动作直至肘关节复位（图47-16）。肘关节恢复正常活动为复位成功的标志，肘后三点关系恢复正常。

2. 固定肘　关节屈曲90°，用长臂石膏托固定3周。

3. 功能锻炼　要求患者主动进行渐进的关节活动，避免超限或暴力牵拉关节，建议在脱位2周内进行伸曲联系。

第八节 桡骨头半脱位

桡骨头半脱位（subluxation of the radial head）多发生在5岁以下的儿童，以2～3岁最为常见。

（一）临床表现和诊断

儿童的腕、手有被过度向上牵拉的受伤史，患儿感到肘部疼痛、中度屈曲，活动受限，前臂多呈中度旋前，肘部外侧有压痛，即应诊断为桡骨头半脱位。X线片检查无阳性发现。诊断主要依靠牵拉病史、症状和体征。

（二）治疗

单纯的桡骨头半脱位常为前脱位，很容易手法复位。术者一手握住患儿腕部，另一手托住患儿肘部，用拇指压在桡骨头部位，肘关节屈曲至90°，作轻柔的前臂旋后、旋前活动，反复数次，并用拇指轻轻推压桡骨头即可复位。肘关节有轻微的弹响声，旋转、屈伸活动正常是复位成功的标志（图

47-17）。复位后无需做特殊固定，用三角巾或绷带悬吊于功能位1周即可。

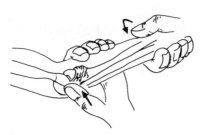

图 47-17 桡骨头半脱位手法复位

第九节 前臂双骨折

尺骨、桡骨是前臂双骨，上、下尺桡关节是前臂旋转功能的基础。尺、桡骨干骨折（fracture of the radius and ulna）是由不同暴力引起的不同类型骨折。

1. 直接暴力 多由于重物打击、机器或车轮的直接压榨或刀砍伤，导致同一平面的横形或粉碎性骨折［图 47-18（1）］。

2. 间接暴力 多由于跌倒时手掌着地，暴力通过腕关节向上传递，由于桡骨负重多于尺骨，暴力作用首先使桡骨骨折，若残余暴力比较强大，则通过骨间膜向内下方传递，导致低位尺骨斜形骨折［图 47-18（2）］。

3. 扭转暴力 多由于跌倒时手掌着地，同时前臂发生旋转，导致不同平面的尺桡骨螺旋形骨折或斜形骨折。常见高位尺骨骨折和低位桡骨骨折［图 47-18（3）］。

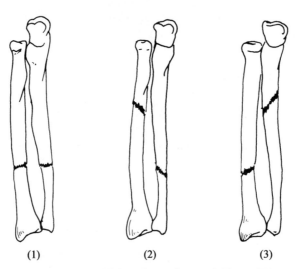

(1)　　　　　　　(2)　　　　　　　(3)

图 47-18 不同暴力导致不同类型尺桡骨干双骨折
(1) 直接暴力；(2) 间接暴力；(3) 扭转暴力

（一）临床表现和诊断

有明显外伤史，前臂出现肿胀、疼痛、畸形及功能障碍的情况。可发现骨摩擦音及假关节活动，骨传导音减弱或消失。X线片检查应包括肘关节或腕关节，可确定骨折的准确部位、骨折类型和移位方向，以及是否合并有桡骨头脱位或尺骨小头脱位。尺骨上1/3骨干骨折可合并桡骨小头脱位，称为孟氏（Monteggia）骨折。桡骨干下1/3骨折合并尺骨小头脱位，称为盖氏（Galeazzi）骨折。

（二）治疗

前臂骨折对治疗要求较高，若治疗不得当，会造成严重的功能丧失，即使骨折愈合很满意，也会发生严重的功能障碍，因此应充分考虑康复后前臂旋转功能和手部功能的恢复。

1. 手法复位及外固定

（1）若桡骨骨折线在旋前圆肌止点以上，骨折近端由于旋后肌和肱二头肌的牵拉呈屈曲、旋后位，骨折远端因旋前圆肌及旋前方肌的牵拉而旋前［图47-19（1）］，手法复位先纵向牵引以纠正重叠和成角畸形，并在持续牵引作用下将前臂置于旋后位。

（2）若骨折线在旋前圆肌止点以下，骨折近端因旋后肌和旋前圆肌力量平衡而处于中立位，骨折端略旋前［图47-19（2）］，应在略旋后位牵引。

（3）若骨折在下1/3处，由于旋前方肌的牵拉，桡骨远端处于旋前位，应在略旋后位牵引。

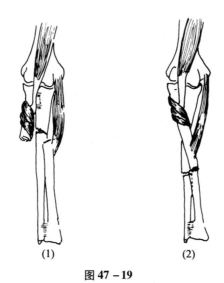

图 47-19

（1）旋前圆肌止点以上骨折；（2）旋前圆肌止点以下骨折

手法复位成功后可用小夹板进行固定：保持复位位置，用四块小夹板分别放置于前臂掌侧、背侧、尺侧和桡侧，用捆扎带固定后，将前臂固定于防旋板上，最后用三角巾悬吊患肢（图47-20）。也可用石膏进行固定：用上肢前、后石膏夹板固定。待肿胀消退后改为上肢管型石膏固定（图47-21），通常8~12周可达到骨性愈合。

2. 切开复位内固定

（1）手术指征：①手法复位失败；②受伤时间短、伤口污染轻的开放性骨折；③合并神经、血管、肌腱损伤；④同侧肢体有多发性损伤；⑤陈旧骨折畸形愈合或畸形愈合。

（2）内固定多采用动力加压接骨板螺钉固定，由于桡骨存在弓形，髓内钉固定应谨慎使用。

（3）出现以下情况时，应首选外固定架：①尺骨干骨折合并桡骨远端粉碎性骨折；②软组织Ⅱ度、Ⅲ度损伤的开放骨折及复杂骨折。

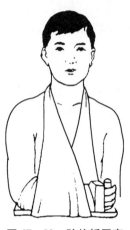

图 47 - 20 防旋板固定

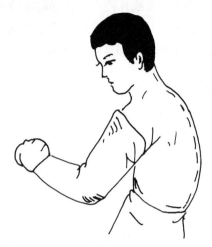

图 47 - 21 管型石膏固定

第十节 桡骨远端骨折

桡骨远端为松质骨，连接手部和腕部，因此活动和受力较多。桡骨远端骨折（fracture of the distal radius）可分为伸直型骨折、屈曲型骨折和关节面骨折伴腕关节脱位。

一、伸直型骨折

（一）病因

伸直型骨折（Colles 骨折）多为腕关节处于背伸位、手掌着地、前臂旋前时受伤导致。

（二）临床表现和诊断

有明确的外伤史，腕部肿胀、疼痛、呈典型畸形姿势，即正面看呈"枪刺样"畸形、侧面看呈"银叉"畸形（图 47 - 22）。局部有明显压痛感，腕关节活动障碍。X 线片可确定骨折远端向桡侧、背侧移位，骨折近端向掌侧移位（图 47 - 23）。

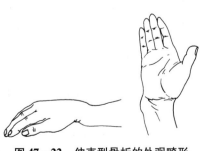

图 47 - 22 伸直型骨折的外观畸形

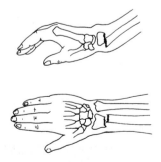

图 47 - 23 伸直型骨折的 X 线表现

（三）治疗

一般手法复位及外固定治疗均能成功，对于手法复位失败者进行手术治疗。

1. **手法复位外固定** 患者麻醉后呈仰卧位，肩部外展90°，助手一手握住患者拇指，另一手握住其余手指，沿前臂纵轴向远端牵引，另一助手握住肘部上作反牵引。经过充分牵引后，医生双手握住腕部，拇指压住骨折远端向远侧推挤，2~5指顶住骨折近端，加大屈腕角度，纠正成角，然后向尺侧挤压，缓慢放松牵引，在屈腕、尺偏位用超腕关节小夹板固定或石膏夹板固定2周，等到水肿消退后，在腕关节中立位继续用小夹板或石膏固定。

2. **切开复位内固定**

（1）手术指征：①严重粉碎骨折移位明显，桡骨下端关节面破坏；②手法复位失败，或复位成功后外固定不能维持复位。

（2）内固定可用松质骨螺钉、T形钢板或钢针固定。若骨折块碎裂、塌陷、有骨缺损，经牵引复位后，用外固定支架维持复位，取髂骨植骨，充填缺损，用螺钉或钢针固定。6~8周后可取消外固定支架。

二、屈曲型骨折

（一）病因

屈曲型骨折（也称 Smith 骨折）常由于患者跌倒时，手背着地、腕关节屈曲导致，也可由直接暴力打击手腕背部导致。临床上较伸直型骨折少见。

（二）临床表现及诊断

受伤之后腕部下垂，局部出现肿胀、皮下瘀斑，腕部活动受限。局部有明显压痛感。X 线片可发现典型移位，骨折近端向背侧移位，骨折远端向掌侧、桡侧移位。可合并下尺桡关节损伤、尺骨茎突骨折和三角纤维软骨损伤。与伸直型骨折移位方向相反，因此称为反 Colles 骨折或 Smith 骨折。

（三）治疗

主要采用手法复位，夹板或石膏固定。基本原则与伸直型骨折相同，复位手法相反。复位后若出现不稳定，外固定不能维持复位的患者，需进行切开复位。

三、桡骨远端关节面骨折伴腕关节脱位

桡骨远端关节面骨折伴腕关节脱位是一种特殊的桡骨远端骨折，在腕背伸和前臂旋前位跌倒，手掌着地，暴力通过腕骨传导，剪切应力导致桡骨关节背侧发生关节内骨折，腕关节也随之向背侧移位，称为 Barton 骨折［图47-24（1）］。其临床表现与 Colles 骨折相似，为"银叉"畸形及相应的体征。X 线片可发现典型的移位。当患者跌倒时，腕关节屈曲、手背着地而受伤，可发生与上述相反的桡骨下端掌侧关节面骨折及腕骨向掌侧移位，称为反 Barton 骨折［图47-24（2）］。无论是掌侧或背侧桡骨远端关节面骨折，采用手法复位、夹板或石膏外固定方法治疗。复位后很不稳定者，建议进行切开复位、钢针内固定。

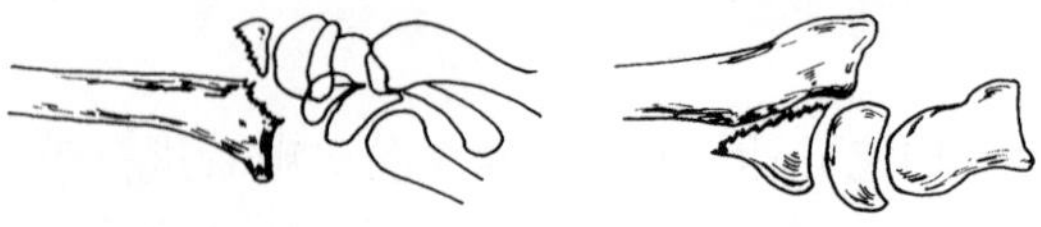

图47-24 桡骨远端关节面骨折伴腕关节脱位
(1) Barton 骨折；(2) 反 Barton 骨折

（宋　磊）

本 章 小 结

　　本章主要讲述了上肢骨骨折和关节损伤的诊断和治疗情况。对骨折和损伤的损伤因素、临床特点、诊断手段和治疗方法进行初步探讨。骨与关节损伤是常见病，多发病，往往患者在就诊时体征就已十分显著，诊断并不困难，但应做到根据每个具体病例做深入细致的分析和判断，及时诊断，并采取正确的治疗方法，是非常重要的。

思 考 题

1. 关节脱位的特征及复位成功的标志是什么？
2. 肱骨外科颈骨折的分类和治疗原则是什么？
3. 试述伸直型和屈曲型肱骨髁上骨折区别。
4. Colles 骨折的临床表现和诊断以及治疗原则是什么？

参考文献

[1] 吴在德，吴肇汉. 外科学. 7版. 北京：人民卫生出版社，2008.

[2] 吴阶平. 黄家驷外科学. 北京：人民卫生出版社，2002.

[3] 王亦璁. 骨与关节损伤. 北京：人民卫生出版社，2007.

[4] 李云庆. 人体解剖学. 2版. 西安：第四军医大学出版社，2010.

[5] Canale S T, Beaty J H. Campbell's Operative Orthopaedics. 12th ed. St Louis：Mosby, 2012.

[6] Kumar V, Rathinam M. Fractures of the shaft of humerus. Orthopaedics and Trauma, 2013, 27 (6)：393 - 402.

[7] McMahon P J, Yang B Y, et al. Anterior shoulder dislocation increases the propensity for recurrence：a cadaveric study of the number of dislocations and type of capsulolabral lesion. J Shoulder Elbow Surg, 2013 (22)：1046 - 1052.

[8] Takeyasu Y, Murase T. Three-dimensional analysis of cubitus varus deformity after supracondylar fractures of the humerus. J Shoulder Elbow Surg, 2011 (20)：440 - 447.

[9] Vergnenègre G. Treatment of comminuted distal radius fractures by resurfacing prosthesis in elderly patients. Chir Main, 2014.

第四十八章

手外伤及断肢（指）再植

| 学习目标 |

1. 掌握手外伤的检查方法、现场急救、治疗原则。
2. 掌握断肢、断指的现场急救及术后处理。

| 核心概念 |

【手的功能位】 手的功能位是手及各指可以随时发挥最大功能的位置，一般表现为腕关节背伸 20°～25°，轻度尺偏，拇指处于对掌位，拇指掌指关节和指间关节微屈，另四指略微分开，掌指关节以及近侧指间关节半屈位，远侧指间关节轻微屈曲。

【完全性断肢】 外伤等情况所致肢体断离，没有任何组织相连或虽然有残存的损伤组织相连，但在清创时必须切除的，称为完全性断肢。

| 引　言 |

手外伤（hand injury）及其修复所包含的内容非常广泛，使手外科成为了一门独立的学科。本章仅讨论手部开放性损伤的原因、现场急救及手外伤的早期处理以及断肢（指）的现场急救及再植手术的适应证、手术技术、术后处理。

第一节　手　外　伤

一、手的功能位

手的功能位是手及各指可以随时发挥最大功能的位置，一般表现为腕关节背伸 20°～25°，轻度尺偏，拇指处于对掌位，拇指掌指关节和指间关节微屈，另四指略微分开，掌指关节以及近侧指间关节半屈位，远侧指间关节轻微屈曲。

手外伤后多在此位置固定，可使伤手保持最大的功能。

二、手外伤的常见原因

1. 刺伤　特点是进口小，损伤深，可伤及深部组织，可能导致异物存留及深部组织感染。

2. 锐器伤　伤口一般较整齐，污染较轻，一般伤口出血较多。伤口的深浅不一，常造成重要的深部组织切断伤。

3. 钝器伤　钝器砸伤引起手部组织挫伤。可致皮肤裂伤，病情严重者可导致皮肤撕脱、肌腱、神经损伤或骨折。

4. 挤压伤　门窗等挤压可仅引起指端损伤。机动车、机器挤压，则可能致广泛的皮肤撕脱或者出现多发性开放性骨折和关节脱位。

5. 火器伤　伤口极不整齐，损伤范围广泛，常致大面积皮肤及软组织缺损和多发性粉碎性骨折，容易发生感染。

三、检查与诊断

手外伤检查时，应首先检查患者的全身情况保证患者生命安全。手部检查亦应系统而全面。

1. 皮肤损伤的检查包括以下三方面　①了解创口的部位和性质：根据局部解剖关系，估计皮下各种重要组织损伤的可能性。②皮肤缺损的估计：创口皮肤是否有缺损，缺损范围大小，能否直接缝合或直接缝合后是否会影响伤口愈合等。③皮肤活力的判断：损伤的性质是影响损伤皮肤活力的重要因素，如切割伤，皮肤边缘活力好，创口易于愈合。碾压伤，可致皮肤广泛撕脱，严重影响皮肤的存活，应予高度重视。

2. 肌腱损伤的检查　肌腱断裂表现出手的休息位发生改变，如屈指肌腱断裂时该手指伸直角度加大，伸指肌腱断裂则表现为该手指屈曲角度加大，而且该手指的主动屈指或伸指功能丧失。还会出现一些典型的畸形，如指深、浅屈肌腱断裂，该手指呈伸直状态。掌指关节背侧近端的伸肌腱断裂则掌指关节呈屈曲位，近节指骨背侧伸肌腱损伤则近侧指间关节呈屈曲位，而中节指骨背侧的伸肌腱伤则手指末节屈曲呈锤状指畸形。

3. 神经损伤的检查　手部的运动和感觉功能分别由来自臂丛神经根组成的正中神经、尺神经和桡神经支配。手腕和手指屈伸活动的肌肉及其支配神经的分支均位于前臂近端，手部外伤时所致的神经损伤主要表现为手部感觉功能和手内在肌功能障碍。具体内容参见五十二章周围神经损伤。

4. 血管损伤的检查　了解手部主要血管有无损伤、损伤的性质和程度。手部血循环状况和血管损伤可通过血管搏动、手指的颜色、温度、毛细血管回流试验来判断。尺、桡动脉在手掌部有掌浅弓和掌深弓相互沟通，手掌的两动脉弓完整时，尺、桡动脉的单独损伤，很少会引起手部血循环障碍。Allen 试验可检查尺、桡动脉通畅和两者间的吻合情况。

5. 骨关节损伤的检查　如手指明显缩短、旋转、成角等畸形及异常活动者则可确诊为骨折。凡疑有骨折者应拍摄 X 线片，为其治疗作准备。

四、现 场 急 救

手外伤的急救处理包括止血、创口包扎和局部固定。

1. 止血　局部加压包扎是手部创伤最简便而有效的止血方法，即使伴有血管损伤加压包扎一般也能达到止血的目的。

2. 创口包扎　用无菌敷料或清洁布类包扎伤口，防止创口进一步被污染。

3. 局部固定　转运过程中均应适当加以固定，固定器材可就地取材，固定范围应达腕关节以上。

五、治 疗 原 则

急性手外伤治疗的目的是恢复手的功能。必须防止感染，挽救损伤部分和促进一期愈合。

1. 早期彻底清创　清创越早，感染机会越少，疗效越好。一般应争取在伤后 6~8 h 内进行。清创应在良好的麻醉和气囊止血带控制下进行。清创时，从浅层到深层，顺序将各种组织进行清创。创缘皮肤不宜切除过多，特别是手掌及手指，避免缝合时张力过大。深部组织应既保证清创彻底，又尽可能保留肌腱、神经、血管等重要组织。

2. 正确处理深部组织损伤　清创时应尽可能地修复深部组织，恢复重要组织的连续性，以便尽早恢复功能。创口污染严重，组织损伤广泛，伤后时间超过 12 h，或者缺乏必要的条件，可仅作清创后闭合创口，待创口愈合后，再行二期修复。但骨折和脱位在任何情况下，均必须立即复位固定，为软组织修复和功能恢复创造有利条件。影响手部血循环的血管损伤亦应立即修复。

3. 一期闭合创口　创口整齐，无明显皮肤缺损者采用直接缝合，但创口纵行越过关节或与皮纹垂直者，应采用 "Z" 字成形术的原则，避免日后瘢痕挛缩，影响手部功能。张力过大或有皮肤缺损，而基底部软组织良好或深部重要组织能用周围软组织覆盖者，可采用自体游离皮肤移植修复。皮肤缺损而伴有重要深部组织如肌腱、神经、骨关节外露者，可选择应用皮瓣治疗。

4. 正确的术后处理　包扎伤口时用柔软敷料垫于指蹼间，以免皮肤发生糜烂，游离植皮处应适当加压。用石膏托将患肢固定，以利修复组织的愈合。一般应于腕关节功能位、掌指关节屈曲位、指间关节微屈位固定。如关节破坏，日后难以恢复活动功能者，手部各关节应固定于功能位。神经、肌腱和血管修复后固定的位置应以修复的组织无张力为原则。固定时间依修复组织的性质而定。应用破伤风抗毒血清，并用抗生素预防感染。术后 10~14 天拆除伤口缝线，组织愈合后尽早拆除外固定，开始主动和被动功能锻炼，促进功能早日恢复。

第二节　断肢（指）再植

一、概 述

断肢分为完全性和不完全性断肢。外伤等情况所致肢体断离，没有任何组织相连或虽然有残存的损伤组织相连，但在清创时必须切除的，称为完全性断肢；肢体骨折或脱位伴 2/3 以上软组织断离、主要血管断裂，不修复血管远端肢体将发生坏死的称为不完全性断肢。

二、断肢的现场急救

现场急救包括止血、包扎、保存断肢和迅速转送。完全性断肢近端的处理与手外伤的急救处理相同，不完全性断肢应注意将肢体用木板固定。离断肢体的保存视运送距离而定，如受伤地点距医院较近，可将离断的肢体用无菌敷料或清洁布类包好，连同患者一起迅速送往医院即可。如需远距离运送，则应采用干燥冷藏法保存，即将断肢用无菌或清洁敷料包好，放入塑料袋中再放在加盖的容器内，外周加冰块保存。但不能让断肢与冰块直接接触，以防冻伤，也不能用任何液体浸泡。到达医院后，立即检查断肢，用无菌敷料包好，置入 4℃ 冰箱内。

三、断肢再植的适应证

断肢（指）再植的目的是在保证再植肢体的成活的基础上，恢复其有用的功能。随着显微外科技术的普及和临床经验的积累，断肢再植的适应证不断地扩大。甚至把再植与重建结合起来，如拇指断离毁损不能再植，而立即移植第二足趾再造拇指。

1. 全身情况良好　这是断肢再植的必要条件，若有重要器官损伤应先抢救，可将断肢置于 4℃ 冰箱内，待全身情况稳定后再植。

2. 肢体的条件　与受伤的性质有关，如切割伤特点为：断面整齐，污染较轻，重要组织挫伤轻，再植成活率高。辗压伤，受伤部位组织损伤严重，但切除辗压部分后，可使断面变得整齐，在肢体一定范围缩短后再植成功率仍可较高。撕裂伤组织损伤广泛且血管、神经、肌腱从不同平面撕脱，成功率和功能恢复均较差。

3. 再植时限　再植的时限与断肢的平面有明显关系。再植时限原则上是越早越好。一般以 6～8 h 为限，如伤后早期开始冷藏保存，可适当延长。上臂和大腿离断，时限宜严格控制，断指再植可延长至 12～24 h。

4. 离断平面　高位断肢的平面与再植时限、术后对全身情况的影响及功能恢复有明显关系，应予特别注意。末节断指再植的成功，使目前断指再植已无明显的平面限制，断成两段的断指亦可再植，而且越是远端的断指，再植术后功能越好。

5. 年龄　青年人出于生活和工作的需要，对断肢（指）再植要求强烈，应尽量设法再植。小儿修复能力和适应能力强，亦应争取再植。老年人断肢（指）机会较少，且多有慢性器质性疾病，是否再植应慎重考虑。

6. 以下情况不宜再植　①患全身性慢性疾病，不能耐受手术者。②断肢（指）多发性骨折及严重软组织挫伤，血管床严重破坏，血管、神经、肌腱高位撕脱者。③断肢经各种液体长时间浸泡者。④在高温季节，离断时间过长，断肢未经冷藏保存者。

四、断肢再植的手术技术

断肢（指）再植是创伤外科各种技术操作的综合。如离断时间较短，可先修复其他深部组织，再吻合血管，恢复血循环，减少修复其他组织对吻合血管的刺激。如离断时间较长，则应在骨支架修复后，尽快吻合血管，恢复血液循环，缩短组织缺血时间。基本原则和程序如下。

1. 彻底清创　清创一般应分两组，对肢体的近、远端同时进行，要仔细寻找和修整需要修复的重要组织，如血管、神经、肌腱，并分别予以标记。在肢体血循环恢复后，需再次对无血供的组织进行彻底切除。

2. 重建骨的连续性　修整和缩短骨骼，其缩短的长度应以血管、神经在无张力下缝合，肌腱或肌肉在适当张力下缝合，皮肤及皮下组织能够覆盖为标准。对骨骼内固定的要求是，简便迅速，剥离较少，确实稳固，愈合较快。可根据情况选用螺丝钉、克氏针、钢丝、髓内针或钢板内固定。

3. 缝合肌腱　重建骨支架后，先缝肌腱再吻合血管。缝合的肌和肌腱应以满足手部和手指主要功能为准，不必将断离的所有肌腱缝合。如前臂远端可缝合拇长屈肌、指深屈肌、屈腕肌和拇长伸肌、拇长展肌、指总伸肌和腕伸肌等，其他肌腱可不予缝合。断指再植时缝合伸指肌腱和指深屈肌腱。

4. 重建血循环　将动、静脉彻底清创至正常部位，在无张力下吻合，如有血管缺损应行血管移位或移植。一般应将主要血管均予吻合，吻合血管的数目尽可能多，动静脉比例以 1∶2 为宜。一般先吻合静脉，后吻合动脉。

5. 缝合神经　神经应尽可能一期缝合，并应保持在无张力状态，如有缺损应立即行神经移植修复。可采用神经外膜缝合或束膜缝合。

6. 闭合创口　断肢（指）再植的创口应完全闭合，不应遗留任何创面。这一点在清创时应充分估计，以适当缩短骨骼来满足软组织修复的需要。皮肤直接缝合时，为了避免环形瘢痕，可采用"Z"字成形术，使直线创口变为曲线创口。如还有皮肤缺损，应立即采用中厚或全厚皮片覆盖创面或采用局部皮瓣转移修复。

7. 手、腕功能位石膏托固定　固定范围根据断肢部位，从手指至前臂近端，必要时超过肘关节或整个上肢。

五、断肢再植的术后处理

1. 一般护理　病房应安静、舒适、空气新鲜，局部用落地灯照射，以利血液循环观察并可局部加温，防止血管痉挛发生。

2. 全身反应的观察　一般低位断肢和断指再植术后全身反应较轻。高位断肢再植，特别是缺血时间较长的高位断肢再植，除了注意因血容量不足引起休克和再植肢体血循环不良外，还可能因心、肾、脑中毒而出现持续高热、烦躁不安甚至昏迷，心搏加快、脉弱、血压下降，尿量减少和血红蛋白尿，甚至出现无尿，均应及时加以处理。如情况无好转，保留肢体可能危及患者生命时，应及时截除再植的肢体。

3. 再植肢体的观察　及时发现和处理血管危象，再植肢体血循环观察的指标有：皮肤颜色、皮温、毛细血管回流试验等。一般术后 48 h 内易发生血管危象，如未能及时发现，将危及再植肢体的成活。

4. 防止血管痉挛、预防血栓形成　除保温、止痛、禁止吸烟等外，保留持续臂丛或硬膜外管，定期注入麻醉药品，既可止痛，亦可保持血管扩张，防止血管痉挛。并适当应用抗凝解痉药物。

5. 应用适当抗生素　预防感染如有高热，首先应打开创口，观察是否有局部感染。

6. 功能锻炼　肢体成活，骨折愈合拆除外固定后，应积极进行主动和被动功能锻炼，并适当辅以物理治疗，促进功能恢复。

（麻　松）

本 章 小 结

　　手外伤是骨科的常见疾病，手的功能位是手外伤患者手术后需要固定的体位，手外伤的原因多种多样，检查时应从皮肤、肌腱、神经以及血管多个方面进行，手外伤的治疗目的是恢复手的功能，早期及时的处理是避免并发症的要点。断肢（指）再植重要的是恢复其有用的功能，早期及时处理及手术后密切的观察是取得良好效果的保证。

思 考 题

1. 何谓手的功能位？
2. 简述手外伤的处理原则。
3. 简述断肢再植的手术适应证。

参考文献

［1］吴在德，吴肇汉．外科学．7 版．北京：人民卫生出版社，2008.

［2］胥少汀，葛宝丰，徐印坎．实用骨科学．4 版．北京：人民军医出版社，2012.

［3］（美）卡内尔，（美）贝蒂．王岩译．坎贝尔骨科手术学．北京：人民军医出版社，2011.

第四十九章　下肢骨、关节损伤

| 学习目标 |

1. 掌握股骨颈骨折、股骨粗隆间骨折的移位特点，临床表现和治疗原则。掌握髋关节后脱位的诊断及复位方法。

2. 熟悉股骨干骨折、髌骨骨折、胫骨平台骨折、胫腓骨骨折、踝关节骨折的临床表现和治疗原则。

3. 了解膝关节韧带损伤和半月板损伤的临床表现和治疗原则。

| 核心概念 |

【髋关节脱位】髋关节脱位有前脱位、后脱位和中心脱位三种，以后脱位最常见。闭合复位常用方法为 Allis 法，闭合复位不成功应切开复位。

【股骨颈骨折】是股骨头至股骨颈基底的骨折。临床治疗中存在骨折不愈合和股骨头坏死两个问题，非手术治疗卧床时间长，易出现致命并发症，应尽早手术治疗。

【胫腓骨骨折】胫腓骨骨折的治疗目的是矫正成角、旋转畸形，恢复胫骨上下关节面的平行关系，恢复肢体长度。稳定骨折可采用长腿石膏固定，不稳定骨折应手术治疗。

| 引　言 |

下肢骨骨折和关节损伤是临床常见病，包括髋关节脱位、股骨颈骨折、股骨转子间骨折、股骨干骨折、髌骨骨折、膝关节韧带损伤、膝关节半月板损伤、胫骨平台骨折、胫腓骨骨干骨折、踝关节骨折等 10 余种。本章对上述骨折及损伤因素、临床特点、诊断手段和治疗方法进行初步探讨。

第一节　髋关节脱位

髋关节本身十分稳定，因此髋关节脱位（dislocation of the

hip joint）一般是由暴力创伤所致，可分为前、后和中心脱位，其中以后脱位最为常见。

一、髋关节后脱位

（一）病因

髋关节屈曲，暴力导致大腿急剧内收、内旋，股骨头从髋关节囊后方脱出。

（二）临床表现与诊断

有明显外伤史，髋关节疼痛明显，不能活动，患肢呈屈曲、内收、内旋及短缩畸形（图 49 - 1），臀部可摸到脱出的股骨头，大粗隆上移明显，可合并股骨颈、髋臼骨折和坐骨神经损伤。X 线片可确定脱位情况以及有无骨折，必要时进行 CT 检查确定骨折移位情况。

（三）治疗

1. 闭合复位　须在全身麻醉或椎管内麻醉情况下进行，应尽可能在最初 24 h 内复位完毕。常用方法为 Allis 法，也称"提拉法"（图 49 - 2）。患者仰卧，助手蹲下用双手按住髂骨以固定骨盆，医生站于患者伤侧，先使患髋、膝关节屈曲 90°，然后用双手握住患者的腘窝部做连续内旋、外旋的轻度摇摆动作，沿股骨纵轴给予向前足够的牵引力，待肌肉松弛后，略作外旋，便可以使股骨头还纳至髋臼内。复位成功的标志是感到明显的弹跳与响声。复位后可见畸形消失，髋关节活动亦恢复。

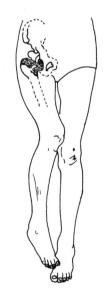

图 49 - 1　髋关节后脱位畸形

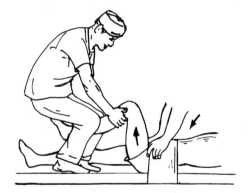

图 49 - 2　髋关节后脱位 Allis 法复位

2. 固定、功能锻炼　复位成功后，患肢做皮肤牵引或穿丁字鞋 2～3 周。卧床期间做股四头肌收缩动作，2～3 周后开始活动关节，4 周后扶双拐下地活动，3 个月后可完全承重。

3. 切开复位　闭合复位不成功，合并髋臼骨折片较大，影响关节稳定，合并有关节内骨折，应进行早期切开复位与内固定。

二、髋关节前脱位

（一）病因

下肢过度外展、外旋时，暴力使股骨头经髂股韧带和耻股韧带间破口处脱向前方。

（二）临床表现与诊断

有明显的外伤史，髋关节剧烈疼痛，不敢活动；患肢呈屈曲、外展、外旋畸形（图49-3）；腹股沟处肿胀，可以触及脱位的股骨头；X线片可以确定股骨头的脱位方向。

（三）治疗

1. 早期在麻醉下进行手法复位。常用方法为Allis法：患者仰卧于手术台上，医生握住伤侧腘窝部，使髋轻微屈曲与外展，并沿着股骨的纵轴作持续牵引；助手站在对侧，双手向外推按大腿内上端。医生在牵引下做内收及内旋动作，可以完成复位（图49-4）。

2. 固定和功能锻炼均同髋关节后脱位。

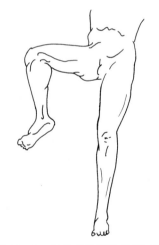

图49-3 髋关节前脱位典型畸形

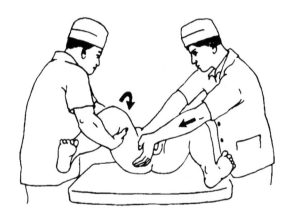

图49-4 髋关节前脱位Allis法复位

三、髋关节中心脱位

（一）病因

侧方暴力直接撞击股骨粗隆区，使股骨头水平状移动，穿过髋臼内侧壁而进入骨盆腔，造成脱位。

（二）临床表现与诊断

有明显的外伤史，髋关节剧烈疼痛，不敢活动；大腿上段外侧方往往有大血肿，肢体缩短情况取决于股骨头内陷的程度，可能出现失血性休克，部分合并有腹部内脏损伤。X线片可以确定脱位情况，CT 检查可以对髋臼骨折有三维概念的了解。

（三）治疗

髋关节中心脱位可能导致低血容量性休克及合并有腹部内脏损伤，必须及时处理。股骨头轻度内移者，可不必复位，仅做短期皮肤牵引。股骨头明显内移者，需用股骨髁上骨牵引，但常难奏效，最好做大转子侧方牵引（图 49 - 5）。X 线片复查，根据复查情况调整牵引重量。一般牵引 4 ~ 6 周，3 个月后患肢可逐渐负重。

髋臼骨折复位不良者、股骨头不能复位者、同侧有股骨颈骨折者都需要切开复位，用松质骨螺钉或特殊钢板作内固定。髋臼损毁严重，可施行关节融合术或全髋关节置换术。

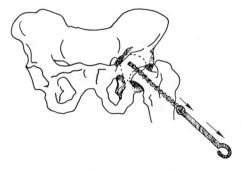

图 49 - 5　髋关节中心脱位大做转子侧方牵引

第二节　股骨颈骨折

股骨颈骨折（fracture of femoral neck）是股骨头下到股骨颈基底的骨折。

（一）解剖概要

1. 颈干角　股骨颈的长轴与股骨干纵轴之间夹角称为颈干角，为 110° ~ 140°，平均 127°。若颈干角变大，为髋外翻，变小为髋内翻（图 49 - 6）。

2. 前倾角　股骨颈的长轴与身体的冠状面有 12° ~ 15° 夹角，称为前倾角（图 49 - 7）。

成人股骨头的血液供应有多种来源：①股骨头圆韧带内的小凹动脉，提供股骨头凹部的血液循环，老年人此动脉闭塞；②股骨干滋养动脉，一般认为只达股骨颈，与股骨头内血管吻合少；③旋股内、外侧动脉发自股深动脉，旋股内侧动脉是股骨头最主要的供血来源（图 49 - 8）。旋股内侧动脉损伤是导致股骨头缺血坏死的主要原因。

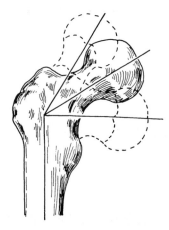

图 49 - 6　颈干角

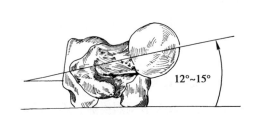

12°~15°

图 49 - 7　前倾角

（二）分类

1. 按骨折线部位分类

（1）头下型：骨折线位于股骨头下，旋股内动脉发出的营养血管支损伤，易致股骨头缺血坏死。

（2）头颈型：骨折线外上位于头下，内下位于股骨颈下部，也易发生股骨头缺血坏死或骨折不愈合。

（3）经颈型：全部骨折面均通过股骨颈，此型最为少见。

（4）基底型：骨折线位于基底，骨折部血供干扰较小，骨折易愈合。

2. 按 X 线表现分类（图 49－9）

（1）内收型：骨折线与两髂嵴连线所形成的角度，即 Pauwells 角。此角大于 50°，为内收型骨折。属于不稳定性骨折。

（2）外展型：Pauwells 角小于 30°，为外展骨折。属于稳定性骨折。

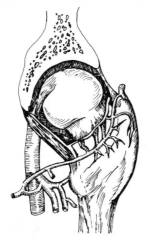

图 49－8　股骨头血供来源

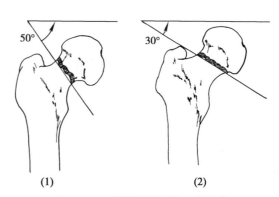

图 49－9　股骨颈骨折按 X 线分类

（1）为内收骨折；（2）为外展骨折

3. 按移位程度分类　常采用 Garden 分型（图 49－10）。

Ⅰ型：不完全骨折，骨完整，仅有部分出现裂纹。

Ⅱ型：完全骨折，但无移位。

Ⅲ型：完全骨折，部分移位，骨折面有部分接触。

Ⅳ型：完全骨折，完全移位。

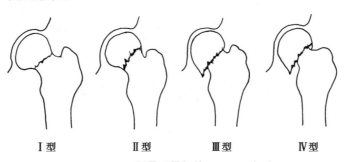

　　　Ⅰ型　　　　　　Ⅱ型　　　　　　Ⅲ型　　　　　　Ⅳ型

图 49－10　股骨颈骨折的 Garden 分型

（三）临床表现与诊断

有移位的股骨颈骨折诊断不困难，临床表现为髋部疼痛，下肢活动受限，不能站立行走，下肢出现短缩、外展和外旋畸形，因关节囊和髂股韧带对骨折远端的稳定作用，外旋角度在45°～60°之间（图49－11）。若外旋角度达90°，应怀疑股骨粗隆间骨折的可能。无移位的股骨颈骨折容易漏诊而导致骨折移位，X线片显示不清楚或骨折线隐匿应进行CT、MRI检查。

（四）治疗

1. 非手术疗法　无移位或外展嵌插型骨折可采外展位牵引治疗，牵引治疗期间存在骨折再移位风险，长期卧床易出现致命并发症，目前多主张手术治疗。

2. 手术疗法　有移位的股骨颈骨折，除了年龄过大，全身情况差，或合并有严重心、肺、肾、肝等功能障碍不能耐受的手术者，均应进行手术治疗。

手术方法包括：

（1）复位后空心加压螺钉或滑动式钉板系统内固定（图49－12）。

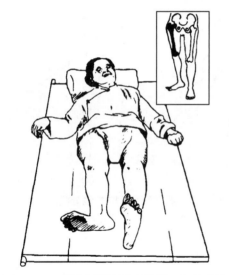

图49－11　股骨颈骨折出现外旋、短缩畸形

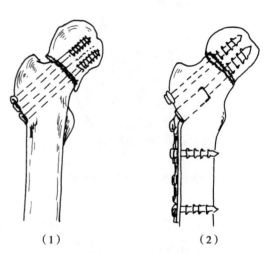

（1）　　　　　　　　　（2）

图49－12　手法复位

（1）空心加压螺钉内固定；（2）滑动式钉板系统内固定

（2）人工髋关节置换术：对全身情况尚好的高龄患者，若其股骨头下型骨折，已合并骨关节炎或股骨头坏死者，可选择单纯人工股骨头置换术或全髋关节置换术治疗。

第三节　股骨转子间骨折

股骨转子间骨折（intertrochanteric fracture）是指从股骨颈基底至小转子水平以上的骨折。

（一）分类

股骨转子间骨折有多种分类方法。参照 Tronzo 和 EvanS 方法，分为五型：Ⅰ型，为单纯转子间骨折，骨折线由外上斜向下内，无移位；Ⅱ型，在Ⅰ型的基础上发生移位，合并小转子撕脱骨折，但股骨矩完整；Ⅲ型，合并小转子骨折，骨折累及股骨矩，有移位，常伴有转子间后部骨折；Ⅳ型，伴有大、小转子粉碎骨折，可出现股骨颈和大转子冠状面的爆裂骨折；Ⅴ型，为反转子间骨折，骨折线由内上斜向下外，可伴有小转子骨折，股骨矩破坏。

（一）临床表现和诊断

股骨转子间骨折平均年龄较股骨颈骨折高，临床表现近似股骨颈骨折，X 线片检查前不易鉴别，由于骨折远折段位于关节囊外，不受髂股韧带约束，因此下肢短缩和外旋畸形较股骨颈骨折明显，可达90°。X 线检查可明确诊断，CT 能更准确了解骨折类型和移位情况。

（二）治疗

1. 非手术治疗　可采用胫骨结节或股骨髁上外展中立位骨牵引，6~8 周后逐渐扶拐下地活动。由于非手术治疗长期卧床可引发致命并发症，死亡率可达20%，应尽量避免。

2. 手术治疗　近年来随着内固定的不断发展股骨粗隆间骨折应尽早手术治疗。常用内固定分为两类：一类是髓外固定，如动力髋螺钉（dynamic hip screw，DHS）等；另一类是髓内固定，如 Gamma 钉等，近年来改进使用 Gamma 3 代粗隆交锁髓内钉系统或近端股骨抗旋转钉（proximal femoral nail antirotation，PFNA）。髓内固定较髓外固定力臂短，力学性能好。

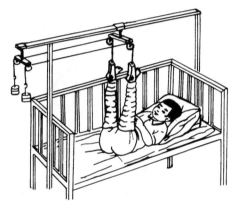

图49-13　垂直悬吊皮肤牵引

第四节　股骨干骨折

股骨干骨折（fracture of the shaft of the femur）易发生畸形，当骨折位置发生变化时，肌肉牵引的方向也会发生变化，再加上暴力作用、肢体重量等影响，会发生不同畸形。

（一）临床表现与诊断

股骨干骨折多见于儿童及青壮年，多由强大暴力引起，骨折后内出血可达490~1 000 mL，常导致失血性休克。患肢可出现剧烈疼痛、肿胀、畸形、异常活动、骨擦音和骨擦感等骨折特有的表现。X 线正侧位片可确定骨折的准确部位、类型和移位情况。

（二）治疗

1. 非手术治疗

（1）3 岁以下儿童股骨颈骨折常采用双下肢垂直悬吊皮肤牵引（图49-14）。一般牵引3~4 周。

（2）成人采用股骨髁上、胫骨结节牵引，将患肢置于 Braun 架或 Thomas 架上持续牵引，一般需 8～10 周。

2. 手术治疗：

（1）接骨板内固定。近年来多用锁定加压接骨板（locking compression plate，LCP）和微创固定系统（less invasive stabilization system，LISS）治疗股骨干粉碎性骨折。

（2）髓内固定：目前多使用交锁髓内钉（interlocking intramedullary nail）（图 49－15）。

（3）外固定架：适用于软组织损伤严重，感染性骨折，Ⅲ度开放性骨折，危及生命的多发骨折临时固定。

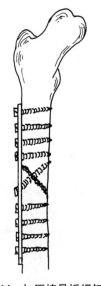

图 49－14 加压接骨板螺钉内固定

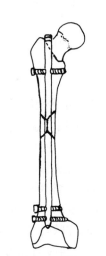

图 49－15 带锁髓内钉固定

第五节 髌骨骨折

髌骨骨折占全部骨骼损伤的 1%，可由直接或间接暴力所致。髌骨骨折可分为横形、纵形、撕脱、粉碎性骨折。

（一）临床表现及诊断

髌骨骨折（fracture of the Patella）后易见膝前肿胀，如果骨折移位，则会出现可以触及一定的凹陷。膝关节的正侧位 X 线片可明确骨折的部位、类型及移位程度。若怀疑有纵形骨折，应加照髌骨切线位 X 线片。

（二）治疗

1. 无移位或移位在 0.5 cm 以内的髌骨骨折采用非手术方法治疗。膝关节处于伸直位，用长腿前后石膏托固定 4～6 周。

2. 离移位超过 0.5 cm 或关节面不平超过 0.3 cm 的髌骨骨折应手术治疗，采用切开复位丝线或钢丝做环形缝扎固定，也可采用张力带钢丝固定（图 49 – 16）。

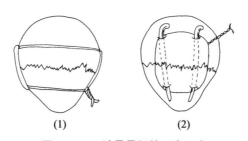

（1）　　　　　　　　　（2）

图 49 – 16　髌骨骨折的手术固定

（1）钢丝捆扎固定；（2）张力带钢丝固定

第六节　膝关节韧带损伤

膝关节韧带包括内、外侧副韧带，前、后交叉韧带，是膝关节稳定的重要结构。

（一）临床表现及诊断

仔细采集病史和查体，可以对韧带损伤进行定位、分类和分度。部分伤者可听到韧带断裂的响声，膝部疼痛剧烈，出现肿胀、压痛及肌痉挛，患者不敢活动膝关节。膝关节侧副韧带的断裂处有明显的压痛点，有时还会摸到蜷缩的韧带断端。

1. 常用检查法

（1）侧方应力试验：最好于痛点局部麻醉后进行操作。在膝关节完全伸直位与屈曲 20°～30°位置下做被动膝内翻与膝外翻动作，并与对侧做比较。如有疼痛或发现内翻外翻角度超出正常范围，说明有侧副韧带扭伤或断裂（图 49 – 17）。

（2）抽屉试验和 Lachman 试验：建议在麻醉下进行操作。髋关节屈曲 45°，膝关节屈曲 90°，小腿垂下，检查者用双手握住胫骨上段做拉前和推后动作，并注意胫骨结节前后移动的幅度。前移增加表示前交叉韧带断裂（图 49 – 18）；后移增加表示后交叉韧带断裂。由于正常膝关节在膝关节屈曲 90°位置下胫骨亦能有轻度前后被动运动，故需将健侧与患侧作对比，移动距离为 6～8 mm。如果膝关节肿胀和疼痛，Lachman 试验可能很有用。Lachman 试验是在膝关节屈曲 10°～15°时做抽屉试验，比在 90°位做抽屉试验阳性率高。

（3）轴移试验：本试验用来检查前交叉韧带断裂后出现的膝关节不稳定。

2. 影像学检查与关节镜检查

（1）普通 X 线平片检查只能显示撕脱的骨折块。为显示有无内、外侧副韧带损伤，可以拍摄应力位平片。在 X 线片上比较内、外侧间隙张开情况。一般认为两侧间隙相差 4 mm 以下为轻度扭伤，4～12 mm 为部分断裂，12 mm 以上为完全性断裂。

（2）MRI 检查可以获得非常清晰的软组织影像，能清晰地显示出前、后交叉韧带的情况，MRI 对于探测前交叉韧带和后交叉韧带损伤有很高的准确性，可以发现意料不到的韧带结构损伤与隐匿的骨折线。

（3）关节镜检查。有助于观察交叉韧带、半月板损伤，侧副韧带深面及关节囊损伤，关节软骨骨折。

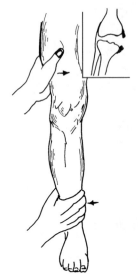

图 49－17　侧方应力试验

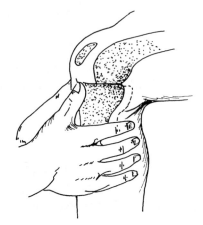

图 49－18　抽屉试验

（二）治疗

1. 内侧副韧带损伤内侧副韧带扭伤或部分性断裂（深层）可以保守治疗，用长腿管型石膏固定4～6周。完全断裂者应及早修补。

2. 外侧副韧带损伤外侧副韧带断裂者应立即手术修补。

3. 前交叉韧带损伤修复有三种类型：①自髁间隆起撕脱带骨块者，可用钢丝通过胫骨打通的隧道原位固定。②自股骨髁撕脱带骨块者也可通过打通的股骨隧道固定。③体部断裂者断端多不齐，端－端吻合困难时，可反向通过骨隧道固定。

4. 后交叉韧带损伤对断裂的后交叉韧带是否要缝合以往有争论，目前的意见偏向于在关节镜下早期修复。

第七节　膝关节半月板损伤

半月板可起关节填充垫的作用，弥补股骨和胫骨关节面间总体上的不匹配性。半月板在膝屈伸活动时随股骨髁活动，而旋转时随胫骨活动，是非常重要的旋转稳定器。

（一）临床表现及诊断

半月板损伤（meniscus injury）的临床表现及诊断：

（1）多有急性扭伤病史，部分患者无明确外伤病史，可能与慢性损伤有关。

（2）多见于运动员与体力劳动者，男性多于女性。

（3）受伤后膝关节剧痛，伸不直，并迅速出现肿胀，有时有关节内积血。

（4）膝关节有时突然出现不能伸直，忍痛挥动几下小腿，听到"咔嗒"声，关节又可伸直，此种现象称为关节交锁。交锁可以偶尔发生，也可以频繁发作而影响日常生活与运动。

（5）慢性阶段的体征有关节间隙压痛，弹跳，膝关节屈曲挛缩与股内侧肌的萎缩。

（6）几种特殊试验：

1）过伸试验：膝关节完全伸直并轻度过伸时，半月板破裂处受牵拉或挤压而产生剧痛。

2）过屈试验：将膝关节极度屈曲，破裂的后角被卡住而产生剧痛。

3）半月板旋转挤压试验（McMurray 试验）：患者仰卧，患膝完全屈曲，检查者一手按住患膝，另一手握住足跟，使膝关节在内收内旋或外展外旋应力下被动缓慢伸直，出现疼痛和弹响为阳性。若在关节完全屈曲位下触得响声，表示半月板后角损伤；关节伸到 90°左右时才发生响声，表示为体部损伤。逐渐伸直至微屈位时触得响声，表示可能有半月板前角损伤。内收内旋应力伸直膝关节为检查内侧半月板，外展外旋应力为检查外侧半月板（图 49 - 19）。

4）研磨试验（Appley 试验）：患者俯卧，并且做内旋和外旋运动（图 49 - 20），使股骨与胫骨关节面之间发生摩擦，半月板撕裂者可产生疼痛。将小腿上提，并做内旋和外旋运动；如外旋时引起疼痛，提示为内侧副韧带损伤。

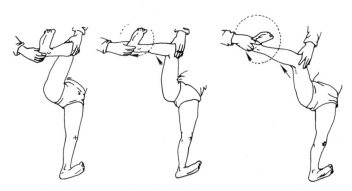

图 49 - 19　半月板旋转挤压试验（McMurray 试验）

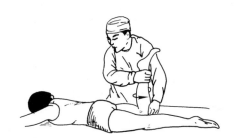

图 49 - 20　半月板研磨试验（Appley 试验）

（7）影像学检查与关节镜检查。X 线平片检查不能显示半月板形态，主要是用来排除膝关节其他病变与损伤。MRI 片的分辨率足够高，可以清晰地显示出半月板有无变性、破裂，还可察觉有无关节积液与韧带的损伤。但其准确性尚不及关节镜检查。关节镜检查不仅可用于诊断，也可通过内镜进行手术操作。

（二）治疗

急性半月板损伤时可用长腿石膏托固定 4 周。半月板破裂诊断明确者，应进行关节镜手术。

第八节　胫骨平台骨折

胫骨平台松质骨丰富，密质骨薄，对抗暴力能力差，一旦发生骨折，使内、外平台受力不均，将产生骨关节炎改变。临床常用 schatzker 分型：（1）单纯胫骨外髁劈裂骨折；（2）外髁劈裂合并平台塌陷骨折；（3）单纯平台中央塌陷骨折；（4）内侧平台骨折，可表现为单纯胫骨内髁劈裂骨折或内侧平台塌陷骨折；（5）胫骨内、外髁骨折；（6）胫骨平台骨折同时有胫骨干骺端或胫骨干骨折（图 49 – 21）。

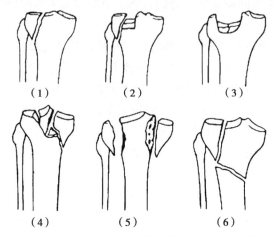

（1）　　　　　　　（2）　　　　　　　（3）

（4）　　　　　　　（5）　　　　　　　（6）

图 49 – 21　胫骨平台骨折按 schatzker 分型

（1）单纯胫骨外髁劈裂骨折；（2）外髁劈裂合并平台塌陷骨折；（3）单纯平台中央塌陷骨折；
（4）内侧平台骨折；（5）胫骨内、外髁骨折；（6）胫骨平台骨折同时伴胫骨干骺端或胫骨干骨折

（一）临床表现和诊断

膝关节肿胀、疼痛、瘀斑、浮髌征阳性；膝内翻或外翻畸形、反常活动；注意是否合并腓总神经及腘血管损伤；胫骨平台位骨折常合并半月板及韧带损伤。正侧位 X 线片可帮助诊断，CT 及三维重建能更准确地描述骨折的性质，并指导临床手术治疗，MRI 可发现半月板、韧带损伤，血管造影用于血管损伤。

（二）治疗

胫骨平台骨折的治疗以恢复关节面的平整和韧带的完整性，保持膝关节活动为目的。

1. 非手术治疗　单纯平台劈裂骨折若无明显移位或伴有平台塌陷小于 0.5 cm 的骨折，采用下肢长腿石膏托固定 4～6 周。即可开始功能训练。

2. 手术治疗

（1）单纯平台劈裂骨折移位明显，应切开复位，松质骨螺钉内固定或支撑钢板固定（图49 – 22）。

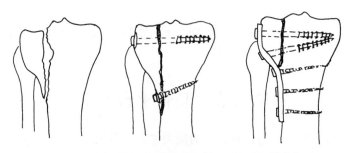

图 49 – 22　胫骨外侧平台骨折用松质骨螺钉或支撑钢板固定

（2）伴有平台塌陷大于 0.5 cm 的劈裂骨折，应切开复位，撬起塌陷的骨块，恢复关节面平滑，同时植骨，用松质骨螺钉固定（图 49 – 23）。

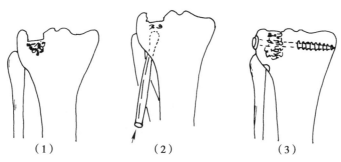

图 49 – 23　平台塌陷 > 0.5 cm 的劈裂骨折手术方法
（1）撬起骨块；（2）植骨；（3）松质骨螺钉固定

（3）对于双侧平台劈裂骨折移位明显，平台骨折伴胫骨近端骨折，均为不稳定骨折，应采用切开复位双侧支撑钢板内固定。

第九节　胫腓骨骨干骨折

胫腓骨骨干骨折（fracture of the tibia and fibula）可分为三种类型：①胫腓骨骨干双骨折；②单纯胫骨骨干骨折；③单纯腓骨骨折。

（一）临床表现及诊断

有明显的受伤史，患肢出现疼痛、肿胀、畸形、反常活动及功能障碍。除骨折体征外，特别需要注意软组织损伤的严重程度，有无血管神经损伤。足背动脉搏动存在及肢端温暖并不能排除骨筋膜室综合征发生。X 线片可明确骨折的部位、类型和移位情况。投照部位应包括膝和踝关节。

（二）治疗

胫腓骨骨干骨折的治疗目的是矫正成角、旋转畸形，恢复胫骨上、下关节面的平行关系，恢复肢体长度。

1. 非手术治疗

（1）无移位的胫腓骨骨干骨折采用长腿石膏固定。

（2）有移位的横形或短斜形骨折可采用手法复位，长腿石膏固定。

（3）单纯胫骨骨干骨折由于有完整腓骨的支撑，多不发生明显移位，用石膏固定 6 ~ 8 周后可下地活动。

（4）单纯腓骨骨干骨折不伴有胫腓上、下关节分离，不需特殊治疗。

2. 手术治疗　常用手术固定方法如下。

（1）外固定器：适用于软组织损伤严重的开放性骨折，尤其是伴有感染或合并骨段缺损需要延长。病情不容许切开复位内固定也可采用外固定器临时固定。

（2）接骨板内固定：采用有限接触动力加压接骨板（contact dynamic compression plate）、桥接接骨板、LISS 系统来固定。

（3）交锁髓内钉内固定。

第十节　踝关节骨折

踝关节骨折（fracture of the ankle）多由于间接暴力引起，除骨结构损伤外，常伴有韧带和软组织损伤。按骨折部位分为内踝、外踝、后踝、双踝及三踝骨折。Lauge-Hansen 将踝关节骨折分为 5 种类型，旋前外展型、旋前外旋型、旋后内收型、旋后外旋型、垂直压缩型。

（一）临床表现和诊断

伤后局部疼痛、肿胀、踝关节畸形及活动障碍。骨折处有局限性压痛。踝关节正位、侧位 X 线片可明确骨折的部位、类型、移位方向。拍腓骨全长 X 线片，以免遗漏高位腓骨骨折。应力位 X 线片能帮助判断韧带的损伤。CT 能从三维层面显示骨折及某些微小骨折。

（三）治疗

1. 非手术治疗　适用于无移位、稳定的骨折或患者情况差不能耐受手术。

2. 手术治疗　适用于有移位的或不稳定的双踝骨折，后踝骨折大于胫骨远端关节面的 25% 或移位超过 2mm，垂直压缩型骨折。内固定方法包括：

（1）内踝骨折用吸收钉或空心钉固定。

（2）外踝骨折可用接骨板固定。

（3）后踝用可吸收钉或空心钉固定。

（4）胫腓下关节分离用皮质骨螺钉固定。

（5）垂直压缩性骨折需复位关节面，支撑钢板或外固定架固定。

（宋　磊）

本　章　小　结

本章主要讲述了下肢骨骨折和关节损伤的诊断和治疗情况。对骨折的损伤因素、临床特点、诊断手段和治疗方法进行初步探讨。从诊断过程可以看出，根据病史、体检及影像学所见，了解并分析创伤解剖，是从诊断过渡到治疗的一个必经过程，是更深入的诊断，必须给予足够重视。

思　考　题

1. 髋关节脱位有几种？试述后脱位的闭合整复方法。

2. 试述股骨颈骨折的 Garden 分型。

3. 简要叙述股骨干骨折的手术治疗方法。

4. 诊断前交叉韧带损伤的特殊检查方法有哪些？

参考文献

［1］吴在德，吴肇汉．外科学．7 版．北京：人民卫生出版社，2008.

［2］吴阶平．黄家驷外科学．北京：人民卫生出版社，2002.

［3］王亦璁．骨与关节损伤．北京：人民卫生出版社，2007.

［4］李云庆．人体解剖学．2 版．西安：第四军医大学出版社，2010.

［5］Canale S T, Beaty J H. Campbell's Operative Orhopaedics. 12th ed. Saint Louis：Mosby, 2012.

［6］Sansone M. Total dislocation of the hip joint after arthroscopy and ileopsoas Tenotomy. Knee Surg Sports Traumatol Arthrosc, 2013（21）：420 – 423.

［7］Basso T. Locking plates and their effects on healing conditions and stress distribution：a femoral neck fracture study in cadavers. Clinical Biomechanics, 2014, 29（5）：595 – 598.

［8］Prasad M. Assessment of the role of fibular fixation in distal-third tibia-fibula fractures and its significance in decreasing malrotation and malalignment. Injury, Int. J. Care Injured, 2013, 44（12）：1885 – 1891.

第五十章 脊柱和骨盆骨折

| 学习目标 |

1. 掌握脊柱骨折的病因和分类、临床表现、诊断和治疗。
2. 熟悉骨盆骨折的分类、临床表现、并发症及处理原则。

| 核心概念 |

【脊柱三柱理论】指脊柱三柱结构。前柱：前纵韧带、椎体前 2/3 和椎间盘及纤维环的前部；中柱：椎体后 1/3 及椎间盘、纤维环后部，后纵韧带及椎管；后柱：椎板、黄韧带、棘上和棘间韧带，棘突等脊柱附件。凡中柱损伤者属于不稳定性骨折。

【胸腰椎骨折的分类】可分为单纯性楔形压缩性骨折，稳定性爆裂型骨折，不稳定性爆裂型骨折，Chance 骨折，屈曲 – 牵拉型损伤，骨折脱位。

【脊柱骨折急救搬运的原则】不管是平移法还是滚动法，搬动中使伤员保持平直状态，成一整体滚动至木板上。

【脊柱骨折的治疗原则】为重建脊柱的稳定性，治疗脊髓和神经损伤，康复治疗。

【骨盆骨折的常见并发症】常见中枢神经系统损伤，腹腔脏器损伤、腹膜后血肿等隐性出血导致休克，膀胱尿道损伤，直肠损伤等。

| 引 言 |

脊柱骨折多见男性青壮年。多由间接外力引起，为由高处跌落时臀部或足着地、冲击性外力向上传至胸腰段发生骨折；少数由直接外力引起，如房子倒塌压伤、汽车压撞伤或火器伤。病情严重者可致截瘫，甚至危及生命；治疗不当的单纯压缩骨折，亦可遗留慢性腰痛。

骨盆骨折是一种严重外伤，多由直接暴力骨盆挤压所致。多见于交通事故和塌方。战时则为火器伤。骨盆骨折创伤在半数以上伴有并发症或多发伤。最严重的是创伤性失血性休克，及盆腔脏器合并伤，救治不当有很高的死亡率。

第一节 脊 柱 骨 折

脊柱骨折十分常见，占全身骨折的 5% ~ 6%，其中胸腰段脊柱骨折最多见。脊柱骨折可以并发脊髓或马尾神经损伤，特别是颈椎骨折 - 脱位合并有脊髓损伤者，据报道最高可达 70%，能严重致残甚至丧失生命。

（一）病因和分类

1. 脊柱骨折的力学机制　　Denis 于 1983 年在 Holdsworth 二柱理论的基础上创立了三柱理论学说，强调韧带对脊柱稳定的作用。三柱结构分别如下。前柱：前纵韧带、椎体前 2/3 和椎间盘及纤维环的前 1/2；中柱：椎体后 1/3 及椎间盘、纤维环后 1/2，后纵韧带及椎管；后柱：椎板、黄韧带、棘上和棘间韧带，棘突等脊柱附件。

当脊柱受到屈曲压缩外力，主要是前柱承受压力，中后柱承受张力。前柱压缩超过 1/2 时，中柱受损，后柱分离，椎体不稳。牵张伸展外力时，后柱承受压力，出现椎板及棘突骨折，而椎体前部间隙增宽，则表示有前纵韧带损伤，椎体不稳。爆裂骨折多为垂直性外力，如骨折仅累及中柱，则较稳定；同时累及后柱，系不稳定骨折。骨折脱位是三柱同时受损的一种类型，无论何种外力所致，均属于不稳定性骨折。

2. 胸腰椎骨折的分类

（1）单纯性楔形压缩性骨折：这是脊柱前柱损伤的结果。暴力来自沿着 X 轴旋转的力量，使脊柱向前屈曲所致，后方的结构很少受影响，椎体通常成楔形。该型骨折不损伤中柱，脊柱仍保持其稳定性。常见于胸椎，大部分属稳定型，神经损伤少见（图 50 - 1）。

（2）稳定性爆裂型骨折：这是脊柱前柱和中柱损伤的结果。暴力来自 Y 轴的轴向压缩。通常亦为高空坠落伤，足臀部着地，脊柱保持正直，胸腰段脊柱的椎体受力最大，因挤压而破裂，由于不存在旋转力量，脊柱的后柱则不受影响，因而仍保留了脊柱的稳定性，但破裂的椎体与椎间盘可以突向椎管，损伤脊髓而产生神经症状。

（3）不稳定性爆裂型骨折：这是前、中、后三柱同时损伤的结果。暴力来自 Y 轴的轴向压缩以及顺时针的旋转，可能还有沿着 Z 轴的旋转力量参与，使后柱亦出现断裂，由于脊柱不稳定，会出现创伤后脊柱后突和进行性神经症状（图 50 - 2）。

（4）Chance 骨折：为椎体水平撕裂性损伤。以往认为暴力来自沿着 X 轴旋转的力最大，使脊柱过伸而产生损伤，例如从高空仰面落下，着地时背部被物体阻挡，使脊柱过伸，前纵韧带断裂，椎体横形裂开，棘突互相挤压而断裂，可以发生上一节椎体向后移位。而目前亦有人认为是脊柱屈曲的后果，而屈曲轴则应在前纵韧带的前方，因此认为是脊柱受来自 Y 轴轴向牵拉的结果，同时还有沿着 X 轴旋转力量的参与，这种骨折也是不稳定性骨折。临床上比较少见（图 50 - 3）。

（5）屈曲 - 牵拉型损伤：屈曲轴在前纵韧带的后方，前柱部分因压缩力量而损伤，而中、后柱则因牵拉的张力力量而损伤，中柱部分损伤表现为脊椎关节囊破裂，关节突脱位，半脱位或骨折，这种损伤往往还有来自 Y 轴旋转力量的参与，因此这类损伤往往是潜在性不稳定性骨折，原因是黄韧带、棘间韧带和棘上韧带都有撕裂（图 50 - 4）。

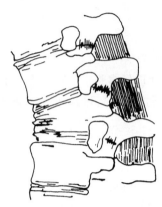
图 50 – 1　单纯性楔形压缩性骨折

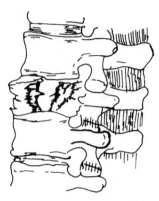
图 50 – 2　不稳定性爆裂型骨折

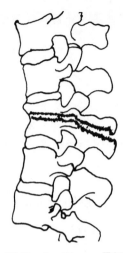
图 50 – 3　Chance 骨折

　　(6) 骨折脱位：又名移动性损伤。暴力来自 Z 轴，例如车祸时暴力直接来自背部后方的撞击，或弯腰工作时，重物高空坠落直接打击背部，在强大暴力作用下，椎管的对线对位已经完全破坏，通常三个柱均毁于剪力，损伤平面常常通过椎间盘。同时还有旋转力量的参与，因此脱位程度重于骨折，当关节突完全脱位时，下关节突移至下一节脊椎骨上关节突的前方，互相阻挡，称关节突交锁，这类损伤为严重的脊椎损伤，多有脊髓或马尾神经损伤，预后差（图 50 – 5）。

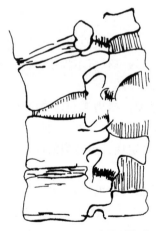
图 50 – 4　屈曲 – 牵拉型损伤

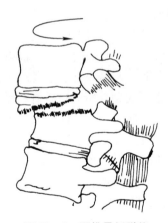
图 50 – 5　腰椎骨折脱位

　　另外还有一些单纯性附件骨折如椎板骨折与黄突骨折，不会影响脊椎的不稳定，称为稳定性骨折，特别是横突骨折，往往是背部受到撞击后腰部肌肉猛烈收缩而产生的撕脱性骨折。

　　2. 颈椎骨折的分类

　　(1) 屈曲型损伤：这是前柱压缩，后柱牵张损伤的结果，该暴力系经 Z 轴的矢状面，产生单纯软组织性，或单纯骨性，或为混合性损伤，临床上常见的有：

　　1) 前方半脱位（过屈型扭伤）：这是脊椎后柱韧带破裂的结果，有完全性与不完全性两种。

　　2) 双侧脊椎小关节脱位。

　　3) 单纯性楔形（压缩性）骨折：较为多见。

（2）垂直压缩所致损伤：暴力系经 Y 轴传递，无过屈或过伸力量，例如高空坠物或高台跳水。

1）第一颈椎双侧性前、后弓骨折：又名 Jefferson 骨折。在治疗方面以非手术治疗为主，可以采用持续颅骨牵引，2 周后再上头颈胸石膏固定 3 个月。

2）爆裂型骨折。

（3）过伸损伤

1）过伸性脱位：最常发生于高速驾驶汽车时，因急刹车或撞车，由于惯性作用，头部撞于挡风玻璃或前方座椅的靠背上，并迫使头部过渡仰伸接着又过渡屈曲使颈椎发生严重损伤。

2）损伤性枢椎椎弓骨折：此型损伤的暴力来自颈部，使颈椎过渡仰伸，在枢椎的后半部形成强大的剪切力量，使枢椎的椎弓不堪忍受而发生垂直状骨折，以往多见于被缢死者，故名缢死者骨折（Hangman 骨折）。目前多发生于高速公路上的交通事故。

（4）不甚了解机制的骨折：如齿状突骨折：引起齿状突骨折的机制还不甚了解，暴力可能来自水平方向，从前至后，经颅骨而至齿状突，可能还有好几种复合暴力。

（二）临床表现、检查和诊断

（1）有严重外伤病史，如高空坠落，重物撞击腰背部，塌方事件被泥土、矿石掩埋等。

（2）胸腰椎损伤后，主要症状为局部疼痛，站立及翻身困难，腹膜后血肿刺激腹腔神经节，使肠蠕动减慢，常出现腹痛、腹胀甚至出现肠麻痹症状。

（3）检查时要详细询问病史，受伤方式，受伤时姿势，伤后有无感觉及运动障碍。

（4）注意多发伤，多发伤病例往往合并有颅脑、胸、腹脏器的损伤，要先处理紧急情况，抢救生命。

（5）检查脊柱时暴露应充分，必须用手指从上至下逐个按压棘突，如发现位于中线部位的局部肿胀和明显的局部压痛，提示后柱已有损伤，胸腰段脊柱骨折常可摸到后突畸形。检查有无脊髓或马尾神经损伤的表现，如有神经损伤表现，应及时告诉家属或陪伴者，并及时记载在病历上。

（6）影像学检查有助于明确诊断、损伤部位、类型和移位情况，X 线摄片是首选的检查方法。X 线检查有其局限性，它不能显示出椎管内受压情况，凡有中柱损伤或有神经症状者均需作 CT 检查。CT 片不能显示出脊髓损伤情况，为此必要时应做 MRI 检查，在 MRI 片上可以看到椎体骨折出血所致的信号改变和前方的血肿，还可看到因脊髓损伤所表现出的异常高信号。

（三）急救搬运

脊柱骨折者从受伤现场运输至医院的急救搬运方式至关重要，一人抬头，一人抬脚或用搂抱的搬运方法十分危险，因这些方法会增加脊柱的弯曲，可以将碎骨片向后挤入椎管内，加重了脊髓的损伤，正确的方法是采用担架，木板甚至门板运送，先使伤员双下肢伸直，木板放在伤员一侧，三人用手将伤员平托至门板上，或二三人采用滚动法，使伤员保持平直状态，成一整体滚动至木板上。有其他严重多发伤者，应积极治疗，以抢救伤员生命为主。

（四）治疗

脊柱骨折的治疗原则：重建脊柱的稳定性，解除对脊髓和马尾神经的压迫，功能锻炼及康复治疗。

1. 胸腰椎骨折的治疗：

（1）单纯性、稳定性骨折，卧硬板床休息及对症治疗。

（2）不稳性骨折、行急诊复位固定，或垫枕逐渐复位，必要时，手术植骨内固定。

（3）并发脊髓马尾损伤，行后路椎板减压、骨折复位内固定术或前路减压内固定。

2. 颈椎骨折的治疗

（1）对颈椎半脱位的病例，在急诊时往往难以区别出是完全性撕裂或不完全性撕裂，为防治迟发的并发症，对这类隐匿型颈椎损伤应予以石膏颈围固定3个月。

（2）对稳定型的颈椎骨折，例如轻度压缩的可采用颌枕带卧位牵引复位。有四肢瘫者及牵引失败者须行手术复位，必要时可切去交锁的关节突以获得良好的复位，同时还须安装内固定物。

（3）单侧小关节脱位者可以没有神经症状，特别是椎管偏大者更能幸免，可以先用持续骨牵引复位，复位困难者仍以手术为宜，必要时可将上关节突切除，并加做颈椎植骨融合术。

（4）对爆裂型骨折有神经症状者，原则上应该早期手术治疗。

（5）对过伸性损伤，大都采用非手术治疗。

第二节 骨 盆 骨 折

骨盆骨折是一种严重外伤，多由直接暴力骨盆挤压所致。多见于交通事故和塌方。战时则为火器伤。骨盆骨折创伤在半数以上伴有并发症或多发伤。最严重的是创伤性失血性休克，及盆腔脏器合并伤，救治不当有很高的死亡率。

骨盆骨折占全部骨骼损伤的近3%。成年人骨盆骨折致伤原因主要包括：机动车碰撞占57%，行人被车辆撞伤占18%，摩托车碰撞占9%，高处坠落伤占9%，挤压伤占5%。青少年患者骨盆骨折发生率较低，在0.5%~7%，其最多见的原因是机动车辆事故、行人被车辆撞伤以及高处坠落伤。随着社会发展，交通事故和工伤等意外伤害的增加，高能量损伤致骨盆骨折发生率显著增高，其中不稳定骨盆骨折占7%~20%，严重威胁患者生命。

（一）临床表现

1. 骨盆环骨折 骨折线贯穿骨盆环状结构，使骨盆环中断。单发骨折常见有单侧耻骨支骨折、耻骨联合分离、单侧髂骨骨折、髋臼骨折和单侧骶髂关节半脱位伴有小片骨折。多发骨折常见有两侧耻骨支骨折、耻骨支骨折伴耻骨联合分离、耻骨伴髂骨骨折和耻骨骨折伴骶髂关节脱位。

2. 骨盆边缘骨折 常见的有髂骨翼骨折，耻骨单支部分骨折，髋臼边缘骨折和骶尾骨骨折等，骨折线形可呈横形或斜形，移位可不甚明显。

3. 骨盆撕脱骨折 骨折的部位常位于强大肌肉附着的地方，如髂前上棘、髂前下棘和坐骨结节等，骨折碎片常较少，并常有移位。

（二）骨盆骨折的并发症及治疗

应根据全身情况，首先对休克及各种危及生命的并发症进行处理。

1. 休克的防治 患者因腹膜后大量出血，常合并休克。应严密观察进行输血、输液、骨盆骨折的输血可多达数千毫升，若经积极抢救大量输血后，血压仍继续下降，未能纠正休克，可考虑结扎一侧或两侧髂内动脉，或经导管行髂内动脉栓塞术。

2. 膀胱破裂　可进行修补，同时作耻骨上膀胱造瘘术。对尿道断裂，宜先放置导尿管，防止尿外渗及感染，并留置导尿管直至尿道愈合。若导尿管插入有困难时，可进行耻骨上膀胱造瘘及尿道会师术。

3. 直肠损伤　应进行剖腹探查，做结肠造口术，使粪便暂时改道，缝合直肠裂口，直肠内放置肛管排气。

4. 骨盆骨折的处理

（1）对骨盆边缘性骨折。只需卧床休息。髂前上棘骨折患者置于屈髋位；坐骨结节骨折置于伸髋位。卧床休息 3～4 周即可。

（2）对骨盆单环骨折有分离时，可用骨盆兜带悬吊牵引固定。骨盆兜带用厚帆布制成，其宽度上抵髂骨翼，下达股骨大转子，悬吊重量以将臀部抬离床面为宜。5～6 周后换用石膏短裤固定。

（3）对骨盆双环骨折有纵向错位时，可在麻醉下行手法复位。复位方法是患者仰卧时，两下肢分别由助手把持作牵引，用宽布带衬厚棉垫绕过会阴部向头侧作对抗牵引，术者先将患侧髂骨向外轻轻推开，以松解嵌插，然后助手在牵引下将患侧下肢外展，术者用双手将髂骨嵴向远侧推压，矫正向上移位，此时可听到骨折复位的"喀嚓"声，患者改变健侧卧位，术者用手掌挤压髂骨翼，使骨折面互相嵌插。最后患者骶部和髂嵴部垫薄棉垫，用宽 15～20 cm 胶布条环绕骨盆予以固定。同时患肢作持续骨牵引。3 周后除去骨牵引，6～8 周后除去固定的胶布。固定期间行股四头肌收缩和关节活动的锻炼。3 个月后可负重行走。

（4）对有移位的骶骨或尾骨骨折脱位可在局麻下，用手指经肛门内将骨折向后推挤复位。陈旧性尾骨骨折疼痛严重者，可在局部作泼尼松龙封闭。

（5）髋关节中心性脱位，除患肢做骨牵引外，于大粗隆处宜再做一侧方牵引。予以复位。

（6）对累及髋臼的错位性骨折，手法不能整复时，应予以开放复位内固定，恢复髋臼的解剖关节面。

（李家谋）

本 章 小 结

本章主要介绍了脊柱骨折的常见类型，胸腰椎骨折及颈椎骨折的分型、临床表现及治疗原则。强调了脊柱骨折急救正确搬运的意义。同时重点介绍了骨盆骨折的临床表现及常见并发症，并对其处理做了详细介绍。

思 考 题

1. 患者从马车上摔下，头后枕部着地，颈部活动受限，下颈椎压痛明显，四肢弛缓性瘫，躯干感觉平面在胸骨柄以下，痛、温觉消失，不能自行排尿，诊断首先考虑

A. 颈椎间盘突出症

B. 颈椎骨折脱位并颈髓损伤

C. 颈部软组织损伤

D. 颈椎骨折脱位并臂丛神经与腰骶丛神经损伤

E. 胸椎骨折并脊髓损伤

2. 建筑工人不慎坠楼，腰剧痛，双下肢感觉运动障碍，大、小便功能障碍。现场搬运的正确方法是

A. 平托或滚动法

B. 单人搂抱法

C. 双人搂抱法

D. 侧卧搬运法

E. 背驮法

3. 男性，马车翻车时砸伤下腹部，查体：耻骨联合处压痛，挤压试验阳性，膀胱胀满，橡皮导尿管插入一定深度未引出尿液，导尿管尖端见血迹，此时应考虑

A. 导尿管插入深度不足

B. 导尿管插入方法不对

C. 导尿管阻塞

D. 骨盆骨折合并尿道断裂

E. 骨盆骨折合并膀胱损伤

4. 简述骨盆骨折常见的并发症。

参 考 文 献

［1］周方. 脊柱及四肢骨折的治疗决策. 北京：北京大学医学出版社，2010.

［2］王满宜. 骨盆骨折治疗的研究现状. 中华创伤杂志，2008，24（3）：161－165.

［3］周志道. 重度骨盆骨折的现代救治. 中华创伤杂志，2000，16（8）：453－456.

第五十一章 周围神经损伤

| 学习目标 |

1. 掌握各种周围神经损伤的临床表现和诊断。
2. 熟悉上、下肢易损伤周围神经损伤的特征。
3. 了解相关的治疗原则。

| 核心概念 |

【周围神经损伤的临床表现和诊断】临床表现为受累神经的运动、感觉及营养方面的改变；诊断时根据有明确的外伤史，结合临床、电生理等辅助检查可诊断。

【周围神经损伤的治疗原则】①早期正确诊断并及时给予治疗；②及时解除骨折端压迫；③用松解的方法解除瘢痕粘连绞窄；④用锻炼的方法恢复肢体功能；⑤正确选择适合治疗的方式。

【臂丛神经损伤的诊断步骤】一要判断是否存在臂丛神经损伤，二要确定损伤部位。

【上肢神经损伤后常见典型肢体畸形】尺神经损伤形成爪形手，正中神经损伤形成猿手畸形，桡神经损伤形成垂腕畸形。

| 引　言 |

周围神经损伤，平时战时均多见。四肢周围神经损伤最多见的为尺神经、正中神经、桡神经、坐骨神经和腓总神经。上肢神经损伤较多，占60%~70%。周围神经损伤可造成严重的功能障碍，甚至肢体残疾。自从应用显微外科技术治疗周围神经损伤，临床治疗效果明显提高。

第一节　概　述

一、周围神经损伤原因

周围神经损伤的原因可分为：①牵拉损伤，如产伤等引起的臂丛损伤。②切割伤，如刀割伤、电锯伤、玻璃割伤等。③压迫性损伤，如骨折脱位等造成的神经受压。④火器伤，如枪弹伤和弹片伤。⑤缺血性损伤，如肢体缺血挛缩时，神经亦受损。⑥电烧伤及放射性烧伤。⑦药物注射性损伤及其他医源性损伤。

二、周围神经损伤的分类

1943 年 Seddon 基于显微镜及肉眼观察，将神经损伤分为三种类型。该分型反映了神经的损伤程度。

1. 神经震荡（neuropraxia）　也叫神经传导功能障碍，神经暂时失去传导功能，神经纤维不发生退行性变。临床表现运动障碍明显而无肌萎缩，痛觉迟钝而不消失。数日或数周内功能可自行恢复，不留后遗症。

2. 轴索中断（axonotmesis）　神经轴突断裂，但鞘膜完整，表现为神经完全性损伤，出现变性改变，可自行恢复，多发生于挤压伤或较轻的牵拉伤，如止血带损伤，多在数月内完全恢复。但临床所见牵拉伤往往伴有不同程度的神经轴突及鞘膜断裂，经过一段时间可有部分恢复。因此，对牵拉伤和闭合性骨折脱位引起的神经损伤，一般宜观察一段时间，然后再考虑手术探查。

3. 神经断裂（neurotmesis）　神经完全断裂，功能完全丧失，需手术修复。

1951 年 Sunderland 依神经内膜、束膜、外膜的完整性在 Seddon 分型的基础上将神经损伤分为五种（表51 –1），该分型对治疗及预后具有指导意义。

表 51 –1　周围神经损伤的病理分类及预后

Seddon 分类	Sunderland 分类	病理	预后
神经震荡	I°	髓鞘的损伤或缺血	在数周或数月内完全恢复
轴索中断	II°	轴索断裂，但鞘膜完整，即内膜、束膜、外膜完整	依支持结构的完整性及支配肌肉的距离预后由好到差不等
神经断裂	III°	轴索断裂，内膜损伤，束膜、外膜完整	差，轴索引导错误可能需要手术
	IV°	轴索断裂，内膜、束膜损伤，外膜完整	差，轴索引导错误，通常必须手术
	V°	轴索断裂，内膜、束膜、外膜完全断裂	无自主修复，手术预后不确定

三、临床表现与诊断

四肢神经损伤最多见的为尺神经、正中神经、桡神经、坐骨神经和腓总神经的损伤。周围神经是否损伤可依据以下几点判断：

1. **伤部检查** 检查有无伤口，如有伤口，应检查其范围和深度、软组织损伤情况以及有无感染。查明枪弹伤或弹片伤的径路，有无血管伤、骨折或脱位等。如伤口已愈合，观察瘢痕情况和有无动脉瘤或动静脉瘘形成等。

2. **肢体姿势** 观察肢体有无畸形。桡神经损伤有腕下垂（图51-1）；尺神经损伤有爪形手（图51-2），即第4、5指的掌指关节过伸，指间关节屈曲；正中神经损伤有猿手（图51-3）；腓总神经损伤有足下垂等。如时间过久，因对抗肌肉失去平衡，可发生关节挛缩等改变。

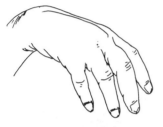
图51-1 垂腕畸形

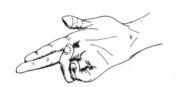
图51-2 爪形手

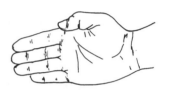
图51-3 猿手畸形

3. **运动功能的检查** 根据肌肉瘫痪情况判断神经损伤及其程度，用六级法区分肌力。周围神经损伤引起肌肉软瘫，失去张力，有进行性肌肉萎缩。在神经恢复过程中，肌萎缩逐渐消失。

4. **感觉功能的检查** 检查痛觉、触觉、温觉、两点区别觉及其改变范围，判断神经损伤程度。一般检查痛觉及触觉即可。注意感觉供给区为单一神经或其他神经供给重叠，可与健侧皮肤比较。

5. **营养改变** 神经损伤后，支配区的皮肤发冷、无汗、光滑、萎缩。坐骨神经伤常发生足底压疮，足部冻伤。无汗或少汗区一般符合感觉消失范围。可做出汗试验。

6. **反射** 根据肌肉瘫痪情况，腱反射消失或减退。

7. **假性神经瘤** 神经近侧断端有假性神经瘤，常有剧烈疼痛和触痛，触痛放散至该神经支配区。

8. **神经干叩击试验（Tinel征）** 当神经损伤后或损伤神经修复后，在损伤平面或神经生长所达到的部位，轻叩神经，即发生该神经分布区放射性麻痛，称Tinel征阳性。

9. **电生理检查** 通过肌电图及诱发电位检查，判断神经损伤范围、程度、吻合后恢复情况及预后。

四、治疗与预后

周围神经损伤的基本治疗原则：①早期正确诊断并及时给予治疗；②及时解除骨折端压迫；③用松解的方法解除瘢痕粘连绞窄；④用锻炼的方法恢复肢体功能；⑤正确选择适合治疗的方式。

任何肢体的开放性和闭合性损伤，不论其损伤性质如何，在伤后必须检查有无周围神经损伤。防止周围神经损伤有漏诊，甚至延误治疗。周围神经损伤后的功能恢复与修复的时间有密切的关系，伤后 1~3 个月内是修复的黄金时间。一旦诊断明确，应尽早完成治疗，千万不要错过最佳修复时间。对于闭合性损伤，应密切的观察，给予适当神经营养药物治疗和康复治疗，1~3 个月内，如无恢复迹象，应尽快手术探查。开放性损伤不论是完全断裂还是部分断裂，都应及时修复，除非全身状况或局部条件不容许时，可以留待后期修复。

　　周围神经损伤的预后跟损伤的位置、与支配肌肉的距离、损伤性质及程度、手术方法及时机等有密切关系。

第二节　上肢神经损伤

一、臂丛神经损伤

（一）解剖特点与病因

　　臂丛神经由颈 C_5 ~ C_8 与 T_1 神经根组成，分支主要分布于上肢，有些小分支分布到胸上肢肌、背部浅层肌和颈深肌，主要的分支有：胸背神经、胸长神经、腋神经、肌皮神经、正中神经、桡神经、尺神经。臂丛神经主要支配上肢和肩背、胸部的感觉和运动（图 51-4）。臂丛神经损伤是由工伤、交通事故，或产伤等原因引起的一种周围神经损伤。受伤后患者上肢功能部分或完全丧失，遗留终生残疾。

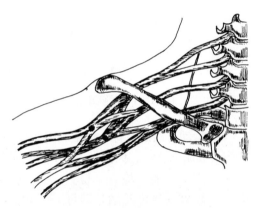

图 51-4　臂丛神经解剖示意图

（二）临床表现

　　主要表现为神经根型分布的运动、感觉障碍。臂丛上部损伤表现为整个上肢下垂，上臂内收，不能外展外旋，前臂内收伸直，不能旋前旋后或弯曲，肩胛、上臂和前臂外侧有一狭长的感觉障碍区。臂丛下部损伤表现为手部小肌肉全部萎缩而呈爪形，手部尺侧及前臂内侧有感觉缺失，有时出现霍纳综合征。

（三）诊断

　　臂丛神经损伤的诊断，包括临床、电生理学和影像学诊断，对于须行手术探查的臂丛损伤，还要作出术中诊断。根据不同神经支损伤特有的症状、体征，结合外伤史、解剖关系和特殊检查，可以判明受伤的神经及其损伤平面、损伤程度。

　　臂丛损伤诊断步骤如下：

　　1. 判断有无臂丛神经损伤。

　　2. 确定臂丛损伤部位。临床上以胸大肌锁骨部代表颈 5、6，背阔肌代表颈 7，胸大肌胸肋部代表颈 8 胸 1，上述肌肉萎缩说明损伤在锁骨上，即根、干部损伤。上述肌肉功能存在说明损伤在锁骨下，即束、支部损伤。这是鉴别损伤在锁骨上下的重要根据。

（四）治疗

1. 一般治疗 对常见的牵拉性臂丛损伤，早期以保守治疗为主，即应用神经营养药物及理疗等。观察时期一般在 3 个月左右。

2. 手术治疗

（1）手术指征：①臂丛神经开放性损伤、切割伤、枪弹伤、手术伤及药物性损伤，应早期探查，手术修复。②臂丛神经对撞伤、牵拉伤、压砸伤，如已明确为节前损伤者应及早手术，对闭合性节后损伤者，可先经保守治疗 3 个月。

在下述情况下可考虑手术探查：保守治疗后功能无明显恢复者；呈跳跃式功能恢复者如肩关节功能未恢复，而肘关节功能先恢复者；功能恢复过程中，中断 3 个月无任何进展者。③产伤者：出生后半年无明显功能恢复者或功能仅部分恢复，即可进行手术探查。

（2）手术方法：臂丛探查术、神经松解术、神经移植术、神经移位术。

二、桡神经损伤

（一）临床表现

桡神经损伤后，临床上出现垂腕、垂指、前臂旋前畸形（见图 51 - 1）、手背桡侧尤以虎口部皮肤有麻木区或感觉障碍。由肱骨干骨折或骨痂压迫所致的损伤一般均无肱三头肌麻痹。桡骨小头脱位可引起桡神经深支损伤，各伸指肌瘫痪，但桡侧腕长伸肌的功能存在，故无垂腕畸形，亦无虎口背侧皮肤感觉丧失。

（二）诊断

①有外伤史。②肘以上完全性损伤者，不能伸肘、伸腕、伸拇、伸指及外展拇，呈垂腕畸形（见图 51 - 1）。手背虎口处感觉障碍。③肘以下完全性损伤者，感觉无影响，不能伸拇、外展拇及伸指，无垂腕畸形。④拇指不能桡侧外展，掌指及指间关节不能伸直或过伸。⑤肱桡肌及前臂背面或上臂后面的伸肌群肌肉萎缩。⑥肌电图检查有助于诊断。

（三）治疗

肱骨闭合性骨折并发桡神经损伤，多属神经挫伤，较少为断裂伤，一般先行保守治疗，如 3 个月无效，行手术探查。

根据伤情采用神经减压、松解或缝合术。如不能修复神经，可施行前臂屈肌属肌腱转移伸肌功能重建术，效果较好。

三、尺神经损伤

（一）病因

在肘部，尺神经可受直接外伤或为骨折脱位合并伤。全身麻醉时如不注意保护，使手臂悬垂于手术台边，可因压迫而引起瘫痪。在颈肋或前斜角肌综合征，以尺神经受损为最多。

（二）临床表现

第四和第五指的末节不能屈曲；骨间肌瘫痪，手指内收外展功能丧失；小鱼际萎缩变平；呈爪形手（见图51-2）。手的尺侧、小指全部、环指尺侧感觉均消失。

（三）治疗

尺神经损伤修复后，手内肌功能恢复较差，特别是高位损伤。除应尽早修复神经外，腕部尺神经运动与感觉神经已分成束，可采用神经束缝合，以提高手术效果。晚期功能重建主要是矫正爪形手畸形。

四、正中神经损伤

（一）病因

火器伤、玻璃割伤、刀伤及机器伤较常见，尤以正中神经的分枝手部指神经伤为多见。肱骨下端骨折和前臂骨折，均可合并正中神经伤。缺血性挛缩亦常合并正中神经伤。

（二）临床表现

典型表现：第一、二、三指屈曲功能丧失；拇对掌运动丧失；大鱼际肌萎缩，出现猿手畸形（见图51-3）；示指、中指末节感觉消失。手指皮肤、指甲有显著营养改变，指骨萎缩，指端变小变尖。

（三）治疗

对于开放性损伤，都应力争一期修复。对神经断端不齐，挫伤严重，或伤口污染严重者，可作延迟一期修复。对于闭合性神经损伤，程度较轻者观察1~3个月，如有恢复不必手术，如无则应立即手术。

第三节　下肢神经损伤

一、坐骨神经损伤

（一）临床表现

髋关节后脱位、臀部刀伤、臀肌肉挛缩手术伤以及臀部肌注药物均可致其高位损伤，引起股后部肌肉及小腿和足部所有肌肉全部瘫痪，导致膝关节不能屈、踝关节与足趾运动功能完全丧失，呈足下垂。小腿后外侧和足部感觉丧失，足部出现神经营养性改变，足底常有较深的溃疡。由于股四头肌功能健全，膝关节呈伸直状态，行走时呈跨越步态。如在股后中、下部损伤，因腘绳肌肌支已大部发出，只表现膝以下肌肉全部瘫痪，则腘绳肌正常，膝关节屈曲功能保存。

（二）诊断

外伤史或注射史，大腿以下或膝以下肌肉瘫痪；神经分支支配区肌肉瘫痪。小腿以下区域部分感觉丧失。肌电图检查可确诊。

（三）治疗

臀部坐骨神经损伤是周围神经损伤中最难处理和疗效最差的损伤之一。其各段损伤与局部解剖关系密切。注射损伤应及早行松解术；如为髋关节脱位或骨盆骨折所致的坐骨神经损伤，早期应复位减压，解除压迫，观察 1 ~ 3 个月后根据恢复情况再决定是否探查神经。

二、腓总神经损伤

（一）临床表现

腓总神经损伤常因外伤引起，主要表现为足下垂，走路呈跨越步态；踝关节不能背伸及外翻，足趾不能背伸；小腿外侧及足背皮肤感觉减退或缺失；胫前及小腿外侧肌肉萎缩。

（二）诊断

主要根据外伤史和临床表现诊断。特殊检查如下：

1. 电生理检查　患侧腓总神经传导速度减慢，波幅下降，F 波或 H 反射潜伏期延长；SEP 潜伏期延长，波幅下降，波间期延长；腓总神经支配肌肉的肌电图检查多为失神经电位。

2. 超声检查　能确切显示外周神经特别是腓总神经，能为临床诊治提供影像学资料，可为手术治疗方案提供参考依据。

（三）治疗

该处损伤位置表浅，神经均可触及，应尽早手术探查。功能不恢复者，晚期行肌腱移位或踝关节融合矫正足下垂畸形。可以使用提足矫形器，避免在行走过程中足尖下垂而导致的异常步态。

（李家谋）

本 章 小 结

本章主要学习了周围神经损伤的病因、病理、临床表现及治疗原则。各个常见神经损伤的临床表现总结见下表（表 51 - 2）。

表 51 – 2　常见周围神经损伤的临床特点

受损伤的神经		感觉异常	运动异常
正中神经	低位（腕部）	鱼际肌和蚓状肌麻痹及手桡侧半感觉障碍，特别是示、中指远节感觉消失	拇指对掌功能障碍
	高位（肘部）	上述＋前臂肌麻痹。拇指和示、中指屈曲功能障碍	
尺神经	腕部	手部尺侧和尺侧一个半手指感觉障碍，特别是小指感觉消失	骨间肌、蚓状肌、拇收肌麻痹所致环、小指爪形手畸形；手指内收、外展障碍和 Froment 征
	肘上	上述＋环、小指末节屈曲功能障碍	
桡神经	肘上	手背桡侧和桡侧 3 个半手指背面皮肤，主要是手背虎口处皮肤麻木	伸腕、伸拇、伸指、前臂旋后障碍；典型的畸形：垂腕
	肘下	无手部感觉障碍	伸腕功能基本正常，仅有伸拇、伸指障碍
坐骨神经	高位	小腿后外侧和足部感觉丧失，足部出现神经营养性改变	A. 足下垂，B. 跨越步态——由于股四头肌健全，膝关节呈伸直状态，行走时呈跨越步态
	股后中、下部		膝关节屈曲功能保存
腓总神经			小腿前外侧伸肌麻痹，足背屈、外翻功能障碍——足内翻下垂畸形

思　考　题

1. 根据周围神经损伤程度可分哪几类？
2. 周围神经损伤后影响神经再生与肌肉功能恢复最主要的因素是什么？
3. 周围神经损伤后出现哪些障碍？
4. 试述正中神经在肘部损伤时可引起哪些障碍。
5. 上肢神经损伤典型的畸形有哪些？
6. 周围神经损伤的治疗原则有哪些？

参 考 文 献

[1] 陈中伟. 周围神经损伤基础与临床研究. 济南：山东科学技术出版社，2000.

[2] 朱家恺. 周围神经损伤的诊断. 上海医学，2003，26（2）：89 – 90.

[3] Daroff R B, Fenichel G M, Jankovic J, et al. Bradley's Neurology in Clinical Practice. 6th ed. Philadelphia, PA：Saunders, 2012.

[4] Campbell W W. Evaluation and management of peripheral nerve injury. Clin Neurophysiol, 2008, 119（9）：1951 – 1965.

第五十二章　运动系统慢性损伤

学习目标

1. 掌握常见的慢性损伤的分类、临床特点和治疗原则。

2. 掌握慢性软组织损伤、骨的慢性损伤、软骨的慢性损伤的临床特点和治疗原则。

3. 了解常见慢性疾病的发病机理

4. 了解周围神经卡压症的应用解剖、病因、临床表现、诊断、治疗的选择。

核心概念

【狭窄性腱鞘炎】肌腱在环状韧带边缘长期、过度用力摩擦后，即可发生肌腱和腱鞘的损伤性炎症。但因腱鞘坚韧而缺乏弹性，好像是增生、水肿的腱鞘卡压肌腱，称为狭窄性腱鞘炎，又称为腱鞘炎。

【疲劳骨折】骨的某些相对纤细部位或骨结构形态变化大的部位，易产生应力集中，当受到较长时间的反复、集中的轻微伤力后，首先发生骨小梁骨折，并随即进行修复。但在修复过程中继续受到外力作用，使修复障碍，骨吸收增加。反复这一过程，终因骨吸收大于骨修复而导致完全骨折，称为疲劳骨折。疲劳骨折好发于第 2 跖骨干和肋骨。第 3、4 跖骨、腓骨远侧、胫骨近侧和股骨远侧也可发生。

【髌骨软骨软化症】髌骨软骨面因慢性损伤后，软骨肿胀、侵蚀、龟裂、破碎、脱落，最后与之相对的股骨髁软骨也发生相同病理改变，而形成髌骨关节的骨关节病。

【腕管综合征】为正中神经在腕管内受压而表现出的一组症状和体征，是周围神经卡压症中最常见的一种。

【肘管综合征】指尺神经在肘部尺神经沟内的一种慢性损伤，过去又称为迟发性尺神经炎，较为常见。

引　言

运动系统慢性损伤是临床常见病损，远较急性损伤多见。

无论是骨、关节、肌、肌腱、韧带、筋膜、滑囊及其相关的血管、神经等，均可因慢性损伤而受到损害，表现出相应的临床征象。人体对长期、反复、持续的姿势或职业动作在局部产生的应力是以组织的肥大、增生为代偿，超越代偿能力即形成轻微损伤，累积、迁延而成慢性损伤。当人体有慢性疾病或退行性变时，可降低应力的适应能力；局部有畸形时，可增加局部应力；在工作中注意力不集中、技术不熟练、姿势不准确或疲劳等，均可使应力集中，这些都是慢性损伤的病因。

第一节　概　　述

运动系统慢性损伤是指骨、关节、肌、肌腱、韧带、筋膜、滑囊及其相关的血管、神经因慢性损伤而受到损害，表现出相应的临床征象。慢性损伤虽可发生在多种组织及器官，但临床表现却常有以下共性：①躯干或肢体某部位长期疼痛，但无明显外伤史；②特定部位有一压痛点或包块，常伴有某种特殊的体征；③局部炎症不明显；④近期有与疼痛部位相关的过度活动史；⑤部分患者有可能产生慢性损伤的职业、工种史。

（一）治疗原则

（1）本病是慢性损伤性炎症所致，故限制致伤动作、纠正不良姿势、增强肌力、维持关节的不负重活动和定时改变姿势使应力分散是治疗的关键。

（2）理疗、按摩等方法可改善局部血循环、减少粘连，有助于改善症状。局部涂擦外用非甾体消炎药或中药制剂后再以电吹风加热也可收到较好近期效果。

（3）局部注射肾上腺皮质激素：有助于抑制损伤性炎症，减少粘连，是临床上最常用的行之有效的方法。

（4）非甾体消炎药：目前用于临床的非甾体抗炎药物不下 40 余种，长期使用均有不同程度的副作用，其中以胃肠道黏膜损害最多见，其次为肾、肝损害。

（5）手术治疗：对某些非手术治疗无效的慢性损伤，如狭窄性腱鞘炎、周围神经卡压症及腱鞘囊肿等可行手术治疗。

（二）预防

多数慢性损伤均有可能预防其发生。对运动员、戏剧、杂技演员进行科学训练；流水线工作人员定时做工间操；长期固定姿势工作者，定时改变姿势等均有助于分散应力、改善血循环，以减少局部累积性损伤。当慢性损伤症状首次发生后，在积极治疗的同时，应提醒患者重视损伤局部的短期制动，以巩固疗效、减少复发。

第二节　滑　囊　炎

滑囊是位于人体摩擦频繁或压力较大处的一种缓冲结构。其外层为纤维结缔组织，内层为滑膜，平时囊内有少量滑液。临床上以中老年女性坐骨结节滑囊炎和踇趾滑囊炎多见。

（一）临床表现

多无明确原因而在关节或骨突出部逐渐出现一圆形或椭圆形包块，缓慢长大伴压痛。表浅者可扪及清楚边缘，有波动感，皮肤无炎症；部位深者，边界不清。包块穿刺，慢性期为清晰黏液，急性损伤后为血性黏液。偶尔因皮肤磨损而继发感染，则有化脓性炎症的表现。

（二）治疗

慢性损伤性滑囊炎，经穿刺抽出囊内容物后注入醋酸泼尼松龙，加压包扎，多可治愈。如有骨的畸形突起，应予以切除。改变不适当工作姿势及穿松软的鞋子等，均是减轻症状，避免复发的基本方法。有继发感染者，应行外科引流。

第三节 狭窄性腱鞘炎

手与腕部狭窄性腱鞘炎是最常见的腱鞘炎。在手指常发生屈肌腱鞘炎，又称弹响指或扳机指；拇指为拇长屈肌腱鞘炎，又称弹响拇；在腕部为拇长展肌和拇短伸肌腱鞘炎，又称桡骨茎突狭窄性腱鞘炎。

（一）临床表现

1. 弹响指和弹响拇 起病缓慢。初时，晨起患指发僵、疼痛，缓慢活动后即消失。随病程延长逐渐出现弹响伴明显疼痛，严重者患指屈曲，不敢活动。患者述痛常在近侧指间关节，而不在掌指关节。体检时可在远侧掌横纹处扪及黄豆大小的痛性结节，屈伸患指该结节随屈肌腱上、下移动，或出现弹拨现象，并感到弹响即发生于此处。

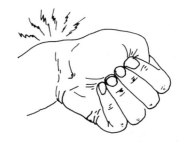

图 52 - 1 握拳尺偏试验（Finkelstein 试验）

2. 桡骨茎突狭窄性腱鞘炎 腕关节桡侧疼痛，逐渐加重，无力提物。检查时皮肤无炎症，在桡骨茎突表面或其远侧有局限性压痛，有时可扪及痛性结节。握拳尺偏腕关节时，桡骨茎突处出现疼痛，称为 Finkelstein 试验阳性（图 52 - 1）。

（二）治疗

（1）局部制动和腱鞘内注射醋酸泼尼松龙或得宝松有很好疗效。
（2）如非手术治疗无效，可考虑行狭窄的腱鞘切除术。

第四节 腱 鞘 囊 肿

腱鞘囊肿是关节附近的一种囊性肿块，病因尚不太清楚。慢性损伤使滑膜腔内滑液增多而形成囊性疝出，或结缔组织黏液退行性变可能是发病的重要原因。

（一）临床表现

本病以女性和青少年多见。腕背、腕掌侧桡侧屈腕肌腱及足背发病率最高，手指掌指关节及近侧指间关节处也常见到。病变部出现一缓慢长大包块，小时无症状，长大到一定程度活动关节时有酸胀感。检查发现 0.5~2.5 cm 的圆形或椭圆形包块，表面光滑，不与皮肤粘连。

（二）治疗

腱鞘囊肿有时可被挤压破裂而自愈。临床治疗方法较多，但复发率高。

1. 非手术治疗　通常是在囊内注入醋酸泼尼松龙 0.5 mL，然后加压包扎。本方法简单、痛苦较少，复发率也较低。

2. 手术治疗　术中应完整切除囊肿，如系腱鞘发生者，应同时切除部分相连的腱鞘；如系关节囊滑膜疝出，应在根部缝扎切除，以减少复发机会。

第五节　肱骨外上髁炎

这是一种肱骨外上髁处，伸肌总腱起点附近的慢性损伤性炎症，总称为肱骨外上髁炎。但其受累结构仅包括骨膜、腱膜、关节滑膜等，而骨质并无实质性损害。因早年发现网球运动员易发生此种损伤，故俗称"网球肘"。

（一）临床表现

表现肘关节外侧痛，在用力握拳、伸腕时加重以致不能持物。严重者扭毛巾、扫地等细小的生活动作均感困难。检查时，仅在肱骨外上髁、桡骨头及两者之间有局限性、极敏锐的压痛。皮肤无炎症，肘关节活动不受影响。

（二）治疗

1. 限制腕关节的活动，尤其是限制用力握拳伸腕动作是治疗和预防复发的基本原则。

2. 压痛点注射醋酸泼尼松龙或得宝松 1 mL 和 2% 利多卡因 1~2 mL 的混合液。

3. 非手术治疗对绝大多数患者有效，故少有需手术治疗者。偶尔对早期治疗不当，病程长、症状顽固者，施行伸肌总腱起点剥离松解术或卡压神经血管束切除结扎术。

第六节　粘连性肩关节囊炎

粘连性肩关节囊炎过去称之为肩周炎或冻结肩，本病是因多种原因致肩盂肱关节囊炎性粘连、僵硬，以肩关节周围疼痛，各方向活动受限，影像学显示关节腔变狭窄和轻度骨质疏松为其临床特点。

（一）临床特点

1. 本病有自限性，一般在 12~24 个月左右可自愈，但 60% 不能恢复到正常功能水平。

2. 发病率 2%~5%，年龄 40~70 岁，女 > 男。5 年内对侧肩患病率 10%。

3. 肩周痛以肩袖间隙区、肱二头肌长腱压痛为主。

4. 肩各方向主动、被动活动均不同程度受限，患者初期尚能指出疼痛点，后期范围扩大，感觉疼痛来于肱骨。

5. 影像学 X 线片见肩关节结构正常，可有不同程度的骨质疏松。

（二）治疗

目的：缓解疼痛，恢复功能。

1. 早期给予理疗、针灸、适度的推拿按摩，可改善症状。

2. 痛点局限时，可局部注射醋酸泼尼松龙或得宝松，能明显缓解疼痛。

3. 疼痛持续、夜间难以入睡时，可短期服用非甾体消炎药，并加以适量口服肌松弛剂。

4. 无论病程长、短，症状轻、重，均应每日进行肩关节的主动活动，活动以不引起剧痛为限。

5. 对症状持续且重者，以上治疗无效时，在麻醉下采用手法或关节镜松解粘连，然后再注入类固醇或透明质酸钠，可取得满意疗效。

6. 肩外因素所致粘连性肩关节囊炎除局部治疗外，还需对原发病进行治疗。

第七节　疲　劳　骨　折

（一）临床表现

1. 损伤部位出现逐渐加重的疼痛为其主要症状。这种疼痛在训练中或训练结束时尤为明显。

2. 体检有局部压痛及轻度骨性隆起，但无反常活动。少数可见局部软组织肿胀。

3. X 线摄片，在出现症状的 1~2 周内常无明显异常，3~4 周后可见一横行骨折线，周围有骨痂形成。

（二）治疗

疲劳骨折治疗方法与暴力骨折相同。由于骨折多无移位，故仅需局部牢固的外固定和正确的康复功能锻炼。应注意的是，就诊较晚的疲劳骨折，因断端已有硬化现象，骨折愈合较为困难。合理治疗能获良好效果。但在恢复训练前必须制定妥善计划，纠正错误动作、姿势，以免再伤。

第八节　月骨无菌性坏死

又称 Kienböck 病，好发于 20~30 岁的青年人，此时骨骺已闭合，故不属于骨骺的慢性损伤，而是骨的慢性损伤。

（一）临床表现

1. 症状　缓慢起病，腕关节胀痛、乏力，活动时加重，休息后缓解。随疼痛加重，腕部渐肿胀、活动受限而无法坚持原工作。

2. 体检　腕背轻度肿胀，月骨区有明显压痛，叩击第 3 掌骨头时，月骨区疼痛。腕关节各方向活动均可受限，以背伸最明显。

3. X 线片　早期无异常，数月后可见月骨密度增加，表面不光滑，形态不规则。骨中心有囊状吸收。周围腕骨有骨质疏松。

4. 放射性核素骨显像　可早期发现月骨处有异常放射性浓聚。

（二）治疗

1. 病变早期　可将腕关节固定在背伸 20°～30°位。固定时间，以定期 X 线或核素骨显像检查，直到月骨形态和血供恢复为止，通常需 1 年左右。过早去除固定物，病变易复发。

2. 病变晚期　月骨已完全坏死、变形者，可行月骨切除或人工假体植入术。若桡腕关节骨关节病已严重，应考虑桡腕关节融合术。

第九节　腕管综合征

（一）临床表现

1. 症状　中年女性多见。患者首先感到桡侧三个手指端麻木或疼痛，持物无力，以中指为甚。夜间或清晨症状最重，适当抖动手腕症状可以减轻。有时疼痛可牵涉到前臂，但感觉异常仅出现在腕下正中神经支配区。

2. 体检　拇、示、中指有感觉过敏或迟钝。大鱼际肌萎缩，拇指对掌无力。腕部正中神经 Tinel 征阳性。屈腕试验（Phalen 征）：屈肘、前臂上举，双腕同时屈曲 90°，1 min 内患侧即会诱发出正中神经刺激症状，阳性率 70% 左右。

3. 电生理检查　大鱼际肌肌电图及腕－指的正中神经传导速度测定有神经损害征。

（二）治疗

1. 早期，腕关节制动于中立位。非肿瘤和化脓性炎症者，可在腕管内注射醋酸泼尼松龙，通常可收到较好效果。应注意不能将药物注入正中神经内，否则可能因类固醇晶体积累而产生化学性炎症，反而加重症状。

2. 对腕管内腱鞘囊肿、病程长的慢性滑膜炎、良性肿瘤及异位的肌腹应手术切除。

3. 由于腕管壁增厚、腕管狭窄者可行腕横韧带切开减压术。

4. 手术中发现正中神经已变硬或局限性膨大时，应作神经外膜切开，神经束间瘢痕切除神经松解术。

第十节　肘管综合征

（一）临床表现

1. 手背尺侧、小鱼际、小指及环指尺侧半感觉异常首先发生，通常为麻木或刺痛。

2. 继发生感觉异常一定时间后可出现小指对掌无力及手指收、展不灵活。

3. 检查可见手部小鱼际肌、骨间肌萎缩，及环、小指呈爪状畸形。前述区域皮肤痛觉减退。夹纸试验阶性及尺神经沟处 Tinel 征阳性。

4. 电生理检查发现肘下尺神经传导速度减慢，小鱼际肌及骨间肌肌电图异常。

5. 基础疾病表现　如肘外翻、尺神经沟处增厚或有包块。X 线片显示局部有移位骨块或异常骨化等。

（二）治疗

尺神经前置术是基本治疗方法。如术中发现该段尺神经较硬，则应切除神经外膜，并行束间松解才能彻底解决问题。术后多能较快恢复正常感觉，但已萎缩的手部小肌肉却较难恢复正常体积。

（曾　峥）

本 章 小 结

本章主要论述了运动系统慢性损伤的病因、分类、病理改变、临床特点及治疗原则。涉及骨骼、关节、肌肉、韧带、筋膜及相关血管神经等组织，主要包含滑囊炎、腱鞘炎、肱骨外上髁炎、神经卡压综合症等相关疾病。

思 考 题

1. 简述运动系统慢性损失的治疗原则。
2. 简述狭窄性腱鞘炎的临床表现。
3. 简述腕管综合征的临床表现。
4. 简述肘管综合征的临床表现。

参 考 文 献

［1］吴在德. 外科学. 6 版. 北京：人民卫生出版社，2012.

［2］吴阶平，裘法祖. 黄家驷外科学. 6 版. 北京：人民军医出版社，2012.

第五十三章 腰腿痛和颈肩痛

| 学习目标 |

1. 掌握颈椎病的病因、临床表现、诊断、鉴别诊断、治疗方法的选择。

2. 掌握腰椎间盘突出症的病因、分型及病理、临床表现、诊断、鉴别诊断、治疗方法的选择。

3. 了解颈肩痛解剖概要、病因及分类。

4. 了解腰腿痛的解剖概要、病因及分类、疼痛的性质、压痛点。

| 核心概念 |

【颈椎病】是指颈椎间盘退行性变及其继发病理改变累及其周围组织结构（神经根、脊髓、椎动脉、交感神经等），出现相应的临床表现。

【腰椎间盘突出症】是因椎间盘变性，纤维环破裂，髓核突出刺激或压迫神经根、马尾神经所出现的一种综合征，是腰腿痛最常见原因之一。由于下腰椎负重和活动范围大，故腰椎间盘突出症多发生在 $L_{4\sim5}$ 和 $L_5 \sim S_1$。

| 引 言 |

颈肩痛和腰腿痛是临床常见的一组症状，其病因复杂，以慢性损伤和退行性变引起者居多。颈肩痛是指颈、肩、肩胛等处疼痛，有时伴有一侧或双侧上肢痛、颈脊髓损伤症状；较典型的是颈椎病。腰腿痛是指发生在下腰、腰骶、骶髂、臀部等处的疼痛，可伴有一侧或双侧下肢痛、马尾神经症状；较具代表性的是腰椎间盘突出症。

第一节 颈 椎 病

（一）病因

1. 颈椎间盘退行性变　是颈椎病发生和发展的基本原因。由于椎间盘退变而产生椎间隙狭窄，关节囊、韧带松弛，颈椎稳定性下降，进而导致椎体、关节突关节、钩椎关节、前后纵韧带、黄韧带及项韧带等变性、增生、钙化。这样造成颈段脊柱不稳的恶性循环，最后导致脊髓、神经、血管等受到刺激或压迫的表现。

2. 损伤　急性损伤可使原已退变的颈椎和椎间盘损害加重而诱发颈椎病；慢性损伤对已退变颈椎加速其退变过程而提前出现症状。

3. 先天性颈椎管狭窄　是指颈椎发育过程中椎弓根过短，椎管矢状径小于正常 14～16 mm。

（二）临床表现

颈椎病的临床表现多样化，分型的方法众多。本节按照单一的神经根型、脊髓型、椎动脉型、交感神经型进行介绍。

1. 神经根型颈椎病　颈椎病中神经根型发病率最高（50%～60%）。是由于颈椎间盘侧后方突出、钩椎关节或关节突增生、肥大，刺激或压迫神经根所致。

首先多出现颈肩痛，可逐渐加重，并向上肢放射。放射范围根据神经根受压的不同而异。皮肤可出现麻木、过敏等感觉异常，有时可出现上肢乏力，手指动作欠灵活。当头部及上肢姿势不当时，或碰撞患肢时出现触电锐痛。检查可见颈部僵直、活动受限。患侧颈部肌肉紧张，棘突、棘突旁、肩胛骨内侧缘以及受累神经根所支配的肌肉有压痛。椎间孔部位出现压痛并伴上肢放射性疼痛或麻木、或者使原有症状加重具有定位意义。臂丛神经牵拉试验（Eaton 试验）阳性（图 53-1）。压头试验（Spurling 征）阳性（图 53-2）。

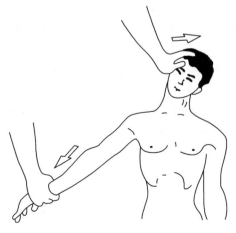

图 53-1　Eaton 试验

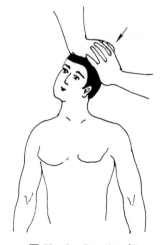

图 53-2　Spurling 征

X 线照片，显示颈椎生理前凸消失，椎间隙变窄，椎体前后缘骨质增生，钩椎关节、关节突关节增生及椎间孔狭窄等退行性变。CT 或 MRI 表现为椎间盘突出，椎管及神经根管狭窄和神经根受压。

2. 脊髓型颈椎病　发病率占颈椎病的 10% ~ 15%，主要是颈椎退变组织压迫脊髓所致。

症状表现有上下肢麻木乏力、僵硬、双足有踩棉花感，足尖不能离地，感觉障碍，躯干有绳束感，双手精细动作困难，持物不稳。在后期可出现大小便功能障碍。其体征可出现感觉障碍平面，肌力减退、四肢反射活跃或亢进，而腹壁反射、提睾反射及肛门反射减弱或消失。霍夫曼（Hoffmann）征，髌阵挛及巴宾斯基（Babinski）征等阳性。

X 线表现与神经根型相似。CT、MRI 可显示脊髓受压情况。脑脊液动力学测定、核医学检查及生化分析可反映椎管通畅程度。

3. 椎动脉型颈椎病　因颈椎退变造成机械性压迫或颈椎退变导致颈椎节段不稳，致使椎动脉受压或刺激，使椎动脉狭窄、折曲或痉挛引起椎 – 基底动脉供血不足，出现眩晕、偏头痛、头晕、耳鸣、听力减退或耳聋、视力障碍、发音不清，并突发性猝倒，猝倒后站起来即可正常。

X 线、CT、MRI 等检查结果与神经根型大致相同。

4. 交感型颈椎病　交感性颈椎病发病机制尚不太清楚。有人认为颈椎各结构病变的刺激通过脊髓反射或脑 – 脊髓反射而发生一系列交感神经症状，亦有认为椎动脉周围有大量交感神经的节后纤维受到刺激而产生一系列交感神经症状。常见中年妇女为多，多与低头、伏案工作有关。表现症状多，客观体征少。患者感有颈项痛、头痛、头晕、面部及躯干麻木发凉、痛觉迟钝，易出汗或无汗、心悸、心动过速或过缓、心律不齐等，亦可出现耳鸣、听力下降、眼胀、视力减退等，或有失眠、记忆力减退，有时可伴恶性、呕吐、腹胀等。

X 线片、CT、MRI 检查结果与神经根型相似。

颈椎病除以上四种类型外，同时有两种或两种以上类型的症状出现，也有称之为混合型，但往往是以某种类型为主。

（三）诊断

中年以上患者，根据病史、体格检查，特别是神经系统检查，以及影像学的改变等，一般能作出诊断。但各类颈椎病表现比较复杂，容易误诊，故鉴别诊断十分重要。

神经根型颈椎病应与肩周炎、网球肘、肘管综合征、腕管综合征、胸廓出口综合征、肌萎缩型侧索硬化症、颈神经根肿瘤等相鉴别。

脊髓型颈椎病与颈椎骨折、脱位、结核和肿瘤所致的脊髓压迫症、后纵韧带钙化、侧索硬化症、脊髓空洞症等相鉴别。

椎动脉型和交感神经型颈椎病在临床表现方面有较多相似之处，且可同时存在。应与脑源性、耳源性、眼源性、血管源性、外伤性及神经官能症相鉴别，如梅尼埃（Meniere）病，眼疾患。

（四）治疗

大部分颈椎病患者经非手术治疗效果优良，仅一小部分患者经非手术治疗无效而需要手术治疗。

1. 非手术治疗

（1）牵引：颌枕带牵引主要用于神经根型颈椎病，对脊髓型禁用，椎动脉型和交感型可试用。

（2）理疗：可改善颈部血循环，促进局部水肿消退和肌肉松弛。适合各型颈椎病。

（3）颈托或颈围保护：限制颈椎过度活动。如充气型颈托除可固定颈椎，还有牵引作用。

（4）推拿按摩：可减轻肌痉挛，改善局部血循环。脊髓型颈椎病不宜采用此疗法。

（5）自我保健疗法：在工作中定时改变姿势，做颈部及上肢活动，睡眠高低合适，避免头部过伸或过屈。

（6）药物治疗

1）非甾体消炎药物、肌松弛剂及镇静剂的运用有抗炎镇静的效果，但不能长期服用，以防产生胃肠道等副作用。

2）神经保护及神经营养药的运用，如维生素 B_1、甲钴胺等。

3）局部注射或颈硬膜外注射皮质类固醇，局部注射为痛点封闭。硬膜外局封有一定风险，需麻醉医生执行。用醋酸泼尼松龙 1.7 mL 加 2% 利多卡因 4 mL，每 7~10 天一次，每疗程 3~4 次。

4）血管扩张药物的运用，如地巴唑、丹参等。

5）中药治疗效果肯定，对神经根型颈椎病可以用白芍、木瓜、川断、甘草为主的中药治疗。

2. 手术治疗　诊断明确的颈椎病经非手术治疗无效，或反复发作者，或脊髓型颈椎病症状进行性加重者适于手术治疗。手术术式分颈前路和颈后路。

第二节　腰椎间盘突出症

（一）病因

1. 椎间盘退行性变　腰椎间盘在脊柱中的负荷与运动中承受强大的应力，MRI 证实 15 岁的少年即可发生椎间盘退行性变。退变是腰椎间盘突出的基本原因。正常椎间盘可承受 6 865 kPa（70 kgf/cm²）的压力，而退变的椎间盘只能承受 294 kPa（3 kgf/cm²）的压力。因退变后，纤维环和髓核含水量逐渐减少，使髓核的张力下降，椎间盘组织变薄，同时透明质酸和角化硫酸盐减少，低分子量糖蛋白增加，原纤维变性及胶原纤维沉积增加，髓核失去弹性，椎间盘的结构松弛、软骨板呈囊性变。在没有后纵韧带支持的纤维环后外侧即可发生破裂。

2. 损伤　损伤是腰椎间盘突出的重要因素，积累损伤是椎间盘突出的重要诱因。过度的腰部负荷，反复弯腰，扭转动作最易引起椎间盘损伤。腰椎间盘突出症在青少年中发病多与腰部急性损伤有关。

3. 职业　汽车和拖拉机驾驶员以及一些体力劳动者，常需负重，弯腰搬举重物或操作重型机器，长期或突然的较大应力，是椎间盘在原先退变的基础上诱发椎间盘突出。

4. 妊娠　妊娠期盆腔及下腰部组织充血明显，各种组织松弛，腰骶部又承受比平时更大的重力，使椎间盘损伤的机会明显增多。

5. 遗传因素　据报道，有色人种发病率较低，小于 20 岁的青少年患者约 32% 有阳性家族史。

6. 腰骶部先天性异常　腰椎骶化，骶椎腰化及关节突不对称等，使下腰椎承受异常应力，椎间盘损伤机会增多，椎间盘退变加速。

（二）分型

腰椎间盘突出症分型的方法较多，从病理及 CT、MRI 表现可分型如下：

1. 膨出型　纤维环呈环状或限局性隆起，但表面纤维环仍然完整。

2. 突出型　突出的髓核为很薄的纤维环所约束，切开纤维环后髓核自行突出。

3. 脱出型　突出的髓核穿过完全破裂的纤维环，位于后纵韧带之下。

4. 游离型　髓核穿过完全破裂的纤维环和后纵韧带，游离于椎管内或椎间孔，甚至位于硬脊膜内蛛网膜下腔。

（三）临床表现

1. 症状

（1）腰痛：腰痛既是腰椎间盘突出症的早期症状，也是最常见的症状。由于分布于纤维环外层和后纵韧带中的窦椎神经受到突出髓核的刺激而产生的下腰部感应痛，有时导致臀部感应痛。

（2）坐骨神经痛：本症 95% 患者发病在腰$_{4\sim5}$和腰$_5$ - 骶$_1$ 椎间盘突出，发生率为 97%。典型的坐骨神经痛是由腰骶部向臀后部、大腿后外侧、小腿外侧直至足部的神经根性放射痛。个别患者疼痛起始于小腿或外踝，患者多可指出疼痛放射路线及区域。约半数患者在咳嗽、喷嚏、排便等腹内压增高时疼痛加剧，卧床休息则症状减轻。突出物较大者，神经根被严重顶起，患者为减轻疼痛及坐骨神经受压所承受的张力而采取健侧卧、屈髋、屈膝的强迫体位，即呈"虾米状"。引起坐骨神经痛的原因有三：①破裂的椎间盘组织产生的化学性物质及自身免疫反应使神经根产生炎症；②突出的椎间盘压迫或牵张已存在炎症的神经根，使静脉回流受限，进一步加重水肿，从而对疼痛的敏感性增加；③受压的神经根缺血。

（3）下腹部痛或大腿内侧痛：高位腰椎间盘突出（腰$_{2\sim3}$，腰$_{3\sim4}$）致使股神经受累，可出现下腹、腹股沟及大腿前内侧痛。

（4）麻木：腰椎间盘突出刺激了本体感觉和触觉纤维，引起肢体麻木而不出现下肢疼痛，麻木按受累神经区域节段分布。

（5）间歇性跛行：腰椎间盘突出症患者可发生神经源性间歇性跛行症状，即指患者行至一定距离后出现下肢疼痛、麻木和无力，经停下休息或弯腰、下蹲上述症状可减轻或缓解，之后仍可继续行走直至再次出现下肢上述症状。出现间歇性跛行症状提示可能合并有腰椎管狭窄症或腰椎间盘呈多节段突出。此症老年患者为明显。

（6）马尾综合征：此见于中央型腰椎间盘突出症。多为突向正后方的髓核或脱出、游离的间盘组织压迫马尾神经所致。患者可出现交替性坐骨神经痛，会阴区的麻木感，大、小便排泄乏力或失禁，甚至出现双下肢不全瘫痪、性功能障碍等。

（7）肌肉瘫痪：神经根受压所致的下肢肌肉病变多表现为肌肉瘫痪、肌力减退，严重者可致瘫痪，如足下垂等，其中以趾长伸肌瘫痪，拇趾不能背伸最常见。

（8）患肢发凉：少数腰椎间盘突出症患者感到患肢发凉，尤以足趾为甚。可能与患肢疼痛发射引起患肢微血管收缩，肢体缺氧有关。

2. 体征

（1）侧凸畸形：腰椎侧凸是一种缓解疼痛的姿势性代偿畸形，具有辅助性诊断意义。如髓核突出在神经根的外侧，则凸向患侧；髓核突出位于神经根内侧，则凸向健侧。

（2）压痛点：压痛点多在病变间隙的棘突旁，呈深压痛，有时向同侧臀部和下肢沿坐骨神经分布区放射。有部分患者仅有压痛而无放射痛。

（3）腰部活动受限：腰椎间盘突出症的患者，腰部各方向活动度都会减低，其中以前屈受限最为明显。因为前屈时，更加促使髓核向后移位，进而增加了对受压神经根的牵张作用。

（4）肌肉萎缩及肌力的改变：受累的神经所支配的胫前肌，腓骨长、短肌，踇长伸肌，趾长伸肌，腓肠肌等均可有不同程度的肌肉萎缩及肌力减退。如腰$_{4-5}$椎间盘突出，拇趾背伸肌明显减弱，重者踝关节背伸无力。腰$_5$－骶$_1$椎间盘突出症可见小腿三头肌萎缩或松弛，肌力可有改变，但不明显。

（5）感觉障碍：神经感觉障碍按神经根支配区分布，其中以固有神经支配尤为明显。如腰$_4$神经根受累出现大腿内侧和膝内侧感觉障碍；腰$_5$神经根受累出现足前内侧和拇趾感觉障碍；骶$_1$神经根受累出现足外侧小趾感觉障碍。

（6）反射异常：腰$_{3-4}$椎间盘突出症可出现膝反射减弱或消失，腰$_5$－骶$_1$椎间盘突出症可出现踝反射减弱或消失。若马尾神经受压，则为肛门括约肌张力下降及肛门反射减弱或消失。

3. 特殊检查

（1）直腿抬高试验（Lasegue 征）及加强试验（Bragard 征）：患者仰卧位，伸膝，被动抬高患肢。正常人神经根有 4 mm 滑动，下肢抬高 70°以上多无不适或仅有腘窝不适。本症患者神经根受压或粘连使滑动度减少或消失，抬高在 60°以内出现坐骨神经痛，即为直腿抬高试验阳性。然后缓慢降低患肢高度，待放射痛消失时，再被动背屈踝关节，牵拉坐骨神经，产生疼痛者为加强试验阳性（图 53－3）。

（2）健肢抬高试验（Fajcrsztain 征）：直腿抬高健肢时，患侧出现肢体坐骨神经痛，即为阳性，表示突出的椎间盘组织位于神经根的腋侧，若突出物在神经根的肩部则为阴性。

（3）股神经牵拉试验：患者俯卧位，患肢膝关节完全伸直，检查者提起伸直的患肢髋关节过伸，当过伸到一定程度时，出现大腿前方神经分布区疼痛即为阳性，提示腰$_{2-3}$，腰$_{3-4}$椎间盘突出。

（4）屈颈试验（Lindner 征）：患者取坐位或半坐位，两下肢伸直，然后前屈颈部出现患肢坐骨神经痛，即为阳性。

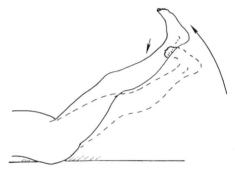

图 53－3　直腿抬高试验（虚线为加强试验）

（四）影像学及其他检查

1. 腰椎 X 线平片　虽然单纯 X 线平片不能直接反映是否存在腰椎间盘突出症，但可借助其排除脊柱骨性疾患，如结核、肿瘤、脊柱滑脱等。

2. CT、MRI　CT 主要观察椎管不同组织的密度变化，显示骨性椎管形态，黄韧带是否肥厚及椎间盘突出的大小和方向等。对本症的诊断价值较大，现普遍采用。目前将水溶性造影剂做脊髓造影与 CT 检查相结合（CTM）能提高诊断的准确性。MRI 可全面观察各椎间盘是否有改变，还可在矢状面上了解突出的髓核位置的程度，并可鉴别椎管内是否有占位。

3. 其他　电生理检查（肌电图、诱发电位等）可确定神经损伤的范围和程度，并能观察疗效。实验室检查在鉴别诊断中有其价值。

（五）诊断

1. 诊断　根据病史、症状、体征、影像学改变，能准确地诊断腰椎间盘突出症，并能明确病变的间隙、突出方向、大小、神经受压等情况。值得注意的是，仅有影像学上表现而无临床表现，不应诊断本病。

2. 鉴别诊断　由于腰椎间盘突出症早期仅表现腰痛，后期又有腰腿痛，易与多数引起腰腿痛及少数同时有腰腿痛的其他的疾病相混淆，故其需与下列疾病相鉴别。

（1）与以腰痛为主要表现相鉴别的疾病有急慢性腰部损伤、第三腰椎横突综合征、椎弓根峡部不连、腰椎滑脱、腰椎结核、腰椎肿瘤等。

（2）与以腰腿痛为主要表现相鉴别的疾病有神经根肿瘤、马尾肿瘤、椎管或神经根管狭窄等。

（3）与以坐骨神经痛为主要表现相鉴别的疾病有梨状肌综合征、盆腔疾病等。

（六）治疗

绝大多数腰椎间盘突出症可经非手术治疗达到治愈，但其中有 10% ~ 20% 的患者因保守治疗无效需行手术治疗。

1. 非手术治疗　目的是加速腰椎间盘突出部分和受到刺激的神经根的炎症水肿消除，从而减轻或解除对神经根的刺激或压迫。

（1）卧硬板床休息：卧床可减轻体重对破裂椎间盘的压力，减少因身体活动带来的损伤。过去主张的卧床时间偏长，往往忽视了长期卧床带来的一些问题，如肌肉萎缩、骨量丢失等。故对于急性腰腿痛症状，现多主张仅卧床 2 ~ 3 天，且不提倡所谓的"绝对卧床"，即允许患者起床洗漱和吃饭。卧床休息的体位为侧卧屈膝屈髋，两腿间可垫枕。

（2）持续牵引：适应于年轻，初发或病程短的膨隆型或部分突出型。原理是增加椎间隙的宽度，减少椎间盘的内压，扩大椎管的容量，达到减轻对神经根的刺激或压迫的目的。常用骨盆带牵引，牵引重量一般在 10 ~ 15 kg 之间，抬高床尾，头低足高位，持续反牵引 2 周。目前有多种电脑控制的牵引床问世，可控制牵引力量，改变力线，适用于不同情况的患者。但对孕妇、高血压、心脏病及脱垂游离型等禁用。

（3）理疗和推拿、按摩：可使痉挛的肌肉松弛，进而降低椎间盘的内压力，具体方法繁多，注意避免暴力推拿按摩，以免患者症状加重。

（4）皮质激素硬膜外注射：皮质激素可减轻神经根周围的炎症和粘连。局部使用者为其醋酸盐，不溶于水，难吸收，罕见全身副作用。国内常用醋酸泼尼松龙 1.7 mL，加 2% 利多卡因 4 mL 行硬膜外注射，每 7 ~ 10 天 1 次，3 次为一疗程，如疗效不佳可间断 2 ~ 4 周后再试用一疗程。

（5）髓核化学溶解法：将胶原酶注入椎间盘内硬脊膜与突出的髓核之间，利用此酶选择性溶解髓核和纤维环而不损害神经根的特点，使腰椎间盘内压降低或突出的髓核缩小，达到缓解症状的目的。但由于这种酶为生物制剂，故有过敏反应的可能，或局部刺激出血、再次粘连而影响神经功能，值得慎重。

（6）药物治疗：

1）非甾体消炎药　此类药物目前高达 40 余种。长期应用均有不同的副作用，其中胃肠黏膜损害多见，其次是肝肾损害。使用时需考虑以下几点：①可用可不用者，尽量不用。②能短期用药者，不能长期服药。③能用搽剂、栓剂者不用口服药。④对肝肾功能欠佳者要慎用。⑤忌同时用两种非甾体类口服药，因副作用倍增。

2）消除神经根水肿类药物　如迈之灵，七叶皂苷等。

3）神经营养药物　维生素 B_1、维生素 B_6、甲钴脑保等。

4）中医药治疗。

2. 微创治疗

（1）经皮穿刺髓核切吸术：在 X 线监视下，经皮穿刺直接进入病变椎间隙将部分髓核吸出，从而减轻椎间盘的内压。

（2）椎间孔镜下椎间盘摘除术：此法创伤小疗效满意具有发展前景。

3. 手术治疗　经严格系统的非手术治疗无效，或不适合行微创手术治疗的，且目前已诊断为腰椎间盘突出症者，应采用手术治疗。

（曾　峥）

本 章 小 结

本章主要讲述了脊柱退行性病变引起的，以颈肩痛及腰腿痛为主要表现的疾病的解剖概要、病因，主要阐述了颈椎病和腰椎间盘突出症的分类、临床表现、诊断、鉴别诊断、治疗方法的选择。

思 考 题

1. 简述颈椎病的分型和临床表现。

2. 如何鉴别腰$_{4\sim5}$椎间盘突出症和腰$_5$－骶$_1$椎间盘突出症？

参考文献

［1］吴在德，吴肇汉．外科学．6 版．北京：人民卫生出版社，2012.

［2］Canale S T. 坎贝尔骨科手术学．卢世璧主译．9 版．济南：山东科学技术出版社，2006.

［3］Herkowitz H N. 腰椎外科学．海涌，郑召民，陈仲强译．3 版．济南：山东科学技术出版社，2006.

第五十四章 | 骨与关节化脓性感染

| 学习目标 |

1. 掌握急性骨髓炎的病因、病理变化以及诊断要点和治疗原则。

2. 掌握慢性骨髓炎诊断要点和治疗原则。

3. 掌握化脓性关节炎的病理变化以及诊断要点和治疗原则。

| 核心概念 |

【化脓性骨髓炎】化脓性骨髓炎是由感染性微生物引起的骨的炎症。骨髓炎可以仅局限于骨的某一部位，也可以累及骨的数个区域，如骨髓、骨皮质、骨膜以及周围软组织。

【化脓性关节炎】化脓性关节炎是指关节内的化脓性感染。

| 引　言 |

骨与关节化脓性感染属于外科感染的范畴，本章所讨论的属于非特异性感染，不包括特异性感染如骨关节结核等。二十世纪初，骨髓炎患者的病死率约为20%，而且，幸存者也常遗留严重的后遗症。由于现代治疗技术的发展，如抗生素的应用和积极的手术治疗，如今，死亡率和致残率已经很低了。但是，有效地治疗骨髓炎仍相当困难。

第一节　化脓性骨髓炎

化脓性骨髓炎（suppurative osteomyelitis）是一种常见病，是由感染性微生物引起的骨骼的炎症。骨髓炎可以仅局限于骨的某一部位，也可以累及骨的数个区域，如骨髓、骨皮质、骨膜以及周围软组织。

骨髓炎可以根据不同的标准加以分类，例如骨髓炎感染的病程、机制以及宿主对感染的反应类型。本病的感染途径有三种：①血源性骨髓炎，是身体其他部位的感染化脓性病灶中的致病细菌经血液循环播散至骨骼；②创伤后骨髓炎，是指开放性骨折部位发生了感染，或骨折手术后出现了局部的感染；③外源性骨髓炎，是指邻近软组织感染直接蔓延至骨骼。按照病程也可以分为急性骨髓炎和慢性骨髓炎。骨髓炎的发病机制不同，治疗方法也有差别。

一、急性血源性骨髓炎

（一）病因

金黄色葡萄球菌是绝大多数骨髓炎患者的致病菌，占第二位的是乙型链球菌，嗜血属流感杆菌也可致病，其他的细菌有大肠杆菌、产气荚膜杆菌、肺炎球菌或白色葡萄球菌。目前，革兰阴性细菌导致的感染在逐渐增多。

急性血源性骨髓炎是最常见的骨髓炎感染类型，在各个年龄段均为男性多见，在儿童中常见。急性血源性骨髓炎一般是由菌血症引起的，引起菌血症的原因有很多。原发病灶处理不当或机体抵抗力下降等，都可由于细菌进入血液循环发生菌血症或脓毒血症。细菌栓子进骨骼的营养动脉后多数受阻于长骨干骺端的毛细血管内。主要原因是该处血流缓慢，细菌容易停滞；儿童骨骺板处形成血管襻导致血流丰富而流动缓慢，细菌更容易沉积，因此儿童长骨干骺端为骨髓炎的好发部位。细菌在骨骼上种植可能伴有其他因素，例如：创伤因素、慢性疾病、营养不良或免疫功能不全等。但是许多患者常找不到确切的病因。本病发病率与卫生状况有关，农村发病率多数高于城市。

（二）病理

骨髓炎的病理演变，目前没有确切的实验模型，多以 Star 学说解释。

儿童骨髓炎多发生在生长迅速的长管状骨的干骺端。细菌种植在干骺端导致炎性反应，局部发生充血、渗出及白细胞浸润，导致骨内压力增高，引起剧痛。而白细胞坏死所释放的酶类破坏骨基质形成脓肿，小型的脓肿逐渐增大，使骨腔内的压力更高。脓肿不断扩大与邻近的脓肿合并成更大的脓肿。脓肿可以向骨髓腔方向蔓延，导致骨髓腔感染，脓腔内高压的脓液也可以沿着哈佛管蔓延至骨膜下将骨膜掀起成为骨膜下脓肿。脓液穿破骨膜后可沿着筋膜间隙流注而形成深部脓肿。脓肿可以穿破皮肤，通至体外，成为窦道。脓肿也可穿破干骺端的骨皮质，形成骨膜下脓肿，再经过骨小管进入骨髓腔。严重的病例骨皮质的内、外面都浸泡在脓液中而使大段骨骼失去血供，这样会形成大片的死骨。年龄不到 2 岁的婴儿由于有一些血管穿过长骨的骺板，使得感染可播散入骨骺端，如果因感染损坏了骨骺或破坏了干骺端，很可能发生肢体短缩或成角畸形。2 岁以上的儿童，其长骨的骺板能够有效阻止干骺端脓肿的播散。但是，由于长骨干骺端的骨皮质已发育得较厚，骨干受累的概率会增加（图 54-1）。

骨组织失去血供后，部分骨组织会因为缺血而发生坏死。在死骨形成的同时，病灶周围的骨膜会因为炎性

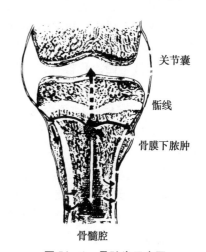

关节囊

骺线

骨膜下脓肿

骨髓腔

图 54-1　骨髓炎示意图
引自吴在德. 外科学第 7 版，人民卫生出版社

充血和脓液的刺激而产生新骨，新骨包围在原骨干的外层，形成一个"骨性包壳"，包壳上有多个小孔与皮肤窦道相通。包壳内有死骨、脓液和炎性肉芽组织，往往因为引流不畅，成为骨性的无效腔。

致病细菌毒力的大小、患者机体抵抗力的强弱以及治疗中抗生素的使用疗效等因素，影响病理演变过程。

（三）临床表现

1. 起病急，有全身感染中毒症状。可有寒战，高热可至39℃以上，可有烦躁、食欲下降、呕吐与惊厥。重者有昏迷与休克。

2. 感染早期只有患区剧痛，肢体半屈曲状，周围肌痉挛，因疼痛抗拒做主动与被动运动。局部皮温增高，有局限性压痛，肿胀并不明显。数天后局部出现水肿，压痛更为明显，说明该处已形成骨膜下脓肿。

3. 脓肿穿破后成为软组织深部脓肿，此时疼痛反可减轻，但局部红、肿、热、压痛都更为明显。

4. 病情严重者可出现全身多处感染病灶。

5. 急性骨髓炎的自然病程可以维持3～4周。脓肿穿破后疼痛即刻缓解，体温逐渐下降，脓肿穿破后形成窦道，病变转入慢性阶段。

（四）诊断

诊断可分为以下几个方面：

1. 急骤的高热与毒血症表现　不敢活动肢体，长骨干骺端疼痛剧烈；化验白细胞升高（一般都在 $10 \times 10^9 /L$ 以上），中性粒细胞可占90%以上。如局部症状明显，皮温升高，压痛明显则应高度怀疑为急性骨髓炎。

2. 血培养和局部分层穿刺　可获致病菌，但并非每次均可获阳性结果，约50%的患者血培养能培养出病原菌。血培养在寒战高热期抽血培养或初诊时每隔2 h抽血培养一次，共3次，可以提高血培养阳性率。局部分层穿刺用有内芯的穿刺针，在压痛最明显的干骺端刺入，边抽吸边深入，先进入软组织，如无脓液再进入骨膜下，如仍无脓液则可穿入干骺端，不要一次穿入骨内，以免将单纯软组织脓肿的细菌带入骨内，如果怀疑患者有髋部或脊柱骨髓炎，应在 CT 或超声引导下进行穿刺，抽出混浊液体或血性液可做涂片检查，涂片中发现多是脓细胞或细菌即可明确诊断，同时进行细菌培养和药敏试验（图54-2）。

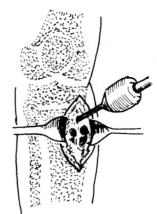

图54-2　胫骨骨髓炎
引自吴在德．外科学第7版，
人民卫生出版社

3. X 线检查　起病后14天内的 X 线检查往往无异常发现，早期没有骨膜反应不能否定诊断。早期的 X 线表现为干骺端骨质稀疏，骨纹理不清，有模糊阴影。2 周后逐渐会在 X 线片上出现松质骨散在性虫蛀样骨破坏，并依次出现内层与外层不规则骨破坏，结果是有死骨形成，死骨可大可小。如见到形成骨包壳是转为慢性骨髓炎的表现。

4. CT 检查　可能提前发现骨膜下脓肿。

5. 核素骨显像　一般于发病后48 h 即可有阳性结果。核素骨显像能显示出病变的部位，对早期诊断有帮助。

6. MRI 检查　根据 MRI 影像的异常信号，可以早期发现局限于骨内的炎性病灶，并能观察到病灶的范围，骨内病灶显示 T_1 信号加强，有利于早期诊断。

（五）鉴别诊断

在鉴别诊断方面应该与下列疾病鉴别：

1. 蜂窝织炎和深部脓肿　此类疾病全身症状轻，病变部位并不局限于干骺端，局部炎性症状较骨髓炎明显，即红、肿、热、痛明显，局部可能有波动感。

2. 化脓性关节炎　可见于本章第二节化脓性关节炎。

3. 骨肉瘤和尤文肉瘤　全身与局部表现与急性骨髓炎有相似，有时难以鉴别。肿瘤早期不妨碍临近关节活动，肿瘤表面有曲张的血管并可摸到肿块。部分病例与不典型的骨髓炎难以区分，必要时做组织学检查。

（六）治疗

以往急性血源性骨髓炎病死率高，由于应用了抗生素，死亡率已明显下降。在急性血源性骨髓炎发病早期就给予正确的治疗能显著降低病死率。手术和抗生素治疗是互补的，有一些患者单独用抗生素治疗就能治愈，但另一些患者若不采用手术治疗，应用抗生素的时间再长也只能失败。治疗的目的是中断骨髓炎由急性期向慢性阶段的演变，早期诊断与治疗是关键。

1. 抗生素治疗　对疑有骨髓炎的病例应立即开始足量抗生素治疗，在发病 5 天内使用往往可以控制炎症，而在 5 天后使用或细菌对所用抗生素不敏感时，都会影响疗效。应选择杀菌活性最高、毒性最小、最便宜的抗生素。由于致病菌大都为溶血性金黄色葡萄球菌，要联合应用抗生素，选用的抗生素一种针对革兰阳性球菌，而另一种则为广谱抗生素，待检出致病菌后再予以调整。近年来，由于耐药菌株日渐增多，因此选择合适时期进行手术很有必要。开始抗生素治疗后，应每 2～3 天检查一次 CRP。如果 24～48 h 之内患者对抗生素治疗没有反应，就必须寻找是否有潜隐性的脓肿，并且，要考虑进行手术切开引流。

2. 手术治疗　手术的适应证是：①有脓肿形成需要切开引流；②患者接受静脉抗生素治疗后病情无改善。手术的目的在于引流所有脓腔及去除所有的失活或坏死组织。

手术方法为在干骺端压痛最明显处作纵形切口，纵行切开骨膜，此时骨膜可能因骨膜下脓肿而从骨质上剥离，如果发生这种情况，压力很高的脓液将会溢出。如果未发现脓肿，可轻轻地将切口两侧的骨膜分别剥离 2 cm，应尽可能少地剥离骨膜，剥离的骨膜越多，已受累的骨质血供破坏的就越严重。无论骨膜下脓肿存在与否，都须钻数个直径 4 mm、经皮质进入髓腔的小孔。如果有脓液流出，则在该处骨皮质上钻一系列小孔，用骨凿轻轻去除这一小块骨皮质，排出髓腔内所有脓液，并轻轻去除所有的坏死组织，称为骨"开窗"（图 54 - 3）。

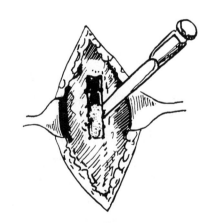

图 54 - 3　骨髓炎手术
引自吴在德. 外科学第 7 版，
人民卫生出版社

（1）做闭式灌洗引流：在骨腔内放置两根引流管做连续冲洗与吸引，关闭切口。抗生素溶液连续 24 h 滴注，置于低位的引流管接负压吸收瓶。引流管一般留置 3 周，或体温下降、引流液连续 3 次培养阴性即可拔除引流管。

（2）单纯闭式引流：脓液不多者可放单根引流管。

（3）伤口不缝，填充碘纱条，以后再做延迟缝合。

（4）全身辅助治疗　高热时物理降温，补液，补充热量。化脓性感染时常常会有贫血，可隔 1～2 天输少量新鲜血，以增加患者的抵抗力。

（5）局部辅助治疗　肢体可做皮肤牵引或石膏托固定，可以起到止痛、防止关节挛缩畸形以及防止病理性骨折的作用。

二、慢性血源性骨髓炎

（一）病因

慢性血源性骨髓炎有一部分是由急性骨髓炎演变而来，也有一部分是由于细菌毒力低，一开始就表现为慢性骨髓炎。

（二）病理

急性期如果修复不彻底便会演变成慢性骨髓炎，即一旦有死骨和窦道形成，即成为慢性骨髓炎。慢性骨髓炎时有死骨和无效腔存在，无效腔内有肉芽组织和脓液，死骨浸泡在脓液中，形成感染源。外周骨膜亦不断形成新骨而成为骨包壳，骨包壳通常有多个孔道，经孔道排出脓液及死骨碎屑至体表面。髓腔内滋养血管破坏，密质骨的血供仅靠骨外膜，软组织损毁严重而形成瘢痕，局部血运差，修复功能差。表面皮肤菲薄极易破损，窦道经久不愈，表皮会内陷生长深入窦道内。窦道长期排液会刺激窦道口皮肤恶变成鳞状上皮癌。

死骨排净后，窦道口闭合，儿童病例小的腔隙可由新骨或瘢痕组织所充填；成人病例，腔隙内会有致病菌残留，任何时候都可以激发感染。

（三）临床表现

多数有急性骨髓炎病史。在病变不活动阶段可以无症状，急性感染发作表现为疼痛，表面皮肤转为红、肿、热及压痛。患肢增粗变形，可见窦道口，长期不愈合，窦道口肉芽组织突起，流脓并有异味。急性发作时排出多量脓液，有时掉出死骨。急性发作约数月、数年一次。长期多次发作使骨骼扭曲畸形，增粗，皮肤色素沉着，因肌挛缩出现邻近关节畸形，窦道口皮肤反复受到脓液的刺激会癌变。儿童可能因骨骺破坏而影响骨骼生长发育，使肢体出现缩短畸形。

（四）检查与诊断

慢性骨髓炎应综合临床表现、实验室检查和影像检查进行诊断。

查体应注意皮肤和软组织是否完整，确定压痛点的定位，检查骨的稳定性，判断肢体神经血管情况。实验室检查一般没有特异性，不能确定感染的严重程度。

可以用多种影像手段检查慢性骨髓炎患者；但没有一种方法能够明确地肯定或者排除骨髓炎。影像学检查的目的是帮助确诊和术前准备。从 X 线平片上可获得确诊慢性骨髓炎的有用信息，在一开始就应该做这项检查。如果有皮质骨破坏和骨膜反应则强烈提示有骨髓炎。如果有窦道，应做窦道造影，对制定手术方案很有用。

同位素骨扫描对慢性骨髓炎用处不大。CT 可以清晰显示皮质骨，可以很好地观察周围软组织，对检查死骨尤其有用。MRI 检查软组织比 CT 好，而且显示骨的水肿区效果非常好。慢性骨髓炎在

MRI 片上可显示界限清晰的高信号区，周围有活跃的病灶。

诊断慢性骨髓炎的金标准是活检之后做培养和药敏实验。活检不但能确诊，还有助于选择敏感的抗生素。

（五）治疗

慢性骨髓炎的治疗原则是：清除死骨，消灭无效腔，根治传染源，称为病灶清除术。手术的目的在于建立一个有活力的、血液循环良好的环境，以此来消灭感染。要达到这个目的可能需要彻底清创。清创不彻底可能是造成慢性骨髓炎复发率较高的主要原因之一。

1. 手术指征　有死骨形成，有骨无效腔及窦道流脓者均应手术治疗。

2. 手术禁忌证

（1）慢性骨髓炎急性发作时应以抗生素治疗为主，积脓时宜切开引流；

（2）大块死骨形成而包壳尚未充分生成者，过早取掉大块死骨会造成长段骨缺损。

3. 手术方法　每个病例施行手术时必须解决下列三个问题：①清除病灶；②消灭无效腔；③伤口的闭合。

（1）清除病灶：切开变硬的骨膜，分别向两侧剥离。在适当位置的骨皮质上钻几个小孔，连成窗形，用骨刀去除开窗的骨块。然后，清除所有的死骨、脓性物质和瘢痕坏死组织。如果硬化骨封闭了两端的髓腔，形成一个无效腔，则要在两端打通髓腔，使血管能够长入无效腔中。在清除了所有的可疑组织后，仔细切除边缘的骨突出，避免留下空腔和无效腔。

不重要部位的慢性骨髓炎，如肋骨、髂骨翼等处，可将病骨整段切除，一期缝合伤口。部分病例病程久已有窦道口皮肤癌变或足部广泛骨髓炎骨质损毁严重者，可施行截肢术。

（2）消灭无效腔：①碟形手术：在清除病灶后再用骨刀将骨腔边缘削去一部分，使成平坦的碟状，以利周围软组织贴近而消灭无效腔。本法适用于无效腔不大，削去骨量不多的病例。②软组织转移技术：应用软组织转移充填广泛清创术后遗留无效腔的方法有多种，包括从局部带血管蒂肌瓣转移到显微外科吻合血管的游离组织瓣移植。带血管的肌肉组织转移能增加血供，从而改善局部的生物环境，这种血供增加对于机体的防御机能、抗生素的转运及骨和软组织的愈合有重要作用。通常用局部肌瓣治疗胫骨慢性骨髓炎。腓肠肌常被用于胫骨近 1/3 的缺损，比目鱼肌则被用于胫骨中 1/3 的缺损，对胫骨远侧 1/3 的缺损需用显微血管吻合的游离肌瓣填塞。③闭式灌洗：儿童生长旺盛，骨腔容易闭合，因此儿童病例在清除病灶后不必做碟形手术。可在伤口内留置 2 根塑料管；一根为灌注管，另一根为吸引管。术后经灌注管滴入抗生素溶液。灌洗持续时间一般为 2~4 周，待吸引液转为清晰时即可停止灌洗并拔管。④庆大霉素—骨水泥珠链填塞和二期植骨：清创后骨水泥粉与抗生素粉剂混合，放入碗内，准备制作 PMMA 抗生素珠链。加入骨水泥溶液，搅拌，直至骨水泥可以操作。将骨水泥团成 7 mm 直径左右的小球，每一颗小球约含庆大霉素 4.5 mg，将小球粘在 18 号或 20 号钢丝上，制成珠链。等骨水泥固化后，记录骨水泥球的个数，以便在取出时不会遗漏。将抗生素骨水泥珠链放入缺损内，填充无效腔，用尼龙线间断缝合所有伤口。有一粒小珠露于皮肤切口外。珠链在体内会缓慢地释放出有效浓度的庆大霉素。在 2 周内，珠链的缝隙内会有肉芽组织生长。2 周后即可拔去珠链。小型的骨腔去除珠链后迅速被肉芽组织所填满，大型的拔去珠链后尚需再次手术植入自体骨松质。

（3）伤口的闭合：伤口应该一期缝合，并留置负压吸引管。一般在术后 2~3 天内，吸引量逐渐减少，此时可拔除引流管。如果周围软组织缺少不能缝合时，可任其敞开，骨腔内填充凡士林纱布或碘仿纱条，包管型石膏，开洞换药。让肉芽组织慢慢生长填满伤口以达到二期愈合，称为 Orr 疗法。

三、局限性骨脓肿

（一）概述

局限性骨脓肿，又名 Brodie 脓肿（Brodie abscess）。通常发生于成人的下肢长骨，在骨骺闭合前，长骨干骺端最常受累。在成人，干骺端－骨骺区均受累。产生 Brodie 脓肿的主要原因一般认为病变是由毒力较低的病原菌引起。50% 的病例细菌培养发现有金黄色葡萄球菌，20% 的病例细菌培养阴性。遇到这种情形时，必须进行切开活检和刮除以明确诊断。脓肿的内容物初期为脓液或炎性液体，中期为炎性肉芽组织所替代，后期则为感染性瘢痕组织。

（二）临床表现

患者一般无急性血源性骨髓炎的病史。病程往往迁延。当劳累或轻微外伤后局部有疼痛及皮温升高，偶见有皮肤发红，使用抗生素后炎症表现迅速消退。少数病例炎症不能控制穿破流脓。

（三）影像学

在 X 线片上 Brodie 脓肿一般表现为溶骨性病变，周围常有一圈硬化缘，但 X 线表现的变化较大，由于 Brodie 脓肿的 X 线表现很容易与许多肿瘤相混淆，因此必须仔细阅读平片。

（四）治疗

偶有发作时可以使用抗生素，反复急性发作的需手术治疗。手术时间为在两次急性发作的间歇期，手术前后都需使用抗生素。手术方法为彻底刮除病灶内炎性组织，冲洗干净后取自体髂骨松质骨，咬成小粒，与抗生素粉剂混合后填充骨腔。伤口缝合后可望一期愈合。

四、硬化性骨髓炎

（一）概述

硬化性骨髓炎是慢性骨髓炎的一种，表现为骨质增厚和膨胀，但没有脓肿和死骨。本病常发生于儿童和青年人。病因一般认为是与低毒细菌感染有关，可能是厌氧菌感染。本病多发生在长管状骨骨干，以胫骨为好发部位。

（二）临床表现

硬化性骨髓炎起病时多为慢性病程，中等程度的间歇性疼痛，持续较长时间。病灶处可出现肿胀和压痛。局部常有皮肤温度高，很少有红肿，更少见有穿破的。使用抗生素后症状可以缓解。

（三）影像学

X 线片显示骨质膨胀，并有弥漫性硬化。分层摄片与 CT 检查可以探查出普通 X 线片难以辨出的小透亮区。

（四）治疗

使用抗生素可以缓解急性发作所致的疼痛。部分病例抗生素难以奏效而需作手术治疗。手术的方法：①凿开增厚的骨密质，找到小脓腔，将其中炎性肉芽组织及脓液清除后疼痛可望立即缓解。②找不到脓腔的可在骨密质上开一个窗，一期缝合皮肤，使骨髓腔内有张力的渗液引流至软组织内，疼痛亦可解除。

五、创伤后骨髓炎

（一）概述

创伤后骨髓炎主要原因是开放性骨折术后感染，其次为闭合骨折切开复位或其他骨关节手术后出现感染。急性期的感染以骨髓腔内感染最为严重，与急性血源性骨髓炎相似，有高热、寒战等毒血症症状。另一种为骨折附近的皮肤肌肉坏死感染，使骨折段暴露于空气中坏死，病程转入慢性。

（二）治疗

治疗原则：①急性期立即切开引流，以免脓液进入骨髓腔内。②分次清创，清除创口内异物、坏死组织与游离碎骨片。③全身性使用抗生素，并及时进行细菌学检验，按细菌培养及药物敏感试验的结果调整用药。④用管型石膏固定，开洞换药；或用外固定支架固定，以便换药。⑤至慢性期时按照慢性骨髓炎的治疗原则进行治疗。⑥有骨缺损者一般于伤口愈合后六月内没有复发才可手术植骨；也可在抗生素保护下提前移植自体骨。⑦植骨方法很多，都必须植自体骨，有植入松质骨粒、整块骨两大类；有带血管的和不带血管的整段植骨。

第二节 化脓性关节炎

（一）概述

化脓性关节炎（pyogenic arthritis）为关节内化脓性感染。化脓性关节炎可发生于任何年龄，但儿童和老人最多，尤其是关节已因创伤或其他病变而不正常的情况，好发于髋、膝关节。

（二）病因

最常见的致病菌为金黄色葡萄球菌，可占85%左右；其次分别是A型链球菌、肠杆菌属、淋病双球菌和肺炎球菌等。

致病细菌进入关节内的途径主要有四种：①血源性传播，身体其他部位的感染化脓性病灶内的致病细菌通过血液循环传播至关节内，这种类型最多见；②邻近关节附近的化脓性病灶直接蔓延至关节腔内；③关节开放性损伤发生感染；④医源性，关节手术后感染或关节内注射皮质类固醇激素后发生感染。本章节仅叙述血源性化脓性关节炎。

（三）病理

血源性化脓性关节炎的病变发展过程可以分成三个病理阶段，这三个阶段有时演变缓慢，有时发展迅速而难以区分。

1. 浆液性渗出期 细菌进入关节腔后，滑膜被感染后，很快就充血，并被多核白细胞浸润，随后几天内，充血和细胞浸润迅速加重，滑膜水肿，有浆液性渗出物。渗出物中含多量白细胞。本期关节软骨没有破坏，如治疗及时，渗出物可以完全被吸收而不会遗留任何关节功能障碍。本期病理改变为可逆性。

2. 浆液纤维素性渗出期 病变继续发展，渗出物变为混浊，数量增多，细胞数亦增加。滑膜炎症因滑液中出现了酶类物质而加重，使血管的通透性明显增加。多量的纤维蛋白出现在关节液中。纤维蛋白沉积在关节软骨上可以影响软骨的代谢。关节软骨破坏是基底物质降解的结果，一般在感染后4~6天发生。基底物质的破坏大约在接种细菌2天后开始，是急性炎症反应产生的酶作用、细菌的毒素和酶产物的作用以及迟发免疫反应过程中 T 淋巴细胞刺激的结果。由于淋巴细胞增多和基底物质降解，胶原暴露于胶原酶，关节软骨的力学性能也发生改变，使其耐磨性能下降。修复后必然会出现关节粘连与功能障碍，本期出现了不同程度的关节软骨损毁，部分病理已成为不可逆性。

3. 脓性渗出期 炎症已侵犯至软骨下骨质，滑膜和关节软骨都已破坏，约4周左右关节软骨完全破坏，关节周围亦有蜂窝织炎。渗出物已转为明显的脓性。修复后关节重度粘连甚至纤维性或骨性强直，病变为不可逆性，后遗有重度关节功能障碍。

（四）临床表现

原发化脓性感染病灶表现可轻可重。多数患者都有外伤诱发病史。常急骤起病，伴有寒战、高热等症状，体温最高可达39℃以上，甚至可能出现谵妄与昏迷。病变关节迅速出现剧烈疼痛与功能障碍，浅表的关节局部红、肿、热、痛明显，关节常处于半屈曲位，因为这样可使关节腔内的容量最大，而关节囊可以较松弛以减少疼痛；深部的关节，如髋关节，因有丰富的肌肉，局部红、肿、热都不明显，髋关节往往处于屈曲、外旋、外展位。患者常因剧痛拒作任何检查。关节腔内积液在膝部最为明显，可见髌上囊明显隆起，浮髌试验阳性。

因为关节囊坚厚结实，脓液难以穿透，但一旦穿透至软组织内，则局部蜂窝织炎表现严重，深部脓肿穿破皮肤后会成为瘘管，此时全身与局部的炎症表现都会迅速缓解，病变转入慢性阶段。

（五）检查

1. 化验 周围血象中白细胞计数增高可至 $10 \times 10^9/L$ 以上，可见多量中性多核粒细胞。血沉增快。关节液外观可为浆液性、纤维蛋白性、或脓性（黄白色）。镜检可见多量脓细胞，或涂片做革兰染色，可见多量成堆阳性球菌。寒战期外周血培养可能检出病原菌。

2. X 线表现 早期只可见受累关节周围软组织肿胀的影像。出现骨骼改变的第一个征象为局部骨质疏松；接着出现关节间隙进行性变窄；软骨下骨质破坏使骨面毛糙，并有虫蚀状骨质破坏。一旦出现骨质破坏，进展迅速并有骨质增生使病灶周围骨质变为浓白。至后期可出现关节挛缩畸形，关节间隙狭窄，甚至可有骨小梁通过成为骨性强直。诊断根据全身与局部症状和体征，一般诊断不难。X线表现出现较晚，不能作为诊断依据。关节穿刺和关节液检查对早期诊断很有价值，应做细胞计数、分类及涂片革兰染色找病原菌，关节抽出物应作细菌培养和药物敏感试验。

（六）鉴别诊断

1. 关节结核 起病缓慢，患者多为低热，单关节发病为多，急性炎症不明显，外周血白细胞正常，血沉升高，早期 X 线无变化，关节穿刺液可找到抗酸菌。

2. 风湿性关节炎　起病急，患者高热，多发性对称性游走性关节痛，多发于全身大关节，有急性炎症，外周血白细胞升高，血沉升高，早期 X 线无变化，关节穿刺液可有少量白细胞。

3. 类风湿关节炎　起病一般不急，患者偶有高热，多发性、关节痛，多发于全身大小关节，有急性炎症，外周血白细胞可升高，血沉升高，早期 X 线无变化，关节穿刺液可有中等量白细胞，类风湿因子阳性。

4. 创伤性关节炎　起病缓慢，患者没有发热，单发性关节痛，多发于髋、膝、踝，没有炎症表现，外周血白细胞不高，血沉正常，X 线可能有间隙变窄，早期无变化，关节穿刺液清亮。

5. 痛风　起病急，夜间发作，患者可有发热，多发性关节痛，多发于足部，红肿明显，外周血白细胞高，血尿酸升高，血沉增快，X 线早期无变化，关节穿刺液内有尿酸盐结晶。

（七）治疗

1. 全身使用抗生素　早期足量全身性使用抗生素，并根据细菌培养和药物敏感试验调整用药。

2. 关节腔内注射抗生素　可以每天做一次关节穿刺，抽出关节液后，注入抗生素。如果关节抽出液逐渐变清，而局部症状和体征缓解，说明治疗有效，可以继续使用，直至关节积液消失，体温正常。如果关节抽出液性质转劣而变得更为混浊甚至成脓性，说明治疗无效，应改为关节灌洗或切开引流术。

3. 经关节镜灌洗术　在直视下反复冲洗受累关节腔，清除脓性渗液、脓苔与组织碎屑，灌洗充分后在关节腔内留置敏感的抗生素，可能减轻症状。

4. 关节腔持续性灌洗术　适用于表浅的大关节，如膝部可在膝关节的两侧穿刺，经穿刺套管插入两根管道留置在关节腔内，用缝线固定两根管道在穿刺孔皮缘以防脱落。其中一根为灌洗管，另一根为引流管。每日经灌洗管滴入含有抗生素液体 2 000 ~ 3 000 mL。引流液转清，经 3 次培养无细菌生长后可停止灌洗，但引流管仍继续吸引数天。如引流量逐渐减少至无引流液可吸出，而关节局部症状和体征都已消退，可以将管子拔出。

5. 关节切开引流术　适用于较深的大关节，如髋关节，因穿刺插管难以成功，应该及时做切开引流术。切开关节囊后，放出关节内液体，用盐水冲洗后，在关节腔内留置两根管道后缝合切口，按上法做关节腔持续灌洗。

6. 功能练习　为防止关节内粘连尽可能保留关节功能，可做持续性关节被动活动（cpm）。在对病变关节进行了局部治疗后即可将受累肢体置于功能锻炼器上做 24 h 持续性被动运动。至急性炎症消退时，即可鼓励患者做主动运动。没有功能锻炼器时应将局部适当固定，用石膏托固定或用皮肤牵引以防止或纠正关节挛缩。

7. 矫形手术　后期病例如关节强直于非功能位或者有陈旧性病理性脱位者，须行矫形手术，最常采用关节融合术或截骨术。为防止感染复发，术前、术中和术后都应该使用抗生素。

（麻　松）

本 章 小 结

本章的主要内容是骨与关节化脓性感染，包括急性骨髓炎、慢性骨髓炎、骨脓肿、硬化性骨髓炎、创伤后骨髓炎以及化脓性关节炎，重点是这些化脓性感染的发病机制、早期诊断方法以及早期治疗。

思 考 题

1. 简述急性骨髓炎的病理过程。
2. 简述急性骨髓炎的诊断和治疗原则。
3. 简述慢性骨髓炎的治疗原则。
4. 简述化脓性关节炎的治疗。

参考文献

[1] 吴在德，吴肇汉. 外科学. 7 版. 北京：人民卫生出版社，2008.
[2] 胥少汀，葛宝丰，徐印坎，等. 实用骨科学. 4 版. 北京：人民军医出版社，2012.
[3] （美）卡内尔，（美）贝蒂. 坎贝尔骨科手术学. 王岩译. 北京：人民军医出版社，2011.

第五十五章 | 非化脓性关节炎

| 学习目标 |

1. 掌握骨关节炎的病因、临床表现、鉴别诊断及治疗。
2. 熟悉类风湿性关节炎的病因、常见表现、诊断及治疗。
3. 了解骨关节炎的治疗原则，强直性脊柱炎、类风湿关节炎的病理、诊断标准及治疗原则。

| 核心概念 |

【骨关节炎】属于常见的关节疾病，其病理特征为关节软骨进行性退变、关节边缘和软骨下骨质反应性增生，并伴有继发性滑膜炎。临床以关节疼痛、肿胀、活动受限为主要表现。

【强直性脊柱炎】是脊椎的慢性进行性炎症，侵及骶髂关节、关节突、附近韧带和近躯干的大关节，导致纤维性或骨性强直和畸形。近年来认为脊柱关节病是一类累及多系统的炎症性、自身免疫病，是与 HLA 相关性最强的一种疾病，其 HLA - B27 的阳性率 > 90%。

【类风湿关节炎】是一种病因尚未明了的、缓慢进展的、全身性结缔组织疾病。主要侵犯四肢小关节，早期受累关节疼痛肿胀，晚期关节可出现不同程度的侵蚀性改变及进行性强直和畸形，是一种致残率较高的疾病。

【大骨节病】是一种以软骨坏死为主要改变的地方性变形骨关节病。本病常常多发性、对称性侵犯软骨内成骨型骨骼；导致软骨内成骨障碍、管状骨变短和继发的变形性关节病。主要发生于儿童和少年，临床表现为关节疼痛、增粗变形，肌肉萎缩，运动障碍。

| 引　言 |

本章主要阐述了骨性关节炎、强直性脊柱炎、类风湿性关节炎和大骨节病等非化脓性感染性疾病的病因、病理、临床表现与诊断和治疗原则。

第一节　骨关节炎

（一）概述

骨性关节炎（osteoarthritis，OA）是一种以关节软骨退行性变和继发性骨质增生为特征的慢性关节疾病。多见于中老年女性，好发于膝关节、髋关节、脊柱及远侧指间关节等部位，亦称为骨关节病、退行性关节炎、增生性关节炎等。

（二）病因与发病机理

骨关节炎分为原发性和继发性两类。

1. 原发性骨性关节炎　指发病原因不明，患者没有创伤、感染、先天性畸形病史，无遗传缺陷，无全身代谢及内分泌异常。多见于 50 岁以上的中老年人。原发性骨性关节炎的发病原因迄今为止尚未完全明了。目前认为是多种致病因素包括机械性和生物性因索的相互作用所致。其中年龄是主要高危因素，其他因素包括外伤、肥胖、遗传、炎症、代谢等。

2. 继发性骨性关节炎　指由于先天性畸形，创伤等原因，在关节原有局部病变的基础上发生的骨性关节炎。

（三）病理

本病的初始病理变化是关节软骨局部发生软化、糜烂，磨损严重处关节软骨面上的软骨破损脱落，软骨下骨外露，其下骨质发生硬化，髓腔内有囊腔形成，关节游离体以及关节间隙狭窄等，导致骨膜、关节囊及关节周围肌肉的改变使关节面上生物应力平衡失调，形成恶性循环，不断加重病变。

（四）临床表现

1. 临床症状

（1）疼痛：骨性关节炎主要的症状是疼痛，可与天气变化、潮湿受凉等因素有关。初期为轻微钝痛，随病情进展逐渐加重；活动时疼痛加剧，休息后好转。有的患者在静止或晨起时感到疼痛，稍微活动后减轻，称之为"休息痛"；但活动过量时，因关节面摩擦也可产生疼痛。

（2）关节活动障碍：患者常感到关节活动不灵活，上下楼困难；晨起时或较长时间固定某个体位后出现关节僵硬，活动后减轻。关节活动时可有响声，有时出现关节交锁。

晚期骨性关节炎患者可出现关节疼痛、肿胀、积液、活动受限等明显滑膜炎症表现。

2. 体格检查　查体可发现关节肿胀，关节周围肌肉萎缩，主动或被动活动时关节可有响声，存在不同程度的关节活动受限，严重者出现关节畸形，膝关节可出现浮髌试验阳性；髋关节内旋角度增大时疼痛加重；手指远侧指间关节侧方增粗，形成 Heberden 结节。

3. 实验室检查　无特异性，关节液检查可见白细胞增多，偶见红细胞。

4. 影像学检查　X 线表现为软组织肿胀，关节间隙不同程度变窄，关节边缘有骨赘形成。晚期骨端变形，关节表面不平整，边缘骨质增生明显，软骨下骨有硬化和囊腔形成，髌下脂肪垫模糊或消失。

（五）治疗

骨性关节炎发生后。随着年龄的增长，其病理学改变不可逆转。治疗目的是缓解或解除症状，延缓关节退变，最大限度地保持和恢复患者的日常生活。

1. 非药物治疗　开展多种形式的宣传教育，让患者了解疾病的性质和治疗的目的；适度关节功能锻炼，减轻体重，避免关节过度负重；可配合局部物理疗法以缓解疼痛。

2. 药物疗法　应用活血化瘀的中草药外部热敷、熏洗、浸泡等可缓解症状；非甾体类药物可以缓解疼痛；氨基葡萄糖、硫酸软骨素可参与软骨代谢，延缓软骨退变。

关节内注射透明质酸钠，可起到润滑关节，保护关节软骨和缓解疼痛的作用。关节内注射皮质激素类药物，虽然可在短期内缓解症状。但对软骨的损害却随注射次数增加而加重，故一般情况下不作常规使用。

3. 手术治疗　对早、中期患者，保守治疗无效的情况下可在关节镜下行关节清理术；晚期患者可行人工关节置换术。

第二节　强直性脊柱炎

（一）概述

强直性脊柱炎（ankylosing spondylitis）是脊柱的慢性进行性炎症。病变常从骶髂关节开始逐渐向上蔓延至脊柱，导致纤维性或骨性强直和畸形。本病属血清阴性反应的结缔组织疾病，具体病因目前尚不清楚，但组织相容抗原 HLA - B27 与本病相关，强直性脊柱炎患者 HLA - B27 的阳性率可高达88% ~96%。个别患者症状起自颈椎，逐渐向下波及胸椎和腰椎，称为 Bechterew 病。

（二）病理

本病的基本病理表现为原发性、慢性、血管翳破坏性炎症，韧带骨化属继发的修复过程。病变一般自骶髂关节开始，沿脊柱向上伸延，累及椎间小关节的滑膜和关节囊，以及脊椎周围的软组织，整个脊柱周围的软组织发生骨化导致严重的驼背。病变也可同时向下蔓延，波及双髋关节，少数也可累及膝关节。

（三）临床表现

1. 病史　本病多发于青壮年男性，男性患者占发病患者的90%，有明显的家族遗传史。

2. 临床症状

（1）疼痛：早期患者感到双侧骶髂关节及腰部疼痛，腰部僵硬不能久坐，骶髂关节处有深压痛。患者为了缓解疼痛，常弯腰屈胸。

（2）脊柱活动度受限：早期患者晨起时会出现脊柱僵硬，起床活动后可略有缓解。晚期脊柱发生驼背畸形，患者呈胸椎后凸，严重者可强直于90°屈曲位，头部前伸，不能平视（图55-1）。由于颈、腰部不能旋转，侧视时必须转动全身。

（3）病变累及颈部神经根时可以导致上肢瘫痪、累及胸部神经根可导致胸廓活动受限，呼吸困难等症状。

3. 实验室检查 类风湿因子试验阴性。HLA – B27 多为阳性。急性发作时白细胞增多，血沉加快。

4. 影像学检查 X 线表现早期骶髂关节骨质疏松，骶髂关节边缘呈虫蛀状改变，间隙不规则增宽，软骨下骨有硬化致密改变；以后关节面渐趋模糊，间隙逐渐变窄，直至双侧骶髂关节完全融合。病变沿脊柱向上发展，前、后纵韧带发生骨化，形成典型的"竹节样"脊柱。

（四）治疗

治疗的目的是解除疼痛，防止畸形和改善功能。早期疼痛时可给予非甾体消炎药缓解疼痛。症状缓解后，鼓励患者行脊柱功能锻炼，保持适当姿势，防止驼背形成。因严重驼背而影响生活时，可行胸椎、腰椎截骨矫形。髋关节强直者可行全髋关节置换术。

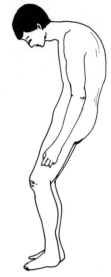

图 55 – 1   强直性脊柱炎患者驼背畸形

第三节   类风湿关节炎

（一）概述

类风湿关节炎（rheumatoid arthritis，RA）是一种以多关节病变为主的慢性非特异性炎症，其特点表现为全身多发、对称的关节肿胀疼痛反复发作，随病情进展最终导致关节破坏、强直和畸形。

（二）病因与发病机制

RA 的病因目前尚不清楚，可能与自身免疫反应、感染和遗传因素有关。

（三）病理

RA 的基本病理变化是关节滑膜的慢性炎症。早期滑膜充血、水肿。随后单核细胞、淋巴细胞和浆细胞浸润，纤维蛋白渗出；内皮细胞增生、肥厚，形成肉芽组织血管翳，并逐渐覆盖于关节软骨表面。肉芽组织血管翳破坏关节软骨和软骨下骨并逐渐纤维化，形成纤维性关节僵直，进一步发展为骨性强直。

除关节外，关节周围的肌腱，腱鞘也有类似的肉芽组织侵入，发生肌挛缩，进一步影响关节功能。

（四）临床表现

1. 病史 本病多发于多发生在 20 ~ 45 岁，女性多见。反复发作，缓慢进展。

2. 临床症状

（1）关节疼痛、肿胀：本病可累及全身关节，活动期疼痛明显，关节肿胀。发病时多累及多个关节，多为双侧性，对称性发作，掌指关节和近侧指间关节常见，其次是手、腕、膝关节，较少累及远端指间关节。治疗后症状可缓解甚至消失，遇寒冷、劳累等诱因后可反复发作。

（2）晨僵：晨起时关节僵硬，活动受限，活动一段时间后症状可缓解。晨僵持续 1 h 以上有诊断意义。

（3）关节活动受限或畸形：随着疾病进展，受累关节附近肌肉萎缩，关节呈梭形肿胀；进一步出现关节强直，关节活动度受限；并可出现不同程度的关节畸形，如手指的鹅颈畸形，膝关节内、外翻畸形等（图 55 - 2）。

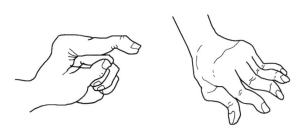

图 55 - 2　类风湿关节炎患者的手指鹅颈畸形

（4）关节外表现：①全身症状，表现为低热、乏力，全身肌肉酸痛，食欲下降等。②类风湿结节：20%～30%的患者可出现类风湿性皮下结节，常见于尺骨鹰嘴、手背、耳郭等，反映疾病的活动性及重症患者。③眼部病变，如干性结膜角膜炎、巩膜炎等。④血管炎，如手指小动脉炎等。⑤胸部病变，如胸膜炎、心包炎等。

3. 实验室检查　血红蛋白减少，白细胞计数正常或降低，但淋巴细胞计数增加。70%～80%的患者类风湿因子阳性。血沉增快，C 反应蛋白增高，血清 IgG、IgA、IgM 增高。关节液混浊，黏稠度降低，黏蛋白凝固力差，糖含量降低，细菌培养阴性。

4. 影像学检查　X 线表现早期关节周围软组织肿大，关节间隙增宽，关节周围骨质疏松，随病变发展关节面边缘模糊不清，关节间隙逐渐狭窄。典型的 X 线表现包括骨侵蚀、局限性脱钙及受累关节近旁的明显脱钙。晚期关节间隙消失，最终出现骨性强直。

（五）诊断

诊断标准目前国际上通用的仍是 1987 年美国风湿病协会修订的诊断标准：①晨起关节僵硬至少 1 h（≥6 周）；②3 个或 3 个以上关节肿胀（≥6 周）；③腕、掌指关节或近侧指间关节肿胀（≥6 周）；④对称性关节肿胀（≥6 周）；⑤皮下结节；⑥手、腕关节 X 线片有明确的骨质疏松或骨侵蚀；⑦类风湿因子阳性（滴度 >1∶32）。确认本病需具备 4 条或 4 条以上标准。应与"风湿"痛、风湿性关节炎、骨性关节炎、结核等作鉴别。

（六）治疗

类风湿关节炎目前尚无特效疗法。应强调根据不同患者、不同病情制定综合治疗方案。治疗原则在于控制炎症。减轻症状，延缓病情进展，保持关节功能和防止畸形。

1. 非药物治疗　加强营养、注意休息，对于关节肿痛明显者可行牵引或间断固定，鼓励患者系统地康复锻炼，预防关节僵硬和畸形。

2. 药物治疗　目前常用的药物分为一、二、三线。第一线的药物主要是非甾体类药物，其中塞来昔布类消化道副作用较轻；第二线药物有抗疟药、金盐制剂、柳氮磺胺吡啶、免疫抑制剂；第三线药物主要是皮质类固醇。对于病情较轻，进展较慢的患者，多主张先应用一线药物，必要时联合二线药物。而对病情严重，进展较快的患者，在一、二线药物联合应用同时，早期给予小剂量激素，以迅速控制症状，见效后逐渐减轻药物用量，必要时给予小剂量维持。临床缓解的标准包括：①晨僵时间不超过 15 min；②无疲乏感；③无关节痛，关节活动时无疼痛；④关节无压痛；⑤关节或腱鞘无软组织肿胀；⑥血沉低于30 mm/h（女性）或 20 mm/h（男性）。但需注意有活动性血管炎、心包炎、胸膜炎、肌炎和（或）近期无原因的体重下降或发热者，不能认为缓解。

3. 手术治疗　早期可做受累关节滑膜切除术，以减少关节液渗出，防止血管翳形成，保护软骨和软骨下骨组织，改善关节功能；也可在关节镜下行关节清理、滑膜切除术。晚期，可根据病情行关节成形术或人工关节置换术。

第四节　大 骨 节 病

（一）概述

大骨节病（Kaschin-Beck disease）是一种软骨坏死为主要改变的地方性疾病，以潮湿寒冷的山谷地区多见，主要分布在我国东北、西北、内蒙古、河南、四川等地区，在国外又称 Kashn-Beck 病。

（二）病因与发病机理

目前认为是摄入被某种镰刀菌毒素（fusanum spomtrlckella）污染的谷物而引起，是一种慢性食物中毒；也有学者认为大骨节病的发生与低硒、真菌毒素和饮水被腐殖质污染三者有关。

（三）病理

大骨节病骨软骨的改变是全身性的。但以负重较大及活动较多的部位如跟骨、距骨、腕骨、胫腓骨下端、股骨等的变化最显著。主要变化为发育障碍及变形。病变首先侵犯骨骺软骨板，然后累及关节软骨。骺板软骨及关节软骨内发生明显的营养不良性变化导致骨骺早期融合，长骨过早停止生长，因而患骨短缩。关节软骨也出现类似病变。软骨面变粗糙，并形成溃疡，部分软骨脱落成游离体；骨髓腔内的毛细血管向软骨内侵入，使关节软骨变薄，表面凹凸不平，厚薄不均，呈紫红色，失去正常的韧性。晚期在软骨边缘常有明显的骨质增生，滑膜也呈绒毛样增生，绒毛脱落后也可形成游离体，骨端松质骨内骨小梁排列紊乱，骨髓腔内可见坏死灶和囊腔。由于受到机械应力影响，骨端粗大变形。

（四）临床表现

本病以青少年多见，男性多于女性。儿童在 8 岁以前离开疫区，较少发病。骨骺已闭合者进入疫区，发病也较少见。

1. 临床症状　患者常自觉无特异性症状，表现为肌肉酸胀疼痛，继而肌萎缩和痉挛，晨起僵硬，关节运动受限。步态不稳。晚期发生严重畸形，体形呈侏儒状，伴膝内翻或膝外翻，骨端肥大，关节变形增粗，指短粗。关节症状大都从指、趾关节开始，常呈对称性。发病晚者仅有关节炎而无任何畸形。

2. 影像学检查　X 线表现以指骨变化最早出现。踝关节的变化以距骨最显著，其次为跟骨和胫骨远端。X 线改变可分为三期：第一期，骺板和干骺端遭到破坏，表面凹凸不平，呈锯齿状，有时可见游离体。骨骺厚度不一，干骺端两侧的骨皮质呈锐角。第二期，骺板提前骨化，与干骺端发生融合。骨骺中心软骨骨化，并向外周扩张。有时中心软骨骨化后呈碎裂状，或有凹陷杯状的干骺端融合。第三期，骺板完全消失，骨骺与骺板融合，骨的长轴发育停止。骨端增粗，关节面凹凸不平，关节边缘骨赘增生，骨干变短。

（五）诊断

依据临床症状和体征可将病情分为三期：早期关节活动受限，疼痛，多个指间关节增粗；中期关节粗大，疼痛、活动明显受限，有短指畸形；晚期有短肢畸形、身材矮小。

早期诊断的参考指标为：①指末节弯曲；②弓状指；③疑似指节增粗；④踝、膝关节疼痛。在疫区居住 6 个月以上的儿童，有上述症状体征 2 项或 2 项以上且对称存在者，有诊断意义。如同时有 X 线改变，则可确诊为早期。如干骺端 X 线改变与临床所见只有 1 项阳性者，应作为早期观察对象，观察时间为 6 个月。

（六）治疗

本病的治疗以预防为主：①勿食被真菌感染的谷物制品；②疫区 3～16 岁少年儿童服用亚硒酸钠，补充硒元素，以降低本病的发生率。

早期病例服用维生素 A、E，对缓解症状效果显著；中期病例治疗的目的是止痛和保持关节活动功能，对有关节游离体者可行关节清理术；晚期关节有严重畸形的病例，可行关节矫形或成形术。疼痛严重，生活不能自理者，可行人工关节置换术。

（王　浩）

本 章 小 结

本章主要讲述了骨性关节炎、强直性脊柱炎、类风湿关节炎和大骨节病共四种常见的非化脓性感染性疾病。骨关节炎是一种以关节软骨退行性变和继发性骨质增生为特征的慢性关节疾病，原发性骨关节炎病因不明，治疗目的是缓解或解除症状，延缓关节退变，晚期可行人工关节置换。强直性脊柱炎是一类累及多系统的炎症性自身免疫病，病因不清，有明显家族遗传史，治疗原则在于控制炎症。减轻症状，延缓病情进展，保持关节功能和防止畸形。类风湿关节炎是一种病因未明的、缓慢进展的全身性结缔组织疾病。大骨节病是一种以软骨坏死为主要改变的地方性变形骨关节病，治疗以预防为主。

思 考 题

1. 简述骨性关节炎的临床表现和治疗。
2. 简述类风湿关节炎的临床表现、诊断标准和治疗原则。
3. 简述强直性脊柱炎的临床表现。
4. 如何预防大骨节病？

参考文献

［1］ Blount W P. Osteotomy in the treatment of osteoarthrisis of the hip. J Bone Joint Surg Am，1964，46（6）：1297－1325.

［2］ Jackson J P. Waugh M A. Surgery of the Knee Jooint. Cambridge：Chapman and Hall Ltd. 1984.

［3］ Marmir L. Arthritis surgery. London：Herry Kimpton Publishers，1976.

［4］ 张进玉. 类风湿关节炎. 2 版. 北京：人民卫生出版社，1987.

第五十六章 骨与关节结核

| 学习目标 |

1. 掌握骨与关节结核的诊断和治疗原则。
2. 熟悉脊柱结核的临床表现、治疗原则和手术指征。
3. 了解髋、膝关节结核的临床表现和治疗原则。

| 核心概念 |

【单纯性骨结核】结核病灶局限于骨组织，多见于脊柱、骨盆、腕骨、跗骨和管状骨两端的松质骨。坚质骨如管状管的骨干，则很少见。

【单纯性滑膜结核】结核病灶局限于关节滑膜，多见于髋、膝、踝、肘等关节。

【全关节结核】单纯性骨或滑膜结核进一步发展，均可破坏关节软骨，使关节软骨面受到不同程度的损害，使关节的三个组成部分骨、滑膜、软骨同时受累，成为全关节结核。全关节结核会后遗各种程度不等的关节功能障碍。

| 引　言 |

骨与关节结核可分为：单纯性骨结核，单纯性滑膜结核和全关节结核。本章将对骨与关节结核、脊柱结核和髋、膝关节结核的定义、流行病学、发病机制、病理学、临床表现、实验室检查，治疗原则及并发症等进行探讨。

第一节　概　述

（一）定义

骨与关节结核（tuberculosis of bone and joint）是一种继发性的结核病，原发病灶绝大多数为肺结核，少数为消化道结核。本病在儿童与青少年发病率最高，最为常见的类型是脊柱结核，约占骨关节结核患者的50%；其次是膝关节结核和髋关节结核，其他类型的骨与关节结核少见。

（二）病因与发病机制

引起骨关节结核发病的病原菌主要是牛型结核分枝杆菌。多见于原发性结核病灶已经静止，甚至治愈多年以后，也可见于原发性结核的活动期；主要为结核分枝杆菌由血行播散所致，也有可能由淋巴源性播散引起。在原发病灶活动期，结核分枝杆菌经血或淋巴循环而侵入骨干骺端或关节滑膜内。它在骨关节内可潜伏多年，当机体抵抗力降低时，结核病菌活跃繁殖形成病灶，并引起一系列临床症状；如果机体的抵抗力增强，潜伏的结核分枝杆菌可被抑制或消灭。本病发病的高危人群包括：曾感染结核或有结核患者接触史的患者，患有糖尿病、慢性肾衰竭、艾滋病等疾病而导致营养不良或免疫力低下的患者，酗酒及应用免疫抑制药物的患者。

（三）病理及分类

骨关节结核的病理可分为三期：第一期为渗出期，第二期为繁殖期，第三期为干酪样变性期。病理变化以松质骨或海绵质骨最易发生，可能与该处血管网丰富有关，可发生寒性脓肿，有时可在远离病灶的部位出现。随着疾病的进展，骨关节结核会出现三种转归：①病灶纤维化、钙化或骨化而治愈；②病灶被纤维组织包被局限后长期处于静止状态；③病灶进一步发展扩大。

根据骨关节结核的病变部位和疾病进展情况可分为：单纯性骨结核，单纯性滑膜结核和全关节结核。

1. 单纯性骨结核　结核病灶局限于骨组织，多见于脊柱、骨盆、腕骨、跗骨和管状骨两端的松质骨。坚质骨如管状管的骨干，则很少见。发生在松质骨中心部位时，病变特点是骨组织的浸润和坏死，坏死与活骨分离后形成死骨，吸收后形成空洞。发生在松质骨边缘时仅形成局限性骨质缺损。坚质骨结核多自髓腔开始，以局限性溶骨性破坏为主，一般不形成大块死骨。儿童与青少年的骨干结核可有大量的骨膜新骨形成，成人则新生骨很少，老年人仅见溶骨性改变。

2. 单纯性滑膜结核　结核病灶局限于关节滑膜，多发生于滑膜较多的关节，如膝、髋、踝、肘等关节。病灶在关节滑膜开始，进展缓慢。滑膜感染结核后，其表层充血、水肿、浆液渗出和单核细胞浸润，关节液增多，常呈混浊。以后滑膜由浅红色变为暗红色，表面粗糙，晚期则纤维组织增生而肥厚变硬。

3. 全关节结核　单纯性骨或滑膜型结核进一步发展，除骨与滑膜病变外，关节软骨也发生破坏或被剥离，而发展为全关节结核。

发病初期，当病变仅局限于骨组织或滑膜组织时，关节软骨尚无损害，关节软骨面完好。此时如果能够及时治疗，结核得到很好的控制，关节功能可不受影响。单纯性骨或滑膜结核进一步发展，均可破坏关节软骨，使关节软骨面受到不同程度的损害，使关节的三个组成部分骨、滑膜、软骨同时受累，成为全关节结核。全关节结核必定会后遗各种关节功能障碍。如果病变继续发展，会出现继发感染，病灶破溃，产生瘘管及窦道，此时关节已经完全损毁。因此，及时适当的治疗对骨关节结核的病理过程有决定性的影响（56-1）。

（四）临床表现

起病隐匿，病情进展缓慢；一般为慢性发病过程，临床表现包括全身症状和局部症状两大部分。

1. 全身症状　起病早期以全身结核中毒症状为主，多为低热、乏力、食欲下降、消瘦、夜间盗

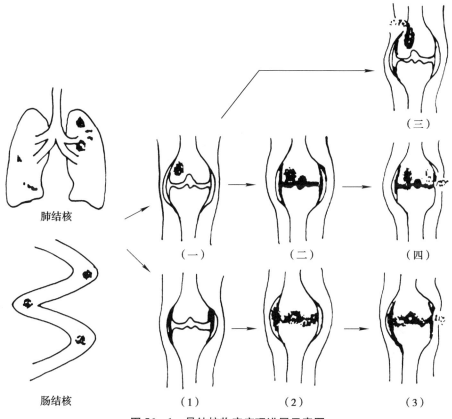

图 56-1　骨结核临床病理进展示意图

（一）单纯骨结核；（二）由骨结核引起的全关节结核；（三）单纯骨结核穿破皮肤形成窦道；
（四）单纯骨结核引起的全关节结核穿破皮肤形成窦道；（1）单纯滑膜结核；（2）由滑膜结核
引起的全关节结核；（3）由滑膜结核引起全关节结核穿破皮肤形成窦道

汗、贫血等症状，如合并感染，可有高热，寒战等急性化脓性感染的全身中毒症状，一般多见于儿童患者。

2. 局部症状　骨与关节结核局部症状的病变部位大多为单发性，少数为多发性，但对称性十分罕见。症状随临床病理发展的进程而逐渐加重。①疼痛：早期疼痛并不剧烈，多为偶然的关节疼痛，休息后可缓解，逐渐加重并转为经常疼痛，活动时疼痛加重。②关节肿胀：浅表关节可以出现肿胀，表皮温度增高，可有叩击痛、压痛及关节积液。③反射性肌痉挛：肌肉呈反射性痉挛，关节常处于半屈状态以保护有病变的关节，限制其活动，以减少疼痛。小儿夜惊或夜啼，即夜晚睡梦中忽然痛醒哭叫，因其在入睡后保护性痉挛消失，在脊柱或关节移动时产生疼痛之故。④关节功能障碍：早期多不明显，晚期可进展致关节挛缩或变形，甚至形成关节畸形、病理脱臼或肢体短缩等。⑤寒性脓肿：由于在病灶部位积聚了多量脓液、结核性肉芽组织、死骨和干酪样坏死物质，在病灶附近或其下垂部位会形成脓肿，因为此类脓肿表面的软组织缺乏红、热等急性炎性反应，称之为"冷脓肿"或"寒性脓肿"。⑥截瘫：在脊椎结核因骨质破坏椎体塌陷及脓肿、肉芽组织形成，可使脊髓受压而发生截瘫。⑦病理性脱位与病理性骨折。⑧病变静止后可有各种后遗症，例如：关节腔纤维性粘连成纤维性强直而产生的关节功能障碍；关节挛缩于非功能位，最常见的畸形为屈曲挛缩与椎体破坏形成脊柱后凸畸形，儿童骨骼破坏产生的肢体不等长。

（五）实验室检查及其他辅助检查

1. 血常规　有轻度贫血，白细胞计数一般正常，有混合感染时白细胞计数增高。

2. 血红细胞沉降率　血红细胞沉降率是用于检测病变是否静止和有无复发的重要指标。在结核活动期，红细胞沉降率明显增快；病变趋向静止期或治愈时则逐渐下降至正常。

3. 结核菌素试验（PPD）　在儿童考虑结核可疑时可作结核菌素试验，如48 h 内对1/1 000 结核菌素皮内试验为阴性，可排除结核感染；如临床诊断明确则可不作，以免皮肤反应过强，也可先用1/10 000 结核菌素做皮内注射试验。但需注意在感染早期或机体免疫力严重低下时结核菌素试验可为阴性。

4. 结核分枝杆菌培养　结核分枝杆菌培养需时3～6周，脓液穿刺培养的阳性率在70% 左右，肉芽组织和干酪样物次之，关节液和死骨最低，约40% 左右；活组织检查的阳性率在75% 左右，而从混合性感染窦道中获得脓液的结核分枝杆菌培养阳性率极低。

5. 影像学检查　X 线摄片检查对诊断骨与关节结核十分重要，但不能作出早期诊断，一般在起病2 个月后方有X 线片改变，其特征性表现为区域性骨质疏松和周围少量钙化的破坏性病灶，随着病变发展，可出现边界清楚的囊性变并伴有明显硬化反应和骨膜炎。可出现死骨和病理性骨折。若脓肿壁萎缩或有钙化的倾向，影像学高度提示结核。CT 检查可以发现普通 X 线片不能发现的问题，特别是显示病灶周围的冷脓肿有独特的优势，死骨与病骨都可以清晰地显露。MRI 检查可以在炎性浸润阶段时显示出异常信号；有早期诊断的价值。脊柱结核的 MRl 还可以观察脊髓有无受压与变性。

核素骨显像可以早期显示出病灶，但诊断率较低，在骨与关节结核中应用较少。超声波检查可以探查深部冷脓肿的位置和大小。关节镜检查及滑膜活检对诊断滑膜结核很有价值。

（六）诊断

1. 诊断依据　①临床症状：根据病史、结核接触史及全身和局部症状进行诊断。因病程缓慢，应注意早期确诊；②X 线检查：早期 X 线片可无明显改变，以后有骨质疏松，关节间隙变窄，以及骨质破坏和寒性脓肿，但少有新骨形成。必要时应与对侧关节对比；③化验检查：红细胞沉降率多增速。有关节积液时可做穿刺化验，查结核分枝杆菌；有时需做培养及动物接种，必要时做活体组织检查。

2. 鉴别诊断　注意与化脓性关节炎、类风湿关节炎等相区别。化脓性关节炎全身症状严重，常有败血症现象，发病急遽，高热，白细胞数增高；局部有急性炎症表现；关节抽液有脓液，显微镜下有脓细胞、细菌，培养有化脓细菌。类风湿关节炎为多数关节受累，时好时坏，无脓肿形成；关节抽液多为草黄色，无细菌。

（七）治疗

1. 全身治疗

（1）支持疗法：多卧床休息，每日摄入足够的蛋白质和维生素。多卧床休息，有贫血者可给予铁剂、维生素、叶酸、必要时可给予补血药，重度贫血的患者可间断性输注少量新鲜血。混合感染的急性期给予抗生素治疗。

（2）抗结核药物治疗

1）抗结核药物：以异烟肼（INH）、利福平（RFP）、吡嗪酰胺（PZA）、链霉素（SM）、乙胺丁醇（EMB）与氨硫脲（TBl）为一线药物。异烟肼（INH）、利福平（RFP）为全效杀菌药，能杀灭细胞内外的结核分枝杆菌。链霉素（SM）和吡嗪酰胺（PZA）被称为半杀菌药，其中链霉素（SM）仅对中性，碱性环境内的结核分枝杆菌起作用，能够杀灭细胞外，中性干酪坏死物内的结核分枝杆菌，而对酸性环境的细胞内结核分枝杆菌无效；吡嗪酰胺（PZA）与之相反，仅仅对酸性环境下，巨噬细胞内的结核分枝杆菌有杀菌作用；乙胺丁醇（EMB）氨硫脲（TBl）和氨基水杨酸钠则为抑菌药。目前认为单味药物和短期应用抗结核药物会增加细菌的抗药性。因而主张长期联合应用，即在一线药物中挑选三种，小剂量并长期应用，其中一种药物必须是能杀灭结核菌的。目前推荐的药物组合为 INH + RFP + PZA 或 INH + RFP + EMB。INH 的剂量为每日 300 mg，RFP 每日 450 ~ 600 mg，PZA 每日 20 ~ 30 mg/kg，EMB 每日 750 mg。同时给予维生素 B_6 4 mg/d。

2）疗程：抗结核治疗按疗程的长短分为短程疗法与标准化疗法。凡用药不超过 9 个月的称为短程疗法。短程疗法不适用于肺外结核病，特别是骨结核，主张骨关节结核的疗程不得少于 12 个月，必要时可延长至 18 ~ 24 个月。如果对 INH 产生耐药，RFP 与 EMB 也可使用 12 个月之久。由于链霉素的第 8 对脑神经毒性作用强烈，现已不将链霉素作为首选药物，特别是儿童。如果应用，亦作为强化治疗，限时 3 个月。骨关节结核的化学疗法应该个体化，有困难时需找抗结核专家协商。异烟肼、利福平和吡嗪酰胺的有效率可达 97%，其主要副反应为肝损害，用药期间应定期检查肝功能。

3）治愈标准：①全身情况良好，体温正常，食欲良好；②局部症状消失，无疼痛，窦道闭合；③X 线表现脓肿缩小乃至消失，或已经钙化；无死骨，病灶边缘轮廓清晰；④3 次血沉都正常；⑤起床活动已 1 年，仍能保持上述 4 项指标。符合标准的可以停止抗结核药物治疗，但仍需定期复查。

2. 局部治疗

（1）局部制动：为了保证病变部位的休息，减轻疼痛，固定制动甚为重要。临床实践证明，全身药物治疗及局部制动，其疗效优于单独抗结核药物治疗。固定时间要足够，一般小关节结核固定期限为 1 个月，大关节结核要延长到 3 个月。皮肤牵引主要用来解除肌痉挛，减轻疼痛，防止病理性骨折、脱位，并可纠正关节畸形。

（2）局部注射抗结核药物：局部注射抗结核药物具有药量小，局部药物浓度高和全身反应小的优点。最适用于早期单纯性滑膜结核病例。常用药物为异烟肼或链霉素，或两者合用，异烟肼剂量为 100 ~ 200 mg，链霉素剂量为 0.25 ~ 0.5 mg，每周注射 1 ~ 2 次，视关节积液的多少而定。穿刺时应行"Z"字形穿刺，使穿刺针在皮下斜行曲折进入脓腔，以免针道不易闭合，持续流脓引发混合感染（图 56 - 2）。但对冷脓肿不主张进行穿刺抽脓与注入抗结核药物，原因是穿刺会诱发混合性感染和穿刺针孔处形成窦道。

3. 手术治疗

（1）脓肿切开引流：寒性脓肿有混合感染，体温高，中毒症状明显者，因全身状况不好，不能耐受病灶清除术者，可以作脓肿切开引流。引流后全身状况好转后可进一步行病灶清除术，但脓肿切开引流后必然有慢性窦道形成，为以后的病灶清除带来很多困难。

（2）病灶清除术：直接进入骨关节结核病灶部位，将脓液、死骨、结核性肉芽组织与干酪样坏死物质彻底清除掉，并放入抗结核药物，称之为病灶清除术。由于病灶切除术可能造成结核分枝杆菌的血源性播散，因而术前要应用抗结核药物 4 ~ 6 周，至少 2 周。病灶清除术的指征是：①骨与关节结核有明显的死骨及大脓肿形成；②窦道流脓经久不愈；③单纯性骨结核髓腔内积脓，压力过高；

④单纯性滑膜结核经药物治疗效果不佳；⑤脊柱结核有脊髓受压表现。禁忌证有：①患者有其他脏器结核性病变尚处于活动期；②有混合性感染，体温高，中毒症状明显，全身状况差；③患者合并有其他疾病难以耐受手术者。但如果经过一段时间非手术治疗及准备工作，全身情况好转时，仍有接受手术的可能性。

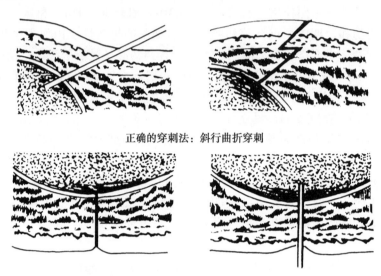

正确的穿刺法：斜行曲折穿刺

垂直穿刺后易造成脓液沿穿刺道流出，穿刺道不易闭合

图 56－2　骨关节结核的局部脓肿穿刺法

（3）其他手术治疗：①关节融合术，用于关节不稳定者。②截骨术，用以矫正畸形。③关节成形术，用以改善关节功能。

第二节　脊　柱　结　核

（一）概述

脊柱结核以儿童患者多见，30 岁以上发病率明显下降；其发病率在骨关节结核中最高，占全身关节结核发病率的 50% 左右。椎体以松质骨为主，其滋养动脉为终末动脉，结核分枝杆菌容易停留在椎体部位，因而脊柱结核中椎体结核占大多数，附件结核十分罕见。从发病部位来看，腰椎结核发生率最高，胸椎次之，颈椎更次之，骶尾椎结核极其罕见。

（二）病理及分类

椎体结核分为中心型和边缘型两种（图 56－3）。

1. 中心型椎体结核　多见于 10 岁以下儿童，好发于胸椎，一般只侵犯一个椎体；病变进展快，严重患者整个椎体被压缩成楔形。

2. 边缘型椎体结核　多见于成人，好发于腰椎。病变局限于椎体的上下缘，很快侵及椎间盘及相邻的椎体，并破坏椎间盘导致椎间隙变窄。椎间盘破坏是本型的特征。

脊柱结核椎体破坏后形成寒性脓肿，随着脓液的积聚会出现两种表现：①椎旁脓肿，脓液汇聚在

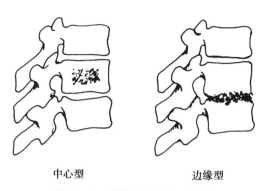

中心型　　　　　　　　边缘型

图 56-3　脊柱结核的病理分类

椎体旁，以两侧和后方多见。②流注脓肿，椎旁脓肿积聚到一定数量后，压力增高，会穿破骨膜，沿肌筋膜下隙向下方流动，在远离病灶的部位出现脓肿。

（三）临床表现

起病缓慢，有低热、疲倦、消瘦、盗汗、食欲下降和贫血等全身症状，儿童常有夜啼，呆滞或性情急躁等。疼痛通常为最先出现的症状，初起时轻微，休息后症状减轻，劳累后加重。

颈椎结核除颈部疼痛外，还有上肢麻木，疼痛等神经根刺激症状，咳嗽、喷嚏时症状加重。疼痛明显时患者保持双手撑住下颌、头前倾、颈部缩短的姿势以减轻疼痛（图 56-4）。

胸椎结核有背痛症状，脊柱后凸十分常见。

腰椎结核患者站立行走时往往采用用双手托住腰部，头及躯干后倾的姿势，尽量减轻体重对病变椎体的压力以减轻疼痛。同时患者从地上拾物时，不能弯腰，需挺腰屈膝屈髋下蹲才能拾起，称作拾物试验阳性（图 56-5）。幼儿脊柱活动检测时可提起患儿双足，将两下肢轻轻提起，如有腰椎病变，由于反射性肌痉挛，腰部保持僵直，生理前凸消失（图 56-6）。

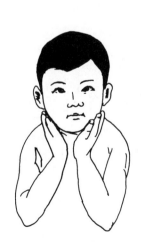

图 56-4　颈椎结核患儿颈部疼痛时的姿势

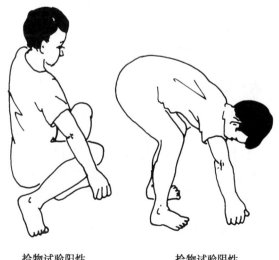

拾物试验阳性　　　　　　　　拾物试验阴性

图 56-5　拾物试验

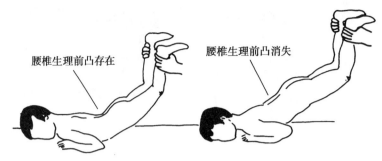

腰椎生理前凸存在　　腰椎生理前凸消失

图 56-6　幼儿脊柱活动检测

（四）影像学检查

X 线片上表现以骨质破坏和椎间隙狭窄为主。中心型的骨质破坏集中在椎体中央，在侧位片比较清楚。很快出现椎体楔形变。边缘型的骨质破坏集中在椎体的上缘或下缘，很快侵犯至椎间盘，表现为椎体终板的破坏和进行性椎间隙狭窄，并累及邻近两个椎体。边缘型的骨质破坏与楔形压缩不及中心型明显，故脊柱后凸不重。CT 检查可以清晰地显示病灶部位，有无空洞和死骨形成。即使是小型的椎旁脓肿，在 CT 检查时也可发现，尤其对腰大肌脓肿有独特的价值。MRI 具有早期诊断价值，在炎性浸润阶段即可显示异常信号，但主要用于观察脊髓有无受压和变性。

（五）诊断

1. 诊断依据　根据病史，临床症状和影像学表现，本病诊断不难，但需要与以下疾病鉴别。

2. 鉴别诊断

（1）化脓性脊柱炎：发病急，有高热及明显疼痛，进展很快，早期血培养可检出致病菌。X 线表现进展快，可见椎间隙呈气球样改变伴椎体侵蚀。

（2）脊柱肿瘤：多见于老人，疼痛逐日加重，X 线片可见骨破坏累及椎弓根，椎间隙高度正常，一般没有椎旁软组织块影。

（3）嗜酸性肉芽肿：多见于胸椎，患者年龄通常不满 12 岁，整个椎体均匀性压扁成线状，上下椎间隙完全正常。没有发热等全身症状。

（六）治疗

1. 全身治疗　如概论所述，局部固定用石膏背心或支架，固定期为 3 个月，固定期间应卧床休息。

2. 手术治疗　①脓肿切开引流：出现继发性感染，全身中毒症状明显，不能耐受病灶清除术时可作脓肿切开引流，待全身状况好转后二期行病灶清除术。②病灶清除术：彻底清除病灶，术后的抗结核药物治疗并局部制动。③矫形手术：纠正脊柱后凸畸形。

（七）并发症

脊柱结核合并瘫痪的发生率大约在 10% 左右，以胸椎结核发生截瘫最多见。脊椎附件结核少见，一旦发病极容易发生截瘫。脊柱结核出现神经症状而影像学检查确有脊髓受压者原则上都应接受手术治疗。部分不能耐受手术者可作非手术治疗，待情况好转时再争取手术。

第三节　髋关节结核

（一）概述

髋关节结核占全身骨与关节结核发病率的第 3 位。儿童多见，单侧性的居多。

（二）病理及分类

早期髋关节结核为单纯性滑膜结核或单纯性骨结核，单纯性滑膜结核较多。单纯性骨结核的好发部位在股骨头的边缘部分或髋臼的髂骨部分。至全关节结核期，关节内有积脓、结核性肉芽组织、关节软骨剥脱、骨破坏、死骨等。脓液若穿破关节囊可形成髋周、大腿内侧、臀部寒性脓肿；脓液若穿破髋臼底部，则形成盆腔内脓肿。

（三）临床表现

该病起病缓慢，有低热、乏力、倦怠、食欲下降、消瘦及贫血等全身症状。局部症状多为单发，早期表现为疼痛，小儿则表现为夜啼。初起时疼痛不剧烈，休息后会好转，儿童患者常诉膝部疼痛。随着疼痛的加剧出现跛行。后期，会在腹股沟内侧与臀部出现寒性脓肿，可出现髋关节病理性脱位。愈合后会遗留各种畸形，以髋关节屈曲内收内旋畸形、髋关节强直与下肢不等长最为常见。

下列各种检查试验有助于诊断：

1. 4 字试验　本试验包含髋关节屈曲、外展和外旋三种运动，髋关节结核者本试验为阳性。方法如下：患者平卧，屈曲患肢，将外踝放在对侧肢体髌骨上方，检查者用手下压其膝部，若髋部出现疼痛而使膝部不能接触桌面即为阳性（图 56 – 7）。

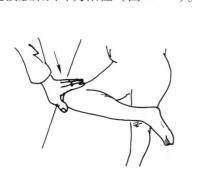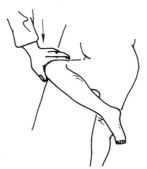

图 56 – 7　4 字试验

膝能接触桌面而髋部未出现疼痛为阴性，髋部出现疼痛而使膝部不能接触桌面为阳性

2. 髋关节过伸试验　可用来检查儿童早期髋关节结核。患儿俯卧位。检查者一手按住骨盆，另一手握住踝部把下肢提起，直到骨盆开始从桌面升起为止。同样试验对侧髋关节，两侧对比，可以发现患侧髋关节后伸的范围不如正常侧。

3. 托马斯（Thomas）征　患者平卧，检查者将其髋、膝关节完全屈曲，使膝部贴住或尽可能贴近前胸，此时腰椎前凸完全消失而腰背平贴于床面，若患髋存在屈曲畸形，根据大腿与桌面所成之角度，断定屈曲畸形的程度（图 56 – 8）。

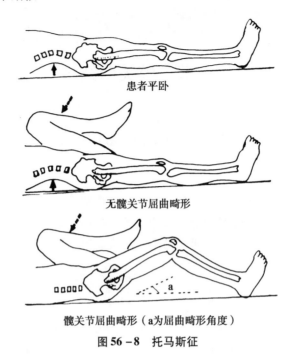

患者平卧

无髋关节屈曲畸形

髋关节屈曲畸形（a为屈曲畸形角度）

图56-8 托马斯征

（四）影像学检查

X线平片检查对诊断髋关节结核十分重要，必须两髋关节同时摄片比较。早期X线征象为进行性关节间隙变窄与边缘性骨破坏病灶。随着破坏的加剧，出现空洞和死骨。后期可见病理性后脱位。治疗后骨轮廓边缘转为清晰时提示病变趋于静止。

CT与MRI检查可获得早期诊断。能清楚显示髋关节内积液多少。CT能揭示普通X线片不能显示的微小骨破坏病灶。MRI还能显示骨内的炎性浸润。

（五）诊断

1. 诊断依据 根据病史，临床症状和影像学表现，本病诊断不难，但需要与以下疾病鉴别。

2. 鉴别诊断

（1）儿童股骨头骨软骨病：患儿血沉正常。X线表现特殊，表现为初期关节间隙增宽，接着骨化中心变为扁平和破碎以及囊性改变，与早期滑膜结核难以区别。

（2）类风湿关节炎：儿童类风湿关节炎初发时，如果病变为单关节时很难区别。但随病情进展会出现典型的多发性和对称性，此时与本病不难区别。

（3）化脓性关节炎：发病急骤，有高热。急性期有脓毒症表现，血液和关节液中可检出化脓性致病菌。X线表现破坏迅速，并有增生性改变，后期会发生骨性强直。

（六）治疗

抗结核药物治疗一般维持2年。有屈曲畸形者应做皮肤牵引。畸形矫正后上髋人形石膏3个月。单纯滑膜结核可在关节腔内注射抗结核药物。

对于髋关节结核不主张早期外科干预，如果髋关节内液体较多，为保全股骨头，有指征做髋关节滑膜切除术。术中有必要在滑膜切除时行局限性病灶清除，即对骨性病灶彻底刮除。有寒性脓肿形成时宜行彻底的病灶清除术。术后用髋人形石膏固定 3 周，然后开始髋关节功能锻炼。有慢性窦道形成者亦需手术，术前后注意应用抗生素避免混合感染，存在混合感染时行髋关节融合术。对静止期髋关节纤维性强直的患者可考虑行全髋关节置换术，但关节置换术后会诱发结核病灶活动，成功率在80%左右。

第四节　膝关节结核

（一）概述

膝关节结核占全身骨与关节结核发病率的第 2 位。儿童和青少年多见。

（二）病理及分类

早期多为单纯滑膜结核，表现为滑膜的炎性浸润和渗出，此病理过程可持续数月或更久。若病变进一步发展，将侵犯软骨、软骨下骨，使软骨游离、脱落，形成全关节结核。单纯骨结核很少见，如病灶穿透骨端进入关节，则成为全关节结核。全关节结核晚期，滑膜肿胀、增生呈肉芽状，软骨可全部剥脱、游离，骨端和关节囊破坏，关节内积脓进入皮下，容易穿破皮肤形成窦道。

（三）临床表现

起病缓慢，有低热、乏力、疲倦、食欲下降、消瘦、贫血等全身症状。血沉增高。儿童有夜啼表现。膝关节位置表浅，因此肿胀和积液十分明显。检查时发现膝眼饱满，髌上囊肿大，浮髌试验阳性。随着疾病进展，关节持续的积液和失用性肌萎缩使膝部呈梭形肿胀。晚期可出现寒性脓肿形成、溃破；慢性窦道形成，经久不愈合。膝关节呈屈曲挛缩、病理性脱位。病变静止或愈合后可出现膝关节纤维性强直和两下肢不等长。

（四）实验室检查及其他辅助检查

早期膝关节穿刺可获得比较清亮的液体，随着病程进展，抽出液逐渐变浑，有纤维素混杂在内，最终变为脓性。

早期处于滑膜结核阶段，X 线片上仅见髌上囊肿胀与局限性骨质疏松。病程较长者可见到进行性关节间隙变窄和边缘性骨腐蚀。至后期，骨质破坏加重，关节间隙消失，严重时出现胫骨向后半脱位。无混合感染时骨质疏松十分严重；有窦道形成出现混合感染时则表现为骨硬化。

CT 与 MRI 可看到普通 X 线片不能显示的病灶，特别是 MRI 具有早期诊断价值。关节镜检查对早期诊断膝关节滑膜结核具有独特价值。

（五）治疗

全身治疗和局部治疗如前所述。膝关节是表浅关节，容易早期发现病变。因此，单纯性滑膜结核病例绝大部分是可以治愈的，还可保留全部或大部分关节功能。

膝关节结核可在关节腔内注射抗结核药物。局部注射方法：先进行抽吸关节积液，再将抗结核药物直接注入关节腔内。成人可注入异烟肼每次 200 mg，儿童减半。每周注射 1~2 次，3 个月为 1 个疗程。如果滑膜肿胀厉害，抽不到液体，也可于穿刺部位注入药物。目前不主张对早期膝关节结核病例施行手术。经过局部药物治疗后，如果积液减少，色泽转清时可以继续治疗；如果不见好转，滑膜肿胀肥厚再考虑手术治疗。对于破坏进展明显，或有脓液积聚的全关节结核病例，则考虑行病灶清除术治疗。

（王　浩）

本 章 小 结

骨与关节结核是由结核分枝杆菌引起的骨与关节的继发性慢性感染性疾病。根据骨关节结核的病变部位和疾病进展情况可分为：单纯性骨结核，单纯性滑膜结核和全关节结核。临床表现主要有全身中毒症状和局部症状，根据病史、流行病学、临床症状、实验室检查和影像学检查可作出临床诊断。治疗主要有全身支持疗法和抗结核药物治疗、局部治疗和手术治疗。及时正确的诊断和治疗对骨关节结核的病理过程和预后有决定性的影响。

思 考 题

1. 简述骨关节结核的病理变化、诊断要点和治疗原则。
2. 简述脊柱结核病理分类和临床表现。
3. 简述寒性脓肿的形成和临床特点。

参 考 文 献

[1] 方先之. 骨关节结核病灶清除疗法. 中华外科杂志, 1956 (1)：90.
[2] 吴启秋. 骨关节结核诊疗的进展. 中华骨科杂志, 1986 (4)：315.
[3] 郭巨灵. 如何更好地治疗骨与关节结核（评论）. 中华骨科杂志, 1981 (4)：193.
[4] 王福辰, 王怡. 近 20 年脊柱结核外科治疗的进展与存在的问题（附 10531 例分析与观察）. 中华骨科杂志, 1991, 11 (5)：360 – 362.
[5] Southwick W O, Robinson R A. Surgical approaches to the vertebral bodies in the cervical and lumbar regions. Journal of Bone & Joint surgery Americon Volume, 1957, 39 – A (3)：631 – 644.

第五十七章　运动系统畸形

| 学习目标 |

1. 了解先天性肌性斜颈、先天性髋关节脱位的临床表现及诊断。
2. 熟悉脊柱侧凸的分类、诊断、临床表现和治疗原则。

| 核心概念 |

【先天性肌性斜颈】 是由于一侧的胸锁乳突肌挛缩，导致头部向患侧偏斜、颈部扭转、面部和下颌偏向健侧的疾病。病理特征是胸锁乳突肌的间质增生和纤维化。

【脊柱侧凸】 是指脊柱向侧方弯曲。国际脊柱侧凸研究学会提出：应用 Cobb 法测量站立正位 X 线片的脊柱侧方弯曲，大于 $10°$ 为脊柱侧凸。

| 引　言 |

运动系统畸形是骨科常见病、多发病，根据病因大致分为非神经源性（先天畸形，姿态畸形），神经源性（脊髓灰质炎后遗症及脑或脊髓疾病）及创伤性畸形（关节、四肢、脊柱外伤后遗畸形）。本章重点讨论上述畸形的代表疾病。

第一节　先天性肌性斜颈

先天性肌性斜颈是由于一侧的胸锁乳突肌挛缩，导致头部向患侧偏斜、颈部扭转、面部和下颌偏向健侧的疾病。病理特征是胸锁乳突肌的间质增生和纤维化。本病是新生儿和婴幼儿最常见的肌肉骨骼系统先天性疾病之一，若早期治疗不及时，可出现面部、颈椎的发育不对称，影响面部的美观并导致头颈部的功能异常。多数学者认为臀位产、产伤及牵拉等因素导致胸锁乳突肌损伤出血、血肿机化、挛缩而形成。

（一）临床表现

婴儿出生后，无意中发现一侧胸锁乳突肌出现肿块，2~3 周肿块渐变硬，不活动，呈梭形，指头大小。半年左右肿物逐渐消退，但胸锁乳突肌纤维性挛缩、变短，呈条索状，牵拉枕部并偏向患侧，下颌转向健侧肩部。随着生长发育，双侧面部开始出现不对称，健侧面部变得饱满，患侧面部变小，双眼不在一个水平线上，严重者可以引起颈椎侧凸畸形。

（二）诊断和鉴别诊断

根据临床表现，患侧胸锁乳突肌呈条索状挛缩，头面部偏斜即可明确诊断。主要鉴别诊断的疾病包括：①骨性斜颈：颈椎异常如寰枢椎半脱位、半椎体等，胸锁乳突肌不挛缩，X 线检查可确诊；②颈部炎症：有淋巴结肿大，局部压痛及全身症状，胸锁乳突肌无挛缩；③眼肌异常：眼球外肌的肌力不平衡，斜视患者以颈部偏斜协调视物。

（三）治疗

治疗早发现，早治疗，效果显著。晚期斜颈可以手术矫正，但如果合并面部畸形、颈椎侧凸等异常则难以恢复正常。

1. 非手术治疗　新生儿确诊后，每天轻柔按摩热敷患侧，采用手法被动牵拉，适度向健侧牵拉头部，每天数次，每次 10~15 下不等。睡眠时应用沙枕固定。随着患儿生长，手法扳正力度增加，枕部旋向健侧，下颏向患侧，每日数次扳正，坚持不懈，多可获满意疗效。

2. 手术疗法　适合 1 岁以上患儿，在纤维化演变完成后再行手术治疗。年龄超过 12 岁，出现了脸部和颈部的畸形后则很难完全矫正。对 1~4 岁患儿，病情轻者，仅需切断胸锁乳突肌的锁骨头及胸骨头，术后应用颈围领保持于略过矫正位，并经常将患儿下颏向患侧，枕部向健侧旋转牵拉。对 4 岁以上患者，斜颈严重者，可行上、下两端胸锁乳突肌切断松解术。

第二节　先天性髋关节脱位

先天性髋关节脱位（congenital dislocation of hip joint），也称先天性髋脱位，是儿童的先天性畸形。发病原因至今不太明确，女孩多见。发病与遗传和臀位产有关，其他的如生活习惯和环境因素也有关系。病理变化包括原发和继发两类。原发性病理变化包括髋臼发育不良、平坦、变浅，脱位的股骨头可压迫髂骨翼形成假臼；股骨颈变粗变短，前倾角变大，关节囊松弛，圆韧带增粗、增厚。继发性病理改变包括骨盆倾斜，脊柱代偿性侧凸，腰椎生理前凸增大，臀部后凸。

一、新生儿及婴儿先天性髋脱位的诊断

先天性髋脱位在新生儿期诊断较为困难，一旦确诊治疗容易，并且会获得理想的治疗效果。因为新生儿期病理改变最轻，易于矫正；出生后第一年骨盆发育最快，尤其在新生儿期更快。

1. 临床症状　外观，大腿、小腿与对侧不对称，可表现为增粗变短或变细、外旋（单侧）；臀部增宽（双侧）。皮纹，臀部、腹股沟与大腿内侧皮纹增多、增深和上移不对称。肢体活动，患肢活动

少，在换尿布时最易发现。

2. 体征　患肢股动脉搏动减弱或消失；股内收肌紧张痉挛；Barlow 试验阳性（仅适用于新生儿检查）：患儿仰卧位，使髋关节逐渐内收，检查者用拇指向外后推压，若股骨头弹响后自髋臼脱出，解除压力时股骨头滑回髋臼为阳性。表示髋关节不稳有可能脱位。因髋关节不稳定随月龄的增加而减少，相反外展受限随月龄的增加而增加。Ortolani 征或外展试验阳性，此法可靠：患儿屈髋屈膝各 90°，检查者双手沿股骨轴线向髋臼方向加压，并逐渐外展外旋，弹跳后复位并获得最大弧度的髋外展，称为 Ortolani 弹进试验阳性。对 3 个月以上的婴幼儿，不宜采用上述检查方法，以免造成损害。

3. X 线检查　对疑有发育性髋关节脱位的患儿，应在出生 3 个月后拍骨盆正位片。X 线片上可发现髋臼发育不良，半脱位或脱位。拍摄 X 线片时，应注意对患儿性腺的防护。

二、幼儿及儿童期先天性髋脱位诊断

1. 临床症状　走路较晚，步态异常，表现为开始走路时步态不稳呈蹒跚、摇摆或摇动步态（单侧）；双侧者为鸭行步态，肢体不等长，躯干呈代偿性侧弯。

2. 体征　Allis 征阳性（单侧），表现为单髋完全脱位时股骨头向外上方移位，髋膝屈曲，足跟在一个水平位，双膝不等高称为 Allis 征阳性。Ortolani 征或外展试验阳性，Nelaton 线征破坏，Trendelenburg 征（单足站立试验）呈阳性，正常情况下，用单足站立时，臀中、小肌收缩，对侧骨盆抬起，才能保持身体平衡。如果站立侧髋关节脱位，因臀中、小肌松弛，对侧骨盆不但不能抬起，反而下降。

3. X 线检查　X 线摄片检查可明确脱位性质和程度。

三、先天性髋脱位的治疗

本病的预后关键在于早期诊断和早期治疗。治疗方法与诊断时年龄和脱位程度有关。随年龄的增大，病理改变越重，治疗效果越差。

1. 1 岁以内　使用带蹬吊带法。保持双髋于外展屈曲位，仅限制髋关节的伸展活动，其他活动不受限，疗程 3~6 个月。除个别髋关节内有阻碍复位因素外，绝大多数患儿都可达到复位。也有用连衣袜套法及外展位极根支具法，维持 4 个月以上。

2. 幼儿期（1~3 岁）　对一部分轻型患儿，可采用手法整复，外加石膏固定。整复方法：全麻下，患儿取仰卧位，患侧屈髋屈膝至 90°，术者沿大腿长轴方向牵引，同时压迫大转子部位，使股骨头纳入髋臼内。整复后常用人字位石膏固定。

大部分患儿需手术切开复位。

3. 3 岁以上儿童　此年龄段脱位程度加重，骨与软组织的继发改变也较严重，手法整复难以成功，应采用手术治疗。手术的目的是增加髋臼对股骨头的包容，使股骨头与髋臼达到同心圆复位。常用的术式包括：

（1）Salter 骨盆截骨术：适用于 6 岁以下，髋臼指数 <45°的患儿。

（2）Pemberton 髋臼截骨术：适用于 6 岁以上，Y 形软骨骨骺尚未闭合的儿童。通过在髋臼上缘上 1~1.5 cm 平行髋臼顶弧形截骨，将髋臼端向下撬拨改变髋臼的倾斜度，使髋臼充分包容股骨头。

（3）Chiari 骨盆内移截骨术：适用于大龄儿童，髋臼指数大于 45°。将骨盆自髋臼上缘髂前下棘关节囊上方作内高外低截骨，然后将远端内移 1~1.5 cm，相对增加包容。

第三节　特发性脊柱侧凸

脊柱侧凸（scoliosis）是指脊柱向侧方弯曲。国际脊柱侧凸研究学会提出：应用 Cobb 法测量站立正位 X 线片的脊柱侧方弯曲，大于 10°为脊柱侧凸。在超过 80% 的病例当中，没有发现具体的病因，因此这类侧凸也被定义为特发性脊柱侧凸，这类侧凸在青春期女性中比较常见。

（一）分类

脊柱侧凸分为非结构性脊柱侧凸和结构性脊柱侧凸。非结构性侧凸指脊柱及其支持组织无异常，侧方弯曲像或牵引像上畸形可矫正，针对病因治疗后，脊柱侧凸即能消除。引起非结构性脊柱侧凸的原因有姿势性脊柱侧凸、癔症性脊柱侧凸、神经根受刺激、炎症、肢不等长、髋关节挛缩等。结构性脊柱侧凸是指伴有旋转结构固定的侧方弯曲，侧弯不能通过平卧或侧方弯曲自行矫正，或虽矫正但无法维持，受累的椎体被固定于旋转位。结构性脊柱侧凸根据不同病因可分为特发性脊柱侧凸、先天性脊柱侧凸、神经肌肉型脊柱侧凸、神经纤维瘤病合并脊柱侧凸等。

1. 发病原因　特发性脊柱侧凸发病机制不明，研究发现，其可能与以下因素相关：①遗传因素：特发性脊柱侧凸的流行病研究表明，其发生存在着明显遗传因素的影响，其具体遗传模式尚不明了；②激素影响；③结缔组织发育异常究竟是侧凸的原发因素还是继发因素，目前尚未有定论；④神经 – 平衡系统功能障碍；⑤神经内分泌系统异常：有学者推测血清褪黑素的降低可能是发生脊柱侧凸（脊柱侧弯）的重要始动因素，并与脊柱侧凸的进展相关。

2. 诊断　早期诊断，早期治疗非常重要。因此需健全中、小学生的普查工作，做到预防为主。

（1）病史：详细询问与脊柱畸形有关的一切情况，如患者的健康状况、年龄及性成熟等。还需注意既往史、手术史和外伤史。脊柱畸形的幼儿应了解其母亲妊娠期的健康状况，妊娠前三月内有无服药史，怀孕分娩过程中有无并发症等。家族史应注意其他人员脊柱畸形的情况。神经肌肉型的脊柱侧凸中，家族史尤为重要。

（2）体检：注意三个重要方面：畸形、病因及并发症。充分暴露，仅穿短裤及后面开口的宽松外衣，注意皮肤的色素病变，有无咖啡斑及皮下组织肿物，背部有无毛发及囊性物。注意乳房发育情况，胸廓是否对称，有无漏斗胸、鸡胸及肋骨隆起及手术瘢痕。检查者应从前方、侧方和背面去仔细观察。然后患者面向检查者，向前弯曲观察背部是否对称：一侧隆起说明肋骨及椎体旋转畸形。然后检查者从患者背面观察腰部是否对称，检查腰椎是否旋转畸形。同时注意两肩是否对称，还需测定两侧季肋角与髂骨间的距离，还可从颈 7 棘突放铅锤线，然后测量臀部裂缝至垂线的距离以表明畸形的程度。然后检查脊柱屈曲、过伸及侧方弯曲的活动范围。检查各个关节的可曲性，如腕及拇指的接近，手指过伸，膝肘关节的反曲等。最后应仔细进行神经系统检查，尤其是双下肢。怀疑有黏多糖病者应注意角膜。马方综合征者应注意上腭。患者的身高、体重、双臂间距、双下肢长度、感觉均需记录在案。

（3）X 线检查：包括直立位全脊柱正侧位像、仰卧位最大左右弯曲位（bending）像、重力悬吊位牵引（traction）像及支点反向弯曲（fulcrum）像均可了解侧凸脊柱的内在柔韧性，对指导治疗具有重要的价值。Cobb 法最常用，确定侧凸脊柱的上下端椎体，头侧端椎上缘的垂线与尾侧端椎下缘垂线的交角即为 Cobb 角。若端椎上、下缘不清，可取其椎弓根上、下缘的连线，然后取其垂线的交角。椎体旋转的测量：根据正位 X 像上椎弓根的位置，将其分为 5 度。脊髓造影、CT 和 MRI，对合并有脊髓病变的患者很有帮助。

（4）肺功能检查：脊柱侧凸患者的常规检查。脊柱侧凸患者的肺总量和肺活量减少，而残气量多正常，肺活量的减少与脊柱侧凸的严重程度相关。

（5）电生理检查：对了解脊柱侧凸患者是否合并神经、肌肉系统障碍有重要意义。肌电图检查、神经传导速度测定、诱发电位检查对判断脊髓神经损伤程度，估计预后或观察治疗效果有一定的实用价值。

（6）发育成熟度的鉴定：成熟度的评价在脊柱侧凸的治疗中尤为重要。必须根据生理年龄、实际年龄及骨龄来全面评估。

（二）治疗

特发性脊柱侧凸的治疗目的为矫正畸形，预防畸形进展，改善外观和心肺功能，消除心理障碍。

1. 非手术治疗　包括理疗、体疗、表面电刺激、石膏及支具。但最主要和最可靠的方法是支具治疗。目前国内外均已广泛应用。

（1）支具治疗：适应证，①20°~40°之间的轻度脊柱侧凸，婴儿型和早期少儿型的特发性脊柱侧凸，偶尔 40°~60°之间也可用支具，青少年型的脊柱侧凸超过 40°时，不宜支具治疗。②骨骼未成熟的患儿宜用支具治疗。③两个结构性弯曲到 50°或单个弯曲超过 45°时，不宜支具治疗。④合并胸前凸的脊柱侧凸，不宜支具治疗。因支具能加重前凸畸形，使胸腔前后径进一步减少。⑤节段长的弯曲，支具治疗效果佳，如 8 个节段 50°侧凸支具治疗效果优于 5 个节段的 50°脊柱侧凸者。⑥40°以下弹性较好的腰段或胸腰段侧凸，波士顿支具效果最佳。⑦患者及家长不合作者不宜支具治疗。

（2）矫正体操疗法：矫正体操对脊柱侧凸的治疗作用原理是有选择地增强脊柱维持姿势的肌肉，为一种必要的辅助疗法，可防止肌肉萎缩及其他因制动引起的失用性改变。

2. 手术治疗　特发性脊柱侧凸的手术治疗是目前认为治疗脊柱侧凸的最有效、最确切的方式。特发性脊柱侧凸的适应证选择，有以下几点：初次查体 Cobb 角大于 40°，或多次查体每年进展大于 5°，有明显的外观畸形，出现严重背痛。手术分两个方面：矫形和植骨。近年来矫形方法发展很快，但基本上分两大类：一为前路矫形，如前路松解、支撑植骨等。另一种为后路矫形。有时需要两种或两种以上手术联合使用。要维持矫形，必须依靠牢固的植骨融合。特发性脊柱侧凸手术术中并发症主要为脊髓损伤，此损伤经应用术中体感诱发电位监测后，基本可避免。术后早期并发症主要为肠梗阻、肺不张、伤口深部感染，经术后积极护理和观察，可减轻或避免此并发症的出现。

第四节　先天性马蹄内翻足

先天性马蹄内翻足是比较常见的先天畸形，多为单侧，亦可为双侧。

（一）病因

先天性马蹄内翻畸形的真正病因迄今不清，多数学者认为该畸形为胚胎早期受内、外因素的影响引起发育异常所致。也可能与胎儿足在子宫内位置不正有关。

（二）病理

先天性马蹄内翻足下垂的病理改变，初期软组织异常，足内侧肌挛缩，张力增加；关节囊、韧带及腱膜肥厚，变短，以跗骨间关节为中心，导致足前部畸形：①跗骨间关节内收；②踝关节跖屈；③足前部内收内翻；④跟骨略内翻下垂。

随年龄增长，体重越来越大，畸形更趋严重，跟腱、胫后、趾长屈、拇长屈等肌腱及跖腱膜极度挛缩，具有强的弹性阻力。足部外侧软组织及肌肉持续被牵拉而延伸，足外展功能基本丧失。但神经功能无损，肌电兴奋性尚存在。畸形矫正后，肌肉功能还可恢复。延误治疗者，逐渐产生骨骼畸形，如足跗骨排列异常，足舟骨变小内移；骰骨发育异常粗大，跟骨跖屈、内翻更加严重，距骨头半脱位及胫骨内旋等畸形。

（三）临床表现

先天性马蹄内翻足出生后一侧或双侧足显示程度不等内翻下垂畸形。轻者足前部内收、下垂，足跖面出现皱褶，背伸外展有弹性阻力。至小儿学走路后，畸形逐渐加重。足部及小腿肌力平衡失调。胫后肌痉挛，加之体重影响、足内翻下垂加重。步态不稳，跛行，用足背外缘着地，延误治疗致使畸形愈加严重，足前部向后内翻，足背负重部位产生胼胝及滑囊，胫骨内旋加重。

（四）诊断

畸形明显，诊断不难，但初生儿的足内翻下垂较轻者，足前部内收、内翻尚不显著，常容易被忽略，无医学知识的家长亦不易识别。最简便诊断法，是家长用手握足前部，各个方向活动、如足外翻背伸有弹性阻力，应及时就医确诊为宜，以便早期手法治疗。晚期足内翻下垂，更加严重，X线片显示跟骨下垂，其纵轴与距骨纵轴平行。

第五节　先天性并指、多指畸形

先天性并指最常见第3、4指，拇指极少累及，相邻两指仅软组织连接，偶有骨及关节连接。多见于双侧，有时并发足趾畸形，同时还有其他肢体异常。病因不清，往往与遗传异常有关。对无骨关节畸形者，学龄儿童以手术治疗为宜。手术原则：指间软组织切开，皮肤 Z 形延长或缺损伤口全层植皮。

多指畸形（polydactylia）是常见的畸形，常与短指、并指等畸形同时存在，多见于拇指及小指。畸形有三型：①外在软组织块与骨不连接，没有骨，关节或肌腱；②具有手指所有条件，附着于第 1 掌骨头或分叉的掌骨头；③完整的外生手指及掌骨。治疗以切除副指，保留正指为原则。除 X 线检查外，还应临床观察指功能，确定正指与副指。手术在患儿 1 岁以后为佳，少数仍需较长时间观察手的功能，以便准确保留正指，切除副指。

（闫家智）

本 章 小 结

　　先天性肌性斜颈是新生儿和婴幼儿最常见的肌肉骨骼系统先天性疾病之一，是胸锁乳突肌的间质增生和纤维化，导致头部向患侧偏斜、颈部扭转、面部和下颌偏向健侧的疾病。不同阶段先天性髋关节脱位的病理表现，临床表现和治疗方法各有其特点。脊柱侧凸分为非结构性脊柱侧凸和结构性脊柱侧凸，后者根据不同病因可分为特发性脊柱侧凸、先天性脊柱侧凸、神经肌肉型脊柱侧凸、神经纤维瘤病合并脊柱侧凸等。特发性脊柱侧凸发病机制不明，早期诊断，以使早期治疗非常重要。

思 考 题

1. 简述先天性髋关节脱位的临床表现、诊断和治疗。
2. 简述脊柱侧凸的病因、诊断和治疗。
3. 简述特发性脊柱侧凸的手术适应证及方法。

参考文献

[1] 吴在德. 外科学. 7 版. 北京：人民卫生出版社，2008.
[2] 陆裕朴. 实用骨科学. 北京：人民军医出版社，1998.

第五十八章 | 骨肿瘤

学习目标

1. 掌握骨软骨瘤、软骨瘤、骨巨细胞瘤及骨肉瘤的临床表现及 X 线诊断治疗。
2. 熟悉骨肿瘤的临床分类。
3. 了解恶性骨肿瘤的治疗方案、治疗原则。
4. 了解骨转移癌的特点及治疗原则。

核心概念

【G－T－M 外科分期】是将外科分级（grade，G）、肿瘤局部范围（tumor，T）和区域性或远处转移（metastasis，M）结合起来，进行综合评价。外科分级决定于临床表现、影像学特点、组织学形态和化验检查等变化，可分为三级：G0（良性）、G1（低度恶性）、G2（高度恶性）；肿瘤局部范围分为间室内（T1）和间室外（T2）。

【Codman 三角】恶性肿瘤的 X 线表现可有不同形态，密质骨和髓腔有成骨性、溶骨性或混合性骨质破坏。当肿瘤穿破皮质，侵入到软组织内形成最具特征的影像学改变，即日光放射征或表现为 Codman 三角。

【恶性骨肿瘤的保肢治疗】不断成熟的化疗技术促进和发展了保肢技术。临床实践证明保肢治疗与截肢治疗的生存率和复发率相同，局部复发率为 5%～10%。手术的关键是采用合理的外科手术边界完整切除肿瘤，广泛切除的范围应包括瘤体、包膜、反应区及其周围的部分正常组织，即在正常组织中完整切除肿瘤。

【评价恶性骨肿瘤化疗效果的指标】对恶性骨肿瘤化疗的开展，特别是新辅助化疗概念的形成及其法则的应用，大大提高了患者的生存率和保肢率。病检时评估术前化疗疗效，可指导术后化疗和判断预后。化疗效果佳者表现为：临床上疼痛症状减轻或消失，肿物体积变小，关节活动改善或恢复正常，升高的碱性磷酸酶下降或降至正常。

| 引 言 |

发生在骨内或起源于骨各种组织成分的肿瘤，统称为骨肿瘤。骨肿瘤分为原发骨肿瘤和继发骨肿瘤、转移骨肿瘤。原发骨肿瘤是发生在骨细胞，骨基质及骨附属组织，如神经、血管、脂肪等。继发骨肿瘤是指由于良性骨肿瘤恶变引起；而转移骨肿瘤是发生在骨以外组织的肿瘤转移到骨组织，如肾上腺癌、乳腺癌、前列腺癌的骨转移。骨的恶性肿瘤占全身恶性肿瘤的 0.5%～1%，骨肉瘤在恶性骨肿瘤中的发病率最高，而继发骨肿瘤的发病率可以是原发骨肿瘤的 30～40 倍.

第一节 概 述

一、骨肿瘤分类

原发性骨肿瘤通常以病理形态为基础，主要是根据肿瘤细胞的形态及其所产生的基质，再结合临床及 X 线改变，进行分类。根据肿瘤的分化程度和生物学特性的不同，可将骨肿瘤区分为良性和恶性两大类（表58-1）。

表58-1 常见骨肿瘤分类

分类	良性	恶性
成骨性肿瘤	骨瘤、骨样骨瘤、良性骨母细胞瘤	骨肉瘤、皮质旁骨肉瘤、恶性骨母细胞瘤
成软骨性肿瘤	骨软骨瘤（单发、多发）、软骨瘤（单发、多发）、良性软骨母细胞瘤、软骨黏液样纤维瘤	软骨肉瘤、恶性软骨母细胞瘤、间叶性软骨肉瘤、去分化软骨肉瘤
多核巨细胞	良性骨巨细胞瘤	恶性骨巨细胞瘤
骨髓源性肿瘤		Ewing 肉瘤、骨髓瘤、恶性淋巴瘤
结缔组织性肿瘤	韧带样纤维瘤、非骨化性纤维瘤	纤维肉瘤
脉管组织性肿瘤	血管瘤、淋巴管瘤、血管球瘤	血管内皮瘤、血管外皮瘤
脂肪组织性肿瘤	脂肪瘤	脂肪肉瘤
神经组织性肿瘤	神经鞘瘤、神经纤维瘤	恶性神经鞘瘤
脊索源性肿瘤		脊索瘤
瘤样病变	孤立性骨囊肿、动脉瘤性骨囊肿、骨的纤维结构不良、嗜酸性肉芽肿	

二、骨肿瘤的诊断

（一）症状和体征

1. 疼痛与压痛　疼痛是生长迅速的肿瘤最显著的症状。良性肿瘤多无疼痛，但有些良性肿瘤，如骨样骨瘤可因反应骨的生长而产生剧痛；恶性肿瘤几乎均有局部疼痛，开始时为间歇性、轻度疼痛，以后发展为持续性剧痛、夜间痛，并可有压痛。良性肿瘤恶变或合并病理骨折，疼痛可突然加重。

2. 局部肿块和肿胀　良性肿瘤的肿块质硬而无压痛，生长缓慢，通常被偶然发现。局部肿胀和肿块发展迅速多见于恶性肿瘤。局部血管怒张反映肿瘤的血运丰富，多属恶性。

3. 功能障碍和压迫症状　邻近关节的肿瘤，由于疼痛和肿胀可引起关节活动功能障碍。脊髓肿瘤不论是良、恶性都可能引起压迫症状，甚至出现截瘫。若肿瘤血运丰富，可出现局部皮温增高，浅静脉怒张。位于骨盆的肿瘤可引起消化道和泌尿道机械性梗阻症状。

4. 病理性骨折　轻微外伤引起病理性骨折是某些骨肿瘤的首发症状，也是恶性骨肿瘤和骨转移癌的常见并发症。

5. 其他晚期恶性骨肿瘤　可出现贫血、消瘦、食欲下降、体重下降、低热等全身症状。远处转移多为血行性转移，偶见淋巴结转移。

（二）影像学检查

1. X线检查　能反映骨与软组织的基本病变。骨内的肿瘤性破坏表现为溶骨型、成骨型和混合型三种。有些骨肿瘤的反应骨可表现为骨的沉积。良性骨肿瘤具有界限清楚、密度均匀的特点，多为膨胀性病损或者外生性生长，通常无骨膜反应。恶性骨肿瘤的病灶多不规则，呈虫蛀样或筛孔样，密度不均，界限不清，若骨膜被肿瘤顶起，骨膜下产生新骨，呈现出三角形的骨膜反应阴影称 Codman三角（图 58 – 1），多见于骨肉瘤。若骨膜的掀起为阶段性，可形成同心圆或板层状排列的骨沉积，X线片表现为"葱皮"现象，多见于尤因肉瘤。若恶性肿瘤生长迅速，超出骨皮质范围，同时血管随之长入，肿瘤骨与反应骨沿放射状血管方向沉积，表现为"日光射线"形态。某些生长迅速的恶性肿瘤很少有反应骨，X线片表现为溶骨性缺损，骨质破坏（图 58 – 2）。而有些肿瘤如前列腺癌骨转移，则相反可激发骨的成骨反应。

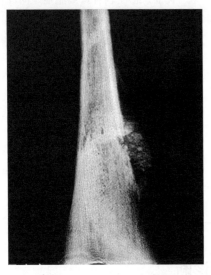

图 58 – 1　Codman 三角图

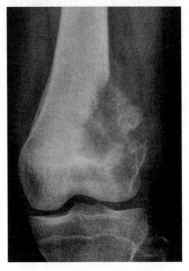

图 58 – 2　恶性肿瘤的 X 线表现

病灶多不规则，呈虫蛀样破坏

2. 其他　CT 和 MRI 检查可以为骨肿瘤的存在及确定骨肿瘤的性质提供依据，也可更清楚地描绘肿瘤的范围，识别肿瘤侵袭的程度，与邻近组织的关系，帮助制定手术方案和评估治疗效果。ECT 检查可以明确病损范围，先于其他影像学检查几周或几个月显示骨转移瘤的发生，但特异性不高。骨显像还能早期发现可疑的骨转移灶，防止漏诊。DSA 检查可显示肿瘤血供情况。超声波检查可描绘软组织肿瘤和突出骨外的肿瘤情况。

（三）病理检查

病理组织学检查是最后确定诊断骨肿瘤唯一可靠的检查。按照标本采集方法分为切开活检和穿刺活检两种。切开活检又分切取式和切除式。切取式手术破坏了肿瘤原有的包围带和软组织间室，会扩大肿瘤污染的范围。对体积不大的肿瘤，最好选择切除式活检。穿刺活检则是使用针或套管针闭合穿刺活检，具有手术方法简便、血肿出现少、瘤细胞不易散落、较少造成病理性骨折等优点，多用于脊柱及四肢的溶骨性病损检查。

（四）其他检查

生化测定大多数骨肿瘤患者化验检查是正常的。凡骨质有迅速破坏时，如广泛溶骨性病变，血钙往往升高；血清碱性磷酸酶反映成骨活动，成骨性肿瘤如骨肉瘤有明显升高；男性酸性磷酸酶的升高提示转移癌来自前列腺癌。尿 Bence – Jones 蛋白阳性可提示骨髓瘤的存在。

骨肿瘤的诊断必须临床、影像学和病理学三结合。

三、外 科 分 期

手术切除是治疗恶性骨肿瘤的主要方法。1980 年 Enneking 等提出骨肿瘤的外科分期以指导治疗，并进行治疗结果的比较。用外科分期来指导骨肿瘤治疗，被公认为是一个合理而有效的措施。G – T – M 外科分期是将外科分级（grade，G）、肿瘤局部范围（tumor，T）和区域性或远处转移（metastasis，M）结合起来，综合评价。外科分级决定于临床表现、影像学特点、组织学形态和化验检查等变化，可分为三级：G0（良性）、G1（低度恶性）、G2（高度恶性）；肿瘤范围分为间室内（T1）和间室外（T2）。良性肿瘤分期用阿拉伯数字 1、2、3 表示，恶性肿瘤分期用罗马数字 Ⅰ、Ⅱ、Ⅲ 表示，每期又分为 A（间室内）、B（间室外）两组。

良性肿瘤分期：1 级，静止性肿瘤，有完整的包囊；2 级，生长活跃，仍位于囊内或为自然屏障所阻挡；3 级具有侵袭性可穿破皮质或间隔。恶性骨肿瘤的分期：Ⅰ A：（G1、T1、M0）低度恶性、间室内病变、无转移；Ⅰ B：（G1、T2、M0）低度恶性、间室外病变、无转移；Ⅱ A：（G2、T1、M0）高度恶性、间室内病变、无转移；Ⅱ B（G2、T2、M1）：高度恶性、间室外病变、无转移；Ⅲ A：（G1、T1、M1）间室内病变伴有转移的恶性肿瘤；Ⅲ B：（G1 或 G2、T1 或 T2、M1）间室外病变伴有转移的恶性肿瘤。

骨肿瘤的外科分期系统为手术时机和手术范围的选择，提供了合理的标准；为临床医生在选择相应的手术方法和比较治疗结果时提供了一共同的依据，并使其结论准确而合理；而且其有助于预后的判断，并为辅助性治疗提供了指导原则。

四、治 疗

（一）良性骨肿瘤的外科治疗

1. 刮除植骨术 适用于良性骨肿瘤及瘤样病变。术中彻底刮除病灶至正常骨组织，药物或理化方法杀死残留瘤细胞后置入充填物。填充材料中以自体骨移植愈合较好，但来源少、完全愈合较慢、疗程长；也可使用其他生物活性骨修复材料。

2. 外生性骨肿瘤的切除　如骨软骨瘤切除术，手术的关键是完整切除肿瘤骨质、软骨帽及软骨外膜，防止复发。

（二）恶性骨肿瘤的外科治疗

1. 保肢治疗　不断成熟的化疗促进和发展了保肢技术。实践证明保肢治疗与截肢治疗的生存率和复发率相同，局部复发率为 5%～10%。手术的关键是采用合理外科边界完整切除肿瘤，广泛切除的范围应包括瘤体、包膜、反应区及其周围的部分正常组织，即在正常组织中完整切除肿瘤。保肢手术后的重建方法有：①瘤骨骨壳灭活再植术：将截下的标本去除瘤组织，经灭活处理再植回原位，恢复骨与关节的连续性。②异体骨半关节移植术：取骨库超低温冻存的同种同侧异体骨，移植到切除肿瘤的部位，再行内固定。③人工假体置换术。

2. 截肢术　对于就诊较晚，破坏广泛和对其他辅助治疗无效的恶性骨肿瘤（ⅡB 期）。为解除患者痛苦，截肢术仍是一种重要有效的治疗方法。但对于截肢术的选择须持慎重态度，严格掌握手术适应证，同时也应考虑术后假肢的制作与安装。

3. 化学治疗　化疗的开展，特别是新辅助化疗概念的形成及其法则的应用，大大提高了恶性骨肿瘤患者的生存率和保肢率。病检时评估术前化疗疗效，可指导术后化疗和判断预后。化疗效果好者表现为：临床上疼痛症状减轻或消失，肿物体积变小，关节活动改善或恢复正常，升高的碱性磷酸酶下降或降至正常。影像学上瘤体变小，轮廓变清楚，病灶钙化或骨化，肿瘤性新生血管减少或消失。

4. 放射疗法　可强有力地影响恶性肿瘤细胞的繁殖能力。对于某些肿瘤术前术后配合放疗可控制病变和缓解疼痛，减少局部复发率，病变广泛不能手术者可单独放疗。尤因肉瘤对放疗敏感，能有效控制局部病灶，可在化疗后或与化疗同时进行。骨肉瘤对放疗不敏感。

5. 其他治疗　血管栓塞治疗是应用血管造影技术，施行选择性或超选择性血管栓塞达到治疗目的，可用于：栓塞血供丰富肿瘤的主要血管，减少术中出血；不能切除的恶性肿瘤也可行姑息性栓塞治疗，为肿瘤的手术切除创造条件。局部动脉内插管化疗辅以栓塞疗法或栓塞后辅以放疗，可得到更好的疗效。恶性骨肿瘤的温热化学疗法可以起到热疗与化疗的叠加作用。免疫治疗尚没有明确的结果，但此领域的研究非常活跃。如合并病理性骨折可按骨折的治疗原则处理。

第二节　良性骨肿瘤

一、骨　瘤

骨瘤（osteoma）是骨面上突出的良性肿物，多见于颅骨和下颌骨。

（一）临床表现

患者多没有症状，肿瘤发展缓慢，男性多见，发病部位多在额窦和筛窦。

（二）影像学诊断

X 线检查可见致密型的肿瘤骨密度高，圆形或椭圆形，边界清楚、无反应性的软组织肿胀，无骨膜反应；疏松型的肿瘤骨密度低，肿瘤常常较大，周围有硬化带。

（三）治疗

如果对周围组织压迫引起症状，可以手术切除，切除时包括部分正常组织，无症状的可以不治疗。术后很少复发。

二、骨 样 骨 瘤

骨样骨瘤（osteoid osteoma）是仅次于骨软骨瘤和骨化性纤维瘤的第三位常见的良性骨肿瘤。约占良性骨肿瘤的 11%。

（一）临床表现

典型表现是患者长骨有持续数月的钝痛，有夜间痛，多数服用水杨酸制剂或非甾体消炎药后能缓解，并以此作为诊断依据。发病年龄在 5～20 岁，70%～80% 的病损在股骨、胫骨和肱骨的骨干或骨骺端，也见于脊柱、足、手骨。

（二）影像学诊断

X 线表现多为长骨干皮质内一种孤立性、圆形的透明巢，直径很少超过 1 cm（图 58 - 3）。

（三）治疗

将瘤巢及其外围的骨组织彻底清除，可防止复发。预后好。

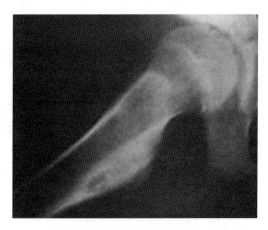

图 58 - 3 股骨近端骨瘤

三、骨 软 骨 瘤

骨软骨瘤病（osteochondromatosis）是最常见的软骨源性的良性肿瘤，有单发和多发两种。多发生于青少年，随人体发育增大，当骨骺线闭合后，其生长也停止。

（一）临床表现

单发性骨软骨瘤也叫外生骨疣，多发性骨软骨瘤也叫骨软骨瘤病，多数有家族遗传史，具有恶变倾向。多见于长骨干骺端，如股骨远端、胫骨近端和肱骨近端。临床表现可长期无症状，多因无意中发现骨性包块而就诊。若肿瘤压迫周围组织或其表面的滑囊发生炎症，则可产生疼痛。体格检查所见肿块较 X 线片显示的大。

（二）影像学诊断

X线表现为在骺板附近骨表面的骨性突起，与受累骨皮质相连处有窄蒂和宽基底两种。彼此髓腔相通，皮质相连续，突起表面为软骨帽，不显影，厚薄不一，有时可呈不规则钙化影。生长趋势与肌腱或韧带所产生力的方向一致，多由骨骺端向骨干方向生长（图58-4）。

（三）治疗

一般不需治疗。若肿瘤生长过快，有疼痛或影响关节活动功能者；影响邻骨或发生关节畸形者；压迫神经、血管以及肿瘤自身发生骨折时；位于中轴部位如脊柱、骨盆等；或病变活跃有恶变可能者应行切除术。切除应从肿瘤基底四周部分正常骨组织开始，包括纤维膜或滑囊、软骨帽等，以免复发。

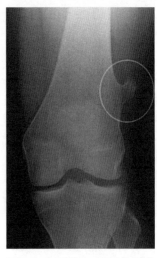

图58-4　股骨远端骨软骨瘤

四、软 骨 瘤

软骨瘤（chondroma）是一种松质骨的、透明软骨组织构成的、软骨源性的良性肿瘤。好发于手和足的管状骨。位于骨干中心者称内生软骨瘤，较多见；偏心向外突出者称骨膜软骨瘤或外生性软骨瘤，较少见。多发性软骨瘤恶变多形成软骨肉瘤。

（一）临床表现

以无痛性肿胀和畸形为主。有时也以病理性骨折或偶然发现。2/3位于手部的短管状骨。

（二）影像学诊断

X线表现为边界清楚的溶骨区，皮质变薄无膨胀，溶骨区内有间隔或斑点状钙化影（图58-5）。骨膜下软骨瘤在一侧皮质形成凹形缺损，并可有钙化影。

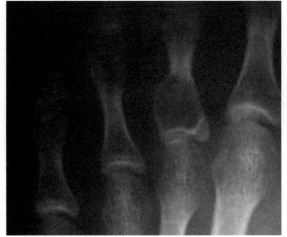

图58-5　内生软骨瘤

（三）治疗

手术治疗多采取刮出植骨，硬化边缘一起切除，残腔用乙醇、石炭酸等处理，以减少术后复发。

第三节　骨巨细胞瘤

骨巨细胞瘤（giant cell tumor）是一种有局部侵袭性的交界性的肿瘤。它是由成片的卵圆形单核细胞组成，中间点缀着均匀一致的类似破骨细胞样的大的巨细胞。

（一）临床表现

骨巨细胞瘤是一种最有争议的骨肿瘤。20%～40%的骨巨细胞瘤有潜在的恶性，5%～10%的患者会恶变，甚至没有恶变就已经发生转移。20～40岁间高发，发病部位多在长骨的末端，特别是股骨下端和胫骨上端。如发生在椎体多在骶骨。典型临床表现为疼痛、肿胀、受累关节活动受限，病理性骨折少见，但偶尔会作为首发症状。

（二）影像学诊断

X线平片表现为长骨干骺端的膨胀性、偏心性、溶骨性的破坏，常常向软骨下板延伸甚至侵犯关节，具有典型的"皂泡样"改变（图58-6）。根据病灶边缘的不同分为三型。1型："静止型"，边界清晰、四周环绕硬化带、骨皮质不受累。2型："活动型"，肿瘤有明显的边界，无硬化带，骨皮质变薄、膨胀。3型："侵袭型"，边界不清，骨皮质破坏、软组织受侵袭。MRI能评价骨内侵袭的程度，对确定受累的边界比X线和CT更有优势。

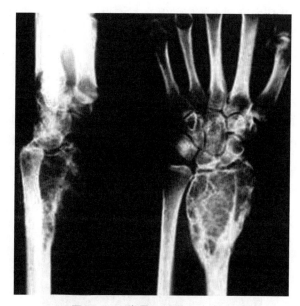

图58-6 桡骨远端骨巨细胞瘤

（三）治疗

骨巨细胞瘤组织学上的特点并不能预示局部侵袭的程度。以手术治疗为主，采用切除术加灭活处理，再植入自体或异体骨或骨水泥，但易复发，对于复发者，应作切除或节段截除术或假体植入术。局部复发率约25%，多发生在两年内。2%的患者可出现肺转移，多在诊断后的3～4年内发生。对化疗不敏感，对发生于手术困难部位如脊椎者可采用放疗，但放疗后易肉瘤变，应高度重视。

第四节　原发性恶性骨肿瘤

一、骨　肉　瘤

骨肉瘤（osteosarcoma）是一种最常见的高度恶性的、由增殖肿瘤细胞直接产生骨或骨样组织为特点的恶性肿瘤。

（一）临床表现

高发于 10～20 岁的青少年，60% 发生在 25 岁以下；好发部位为股骨远端、胫骨近端和肱骨近端的干髓端。主要症状为局部疼痛，多为持续性，逐渐加剧，夜间尤重。可伴有局部肿块，附近关节活动受限。局部表面皮温增高，静脉怒张。可以伴有全身恶病质表现。溶骨性骨肉瘤因侵蚀皮质骨而导致病理性骨折。

血碱性磷酸酶、乳酸脱氢酶中度到大幅度的升高。如果手术完整切除肿瘤，碱性磷酸酶可能下降到正常水平，对预后的观测有重要意义。

（二）影像学诊断

X 线表现可有不同形态，密质骨和髓腔有成骨性、溶骨性或混合性骨质破坏，当肿瘤穿破皮质，侵入到软组织内形成最具特征的影像学改变，即日光放射征或表现为 Codman 三角（图 58 -7）。核素骨显像可以确定肿瘤的大小及发现转移病灶。MRI 有助于明确肿瘤的范围和软组织受累的情况。

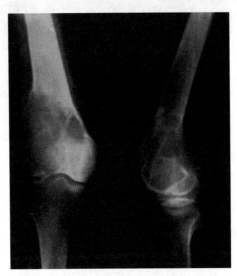

图 58 -7　股骨远端骨肉瘤

（三）治疗

经典的治疗方法由术前化疗、病灶切除、术后化疗三部分组成。术前大剂量化疗，目的是消灭微小转移灶，使生存率提高到 60% ~ 80%。然后根据肿瘤浸润范围作根治性切除瘤段、灭活再植或置入假体的保肢手术或截肢术，术后继续大剂量化疗。约 80% 的患者在骨肉瘤发现前肺内可能已经存在微小的转移灶。

二、软 骨 肉 瘤

软骨肉瘤（chondrosarcoma）是软骨分化的恶性肿瘤。特点是肿瘤细胞产生软骨，有透明软骨的分化，常出现黏液样变、钙化和骨化。

（一）临床表现

好发于成人和老年人，大多数患者年龄大于 50 岁；好发部位骨盆最多见，髂骨最常见，其次是股骨上端、肱骨上端和肋骨。发病缓慢，以疼痛和肿胀为主。开始为隐痛，以后逐渐加重。肿块增长缓慢，可产生压迫症状。

（二）影像学诊断

X 线表现为一密度减低的溶骨性破坏，边界不清，病灶内有散在的钙化斑点或絮状骨化影。

（三）治疗

手术治疗为主，多数软骨肉瘤分化较好，但是如果切除不彻底，非常容易局部复发。对化疗、放疗不敏感。预后比骨肉瘤好。

三、尤 因 肉 瘤

尤因肉瘤（Ewing sarcoma）是表现为各种不同程度神经外胚层分化的圆形细胞肉瘤。

（一）临床表现

将近 80% 的患者年龄小于 20 岁。好发于长骨的骨干和干骺端，局部疼痛是最常见的症状，同时伴有局部肿胀和包块。全身情况迅速恶化，常伴低热、白细胞增多和血沉加快。

（二）影像学诊断

X 线表现常为一个巨大的边界不清的肿块，长骨骨干或扁骨发生较广泛的浸润性骨破坏，表现为虫蚀样溶骨改变，界限不清；外有骨膜反应，呈板层状或"葱皮状"现象。

（三）治疗

对放疗和化疗比较敏感。经小剂量照射后，能使肿瘤迅速缩小，局部疼痛明显减轻。但由于尤因肉瘤易早期转移，单纯放疗远期疗效差。现采用放疗加化疗和手术（保肢或截肢）的综合治疗，生存率已提高到 50% 以上。

四、骨 髓 瘤

骨髓瘤（myeloma）起源于骨髓造血组织，是浆细胞过度增生所致的恶性肿瘤，由于其产生多发性的骨损害，故也称为多发性骨髓瘤，也可呈孤立性。其特点是溶骨性骨损害、骨痛、高钙血症、浆细胞恶性增生和由于免疫球蛋白链沉积引起的包括肾在内的全身各个脏器的功能紊乱。是第一位好发的原发于骨内的恶性肿瘤。

（一）临床表现

多发于 60~70 岁之间，少数患者以背痛为首发症状，广泛的骨骼溶骨性破坏可引起疼痛、病理性骨折、高钙、贫血和恶病质。首先侵犯的是成年后仍保持红骨髓的骨骼，依次为脊椎、肋骨、颅骨、骨盆、股骨、锁骨、肩胛骨。实验室检查可出现贫血、血沉增快、氮质血症、高钙血症等。血清和尿中发现异常的球蛋白增高，A/G 倒置。约 40% 的患者会出现本周蛋白血症。骨髓穿刺活检找到大量的异常浆细胞可确诊。

（二）影像学诊断

X 线表现为多个圆形或类圆形的溶骨性破坏，呈补丁样改变和广泛的骨质疏松。骨扫描常为阴性。

（三）治疗

治疗以化疗和放疗为主。预防感染和肾衰竭对提高骨髓瘤的存活率有重要帮助。病理性骨折和脊髓压迫者可行外科治疗。本病预后差。

第五节　转移性骨肿瘤

骨骼是恶性肿瘤常见的转移部位，骨转移癌的发病率为原发恶性骨肿瘤的 35~40 倍。90% 以上的骨转移癌来源于乳腺癌、前列腺癌、肺癌、甲状腺癌和肾癌。

（一）临床表现

主要症状是疼痛、肿胀、病理性骨折和脊髓压迫，以疼痛最为常见。实验室检查溶骨性骨转移时，血钙升高；成骨性骨转移时血清碱性磷酸酶升高；前列腺癌骨转移时酸性磷酸酶升高。

（二）影像学诊断

X 线可表现为溶骨性（如甲状腺癌和肾癌）、成骨性（如前列腺癌）和混合性的骨质破坏，以溶骨性为多见，病理骨折多见。骨扫描是检测转移性骨肿瘤敏感的方法。

（三）治疗

应采取综合治疗。应采取积极态度，以延长寿命、解除症状、改善生活质量为目的。治疗时需针对原发癌和转移瘤进行治疗，采用化疗、放疗和内分泌治疗。

第六节 其他病损

一、骨囊肿

骨囊肿（bone cyst）是一种好发于儿童和青少年的骨良性病变，多见于四肢的长管状骨。

（一）临床表现

临床表现多数无明显症状，有时局部有隐痛或肢体局部肿胀。绝大多数患者在发生病理性骨折后就诊。临床上分为两型：活动型多为 10 岁以下患者，囊肿与骺板接近，距离小于 5 mm，说明病变在发展中，治疗后易复发；静止型多为 10 岁以上儿童，囊肿距离骺板较远，病变稳定，治疗后复发率低。

（二）影像学诊断

X 线表现为纯溶骨性的病变，皮质变薄膨胀，无骨膜反应和软组织包块，囊肿的长轴与骨干方向一致。发生病理骨折可表现为细裂纹或完全骨折，少量骨膜反应，囊腔内可出现不规则骨化阴影，骨片游离落入囊内形成"落叶征"。

（三）治疗

彻底清除病灶，消灭囊腔，防止病理性骨折和畸形的发生。刮除植骨术是静止型骨囊肿的首选治疗方法，对于儿童特别是活动型的，应采取保守治疗。

二、骨纤维异样增殖症

骨纤维异样增殖症（fibrous dysplasia）是一种自限性的、以骨纤维变性为特征的骨病，骨的发育停止在未成熟的编织骨阶段，而不能形成正常的骨小梁。

（一）临床表现

好发于青少年和中年。可以是单发性或多发性。主要症状是轻微的疼痛、肿胀以及局部的压痛。发生在股骨的可致髋内翻，严重的呈"牧羊拐"畸形。

（二）影像学诊断

X 线表现为受累骨骼膨胀变粗，密质骨变薄，髓腔扩大呈磨砂玻璃样，界限清楚。股骨近端的病损可使股骨颈弯曲，酷似"牧羊人手杖"。

（三）治疗

治疗可采用刮除植骨内固定术。对有些长骨，如肱骨、股骨，可作节段性切除。对有畸形者，可行截骨矫形术。

（闫家智）

本 章 小 结

　　骨肿瘤分为原发骨肿瘤和继发转移骨肿瘤，根据肿瘤的分化程度和生物学特性的不同，可将骨肿瘤区分为良性和恶性两大类。主要症状和体征包括疼痛与压痛（疼痛是生长迅速的肿瘤最显著的症状）、局部肿块和肿胀、功能障碍和压迫症状、病理性骨折等。影像学检查中包括 X 片、CT、MRI、ECT 等，病理组织学检查是最后确定诊断骨肿瘤唯一可靠的检查。骨肿瘤的外科分期系统为手术时机和手术范围的选择，提供了合理的标准；为临床医生在选择相应的手术方法和比较治疗结果时有一共同的依据，并使其结论准确而合理；而且其有助于预后的判断，并为辅助性治疗提供了指导原则。

思 考 题

1. 四肢的恶性骨肿瘤的保肢手术有哪些重建方法？
2. 良恶性骨肿瘤在影像学上各有什么特点？举例说明。
3. 简述骨肉瘤的治疗方法及进展。

参 考 文 献

［1］吴在德. 外科学. 7 版. 北京：人民卫生出版社，2008.
［2］郭卫. 中华骨科学. 北京：人民卫生出版社，2010.